肿瘤治疗
新技术及临床实践

（上）

张　勇等◎主编

吉林科学技术出版社

图书在版编目（CIP）数据

肿瘤治疗新技术及临床实践/张勇等主编. -- 长春：吉林科学技术出版社，2016.5

ISBN 978-7-5578-0661-3

Ⅰ. ①肿… Ⅱ. ①张… Ⅲ. ①肿瘤-治疗 Ⅳ. ①R730.5

中国版本图书馆CIP数据核字(2016)第104712号

肿瘤治疗新技术及临床实践

ZHONGLIU ZHILIAO XINJISHU JI LINCHUANG SHIJIAN

主　　编　张　勇　郭德芬　李志刚　李金红　孙秋实　胡其艳
副 主 编　张喜峰　马　婕　邱　涵　窦莉莉
　　　　　李文玉　王　芳　张　翼　王　琼
出 版 人　李　梁
责任编辑　张　凌　张　卓
封面设计　长春创意广告图文制作有限责任公司
制　　版　长春创意广告图文制作有限责任公司
开　　本　787mm×1092mm　1/16
字　　数　1019千字
印　　张　41.5
版　　次　2016年5月第1版
印　　次　2017年6月第1版第2次印刷

出　　版　吉林科学技术出版社
发　　行　吉林科学技术出版社
地　　址　长春市人民大街4646号
邮　　编　130021
发行部电话/传真　0431-85635177　85651759　85651628
　　　　　　　　　85652585　85635176
储运部电话　0431-86059116
编辑部电话　0431-86037565
网　　址　www.jlstp.net
印　　刷　虎彩印艺股份有限公司

书　　号　ISBN 978-7-5578-0661-3
定　　价　165.00元
如有印装质量问题　可寄出版社调换
因本书作者较多，联系未果，如作者看到此声明，请尽快来电或来函与编辑部联系，以便商洽相应稿酬支付事宜。

主编简介

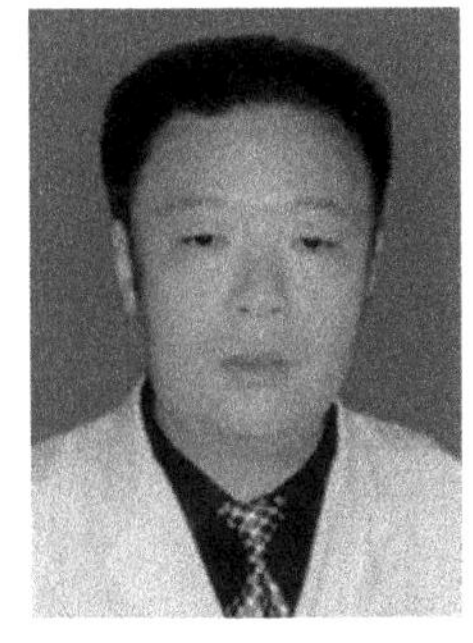

张 勇

1959年出生。普外科副主任医师，甘肃省白银市第二人民医院肿瘤-肛肠外科。从事医疗专业37年。目前专业重点是集肿瘤和肛肠为一体的外科专业。肿瘤外科：常规的放化疗与手术相结合的综合治疗，开展头、面、颈部肿瘤，甲状腺、乳腺肿瘤，胃、小肠、结肠及直肠肿瘤，腹腔及腹膜后肿瘤，肝、胆及胰腺肿瘤，肾肿瘤等各种良性、恶性肿瘤的手术及化疗业务。肛肠外科：内痔、外痔、混合痔、肛瘘、肛裂，直肠肛周脓肿、直肠脱垂、结直肠及肛管息肉、肛门狭窄，各种便秘、急慢性结肠炎，先天性直肠管畸形、先天性巨结肠、各类肠梗阻以及大肠癌等疾病的诊断、手术和治疗。《吻合器痔上粘膜环切钉合术（PPH）治疗混合痔临床应用》研究成果荣获白银市优秀技术创新奖。

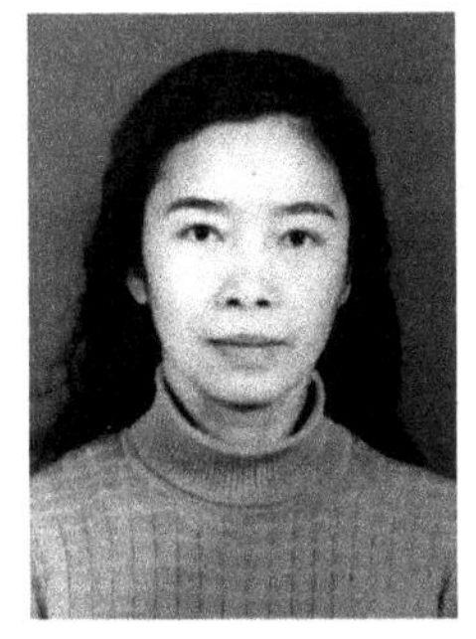

郭德芬

1964年出生。西南医科大学院附属医院肿瘤科科护士长。四川省肿瘤护理学会委员，四川省肿瘤专科培训泸州基地负责人，泸州市肿瘤学会委员。从事临床工作30余年，工作经验丰富，尤其在肿瘤病人的危急症护理，静脉导管管理方面经验丰富。2000年率开展了PICC术。发表论文10余篇，省教育厅课题2项，在研1项，专利1项。

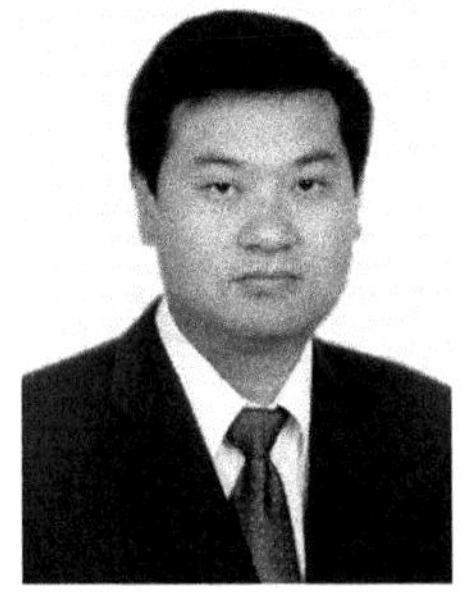

李志刚

1965年出生。主任医师，教授。河南中医药大学第三附属医院肿瘤一病区主任，研究生导师，肿瘤学硕士学位。曾师从中华医学会肿瘤学分会河南省肿瘤学会主委樊青霞教授及国家级名老中医张磊教授。现任中国医药教育学会临床合理用药专业委员会副主委，中华医学会肿瘤学会及消化和内镜学会委员，中国中西医结合学会肿瘤学会理事，河南省中医肿瘤专业委员会常委，河南省中西医结合学会肿瘤介入及姑息治疗专业委员会副主任委员。擅长中西医结合治疗消化系统疾病、各系统肿瘤、内科疑难杂病。现承担省级以上课题研究5项，获厅级以上科技进步奖5项，出版专著3部，发表论文30余篇。

编　委　会

主　编　张　勇　郭德芬　李志刚
　　　　李金红　孙秋实　胡其艳

副主编　张喜峰　马　婕　邱　涵　宾莉莉
　　　　李文玉　王　芳　张　翼　王　琼

编　委　(按姓氏笔画排序)

马　婕　荆州市中心医院
王　芳　襄阳市中心医院北区
　　　　湖北文理学院附属医院
王　琼　东南大学医学院附属江阴医院
邓　伟　长春中医药大学附属医院
冉　丹　河南省南阳市第二人民医院
许馨月　长春中医药大学附属医院
孙秋实　襄阳市中心医院
　　　　湖北文理学院附属医院
李　军　新乡市中心医院
李文玉　武汉科技大学附属孝感医院
　　　　孝感市中心医院
李志刚　河南中医药大学第三附属医院
李金红　河北省沧州中西医结合医院
邱　涵　荆州市中心医院

邹　迪　长春中医药大学附属医院
张　勇　甘肃省白银市第二人民医院
张　翼　河南中医药大学第三附属医院
张喜峰　郑州市中医院
胡其艳　襄阳市中心医院
　　　　湖北文理学院附属医院
郭德芬　西南医科大学附属医院
梁桂娜　南阳医学高等专科学校
窦莉莉　长春中医药大学附属医院

前 言

近年来，肿瘤发病率不断上升，肿瘤诊断、治疗得到飞速发展，治疗效果也在不断提高，很多高等医药院校也在新增肿瘤学课程或增加教学时数，肿瘤已成为常见病、多发病，已由不治之症变为可治之症，有不少肿瘤患者可达到几年乃至数十年的健康生存，但肿瘤仍是难治之症。

肿瘤治疗已从经验医学发展到循证医学、规范化治疗和个体化治疗，各项治疗更加完善，更加贴近病人实际情况，治疗效果也大大提高。肿瘤光动力等新的治疗方法的问世成为肿瘤内科研究的新亮点，使肿瘤治疗有了重大进步，在不断完善的基础上，前景可观。肿瘤治疗的发展日新月异，我们只有不断更新知识，才能跟上这一形式，从而提高肿瘤的治疗水平。

本书注重实用性，注入新概念、新技术，以保证实用性为原则。主要讲述了肿瘤的几种治疗方法，包括内科、外科、光动力疗法等，以及各种常见肿瘤的治疗方法，包括头颈部、乳腺、腹部、血液以及中医治疗方法，最后还论述了肿瘤科常规的治疗护理方法。

由于我们编写经验不足和精力有限，书中的缺点和疏漏亦在所难免，欢迎读者批评指正。

编　者

2016 年 5 月

目 录

第一章

肿瘤标志物与医学检验

第一节　肿瘤标志物概论

一、肿瘤标志物的基本概念

肿瘤标志物是1978年Herberman在美国国立癌症研究院（NCI）召开的人类免疫及肿瘤免疫诊断会上提出的，次年在英国第七届肿瘤发生生物学和医学会议上被确认。随着生物技术的发展和肿瘤发病机制研究的深入，特别是近年来用蛋白质组学技术筛选和检测肿瘤标志物，发现了许多新的标志物。人们对于肿瘤标志物概念的认识也越趋向完整和深入。

（一）肿瘤标志物

肿瘤标志物（Tumor Markers）是指伴随肿瘤出现，在量上通常是增加的抗原、酶、受体、激素或代谢产物形式的蛋白质、癌基因和抑癌基因及其相关产物等成分。这些成分是由肿瘤细胞产生和分泌，或是被释放的肿瘤细胞结构的一部分，它不仅仅存在于肿瘤细胞内，而且还经常释放至血清或其他体液中，能在一定程度上反映体内肿瘤的存在。

从细胞水平分析，肿瘤标志物存在于细胞的细胞膜表面、胞浆或胞核中，所以细胞内、外各种成分均能作为肿瘤标志物，尤其是细胞膜上各种成分：包括膜上抗原、受体、酶与同工酶、糖蛋白、黏附因子、胞浆内所分泌的癌胚抗原（carcinoembryonic antigen，CEA）、肿瘤相关抗原（tumor - associatedantigen，TAA）、酶及转运蛋白和细胞核内有关的基因等。这些物质可分泌到循环血液和其他体液或组织中，通过免疫学、分子生物学及蛋白质组学等技术和方法测定其表达的水平或含量，从而应用于临床，作为肿瘤的辅助诊断、监测肿瘤治疗的疗效以及判断预后的检测指标。另外，随着分子生物学和癌基因组的进展，染色体水平上的变化，包括转录组学和microRNA等物质是否能作为肿瘤标志物，目前正在进行深入的研究，相信DNA水平和RNA水平的研究会更加丰富肿瘤标志物的理论和应用。

（二）理想的肿瘤标志物

理想的肿瘤标志物应符合以下几个条件：①敏感性高；②特异性强；③肿瘤标志物和肿瘤转移、恶性程度有关，能协助肿瘤分期和预后判断；④肿瘤标志物浓度和肿瘤大小有关，标志物半衰期短，有效治疗后很快下降，较快反映治疗后的疗效及体内肿瘤发展和变化的实际情况；⑤存在于体液中的肿瘤标志物特别是血液中，易于检测。遗憾的是，至今发现的一百余种肿瘤标志物，很少能满足上述要求。

当前临床所应用的肿瘤标志物在肿瘤鉴别的特异性（specificity，即健康人及良性疾病患者表达应为阴性）及灵敏度（sensitivity，即肿瘤患者表达均应为阳性）方面，还没有任何一个能达到很理想的程度。目前除甲胎蛋白（AFP）和前列腺特异性抗原（PSA）外，在临床上还没有发现有器官特异性较强的肿瘤标志物。研究分子标志物时通常采用的方法包括：横断面研究、病例对照研究、前瞻性研究和干预研究。对于肿瘤标志物的临床试验评估涉及：①设立健康人群组，非肿瘤患者组，不同分期的患者组，每组病例应 >200 例；②试验应为结合临床治疗观察的前瞻性研究；③结论要用 Meta 分析，如做回顾性研究须用多因素分析；最后用受试者工作特征曲线（ROC 曲线）确定肿瘤标志物的判断值（Cut - Off）。

对于存在于组织和细胞中的肿瘤标志物，一般需要取得细胞和组织的标本，然后用基因分析法和组织化学法测定其含量变化；而临床生化法测定的大多是血液中的肿瘤标志物。美国临床肿瘤学会（ASCO）发表的肿瘤标志物应用指南，特别强调测定血液中的肿瘤标志物。绝大部分体液中的肿瘤标志物既存在于肿瘤患者中，也存在于正常人和非肿瘤患者中，只是在肿瘤患者中的浓度高于非肿瘤患者。大多数肿瘤标志物在某一组织类型的多个肿瘤中呈阳性，但阳性率不一。学术界往往把阳性率较高的一种肿瘤或一类肿瘤看成这一标志的主要应用对象。表 1 - 1 列举了一些肿瘤标志物的相对特异性表达的器官及其主要应用范围。

表 1 - 1　一些肿瘤标志物及其主要应用范围

肿瘤标志物	相关器官与主要应用范围
甲胎蛋白（AFP）	肝癌和精原细胞瘤
癌抗原 125（CA125）	卵巢癌
癌抗原 19 - 9（CA19 - 9）	胰腺癌
癌抗原 15 - 3（CA15 - 3）；	乳腺癌
癌抗原 724（CA724）	胃癌
降钙素（Calcitonin）	甲状腺髓样癌
人癌胚抗原（CEA）	直、结肠癌
绒毛膜促性腺激素（hCG）	非糖原细胞瘤（胚胎癌、畸胎瘤、绒毛膜细胞癌和卵黄囊肿瘤等）、精原细胞瘤
雌激素受体（ER）	乳腺癌内分泌治疗的疗效评估和预后判断
孕激素受体（PR）	乳腺癌内分泌治疗的疗效评估和预后判断
前列腺特异性抗原（PSA）	前列腺癌
鳞状细胞癌抗原（SCCA）	鳞状细胞癌（食管癌、肺癌；膀胱癌子宫颈癌等）
组织多肽性抗原（TPA）	多种肿瘤

二、肿瘤标志物的分类

国内学者根据肿瘤标志物的来源、分布、生物学特性及其与肿瘤关系的基本原则，一般将肿瘤标志物分为 5 类：

（一）原位性肿瘤相关物质

此类物质在同类的正常细胞中含量甚微，但当细胞癌变时迅速增加，如 Bence - Jones 蛋白。随着测定方法灵敏度的提高，此类物质对肿瘤诊断的意义和作用更加明显。

（二）异位性肿瘤相关物质

此类物质，如异位性激素，是由恶变的肿瘤细胞产生，不是同类正常细胞的组分。例如，在肺癌时，血液中促肾上腺皮质激素（adrenocorticotropic hormone，ACTH）可以明显升高，这是由于肺癌细胞分泌 ACTH 所致。这类物质表达的特异性一般较强。

（三）胎盘和胎儿性肿瘤相关物质

当胎儿成长后，一些物质消失，而在成人组织细胞癌变时，这类胚胎性物质又再次产生或表达。此类物质可分为 3 类：①癌胚性物质，如癌胚抗原（CEA）、甲胎蛋白（AFP）、碱性胎儿蛋白（basicfetoprotein，BFP）和组织多肽抗原（tissue polypeptide antigen，TPA）；②癌胎盘性物质，如妊娠蛋白（pregnancy protein，SP）；③激素（如人绒毛膜促性腺激素 hCG）和酶及同工酶。

（四）病毒性肿瘤相关物质

凡能引起人或动物肿瘤生成或细胞恶性转化的病毒，统称为肿瘤病毒。与肿瘤有关的病毒有 HTL - Ⅰ病毒（成人 T 细胞白血病）、EB 病毒（Burkitt 淋巴瘤）、HPV 病毒（宫颈癌与皮肤癌）、乙型和丙型肝炎病毒（肝癌）和人巨细胞病毒等。

（五）癌基因、抑癌基因及其产物

癌是基因性疾病，相关基因的突变和调控异常可促使细胞癌变。在癌变中首先是各种致癌因素诱发癌基因激活和抑癌基因失活及其产物表达异常，而这些变化是肿瘤发生和发展的重要标志。前四类是肿瘤基因表型标志物，而癌基因、抑癌基因以及肿瘤相关基因的改变是肿瘤的基因型标志物，这里仍归到肿瘤标志物。

三、肿瘤标志物的生物学意义

细胞遗传特征分析表明，所有体细胞均由基因相同的亲本细胞继代衍生而来。细胞癌变，癌的特征也可由亲代癌细胞传给子代癌细胞，一个癌细胞就可繁衍为一个恶性肿瘤组织块，而这些变化的生物学基础就是肿瘤相关基因的异常改变。这些基因的改变是决定细胞增殖、生长、分化的关键因素。无论是致癌剂引起的体细胞基因突变和（或）遗传因素导致生殖细胞突变，或是正常基因丢失以及正常细胞分化过程中基因调控异常，均可使基因发生突变或表达调控紊乱，出现异常表型，影响细胞形态和生物活性，导致癌变发生。

在细胞癌变过程中，癌细胞主要表现为无限制地增殖，分化不良，浸润周围组织和向邻近组织转移、扩散，这些均是致癌因素引起靶细胞基因表达和生长调控异常的结果，结果导致蛋白质合成紊乱，产生异常的酶和同工酶、胚胎性抗原的产生等。这些物质均可作为临床辅助诊断、判断疗效、观察复发、鉴别诊断的基础。但目前由于缺少非常特异性的肿瘤标志物，以此进行肿瘤的早期诊断尚有困难，很难反映出癌前病变。上述两类标志物在肿瘤诊断和预后判断中的特异性、灵敏度和可行性是不同的（表 1 - 2），如联合应用则可较全面地评价肿瘤发生、发展情况和提高诊断效率。

表 1－2　肿瘤基因和表型标志物在临床用中的评价

肿瘤标志物	特异性	灵敏度	可行性
肿瘤基因标志物	+++	++++	
与细胞转化有关的标志物	+	++	+++
肿瘤基因表型标志物	+	+	+++

四、肿瘤标志物研究内容及相关技术

肿瘤标志物的研究内容包括生物化学、免疫组织学和肿瘤免疫显像等几个方面。分子生物学、蛋白质组学等相关技术的发展，为肿瘤标志物的研究大大拓展了研究内容和思路。

（一）生物化学和组织学鉴定技术

用生化分析法无损伤性地分析肿瘤细胞或与之相关的机体反应所产生并分泌到体液中的物质，同时进行定量测定。它对于肿瘤患者的检测是很有意义的。而组织化学技术则可从形态学上详细阐明细胞分化、增殖和功能变化的情况，有助于确定肿瘤组织类型分布，进行肿瘤定位、分期、预后和临床特征的分析。

（二）分子生物学技术

随着人类基因组计划研究的完成，应用新的生物学技术，通过分析基因结构和功能的改变，进行肿瘤发病机制，特别是癌基因、抑癌基因、转移抑制基因、耐药基因与肿瘤相关基因及其产物的研究也是肿瘤标志物的重要研究内容。基因诊断技术具有其特有的高灵敏度和高特异性，可以直接查明基因水平的变化。该部分目前包括很多新的技术，如基因芯片、组织芯片、蛋白质芯片等。

1. 基因芯片技术　基因芯片或 DNA 微阵列（DNA Chip Microarray）是指将大量靶基因或寡核苷酸片段有序地高密度固定（包被）在固相载体（玻璃、硅等）上，与探针杂交，经激光共聚焦显微镜扫描，通过计算机系统对荧光信号做出比较和检测。可以高通量分析数千种基因表达情况，从而可以观察肿瘤发生过程中不同基因的变化，为肿瘤病理基因分类、肿瘤早期发现，尤其是肿瘤相关基因发现，提供了非常大的可能。

2. 组织芯片技术　组织芯片或组织微阵列技术（tissue microarray）是在 DNA 微阵列基础上发明的，该技术先根据染色结果确定肿瘤类型、分期，再确定取样组织的位置，以研究基因或其表达产物在不同肿瘤组织中异常表达的情况。因此，组织芯片应用范围很广，可用于检测基因表达、寻找未知基因表达突变体与多态性、筛选药物以及发现不同肿瘤基因表达谱，从而观察不同肿瘤不同的基因异常表达。

3. 蛋白质芯片技术　蛋白质芯片技术是高通量、微型化与自动化的蛋白质分析技术。蛋白质芯片主要有两种：一种类似 DNA 芯片，即在固相支撑物表面高密度排列的探针点阵，可特异地捕获产品中的靶蛋白，然后通过检测器对靶蛋白进行分析；另一种是微型化的凝胶电泳板，在电场作用下，样品中蛋白质通过芯片上的泳道分离开来，经喷雾直接进入质谱仪中进行检测，以确定样品中蛋白质的量及种类。

（三）组学技术

由于基因组学和蛋白质组学及其技术的发展，而形成新的“组学技术”。它包括：基因组学——研究人类基因变异所需测定的基因组组成及其序列；转录组学（基因表达的策略）——从基因的转录水平即 RNA 水平研究所有基因表达；蛋白质组学——用质谱法研究人体蛋白质的表达；代谢组学——用磁共振（nuclear magnetic resonance，NMR）和图像识别技术研究体液代谢物。组学技术是新的标志物的“发现工具”，目前已用于寻找和筛选新的肿瘤标志物。目前，在蛋白质组学中常用的是飞行时间质谱技术（SELDI - TOF - MS），也称蛋白质指纹图谱技术。该技术的原理是将蛋白样品点在特殊的基质上，在激光照射后，蛋白发生解离作用，带电的分子在通过电场时加速，记录仪记录飞行时间的长短，质量越轻，相对所带的电荷越多（质荷比 M/Z 越小），飞行时间越短。信号由高速的模拟 - 数字转化器转化并记录，被测定的蛋白质以一系列峰的形式呈现，这些特异的峰可看成此类蛋白的指纹图谱。利用该技术可从样本中分离出大量感兴趣的蛋白或标志物。

此外，肿瘤免疫显像技术与分子影像学也是肿瘤标志物研究的重要工具。该技术有助于肿瘤定位。具体来说就是主要利用放射性标记的肿瘤标志物的特异性抗体，进一步确定肿瘤细胞在组织和器官的定位，不仅利于对肿瘤的定位和诊断，同时帮助进一步施行外科手术等相应治疗。

五、肿瘤标志物的发展史及展望

（一）肿瘤标志物的发展史

肿瘤标志物的发展大致经历了 5 个不同阶段，第一阶段是 Bence Jones 蛋白的发现开创了肿瘤标志物研究阶段；之后是酶与同工酶在肿瘤检测中的应用；具有跨时代意义的是特异性单克隆抗体阶段即第三阶段，使得糖链抗原成为肿瘤标志物重要研究内容；第四个阶段则是随后的肿瘤基因标志物成为当今研究的热点；目前已经发展至第五个阶段，即系统肿瘤标志物研究阶段。

早在 1848 年 Henry Bence Jones 在多发性骨髓瘤患者的尿中发现了一种特殊蛋白，后来称为本周蛋白（Bence Jones 蛋白），与骨髓瘤发生有关，该蛋白可作为诊断多发性骨髓瘤的指标。这是第一个肿瘤标志物，也是肿瘤标志物发展的开创阶段，即第一阶段。随后到 1927 年 Ascheim S 和 Zondek B 在妇女尿中发现绒毛膜促性腺激素（hCG）与妇女妊娠有关，也与妇科肿瘤有关。1928 年 Brown WH 和 Cushing H 在具有库欣（Cushing）综合征和小细胞肺癌患者中观察到促肾上腺皮质激素（ACTH）。此后，Gutaan AB 等发现酸性磷酸酶可作为前列腺癌的标志物。1954 年发现乳酸脱氢酶（LactateDehydrogenase，LDH）与肿瘤有关，几乎在许多恶性肿瘤中均能检测到其活性。1959 年，Markert 等认为同工酶可以作为肿瘤标志物。1968 年 Fishman WH 等在人类肿瘤细胞中发现碱性磷酸酶。由此，Markert C 等认为在恶性肿瘤情况细胞受到损伤，这些酶与同工酶会释放到外周血中，因此，酶与同工酶也可作为肿瘤标志物，但其特异性不强。这是肿瘤标志物发展的第二阶段。

20 世纪 60 年代以后，苏联 Abelev 发现 AFP 与肝癌有关，Gold P 等从结肠癌组织中发现了癌胚抗原（CEA），为寻找肿瘤相关抗原奠定了基础。Rosen 等发现胚胎蛋白可作为肿瘤标志物，同时建立了免疫学测定法检测血中的肿瘤标志物，从而开始在临床上较普遍地应用血清中肿瘤标志物。1975 年 Kohler H 和 Milstein G 创建了单克隆抗体技术，并因此获得了 1984 年诺贝尔生理学和医学奖。由于酶联免疫技术和单克隆抗体技术的发展，以及蛋白质纯化技术的应用，使得寻找肿瘤相关抗原的研究进一步发展，从而发现一大批糖脂、糖蛋白和黏蛋白（Mucins）等肿瘤相关抗原，这一类抗原的化学组成是以碳水化合物为主，而且与肿瘤相关，因此又统称为肿瘤抗原（Cancer Antigen，CA）。1978 年美国 Koprowski H 在其实验室用黑色素瘤制备单克隆抗体，接着用结肠癌细胞制备出单克隆抗体，能识别糖类抗原（CA19 - 9），从此应用各种癌细胞和与癌有关的可溶性抗原制备单克隆抗体，从而发现了一系列特异性较强的肿瘤标志物，为肿瘤标志物的应用开辟了广阔的前景。这是肿瘤标志物发展的第三阶段。

1976 年 Rose 发现鸡正常细胞中有 V - src 同源基因，称之为细胞基因或原癌基因，而这些癌基因与肿瘤发生有关，即肿瘤的基因标志物。由于 Bishop M 等在癌基因研究中的卓越贡献，获得了 1989 年度诺贝尔生理学和医学奖。Bishop M 等的研究将肿瘤标志物的研究从分子水平提高到基因水平，为将肿瘤基因（包括肿瘤标志物）应用于肿瘤的诊断和治疗奠定了基础。由于分子生物学技术的发展与应用，特别是随着人类基因组计划（HGP）的顺利实施以及人类基因组序列草图的完成，生命科学的研究进入了后基因组时代，又使肿瘤标志物的研究与应用进入一个崭新的阶段—肿瘤基因标志物阶段，即肿瘤标志物发展的第四阶段。

目前，基因组学研究的重点也从结构基因组学转向功能基因组学，进入蛋白质组学（proteomics）时代，而蛋白质组学是功能基因组学研究的核心内容。目前，蛋白质组学及其技术已广泛应用于生命科学领域，特别是飞行质谱技术，不仅成为寻找肿瘤标志物，也成为寻找其他疾病分子标志物和药物靶标最有效的方法之一，并使肿瘤标志物的概念延伸到生物标志物（Bio - Markers），促进了肿瘤标志物发展成为一个系统的学科—肿瘤标志物学，即肿瘤标志物发展的第五阶段。

（二）我国肿瘤标志物研究发展的概况

我国肿瘤标志物的发展起步较晚，20 世纪 80 年代末，国内由北京的李春海、田竞生、袁振铎，上海的沈霞，广州的葛日萍和汪慧民等积极开展组建和筹备中国肿瘤标志专业委员会的工作。于 1992 年 1 月 14 日，经中国抗癌协会二届四次常务理事会议决定批准成立“中国抗癌协会肿瘤标志专业委员会”。

肿瘤标志专业委员会在筹建和成立以后，为了进一步推动国内外肿瘤标志物的学术交流，至 1998 年共召开了 4 次全国肿瘤标志学术会议。2004 年于陕西省西安市召开第二届亚太地区国际肿瘤生物学和医学学术会议（APCTBM）暨第六届全国肿瘤标志学术会和第二十一届国际肿瘤标志学大会。此次会议邀请到诺贝尔奖获得者美国著名肿瘤学家 Leland H. Hartwell 教授，重点讨论了基础研究与肿瘤标志物临床应用结合的问题。随后 2006 年于广东省广州市召开第三届亚太地区国际肿瘤生物学和医学学术会议暨第七届全国肿瘤标志学术会和首届中国中青年肿瘤专家论坛。2008 年于江苏省南京市召开了亚太地区肿瘤生物学和医学学术会议暨第三届中国中青年肿瘤专家论坛。2009 年于陕西省西安市召开了亚太地区肿瘤生物学和医学学术会议暨第四届中国中青年肿瘤专家论坛。通过几次全国性和国际肿瘤标志学术会议，并举办全国性肿瘤标志学习班，不仅促进了此领域的学术交流，而且对推动国内肿瘤标志物的研究和应用的发展也具有重要意义。目前，我国已经有一大批中青年科学家正在该领域做着不懈的努力，以期为肿瘤标志物的发现和发展作出一定的贡献。

（三）展望

目前人们应用生物化学、免疫学、分子生物学、基因组学和蛋白质组学等理论和技术研究肿瘤标志物与癌变的关系，以期寻找和发现新的肿瘤标志物和癌前病变的标志物。但是现有的方法中，较实用的还是单克隆抗体技术，目前应用此技术发现了许多肿瘤标志物（如CA系列肿瘤标志物），也是今后筛选肿瘤标志物主要应用的方法之一。应用单抗可以确定各种糖链抗原（包括糖蛋白和糖脂类抗原），它能特异性识别一定的表位，所以特异性高，对肿瘤标志物临床应用和癌前病变研究具有重要意义。此外，糖链抗原与细胞识别信号系统及细胞信息传导系统有关，在癌变发生和发展过程中起着重要作用，有些糖链抗原中糖链是一些黏附分子的配基，与肿瘤转移密切相关，可作为肿瘤转移的标志物。

由于肿瘤一般被学术界认为是基因性疾病，癌基因与抑癌基因的突变及调控失常均可促使细胞癌变。癌基因激活和抑癌基因失活及其产物表达异常参与癌变的全过程，因此癌基因和抑癌基因与癌变的关系已成为肿瘤标志物研究的热点之一。目前国内对癌基因、抑癌基因及其产物，如ras基因及其产物，p53基因与P53蛋白在结直肠癌、肺癌、乳腺癌中的表达进行了研究，显示它们在临床诊断和癌变研究中有一定的意义。

近几年来芯片技术、质谱技术，单核苷酸多态性（single nucleotide polymorphism，SNP）高通量筛选技术等正在兴起，而生物信息学将上述这些技术进行有机地整合和归类。基因组学、转录组学、蛋白质组学和代谢组学相关的技术也正在从不同水平发现和筛选肿瘤标志物，为寻找和开发新的肿瘤标志物奠定基础。由于生物技术的高速发展，筛选肿瘤标志物的时间已经从原来的7～8年缩短到目前的3～5年。

（梁桂娜）

第二节　肺癌个体化治疗的分子诊断

肺癌是人类发病率和死亡率最高的恶性肿瘤，全世界每年肺癌发生超过150万例，我国是肺癌的高发国家之一。化疗是非小细胞肺癌患者手术治疗、放射治疗以外的常规治疗手段之一，目前常用的抗肿瘤化疗药物对患者治疗的有效性低于70%，20%～35%的患者有可能对相关药物治疗无效，其主要原因在于不同肿瘤患者存在遗传背景的显著性差异。随着分子生物学技术发展，一系列肿瘤药物相关基因被发现，检测这些药物相关靶基因，在帮助临床医生制定肺癌患者的个体化诊疗方案、预测治疗效果等方面都发挥了重要作用。

一、相关实验

（一）表皮生长因子受体（epidermal growth factor receptor，EGFR）基因突变检测

1. 分子生物学检测方法　DNA测序法、聚合酶链式反应－单链构象多态性分析（PCR－single－strand conformation polymorphism，PCR－SSCP）、突变体富集PCR（mutant－enriched PCR）、蝎形探针扩增阻滞突变系统（scorpions amplifcation refractory mutation system，scorpions ARMS）、高分辨率熔解曲线分析技术（high resolution melting analysis，HRM）。

2. 分子生物学检测方法评价　DNA测序法需要对检测样品PCR扩增、纯化、序列分析，操作过程比较烦琐、耗时长，且对取材和技术要求比较高，更重要的是由于测序方法本身的灵敏度不高（检测灵敏度约20%），此方法在临床应用中存在一定的限制，不适用于大规模临床样品检测分析。与测序法相比，PCR－SSCP灵敏性更高，操作简单，不需要特殊

仪器，但该方法电泳时间较长，操作步骤比较烦琐，只能进行定性分析，且需平行的标准对照，受实验条件影响较大，容易出现假阴性。与测序法相比，由于突变体富集 PCR 有两次 PCR 扩增，检测灵敏性更高，特异性强，但该方法需要两次 PCR 反应，而且需要内切酶酶切过程，操作复杂、耗时长、且容易污染。HRM 方法不需要序列特异性探针，也不受突变碱基位点与类型的局限，但该方法只能分析纯度单一的小片段，且要求有足够的 PCR 模板量（模板含量不少于 1ng）。Scorpions ARMS 方法是一种新型的实时荧光定量 PCR 技术，闭盖操作，自动化程度更高，操作简单，特异性和灵敏度高，重复性好，能够对突变基因进行定量分析，已逐渐成为检测靶向药物相关基因突变的主流技术。

（二）KRAS 基因突变检测

检测方法测序法、聚合酶链式反应－单链构象多态性分析（PCR－SSCP）、突变体富集 PCR、蝎形探针扩增阻滞突变系统（ARMS）、高分辨率熔解曲线分析技术（HRM）。

（三）切除修复交叉互补基因 1（excision repair cross complement－1，ERCC－1）mRNA 表达检测

检测方法 PCR、荧光定量 PCR、蝎形探针扩增阻滞突变系统（ARMS）。

（四）肺耐药相关蛋白（lung resistance－related protein，LRP）检测

检测方法 PCR、荧光定量 PCR、蝎形探针扩增阻滞突变系统（ARMS）。

（五）EML4－ALK 融合基因突变检测

检测方法测序法、聚合酶链式反应－单链构象多态性分析（PCR－SSCP）、突变体富集 PCR、蝎形探针扩增阻滞突变系统（ARMS）、高分辨率熔解曲线分析技术（HRM）。

（六）磷脂酰肌醇 3－激酶（phosphatidylinositol 3－kinase，PI3K）基因突变检测

检测方法测序法、聚合酶链式反应－单链构象多态性分析（PCR－SSCP）、突变体富集 PCR、蝎形探针扩增阻滞突变系统（ARMS）、高分辨率熔解曲线分析技术（HRM）。

（七）胸苷酸合成酶（thymidylate synthetase，TS）基因检测

检测方法测序法、聚合酶链式反应－单链构象多态性分析（PCR－SSCP）、突变体富集 PCR、蝎形探针扩增阻滞突变系统（ARMS）、高分辨率熔解曲线分析技术（HRM）。

（八）核糖核苷酸还原酶 M1（ribonucleotide reductase M1，RRM－1）mRNA 表达检测

检测方法 PCR、荧光定量 PCR、蝎形探针扩增阻滞突变系统（ARMS）。

（九）p53 基因突变检测

检测方法测序法、聚合酶链式反应－单链构象多态性分析（PCR－SSCP）、突变体富集 PCR、蝎形探针扩增阻滞突变系统（ARMS）、高分辨率熔解曲线分析技术（HRM）。

（十）X 线修复交叉互补基因（X－ray repair cross－complementary gene，XRCC1）检测

检测方法测序法、聚合酶链式反应－单链构象多态性分析（PCR－SSCP）、高分辨率熔解曲线分析技术（HRM）。

二、结果判断与分析

（一）首选实验

1. EGFR 基因突变　该基因是目前研究最充分、证据最充足、了解最透彻的生物标志物。表皮生长因子受体（EGFR）家族参与多种实体瘤的发生与发展，是抗肿瘤治疗的重要分子靶点。携带 EGFR 基因突变（除 T790M、20 - ins 突变外）患者接受靶向药物（吉非替尼、厄洛替尼）治疗疗效好，而携带 T790M、20 - ins 突变则产生耐药。

2. KRAS 基因突变　突变型 KRAS 基因编码异常的蛋白，刺激促进恶性肿瘤细胞的生长和扩散，并且不受上游 EGFR 的信号影响，所以对抗 EGFR 靶向治疗药物效果差。携带 KRAS 基因突变的患者接受抗上游信号通路靶点药物治疗，则对靶向药物不敏感。

3. ERCC - 1 mRNA 表达　ERCC - 1 具有损伤 DNA 5' 识别的功能，而且具有 5' - 3' 核酸内切酶的活性。若缺乏 ERCC1 表达，泡状链内铂 - DNA 加合物的修复大大受限，从而使患者对铂类化疗药物的敏感性明显增加；相反若 ERCC1 表达增加，则 DNA 修复能力增加，从而使铂类化疗敏感性下降，表现为铂类耐药。NSCLC 根治术后肿瘤组织中 ERCC1 检测阴性的患者可以从含顺铂的辅助化疗中明显获益。ERCC1 表达阴性的患者随机接受辅助化疗明显延长生存时间，降低死亡风险。接受含铂类药物化疗的非小细胞肺癌患者，ERCC1 表达水平与预后呈负相关。

（二）次选实验

1. LRP 蛋白　LRP 蛋白是穹隆蛋白的主要成分，其过度表达明显影响药物的胞内转运和分布，导致靶点药物有效浓度下降，从而介导对铂类、烷化剂等化疗药物耐药。肺癌患者中 LRP 高表达是预测化疗敏感性和预后的重要指标，阳性表达者对铂类等化疗药物敏感性差，化疗效果不好，预后差。

2. EML4 - ALK 融合基因突变　重组 ALK 基因编码跨膜的酪氨酸激酶受体，EML4 - ALK 导致 ALK 持续表达，从而激活 ALK 酪氨酸激酶区及下游 PI3K/AKT 及 MAPK 等信号通路，进而引起肺癌的发生。携带 EML4 - ALK 融合基因突变的患者接受克唑替尼（Crizotinib）治疗疗效好。

3. PI3K 基因突变　PI3K 是 EGFR 下游信号分子，可被生长因子受体酪氨酸激酶（如 EGFR）激活，使丝/苏氨酸激酶（AKT）磷酸化而上调该通路的活性并产生多种生物学效应，包括调节细胞增殖、存活和细胞周期调控等。在多种癌症中（如乳腺癌、非小细胞肺癌）存在 PI3K 基因突变，PI3K 基因突变导致 PI3K/Akt 信号通路持续性活化，导致肿瘤细胞对靶向治疗药物的耐药。检测 PI3K 基因突变可以预测肿瘤患者对靶向治疗药物的耐药性。

4. TS 基因多态性　TS 基因多态性导致 TS 在肿瘤细胞中的表达效率差异。TS 基因型与蛋白表达、肿瘤发生、发展及化疗药物敏感性的关系对肿瘤的预防和治疗具有重要指导意义。TS 基因高表达可见于高分化肿瘤，TS 基因表达增高与培美曲塞的敏感性降低相关。在肿瘤组织中，TS 基因表达增高预示肺癌患者对培美曲塞耐药。

5. RRM - 1 mRNA 表达　RRM - 1 mRNA 水平是生存预后指标，肿瘤 RRM - 1 mRNA 高表达的患者生存明显长于低表达者；同时，RRM - 1 mRNA 表达与吉西他滨耐药密切相关。

6. p53 基因突变　野生型 p53 基因是一种抑癌基因，它的失活对肿瘤的形成起到重要作用。野生型 p53 基因能够抑制多种耐药蛋白基因转录，减少多种耐药蛋白的生成，而突变型 p53 基因可增强多种耐药基因表达。p53 基因突变与肿瘤细胞对铂类化疗药物的耐药性相关，是一种新的耐药相关基因。

7. XRCC1 基因　它是一种 DNA 修复基因，它主要参与 DNA 损伤修复反应中的 BER 和单链断裂修复过程。XRCC1 多态性可能影响 DNA 损伤修复能力，由于存在着单核苷酸多态性（single nucleotide polymorphism，SNP），不同个体的 XRCC1 活性不同，这可能是导致个体间修复能力差异的分子基础。而铂类的作用机制在于对肿瘤细胞 DNA 造成损伤，损伤后的 DNA 如果能够及时修复，则会导致铂类药物的耐药。XRCCl Arg194Trp 和 Arg399Gln 两个位点的多态性可能会影响 XRCC1 蛋白的正常功能，降低 DNA 修复能力，从而影响铂类药物的化疗敏感性。

（梁桂娜）

第三节　乳腺癌个体化治疗的分子诊断

乳腺癌的发病率在我国以每年 3% ~4% 的增长率急剧增加，已成为我国上升幅度最快的恶性肿瘤之一。乳腺癌是一类在分子水平上具有高度异质性的疾病，即使是组织形态学、临床分期和激素受体状态都相同的乳腺癌患者，其分子遗传学特征也可不相同，从而导致肿瘤治疗疗效及预后仍存在很大差异，说明乳腺癌是一类高度异质性的恶性肿瘤，因此对乳腺癌患者进行个体化治疗显得尤为重要。随着分子生物学技术在乳腺癌领域的应用，针对分子分型特点制定治疗策略，更准确地预测乳腺癌治疗的有效靶点和判断预后已成为今后的发展趋势。

一、相关实验

（一）雌激素受体（estrogen receptor，ER）表达检测

1. 免疫组织化学技术（immunohistochemistry，IHC）　应用免疫学基本原理——抗原抗体反应，即抗原与抗体特异性结合的原理，通过化学反应使标记抗体的显色剂（荧光素、酶、金属离子、核素）显色来确定组织细胞内抗原（多肽和蛋白质），对其进行定位、定性及定量。

2. 荧光原位杂交（fluorescent in situ hybridization，FISH）　FISH 技术是在细胞遗传学水平上检测染色体及基因数目及结构异常的一种分子生物学技术。其基本原理是利用标记了荧光素的核酸作为探针，按照碱基互补原则，与待检样本中与之互补的核酸经过变性 - 退火而形成杂交双链核酸，然后通过荧光显微镜来检测和分析。

3. 荧光定量 PCR　一种 PCR 检测技术，通过荧光染料或荧光标记的特异性的探针，对 PCR 产物进行标记跟踪，实时在线监控反应过程，结合相应的软件对 PCR 产物进行分析，计算待测样品模板的初始浓度。

4. 基因芯片技术　主要基于核酸杂交技术，即通过与一组已知序列的核酸探针杂交进行核酸序列测定的方法，在一块基片表面固定了序列已知的核苷酸探针。当检测样本中的基因序列与基因芯片上对应位置的核酸探针产生互补匹配时，通过确定荧光强度最强的探针位置，获得一组序列完全互补的探针序列。该技术将大量探针分子固定于支持物上后与标记的

样品分子进行杂交，通过检测每个探针分子的杂交信号强度进而获取样品分子的数量和序列信息。

（二）孕激素受体（progesterone receptor，PR）表达检测

检测方法：免疫组化、荧光原位杂交（FISH）、荧光定量 PCR、基因芯片技术。

（三）原癌基因人类表皮生长因子受体2（human epidermal growth factor receptor -2，Her -2）表达检测

Her -2，即 c - erbB -2 基因，定位于染色体17q 12 -21. 32 上。c - erbB -2/neu 基因编码具有酪氨酸激酶活性的跨膜生长因子受体 P 185 蛋白（即 HER -2），参与调控细胞的生长、增殖及分化。20% ~25% 的乳腺癌细胞表面过度表达 HER -2，它是乳腺癌重要的分子标志之一，成为乳腺癌患者预后评价及指导治疗的重要指标之一。检测方法：免疫组化、荧光原位杂交（FISH）、荧光定量 PCR、基因芯片技术。

二、结果判断与分析

1. Luminal A 型　该型是乳腺癌最常见的分子亚型，发病率为44. 5% ~69. 0% 。分子分型表现为 ER 和（或）PR +，Her -2 -，预后最好。内分泌治疗效果最佳。常采用内分泌治疗。绝经前常选择他莫昔芬，药物性去势药物诺雷德，绝经后常选择芳香化酶抑制剂如阿那曲唑、来曲唑等，一般不需要进行靶向治疗。

2. Luminal B 型　Luminal B 型发病率为 7. 8% ，分子分型表现为 ER 和（或）PR +，Her -2 +，Luminal B 型乳腺癌对化疗的反应性较 Luminal A 型好，但对内分泌治疗的敏感度较差，其中 HER2 阳性的患者还应该考虑抗 HER2 的靶向治疗，治疗常采用化疗 + 内分泌治疗 + 靶向治疗。

3. Her -2 过表达型　发病率为14. 7% ，分子分型表现为 ER 和（或）PR -，Her -2 +，内分泌无效，化疗效果较好，并且是 HER2 靶向治疗药赫塞汀治疗的适应病例，HER2（ + ）型乳腺癌对于环磷酰胺联合蒽环类（AC）化疗方案的疗效明显优于 Luminal 型，前者的临床缓解率可达70% ，而后者为47% 。该型虽然对化疗较为敏感，临床预后较差。常采用化疗 + 靶向治疗，使用 1 年赫赛汀治疗能使复发相对风险降低 52% ，3 年无病生存增加 12% 。

4. Basal - like 型　发病率为 17. 1% ，分子分型表现为 ER 和（或）PR -，Her -2 -，此型患者内分泌治疗无效，化疗效果好，但预后最差。治疗手段主要选择化疗。在接受术前新辅助化疗的乳腺癌患者中，具有较高的总反应率及病理缓解率，85% 的患者出现临床缓解，其中 27% 达到病理完全缓解，明显高于 Luminal 型乳腺癌。虽然对术前新辅助化疗敏感，病理缓解率高，但在乳腺癌的分子分型中，其预后仍最差。

（梁桂娜）

第四节　癌抗原检验

一、癌胚抗原（carcinoembryonic antigen，CEA）

1. 测定方法　RIA、EIA、MEIA、CLEIA、CLIA。

2. 标本准备　用血清，用红帽真空管静脉采血 5ml；或胸腹水、穿刺液 5ml。分离血清室温可放置数小时，如不能立即测定应 -20℃以下冷冻。

3. 参考范围　血清：成人不吸烟 RIA 法小于 2.5ng/ml，EIA 法小于 5ng/ml；吸烟小于 10ng/ml。40 岁以上有升高倾向，大于 5ng/ml 约占 2%，大于 10ng/ml 约占 0.1%；无性别差异，尿液小于 2.5ng/ml。

4. 临床意义　CEA 为 1965 年由 Gold 等发现存在于结肠癌组织和胎儿肠管的一种蛋白质。后证明为酸性糖蛋白，电泳在 β 区域；含糖部分不定，为 50% ~60%，蛋白部分一定，有 668 个氨基酸残基，1 分子可结合 24 ~26 个糖分子，分子量 180 ~200kD。见于胚胎和胎儿消化管组织，局限存在于细胞膜表面。与消化系肿瘤相关，也见于非消化系肿瘤和非肿瘤性疾病。为低器官特异性肿瘤标志物，起源于内胚层的肿瘤尤以腺癌阳性率较高。由于敏感性和特异性较低，不同方法差别较大，恶性肿瘤阳性率 24%，良性疾病 3.6%，正常人也可见有阳性，原发性肿瘤早期多为测不出水平，因此用于肿瘤诊断和筛查受到限制。

（1）血清 CEA 小于 5ng/ml 不能排除肿瘤：5 ~10ng/ml 有可能为肿瘤，但须除外大量吸烟者；10 ~20ng/ml 肿瘤的可能性较大。血清超过 10ng/ml 的恶性肿瘤（阳性率）：结肠癌（62% ~78%）、胃癌（30% ~75%）、胆系癌（40% ~60%）、胰腺癌（39% ~79%）、肺癌（33% ~58%）、乳腺癌（23% ~47%）、卵巢癌（32% ~42%）、甲状腺髓样癌（90% 以上）、肝转移癌（约 43%）、尿路上皮癌（3% ~7%）、神经母细胞瘤也见有阳性者。与 AFP 联合测定对原发性和转移性肝癌的鉴别诊断有价值；对乳腺癌、结肠癌肝转移，同时测定 ALP 和 GGT 有助于鉴别诊断。

（2）化疗或放疗肿瘤细胞坏死或膜损伤使 CEA 释放，可提高阳性率：血浓度与肿瘤消长相关，有效治疗血浓度下降，结肠癌根治切除成功 1 ~2 周后血浓度急剧下降；姑息的病例不见下降而多有升高；进行性升高提示肿瘤复发，轻度升高提示局部复发，大量升高提示肝、肺、骨转移。因此用于治疗和预后监测比用于诊断更有价值。

（3）大于 5ng/ml 也见于某些良性疾病如肝、胆、胰腺良性疾病、炎症性肠病、溃疡病等消化系疾病。肺炎、肺结核、慢性支气管炎等呼吸系疾病；肾功能不全、子宫内膜症、良性卵巢肿瘤等泌尿生殖系疾病；此外，糖尿病、甲状腺功能减退症、肝硬化、慢性肝炎、高龄、吸烟等也见增高。

（4）尿 CEA 对泌尿系肿瘤有相对特异性，升高见于（阳性率）：膀胱癌（78%）、尿路癌（71%）、前列腺癌（43%）。

乳头分泌物 CEA 检查：除妊娠、哺乳外的乳头分泌称为乳头异常分泌症，见于乳腺癌、乳腺管内乳头瘤、乳腺管内感染症、乳腺症、高泌乳素血症等，占乳腺疾病的 5% ~10%。用手压迫乳房采集分泌物，做潜血、细胞学检查和 CEA 测定；CEA 测定用 EIA 法参考范围 200ng/ml，切点值 400ng/ml。小于 400ng/ml 乳腺癌的可能较小，大于 1000ng/ml 可能性很大，配合乳腺扫描、超声波检查、乳腺管造影等可确定诊断。

二、前列腺特异性抗原（prostate specific antigen，PSA）

1. 测定方法　RIA、EIA、MEIA。

2. 标本准备　应在前列腺检查之前取静脉血 3 ~5ml 不抗凝，或红帽真空管采血。用血清，4℃存放抗体价有缓慢降低倾向，-20℃冷冻可稳定 1 年，避免反复融冻。抗凝剂 ED -

TA 盐或枸橼酸盐可使测定值降低。前列腺按摩，血清抗原水平可增高 2 倍以上，数日后恢复；前列腺活检也可见抗原水平升高，2～3 周后恢复。

3. 参考范围

PSA 和 PSA－ACT 切点值均为 4ng/ml；F/T 比切点值 0.15～0.25。

PSA < 4ng/ml 阳性预测值（PPV）为 12.5%；4～10ng/ml，23.6%；> 10ng/ml，46.5%。

PSA－ACT < 4ng/ml，PPV 为 6.8%；4～10ng/ml，30.3%；>10ng/ml，72.8%。

男性 20～50 岁 0.2～2.4ng/ml，50～70 岁 0.4～5.0ng/ml。

女性和 15 岁以下男性小于 0.5ng/ml 或在检出下限以下（女性有相当于前列腺的尿道旁腺）。无日内变化，日间变化在 0.2～4ng/ml。

4. 临床意义　PSA 为前列腺癌标志物，用于诊断和治疗评价。为前列腺分泌的正常成分，由前列腺上皮细胞粗面内质网生成，存在于前列腺管上皮细胞内，男性副生殖腺也含有，随前列腺液排泌。等电点 pH 6.9 单体糖蛋白，分子量 33～34kD，有 273 个氨基酸残基，含糖 7%。精液中的 PSA 70% 具有糜蛋白酶样活性，属于激肽－激肽释放酶系蛋白酶系。分解纤维连接素，溶解精子凝块，防止射出的精液凝固，有助于精子运动和保持受精条件。

健康男性血清 PSA 含量约是前列腺的 $1/10^6$，前列腺和精浆中的 PSA 有相同抗原性。一部分具有相同的分子，大部分（95%）与 α_1 抗糜蛋白酶（ACT）结合成 PSA－ACT 复合体，分子量 90～100kD。血浆中半衰期 2～3 天，清除与肝细胞受体有关。前列腺癌血清 PSA 升高的机理，认为是巨噬细胞和嗜中性粒细胞吞噬 PSA 并经肝脏处理后在血中释放。或前列腺腺管与血管之间的圆柱状上皮膜和基底细胞膜被癌细胞浸润破坏使 PSA 逸出所致。

5. 筛查和早期诊断

（1）前列腺癌进展期，前列腺组织和血清水平升高，阳性率 95%。定期监测 PSA 配合直肠内触诊，比单纯直肠触诊检出率高 2～4 倍，而且有可能较早期诊断。PSA－ACT 复合体占总 PST 的比例增大，游离 PSA/总 PSA（F/T）比值减小。对 50 岁以上有下尿路通过障碍的男性患者，配合影像学和病理组织学检查可提高前列腺癌检出率。

（2）PSA、PSA－ACT 复合体增高，F/T 减低的疾病：①轻度异常见于良性前列腺肥大（BPH）、慢性前列腺炎。②中度异常见于急性前列腺炎、早期前列腺癌。③高度异常见于进展的前列腺癌。良性前列腺疾病游离型 PSA 增高，恶性前列腺疾病 PSA－ACT 复合体增高。

（3）BPH、前列腺上皮内瘤形成（PIN）、梗死、细菌性炎症、尿潴留等也可见有升高，与前列腺癌的鉴别最为重要。对 PSA 血清浓度在 4～20ng/ml 的病例应进行以下检查。

测定 PSA－ACT/总 PSA 比值，可提高诊断的敏感性和特异性，比值大于 0.66，癌的可能性较大。产生 PSA 的癌细胞同时产生 ACT，使血清 PSA－ACT 结合物占总 PSA 的比例增大，而 BPH 细胞不产生 ACT。

测定 PSA 密度（PSA 值/前列腺体积）和 PSA 速率（PSA 增高/年）。PSA 密度大于 0.581 或 PSA 速率大于 0.75ng/ml/年，癌的可能性较大。

6. 疗效和预后评价　根治性前列腺完全摘除，根据 PSA 半衰期推测，手术后 3 周血清浓度应降到正常下限或以下，否则有必要给予附加治疗。如 3～5 个月后仍未降到正常下限，应怀疑有远隔部位转移。放射治疗后降到正常范围或以下者，提示治疗有效。雄激素除去或对抗治疗3个月，PSA降到正常范围的病例比不降低者缓解期延长。疾病恶化时较其他标志物升高为早，降而复升提示肿瘤复发的可能性很大。复发病例的阳性率约为97%。PSA在10ng/ml以下者少见发生骨转移。

相关检查：PAP、γ精浆蛋白（γSm）、β微精浆蛋白（microseminoprotein）。PAP新发病例阳性率为60%，复发病例为66%，联合测定可有助于早期诊断，为非特异性指标，良性前列腺肥大、前列腺炎也可见有增高。

近年有研究提示，γSm与游离型PSA相当，γSm/PSA比值的意义相当PSA的F/T比值，用于前列腺良、恶性疾病的鉴别。比值增大倾向于良性，比值减小倾向于恶性。

三、鳞状上皮细胞癌抗原（squamous cell carcinoma antigen，SCCA）

1. 测定方法　RIA、EIA。

2. 标本准备　静脉血3ml不抗凝，或红帽真空管静脉采血；肝素或EDTA血浆也可使用。4℃稳定1～2周，－20℃稳定数年，反复融冻抗原失活。

3. 参考范围　切点值1.5ng/ml（或一般用2.0ng/ml）。新生儿增高，出生2～3天，6～8ng/ml，2岁后降到2～3ng/ml。无性别差异，月经无影响，日内不同时间测定值差别为24%。

4. 临床意义　1977年，加藤等用宫颈鳞状上皮癌精制物免疫制备的单克隆抗体发现的抗原。当初报告名为TA－4，后改称为鳞状上皮细胞癌抗原（SCCA）。作为鳞状上皮癌的标志物用于鳞状上皮癌的辅助诊断和治疗监测；癌早期阳性率低，不适用于筛查和早期诊断。是一种分子量约44.5kD的非匀质蛋白质，等电点电泳分布在酸性和中性区段，鳞癌和良性疾病增加的是酸性等电点蛋白。与丝氨酸蛋白酶系有高度相似性，近年证明为丝氨酸蛋白酶抑制物家族成员之一。

SCCA局限存在于某些肿瘤的鳞状上皮，尤其是流行性非角质化大细胞癌的细胞质中。特异性较高，但敏感性较低。显著增高应怀疑鳞状上皮癌（子宫颈、阴道、外阴、肺、食管、上呼吸道、皮肤、头颈部等）。SCCA阳性的疾病有以下种类。

（1）肿瘤性疾病：鳞状上皮癌（宫颈癌、阴道上皮癌、外阴癌、皮肤癌、肺癌、食管癌、头颈部癌、肛门癌、膀胱移行上皮癌等）；不同病期的敏感性见（表1－3）。

表1－3　不同鳞状上皮癌不同病期SCCA的阳性率（%）

病期	0	Ⅰ	Ⅱ	Ⅲ	Ⅳ	复发
子宫颈癌	17.7	32.9	65.6	86.5	92.2	87.0
肺癌		31.8	43.2	63.1	56.7	75.0
食管癌		0	20.0	43.3	50.0	82.4
头颈部癌		18.4	28.1	40.2	54.5	80.0

（2）非肿瘤性疾病：①皮肤病：银屑病、特应行皮炎、天疱疮、多形性渗出性红斑。②呼吸系疾病：支气管哮喘、支气管炎、肺炎、肺结核、结节病。③肾脏病：肾衰竭和透析患者。

抗原半衰期短，约72小时，手术完全切除后2～3天急剧降低，1周内降到切点值水平以下。化疗或放疗有效病例抗原水平降低，恶化或复发再升高。银屑病、天疱疮，血清水平可达 80～90ng/ml，分析结果时应注意。日内变化较大，对可疑病例应多次测定，不能仅根据一次结果进行评价。

四、糖抗原 19－9（carbohydrate antigen19－9，CA19－9）

1. 测定方法　RIA、MEIA、EIA、PAMIA。

2. 标本准备　静脉血 3ml 不抗凝，或红帽真空管采血，用血浆结果偏低；也可用胸腹水或胰液。CA19－9 较稳定，血清可在室温存放 1 天、4℃稳定 1 周，－20℃冷冻可长期保存。反复融冻可使测定值偏高。

3. 参考范围　RIA 或 EIA 法切点值 37U/ml，青年女性稍高，无年龄差别。Abbott 公司的 IMx 试剂盒切点值为 60U/ml。不同方法差别较大。无日内、季节变化；女性月经周期虽有变化，但在参考范围内，不受肾功能影响。

4. 临床意义　是用人结肠癌培养株 SW1116 制备的单克隆抗体 NS19－9 识别的Ⅰ型糖链抗原，高分子糖蛋白。抗原决定基在 LewisA（Le^a）血型的糖链唾液酸化 Le^a 抗原上，为唾液酸化乳糖－N－岩藻戊糖Ⅱ（sialated lacto－N－fucopentaoseⅡ）。成人存在于胰腺管、胆囊胆管、胃、支气管、唾液腺、前列腺、结肠和直肠等的上皮表面。与胰腺、胆囊胆管比较，其他部位抗原分布较为局限和稀疏，Lewis 血型阴性者不含有。消化系肿瘤特别是胰腺癌、胆囊癌、胆管癌有较高的检出率，但早期阳性率较低。是胰腺癌和胆囊胆管癌的标志物，不适用于肿瘤筛查和早期诊断，主要用于治疗监测。

（1）胰腺癌阳性率 80%～90%、胆囊胆管癌阳性率 70%～80%，多数病例高达 1000U/ml或 10 000U/ml 以上；胃癌阳性率 30%～40%、肝癌 20%～30%、结肠和直肠癌 20%～30%；消化系以外肿瘤，肺癌 20%～30%、乳腺癌或子宫癌 10%左右。当抗原量过高时，由于抗原抑制效应使测定结果降低，如遇测定值与临床像分离或测定值陡然下降等情况时，应稀释血清后再测定。

（2）肿瘤早期敏感性很低，不伴胰、胆管梗阻的Ⅰ期胰腺癌阳性率在 5%以下，Ⅲ、Ⅳ期多有升高。胰腺癌中约 10%为阴性，可能与 Le^a 抗原阴性、鳞癌或伴有胰岛肿瘤等因素有关。

（3）良性疾病总体阳性率为 5%左右，包括胰或胆管闭塞、淤胆性胆管炎、胆石症、胰腺炎、胰腺囊肿等，症状改善后抗原水平急剧下降。肝炎、肝硬化、支气管扩张等的部分病例有不同程度的升高。卵巢囊肿假阳性率可达 50%；糖尿病可见有阳性，同时伴有 FPG、HbA_1c 高值，提示与糖尿病控制不良等因素有关。

除外 Le^a 阴性者，CA19－9 与 CA50 相关性极高。CA50 对胰、胆囊胆管癌有 80%～90%的阳性率，而且有认为不受 Le^a 抗原阴性影响。对可疑病例应结合超声波、CT 等影像检查。

五、糖抗原 242（CA242）

是一种新的黏蛋白肿瘤相关标志物，即一类唾液酸化的鞘糖脂类抗原通过单克隆抗体技术而获得的，能识别 CA242 的抗原。血清中 CA242 在非鳞状组织中比鳞癌水平高，且在小细胞肺癌中的分布与疾病状态及疗效相关。对腺癌的检出率 CA242 优于 CEA，两者联合检测会提高肿瘤检测的敏感性。

正常参考值：<12U/ml（IRMA 法）。

临床意义：

（1）胰腺癌、胆管癌时血清 CA242 升高，阳性率高达 88% ~100%。

（2）肺腺癌的阳性率为 76%，直肠腺癌为 79%，食管癌和乳癌为 62%，而肺小细胞癌为 50%，而肺鳞癌只有 9% 的阳性率。

（3）假阳性率较低，仅 5%。

六、糖抗原 50（carbohydrate antigen 50，CA50）

1. 测定方法　RIA、EIA、FIA。

2. 标本准备　静脉血 3ml 不抗凝，或红帽真空管静脉采血。不用血浆因抗凝剂可能有影响。血清 4℃稳定 11 天，-20℃冷冻可长期保存。

3. 参考范围　切点值 RIA 和 EIA 法 40U/ml；FIA 法 37U/ml。女性比男性高 1.5 ~2 倍，假阳性率约为 3%。饮食无影响，无日内变化，女性偏高，月经期与妊娠期无差异。

4. 临床意义　Lindholm 等用结肠癌细胞株 Colo-205 抗原制备的单克隆抗体识别的 CA50 糖抗原，与 CA19-9 抗原决定簇所在的 Lewis A（Le^a）血型物质糖链有关。如同 CA19-9，在消化管、胰管、胆管、唾液腺、前列腺、乳腺、支气管等正常组织含有微量。此等组织恶性化时产量增加，局部极性紊乱，由细胞质向细胞膜外周分泌并向周围间质游离，使血清水平升高。对胰腺、胆管癌诊断有较高价值，为胰腺、胆囊胆管系肿瘤的血清标志物；但肝胆良性疾病也有较高的阳性率，分析结果时须注意。与 CA19-9 相关性良好，胰腺、胆囊胆管癌显著升高。

（1）肿瘤阳性率：胰腺癌（75% ~84%）、胆管癌（68% ~82%）。其他肿瘤阳性率：肝细胞癌（38% ~67%）、结肠癌（22% ~29%）、肺癌（13% ~38%）、胃癌（11% ~33%），泌尿及妇科生殖系癌在 10% 左右。

（2）良性疾病阳性率：胰腺炎（12% ~16%）、肝硬化（28% ~50%）、未经透析治疗的肾功能不全（37% ~44%）；其他消化系疾病 2% ~13%。正常人假阳性率 2% ~3%。

关于与 CA19-9 联合测定问题，胰腺、胆管癌阳性率大体接近，肝细胞癌 CA50 阳性率高于 CA19-9，而结肠癌、胃癌稍低于 CA19-9。有认为 Lewis 血型阴性者 CA19-9 阴性的胰腺癌，CA50 也多为低值，两者联合使用并无多大优点。

七、癌糖脂抗原（cancer glycolipid antigen；CGA，KMO1）

1. 测定方法　RPHA、EIA。

2. 标本准备　血清或血浆，采血后分离血清或血浆，2 ~8℃稳定 1 周，-20℃稳定 1 年，避免反复融冻。

3. 参考范围　EIA 法小于 530U/ml，RPHA 法 1 管以下。

4. 临床意义　KMO1 为以人结肠癌细胞株 COLO201 作为免疫原，用杂交法获得单克隆抗体识别的癌相关Ⅰ型糖链抗原。用薄层色谱分析，与唾液酸化 LewisA（Le^a）有相同的移动度，与 CA19-9 同为唾液酸化乳糖-N-岩藻戊糖Ⅱ（sialated lacto-N-fucopentaose Ⅱ）。KMO1，是存在于癌细胞表面的一种糖脂质，血中一种高分子糖蛋白，Lewis 血型阴性者不含有。其抗原决定基与 CA19-9 相似，恶性疾病阳性率高于 CA19-9，胰腺癌约为 68.5%、胆囊胆管癌 70.6%，与 CA19-9 近似；肝癌 62.5%，高于 CA19-9，低于 AFP，在肝癌早期也有较高的阳性率。数种方法联合测定可提高阳性率。在肝胆胰以外的恶性肿瘤如结肠、胃、肺、卵巢等癌症阳性率较低。用于肝胆胰恶性肿瘤的辅助诊断和治疗监测。肿瘤手术切除，KMO1 水平下降或阴性化，复发时再升高。

良性疾病如慢性胰腺炎、肝管炎、急性或慢性肝炎、肝硬化轻度升高；伴有胆管闭塞的肝胆胰疾病，由于抗原向血中逸脱增多，可测得高值。

相关检查：CEA、DU-PAN-2、AFP 等肿瘤标志物，腹部超声波、CT 等影像学检查。

八、癌抗原 125（cancer antigen125，CA125）

1. 测定方法　RIA、EIA、MEIA。

2. 标本准备　静脉血 3ml 不抗凝，或红帽或黄帽真空管采血。不用血浆，因析出纤维蛋白可致假阳性反应。溶血或血清乳浊可有影响。抗原较稳定，血清室温放置 1 天、4℃2 周、-20℃1 年测定结果在允许误差范围之内。

3. 参考范围　健康 284 人测定范围为 1～54U/ml，近似对数常态分布，一般以 35U/ml 为正常上限。

男性和绝经期后女性小于 25U/ml、绝经期前女性小于 40U/ml。

月经期升高，通常在正常范围，但也有高达 100U/ml 者，卵胞期和黄体期降低。

卵巢癌筛查切点值 55U/ml（用 ROC 曲线确定），卵巢良恶性肿瘤鉴别值 100U/ml。

卵巢癌与其他脏器癌鉴别值 500U/ml。

4. 临床意义　Bast 等用卵巢浆液性囊胞腺癌腹水细胞培养系制备的单克隆抗体 OC125 识别的抗原，与胎儿期存在于体腔上皮细胞的糖蛋白相关。Bast 等进一步证明 CA125 在正常人血清存在，是一种糖蛋白，分子量约 110kD。上皮性卵巢癌患者抗原存在于肿瘤腺腔上皮内，血清有较高的浓度和较高的检出率，作为卵巢癌的标志物与卵巢癌有较高的相关性，用于卵巢癌诊断、治疗评价和疾病经过监测。以 55U/ml 作为切点值，卵巢癌阳性率达 70%～80%，而且多为高值。卵巢癌抗原升高与组织型有关，浆液性囊胞腺癌多升高，常超过 500U/ml，而黏液性囊胞腺癌升高多不明显，其他组织型无一定倾向。此外，肝癌、胆囊胆管癌、胰腺癌、子宫内膜癌阳性率为 30%～50%，胃癌、结肠癌约为 30%，肺癌为 57%，血清值多在 500U/ml 以下。

浆膜腔炎症（癌性、结核性或细菌性）可呈假阳性反应，鉴别诊断和评价结果时须持慎重态度。良性卵巢肿瘤和子宫内膜症性囊肿，阳性率可达 50%，血清值多在 100U/ml 以下；浆液性囊胞腺瘤几乎都是阴性；子宫肌瘤虽偶见有增高，但增高幅度多较低，故可用于子宫内膜症的鉴别诊断。

九、癌抗原 15-3（cancer antigen15-3，CAl5-3）

1. 测定方法　ELISA、MEIA、ECLIA（电化学发光法）。

2. 标本准备　通常用血清，肝素血浆或 EDTA 血浆也可用，结果与血清无差异。分离血清或血浆 2～8℃稳定 5 天，-20℃保存 3 个月，避免室温放置。

3. 参考范围　25～28U/ml 或 30～35U/ml；切点值 28U/ml，持续增高为异常。年龄、

妊娠、性周期无变化。男性因乳腺癌少见，缺乏资料。

4. 临床意义　Hilkens 等用人乳脂肪膜（human milk - fat merebrane）作为免疫原制备的单克隆抗体 115D8 及 Kufe 等制备的单克隆抗体 DF3 测定的与乳腺癌相关抗原；是一种糖蛋白，分子量为 300 ~ 450kD，对乳腺癌有较高的特异性。作为乳腺癌标志物用于治疗评价、预后判断、手术后随访和复发监测，不适用于早期诊断和肿瘤筛查。

乳腺癌早期阳性率极低，0 ~ Ⅰ期为 0%，Ⅱ期小于 1%，Ⅲ期为 12%；多脏器转移阳性率达 78%，癌性胸膜炎胸水阳性率为 74%。如乳腺癌血清抗原水平明显升高，测定值在 1000U/ml 以上者预后险恶。治疗有效病例全部降低，上升则提示病情恶化。复发病例的阳性率与转移部位有关，局部或淋巴结软组织转移的阳性率约为 27%，骨转移的阳性率约为 30%，肝、胸膜和内脏转移的阳性率约为 75%；全经过的阳性率可达 86%；良性疾病约为 5%。

与 CEA 联合测定可提高阳性率。

十、乳腺糖链抗原 225（breast carbohydrate antigen 225，BCA225）

1. 测定方法　固相 ELISA。

2. 标本准备　血清，同 CA15 - 3。

3. 参考范围　切点值 160U/ml。性别、年龄、绝经期前后无统计学差异。

4. 临床意义　以乳腺癌细胞株 T_47D 的培养上清液病毒样粒子作为免疫原获得的两种单克隆抗体 CU18 和 CU46 所识别的糖链抗原。与 CA15 - 3 类似，推测为黏蛋白型糖蛋白，分子量 225 ~ 250kD。主要用于乳腺癌的诊断，与 CA15 - 3 有较高的相关性，r = 0.602。乳腺癌Ⅰ ~ Ⅱ期阳性率约为 15%，Ⅲ ~ Ⅳ期约为 25%；术后复发病例约为 47%，术后无复发例约为 14%。良性疾病假阳性率约为 4%。在 ASCO（American Society of Clinical oncology）指南未推荐本试验，近年应用有减少。

乳腺癌不同标志物的敏感性、特异性和诊断正确性见（表 1 - 4）。手术再发病例，仅测一种标志物阳性率为 47% ~ 58%，两种联合测定阳性率为 63% ~ 71%，三种联合阳性率可达 74%。

表 1 - 4　乳腺癌标志物的敏感性和特异性

手术前后	手术前诊断			手术后复发		
标志物	BCA225	CA15 - 3	CEA	BCA225	CA15 - 3	CEA
敏感性（%）	20	14	12	47	55	58
敏感性（%）	97	100	100	87	98	98
正确性（%）	42	39	37	66	76	78

十一、肿瘤相关糖蛋白 72

1. 测定方法　RMA、EIA、ECLIA。

2. 标本准备　通常用血清，也可用血浆，但肝素治疗血或肝素抗凝血浆长期保存测定值降低。避免溶血，溶血标本不能使用。

3. 参考范围　通用 4.0U/ml。以切点值为 4.0U/ml 时假阳性率 3.2% ~ 4.9%。ECLIA

法切点值设定为 10.0U/ml 解释结果时注意。无年龄、性别差异，月经、吸烟无影响；妊娠从中期到后期稍高，多在分娩前起或产后 7 周内趋于正常化。有报告，妊娠母体血清上限为 7～10U/ml。

4. 临床意义　细胞肿瘤化，细胞膜表面糖蛋白及糖脂质发生质和量变化，利用特异抗体识别异常成分作为肿瘤标志称为糖蛋白相关标志物。根据抗体识别的部位不同分为核心蛋白相关标志物、母核糖链相关标志物和基干糖链相关标志物，CA72－4 属于母核糖链相关标志物。

1981 年 Colcher 等用乳腺癌肝转移细胞膜成分免疫小鼠获得单克隆抗体 B72－3，其识别的黏蛋白型糖蛋白称为肿瘤相关糖蛋白 72（tumor－associated glycoprotein 72，TAG－72）。centocor 公司用精制 TAG－72 免疫鼠制成第二代抗体 CC49。CA72－4 是被这两种抗体识别的抗原，TGA－72 是母核糖链上的抗原决定基。此等抗原不见于正常组织，假阳性率较低，在胃癌、结肠癌或直肠癌、卵巢癌、胰腺癌、乳腺癌等腺癌有较高的检出率和较高的特异性。但早期检出率低，不适用于筛查，主要用于治疗评价和复发监测。不同肿瘤的阳性率：

（1）消化系肿瘤：胃癌、直肠癌、结肠癌 28%～59%，与 CEA 近似；胃硬癌为 30%，高于 CEA；胰腺癌、胆囊胆管癌为 24%～62%，可达 100U/ml 以上；肝癌为 3%～33%、食管癌为 0。消化系良性疾病假阳性率小于 1%。

（2）妇科肿瘤：卵巢癌为 24%～60%、乳腺癌为 7%～39%、子宫癌约为 25%。乳腺癌Ⅰ～Ⅲ期在切点值以下，Ⅳ期和复发病例为 30%～40%；卵巢癌有组织类型差异，黏液性囊泡腺癌阳性率较高。

（3）其他假阳性的情况：胃、肠、良性卵巢疾病假阳性率为 5%～10%。子宫内膜症假阳性率 20%～30%，低于 CA125。此外，腹膜炎和胸膜炎少见增高，胰腺炎 10%～15%，胆石症 5%～10%，肺炎等良性疾病也可见升高。

相关检查：与Ⅱ型糖链抗原或复合糖链 CEA 联合测定有意义，卵巢癌与 CA125 联合测定。

十二、胰腺癌相关抗原

1. 测定方法　RIA、EIA。

2. 标本准备　静脉血 3～5ml 不抗凝，或红帽真空管采血。血清 4℃稳定 1 周，－20℃冷冻可长期保存。

3. 参考范围　正常小于 100U/ml，良性疾病常在 100U/ml 以上；肿瘤筛查切点值 150U/ml，肿瘤诊断切点值 400U/ml。

4. 临床意义　胰腺癌标志物，肝胆胰癌血浓度最高。DU 为 Dukes 大学制备检测胰腺癌的单克隆抗体。1982 年 Dukes 大学 Metzgar 等用人胰腺癌细胞株 HPAF－1 作为免疫原获得 DU－PAN－1～5，5 种单克隆抗体，属于 IgM 型抗体。其中 DU－PAN－2 识别的抗原在胰腺癌患者体液中有较高的检出率，是一种糖链，与 CA19－9（sialyl Lewis A，Le^a）的前体 sialyl Lewis C（Le^c）的结构一致。其 N－乙酰葡萄糖胺（GlcNAc）的 1，4 位与岩藻糖结合，即为 CA19－9。1988 年，San Francisco VA 医疗中心 Ho 等用人胰腺癌细胞株 SW－1990 为免疫原制备单克隆抗体识别的糖链抗原命名为 Span－1；其抗原表位与 Le^a 近似。Span－1 抗体与 CA19－9 抗体对 Le^a 有同等反应性；对 Le^c 也有反应，但较弱。岩藻糖酰转移酶

（fucosyltransferase）缺乏症的 Lewis 血型阴性者发生肿瘤，不产生 CA19－9；而 DU－PAN－2 不受 Lewis 遗传式影响，抗原较稳定，正常仅含微量，分布在消化管、胰管、胆管、气管支气管的上皮细胞。脐带血有较高含量，是胎儿性抗原的一种，出生 6 个月后降到切点值以下。显著增高（大于 5000U/ml）多见于恶性肿瘤，偶见于胆石症。肿瘤早期（Ⅰ期或直径小于 2cm）罕见有阳性者，故不适用于早期诊断和筛查。Span－1 除在胰腺管、胆管、肾小管、支气管的上皮细胞发现外，还在胰腺腺泡细胞发现；而在食管、十二指肠、肺泡上皮、肝细胞、肾上腺皮质等均未发现 DU－PAN－2 和 Span－1 的存在；在唾液中有 Span－1 发现。

DU－PAN－2 以 150U/ml 为切点值，胆管癌、胰腺癌、肝细胞癌的阳性率为 60%～70%；但良性肝胆疾病的假阳性率很高，急性或慢性肝炎为 40%～50%，肝硬化高达 68%。以 400U/ml 为切点值，特异性有提高，但敏感性降低，胆管癌、胰腺癌、肝细胞癌的阳性率为 43%～55%。肝细胞癌阳性率高，但受肝硬化影响，肝硬化假阳性率为 36%；消化管癌阳性率较低，在 20% 以下。以 150U/ml 为切点胰腺炎和肾功能不全阳性率分别为 14% 和 33%；以 400U/ml 为切点分别为 25% 和 8%。另据 Borowitz 等报告胰腺癌和胆管癌 100% 阳性，胃癌 86%、结肠癌 38%、卵巢癌 60%、肺癌 36%、乳腺癌 21%、肾癌 0%。

Span－1 阳性的肿瘤（阳性率），胰腺癌（81%）、胆管癌（70%）、肝细胞癌（56%）、消化管癌（13%～31%）；乳腺、肺、恶性淋巴瘤（12%～28%）。良性疾病假阳性率为肝硬化（46%）、肝炎（31%）、胰腺炎（12%）、胆石症（5%）。

十三、胰腺癌胎儿抗原，胰腺癌相关抗原

1. 测定方法　ELISA。

2. 标本准备　血清。

3. 参考范围　POA 14U/ml，PCAA 28μg/ml。PCAA 1μg≈POA 0.5u。正常可有微量意义不明。

4. 临床意义　1974 年 Banwo 人在等胎儿胰腺和胰腺癌患者血清发现的一种蛋白质。分子量 800～900kD，属糖蛋白称 POA，与岛野等从胰腺癌腹水和正常结肠黏膜分离的 PCAA 在免疫学上是同一物质。在胰、肝、胆癌有较高的阳性率。正常胰腺不存在，在消化管杯状细胞初始分泌的黏液中可检出，生理功能不明。不是胰腺癌的特异性标志，升高对胰、肝、胆癌有辅助诊断价值，不能用于早期诊断。对疾病发展和治疗监测有意义。

（1）恶性肿瘤：胰腺癌 67%、肝癌 60%、胆囊胆管癌 45%、胃或结肠癌 30%；早期胰腺癌几乎不升高。

（2）良性疾病：肝硬化 50%、肝炎或胆石症 30%～40%、急或慢性胰腺炎 25%，多在 30U 以下。

相关检查：器官特异性低，与 CEA、CA19－9、α－FP 无交叉反应，联合测定可提高对胰腺癌、肝癌诊断的敏感性。

（冉　丹）

第二章

肿瘤内科治疗

第一节　概述

肿瘤内科学（medical oncology）是在肿瘤治疗中逐渐发展起来的较新的学科，是研究用化学药物治疗恶性肿瘤，以达到治愈、好转或延长生存期和提高生存质量的治疗方法的学科。以化疗为主的抗肿瘤药物治疗在肿瘤综合治疗中的地位已被确立，形成了内科学的一个分支，即肿瘤内科学。

人类用药物治疗肿瘤的历史已有上下数千年。在第一次世界大战时，德军曾使用一种毒气—芥子气（硫芥），发现它有骨髓抑制作用。1935 年，为了战争的需要又合成了氮芥，数年后发现它有损伤淋巴组织的作用。之后，耶鲁大学的 Gilman 等研究了它对小鼠淋巴瘤的治疗作用，证明有效。于是，1942 年 10 月他开始第一次临床试用治疗淋巴瘤，结果肿瘤明显缩小，这揭示了化学药物用于治疗恶性肿瘤的可能性。然而，现代肿瘤内科的概念，一般以 1946 年 Gilman 和 Philips 发表氮芥用于治疗淋巴瘤的文章。这篇综述标志着现代肿瘤化疗的开始，即烷化剂的临床应用为开端。

1948 年 Farber 应用抗叶酸药—甲氨蝶呤（MTX）治疗急性白血病有效；1950 年 MTX 成功的治疗绒癌；1952 年又合成了嘌呤拮抗剂 6 - 巯基嘌呤（6 - MP），开始了抗代谢药物治疗恶性肿瘤的历史。1955 年长春碱类药物用于临床，开创了植物类药物。

1956 年放线菌素 D（ACTD）治疗肾母细胞瘤和绒毛膜癌取得疗效，开创了抗生素治疗恶性肿瘤的历史。1957 年按设想合成了环磷酰胺（CTX）和 5 氟尿嘧啶（5 - Fu），直至目前仍为临床常用的抗癌药。20 世纪 60 年代以后，逐步建立和完善抗癌药物研究的发展体系，从而使新的、有效的抗癌药物不断涌现。

1967 年分离出阿霉素（ADM），扩大了抗肿瘤适应证。1971 年顺铂（DDP）进入临床后逐渐扩展其使用范围，对多种肿瘤取得了较好疗效。而且，开始注意到正确使用抗癌药物的临床研究，包括合理地确定剂量、用药时间，毒副反应的监测及防治，抗癌药物的联合使用等。人们开始认识肿瘤细胞动力学及抗癌药物药代动力学，这就促进了临床肿瘤化疗学科的发展，并已有少数恶性肿瘤可经化疗治愈，如急性淋巴细胞白血病、霍奇金病（Hodgkin disease）、睾丸肿瘤等。Elion 和 Hitchings 因研究核酸合成对细胞生长的重要性，以及研制抗嘌呤类抗癌药的贡献，于 1988 年获得了诺贝尔奖。

20 世纪 70 年代从植物中提取并半合成的长春瑞滨（NVB）和紫杉醇（PTX），在 80 年代后期用于临床，并对乳腺癌和卵巢癌取得了较突出的疗效，成为当前最受关注的抗癌药物。

80 年代后期在肿瘤化疗不良反应方面，即针对化疗引起患者严重呕吐及骨髓抑制的对策方面取得了突破性进展，开发出新型的止吐药物 5 - HT_3 受体拮抗剂（如昂丹司琼、格雷司琼等）、化疗保护剂（美司钠、氨磷汀等）、粒细胞集落刺激因子（G - CSF）和白介素 - 2（IL - 2）等。在止吐及升白细胞和血小板方面发挥其独特的疗效，为解决这些不良反应及推动肿瘤内科治疗的进步起了重要作用。随着临床药理学、细胞增殖动力学、分子生物学和免疫学的发展，临床肿瘤化疗学科也获得进一步发展，1968 年 Karnofsky 正式提出的肿瘤内科学这一名称，逐步形成了内科学分支的专门学科，确立了肿瘤内科治疗在肿瘤治疗中的地位。

近年来，新型抗癌药物如抑制微管蛋白解聚的紫杉醇类、拓扑异构酶抑制剂喜树碱衍生物、抗肿瘤单抗（如 Rituximab 和 Herceptin 等）和诱导分化药物（维甲酸类）相继用于临床，而且分子靶向性药物、肿瘤基因治疗、抗肿瘤转移、抗血管生成等方面也已取得了一些进展，成为医学界最为活跃的一个研究领域。

（窦莉莉）

第二节　肿瘤化疗的基础理论

一、肿瘤细胞增殖动力学

肿瘤细胞增殖动力学是研究肿瘤细胞群体生长、增殖、分化、丢失和死亡变化规律的学科。和正常体细胞相同，肿瘤细胞由 1 个细胞分裂成 2 个子代细胞所经历的规律性过程称为细胞增殖周期，简称细胞周期，这一过程始于一次有丝分裂结束时，直至下一次有丝分裂结束。经历一个细胞周期所需的时间称为细胞周期时间。细胞周期时间短的肿瘤，单位时间内肿瘤细胞分裂的次数更多。处在细胞周期中的肿瘤细胞依次经历 4 个时相，即 G_1 期、S 期、G_2 期和 M 期。部分细胞有增殖能力而暂不进行分裂，称为静止期（G_0 期）细胞。G_0 期的细胞并不是死细胞，它们不但可以继续合成 DNA 和蛋白质，完成某一特殊细胞类型的分化功能，还可以作为储备细胞，一旦有合适的条件，即可重新进入细胞周期。这一期的细胞对正常启动 DNA 合成的信号无反应，对化放疗的反应性也差。G_0 期细胞的存在是肿瘤耐药的原因之一。

处于细胞增殖周期的肿瘤细胞占整个肿瘤组织恶性细胞的比值称为肿瘤的生长分数。恶性程度高，生长较快的肿瘤一般生长分数较高，对化放疗的反应较好；而恶性程度低，生长缓慢的肿瘤的生长分数较低，对化疗不敏感，反应性差。

二、生长曲线分析

细胞增殖是肿瘤生长的主要因素，内科治疗通过杀灭肿瘤细胞或延缓其生长而发挥作用。生长曲线分析通过数学模型描述肿瘤细胞在自然生长或接受治疗时数量随时间变化的规律。

1. SkipperSchabel - Wilcox 生长模型　20 世纪 60 年代，Skipper 等为肿瘤细胞增殖动力学做出了影响深远的开创性工作，建立了肿瘤细胞的指数生长模型和 Log - kill 模型（对数杀伤模型）。他们对小鼠 L1210 白血病移植瘤进行研究，观察到几乎所有肿瘤细胞都在进行有丝分裂，并且细胞周期时间是恒定的，细胞数目以指数形式增长，直至 10^9（体积约为 $1cm^3$）时引起小鼠死亡。在 L1210 白血病细胞的生长过程中，无论其大小如何，倍增时间是不变的。假设 L1210 白血病细胞的细胞周期时间为 11 个小时，则 100 个细胞变为 200 个细胞大约需要 11 个小时，同样用 11 个小时，10^5 个细胞可以增长至 2×10^5 个，而 10^7 个细胞可以增长至 2×10^7 个。类似地，如果 10^3 个细胞用 40h 增长到 10^4 个细胞，则用同样的时间 10^7 个细胞可以增长为 10^8 个细胞。

在 Skipper - Schabel - Wilcox 模型中，肿瘤细胞数目呈指数增长，其生长分数和倍增时间恒定，不受细胞绝对数和肿瘤体积大小的影响。如果用图形表示肿瘤细胞数目随时间的变化，在半对数图上是一条直线（图 2 - 1A）；而纵坐标取肿瘤细胞绝对数时，得到的是一条对数曲线（图 2 - 1B）。这条对数曲线形象地说明了恶性肿瘤细胞在相对短的时间内迅速增殖的巨大潜力。

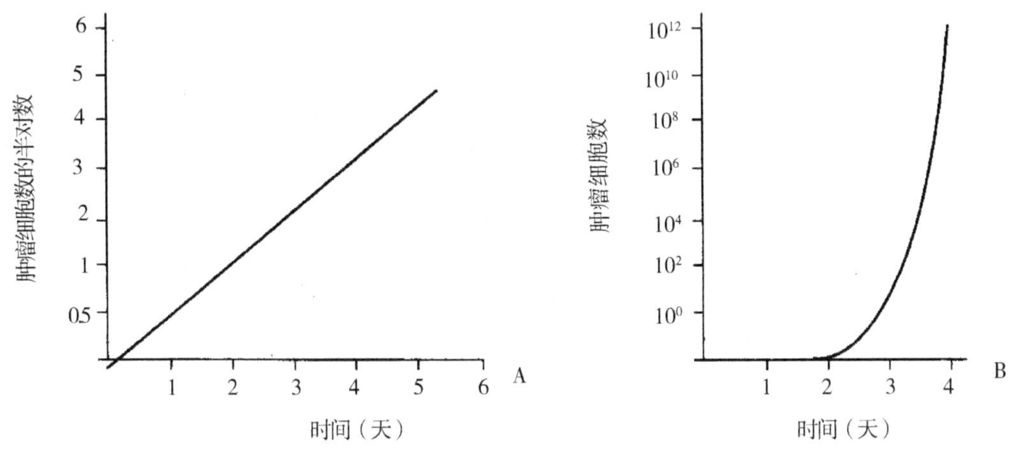

图 2 - 1　Skipper - Schabel - Wilcox 模型

Log - kill 模型提示，对于呈指数生长的肿瘤，细胞毒类药物的细胞杀伤是按照一级动力学进行的，即对于特定的肿瘤，一定的药物剂量能够杀死细胞的比例是个常数，而无论肿瘤负荷大小如何。如果一周期药物治疗能将肿瘤细胞数目由 10^6 减少至 10^4，则同样的治疗能够使肿瘤负荷从 10^5 变成 10^3。研究还表明，对数杀伤的比例与药物的剂量相关（图 2 - 2）。

2. Goldie - Coldman 模型　Log - kill 模型提示，只要给予足够周期的化疗，肿瘤细胞的数目终将降到 1 个以下，而治愈肿瘤。但实际上，很多肿瘤不能治愈。这是由于肿瘤细胞存在异质性，部分细胞对化疗耐药。

肿瘤细胞具有遗传不稳定性，在增殖过程中可以自发突变，由对特定剂量的某种药物敏感变为不敏感。Goldie 和 Coldman 对基因突变和耐药发生之间的关系做出了定量的阐释，提出耐药发生率与肿瘤大小（或肿瘤细胞数）以及肿瘤细胞自发突变率呈一定的函数关系。Goldie - Coldman 模型指出了肿瘤负荷对于疗效的重要性，为体积大的肿瘤难以治愈提供了生物学解释。

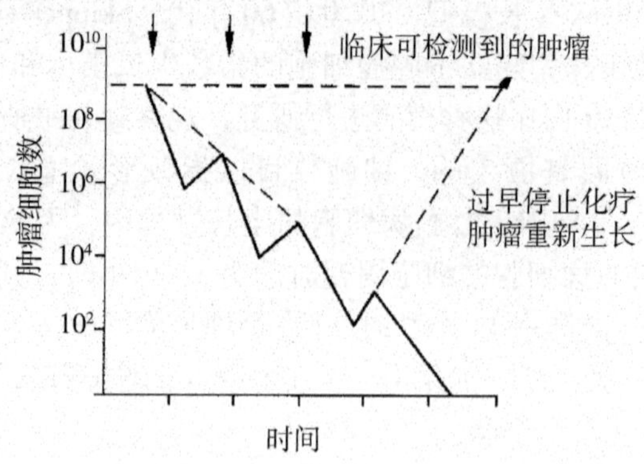

图 2－2　Log－kill 模型，化疗杀伤恒定比例的肿瘤细胞

图中每周期化疗细胞杀伤 3 个对数级细胞，化疗间期肿瘤细胞增殖 1 个对数级。虚线表示每周期化疗净杀伤 2 个对数级细胞

3. Gompertzian 生长模型　实验数据和临床观察表明，多数人类肿瘤的生长并不符合指数生长模型，而符合 Gompertzian 生长曲线（图 2－3）。这一曲线的起始端近于指数增长，但随着时间的推移和细胞数量的增加，其生长分数减小，倍增时间变长，最终细胞数量达到平台。在 Gompertzian 的起始端，肿瘤体积小，虽然生长分数高，肿瘤倍增时间短，但肿瘤细胞绝对数量增加较少；在曲线的中部，尽管总的细胞数和生长分数都不是最大的，但是它们的乘积达到最大，因此肿瘤数量增长的绝对值最大；在曲线的末端，肿瘤细胞数量很大，但是生长分数很小。

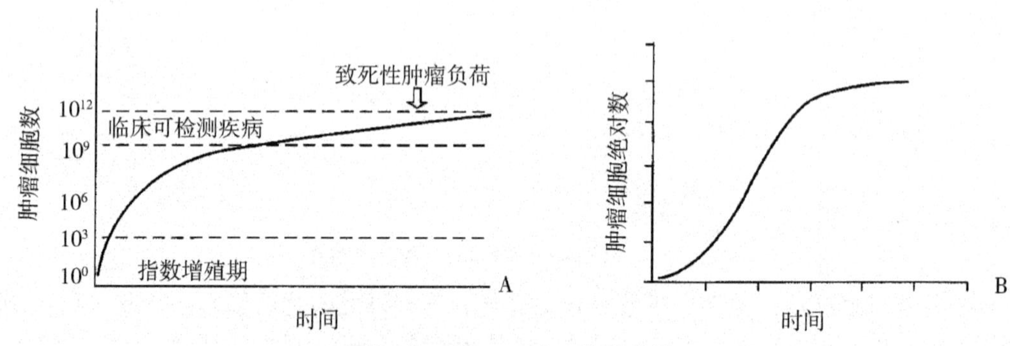

图 2－3　Gompertzian 生长曲线

Gompertzian 生长曲线显示当早期肿瘤数量少的情况下肿瘤细胞呈指数性快速生长，随着肿瘤体积的增大，生长速度相对变慢，出现相对的平台期

A. 纵坐标为对数；B. 纵坐标为绝对数

在 Gompertzian 模型中，肿瘤细胞的生长速度与肿瘤负荷相关。当有效治疗使肿瘤负荷减小后，肿瘤细胞的生长会加速。

4. Norton－Simon 模型　根据 Norton－Simon 模型，化疗杀伤肿瘤细胞的比例是随时间变化的，与此时 Gompertzian 生长曲线上的生长速率成正比。在 Gompertzian 生长曲线中，生长速率随着肿瘤的长大而逐渐变小，因此在 Norton－Simon 模型中，化疗对大肿瘤的杀伤比例低于小肿瘤，大肿瘤的缓解率较低。当肿瘤负荷减小后，分裂较慢的细胞将加速增殖，对化疗将更加敏感。

5. 动力学模型研究的新领域　上述动力学模型对于理解肿瘤生长规律和探索有效治疗方案具有重要意义，但并未涵盖所有肿瘤的生长特性，也不能指导所有药物的使用。例如，生物治疗不是成比例杀伤肿瘤细胞，而是定量杀伤，这样，如果残留的细胞数量较少，则可以通过免疫治疗提高抗肿瘤效应，达到治愈。

前述模型都是在研究细胞毒类药物的过程中建立起来的。细胞毒类药物对肿瘤细胞有一定的杀伤作用，并且对处于有丝分裂中的细胞效果更好。而分子靶向药物可以通过信号调控和使细胞稳定发挥作用，不一定需要杀灭肿瘤细胞，这为肿瘤细胞增殖动力学研究提出了新的课题。

三、肿瘤内科治疗的原则和策略

1. 联合化疗　联合化疗是肿瘤内科治疗最重要的原则之一。目前大多数肿瘤的标准化疗方案中都包括两种或多种抗肿瘤药。

联合化疗的依据在于：①由于肿瘤细胞的异质性，在治疗开始前就存在对某种化疗药物耐药的细胞，单一药物对这些耐药细胞是无效的，这些细胞会继续生长，成为肿瘤进展的根源；②根据 Goldie - Coldman 模型，随着肿瘤细胞的增殖，由于基因的不稳定性，会产生随机突变，使得原来对某种药物敏感的肿瘤细胞产生耐药，并且肿瘤负荷越大，耐药的发生率越高。因此当治疗时应及早应用多种有效药物，尽快减少肿瘤负荷，降低或延缓对一种药物耐药的肿瘤发展为对其他药物耐药，以提高治愈率，延长生存期。

设计多药联合方案时，需要遵循一定的原则。这些原则包括：①选择的药物已证实在单独使用时确实有效；②联合使用的药物具有不同的作用机制；③联合使用的药物之间毒性尽量不相重叠；④联合使用的药物疗效具有协同或相加效应，而不能相互拮抗；⑤联合化疗方案经临床试验证实有效。

2. 多周期治疗　根据对数杀伤理论，化疗按比例杀灭肿瘤细胞，鉴于目前化疗药物的有效率，即使对于较小的肿瘤，单个周期的化疗也很难将肿瘤细胞数目减少到可治愈的数量级，并且化疗后残存的细胞将继续增殖。通过定期给予的多次用药，实现肿瘤细胞数目的持续逐级递减，可以提高疗效。

3. 合适的剂量、时程和给药途径　化疗药物的毒性明显，多数情况下治疗窗狭窄，因此必需十分注意剂量的确定。临床研究确定了化疗方案中各种药物推荐的标准剂量，在治疗前和治疗过程中还需要根据患者的耐受性进行调整。在患者能耐受的前提下，应给予充足剂量的治疗，随意减少剂量会降低疗效。

在应用药物时，需要注意药物给药的持续时间、间隔时间和不同药物的先后顺序。细胞周期非特异性药物的剂量反应曲线接近直线，药物峰浓度是决定疗效的关键因素；对于细胞周期特异性药物，其剂量反应曲线是一条渐近线，达到一定剂量后，疗效不再提高，而延长药物作用时间，可以让更大比例的细胞进入细胞周期中对药物敏感的时相，提高疗效。因此，细胞周期非特异性药物常常一次性静脉推注，在短时间内一次给予本周期内全部剂量；而细胞周期特异性药物则通过缓慢滴注、肌内注射或口服来延长药物的作用时间。

4. 不同化疗周期的合理安排　序贯、交替、维持和巩固治疗，如前所述，根据 Goldie - Coldman 模型，避免肿瘤细胞发生耐药的最佳策略是尽早给予足够强度的多药联合治疗，最大程度地杀灭肿瘤细胞。交替化疗是将非交叉耐药的药物或联合化疗方案交替使用。序贯化疗指先后给予一定周期数的非交叉耐药的药物或化疗方案。维持治疗和巩固治疗都是在完成初始化疗既定的周期数并达到最大的肿瘤缓解疗效后，继续进行的延续性治疗，其中维持治疗采用初始治疗中包括的药物，而巩固治疗采用与初始治疗不同的药物。

（李志刚）

第三节　抗肿瘤药物

一、药物分类及作用机制

（一）根据药物的化学结构、来源及作用机制分类

依此将抗肿瘤药物分为6大类：

1. 烷化剂　主要有氮芥（HN_2），环磷酰胺（CTX），异环磷酰胺（IFO），消瘤芥（AT-1258），苯丁酸氮芥（CB-1348），美法仑（LPAM），N-氮甲（N-甲），卡莫司汀（BCNU），洛莫司汀（CCNU），司莫司汀（Me-CCNU），白消安（白消安，BUS），噻替派（TSPA），二溴甘露醇（DBM）等。

作用机制：这类化合物具有活泼的烷化基因，能与生物细胞中核酸、蛋白质及肽的亲核基团作用（如羧基、氨基、巯基、羟基、磷酸基团的氢原子等），以烷基取代亲核基团的氢原子。烷化剂的主要作用部位在DNA。结果使DNA分子的双螺旋链发生交叉联结反应，还可形成异常的碱基配对，导致细胞的变异；也可引起核酸脱失或DNA断裂，从而造成细胞的严重损伤，导致细胞的死亡。

2. 抗代谢类　叶酸拮抗剂类，主要有甲氨蝶呤（MTX）；嘧啶拮抗剂类，有5-氟尿嘧啶（5-Fu）、替加氟（FT207）、阿糖胞苷（Ara-C）、羟基脲（HU）、卡莫氟（HCFU）、优氟啶（UFT）。嘌呤拮抗剂类，主要有6-巯基嘌呤（6-MP），6-巯鸟嘌呤（6-TG）等。

作用机制：此类药物为细胞生理代谢药物的结构类似物，能干扰细胞正常代谢物的生成和作用发挥，抑制细胞增殖，进而导致细胞死亡。抗代谢物的作用机制各不相同，但均作用于细胞增殖周期中的某一特定的时相，故属于细胞周期特异性药物。

3. 抗生素类　醌类（蒽环类），主要有阿霉素（ADM），柔红霉素（DNR），表柔比星（EPI），吡柔比星（THP-ADM），米托蒽醌（MTT）；糖肽类，如博莱霉素（BLM），平阳霉素（PYM）；放线菌素类，如放线菌素D（ACTD）；丝裂霉素类，如丝裂霉素C（MMC）；糖苷类，如普卡霉素（MTM）；亚硝脲类，如链佐星（STZ）。

作用机制：抗肿瘤抗生素主要抑制DNA、RNA及蛋白质的合成。直接作用于DNA，如丝裂霉素、博莱霉素、链佐星，它们可直接与DNA结合而干扰DNA的复制；抑制RNA的合成：如放线菌素D，柔红霉素、阿霉素、普卡霉素等，这些化合物可与DNA发生嵌入作用，阻断依赖DNA的RNA产生，抑制转录过程，从而抑制蛋白质的合成；嘌呤霉素类，它们作用于核糖体水平，干扰遗传信息的翻译，从而抑制蛋白质的合成。

4. 植物类　①生物碱类：长春新碱（VCR），长春碱（VLB），长春地辛（长春碱酰胺，VDS），长春瑞滨（去甲长春碱，NVB），秋水仙碱（COLC），羟喜树碱（HCPT），三尖杉碱（HRT）；②木脂体类：依托泊苷（鬼臼乙叉苷，VP-16），替尼泊苷（VM-26）；③紫

杉醇类：紫杉醇（PTX），紫杉特尔（Taxotere）。

作用机制：植物类药物可抑制 RNA 合成，与细胞微管蛋白结合，阻止微小管的蛋白装配，干扰增殖细胞的纺锤体的生成，从而抑制有丝分裂，导致细胞死亡。

5. 激素类 ①雌激素类：已烯雌酚（DES），溴醋己烷雌酚（HL－286）；②雌激素受体阻断剂及抑制雌激素合成药物：三苯氧胺（TMX），氯三苯氧胺（toremifen）；③雄激素类：苯丙酸睾酮，甲基酮，氟羟甲睾酮；④抗雄激素类：氟他胺（Fugerel）；⑤孕酮类：甲羟孕酮（MPA），甲地孕酮（MA）；⑥芳香化酶抑制剂：氨鲁米特（AG），福美坦（FMT），瑞宁得（Arimidex）；⑦肾上腺皮质激素：泼尼松，地塞米松；⑧甲状腺素类：甲状腺素。

作用机制：肿瘤的生长与某种激素水平相关，通过应用某种激素或抗激素与某一受体竞争性结合，从而阻断激素作用；另一作用通过抑制激素的合成来改变肿瘤生长所依赖的内分泌环境，从而达到抑制肿瘤生长之目的。

6. 杂类 ①金属类：抗癌锑（sb－71），顺铂（顺氯氨铂，DDP），卡铂（CBP）；②酶类：L－门冬酰胺酶（L－ASP）；③抗转移类：雷佐生（ICRF－159）；④其他：丙卡巴肼（甲基苄肼，PCZ），达卡巴嗪（氮烯咪胺，DTIC），羟基脲（HU），去甲斑蝥素（norcantharidin）等。

作用机制：这类药物来源、化学结构及作用机制均不相同。①铂类：主要具有烷化剂样作用，与细胞亲核基因结合，引起 DNA 的交叉联结，导致 DNA 复制障碍，从而抑制癌细胞的分裂，为细胞周期非特异性药物；②酶类：L－门冬酰胺酶，能将肿瘤组织周围的门冬酰胺水解为门冬氨酸及氨，造成门冬酰胺减少，而肿瘤组织中无门冬酰胺合成酶，完全依赖外源性门冬酰胺供应，干扰了肿瘤细胞蛋白质的合成，肿瘤细胞生长受到抑制，导致肿瘤死亡；③雷佐生：其双内酰亚胺键在体内可解开与核酸、蛋白质中的氨基、巯基等发生酰化反应，从而抑制 DNA、RNA 和蛋白质合成。

（二）按抗肿瘤药物对各期肿瘤细胞的敏感性不同分类

依此分为两大类：

1. 细胞周期非特异性药物（cell cycle nonspecific agents，CCNSA） CCNSA 能杀死增殖周期中各时相的肿瘤细胞甚至包括 G_0 期细胞，这类药物可直接作用 DNA，或与 DNA 形成复合物，影响 DNA 的功能，从而杀死癌细胞。这类药物包括全部的烷化剂、大部分抗癌抗生素及铂类药物。

2. 细胞周期特异性药物（cell cycle specific agents，CCSA） CCSA 主要杀伤处于增殖周期的某一时相细胞，G_0 期细胞对其不敏感，S 期和 M 期细胞对其敏感。这类药物包括抗代谢药（S 期）和植物药（M 期）。

抗代谢药中的阿糖胞苷（Ara－C）和羟基脲（HU），主要干扰 DNA 的合成，而不抑制 RNA 和蛋白质的合成，因此是典型的 S 期药物，有的称之为 S 期时相特异性药物。抗代谢药中的 6－巯基嘌呤、5－氟尿嘧啶和甲氨蝶呤在干扰生物大分子 DNA 合成的同时，也抑制 RNA 和蛋白质的合成，使细胞分裂速度减慢，因而使处于 S 期的细胞减少，故不是典型的 S 期药物。

植物药中的 VCR、VLB 等能干扰微管蛋白的装配，从而阻断纺锤丝的形成，使恶性细胞处于中期而不继续增殖，称之为 M 期时相特异性药物。

二、细胞周期非特异性药物和周期特异性药物与疗效的关系

1. CCNSA　对肿瘤细胞的作用较强而快，能迅速杀灭癌细胞，其作用特点呈剂量依赖性（dose dependent）。其杀伤肿瘤细胞的疗效和剂量成正比，即增加剂量，疗效也增强，其剂量－反应曲线接近直线。这提示，在使用 CCNSA 时，只要机体能耐受，应大剂量给药，但考虑大剂量给药时毒性也增加，因此大剂量间歇给药是最佳选择。

2. CCSA　药效作用缓慢且较弱，其剂量－反应曲线是一条渐近线，即在开始小剂量类似于直线，达到一定剂量后不再升高，而形成一个坪，即使再增加剂量也无济于事，除 S 期或 M 期细胞外，其他细胞时相对其不敏感，在治疗策略上应小剂量持续给药。

（邹　迪）

第四节　常见的抗肿瘤药物相关毒性

随着抗肿瘤药物种类的迅速增多以及作用靶点的日益丰富，其相关的毒性反应正变得越来越复杂。充分地了解、监控和预防毒性反应的发生，不仅可以更加有效地利用药物的治疗作用，减少或避免药物毒性造成的损害，还有助于更好地理解药物的药理学作用。

一、消化系统毒性

1. 恶心和呕吐　恶心和呕吐是常见的化疗相关不良反应。化疗药物诱发呕吐的机制包括：①直接作用于呕吐中枢；②刺激消化道黏膜内的嗜铬细胞释放大量的 5－羟色胺和多巴胺等神经递质，激活中枢的化学感受器，并进一步将信号传导至呕吐中枢引起呕吐。已知参与恶心、呕吐反射的神经递质有 5－羟色胺、多巴胺、组胺、阿片类物质、P 物质和乙酰胆碱等。化疗引起的恶心、呕吐可分为三种形式：急性、迟发性和预期性。急性是指恶心、呕吐发生于给药后的 24h 以内，高峰期在 5～6h。迟发性指给药 24h 后发生的呕吐。预期性呕吐指未经历用药或发生于给药前的呕吐，与心理作用有关。

2. 口腔黏膜炎　口腔黏膜炎与细胞毒性药物对细胞分裂旺盛的口腔黏膜细胞的直接损伤和继发性感染等因素有关。典型的临床表现是在化疗后 1～2 周左右，口腔内出现伴有烧灼样疼痛的黏膜萎缩、红肿，甚至深浅不一的溃疡，严重者可形成大片的白色伪膜。黏膜炎可因感染或其他损伤加重，也可随着化疗药物的停止应用而逐渐修复。

3. 腹泻　化疗相关性腹泻的主要原因是药物对肠道黏膜的急性损伤所导致的肠道吸收和分泌失衡。腹泻的程度可以从轻度到生命威胁，并可严重影响患者的生活质量和对治疗的依从性。

二、骨髓抑制

化疗药物可以诱导骨髓中分裂旺盛的造血细胞凋亡，并导致不同功能分化阶段的血细胞，主要包括白细胞、血小板和红细胞数量的减少。除博莱霉素和门冬酰胺酶外，大多数细胞毒性药物均有不同程度的骨髓抑制。不同药物对白细胞、血小板和红细胞的影响程度有所不同。粒细胞单核细胞集落刺激因子、粒细胞集落刺激因子、促血小板生成因子和促红细胞生成素等可以通过诱导造血干祖细胞向不同血细胞的分化和增殖，一定程度上降低药物对骨

髓抑制的程度和持续时间。

三、肺毒性

多种化疗药物可以导致肺、气道、胸膜和肺循环系统的损伤。导致药物性肺损伤的机制目前认为主要有以下几种：①药物或其在肺内的代谢产物对肺的直接损伤；②超敏反应；③药物代谢的个体差异，某些个体可表现为对药物的高吸收、低代谢和高蓄积。最常见的药物性肺损伤为间质性肺病和肺纤维化。临床症状主要为隐匿性发病的呼吸困难和咳嗽，可伴有发热。在病变初期，胸片检查可无异常征象，以后逐渐出现典型的弥漫性肺间质浸润的表现。

四、心脏毒性

心肌细胞属于有限再生细胞，因此心脏的毒性可表现为慢性和长期性，临床表现可包括充血性心力衰竭、心肌缺血、心律失常和心包炎等。心脏毒性的发生，可与药物的累积剂量有关。

五、神经毒性

化疗药物可以造成中枢和外周神经毒性。中枢神经毒性可表现为急性的非细菌性脑膜炎以及慢性进展的偏瘫、失语、认知功能障碍和痴呆。外周神经毒性是因药物对缺少血－脑屏障保护的外周神经细胞的损伤，包括感觉和运动神经损伤。感觉神经损伤可表现为四肢末端的感觉异常、感觉迟钝、烧灼感、疼痛和麻木，运动神经损伤可表现为肌无力和肌萎缩。

六、皮肤毒性

化疗药物所致的皮肤损伤多种多样，随着药物种类的迅速增多，皮肤损伤的临床表现越来越复杂和多样。主要的皮肤毒性包括手足综合征、放射回忆反应、痤疮样皮疹、色素沉着、甲沟炎和指甲改变等。

七、脱发

正常人体的毛囊生发过程十分旺盛，化疗药物或放疗可以使毛囊的生发功能受到抑制甚至破坏，可以导致暂时性或永久性脱发。脱发可发生于化疗后的数天至数周内，其程度与化疗药物的种类、剂量、化疗间期长短和给药途径等相关。脱发主要表现为头发脱落，也可有眉毛、睫毛、阴毛等其他部位毛发的脱落。因多数化疗药物对毛囊干细胞没有损伤，脱发通常是暂时性，但如果毛囊干细胞损伤，则可能导致永久性脱发。

八、肾和膀胱毒性

化疗药物可以直接损伤肾小球、肾小管、肾间质或肾的微循环系统，导致无症状的血清尿素氮、肌酐升高，甚至急性肾衰竭，也可因药物在肾小管液中的溶解度饱和导致的排泄障碍和肿瘤溶解综合征等间接因素导致损伤。预防和治疗肾脏毒性的方法主要有根据肾小球滤过率调整药物剂量、水化利尿以及碱化尿液等。

大剂量环磷酰胺和异环磷酰胺可引起出血性膀胱炎，主要与其代谢产物对膀胱黏膜的损伤有关，同时应用美司钠可预防出血性膀胱炎的发生。

九、肝脏毒性

化疗药物引起的肝脏毒性可以是急性肝损害，包括药物性肝炎、静脉闭塞性肝病，也可以因长期用药引起肝慢性损伤，如纤维化、脂肪变性、肉芽肿形成和嗜酸粒细胞浸润等。药物性肝炎通常与个体特异性的超敏反应和代谢特点相关。化疗药物也因可对免疫系统的抑制作用，激活潜伏的乙型和丙型肝炎病毒，导致肝损伤。

十、其他

一些抗癌药物也可以引起过敏反应、不同程度的血栓性静脉炎，有些药物一旦外渗，可导致局部组织坏死。

十一、远期毒性

化疗药物的远期毒性主要包括生殖毒性和第二肿瘤的发生。前者包括致畸和不育等。化疗可引发第二肿瘤，主要为非淋巴细胞性白血病，烷化剂类药物引起的白血病通常发生于初次治疗的两年以后，5～10 年是高峰期。

（张喜峰）

第五节　化学治疗临床应用

一、肿瘤化疗的几个概念

1. 根治性化学治疗（curative chemotherapy）　根治性化疗即应最大限度地消灭恶性肿瘤细胞，并采用必要的巩固和强化治疗，以期达到治愈。有效的根治性化疗可分为几个阶段：

（1）诱导缓解化疗：是最大限度地杀灭肿瘤细胞降低肿瘤负荷，使肿瘤细胞数降至 10^9 以下，以达到临床完全缓解。

（2）修整扶正的阶段：使患者的免疫功能和骨髓功能得到恢复，有利于病情的巩固，以后再采取巩固治疗。

（3）缓解后的巩固与强化治疗：使肿瘤细胞继续受到杀伤，使肿瘤细胞数目降到 10^6 以下，可为机体正常或强化了的免疫细胞所消灭，从而达到治愈。如急性淋巴性白血病、恶性淋巴瘤、精原细胞瘤和绒毛膜上皮癌等采取积极的全身化疗，可取得完全缓解。

2. 辅助化疗（adjuvant chemotherapy）　指在采取有效的局部治疗（手术或放疗）后，主要针对可能存在的微转移癌，为防止复发转移而进行的化疗。例如，乳腺癌手术后辅助化疗已被证明能明显改善疗效，提高生存率。

3. 新辅助化疗（neoadjuvant chemotherapy）　也称之为初始化疗，指对临床表现为局限性肿瘤，可用局部治疗手段（手术或放疗）者，在手术或放疗前先使用化疗。其目的有：

（1）希望化疗后局部肿瘤缩小，降低肿瘤分期，从而提高手术切除率，缩小手术范围，减少手术造成的损伤，最大限度地保留器官。

（2）化疗可抑制或消灭可能存在的微小转移灶，从而改善预后，降低肿瘤细胞的活力，减少术后转移，了解化疗敏感性，指导术后化疗。新辅助化疗在肛管癌、膀胱癌、乳腺癌、喉癌、骨肉瘤及某些软组织肉瘤等起到有效作用。

4. 姑息性化疗（palliative chemptherapy） 对癌症的晚期病例，已失去手术治疗的价值，化疗也仅为姑息性。主要目的是减轻患者的痛苦，提高其生活质量，延长其寿命。

5. 研究性化疗（investigational chemotherapy） 肿瘤化学治疗是一门发展中的学科，研究探索新的药物和新的治疗方案、不断提高疗效是很有必要的。另外，对一些目前尚无公认有效治疗方案的肿瘤可以进行研究性化疗。

二、联合化疗设计的基本原则

1. 联合化疗方案组成原则 ①构成联合化疗方案的各药，应该是单独使用时证明对该癌症有效者；②应尽量选择几种作用机制、作用时相不同的药物组成联合化疗方案，以便更好地发挥协同作用。常常应用时相特异性药物与时相非特异性药物配合；③应尽量选择毒性类型不同的药物联合，以免毒性相加，使患者难以耐受；④最重要的是，所设计的联合化疗方案应经严密的临床试验证明其确实有效。

2. 确定化疗治疗目标 根据治疗可能达到的效果，确定不同的治疗目标，并制定相应的策略与具体化疗方案；化疗方案均应选用标准化疗方案。

所谓标准治疗方案，是指已经过足够病例的临床研究，疗效已得到充分证实，且可以重复，得到普遍承认的治疗方案。根据顺序选择一线、二线、三线治疗方案。

三、剂量强度

剂量强度（dose intensity，DI）是指不论给药途径、用药方案如何，疗程中单位时间内所给药物的剂量，通常以 mg/（m^2·w）来表示。

剂量强度的基础是剂量－反应曲线，为线性关系。对药物敏感的肿瘤而言，剂量愈高疗效也愈大。在临床上，这种线性关系只见于对化疗比较敏感的淋巴瘤、睾丸肿瘤、乳腺癌和小细胞肺癌等的治疗。对有治愈可能的患者，应尽可能使用可耐受的最大剂量强度的化疗以保证疗效。

四、肿瘤内科治疗原则、适应证和禁忌证

（一）治疗原则

（1）首先，明确肿瘤诊断，肿瘤病理性质和分化程度，临床分期，此次化疗的目的。

（2）其次，是了解患者情况，包括年龄、平素体质状况、既往肿瘤治疗情况，心、肝、肾功能状况等。

（3）此次治疗可能选择方案及药物，对该肿瘤的敏感性、需要的有效剂量、给药途径、用法、疗程及患者可能承受的能力。

（4）时刻有肿瘤综合治疗的观念。

（二）适应证

（1）对化疗敏感的全身性恶性肿瘤，如白血病、多发性骨髓瘤和恶性淋巴瘤等患者为

化疗的首选对象。

（2）已无手术和放疗指征的播散性晚期肿瘤或术后、放疗后复发和转移患者。

（3）对化疗疗效较差的肿瘤，可采用特殊给药途径或特殊的给药方法，以便获得较好疗效。如原发性肝癌采用肝动脉给药或大剂量化疗加解救治疗的方法。

（4）癌性胸、腹腔和心包腔积液，采用腔内给药或双路化疗的方法。

（5）肿瘤引起的上腔静脉压迫、呼吸道压迫、颅内压增高患者，先作化疗，以减轻症状，再进一步采用其他有效的治疗措施。

（6）有化疗、内分泌药物治疗、生物治疗指征的患者。

（7）手术前后或放疗前后需辅助化疗的患者。

（三）禁忌证

（1）白细胞总数低于 $4.0\times10^9/L$ 或血小板计数低于 $50\times10^9/L$ 者。

（2）肝、肾功能异常者。

（3）心脏病心功能障碍者，不选用蒽环类抗癌药。

（4）一般状况衰竭者。

（5）有严重感染的患者。

（6）精神病患者不能合作治疗者。

（7）食管、胃肠道有穿孔倾向的患者。

（8）妊娠妇女，可先做人工流产或引产。

（9）过敏体质患者应慎用，对所用抗癌药过敏者忌用。

（四）注意事项

（1）需要综合治疗的患者，应系统安排合理的综合治疗计划。

（2）内科治疗必须在有经验医师的指导下进行，治疗中应根据病情变化和药物毒副反应随时调整治疗用药以及进行必要的处理。

（3）治疗过程中密切观察血象、肝肾功能和心电图变化。定期检查血象，一般每周检查1～2次，当白细胞和血小板降低时每周检查2～3次，直到化疗疗程结束后血象恢复正常时为止；肝肾功能于每周期之前检查1次，疗程结束时再检查1次；心电图根据情况复查。

（4）年龄65岁以上或一般状况较差者应酌情减量用药。

（5）有骨髓转移者应密切注意观察。

（6）既往化疗、放疗后骨髓抑制严重者，用药时应密切观察血象，并及时处理。

（7）全骨盆放疗后患者应注意血象，并根据情况掌握用药。

（8）严重贫血的患者应先纠正贫血。

（五）停药指征

（1）白细胞低于 $3.0\times10^9/L$ 或血小板低于 $80\times10^9/L$ 时，应停药观察。

（2）肝肾功能或心肌损伤严重者。

（3）感染发热，体温在38℃以上。

（4）出现并发症，如胃肠道出血或穿孔、肺大咯血。

（5）用药两个周期，肿瘤病变恶化，可停用此方案，改换其他方案。

五、耐药性

（一）概念

1. 天然抗药性（natural drug resistance） 肿瘤细胞在化疗开始前即有抗药性。

2. 获得性抗药性（acquired drug resistance） 一些肿瘤细胞开始时对化疗敏感，在化疗过程中，敏感细胞不断被杀灭，残留的肿瘤细胞逐渐获得抗药性。

3. 多药耐药性（multi - drug resistance，MDR） 有些癌细胞不仅对同类药产生抗药性，同时对非同类、多种作用机制和化学结构不同的药物也产生耐药，这种广谱耐药的现象称为“多药耐药性”。MDR 多见于植物类药和抗癌抗生素。

（二）肿瘤细胞耐药性机制

肿瘤细胞耐药性机制有以下几点：①药物的转运或摄取过程障碍；②药物的活化障碍；③靶酶质和量的改变；④增加利用内替的代谢途径；⑤分解酶增加；⑥修复机制增加；⑦由于特殊的膜糖蛋白增加，而使细胞排出药物增多；⑧DNA 链间或链内交联减少；⑨激素受体减少或功能丧失等。多药耐药（MDR）产生的机制包括转运蛋白（P - 糖蛋白、多药耐药相关蛋白、肺耐药蛋白）、谷胱甘肽（GSH）解毒酶系统、DNA 修复机制与 DNA 拓扑异构酶含量或性质的改变等。

（三）P - 糖蛋白（permeability - glycoprotein，PgP）耐药机制

P - 糖蛋白是一种能量依赖性药物输出泵，能将细胞内药物“泵”出细胞外，降低细胞内药物浓度，一般称为典型 MDR。P - 糖蛋白其分子量为 1.7×10^5，约 1 280 个氨基酸组成，它由 mdr - 1 基因编码，位于细胞膜。PgP 有两个端：N 端位于细胞膜内侧，具有药物结合的特殊功能，可与胞浆中的药物结合；C 端位于细胞膜外侧，可将 N 端结合的药物“泵”出。当化疗药物入细胞内时，P - 糖蛋白选择性的把胞浆内的化疗药物排除细胞外，降低细胞内药物浓度，减少化疗药物对“靶”分子的杀伤作用，而产生耐药。P - 糖蛋白整个过程需要 ATP 酶的参与，是一个主动耗能的过程。因此，PgP 是一种能量依赖性药物输出泵。

六、肿瘤药物的不良反应及处理

（一）抗肿瘤药物的双重性

一是抗肿瘤药具有杀伤癌细胞的作用，即其治疗作用（therapeutic action）；同时，对人体的某些正常组织器官细胞亦有一定损害，这就是抗肿瘤药的不良反应。不良反应包括不良反应、毒性反应、后效应和特殊反应等。

（二）按不良反应的性质分类

1. 一般分类 ①急性毒性；②亚急性毒性；③慢性毒性。

2. WHO 分类 ①急性毒性和亚急性毒性；②慢性毒性和后期毒性。

3. 临床分类 ①立即反应：过敏性休克、心律失常、注射部位疼痛；②早期反应：恶心、呕吐、发热、过敏反应、流感样症状、膀胱炎；③近期反应：骨髓抑制、口腔炎、腹泻、脱发、周围神经炎、麻痹性肠梗阻、免疫抑制；④迟发反应：皮肤色素沉着、心毒性、肝毒性、肺毒性、内分泌改变、不育症、致癌作用。

4. 按脏器分类　造血器官；胃肠道；肝；肾和尿路系统；肺；心脏；神经系统；皮肤；血管和其他特殊器官；局部反应；全身反应：发热、倦怠、变态反应、感染、免疫抑制、致畸性和致癌性等。

5. 按转归分类　①可逆性；②非可逆性。

6. 按后果分类　①非致死性；②致死性。

（三）按程度分类

1. Karnofsky 分级　①轻度反应（+）：不需治疗；②中度反应（++）：需要治疗；③重度反应（+++）：威胁生命；④严重反应（++++）：促进死亡或致死。

2. WHO 分级　分 0、1、2、3、4 度。

3. ECOG 分级　分 0、1、2、3、4 度，因毒性死亡者为 5 度。

七、胃肠肿瘤化疗

（一）食管癌化学药物治疗

20 世纪 60 年代和 70 年代食管癌化学药物治疗（简称化疗）以单一药物为主，对象为晚期食管癌，由于病变过于广泛，患者全身状况差，病程进展快，并发症多，故疗效差，缓解期短，故认为食管癌对化疗不敏感。最常用的药物有博来霉素（BLM）、丝裂霉素 C（MMC）、多柔比星（ADM）、氟尿嘧啶（5－FU）、甲氨蝶呤（MTX），有效率在 15% 左右，无完全缓解的报道，缓解期为 1～4 个月。自 20 世纪 80 年代顺铂应用以来，尤其多种药物联合应用以来，食管癌化疗的疗效有所提高，缓解期延长，而且部分病例获得完全缓解，给食管癌的化疗带来希望和生机。目前化疗不仅用于治疗晚期食管癌，而且用于与手术和放射治疗的综合治疗。

1. 适应证

（1）不宜手术或放射治疗的各期患者或术前、放射治疗前需要化疗的患者。

（2）术后有癌灶残留，癌旁组织的血管或淋巴管中有癌栓者。

（3）大剂量放射治疗后局部癌灶未能控制者。

（4）手术或放射治疗后的巩固治疗或治疗后复发转移的患者。

（5）骨髓及肝、肾、心、肺功能基本正常。

（6）预期生存时间在 8 周以上的患者。

2. 禁忌证　食管癌患者化疗的禁忌证为恶病质、骨髓及心、肺、肝、肾功能不全者。有食管穿孔、出血及感染等并发症的患者，有明确诊断的精神病患者亦不适于化疗。

3. 疗程设计

（1）疗程时间：应以肿瘤细胞增生周期的长短来确定。通常主张以多个治疗周期给药，应至少超过 2 个以上肿瘤细胞增生周期，从而使在第 1 个治疗周期没有被杀伤的肿瘤细胞可以在以后的治疗周期中被杀伤。食管癌属生长缓慢的肿瘤，其细胞增生周期时间为 5.4～8.1 天，倍增时间在 10 天以上，因此食管癌的化疗多以 21～28 天为 1 个治疗周期，3～4 个治疗周期为 1 疗程。

（2）疗程间隔：应以停药后化疗引起的毒副反应完全消失，机体正常功能基本恢复，而被杀伤的肿瘤细胞尚未修复的时间设计。由于骨髓造血干细胞及食管黏膜上皮细胞的增生周期均较食管癌细胞的增生周期短，故目前认为化疗每个周期间隔时间以 10 ~ 14 天，疗程间隔时间以 35 ~ 45 天为宜。

4. 单药化疗　单药化疗药物中 DDP、5 - FU、TAX、MTX 是治疗食管癌仍有发展潜力的药物。主要适用于治疗食管鳞癌。近年来随着发达国家食管腺癌发病率的增加，新型抗肿瘤化疗药如 taxol、CPT - 11 等的单药临床试验，包括了一定数量的食管腺癌。这些药物对食管癌只表现出中度抗瘤活性，很少有获完全缓解者，且缓解期缩短。

（1）氟尿嘧啶：属嘧啶类抗代谢药，抑制胸腺嘧啶核苷酸合成酶，阻断尿嘧啶脱氧核苷酸转变为胸腺嘧啶脱氧核苷酸，影响 DNA 的生物合成。本药属细胞周期特异性药物，对增殖细胞各期都有杀伤作用，但对 S 期的作用较强。一般静脉滴注给药，$375mg/m^2$，每周 2 次，总量 8 ~ 12g 为 1 疗程。口服给药每天 150 ~ 300mg，分 3 次服用。其对食管癌的有效率为 30% 以上。

（2）博来霉素：从轮生链霉菌培养液中提取的碱性糖肽类化合物，具有广谱抗肿瘤作用。其作用机制系引起 DNA 单链及双链断裂，在细胞学上表现为染色体缺失或断片，属于细胞周期非特异性药物。一般用法为 10 ~ 20mg 静脉或肌内注射，每周 2 ~ 3 次，总剂量 300 ~ 600mg。其对食管癌的有效率可达 50% 左右，但缓解期短，仅 17 ~ 90 天左右，停药后易复发。

（3）长春地辛：为半合成的长春花生物碱，具有广谱抗肿瘤作用。它可抑制微管蛋白的聚合，阻断微管的形成，亦能破坏已形成的微管，使核分裂停止于中期。此药可改善食管癌患者的主观症状，使部分瘤体缩小。一般用法为 2 ~ $4mg/m^2$ 静脉注射，每周 1 次，连用 6 周。其对食管癌的有效率约 30% 。

（4）顺铂：系含铂无机络合物。它与 DNA 结合形成交叉连接，从而破坏了 DNA 的功能，为周期非特异广谱抗肿瘤药物，但对 G_1 期细胞较敏感。一般用法为 20mg 静脉推注，每天 1 次，连用 5 天为 1 疗程，间隔 1 ~ 2 周重复应用。其对食管癌的有效率约 20% 左右。近年来合成了一系列水溶性好、毒性较小的新一代铂化合物，其中卡铂已在临床上广泛使用。对食管癌的疗效较顺铂为佳。

（5）冬凌草：唇形科香茶菜属植物，其抗肿瘤成分为贝壳杉烯骨架类型的四环二萜类化合物，分子中环戊酮伴有环外亚甲基是其抗肿瘤活性基因。此药对 DNA 聚合酶有抑制作用，使肿瘤细胞 DNA 合成受阻，系细胞周期非特异性药物。国内研究表明其有效率超过 30% ，能明显延长患者的存活期。

5. 联合化疗　临床和实验研究证明选择 2 ~ 3 种有效单药组成联合化疗方案，对实体瘤的疗效远较单药化疗为好，目前食管癌的化疗也已广泛采用联合化疗的方法，使临床疗效有了大幅度提高。但目前食管癌联合化疗的有效率报道差异很大，有效率在 15% ~ 86% 之间。由于没有显著提高生存率，故近 10 年来化疗多与放射治疗、手术相结合应用。

治疗食管癌有一定临床疗效的化疗方案有 27 种之多，但应用最为广泛的是 BLM - DDP - VDS 及 DDP - 5 - FU 两种。前者也因其毒性，临床已渐趋少用，只有 DDP - 5 - FU 方案及以其为基础的派出方案，因临床疗效较高、耐受性较好、便于与放射治疗、手术联合等优势，而临床应用日渐增多。随着新药的出现，治疗食管癌的新型方案初步凸现出较好的效果。在 DDP - 5 - FU 方案基础上加用 leucovorin 的生化修饰方案（DDP - LV/5 - FU），加用 taxol 的 TAX - DDP - 5 - FU 方案，因对食管鳞癌、腺癌都有较高缓解率和轻度毒性及便于参与综合治疗，已成为目前我国治疗食管癌的常用方案。

6. 治疗周期

（1）初治患者，一般化疗4～6个周期，必要时8周后加强化疗。

（2）术前化疗4个周期。

（3）术后4周开始化疗4～6个周期，术后病理证实术前化疗方案有效者，仍用原化疗方案，无效者改换方案。

1）术后病理证实，癌侵及食管黏膜层和黏膜下层，细胞高分化者，术后一般可不化疗。但低分化者应化疗。

2）低分化，癌侵及食管壁肌层或侵及食管壁全层或有食管外癌转移者，术后化疗4个周期，8周后化疗4个周期。

（4）放射治疗前化疗2～4个周期，放射治疗后酌情化疗4个周期。

（5）介入性化疗经导管直接向肿瘤供血动脉灌注化疗药物，可增加局部肿瘤组织的药物浓度，因而提高了疗效，减轻了不良反应，一般对下端效果较好，但对食管的多源性失血和插入动脉的选择还应进一步研究。常用的药物有DDP（80mg/m^2）、CBP（300mg/m^2）、BLM/PYM（20～30mg/m^2）、5－FU（750mg/m^2）、MMC（10～15mg/m^2）、ADM（40mg/m^2）等，可选择2～3种不同作用的药物同时给药，4周1次，3次为1个疗程。介入性化疗可与放射治疗合并使用，也可做术前治疗，以增强肿瘤局部控制作用。

目前尚未明确食管癌动脉灌注化疗的最佳适应证，可根据病灶的位置、肿瘤分期和患者的一般状况而定。动脉灌注化疗可适用于：癌灶局限于食管一个动脉供血段，无明显远处转移灶；胸段食管癌可能侵及周围器官而不适宜手术，待灌注化疗使瘤体缩小后再行切除术；血管造影证实肿瘤有供应血管；符合化疗适应证，非禁忌证患者。有主要脏器功能不全，年迈体弱，血凝障碍和感染发热，食管有出血、穿孔倾向者禁用。

（6）化疗停药指征：①吞咽完全梗阻、食管出血或食管穿孔；②感染性发热，体温在38°C以上者；③呕吐频繁或引起电解质紊乱；④便血或严重腹泻，每天5次以上；⑤一般情况严重恶化或出现主要脏器毒性。

（7）肿瘤细胞的抗药性和不良反应：肿瘤细胞对化疗药物有着不同的敏感性，因此存在疗效差异。肿瘤细胞的抗药性包括天然抗药性及获得性抗药性，从而限制了抗肿瘤药物的应用范围与疗效发挥。化疗药物在抑制肿瘤生长、杀伤癌细胞的同时往往机体正常细胞亦有影响，从而产生各种不良反应。如胃肠道反应、骨髓抑制、心脏毒性、肺部毒性、神经系统毒性等。

辅助性放射治疗和化疗作为提高手术切除率和提高术后长期生存率的方法，因不良反应大，在提高治疗效率的同时也增加了死亡率，其有效性也正在进一步评估中。一项多中心前瞻性随机性研究比较了食管鳞癌患者术前联合放化疗后手术与单纯手术的疗效差异，发现总体生存率并无提高，而术后死亡率在联合治疗组要显著高于单纯手术组，且费用亦明显增高。但目前许多比较研究中EUS的应用有限或根本没有应用，故分期不准确可能影响了结论的可靠性，因此，联合治疗的作用尚有待进一步证实。

（二）胃癌化学治疗

胃癌对抗癌药相当不敏感，有天然抗药性并容易发生获得耐药与多药耐药。抗癌药本身还有不可避免的不良反应，胃癌治疗的可治愈手段是根治性切除。为了提高手术切除率以及根治后巩固疗效，围手术期的辅助化疗是必要的。不能手术、非根治术及根治术后复发转移不可再切除的晚期患者，行以化疗为主的综合治疗。

1. 治疗的作用、目的与地位　胃癌化学治疗用于围手术期辅助治疗及进展转移期（advanced or recurrent/metastatic gastric cancer，又称晚期）主导治疗，当确诊晚期时经荟萃文献5篇分析，PS均为0～2级，随机分组，比较化疗组与最佳支持治疗组结果中位生存期，化疗组10个月，对照组3.1个月（$P<0.006$），1年生存率为（35%～40%）：10%、2年生存率（60%～10%）：0，且化疗组生活质量改善，从循证医学证明全身化疗使晚期患者受益。在围手术期辅助化疗中新辅助化疗（术前化疗）效果已被公认。术后辅助化疗随机试验结果不同，有的报告术后化疗与单纯手术组5年生存率无显著差别，近年大多数认为Ⅲ期根治术后化疗有益，胃癌化疗的终点目标是延长生存期及提高生存质量。化疗在胃癌综合治疗中占有重要地位。

2. 化学治疗的适应证

（1）必须有病理学诊断。

（2）年龄应<75岁，≥75岁须十分慎重。

（3）体力状况评级（PS）0～2，预计生存率≥3个月。

（4）术后辅助化疗指规范根治手术患者，晚期者必须具有明确客观可测病灶，肿瘤≥10cm，肝转移灶占肝总面积≥50%。肺转移≥25%，全身化疗难以获效，慎重使用。

（5）初治化疗效果好，复治（二线以上方案）有效率差，难以超过20%，复治选药应选择与以前化疗无交叉耐药者。

（6）术后辅助化疗后复发者，需与末次辅助化疗相隔1个月以上，可进行化疗。晚期初治化疗失败者应至少间隔1个月，检验指标正常时方可二线化疗。

（7）心、肝、肾、造血功能正常，血常规指标：$WBC \geq 4.0\times10^9/L$，$ANC \geq 2.0\times10^9/L$，$PLT \geq 100\times10^9/L$，Hb 100g/L。

（8）无严重并发症：活动性消化道大出血、胃肠穿孔、黄疸、消化道梗阻、非癌性发热>38℃。

每周期（或疗程）化疗前由患者本人签署知情同意书，患者授权家属代签时，患者应写书面授权书，无知情同意书医师不得进行化疗。

3. 中止化学治疗标准

（1）本次化疗中病情进展时停止此方案。

（2）与化疗相关严重不良反应，出现以下1项及以上者

1）不能进食，呕吐不能控制，出现水电解质紊乱。

2）严重腹泻，水样或血性便>5次/天。

3）$WBC<2.0\times10^9/L$，$ANC<1.0\times10^9/L$，$PLT<60\times10^9/L$。

4）中毒性肝炎：ALT>正常5倍，胆红质>5.0mmol/L。

5）中毒性肾炎：BUN>10.0mmol/L、Cr>200μmol/L、蛋白尿、血尿。

6）心肌损害、心律失常、心力衰竭。

7）间质性肺炎、肺纤维变、肺水肿、过敏性肺炎。

8）严重药物过敏反应。

（3）出现严重消化系统并发症，合并严重感染。

（4）患者拒绝继续化疗，不必提出理由，但要本人签名。

4. 制定化疗方案遵守的原则

（1）从循证医学原则即全面、客观、明确利用证据制定化疗方案。

（2）药物选用、组合、给药剂量与方法有循证科学依据，不以个别报告、个人经验、主观推断为根据。

（3）国际公认大样本、随机对照分组、盲法试验（RCT）与系统评价（SR）为最可靠依据。

（4）以GCP（药品临床试验规范）作为遵循准则。

5. 评价全身化疗的指标

（1）中间指标：近期有效率（RR），无进展生存期（TTP）。以RECIST，NCI标准判定。

（2）终点指标：症状改善，生活质量（QOL），总生存期（OS）。

（3）相关指标：不良反应、化疗相关并发症与相关死亡。

（4）可行评估：患者依从性，药品经济学，相关技术与设备投入。

7. 化疗新方法

（1）手术或放射治疗的辅助化疗：目前辅助化疗受到重视，因为近年对肿瘤开始转移时间的看法与过去有明显不同。过去认为肿瘤开始时仅是局部疾病，以后才向周围侵犯，先由淋巴道转移，最后经血路全身转移，因此治疗肿瘤的关键是早期将肿瘤彻底切除，手术范围力求广泛。但近年已认识到肿瘤发生后，肿瘤细胞即不断自瘤体脱落并进入血循环，其中的大部分虽能被身体的免疫防御机制所消灭，但有少数未被消灭的肿瘤细胞确会成为复发和转移的根源，因此当临床发现肿瘤并进行手术时，事实上大部分患者已有远处转移。因此手术后应当早期配合全身化疗，抓住大部分肿瘤已被切除的机会，及时消灭已转移的微小病灶。

1）术前化疗：胃癌的分期是决定其预后的重要因素，分期偏低的胃癌有可能通过扩大根治方案获得治愈，分期偏高的病例不应奢望通过扩大手术方案以寻求根治。应争取采用以手术为主的临床综合性治疗，以期能延长患者的术后远期生存率。

胃癌的术前辅助性化疗在以手术为主的临床综合治疗中具有以下优点：①术前辅助性化疗能使胃癌病灶缩小或消失，转移淋巴结玻璃样变及纤维化；②能提高胃癌RO切除率；③有利于评估胃癌对化疗的反应，避免术后无意义的化疗，或选择了无效的抗癌药而于患者的治疗无益。

2）术中腹腔内温热化疗：术中腹腔内温热化疗（intraoperlative peritonea hyperthermo chemotherapy，IPHC）是十余年逐渐发展起来的一项化疗新技术，适用于预防、治疗胃癌术后腹膜转移或复发。对于进展期胃癌患者，术中应尽可能切除肉眼所见的转移病灶，包括已种植于腹膜的瘤结节，以减少患者肿瘤的负荷，辅以IPHC治疗，可望进一步提高疗效。

符合下列情况之一者，可列为行IPH的治疗对象：①术中腹腔游离癌细胞检测阳性；②癌肿浸润至浆膜或浆膜外；③腹膜已有散在性转移。

3）术后辅助化疗：国内目前将化疗作为胃癌患者术后的常规治疗，随着新药的不断开发，肯定的治疗方案、确切的效果尚待不断的探讨研究证实之中。

A. 术后辅助化疗的目的：主要是试图消灭术后存在的亚临床转移灶，其应用是属半盲目性的，目的是以巩固手术疗效，减少术后复发，达到治疗。

B. 进展期胃癌患者的化疗原则：①病理类型恶性程度高；②脉管癌栓或淋巴结转移；③浅表广泛型癌灶，面积 $>5cm^2$；④多发性癌灶；⑤40 岁以下的青年患者：所以如胃癌患者情况许可，均应行术后化疗。

C. 术后辅助化疗的给药途径：目前主要还是以全身静脉化疗或口服给药的方法。

D. 术后辅助化疗的效果：判定治疗的效果，还将看化疗药物对肿瘤的敏感性：胃癌是对化疗相对敏感的肿瘤，虽然化疗药物进展很快，表现近期有效率提高，改善生存质量和延长生存期不甚明显，不断有新的方案推出，但至今没有一个规范方案可循。在胃癌术后化疗效果的对照研究中，国内的化疗方案许多设计不尽完善，有待于大样本、高质量、多中心的 RCT 研究。进展期胃癌化疗的效果有明显提高，主要表现在下述几个方面：①近期单药的客观有效率≥20%，两药合用为 30% ~50%，三药合用为 40% ~70.2%，三药以上合用未见更高；②中位无病进展期约为 6 个月（3 ~8 个月）；③中位生存期为 9 个月（5 ~16 个月）；④生存质量改善者为 50%。

（2）新辅助化疗：新辅助化疗是在手术前给予辅助化疗。手术前给予辅助化疗的时间不可能太长，一般给予 3 个疗程左右。它的作用机制可能不同于手术后 6 ~12 个疗程的辅助化疗，因此不称为术前辅助化疗，而称为新辅助化疗或诱导化疗。化疗开始越早，产生抗药性的机会就越少，因此近年不少肿瘤如乳腺癌采用新辅助化疗。

1）胃癌新辅助化疗的主要优点：近年来，许多文献表明新辅助化疗可以增进进展期胃癌的手术切除率及改善预后，因而广受重视。胃癌新辅助化疗的主要优势在于：①杀灭癌细胞，缩小肿瘤，降低临床分期（downstaging），增加手术切除的机会；②杀灭手术区域以外的亚临床转移灶，预防源性瘤播散；③获得肿瘤的体内药敏资料，为术后选择辅助化疗方案提供依据；④对肿瘤迅速进展者免于不必要的手术；⑤肿瘤对化疗的反应可作为判断患者预后的指标之一。早中期胃癌手术根治率高，行新辅助化疗的意义不大，而肿瘤腹腔广泛播散或远处转移者预后太差，也不应纳入其范畴内，所以准确的术前分期对病例的选择至关重要。

2）新辅助化疗对象：早、中期胃癌行新辅助化疗的意义不大，术前分期为Ⅲ/Ⅳ期的胃癌患者，腹腔广泛播散和肿瘤远处转移者不应纳入新辅助化疗的范畴内。

3）新辅助化疗方案：多选用联合化疗方案。一般进行 1 ~3 个疗程，以 6 ~8 周为 1 个周期。给药途径以静脉或口服为主，亦有采用介入治疗，即术前经皮选择性或超选择性动脉内插管将化疗药物直接注入肿瘤血管床，大大增加了肿瘤区域的化疗药物浓度，而减轻了毒副反应，初步研究显示，疗效优于静脉全身化疗。

4）新辅助化疗的疗效：疗效好坏与手术切除率及患者预后直接相关：除根据肿瘤缩小程度判断以外，对手术切除标本的病理组织学观察也很重要。此外，还需指出，新辅助化疗的直接效果虽以有效率、手术切除率作为评价标准，但最终仍以能否延长生存期为准。

（3）腹腔内化疗：进展期胃癌术后 5 年生存率在 40% 左右，术后复发多源于术前已存在的淋巴、血行微转移，浆膜及转移淋巴结表面的脱落癌细胞在腹膜种植形成的转移灶。文献报道，浸润型胃癌、浆膜型或弥漫型患者 60% 以上腹腔脱落癌细胞阳性。腹腔化疗能够实现高浓度化疗药，直接作用于脱落癌细胞或腹膜转移结节，可明显提高物的有效浓度，延长作用时间；化疗药经脏层腹膜吸收，经淋巴管和静脉入门静脉，可起到淋巴化疗和防止肝转移的作用；大部分化疗药经肝代谢后以非毒性形式进入体循环。不良反应明显降低。加热可增加细胞膜通透性，增加瘤细胞或组织对化疗药的渗透和吸收。提高细胞内药物的浓度及反应速度，使瘤细胞膜结构和核 DNA 同时受损，所以温热和顺铂具有良好的增效和协同作用。同时顺铂与 5 - FU 也有协同作用，顺铂能改变癌细胞膜的通透性，加强 5 - FU 对瘤细胞的杀伤作用。5 - FU 阻碍 mRNA 的成熟，抑制修饰酶提高顺铂的抗肿瘤效果。因进展期胃癌术后，腹腔热灌注化疗较静脉化疗疗效高，且不良反应轻，所以进展期胃癌术后应常规行腹腔热灌注化疗。腹腔化疗给药方法有单点穿刺给药法、留置导管法等。腹腔内化疗的并发症有切口感染、腹膜炎、切口出血、化疗药外漏等。

1）腹腔灌注化疗的机制：胃癌腹腔积液的形成多是晚期肿瘤侵犯胃壁浆膜层和淋巴管的广泛转移和淋巴管堵塞所致，其中含有大量的脱落癌细胞，是造成腹膜种植转移的重要原因。并进一步加重腹腔积液的形成，大量腹腔积液的形成不仅使患者丢失大量的营养成分，而且对心肺功能和患者心理也产生极不利的影响。腹腔灌注化疗使化疗药物直接与腹膜腔广泛接触，充分有效地直接作用于原发灶和癌细胞，并通过联合用药，通过多种途径作用于癌细胞和癌细胞的不同生长周期，杀死和减少癌细胞，改善淋巴循环等，从而达到控制腹腔积液的目的。

2）高热腹腔灌注抗癌的依据：肿瘤组织和正常组织一样，都有营养血管。但是，不同时期的肿瘤其内部的血管分布和血滤情况却不一样，即使是很小的肿瘤也是如此。肿瘤在迅速增长时，肿瘤中的部分血管床发生进行性退变。很多肿瘤特别是小肿瘤，瘤体内的血流比正常组织内的要少。在加热过程中，肿瘤内的血流停留时间比正常组织内为长，热的消散比正常组织慢，因而癌体内的温度比正常组织内为高。Song 在实验中发现高热可明显损坏肿瘤中的血管，而正常组织内的血管则不受损害。Gerweck 发现热可使肿瘤组织内的糖酵解率上升，乳酸产物增加，pH 降低。Roberts 发现，单核白细胞在 >42.5℃时，总蛋白合成减少，DNA 和 RNA 合成延迟。

高热损坏了肿瘤内的血管、糖酵解加快、乳酸产物增多、内环境变成酸性。加上低氧、营养缺乏等，使肿瘤的内环境发生急剧的变化。这种亚适应环境，增加了肿瘤细胞耐高热的敏感，抑制耐热损坏的修补，干扰对热的耐受力，同时增大某些药物对肿瘤细胞的作用。肿瘤细胞对高热的敏感并不是它内在的固有改变或对热所发生的特殊敏感性，而是由于灌注不足，内环境酸化、缺氧和细胞功能丧失所造成的区域性变化所致。这一系列的变化，可能就是人工高热加抗癌药物治疗胃癌癌细胞腹膜种植有效的生物、生理的物质基础。

3）腹腔灌注化疗药的选择：在选择药物方面，目前尚无统一标准。Brenner 建议采取以下原则：①药物能直接或通过组织内代谢转化物杀灭肿瘤细胞；②药物具有较低的腹膜通透性；③药物在血浆内能迅速被清除；④药物对腹腔肿瘤细胞有剂量 - 药物的正相关效应。目前常用的腹腔内化疗药物有：顺铂、卡铂、氟尿嘧啶、多柔比星、羟基树碱、博来霉素、足叶乙甙、丝裂霉素、噻替哌等。

4）腹腔灌注化疗的注意事项：①腹腔积液不宜放尽，进药后应保持残留腹腔积液量在 500ml 左右为宜，以免化疗药物浓度过大造成肠坏死；②留置的导管在皮下潜行有利于避免腹腔积液和化疗药的外渗；③化疗药注入后，加入几丁糖，利于防止癌性粘连或化疗药引起的纤维性粘连，从而有利于药物达到每一个部位；④化疗药的搭配，应根据癌细胞的生长期与化疗药的不同作用机制进行；⑤化疗药的剂量应根据患者的一般情况、腹腔积液的程度及病理类型而定；⑥化疗期间，应及时复查血常规和肝肾功能的情况，若 WBC < 4 000/mm^3 则应及时处理；⑦化疗期间，应加强水化治疗，静脉补液 1 500 ~ 2 000ml，保持尿量1 500 ~ 2 000ml/d，必要时给予呋塞米 20 ~ 40mg；⑧套管针为软性硅胶管，对肠道无任何刺激性，可较长时间放置，但应注意避免滑脱与无菌；⑨注入化疗药时，操作者应戴手套，保护自己不被化疗药污染，同时也应避免化疗药外渗至患者的皮肤或皮下，造成皮肤坏死等；⑩可用输液夹来控制放腹腔积液的速度，放腹腔积液的量可达到每次 1 500 ~ 2 000ml。

5）腹腔灌注化疗与介入联合化疗的优点：①腹腔局部给药，局部药物浓度高，组织渗透性好，不良反应轻；②腹腔局部给药与胃左动脉给药可互补，一方面有利于控制腹腔积液，另一方面局部血管给药，还有利于控制胃癌的血道转移；③腹腔内化疗药的排泄途径是经过门静脉循环的，对微小肝转移灶有治疗作用，因为微小肝转移灶的营养主要来自门静脉；④腹膜有吸收功能，化疗药可通过腹膜吸收而达到全身化疗的目的；⑤可作为晚期胃癌伴腹腔积液的姑息疗法，并可能使一部分患者获得再次手术的机会；⑥化疗药对腹膜引起的炎性刺激可致腹膜肥厚，壁层腹膜与脏层腹膜发生粘连有利于腹腔积液的包裹，减少腹腔积液产生的空间，但我们认为，另一方面也可能导致肠粘连和影响下一次治疗的疗效。

（4）动脉灌注化疗：介入放射学的发展，为胃癌的综合治疗提供了一项新的途径。术前经动脉灌注化疗及栓塞治疗能达到杀灭癌细胞、使癌灶局限或缩小、提高手术切除率。有效病理组织学所见：癌细胞核浓缩，细胞质嗜酸性，有空泡，癌腺管结构破坏，癌细胞坏死，核变性等，变性的癌细胞出现异型怪状的核或多核，癌间质炎性细胞浸润较明显，可见泡沫细胞及多核巨噬细胞，出现钙化及纤维化等。但介入治疗有着一定操作的风险和缺乏大样本的随机试验，以及详尽的临床研究资料，如近远期生存率，RO 的切除率，可接受的并发症等数据，目前尚处在一个临床研究的阶段。

动脉灌注化疗与全身静脉化疗相比有以下特点：①局部肿瘤组织药物浓度明显提高，全身体循环药物浓度明显降低；②全身不良反应明显降低，而局部脏器药物反应相对较重；③局部灌注所用化疗药的剂量可以大大提高；④疗效明显提高。动脉灌注化疗使用方法主要是将导管插入肿瘤供血区域动脉内并经该导管灌注化疗药物。目前动脉灌注化疗主要用于肝癌的治疗，动脉插管的方法有开腹插管（经胃、十二指肠动脉或经胃网膜右动脉插管）及经股动脉插管。近年来皮下灌注泵的应用大大地简化了动脉灌注的操作。动脉灌注化疗的并发症主要有导管感染、导管堵塞、导管脱落以及化疗本身的并发症如肝功能损害、骨髓抑制等。

（三）小肠腺癌化学治疗

小肠腺癌对化疗药物不是很敏感，且研究发现化疗并不能提高原发性小肠腺癌的生存期，但对于不能切除的小肠癌患者应用化疗后可使某些不能切除的肿块缩小，暂时缓解症状，并对控制亚临床转移灶可能有一定作用，若患者情况允许，则应采取化疗。有关小肠腺癌化疗的经验比较少，现有国内外有关小肠腺癌的临床研究中，涉及的化疗药物及方案均以老药为主，包括 5 - FU、MMC、CCNU 和 ADM 等，疗效均不能令人满意。而目前以草酸铂、伊立替康等为代表的新一代化疗药物已经在大肠癌辅助化疗和姑息性化疗中广泛应用，提高了大肠癌患者的生存率。同时，化疗联合生物靶向治疗的临床研究也在进行中，因此，十分有必要借鉴大肠癌治疗的经验。

目前，参照结肠癌的方案进行，即使在小肠癌氟尿嘧啶（5 - FU）也是明显有效的药物。但 Coit 证实十二指肠癌与胃癌有相似性。目前还没有明确的推荐方案。对小肠癌患者，考虑选用含 5 - FU 的结直肠癌的化疗方案时，必须根据个体的情况来决定。在十二指肠癌的治疗中，我们可以选择有效的包含有 5 - FU 的胃癌的治疗方案。

结肠直肠癌标准化疗方案：

（1）叶酸/5 - FU（Machover 方案）：

叶酸 200mg 加入 5% 葡萄糖溶液 250ml，静脉滴注，2h 内滴完。

滴至一半时，静脉注入 5 - FU 370 ~400mg/m^2，每天 1 次，连用 5 天。

每月 1 个疗程，可连用半年。叶酸能够增强 5 - FU 的抗肿瘤作用，可将大肠癌的缓解率提高 1 倍，被认为是目前治疗晚期大肠癌的最新和较有效的方案。

5 - FU 的剂量调整：

根据在治疗间期观察到的按 WHO 标准毒性程度调整下个治疗周期的剂量：

WHO 0 级　5 - FU 的每天剂量增加 30mg/m^2。

WHO 1 级　5 - FU 的每天剂量维持不变。

WHO≥2 级　5 - FU 的每天剂量减少 30mg/m^2。

（2）叶酸/5 - FU：

叶酸 300mg/m^2，静脉滴注，第 1 ~5 天。

紧接着，5 - FU 500mg/m^2，2h 内静脉滴注，第 1 ~5 天。

每 3 ~4 周重复。

5 - FU 的剂量调整：

根据化疗期间观察到的按 WHO 标准的毒性作用程度确定下个治疗周期的调整剂量，大多数情况下可提高 5 - FU 的每天剂量，注射时间必须保持不变：

WHO 0 级　5 - FU 的每天剂量增加 50mg/m^2。

WHO 1 级　5 - FU 的每天剂量维持不变。

WHO≥2 级　5 - FU 的每天剂量减少 50mg/m^2。

（3）低剂量的亚叶酸钙/5 - FU（Poon 方案）

亚叶酸钙 20mg/m^2，静脉滴注，第 1 ~5 天。

5 - FU 425mg/m^2，静脉滴注，第 1 ~5 天。

4 周和 8 周重复 1 次，以后每周 1 次。

如果在化疗期间没有明显的骨髓和非血液系统的毒副作用，可将 5 - FU 的剂量增加 10% 每周 1 次的亚叶酸钙/5 - FU 方案：

亚叶酸钙 500mg/m^2，2h 内静脉滴注。

在叶酸注射后 1h，5 - FU 600mg/m^2，静脉滴注。

每周 1 次共 6 周为 1 个疗程，接着休息 2 周，然后再开始下一周期剂量调整：

骨髓毒性 WHO≥1，5 - FU 的剂量减少到 500mg/m^2。

粒细胞 <3 000/ml 和（或）血小板 <100 000/ml，停止治疗直到粒细胞≥3 000/ml 和（或）血小板≥100 000/ml。

胃肠道毒性≥1，5 - FU 的剂量减少到 500mg/m^2。

在所有检查正常后才再次开始化疗，在任何情况下不能应用于 60 岁以上的患者。

（四）大肠癌化疗

据统计大肠癌就诊病例中约有20% ~30%已属于Ⅵ期，单纯手术已经无法根治，因此必须综合考虑是否需要化疗。还有近50%左右的患者在手术治疗后的5年内出现复发或转移。此外，为了提高治愈率，减少复发，术后辅助化疗也被寄予了较高的期望。

但30余年来，尽管对大肠癌的化疗已进行了较广泛的研究，总的来说没有显著的进展，迄今无论单药化疗或联合化疗的疗效均不能令人满意，缓解期限较短。因此对术后辅助化疗与否至今仍存在争议。一些国外的肿瘤科医师则更倾向于术后给予辅助化疗。

1. 大肠癌化疗的适应证　①术前、术中应用化疗以减少扩散；②术后化疗防止复发或手术不彻底等；③手术后癌肿复发不宜再次手术；④晚期不能手术或已有远处转移者；⑤Duke B期和C期根治术的辅助治疗；⑥癌肿大，切除有困难。术前化疗使其缩小以利肿瘤切除。

2. 大肠癌化疗常用药物

（1）氟尿嘧啶（fluorouracil，5 - FU）：它是一种嘧啶拮抗剂，抗代谢药，影响DNA及RNA的生物合成，对细胞增殖周期S期最敏感，从而抑制肿瘤生长。此药最早用于治疗大肠癌，自1957年氟尿嘧啶应用于临床以来，对其有效率报道不一，为5% ~85%，至今仍是大肠癌化疗的基本药物。一般10 ~15mg/kg体重，总量6 ~8g为1个疗程。一般缓解期2 ~6个月，亦有个别应用5 - FU全身化疗治愈直肠癌的报道。近年来对5 - FU不同给药途径、给药方案是研究的一大热点。部分学者认为5 - FU的半衰期极短，仅10 ~20min，因此持续静脉滴注效果更好，并能减轻毒副反应，并为欧洲各国列为首选的给药方式，但美国学者则认为推注较为方便、简单，而滴注麻烦，影响生活质量，且需放置中心导管，不但增加费用并增加感染的风险等，故美国继续应用推注给药的方法。不良反应有骨髓抑制，消化道反应，严重者可有腹泻，局部注射部位静脉炎，也有极少见的急性小脑综合征和心肌缺血等，后者为短时性。用药期间应注意监测白细胞计数。

（2）替加氟（tegafur，FT - 207）：为氟尿嘧啶的衍生物，在体内经肝脏活化逐渐转变为氟尿嘧啶而起抗肿瘤作用。能干扰和阻断DNA、RNA及蛋白质合成，主要作用于S期，是抗嘧啶类的细胞周期特异性药物，其作用机制、疗效及抗瘤谱与氟尿嘧啶相似，但作用持久，口服吸收良好，毒性较低。剂量一般800 ~1 200mg/d，分4次口服，20 ~40g为1个疗程。直肠栓剂每次0.5 ~1g，每日1次。注射剂每次15 ~20mg/kg，每日1次，静脉注射或点滴，疗程总剂量20 ~40g。此药不良反应同氟尿嘧啶，但毒性较低，疗效亦不及氟尿嘧啶。

（3）亚硝基类：亚硝基类药物对大肠癌也有一定疗效，常用的有氯乙亚硝尿（BCNU）、环已亚硝尿（CCNU）、甲环亚硝尿（Me - CCNU）和链尿霉素（streptozotocin）等。通过比较，BC - NU有效率明显低于5 - FU，Me CCNU有效率约15%。近年来对Me CCNU的研究认识到了它的远期毒性，它可引起累计性肾损害，并使第2个原发恶性肿瘤的危险增加。

（4）丝裂霉素C（mitomycin MMC）：对肿瘤细胞的G1期、特别是晚G1期及早S期最敏感，在组织中经酶活化后，它的作用似双功能或三功能烷化剂，可与DNA发生交叉联结，抑制DNA合成，对RNA及蛋白合成也有一定的抑制作用。MMC亦广泛用于胃肠道肿瘤，治疗大肠癌的有效率为12% ~16%，有效者缓解期为3 ~4个月。剂量为每次6 ~10mg，每周1次，40 ~60mg为1个疗程。此药的不良反应有骨髓抑制、胃肠道反应和对局部组织有较强的刺激性，此外少见的不良反应有间质性肺炎、不可逆的肾衰竭、心脏毒性等。对骨髓抑制的不良反应较大而限制了它的应用。

（5）长春新碱（vincristine VCR）：主要抑制微管蛋白的聚合而影响纺锤体微管的形成，使有丝分裂停止于中期。成人剂量25μg/kg（一般每次1～2mg），儿童75μg/kg，每周1次静脉注射或进行冲击疗法。不良反应有胃肠道反应、骨髓抑制、周围神经炎（如四肢麻木、腱反射消失、肌肉震颤、头痛、精神抑郁等）、脱发、体位性低血压、乏力、发热、局部刺激等。注意该药与吡咯类抗真菌剂合用增加神经系统不良反应，与苯妥英钠合用，降低苯妥英钠的吸收，肝功能异常时注意减量使用。

（6）顺铂（ciplatin，DDP，CDDP）：为金属铂的配位化合物，主要作用靶点为DNA，作用于DNA链间及链内交链，形成DDP－DNA复合物，干扰DNA复制，或与核蛋白及胞浆蛋白结合。剂量一般为每次20mg/m^2，每天1次，连用5天，或1次30mg/m^2，连用3天，静脉滴注，并需利尿。治疗过程中注意血钾、血镁变化，必要时需纠正低钾、低镁。不良反应有消化道反应、肾毒性、神经毒性、骨髓抑制、过敏反应、心脏功能异常、肝功能改变及其他少见不良反应。

3. 联合化疗　联合化疗具有提高疗效、降低毒性、减少或延缓耐药性产生等优点，迄今已有不少联合化疗方案用于大肠癌的治疗，5－FU仍为大肠癌化疗的基础用药。常用的方案有以下几种。

（1）传统的MVF方案：即5－FU＋VCR（长春新碱）＋Me－CCNU（甲基洛莫司汀）。5－FU 10mg/kg·d静脉注射，共5天，VCR 1mg/m^{2}静脉注射，第1天用1次，此两药均每5周重复1次；Me－CCNU 175mg/m^2，第1天口服，隔周重复。

（2）FLE方案：5－FU＋左旋咪唑（levamisole）。左旋咪唑原为驱虫剂，单一用药对大肠癌无抗肿瘤活性，但有国外临床研究显示此方案能降低Duke C期结肠癌患者术后复发率、死亡率，提高生存率，故有人推荐作为Ⅲ期结肠癌术后辅助化疗的标准方案。此方案于大肠癌根治术后28天开始，5－FU 450mg/m^{2}静脉注射，每天1次，连用5天，以后改为每周1次，连用48周。左旋咪唑50mg，每8h 1次连服3天，每2周重复1次，共服1年。

（3）CF＋5－FU（leucovorin，柠檬胶因子，醛氢叶酸）方案：CF能够增强5－FU的抗肿瘤作用，提高大肠癌的缓解率。此治疗方案有多种剂量组合的报道，CF多用每天200mg/m^2×5天，5－FU每天370～500mg/m^2×5天，28天1个疗程，可连续用半年。但CF/FU方案的最佳剂量方案组合至今仍未确定。

（4）5－FU＋干扰素（interferon，α－IFN）：5－FU与干扰素并用对多种实验性肿瘤包括人结肠癌细胞株有协调作用，机制尚不明了。一般为5－FU 750mg/d，连续滴注5天，以后每周滴注1次；α－IFN 900万U皮下注射，每周3次。有报道此方案神经系统毒性反应达37%。还有人推荐在5－FU＋CF基础上第1～7天加用INF 500万～600万U/m^2，加用INF组黏膜炎、腹泻和血小板下降比较明显。

（5）FAM方案：即5－FU 500mg/m^{2}静脉滴注，第1～5天。ADM（多柔比星）30mg/m^2，静脉滴注第1天，28天重复，MMC（丝裂霉素）6～8mg/m^2，静脉滴注第1、8天。8周为1疗程。

（6）其他还有FAP方案（5－FU＋ADM＋DPP）、FMEA方案（5－FU＋Me－CCNN＋EPI）等。

4. 局部化疗方案　目前临床上对化疗药物、化疗方法的应用提出了更高的要求，目的是发挥最佳的杀灭肿瘤细胞的生物学效应，而对机体正常细胞及组织产生最小不良反应，为此学者们提出了许多解决方法。给药时间从过去单一的术后给药，改为现在的术前、术中、术后、间断或持续给药，且收到了一定临床效果。给药途径的改变，包括从静脉、动脉、淋巴管、局部注射，化疗药浸泡（如洗胃、灌肠），区域动脉灌注等。以下对大肠癌的局部化疗作简要介绍。

（1）肠腔内化疗：1960 年，Rousselot 提倡用肠腔化疗以提高结肠癌根治术疗效。患者按常规施行根治性手术，术中给予 5 - FU（30mg/kg 体重）注入癌瘤所在大肠腔内，按常规实施手术。据报道，术中肠腔化疗可提高 C 期大肠癌患者的远期生存率并可减少肝转移，其机制是通过肠壁吸收 5 - FU 进门静脉系统和引流的区域淋巴结，杀灭可能进入门静脉和区域淋巴结的癌细胞；同时肠腔内的 5 - FU 可杀伤和消灭癌细胞，防止癌细胞扩散，有减少局部复发的可能性。也有临床研究将 5 - FU 制成栓剂或乳剂，对直肠癌患者在手术前经肛门直肠腔内给药，发现用药后直肠癌均发生不同程度的组织学改变，效果远较静脉给药好。

（2）动脉灌注化疗：动脉灌注化疗是恶性肿瘤综合治疗的重要手段之一。正确选择靶血管，是动脉灌注化疗成功的关键。动脉造影可为动脉灌注化疗提供解剖依据。由于术后肿瘤的营养血管被切断，因此，动脉化疗只适用于术前、术中和直肠癌术后髂内动脉化疗。方法：经皮股动脉插管至肠系膜下动脉近端，行血管造影以明确载瘤肠段血管分布，用 5 - FU 1g、丝裂霉素 12mg 做选择性肠系膜下动脉及直肠上动脉灌注给药。动脉灌注化疗的优点：使肿瘤供血动脉内注入高浓度化疗药物，使其痉挛、收缩、甚至闭塞细小血管，使癌巢坏死，缩小；手术中出血减少，且术中见肿瘤坏死主要出现在边缘区，与周围组织分界较清楚，少有致密粘连，有利于完整切除肿瘤；灌注化疗药物刺激局部瘤组织引起大量细胞浸润及纤维组织增生，加强对肿瘤的抑制作用，防止癌细胞扩散和转移，减少癌细胞术中种植；化疗药物经过静脉回流门腔静脉，可达到全身化疗目的；动脉化疗给药局限，选择性高，全身毒副作用少。

（3）门静脉灌注化疗：大肠癌在原发灶根治术后 5 年内约 50% 发生肝转移。为预防肝转移，1979 年 Taylor 等开始进行术后门静脉灌注 5 - FU 的随机对照研究。其方法为，完成大肠癌切除后经大网膜静脉注入 5 - FU 250 ~ 500mg，或者经胃网膜右静脉插管，引出腹壁外，待术后持续灌注 5 - FU 1g/d，连续 7 天，同时加用 5 000U 肝素。结果表明该疗法可延长 Duke B 期和 Duke C 期直肠癌患者的生存期。这一初步结果的报告引发了世界范围内多个类似的随机对照研究。因为门静脉灌注应用简便，毒性低、增加费用不多，采用该方法作为结肠癌术后的辅助化疗具有较大的吸引力。但其临床结果至今仍存在争议。

（4）腹腔化疗：大肠癌相当多的患者发生转移，最常见的部位依次是切除部位、腹膜表面和肝脏。大肠癌的腹腔化疗是近年来国内外研究较多的课题。经腹腔化疗，可直接提高腹内抗癌药物浓度，直接作用于复发部位和转移病灶，提高病灶局部的细胞毒性作用，减少全身不良反应，故对大肠癌术后复发和转移的防治有其独到之处，为大肠癌的术后辅助化疗开辟了新的途径。

化疗药物可选用 5 - FU、MMC、DDP 等，以 5 - FU 应用最多。腹腔化疗要求大容量贯注，一般每次以 1.5 ~ 2.0L 为宜，保留 23h，24h 内大多由腹膜吸收完毕，连续 5 天为 1 个疗程。

腹腔内反复注入大量化疗药物使其在腹腔内积蓄，增加了局部药物毒性，有的引起肠浆膜甚至肌层坏死。因此，应用过程中要严密观察腹部体征及白细胞计数变化。腹腔化疗的并发症与导管有关者有出血、肠穿孔、肠梗阻、液体外渗、腹腔和皮肤感染等。此外尚有白细胞减少、肺部感染等全身并发症。

腹腔化疗除了直接注入化疗药物外还有灌洗化疗，于手术切除病灶后关闭腹腔前用氮芥溶液（浓度20mg/L）浸浴腹腔、盆腔5～10min，吸净后，再放置5－FU 500～1 000mg（加水500～600ml），不再吸出，然后常规关腹。一些临床研究报道，灌洗化疗可有效地杀伤腹膜表面的微小病灶、降低复发和转移。目前多数学者认为，高温、低渗化疗药液灌洗有明显的药代动力学方面的优越性，值得临床推广应用。但选哪种化疗药物最有效以及其浓度和用量尚待进一步研究。

综上所述，近些年来大肠癌手术后辅助化疗取得了巨大进步并获得了一定肯定，有利于防止局部复发和远处转移，提高长期生存率，已经成为综合治疗中必不可少的重要组成部分，无论在晚期患者的姑息性治疗或者术后辅助治疗都已获得一定疗效。

5. 新辅助治疗　近年来，新辅助化疗作为综合治疗的一种方法在结直肠癌中的应用已得到越来越多的关注。新辅助化疗是指在施行手术或放射治疗之前应用的全身性化疗，其目的是使原发肿瘤或转移病灶缩小，降低肿瘤分期，使不能切除的肿瘤变成可以切除，提高治愈性手术切除率，降低复发率；控制术前存在的微小癌及亚临床灶，抑制由于手术作用引发的肿瘤增殖刺激，控制医源性转移；在损伤肿瘤病灶的血管应及淋巴管之前，化疗药物容易使肿瘤局部达到有效浓度，起到高剂量杀伤作用；帮助术后选择化疗方案，为术后判定或选择抗癌药物提供依据，并可协助评价预后，防止远处转移。因此，新辅助治疗有可能提高结直肠癌的治疗效果。尽管目前缺乏临床随机资料肯定其疗效。但结直肠癌患者术前放化疗的应用已经越来越普遍。但国外亦有临床研究显示大肠术前化疗加术后化疗及单纯术后化疗对可切除结直肠癌患者的5年生存率、术后并发症差异没有统计学意义。

目前新辅助化疗对大肠癌远期生存率的影响还没有明确的结论，且长程的术前治疗会耽误根治切除的时机，其临床应用有待进一步循证医学证据。

（李金红）

第六节　恶性肿瘤化疗的适应证和禁忌证

一、化疗药物的应用原则

临床中常采用单药、两药或多药联合组成化疗方案的形式进行抗肿瘤治疗，只有在了解药物作用机制、药动学、肿瘤生物学特点及患者临床特点的基础上，针对不同治疗目的，把握好用药时机，合理选择药物的组合、剂量和疗程等，以达到最佳疗效。

（一）联合化疗

联合化疗是肿瘤内科治疗最重要的原则之一，目前大多数肿瘤的标准化疗方案中都包括两种或两种以上的抗肿瘤药。

肿瘤具有异质性，并且肿瘤细胞在组织中分别处于不同周期时相，对药物敏感性各异，单用一种药物很难完全杀灭。如将不同作用机制的药物联合应用，有助于更快速地杀灭不同类型、不同时相的肿瘤细胞，减少耐药的发生，提高疗效。细胞动力学研究表明，肿瘤是由处于细胞周期不同时相的肿瘤细胞组成，各类抗癌药物由于作用机制不同，有些仅对处于增殖状态的细胞有作用，有些对 G_0 期细胞也有作用。多数肿瘤都包含了对化疗药物敏感不同的细胞，因此联合应用作用于不同细胞周期时相的抗癌药物，有助于提高化疗的疗效。联合化疗的药物通常需要兼顾不同的细胞周期，规避相同的毒性，而且应该是由单独应用有效的药物组成，以获得最好的疗效，同时使不良反应得到最大限度的控制。理想状况下，联合给药应出现协同效应。联合用药的另一个关键因素是不良反应是否会叠加。遗憾的是多数细胞毒类药物的不良反应类似，主要为骨髓抑制，这就需要在联合给药时予以减量。而且两次给药的间隔也是无法避免的，主要就是为了能有足够的时间从严重的不良反应中得到恢复。抗肿瘤化疗，最为重要的是提高疗效，同时不良反应可以接受，但不影响患者的生活质量。

联合化疗并非随意选择几种药物进行简单相加拼凑，在设计方案时需要遵循一定的原则，包括：①选用的药物一般应为单药应用有效的药物，只有在已知有增效作用，并且不增加毒性的情况下，方可选择单用无效的药物；②选择不同作用机制的药物或作用于不同细胞周期的药物；③各种药物之间有或可能有互相增效的作用；④毒性作用的靶器官不同，或者虽然作用于同一靶器官，但是作用的时间不同；⑤各种药物之间无交叉耐药性；⑥合适的剂量和方案，根据药动学及作用机制安排给药顺序，避免拮抗。需要注意的是，在进行合理思考和设计后，联合方案的疗效和安全性仍然必须经临床研究证实，特别是考虑替代现有的标准治疗时，更加需要进行严谨的比较。

联合化疗对于提高疗效的重要性已经在临床实践中得到了广泛的证实。例如，急性淋巴细胞白血病单药化疗时，完全缓解率不足 40%，治愈率为 0，而目前的标准联合化疗方案完全缓解率超过 95%，治愈率可达到 80%。大多数细胞毒类药物的毒性较大，临床上使用患者所能耐受的最大剂量时，单一药物的疗效仍不够满意，联合使用多种药物是进一步提高疗效的必要手段。

（二）多周期化疗

根据对数杀伤理论，化疗药物按比例杀伤肿瘤细胞，鉴于目前化疗药物的有效率，即使对于较小的肿瘤，单周期化疗也难以将肿瘤细胞减少到可治愈的数量级。多周期治疗即通过定期给予的多次用药，实现肿瘤细胞数目的持续逐级递减，可以提高疗效。

（三）合适的用药剂量、时间和顺序

多数化疗药物的治疗窗狭窄，在组成联合方案时尤其需要谨慎确定剂量。通过临床研究进行剂量爬坡确定各种药物的推荐剂量，并根据患者的体表面积计算具体用量，目前描述剂量使用情况的度量单位仍为剂量强度，是指化疗周期内单位时间内给予的药物剂量，单位为 mg/m^2。虽然临床研究确定了化疗方案中各种药物推荐的标准剂量，但是在治疗前和治疗过程中还需根据患者的耐受性进行调整，在患者能耐受的前提下，应给予充足剂量的治疗，随意减低剂量会降低疗效。

药物给药的持续时间、间隔时间和顺序都可能会影响其疗效和毒性，其设定需依据所选药物的作用机制。如化疗药物主要作用于增殖旺盛的细胞，因此剂量限制性毒性往往为骨髓毒性和消化道等其他系统或器官的毒性反应，一定的给药间隔是保证正常组织及时修复所必

需的，在不良反应消失或减低至Ⅰ度前不宜给予同种药物或具有相同毒性的其他药物。细胞周期非异性药物的剂量反应曲线接近直线，药物峰浓度是决定疗效的关键因素，对于细胞周期特异性药物，其剂量反应曲线是一条渐近线，达到一定剂量后，疗效不再提高，而延长药物的作用时间，可以让更大比例的细胞进入细胞周期中对药物敏感的时相，以提高疗效。因此，细胞周期非特异性药物常常一次性静脉注射，在短时间内一次给予本周期内全部剂量，而细胞周期特异性药物则通过缓慢静脉滴注、肌内注射或口服来延长药物的作用时间。

药物的给药间隔时间可能影响其疗效和毒性。细胞毒类药物对正常细胞也会产生毒性，常见的如骨髓毒性和胃肠道反应，这些毒性需要一定时间以恢复，在毒性恢复前不宜给予同种药物或具有相同毒性的其他药物。考虑到不同药物对细胞周期和其他药物代谢的影响，合适的间隔时间是重要的，如 MTX 滴注 6 小时后再滴注 5 – Fu 的疗效最好而且毒性减低。

出于细胞周期和药动学的考虑，一些化疗方案中规定了给药顺序。联合化疗中常用的策略之一为先使用细胞周期非特异性药物，以减小肿瘤负荷，待更多 G_0 期细胞进入增殖周期后，再使用细胞周期特异性药物，以杀灭增殖活跃的肿瘤细胞。又如，DDP 可使 PTX 的清除率减低，若使用 DDP 后再给 PTX，可产生较为严重的骨髓抑制，因此应先给予 PTX，再给予 DDP。

（四）合适的给药途径

化疗药物的给药途径可分为静脉给药、口服给药和局部给药等方式。各种方式分别具有不同的优缺点，治疗时应根据治疗的目的，选择合适的给药途径。

1. 静脉给药　静脉给药可以减小药物吸收过程中的差异，便于准确给予剂量，同时也可避免刺激性药物对胃肠道、皮肤和肌肉的毒性，因此是最常用的给药途径。但是静脉给药多为一次性或短时间内几次给予，一旦给药后发生严重的不良反应，可能会持续一段时间或者出现后延加重，恢复过程受制于肝肾功能及药物本身的代谢清除特点。

2. 口服给药　口服药物治疗具有药物作用持久、平缓、用药方便和毒性低的特点，并且易于随时调整或撤除药物，但也受到药物生物利用度等的影响，部分药物胃肠道吸收不完全，可能会影响疗效。

3. 局部给药　在一些特殊的情况下，需要通过局部给药以达到最佳治疗效果。局部给药包括腔内化疗、鞘内化疗和动脉内化疗。腔内化疗又分为胸膜腔内化疗、腹膜腔内化疗、心包内化疗和膀胱灌注。这种治疗模式是通过药物直接与局部肿瘤细胞接触，杀死局部肿瘤细胞，而对全身正常组织影响较少，能够减轻全身的毒性反应。胸膜腔内化疗还能产生局部化学性炎症，导致胸膜腔闭塞而起到控制胸腔积液的作用。腔内给药，药物仅能渗透到肿瘤大约 1mm 的深度，对治疗体积较大的肿瘤效果并不理想，但对于弥漫性肿瘤引起的体腔积液有较好的效果。腔内给药既可给予单药，也可根据肿瘤类型联合应用几种药物，一般选择局部刺激性小的药物，以免引起剧烈胸痛或腹痛。由于多数药物不能透过血脑屏障，在中枢神经系统受侵或受侵风险大时，需要鞘内注射药物。对于浓度依赖性的抗肿瘤药物，局部药物浓度对于疗效是至关重要的，而动脉内给药化疗既可提高肿瘤局部浓度，又不增加全身毒性。药动学表明，动脉内药物的灌注术，药物首先进入靶器官，使靶器官的药物分布量不受血液分布的影响，同时靶器官的首过效应使其成为全身药物分布最多的部位。动脉内给药对于某些实质性器官肿瘤的治疗具有优越性，如原发性肝癌的动脉内化疗可以使肿瘤缩小，从而达到可手术的水平，并能够最大程度地减少对肝功能的损害。

（五）不同化疗方案的合理安排

为避免肿瘤细胞发生耐药的最佳策略是尽早给予足够强度的多药联合治疗，最大程度地杀灭肿瘤细胞。因此，选取最有效且毒性不相重叠的药物组成联合化疗方案，多周期给药，是临床上最常用的方法。但这种方法也存在不足，多种药物存在相同的毒性时，毒性叠加会限制药物剂量。此外药物间的作用可能存在竞争性的干扰，这些都限制了联合治疗方案的疗效、化疗的周期数及在一个方案中能联合应用的有效药物的数量。为克服以上不足，人们对化疗方案的使用策略进行了调整，提出了序贯化疗、交替化疗、维持化疗和巩固治疗等一些治疗方法。交替化疗是将非交叉耐药的药物或联合化疗方案交替使用，更易于使药物达到最适治疗剂量，与序贯化疗相比，更能保障尽早使用多种非交叉耐药的药物，并且与同时使用多种药物相比，其毒性较低。序贯化疗是指先后给予一定周期数的非交叉耐药的药物或化疗方案，然后再序贯给予另一药物或化疗方案，通过序贯化疗，药物易于达到较高的剂量，并且可以避免单一化疗方案对耐药细胞的选择作用。此外，当序贯治疗采用联合方案时，也易于实现在整个治疗过程中使用更多种类的药物，从而减少发生耐药的可能性。序贯化疗在乳腺癌的辅助治疗中显示出了一定的优势。序贯化疗模式的优势可能归功于剂量密度的增加，而交替治疗与序贯化疗相比，可能会降低某些优势药物的剂量密度，从而影响其疗效。维持治疗和巩固治疗都是在完成初始化疗既定的周期数并达到最大的肿瘤缓解疗效后，继续进行的延续性治疗，其中维持治疗采用初始治疗中包括的药物，而巩固治疗采用与初始治疗不同的药物。如前所述，当肿瘤负荷减小时，细胞增殖加快，如果此时不继续治疗，不仅肿瘤增长加速，而且可能产生继发耐药，给今后的治疗带来困难。维持治疗前的初始治疗可以作为体内药敏试验，为维持治疗选择合适的药物，而巩固治疗则设想在肿瘤负荷较小时尽早使用非交叉耐药的药物以防止耐药发生。并且，在初始治疗后肿瘤进展时，部分患者由于耐受下降等原因难以接受二线治疗，维持治疗和巩固治疗可以为更多的患者争取到接受后续治疗的机会，以期提高疗效。维持治疗和巩固治疗的疗效已经在淋巴细胞白血病和非小细胞肺癌取得了一定的疗效，但在多数肿瘤中的地位尚未确立。

二、化疗在恶性肿瘤治疗中的应用

随着新机制及新剂型药物的不断研发，化疗亦从单纯的姑息性治疗向根治性治疗过渡，在肿瘤治疗中发挥着日益重要的作用。但是单纯通过药物即能够治愈的肿瘤依旧较少，多数仍需要配合放疗、手术等局部治疗手段进行多学科综合治疗，以最终达到提高疗效及延长生存期的目的。根据化疗的目的，化疗可分为以下几类：

（一）根治性化疗

有些肿瘤经积极化疗后有望治愈，如急性白血病（特别是小儿急性淋巴细胞白血病），绒癌、恶性葡萄胎、霍奇金淋巴瘤、非霍奇金淋巴瘤及睾丸癌等。一旦确诊，应尽早给予正规化疗，强调足剂量、足疗程的标准化疗；应积极给予强力止吐药物、集落刺激因子等对症支持治疗，以保证治疗的安全性、患者的耐受性和依从性。尽量避免减低剂量及延长化疗后间隙期，不可在取得临床完全缓解后即终止治疗，应要求患者完成根治性的全程治疗方案，治疗不正规或半途而废将会使患者失去宝贵的治愈机会。

（二）辅助化疗

辅助化疗是指恶性肿瘤在局部有效治疗（手术或放疗）后所给予的化疗。目前辅助化疗越来越受到广泛的重视，这是因为近年来对肿瘤开始转移时间的看法较过去有显著改变，而且通过辅助化疗使许多肿瘤患者获得了生存的益处。过去普遍认为肿瘤开始时仅是局部疾病，以后才向周围侵犯，并由淋巴结和血液向全身转移，因此，治疗肿瘤的步骤是早期将肿瘤彻底切除，手术范围力求广泛，如根治术、扩大根治术等。但是，近年来已认识到肿瘤自发生后，肿瘤细胞就不断自瘤体脱落并进入血液循环，其中的大部分虽能被自身的免疫防御机制所消灭，但有少数未被消灭的肿瘤细胞却会成为复发和转移的根源。因此，当临床发现肿瘤并进行手术时，大部分患者事实上已有远处转移。是否需要辅助化疗是根据疾病的复发概率、病理变化（浸润和细胞分化程度）、疾病分期（侵犯程度和淋巴结转移状态）来确定的，而且要参考所用的化疗方案所带来的不良反应。对化疗敏感或复发危险性较大的患者，辅助化疗的意义更大。早期肿瘤，局部治疗即可治愈，复发的概率很小，相对于化疗的不良反应，其给患者带来的收益不大，不需要辅助化疗，如ⅠA期非小细胞肺癌、低危的Ⅱ期结肠癌等。事实上，是否需要辅助化疗及采用什么方案用于辅助化疗，是基于大样本随机对照研究的结果来确定的。只有那些能够显著降低术后复发并带来生存优势的方案才会被推荐应用于辅助化疗。一般认为，辅助化疗应在术后1个月内进行，单一疗程不足以杀灭所有残留的肿瘤细胞，需要多疗程化疗。目前，辅助化疗主要用于乳腺癌、结直肠癌、骨肉瘤、胃癌、非小细胞肺癌等。

（三）新辅助化疗

新辅助化疗是指局限性肿瘤在手术或放疗前给予的化疗。对于未发生远处转移的局部进展期肿瘤患者，在接受手术或放疗前，先进行化疗，主要作用在于：缩小肿瘤体积，降低临床分期，提高手术切除率；在不影响治愈率的前提下，提高乳腺癌、骨肉瘤、头颈部鳞癌和直肠癌的器官保全率和患者的生活质量；可清除或抑制可能存在的微转移灶；作为体内药敏试验，为进一步药物治疗提供重要指导。新辅助化疗策略已应用于局部晚期乳腺癌、骨肉瘤、头颈部鳞癌、直肠癌和胃癌等的治疗。根据新辅助化疗的目的，可以看到，追求肿瘤体积缩小、降期是其特点。因此，在选择药物时强调高效药物的强强联合，针对可能发生的不良反应，提早预防积极处理，避免因此而影响疗效；在决定治疗方案和时限时既要考虑疗效又要兼顾安全性，不能增加围术期合并症；同姑息性化疗仅依赖于影像学判断疗效不同，新辅助化疗后可以获得手术标本，因此病理学观察肿瘤退缩分级也将提供重要的参考价值，决定后续治疗。

（四）姑息性化疗

晚期肿瘤多已全身扩散，不再适合手术或放疗等局部治疗手段，化疗往往是主要的治疗手段，大多数实体肿瘤是无法通过单纯药物治疗来实现治愈的。晚期肿瘤通过药物治疗，可使部分患者的肿瘤体积缩小，症状减轻，疾病得以控制，延长生存期。尽管不能治愈肿瘤，但通过姑息性化疗可以延长患者的中位生存期（median survival time，MST）。更重要的是，伴随着肿瘤体积的缩小，肿瘤所导致的相关症状缓解了、肿瘤负荷所导致系统反应综合征减轻了、营养状况改善了、患者生活质量提高了。总之，姑息性化疗的主要目的为提高患者生活质量和延长生存期。

三、恶性肿瘤化疗的适应证和禁忌证

恶性肿瘤化疗前应获得病理或细胞学诊断，个别确实难以取得组织学或细胞学材料的病例，也应通过临床物理学及实验室检查获取比较确切的诊断依据，并结合临床征象体检，充分了解肿瘤的侵犯范围，在经验丰富的专家指导下，获取充分的临床证据以支持诊断，并考虑到化疗可能给患者带来的益处远远超过其害处时，再酌情使用化疗。接受化疗的患者体质状况应比较好，生活基本能自理。无伴发其他严重的疾病，血常规、肝肾功能及心电图均正常。凡骨髓或肝肾功能有轻度损伤时，可参照有关标准调整化疗药物的用量。

化疗必须在肿瘤专业医生指导下进行，应该让患者熟悉有关药物的常见副作用，加强临床观察和复查生化及血细胞分析等检查，详细了解药物不良反应的发生情况，做好各项指标的监测，以便及时发现情况，做出相应的处理，尽可能减轻毒副作用，提高治疗效果。应根据肿瘤病理类型和分期，是否存在高危复发因素，按初治或复治等情况，制订合适的策略，选择合理的、最佳的化疗方案。化疗方案应选择经实践检验过的、疗效肯定的、国内外通用的“标准”联合化疗方案，必要时可邀请有关专科（如肿瘤外科、放疗科）医生共同研究制订综合治疗计划。对有望治愈的患者，应争取首次治疗取得完全缓解，此后再予巩固强化治疗，争取达到根治的目的。化疗期间应加强化疗药物过敏、粒细胞减少及并发感染、恶心、呕吐等常见毒副作用的观察和处理。应帮助患者树立战胜肿瘤的信心，消除对化疗的恐惧心理，对可能出现的消化道反应及脱发要有足够的思想和心理准备，需及早采取预防措施，尽量减轻化疗的不良反应。治疗期间应注意卧床休息，进清淡、富于营养、易消化吸收的饮食，也要补充适量的新鲜水果及液体以便促进药物的代谢物从尿中排泄。此外，必须注意保持口腔清洁，防止黏膜损伤，减少并发感染的机会。

（一）恶性肿瘤化疗的适应证

（1）对化疗敏感的恶性肿瘤，化疗为首选治疗。对于这类肿瘤，部分患者可通过化疗治愈，如白血病、精原细胞瘤等。

（2）化疗是综合治疗的重要组成部分，可以控制远处转移，提高局部缓解率，如恶性淋巴瘤、肾母细胞瘤等。

（3）辅助化疗用于以手术为主要治疗方式的肿瘤，可消除微小残留病灶，有利于降低术后复发率。

（4）为了局限肿瘤，在应用局部治疗手段前先使用新辅助化疗，可促使局部肿瘤缩小，清除或抑制可能存在的微小转移灶，达到降低分期、缩小手术和放疗范围、增加手术切除率的目的，有利于最大限度地保持机体功能、防止转移、延长患者的生存时间。

（5）无手术或无放疗指征的播散性晚期肿瘤患者，或术后、放疗后复发转移的患者。

（6）因病情需要，选择经胸、腹膜腔，骨髓，椎管内及动脉内插管，给予局部区域化疗。

（二）恶性肿瘤化疗的禁忌证

化疗药物一般都有明显的毒副作用，不宜用于预防性、诊断性治疗，或作为安慰剂使用，使用时需要权衡利弊得失。有下列情况之一者，应禁用或慎用：

（1）一般情况较差、年老体弱、恶病质等无法耐受化疗者。

（2）骨髓功能差、严重贫血、白细胞和血小板低于正常范围而无法满足正常化疗要求者（治疗前中性粒细胞计数 $<1.5\times10^9/L$，血小板计数 $<80\times10^9/L$ 者）。

（3）伴有心、肝、肾、肺功能异常，肾上腺功能不全，有出血倾向者，慎行化疗，并禁用对有关器官功能有严重毒副作用的药物。

（4）以往做过多程化疗、骨髓转移者慎行化疗；进行重大手术及大面积放疗者，应避免同时进行化疗。

（5）过敏体质，尤其对化疗药物过敏者，应慎行化疗。

（6）严重感染、高热、出血、失水、电解质紊乱、酸碱平衡失调等并发症及有其他严重内科疾病的患者忌行化疗。

（7）精神病未能控制及无法自控的患者；由于依从性差，无法对化疗毒副作用进行及时全面的观察和处理者，慎行化疗。

（8）食管、胃肠道有穿孔倾向或肠梗阻患者。

（三）化疗过程中需要调整药物的情况

在化疗中如出现以下情况应考虑减药、停药或换药：

（1）判断化疗无效者，如化疗 1 个周期后在间歇期中发生病情恶化，或治疗 2 个周期后病变评价为进展者。

（2）出现 3～4 级血液学毒性或非血液学毒性，如骨髓抑制，心、肝、肾功能损害，化学性肺炎等，应根据情况决定是否要在下个周期调整用药或停药。

（3）出现严重的相关并发症，如胃肠道出血、穿孔、大咯血等。

（4）出现较为严重的化疗药物过敏反应。

（5）因患者无法耐受或经济等原因，拒绝进一步化疗者。

（四）注意事项

（1）化疗必须在有经验医师的指导下进行，治疗中应根据病情变化和药物毒副作用随时调整治疗用药，以及进行必要的处理。

（2）治疗过程中密切观察血象、肝肾功能和心电图变化，定期检查血象（包括血红蛋白、白细胞和血小板计数），一般每周检查 1～2 次，当白细胞和血小板降低时每周检查2～3 次，直到化疗疗程结束后血象恢复正常为止；肝肾功能于每周期前检查 1 次，疗程结束时检查 1 次，如有异常应进行相应的治疗，并增加复查的次数；心电图根据情况复查。

（3）年龄 65 岁以上或一般状况较差者应酌情减量用药。

（4）有骨髓转移者应密切注意观察。

（5）既往化疗、放疗后骨髓抑制严重者用药应注意。

（6）全骨盆放疗后应注意患者血象，并根据情况调整用药。

（7）严重贫血的患者应先纠正贫血。

（胡其艳）

第七节 肿瘤化疗常见毒副作用及处理

一、骨髓抑制

绝大多数细胞毒类药物都有骨髓抑制性。由于血细胞的半寿期不同，化疗药物对其的影响也不同。对化疗药物最敏感的是白细胞，其次是血小板，多疗程化疗也会引起血红蛋白降低。不同化疗药物导致骨髓抑制发生的时间、持续时间、严重程度均不相同。影响骨髓抑制的因素除药物外，还与患者个体骨髓储备能力密切相关。而肝病、脾功能亢进、曾接受过抗肿瘤治疗者更易引起明显的骨髓抑制。

（一）中性粒细胞减少

化疗引起的白细胞减少以中性粒细胞减少为主。中性粒细胞减少时，感染的机会明显增加。感染发生的危险与中性粒细胞减少的程度和持续时间有关。中性粒细胞减少至 $0.5 \times 10^9/L$ 以下并持续 10～14 天时，感染的危险性将明显增加。对中性粒细胞抑制较明显的药物有：亚硝脲类、蒽环类、紫杉类、NVB、VLB、MMC、VP－16、IFO 等。大部分的细胞毒类药物出现中性粒细胞减少的时间为 7～14 天，一般于 21 天恢复正常。部分药物表现为延迟性骨髓抑制（如亚硝脲类），中性粒细胞减少发生于化疗后 28～35 天，42～60 天才得以恢复。临床上，粒细胞集落刺激因子（G－CSF）可缩短与细胞毒化疗有关的严重中性粒细胞缺乏持续的时间，使感染的机会减少。

接受普通剂量化疗时，G－CSF 的用法有 3 种：第 1 个周期化疗后预防性地给予 G－CSF；化疗导致了发热性的中性粒细胞减少，下周期化疗后预防性地给予 G－CSF；化疗后出现发热性的中性粒细胞减少时给予 G－CSF 治疗。

化疗导致发热性的中性粒细胞减少后，下一疗程可以考虑减量，延长休息时间或预防性地应用 G－CSF。如果减量将影响患者的疗效和生存期（如恶性淋巴瘤，化疗缓解率和生存率与剂量强度有关），则需要预防性地应用 G－CSF。如果化疗以姑息性治疗为目的，应考虑减量。

G－CSF 推荐剂量为每天 5μg/kg，用于外周血干细胞动员时为每天 10μ/kg，皮下注射。预防性应用时，在化疗后 24～48h 给予 G－CSF。G－CSF 应持续给药至中性粒细胞绝对计数达（2～3）$\times 10^9/L$。近年来，长效 G－CSF 已经被批准用于临床。每疗程化疗仅需要应用长效 G－CSF 一次，疗效和普通剂量 G－CSF 相当。

（二）血小板减少

血小板减少是临床常见化疗药物剂量限制性毒性反应。对血小板影响较明显的细胞毒类药物有 MMC、CBP、GEM、亚硝脲类等。严重的血小板下降会引起凝血功能障碍，可伴有出血并危及生命。对血小板减少的患者应密切注意出血倾向，防止重要器官出血的发生，同时避免使用有抗凝作用的药物。

对于化疗引起的血小板减少，输注血小板仍然是最主要的预防和治疗措施。在药物筛选中，已发现了多种具有促进血小板生长潜能的因子，如 IL－1、IL－3、IL－6、IL－11，巨核细胞生长和发育因子（MGDF）、血小板生成素（TPO）等。其中，重组人 IL－11（thIL－

ll）较常用于治疗化疗引起的血小板减少症。临床试验结果表明，化疗后给予 IL－11 可减少需要输注血小板的机会。IL－11 推荐剂量为每天 50μg/kg，皮下注射，主要不良反应为发热、水肿、心动过速、结膜充血等。TPO 的主要临床作用就是作为血小板减少症的治疗药物，特别是因放化疗而导致的血小板减少症。重组人 TPO（thTPO）具有刺激巨核细胞生成的作用，其临床应用致使更低的血小板输注率，出血风险减少且不良反应较少。

（三）贫血

癌性贫血的原因包括癌症本身、放化疗引起的骨髓抑制、肿瘤侵犯骨髓、溶血、脾大、失血、铁生成障碍和促红细胞生成素（EPO）缺乏。DDP 是最容易引起贫血的化疗药物，因 DDP 对肾小管损伤而使 EPO 产生减少，是导致贫血的原因之一。其他化疗药物多疗程治疗后也会导致贫血。脊髓和盆腔放疗，因照射范围包括了主要造血的部位，因此也会导致贫血。包括治疗因素在内的各种原因引起的癌性贫血，使患者的生活质量受到了影响。

内源性 EPO 产生于肾脏，对红细胞的生成起调节作用。当发生缺氧或红细胞携带氧的能力下降时，EPO 生成增加并促进红细胞生长。基因重组 EPO 最早被批准用于治疗慢性肾衰竭导致的贫血。EPO 可缓解癌性贫血，减少输血的需要，改善患者的一般状况。化疗后血红蛋白（Hb）≤100g/L 可治疗性给予 EPO；当 Hb＜120g/L 时，可根据临床情况决定是否使用 EPO。EPO 剂量为 150U/kg，每周 3 次，连续 4 周。EPO 治疗超过 6～8 周仍然无效的患者应停药，继续治疗将无临床获益。应检查患者是否存在缺铁。

除此之外，输血也是一种可选择的治疗措施。癌性贫血是一种慢性过程，患者对贫血的耐受性明显好于急性失血者。因此，Hb＞100g/L 很少考虑输血。当 Hb＜70g/L 时可考虑输注红细胞。Hb 为 70～100g/L 时应根据患者的具体情况决定是否输血。一般老年患者耐受性较差，如伴有其他心、肺疾病者，输注红细胞改善贫血症状可使患者获益。

二、恶心、呕吐

恶心、呕吐是化疗最常见的不良反应之一，总体发生率为 70%～80%。接受不同的化疗药物或不同的药物剂量强度会产生不同程度的恶心、呕吐。化疗引起的恶心、呕吐是严重影响患者治疗耐受性和依从性的不良反应。严重的恶心、呕吐不仅明显影响患者的生活质量，而且将使患者对于今后的治疗失去信心。化疗前给予预防性使用抗呕吐药物可全部或部分缓解急性呕吐。

（一）化疗致呕吐的机制

化疗引起恶心、呕吐最常见的机制是化疗药物间接或直接地激活了大脑化学受体触发区（chemo－receptortrigger－zone，CTZ）。其一，导致呕吐的化学物质通过脑脊液或血液直接送达 CTZ，化疗药物和 CTZ 相互作用后释放多种神经递质，这些物质激活了呕吐中枢，引起呕吐。CTZ 释放的神经递质包括多巴胺、5－羟色胺（5－HT）、组胺、去甲肾上腺素、阿扑吗啡、血管紧张素Ⅱ、肠多肽、胃泌素、抗利尿激素、促甲状腺素释放激素、亮氨酸．脑啡肽和 P 物质等。其中，5－HT 是引起急性呕吐的重要因素。其次，化疗药物损伤消化道黏膜（特别是回肠黏膜），导致肠上皮嗜铬细胞释放 5－HT，刺激传入迷走神经的 5－HT3 受体，从而使呕吐中枢兴奋引起呕吐。P 物质是另一个与化疗引起呕吐有关的重要神经递质。P 物质通过中枢机制，与位于脑干的神经激肽 1（NK1）受体结合导致呕吐。NK1 受体的激活与后期的急性呕吐及延迟性呕吐有关。动物实验和临床研究表明，NK1 受体的抑制剂可缓解 DDP 所致的急性和延迟性呕吐。

其他相关的机制包括前庭机制及味觉损伤。化疗药物存在于血液或唾液腺中，影响口腔黏膜和味蕾，使口中产生异味和味觉改变。化疗后味觉损伤，口中的异味、苦味会引起呕吐。化疗药物直接或间接作用于大脑皮质引起呕吐。

（二）化疗所致呕吐的类型

1. 急性呕吐　发生于化疗后 24h 内，通常在给药后 1 ~ 2h 内出现，给药后 4 ~ 6h 最严重。

2. 延迟性呕吐　发生于化疗 24h 后，可持续 48 ~ 72h。常见于接受了明显致吐的化疗药物后，如 DDP、CBP、CTX 和 ADM。虽然延迟性呕吐的严重程度不如急性呕吐，但对患者营养与进食影响很大，可导致脱水和电解质紊乱。

3. 预期性呕吐　可发生于化疗给药前、给药中和给药后。主要原因是以往化疗过程中未能很好地控制呕吐，不愉快的经历导致以后化疗的预期性呕吐。因此，在首次化疗时如能有效地给予止吐药物控制呕吐，有助于减少预期性呕吐的发生。治疗预期性呕吐可用镇静药物，如苯二氮䓬类药物。不同的化疗药物引起呕吐的发生率和强度明显不同，相同的化疗药物也因所给予的剂量不同而导致呕吐的程度不同。其中，DDP 是引起呕吐最严重的药物。

（三）治疗

1. 5 - HT3 受体拮抗剂　5 - HT3 受体拮抗剂可同时作用于中枢和外周的 5 - HT3 受体，对于化疗药物引起的急性呕吐具有明显的抑制作用。对于中度致吐药物引起呕吐的完全控制率达 50% ~ 90%，对于重度致吐药物（如 DDP）引起呕吐的完全控制率也可达 50% ~ 70%。5 - HT3 受体拮抗剂与地塞米松合用可提高呕吐的完全控制率。但 5 - HT3 受体拮抗剂对于延迟性呕吐的控制率在 50% 以下。5 - HT3 受体拮抗剂的同类药物有多种，各种药物的半衰期和与受体的亲和力有所差别，但这类药物的疗效和不良反应相似，均可选用。剂型包括口服和静脉给药，两者疗效相当。给药方案为：使用最低有效剂量，化疗前单剂给药，联合地塞米松可增加止吐效果。5 - HT3 受体拮抗剂对于延迟性呕吐的效果有限，和单用地塞米松相比，加 5 - HT3 受体拮抗剂不增加疗效。常用的药物有昂丹司琼、格雷司琼、托烷司琼、阿扎司琼、帕洛诺司琼等。

2. NK1 受体拮抗剂　如前所述，NK1 受体的激活与后期的急性呕吐及延迟性呕吐有关。阿瑞吡坦（aprepitant）是 NK1 受体拮抗剂。临床研究表明，与 5 - HT3 受体拮抗剂加地塞米松的两药联合方案相比，阿瑞吡坦加 5 - HT3 受体拮抗剂加地塞米松的三药联合方案对于预防高致吐性化疗的急性呕吐效果更明显，化疗第 1 天呕吐的完全缓解率分别为 89% 和 78%。在预防延迟性呕吐的两项双盲试验中比较了阿瑞吡坦加地塞米松和单用地塞米松的疗效，完全缓解率分别是 75% 和 68%，56% 和 47%，阿瑞吡坦加地塞米松的疗效优于单用地塞米松。因此对于延迟性呕吐，推荐阿瑞吡坦 80mg 口服加地塞米松，DDP 用药后第 2 ~ 3 天给药。

三、口腔黏膜炎

口腔黏膜上皮是更新较快的组织。在生理状态下，口腔黏膜上皮每 7 ~ 14 天更新一次，以修复因化学和机械等原因造成的损伤。因此，口腔黏膜也是对化疗和放疗损伤敏感的组织。化疗或放疗后短期内，上皮组织释放细胞因子产生炎性反应，进而造成组织损伤。化疗4～5天后，上皮细胞增生修复低下，上皮萎缩。化疗后1周左右，口腔黏膜产生溃疡。而此时恰好是化疗后粒细胞缺乏时期，黏膜溃疡可伴有细菌或真菌等感染。患者出现明显的症状，如口腔疼痛、吞咽困难、进食减少。一些化疗药物，如氟尿嘧啶，引起口腔黏膜炎的同时可能伴有腹泻，导致患者水电解质平衡紊乱。一般情况下，2～3周后黏膜溃疡修复，口腔疼痛缓解。

（一）化疗致口腔黏膜炎

总体来说，约40%的患者化疗后将发生口腔黏膜炎，其中一半的患者因症状明显需要治疗和止痛。黏膜炎的发生因化疗药物、剂量及给药方案的不同而发生率及严重程度均不相同。在普通剂量下，MEL、TSPA、ADM、EADM、NVT、PTX、VP－16、MTX、5－Fu及衍生物、Ara－C等均有不同程度的致口腔黏膜炎。部分细胞毒类药物，当提高给药剂量后，黏膜炎便成为剂量限制性毒性。例如，大剂量EADM（120～150mg/m^2）、大剂量VP－16、MTX和Ara－C等化疗后口腔溃疡的发生率可高达80%。48%的多发性骨髓瘤接受含大剂量MEL动员方案加自体外周血干细胞移植的患者，可发生溃疡性口腔黏膜炎。给药方法也与黏膜炎的发生有关。PTX 24h静脉滴注时黏膜炎加重，而每周给药时黏膜炎是剂量限制性毒性。5－Fu持续静脉滴注时，黏膜炎是剂量限制性毒性，而5－Fu静脉注射时黏膜炎较轻。卡培他滨口服后，其有效血药浓度时间延长，黏膜炎的发生也相应增加了，严重黏膜炎约占3%。ADM脂质体的黏膜炎发生较ADM多见，发生率为30%，其中Ⅲ～Ⅳ度黏膜炎发生率为9%。

（二）治疗

将要进行化疗的患者在治疗2周前应接受口腔科医师的全面检查和相应治疗。如需拔牙或治疗口腔炎症，均应在2周前完成，使放化疗前伤口得以愈合，以免存在潜在的感染灶。同时，要教育患者注意口腔清洁和养成良好的口腔卫生习惯，进食后勤漱口、刷牙，如已经发生黏膜炎时要避免使用质地较硬的牙刷，可使用纱布或棉签清洁。

硫糖铝治疗消化性胃肠溃疡的疗效已得到了临床肯定。硫糖铝悬液漱口用以预防和治疗化疗引起的口腔溃疡也有一系列的研究。

palifermin是重组人角化细胞生长因子，已被美国和欧盟批准用于需造血干细胞移植或骨髓移植的造血系统恶性肿瘤患者，以减少严重口腔溃疡的发生率和持续时间。接受pali－fermin的患者报告，日常活动功能如吞咽、进食、谈话和睡眠均有显著改善，阿片类镇痛药物的使用明显减少了。

四、心脏毒性

化疗引起的心脏毒性中，对蒽环类药物的研究最多。蒽环类药物引起的心脏毒性包括3种临床表现：急性、亚急性和迟发性。急性心脏毒性表现为：室上性心动过速、室性异位搏动、心内膜下心肌炎、明显的心电图改变、心肌病，甚至死亡。严重急性心脏毒性的发生率低，大多为轻度的可逆反应。亚急性心脏毒性出现在末次给药的1年内，高峰通常在给药后的第3个月。迟发性心脏毒性一般在给药5年后出现。急性心脏毒性的发生与蒽环类药物的剂量无关，而迟发性心脏毒性与蒽环类药物的累积剂量有关。迟发性心脏毒性是不可逆的，严重者表现为充血性心力衰竭（CHF），是蒽环类药物主要的剂量限制性毒性。

CHF 的发生率和蒽环类药物的累积剂量显著相关。ADM 剂量 >450～550mg/m^2，EADM >900～1 000mg/m^2 时，发生 CHF 的危险性明显增加。ADM 的累积剂量为 550mg/m^2、600 mg/m^2 和 1 000mg/m^2 时，CHF 的发生率分别为 1%～5%、30% 和 50%。其他相关危险因素包括高血压、既往心脏病史、老年人、纵隔放疗、女性和体质指数（BMI）明显超过正常。与其他抗肿瘤药物联合可能增加蒽环类药物的心脏毒性，如曲妥珠单抗、紫杉类等。蒽环类药物相关的心脏毒性一旦发生应积极给予药物治疗，包括联合应用利尿剂、血管紧张素转换酶抑制剂、β 受体阻滞剂和洋地黄。肿瘤稳定患者可考虑行心脏移植术。

蒽环类药物的心脏毒性与其累积剂量相关，但仍有少数患者在较少累积剂量时已发生明显的心脏毒性，而有各种危险因素的患者只能接受较低的累积剂量。心电图对于蒽环类药物引起心脏毒性的预测没有肯定的价值。虽然应用超声心动图或放射性核素的方法测定左室射血分数（left ventricular ejection fraction，LVEF）也不能很好地预测 CHF，但目前仍然是临床应用最多的方法。对于有危险因素的患者，应每 1～2 个疗程随访 LVEF。对于无危险因素的患者，当 ADM 的累积剂量 >300mg/m^2 时也应随访 LVEF。心内膜下心肌活检可发现心肌损害，但创伤性的方法使其难以被广泛接受。近年来的研究发现，血浆肌钙蛋白是心肌受损的标记，测定肌钙蛋白可早期预测 CHF。研究显示，肌钙蛋白 T 水平和蒽环类药物相关的心肌损害有关，对预测 CHF 的发生有一定的价值。

ADM 脂质体是在 ADM 周围包裹脂质体。ADM 脂质体无法通过连接紧密的心肌细胞，使药物在心肌的峰浓度降低。但 ADM 脂质体可通过炎症和肿瘤区的血管，使药物在肿瘤部位的暴露不受影响。Batist 等的临床研究比较了 ADM 脂质体或传统多柔比星加 CTX 治疗晚期乳腺癌患者的心脏毒性和疗效。心脏毒性发生率有明显差别，分别为 ADM 脂质体组 6%，传统 ADM 组 21%。两组的肿瘤疗效和生存率相似。

抗代谢药 5 - Fu 引起心脏毒性的报道最早见于 1975 年。以后的研究发现，5 - Fu 所致心脏毒性的发生率为 3%。5 - Fu 持续静脉滴注时心脏毒性的发生率可增加到 7.6%，无症状性心电图改变可高达 68%。5 - Fu 持续滴注时少数患者出现心前区疼痛，心电图可出现类似心肌梗死的图形，但心肌酶谱没有异常改变，提示冠状动脉痉挛是可能的原因。

曲妥珠单抗是人源化的 HER - 2 单抗，已被批准用于治疗 HER - 2 过度表达的乳腺癌。在早期的临床试验中，曲妥珠单抗的心脏毒性就已经被认识到了，主要为 LVEF 下降和 CHF。曲妥珠单抗联合 ADM 的心脏毒性发生率最高为 27%，曲妥珠单抗联合 PTX 心脏毒性的发生率也会增加为 13%，而曲妥珠单抗单药心脏毒性的发生率较低，为 2%～8%。曲妥珠单抗引起的心脏毒性和其剂量无关，停药后及给予抗心力衰竭治疗可使 80% 的患者症状改善。临床使用曲妥珠单抗时建议定期复查 LVEF，当 LVEF 值较基础值下降超过 15% 时，建议暂停使用曲妥珠单抗。

五、肺毒性

多种化疗药物可引起肺毒性，除 BLM 外，大部分化疗药物引起肺毒性的机制并不清楚。可引起肺毒性的细胞毒类药物包括 BLM、BU、BCNU、CLB、CTX、Ara - C、TXT、VP - 16、氟达拉滨、GEM、MTX、MMC、PTX、丙卡巴肼、VLB。靶向治疗药物吉非替尼、利妥昔单抗和硼替佐米亦有肺毒性的报道。

BLM 是化疗药物中引起肺毒性研究最多的药物，主要用于霍奇金淋巴瘤或生殖细胞肿瘤患者的化疗。霍奇金淋巴瘤患者接受 ABVD 方案化疗后急性肺毒性的发生率为 25% ~ 31%，但约 10% 的患者同时接受了放疗。BLM 是多肽类抗癌抗生素，早在 20 世纪 60 年代已被认知其可引起肺毒性。其发生机制为：肿瘤坏死因子诱导的免疫反应；与 Fe^{3+} 形成复合物激活氧自由基。BLM 引起的肺毒性主要表现为肺纤维化，少数为对 BLM 超过敏，后者较纤维化易于控制。临床表现为呼吸困难、干咳、乏力，可伴有发热。激素治疗可使部分患者缓解，但发生肺纤维化者难以逆转。BLM 引起肺毒性的危险因素包括：BLM 的累积剂量、肾功能减退、年龄、吸烟、纵隔放疗和高氧。当博来霉素的累积剂量 >300 000IU 时，肺毒性的发生率可明显增加；累积剂量 <450 000IU 时肺毒性的发生率约 5%，而累积剂量达 550 000IU时，其致死性肺毒性高达 10%。BLM 进入人体后，50% ~70% 以原型从肾脏清除。正常肾功能者半衰期为 2 ~5h，肾小球滤过率下降者半衰期可延长到 30h。肾功能减退者，BLM 的暴露时间延长，肺毒性的危险增加。因此，对于肾功能减退患者，或同时应用 DDP 等具有肾毒性的药物时，应密切监测并调整 BLM 的剂量。

吉非替尼是小分子酪氨酸激酶抑制剂，作用于 EGFR 阻断信号转导，抑制肿瘤细胞增殖。临床研究表明，吉非替尼对于东方人种的非小细胞肺癌具有肯定的疗效，特别是女性、不吸烟、腺癌患者。美国和欧洲的研究发现，吉非替尼可导致间质性肺炎，发生率为 1.1%。但日本患者的发生率较高。部分患者接受了肺活检，病理检查显示肺间质性炎症和纤维化。吸烟男性比不吸烟女性发生间质性肺炎的危险明显增加了（OR 值为 20.5），女性不吸烟者的发生率仅 0.4%。治疗以激素为主，同时用抗生素治疗未增加疗效。

六、肾和膀胱毒性

（一）化疗引起的肾毒性

1. DDP　化疗引起的肾毒性，以 DDP 为著。DDP 已在临床应用多年，至今仍然广泛应用于多种恶性肿瘤的治疗，对其肾毒性的产生和预防也有比较充分的研究。DDP 以代谢产物的形式从肾脏清除。DDP 引起的肾毒性主要是对近端肾小管的损害，可能累及集合管，但对肾小球无影响。DDP 对肾小管的破坏不仅有重金属直接损伤的原因，也可能是 DDP 和肾小管上皮细胞 DNA 产生交叉联结所致。

DDP 肾毒性的产生和其剂量有关，单次剂量 $<50mg/m^2$ 时发生肾功能损害的机会很小。单次剂量 $>50mg/m^2$ 时必须同时给予水化，不然将造成不可逆的肾功能损害。水化是预防 DDP 引起肾毒性的有效方法。水化可以使顺铂接触肾小管的药物浓度降低，接触时间缩短。因此，DDP 用药前、后应给予大量生理盐水，使尿量保持在 100ml/h 以上。如 DDP 剂量 $>75mg/m^2$，则水化还要加强。水化的同时经常给予甘露醇或利尿剂，但是否能够进一步减少肾损害并不十分肯定。同时应用其他肾毒性药物将加重顺铂肾毒性的危险，如氨基糖苷类抗生素、长期应用非甾体解热镇痛药物等。

除使用水化方法减少 DDP 引起的肾毒性外，尚有一些研究致力于寻找具有减少肾毒性的药物，其中比较成功的是氨磷汀。氨磷汀在体外没有活性，在体内经碱性磷酸酶水解脱磷酸后成为含自由巯基的活性代谢产物 WR－1065。自由巯基能直接与烷化剂和铂类药物的活性基团结合，减少烷化剂和铂类药物对 DNA 的破坏；另一方面，自由巯基可清除化疗药物产生的氧自由基，减少自由基对细胞膜及 DNA 的损伤。氨磷汀对正常细胞具有选择性的保护作用，与细胞毒类药物同时应用不减少其抗肿瘤作用。临床研究显示，卵巢癌患者接受含 DDP 方案化疗，加或不加氨磷汀保护。两组患者疗效相当，加氨磷汀组的肾毒性明显降低了。

2. 氨基蝶呤　MTX 给药后主要从肾脏排泄，通过肾小球滤过和肾小管主动分泌，很快从尿液中清除。普通剂量的 MTX 很少引起肾毒性。当排泄至肾小管的 MTX 和其代谢产物浓度很高时，药物即在肾小管上的沉积，导致急性肾衰竭。尿液在正常生理 pH 时，药物处于充分离子化状态，不易在肾小管产生沉积。但当尿液 pH 呈酸性（pH < 5.7）时，药物易沉积于肾小管。大剂量 MTX 治疗时，水化和碱化尿液是有效防止其肾毒性的方法。水化可使尿液中的药物浓度减低，同时给予碳酸氢钠可使尿液的 pH 呈碱性（pH > 8），从而减少了药物在肾小管上的沉积。尿液的排泄量应保持在 100ml/h 以上。大剂量 MTX 治疗时必须进行血药浓度监测，同时给予四氢叶酸解救。

3. IFO　IFO 和 CTX 是同分异构体，两者具有相似的抗肿瘤活性和毒性。但 CTX 并无肾毒性，而 IFO 却可能产生不同程度的肾毒性，甚至为不可逆的肾衰竭，需血液透析或肾移植，严重者可威胁生命。IFO 引起肾毒性的机制可能是其代谢产物中有较多的氯乙醛，并且 IFO 对近端肾小管有直接影响。肾小管损伤后可表现为氨基酸尿、蛋白尿、肾小管酸毒症和低钾血症等。IFO 肾毒性的发生率为 5% ~30%。儿童对 IFO 特别易感，可导致肾性软骨病和生长迟缓。危险因素包括累积药物剂量，患者年龄较轻（特别是 <5 岁的儿童）、单侧肾切除、肾脏接受过放疗、后腹膜肿块、既往或同时接受 DDP 或其他具有肾毒性的药物。药物剂量是 IFO 导致肾毒性的重要相关因素。早期临床研究发现，单次大剂量给予 IFO 将造成肾小管急性坏死，几天内即出现肾衰竭。IFO 分次给药可明显降低肾毒性。因此，IFO 一般为 3 ~5 天分次给药，也有医生采用持续静脉滴注给药。美司钠对 IFO 引起的出血性膀胱炎有预防作用，但不能减轻其肾毒性。

（二）出血性膀胱炎

大剂量 CTX 和 IFO 都有明显的尿路毒性。大剂量 CTX 引起出血性膀胱炎的发生率为 5% ~35%。IFO 导致的严重出血性膀胱炎的发生率为 40%，而接受过盆腔放疗的患者发生率高达 70%。CTX 和 IFO 两者均产生代谢产物丙烯醛，后者经肾脏排泄至膀胱，是引起尿路毒性的主要物质。动物实验显示，丙烯醛使尿路上皮出现溃疡、炎性反应和水肿。临床上，出血性膀胱炎表现为血尿和下尿路刺激症状。预防出血性膀胱炎传统的治疗方法为给予大量液体水化和利尿，或同时进行膀胱冲洗。

美司钠是一种含有巯基的化合物，对大剂量 CTX 和 IFO 引起的出血性膀胱炎具有预防作用，并比其他巯基化合物具有更好的尿路保护作用。静脉给药后，美司钠完全由肾脏排泄。美司钠在血液中没有活性，经肾脏排泄至尿液后重新被激活。在尿液中，美司钠中的巯基和丙烯醛结合，形成无活性的物质而排出，对尿路不再具有刺激损伤作用。

美司钠应在 CTX 和 IFO 给药前、给药后 4h 及 8h 分别给予，每次用量为 CTX、IFO 剂量的 20%。当应用大剂量 CTX 进行骨髓移植前化疗时，美司钠的剂量可相应地提高到相当于 CTX 剂量的 120% 和 160%。以持续静脉滴注的方式给予 IFO 时，美司钠可以在给药前先给予相当于 IFO 20% 的剂量，然后再按照 IFO 剂量的 100% 与其同步输注。IFO 输注结束后，还应继续输注美司钠（相当于 IFO 剂量的 50%）6 ~12h，以便能更好地保护泌尿系统。

七、神经毒性

（一）长春花生物碱的神经毒性

长春花生物碱是一类具有神经毒性的细胞毒类药物，包括 VCR、VLB、VDS 和 NVB。长春花生物碱可抑制肿瘤细胞有丝分裂时微管蛋白的聚合，使纺锤丝形成受阻，有丝分裂停止于中期，导致肿瘤细胞死亡。长春花生物碱同时也非选择性地和微管 p 亚单位结合，干扰了神经轴突微管的功能，其中以感觉神经受损最明显。

长春花生物碱引起的神经毒性临床表现相似，以指（趾）末端感觉异常和深部腱反射减退为主要特征。腱反射减退一般为无症状性的，体检方能发现。随药物累积剂量的增加，指（趾）末端感觉异常的范围可扩大到整个手足，感觉由麻木加重至烧灼感。维生素对此类神经毒性无肯定的治疗作用。停药后神经毒性将逐渐减轻。长春花生物碱对副交感神经的功能也有影响，可导致患者便秘、排尿困难，严重者出现肠梗阻。对自主神经产生影响时可发生直立性低血压。

神经毒性是 VCR 的剂量限制性毒性。VCR 的单次给药剂量和累积剂量都和神经毒性的发生有关。VCR 的单次给药剂量应不 >2mg，年龄 >70 岁的患者应酌情减量至 1mg。VCR 的累积剂量超过 25mg 时，神经毒性明显增加。VLB、VDS 和 NVB 的剂量限制性毒性则为骨髓抑制，神经毒性较 VCR 为弱，但同样与单次给药剂量和累积剂量有关。NVB 和其他具有神经毒性的细胞毒类药物联合可能加重神经毒性的程度，如 NVB 联合 L－OHP 可导致严重便秘，但 NVB 和 DDP 联合并不增加神经毒性。

（二）紫杉类药物的神经毒性

PTX 和 TXT 引起神经毒性的机制和长春花生物碱相似。紫杉类药物作用于神经元的微管，使神经轴突破坏和脱髓鞘。临床表现为“手套（袜子）”型的感觉异常及麻木感，严重时表现为烧灼感。深部腱反射减退，震动觉消失，直立性低血压。视神经损害可引起短暂的黑朦，运动功能受影响时出现下肢无力。

紫杉类药物引起的神经毒性和药物单次剂量及累积剂量均有关。当 PTX 250mg/m^2，每 3 周给药，或 PTX 超过 100mg/m^2，每周给药时，神经毒性成为剂量限制性毒性。累积剂量和神经毒性的发生有关。但无论 PTX 还是 TXT，并无绝对的剂量极限。

一旦发生神经毒性，停药是最主要的方法。大部分患者经较长时间后可获得症状缓解。目前尚无疗效肯定的预防或治疗神经毒性的药物。

（三）DDP 和 L－OHP 的神经毒性

神经毒性是 DDP 仅次于肾毒性的主要毒性之一，与 DDP 的累积剂量关系密切。DDP 的累积剂量达 300～500mg/m^2 时，神经毒性的发生率明显增加。DDP 引起神经毒性的原因并不十分清楚，可能的原因是与重金属铂离子在神经元的累积有关，这种损伤往往难以逆转。DDP 引起的神经毒性表现为周围感觉神经病、自主神经病、癫痫发作、脑病、短暂的皮质性失明、球后视神经炎、声带麻痹、视网膜损伤和高频区听力损伤。周围感觉神经病变时，以足趾和脚麻木多见。可发生腱反射减退，但运动神经受损少见。停止应用 DDP 后，部分患者神经毒性可缓慢恢复，但约 30% 的患者神经毒性不可逆。细胞保护剂氨磷汀对于 DDP 引起的神经毒性可能具有预防作用。

L－OHP 是近年来得到广泛应用的铂类药物，周围神经毒性是其最常见的毒性之一。L－OHP 引起的累积性神经毒性是剂量限制性毒性。临床表现为肢体末端或口唇周围感觉异常、感觉性共济失调、肌肉痉挛、注射药物的手臂疼痛、咀嚼时下颌疼痛等。这些症状可能仅持续数分钟至数小时。L－OHP 特征性的神经毒性表现为类似于喉痉挛的呼吸困难，但并无解剖学的异常改变。这种呼吸困难由感觉异常所致，并不伴有喉头或支气管水肿和痉挛，停药后可恢复。另一特征是，这些神经毒性在患者遇冷时会加重，如进食冷的食物、接触冷水或金属物质。神经毒性在停药后会缓慢恢复，至停药后 6 个月，约 3/4 的患者可减轻或消失。当 L－OHP 的累积剂量超过 $800mg/m^2$ 时，有可能导致永久性的感觉异常和功能障碍。有研究表明，同时应用谷胱甘肽可减轻 L－OHP 的神经毒性。在 L－OHP 前、后注射钙和镁，可能有助于预防神经毒性。

（四）沙利多胺的神经毒性

沙利多胺具有抗肿瘤新生血管的作用，已被批准用于多发性骨髓瘤的治疗，但其神经毒性为剂量限制性毒性。沙利多胺的神经毒性发生率为 25%～70%，和该药物应用时间的长短有关。神经毒性的本质为轴突性神经病。典型的临床表现为周围性末梢感觉异常，或疼痛性感觉异常。感觉丧失以手和足为主，可同时伴有运动和位置觉减退。接受沙利多胺治疗时间的长短和神经毒性的发生有关。有报道显示，沙利多胺每日剂量 >400mg 时，发生神经毒性的危险性明显增加，但累积剂量和神经毒性的关系存在争议。

（五）硼替佐米的神经毒性

硼替佐米是蛋白酶体抑制剂，目前已用于多发性骨髓瘤和套细胞淋巴瘤的治疗。和既往接受的治疗有关，多发性骨髓瘤接受过沙利多胺治疗者，更易于发生神经毒性，发生率为 30%～60%。主要为周围感觉神经病，极少数为感觉运动神经病。

八、性腺功能障碍

（一）化疗对儿童性腺的影响

现代化疗已能够使一些肿瘤患者获得长期生存。在肿瘤得到控制后，长期生存者生活质量的保证已成为重要问题。特别是儿童或青年期肿瘤患者，接受抑制性腺功能的化疗药物将不同程度地影响这些患者今后的生活质量。化疗药物对性腺功能的影响早在 20 世纪 40 年代后期就已经受到了关注。当时已认识到 HN2 会引起男性精子缺乏、女性闭经。至今，已有许多研究评价了烷化剂对性腺功能的影响。其他对性腺功能影响较大的细胞毒类药物类包括丙卡巴肼、DTIC 和铂类化合物，可能对性腺有抑制的药物还包括蒽环类，而抗代谢药对性腺的影响不大。

烷化剂和 DDP、CBP 是最容易引起不育的药物。烷化剂中仅 CTX 和 CLB 被证实单药可引起不育，其他药物的评价都是从联合化疗中获得的，结果可能受到其他药物的影响。CBP 是 DDP 的类似物，但临床试验显示 CBP 所致不育的危险性小于 DDP。化疗药物对性腺的影响程度因化疗药物的选择、药物累积剂量、患者的性别和接受化疗时患者的年龄而不同。

一般来说，青春期前男孩和女孩的性腺对化疗不敏感，因为生殖上皮还未开始增殖。化疗对青春期前男孩性功能损伤的发生率为 0～24%，成人为 68%～95%。和成年男性一样，丙卡巴肼、CTX、CLB 对青春期前男孩的影响最大，而不含烷化剂的化疗可能不影响青春期的精子发育，不影响成年后的精子数和生育能力。化疗不影响产生睾酮的睾丸间质细胞，因此一般青春发育期无明显延迟，青春期后的睾酮水平也在正常水平。化疗对青春期前性腺的抑制也存在剂量依赖关系。相同的化疗对女孩今后生育能力的影响小于男孩。大部分化疗不会导致女孩发育停止，青春发育和青春期后的卵巢功能正常。甚至患霍奇金病接受 MOPP（HN2、VCR、丙卡巴肼、泼尼松）化疗的女孩，90% 发育正常。但大剂量化疗还是会对青春期前的卵巢功能造成损害，但一般不影响正常发育。

（二）化疗对成人性腺的影响

化疗引起不育，是由于化疗损害了睾丸基底上皮和成人卵巢的卵泡及生长期卵母细胞。烷化剂和 DDP、CBP 引起男性精子缺乏、女性闭经的危险性最大。青春期后，男性睾丸生殖上皮终身对烷化剂的损伤敏感，其敏感性是青春期前的 5 倍。烷化剂可引起精子减少或缺乏，导致不育。接受低剂量化疗的患者，1～3 年内精子水平可能恢复正常。如果化疗损伤了精原干细胞，有可能导致永久的精子缺乏。烷化剂和丙卡巴肼对男性性腺的损害最明显。烷化剂可导致 85%～95% 男性和 50% 女性不育。MOPP 是治疗霍奇金病的有效方案，接受 MOPP 方案化疗者有 97% 出现精子缺乏，而接受 ABVD 方案者有 54% 出现精子缺乏，且几乎所有患者均恢复精子生成。由于 ABVD 方案疗效与 MOPP 相等，致不育及第二肿瘤的危险比 MOPP 小，因此，ABVD 已很大程度上替代了 MOPP。

卵巢对烷化剂的敏感性随年龄的增长而增加。年龄 <30 岁的妇女 CTX 导致闭经的危险是年龄 >40 岁妇女的 1/4。大部分化疗药物引起的闭经是暂时的，持续数月或数年后可恢复。但年长女性化疗后可能导致提前绝经。可能的解释是，细胞毒类药物加速了卵母细胞的排空。年轻女性的卵巢拥有众多的卵母细胞，化疗可能减少了存活的卵母细胞数，但影响不大。化疗药物加速了年长女性卵母细胞的正常排空过程，导致了提前绝经。烷化剂是可能导致永久性卵巢功能损害的主要化疗药物，并与累积剂量有关。

（三）化疗对妊娠的影响

细胞毒类药物对胎儿的影响与妊娠时间有关。在妊娠前 3 个月，化疗可致流产和畸胎。妊娠后期，化疗可使新生儿体重不足，但很少引起先天性畸形。临床研究发现，儿童或少年期接受过化疗的长期生存者，他们所生子女中先天性畸形或遗传性疾病的发生率并不比普通人群高。除外遗传性肿瘤（如视网膜母细胞瘤），这些长期生存者的子女恶性肿瘤的发生也未明显增加。

（四）预防

在预期可获得长期生存的肿瘤患者接受抗肿瘤治疗前，应评价其性腺的功能状况和生育情况。由于烷化剂对性腺的毒性最大，在选择化疗药物前应考虑治疗后对性腺的远期影响。在疗效相当的情况下，选择毒性较小的药物。如以 ABVD 方案替代 MOPP 方案治疗霍奇金病。对于需要保存生育能力的患者，在接受烷化剂治疗前可将精子和卵子采集后保存起来。

九、第二原发肿瘤

第二原发肿瘤是抗肿瘤治疗相关远期毒性中最严重的并发症。自 20 世纪 70 年代以来，已有许多研究评价了抗肿瘤治疗与第二肿瘤的相关性。美国的研究表明，儿童肿瘤患者治疗后发生第二肿瘤的危险性是普通人群的 5.9 倍。化疗引起白血病已被很多研究所证实，而治疗相关的实体瘤更多地与放疗有关。霍奇金病、睾丸癌和儿童肿瘤是化疗提高患者生存率最明显的肿瘤，这些患者的发病年龄一般比较轻，对于长期生存患者第二肿瘤的研究也最多。其次为乳腺癌和卵巢癌。值得注意的是，第二肿瘤的发生并不都与治疗有关，生活方式、遗传因素、免疫缺陷等都是第二肿瘤的相关原因。

化疗药物中，烷化剂、鬼臼毒素、蒽环类和铂类药物被认为具有致癌性，并随其累积剂量的增加而危险性增加。可能引起白血病的烷化剂包括 NH_2、CLB、CTX、MEL、MeCCNU、CCNU、BCNU、BU 等，而 CTX 致白血病的危险性相对较小。烷化剂相关白血病的危险性在化疗后 1 ~2 年开始增加，高峰在 5 ~10 年，10 年后危险性降低。化疗引起的白血病主要为急性粒细胞白血病（AML），占所有白血病的 10% ~20%。其次为急性淋巴细胞白血病（ALL）、慢性粒细胞白血病（CML）和骨髓增生异常综合征（MDS）。烷化剂相关的 AML 发生率为 1% ~20%，50% 病例以 MDS 为先期表现，而原发 AML 很少有这种情况。

霍奇金病传统 MOPP 方案治疗后长期生存患者的第二原发白血病的危险性明显增加，主要与 NH_2 和丙卡巴肼有关。MOPP 10 ~12 个疗程比 6 个疗程致白血病的危险性增加 3 ~5 倍。20 世纪 80 年代后，ABVD 方案逐渐取代了 MOPP 方案。铂类药物的作用机制与烷化剂相似，广泛应用于各种肿瘤的治疗。在卵巢癌的研究中发现，含铂类药物的联合方案化疗显著增加了白血病的危险。许多大型研究显示，他莫昔芬可降低对侧乳腺癌的危险。据早期乳腺癌协作组统计，服他莫昔芬 5 年的患者可相对降低 47% 对侧乳腺癌的危险的。但长期服用他莫昔芬有致子宫内膜癌的危险。服用他莫昔芬 2 年，患子宫内膜癌的危险性增加 2 倍；服用他莫昔芬 5 年，患子宫内膜癌的危险性增加 4 ~8 倍。对于乳腺癌术后需要进行辅助内分泌治疗的患者来说，他莫昔芬治疗后生存期的提高和对侧乳腺癌的减少带来的益处，远大于子宫内膜癌所带来的害处。但必须对长期服用他莫昔芬的患者进行子宫内膜癌的监测，特别是以往有雌激素替代治疗史的患者。

（王　琼）

第八节　化疗药物的临床给药途径

一、静脉给药

静脉给药为最常见的给药途径。经中心静脉导管或周围静脉导管给药，采用静脉注射或静脉滴注。对于腐蚀性化疗药物如 ADM、NVB 等，目前常采用经外周静脉置入中心静脉导管（peripherally inserted central catheter，PICC）、输液港（implantable venous access port，PORT）或中心静脉导管（central venous catheter，CVC）给药。在通过中心静脉导管给药前，宜通过回抽血液来确定导管在静脉内，如果遇到阻力或者抽吸无回血，则应进一步确定导管的通畅性，不应强行冲洗导管。注药时应询问患者是否有痛感、灼热感、刺痛感或其他不适感觉，观察同侧胸部有无静脉怒张、颈部锁骨上区及上肢的水肿等。非腐蚀性化疗药物可经周围静脉注药，在给药前，也要先通过回抽血液或推注生理盐水，以确认导管在静脉内。抗代谢药 5 - Fu，经稀释后静脉滴注。因 5 - Fu 半衰期短，对于胃肠道肿瘤，常采用便携式微量注药泵，持续 48 小时静脉滴注，该化疗药物输注完毕宜注入 100ml 生理盐水，以减轻高浓度 5 - Fu 对血管的刺激。处理如下：

（1）需由经过培训且技术熟练的专业人员操作，选择合适的输液部位及输液工具。

（2）根据医嘱按规范给药顺序用药，不同化疗药物之间用生理盐水或葡萄糖冲洗。联合化疗时需注意配伍禁忌。

（3）现配现用，注意避光。

（4）按化疗药物的不同作用及理化特点选择合适的给药方式和速度。

（5）对于易发生过敏反应的药物，遵医嘱给予预处理，规范使用输液器，用药过程中进行心电监护。

（6）对于采用周围静脉给药者，输注过程中特别注意观察有无药物外渗，预防并及时处理相关输液并发症。

二、肌内注射

肌内注射适用于对组织无刺激性的药物，如 TSPA、BLM、PYM 等，需备长针头深部肌内注射，以利于药物的吸收。处理如下：

（1）注意观察患者出凝血时间是否异常。

（2）选择肌肉较发达部位注射，避开疼痛、肿胀和有硬结节的部位。长针头深部肌内注射，并轮换注射部位。

（3）注意药物对局部组织的刺激或损害。

三、口服

口服药物毒性低，作用持久、平缓。适用于胃肠道吸收较完全的药物。需装入胶囊或制成肠溶制剂、片剂及胶囊，应整片吞服，不可嚼碎或打开，以减轻药物对胃黏膜的刺激，并防止药物被胃酸破坏。常用的卡培他滨宜饭后半小时服用，以免直接接触胃黏膜，引起不适；替莫唑胺胶囊宜空腹或至少餐前一小时服用，并与止吐药同时服用，以免食物影响其吸收，以减轻胃肠道反应；CCNU 可睡前给药，以减少呕吐的发生。处理如下：

（1）向患者或家属介绍化疗药物的作用、用法及可能出现的不良反应。

（2）对已出院的患者，通过电话随访以了解其服药情况、判断其治疗的依从性。

（3）观察药物的不良反应，及时给予相应处理。

四、腔内化疗

腔内化疗是指胸、腹膜腔和心包腔内化疗。主要用于癌性胸腔积液、腹水及心包积液。药物可直接与局部肿瘤细胞接触，可减轻毒副反应。一般选用可重复使用、局部刺激较小、抗瘤活性好的药物，以提高局部疗效。需经介入治疗置管或穿刺，每次注药前需抽尽积液。处理如下：

（1）置管或穿刺时严格执行无菌操作，观察患者的生命体征变化。

（2）指导患者取合适体位，并协助患者每 15 分钟更换体位，使药物与腔壁充分接触，以最大限度地发挥药物的作用，并可预防粘连的发生。

（3）需留置导管者暂夹紧导管。可用施乐扣和透明贴膜固定于合适的位置，引流时保持导管通畅。

（4）注意观察穿刺点有无红肿、疼痛、渗液，固定是否合适，做到班班交接。穿刺部位每周换药 1 ~2 次。

五、鞘内化疗

由于多数化疗药物不能透过血脑屏障，为缓解中枢神经系统受侵出现的症状或治疗单纯脑脊髓膜受侵，应选择鞘内化疗。鞘内化疗的药物可通过腰椎穿刺或埋在皮下的药泵给药。导管与侧脑室相连，经长时间灌注将化疗药物带到脑脊液中，达到有效的治疗浓度。处理如下：

（1）严格执行无菌操作。

（2）鞘内注药后应去枕平卧 6 小时。

（3）观察患者的生命体征变化。特别注意观察患者有无头痛、颈项强直、发热或意识改变。

六、动脉内化疗

为了提高抗癌药物在肿瘤局部的有效浓度，可经动脉内给药化疗。对于浓度依赖性的抗肿瘤药物，局部药物浓度是决定疗效的最关键因素之一。局部动脉给药的条件是：肿瘤局部侵犯为主，少远处转移，如动脉内化疗较适合结肠癌肝转移的治疗；给药动脉主要供应肿瘤而较少供应正常组织；所用抗肿瘤药物，局部组织摄取快，全身灭活或排泄快，特别是药物第 1 次通过肿瘤时即可被绝大部分吸收。处理如下：

（1）严格执行无菌操作。

（2）术后 4 ~6 小时密切观察患者的生命体征及术侧肢体远端血液循环情况。

（3）行股动脉穿刺者，嘱患者平卧位，患肢制动 8 小时，穿刺部位用沙袋压迫，术后 24 小时内避免剧烈运动。

（4）鼓励患者多饮水，使每日尿量在 2 000ml 以上。

（李金红）

第九节　化疗常见不良反应的处理

一、局部毒性反应及处理

化疗局部毒性是由输注的细胞毒性药物损伤静脉壁内膜上皮细胞所致。对于采用外周静脉给药者，化疗局部毒性反应占抗癌药物所致各种反应的 2% ~5%，是给患者造成痛苦的主要原因之一。化疗药物在静脉给药过程中意外渗漏的发生率为 0.1% ~6%。有些抗肿瘤药物如 HN2、MMC、ACTD、VLB、ADM 等对血管的刺激性大，作静脉注射时，易刺激静脉内壁造成静脉炎，表现为从注射部位沿静脉走向出现发红、疼痛、色素沉着、血管变硬等。如静脉注射时药物不慎漏于皮下发生外渗，即可引起疼痛、肿胀或局部组织坏死。化疗静脉反应的分级：0 级，无疼痛等不适；Ⅰ级，局部皮肤发红，伴有或不伴有疼痛；Ⅱ级，轻度肿胀、灼热，中度疼痛；Ⅲ级，局部中度肿胀，重度疼痛，水疱形成，直径 <2.5cm，Ⅳ级，中度或重度肿胀，顽固性疼痛，水疱直径超过 2.5cm，影响肢体功能。化疗局部毒性反应重在预防。用药前护士要熟悉各种药物的刺激性反应，采取相应的预防措施并及时处理药

物外渗。

（一）预防

1. 化疗药物的评估　评估所给化疗药物的性质，确定备药溶媒、稀释浓度、配伍禁忌、给药方法及输注速度。根据医嘱合理安排化疗药物的输入顺序，以提高疗效或减轻化疗药物的毒性反应。多种药物化疗时每种药物间输注5%葡萄糖注射液或0.9%氯化钠注射液。

2. 化疗药物静脉给药原则

（1）选择合适的输液通路：原则上首选PICC，其留置时间长，医用硅胶导管柔软，较为舒适，可满足多个化疗周期的治疗需要，避免反复穿刺及化疗药物对血管的损伤。近年来，超声引导下PICC置管，特别是对于外周血管条件差的患者，提高了置管的成功率和携管的舒适度。输液港植入留置可达5年以上，适合于经济条件好、外周血管条件差或自我形象要求高的患者。对使用腐蚀性的化疗药或持续48小时5－Fu静脉滴注的患者，如果拒绝使用中心静脉导管，应签署知情同意书，并在护程记录上详细记录。采用外周静脉给药者，原则上在满足输液速度的情况下，尽量选择型号小的短导管。临床实践证明细而短的24G型静脉留置针进入血管后漂浮在血管中，可减少对血管内皮的机械性摩擦，降低机械性损伤和血栓性静脉炎的发生。相对于粗导管，细而短的24G型静脉留置针因有较多的血流经过导管旁，可以减少刺激性的药物在血管壁的停留时间，因而减少了化学性静脉炎的发生率。禁止用一次性静脉输液钢针进行化疗药物输注。

（2）选择合适的静脉及输液部位：选择外周静脉给药者，宜选择上肢粗、直、有弹性的血管，合适的部位为前臂，不宜选择下肢静脉进行穿刺。避开手腕和肘窝，以及施行过广泛切除性外科手术的肢体末端，乳腺癌根治术后避免患肢输注。应该避免在同一部位多次穿刺，有计划地调换静脉，选择静脉需从小到大，由下到上，由远端到近端。如果穿刺失败，应在同侧近心端或更换一侧肢体穿刺，由于手背和腕部富含细小的肌腱和韧带，药液一旦外渗可造成损伤，极难处理，甚至可影响关节活动，所以对腐蚀性化疗药物，不在该处穿刺输注。

（3）安全用药：化疗给药必须经由培训过的护士执行，输注化疗药物前，必须确认导管在静脉内，经PICC、CVC、PORT输注药物宜通过回抽血液来确定导管在静脉内，使用静脉留置针者宜通过回抽血液或输注生理盐水确定导管在静脉内。输液的过程中加强观察，并询问患者注射部位是否疼痛，如疑似肿胀或患者主诉疼痛时需拔出重新注射，必要时按化疗外渗处理。静脉输注化疗药物时，药液的浓度不宜过高，给药速度不宜过快。采用外周静脉给药者，在静脉输液前沿静脉走向反复涂抹喜疗妥软膏，对化疗性静脉炎有良好的预防作用。一旦出现静脉炎，可给予硫酸镁湿敷或金黄散外敷。

（4）规范化疗药物的使用：根据医嘱按规范给药顺序用药，不同化疗药物之间用生理盐水或葡萄糖冲洗。联合化疗时需注意配伍禁忌。输入化疗药物后，应该用0.9%生理盐水充分冲洗管道后再拔针（除L－OHP外，L－OHP输入前后必须要用5%葡萄糖冲洗静脉管道），使化疗药物完全进入体内，避免化疗药物滞留在外周血管内，以减少药液对血管壁的损伤。在用药前，详细向患者讲解药物外渗的临床表现，护士按时巡视病房，观察输液滴速是否通畅，穿刺处皮肤有无发红、肿胀，贴膜固定是否合适。如果出现局部隆起、疼痛或输液不畅时及时处理。必要时按化疗药物外渗处理。

（二）外渗处理

对于非腐蚀性药物发生的渗出，可给予硫酸镁冷湿敷（L－OHP 外漏 1 周内禁止冷敷），喜辽妥涂擦或金黄散外敷。腐蚀性药物外渗必须按下列方法处理：

（1）立即停止注射。

（2）保留针头，从原静脉抽吸，尽量抽出残留在针头、输液管中的药物，以减少药液的残留。

常见化疗药物外渗的解毒方法：

（1）HN2：10% 硫代硫酸钠 4ml 与无菌注射用水 6ml 混合，局部静脉注射 5～6ml，外渗部位做多处皮下注射，数小时重复。解毒机制：加速烷基化。

（2）MMC：方法同上。还可用 50mg/ml 维生素 C 1ml 局部静脉注射。解毒机制：直接灭活。

（3）ADM：50～200mg 氢化可的松琥珀酸钠局部静脉注射，1% 氢化可的松霜外敷：8.4% 碳酸氢钠 5ml＋地塞米松 4mg 局部静脉注射，外渗部位多处皮下注射。解毒机制：减少炎症。还可用抗氧化剂二甲亚砜涂于患处，每 6 小时 1 次。

（4）DNR：8.4% 碳酸氢钠 5ml＋地塞米松 4mg 局部静脉注射，外渗部位多处皮下注射。解毒机制：减少药物与 DNA 结合，减少炎症。

（5）ACTD：方法同 MMC。解毒机制：减少药物与 DNA 结合。

（6）BCNU：8.4% 碳酸氢钠 5ml 局部静脉注射。解毒机制：化学灭活。

（7）VCR、VLB、VP－16：8.4% 碳酸氢钠 5ml 或 150u/ml 透明酸质酶 1～6ml，每隔数小时在外渗部位皮下多处注射，并采用热敷。使用皮质类固醇和局部冷敷会加重毒性。解毒机制：化学沉淀，加快外渗药物的吸收、分散。

（8）ACTD：10% 硫代硫酸钠 4ml 减低与 DNA 结合。

（9）普卡霉素：10% 硫代硫酸钠 4ml 迅速碱化。

选择以上合适的药物进行处理。也可用 0.2% 利多卡因 2ml＋生理盐水 7ml＋地塞米松 5mg，局部封闭，方法：皮肤常规消毒，根据外渗部位大小，距皮肤外渗处 1～2cm 进针，使用 5 号针尖，采取多点逐渐向中心部位边注射边进针，封闭范围应超过外渗部位 3cm。封闭后，应轻微压迫局部以防出血。外渗 24 小时内可以用冰袋局部间断冷敷（L－OHP 外漏 1 周内禁止冷敷），使血管收缩，减少药液向周围组织扩散；外渗 24 小时后为热敷，以改善深部血液循环，促进组织修复，减轻肿胀。强刺激性药物如 NUB 建议冷敷 3 天。可外涂喜辽妥。抬高患侧肢体。做好观察、记录并交接班。

二、消化系统的不良反应及处理

人体消化系统黏膜上皮因其细胞生长及代谢旺盛，因而对化学药物异常敏感。大多数化疗药物均会产生胃肠道毒副作用，出现恶心、呕吐、口腔炎、胃肠道溃疡、腹痛、腹泻、便秘等一系列不良反应。

（一）恶心、呕吐的护理

（1）实施化疗前做好健康教育，化疗时创造良好的环境，减少不良刺激，指导患者通过听音乐、聊天等方式转移注意力。

（2）按医嘱准确给予化疗前用药，如止吐、抑制胃酸及保护胃黏膜药物。

（3）随时听取患者的主诉，观察不良反应情况。

（4）化疗期间应指导患者少食多餐、多饮水，以加快化疗药物的排泄，减少毒副反应。

（5）呕吐时侧卧位以防呕吐物误吸入气管，导致吸入性肺炎甚至窒息。

（6）呕吐后应协助患者漱口，注意观察呕吐的频率、呕吐物的量及性质，必要时留呕吐物化验检查，特别注意有无胃肠道出血。

（7）饮食护理

1）给予高热量、高蛋白、高维生素、清淡无刺激性饮食。

2）对无恶心、呕吐的患者嘱其每次用餐不宜太多以免影响消化吸收，诱发恶心、呕吐。

3）对只恶心未呕吐者，可在治疗前稍吃点东西，如适合患者口味的水果等。

4）对恶心、呕吐的患者应鼓励其进食，但不要勉强。

5）对营养严重失调或不能经口进食者，可酌情给予肠内或肠外营养支持，以保持水电解质平衡。

（二）口腔黏膜炎的处理

（1）保持口腔清洁和湿润，每日饭前、饭后用生理盐水漱口。睡前及晨起用软毛刷仔细清洁口腔。

（2）口腔内的断牙残根极易引起口腔感染和溃疡。故化疗开始前，先予清除。

（3）指导其戒烟、戒酒，避免食用刺激性较强或较粗糙生硬的食物，且食物温度要适宜。

（4）口腔黏膜充血者，可选用呋喃西林溶液或银离子口腔护理液含漱。

（5）如有真菌感染应给予5%碳酸氢钠溶液含漱、制霉菌素麻油涂擦。

（6）如有厌氧菌感染可用3%过氧化氢溶液漱口。

（7）如有溃疡形成，可口服维生素B，局部涂锡类散、西瓜霜等，还可用2%利多卡因2ml、地塞米松5mg、庆大霉素8万U配制于生理盐水250ml中，分次含漱，用于餐前镇痛。

（8）给予无刺激性的软食，如米粥、面糊、菜、蛋等，如果能吃固体食物，也应该进软食。避免进食过硬、过粗食物。

（三）腹泻的处理

（1）进柔软、少渣、低纤维、无刺激性的食物，避免进食产气的食物，如红薯、玉米、豆类、糖类等，注意食物的新鲜卫生，防止胃肠道感染。

（2）指导其多饮水，每日约3 000ml，特别是富含钾离子的食物，如香蕉、橘子等。

（3）保持会阴部及肛周皮肤清洁，便后用温水洗净，轻轻擦干，必要时可局部涂氧化锌软膏，以保护肛周皮肤。

（4）若患者出现腹痛、腹泻时，注意观察腹痛、腹泻的性质和腹泻的次数及量，并留取标本化验。严重的毒性反应可引起黏膜坏死、脱落，以致出血或穿孔。

（5）迟发性的腹泻（用药24h后发生）是CPT－11的剂量限制性毒性反应，一旦出现稀便或异常肠蠕动，即予洛哌丁胺治疗，首次口服2mg，以后1mg/2h，一直用到腹泻停止后12h，总用药时间不超过48h。夜间为了保证睡眠质量，可2mg/4h，同时增加液体的摄入，严重者予补液和抗菌治疗。

（四）便秘的处理

（1）指导患者多饮水，最好是晨起饮200ml温开水，以湿润肠道。

（2）进食富含纤维素的食物，如芹菜、韭菜，多吃新鲜蔬菜、水果和一些粗粮。

（3）养成规律排便的习惯，依据以往的排便习惯，即使没有便意，也应按时如厕诱导排便，此法对预防便秘有一定帮助。

（4）病情允许的情况下协助患者尽可能离床活动，以促进胃肠蠕动，同时调节心情，分散紧张情绪，增加自信心。

（5）遵照医嘱给予缓泻剂，如麻仁丸等，3日未解大便可用液状石蜡30ml口服，每日3次，也可使用开塞露和温生理盐水灌肠。

（6）如出现腹胀、肠鸣音减退或消失者可能有肠梗阻发生，给予禁食、禁水、胃肠减压等。

三、骨髓抑制的处理

（1）给予高蛋白质、高热量、丰富维生素的饮食。

（2）按时查血常规，了解血象下降的情况，遵医嘱给予升血细胞的药物，如粒细胞，单核细胞集落刺激因子（GM－CSF）或粒细胞集落刺激因子（G－CSF），并观察疗效。必要时输注全血或成分血。

（3）白细胞特别是粒细胞下降时，感染的机会将增加，当白细胞计数 $<4\times10^9/L$ 及血小板计数 $<50\times10^9/L$ 时，停止化疗，紫外线消毒病房，减少探视，密切监测患者的体温。当白细胞计数 $<1\times10^9/L$ 时，容易发生严重感染，需进行保护性隔离。

（4）血小板计数 $<50\times10^9/L$ 时，会有出血的危险，当血小板下降至 $<10\times10^9/L$ 时，易发生中枢神经系统、胃肠道、呼吸道出血，应严密观察病情变化，防止脑、肺的出血。协助做好生活护理，避免碰撞，拔针后增加按压的时间，静脉注射时止血带不宜过紧，时间不宜过长。一旦患者出现头痛等症状应考虑颅内出血的可能，及时通知医生。

（5）避免服用阿司匹林等水杨酸类药物，注意监测出凝血时间。

（6）女性患者月经期间注意出血量和持续时间，必要时使用药物推迟经期。

四、泌尿系统毒性反应的处理

（1）嘱患者在化疗前和化疗过程中多饮水，使尿量维持在每日2 000～3 000ml以上。

（2）使用DDP前充分水化，每日输生理盐水3 000ml，因生理盐水中的氯离子可使细胞内有毒的水化DDP复合物浓度下降，并补充钾、镁，通过利尿，利于其排出。水化方法：用DDP前12小时开始水化（200ml/h），至DDP结束后24小时；至少水化1 000ml后方可给药；20%甘露醇利尿；注意水电解质平衡。

（3）大剂量的MTX应用时，可导致急性肾功能不全，需水化，定期检查血药浓度及用四氢叶酸解救。常规剂量时应用5%碳酸氢钠静脉滴注以碱化尿液，使pH维持在7～8，防止在肾小管中形成结晶。

（4）CTX、IFO应用时，宜充分水化以利膀胱排空。尿路保护剂美司钠，可预防出血性膀胱炎，于IFO用药前及用药后4小时、8小时静脉注射此药。治疗对于化疗敏感的肿瘤，如白血病、恶性淋巴瘤，化疗后大量的肿瘤细胞被破坏，血液中的尿酸急剧增加，在肾脏中形成结晶，影响尿液形成。对于尿酸性肾病的防治，宜水化，并口服碱性药物，以利于尿酸溶解，同时注意控制饮食中嘌呤含量高的食物，如肉类、动物内脏、花生、瓜子，多食用新鲜蔬菜、水果等。

五、肝功能损害的处理

（1）注意卧床休息，避免劳累，以利于肝脏血液供应，促进肝细胞功能的恢复。

（2）化疗前进行肝功能检查，有异常时慎用化疗药，必要时行保肝治疗。

（3）在用药过程中，加强病情的观察，及时发现异常，对症处理。

（4）出现肝功能损害时，及时停药，同时予保肝药物，如还原型谷胱甘肽、甘草酸二铵、中药等。

（5）饮食宜清淡，适当增加蛋白质和维生素的摄入。

六、心脏毒性的处理

（1）化疗前先了解患者有无心脏病病史，查看心电图检查结果，了解心脏情况。窦性心动过速通常是肿瘤化疗患者心脏毒性反应的最早信号。

（2）观察病情，倾听主诉，监测心率、节律的变化，必要时心电监护。监测生化相关指标，预防电解质紊乱。

（3）注意休息，减少心肌耗氧量，减轻心脏的负荷；少食多餐，避免加重心脏的负担，反射性地引起心律失常。

（4）适当延长静脉给药的时间，可减少心脏毒性。

（5）遵医嘱给予保护心脏的药物，如辅酶 Q_{10}、ATP 等。

（6）一旦出现心功能损害，主要治疗方法同一般的心肌病，如卧床休息、利尿、强心等。

七、呼吸系统毒性反应的处理

（1）评估患者有无增加肺毒性的危险因素，如胸部放疗、吸入高浓度氧气、吸烟、年龄大于 70 岁、肾功能损害及使用肺毒性化疗药。

（2）观察有无干咳、气急、呼吸困难、咯血等，皮肤黏膜有无发绀，呼吸频率、节律的变化，监测血氧饱和度。

（3）化疗前了解有无肺部疾病，查看胸片、CT 和肺功能的检查结果。

（4）做好病情观察，一旦出现肺毒性，可用激素、抗生素等治疗。并根据病情给予止咳、平喘和吸氧等处理，并取舒适卧位。

（5）定期随访。

八、神经系统毒性反应的处理

（1）熟练掌握化疗药物的相关知识，联合用药时应注意有无毒性叠加的作用。

（2）做好病情观察，一旦出现异常，遵医嘱予营养神经的药物。

（3）L－OHP 用药期间应减少寒冷刺激，避免吃冰凉的食物及接触冰凉的物品，注意保暖。L－OHP 一般输注时间为 2～6 小时，如时间过长会增加神经毒性。L－OHP 禁止用生理盐水稀释，在其输液前后应输葡萄糖溶液，因其与氯化钠、碱性溶液（特别是 5－Fu）之间存在配伍禁忌，本品不要与上述制剂混合或通过同一条静脉同时给药。在配置药物及输注时应避免接触铝制品。

（4）有的药物如 VP－16、VM－26 等可引起直立性低血压，故在用药过程中应卧床休息或缓慢活动，如厕时需有人陪同，以免发生跌倒等意外。并在用药前、中、后监测血压。

（5）若患者出现肢体活动或感觉障碍，应加强安全护理，注意用水安全，避免烫伤、刺伤等。

九、过敏性反应的处理

（1）用药前做好急救物品、药品准备工作，给予心电监护。

（2）在应用 PTX 前 12 小时及 6 小时，遵医嘱给予地塞米松 10mg 口服，在用 PTX 前 30～60 分钟给予苯海拉明（或其同类药）50mg 口服，防止过敏反应的发生。同时在注射 PTX 前 30～60 分钟给予静脉注射西咪替丁 300mg 或雷尼替丁 50mg，预防胃肠道黏膜的损伤。

（3）滴注 PTX 时应采用非聚氯乙烯材料的输液瓶和输液器，防止有害化学物质漏出引起肝毒性，使用微孔膜小于 0.22μm 的过滤器，以防止 PTX 溶液中的细小微粒进入体内，从而降低过敏反应的发生率。

（4）若出现过敏反应立即停药，同时更换输液器及生理盐水，给予抗过敏处理或抢救。用组胺 H1 受体拮抗剂如苯海拉明 50mg 肌内注射或盐酸异丙嗪 25mg 注射；过敏性休克时用肾上腺素 0.5～1mg 皮下注射或肌内注射，必要时重复；如果持续低血压，可给予扩容升压治疗：支气管痉挛可用糖皮质激素。

（5）若过敏反应不严重，遵医嘱在医护监护下继续缓慢滴注，出现严重过敏反应者禁止再用。

十、脱发和皮肤反应的护理

（1）评估患者脱发情况及皮肤的完整性。

（2）做好心理护理，从精神上给予患者支持，告诉患者脱发是暂时的，不要过分担心。

（3）建议患者佩戴假发以改善形象，增强治疗的信心。

（4）保持皮肤的清洁，用温水清洗，避免抓挠。

（李金红）

第十节　肿瘤化疗药物的配制与防护

目前使用的抗癌药物多为细胞毒性药物，对肿瘤细胞杀伤的同时对正常组织也有不同程度的损害。医护人员在接触抗癌药物时，如不注意防护，将对其健康造成威胁。

一、抗肿瘤药物的职业危害

在化疗药物的配制过程中，当粉剂安瓿打开时及瓶装药液抽取后拔针时均可出现肉眼观察不到的溢出，形成含有毒性微粒的气溶胶或气雾，通过皮肤或呼吸道进入人体，危害备药人员的健康并导致环境污染。国内外研究均证实，多数抗肿瘤药物选择性较差，在杀伤或抑制恶性肿瘤细胞生长的同时，对正常组织细胞也存在不同程度的损害。因此，抗肿瘤药物的毒性不仅对患者产生副作用，也对备药和执行化疗的医务人员造成健康威胁，有一定的潜在危害。根据抗肿瘤药物毒性反应具有剂量依赖性的特点，归纳起来，抗肿瘤药物的潜在毒性主要包括：致畸、致癌、器官损害。因此，护士应当重视并做好职业防护，尽可能避免相关危害。

二、医护人员接触化疗药物的场所与吸收途径

（1）医护人员在工作时都有可能接触化疗药物并被动吸收，如准备和配置化疗药物、执行化疗、处理化疗药物渗出、处理化疗患者的污染物等。

（2）医护人员被动吸收化疗药物的途径有皮肤吸收、呼吸道吸入、消化道摄入。主要由以下环节通过皮肤吸收：

1）准备和使用化疗药物的过程中可能发生接触药物的事件。从药瓶拔出针头；使用针尖、注射器转移药物；打开安瓿；注射器抽取药液过多；从注射器和输液器排出空气；更换输液器、输液袋或输液瓶时。

2）发生化疗药物溢出事件，清除溅出或溢出的药物。

3）废弃物丢弃过程中可能接触药物的事件。丢弃使用抗肿瘤药物过程中用过的材料：处理化疗患者的体液（如血液、尿液、粪便、呕吐物、腹水、胸腔积液、汗液）；处置吸收或污染有接触过抗肿瘤药物患者体液的材料（如桌布、抹布等）；

三、防护

（一）化疗防护的两个原则

一是工作人员尽量减少与抗癌药物的接触；二是尽量减少抗癌药物污染环境。

（二）加强专业人员职业安全教育

执行化疗的医护人员必须经过专业培训，包括化疗药物的基础知识，化疗的不良反应及预防处理，化疗潜在的职业危害及防护措施。对可能被动接触化疗药物的护士（包括实习护士）、清洁工人、护工等都应进行相关知识的教育培训，学会正确处置被化疗药物、血液污染的物品。对孕妇及哺乳期工作人员尽可能调离化疗科工作。对经常接触化疗药物的医护人员应建立健康档案，定期体检如血常规、肝肾功能。适当安排休息。

（三）改善医疗器具，完善防护设施

为了避免专业人员在接触抗肿瘤药物时由于不慎而造成的潜在危害，并遵照化疗防护原则，要求：

（1）使用无排气管的软包装输液袋，防止有毒气体排至空气中。

（2）建议生产企业根据临床抗肿瘤药物的应用剂量，生产多种规格的制剂。建议医院采用多种剂量规格的制剂，减少备药人员接触化疗药物的机会。

（3）抗肿瘤药物尽量采用瓶装。

（4）运送时采用无渗透性密封装置并注明特殊的标志，防止运输药物的过程中打碎药

瓶使药物溢出。

（四）生物安全柜备药

临床上常见的二级生物安全柜和三级生物安全柜对化疗防护都有效。生物安全柜作用原理：

（1）采用垂直层流装置，使空气在操作台内循环滤过，通过台面下的滤过吸附器充分滤过和吸附药物的微粒及空气中的尘粒。

（2）由于操作台内形成负压循环气体，从而在操作者与操作台之间形成空气屏障，防止柜内污染空气外溢。

（3）在操作台侧面有一气孔，内装有吸附剂，可吸附溢出的药物微粒，防止污染气体排入大气。

生物安全柜防护作用：

（1）保护操作者及环境在备药和处理废物时不受药物微粒、气溶胶或气雾的危害。透明的玻璃挡板可有效防止化疗药物飞溅入眼内。

（2）保护备药环境无微粒，防止药物污染环境。

（3）保护维修人员在常规检查、更换附件或修理污染滤器时的安全。

（五）规范药物配制

如果要保证在临床上使用抗肿瘤药物过程中达到安全防护，必须将抗肿瘤药物处理中心化。采用集中式管理，即由经过培训的专业人员在防护设备齐全的化疗备药操作室负责所有抗肿瘤药的配制及供应。这样才能施行比较有效的、经济的防护措施，并利于集中处置，以使污染缩小到最小范围，有利于职业安全和环境卫生保护。

1. 设立抗肿瘤药物备药操作室　为加强抗肿瘤药物使用过程中的安全防护措施，有条件的医院应专门设立备药操作室，以便集中式管理，达到药物处理中心化。要求非备药人员不得进入操作室，备药人员进入室内要戴帽子、口罩，更换清洁工作服或隔离衣及拖鞋以作为防护，并在备药前准备好所需药品，通过传递窗送入操作室。备药时尽量减少人员流动，备药完毕由专用窗口递出，以使药物污染缩小到最小范围。操作室内除备一台生物安全柜外，还需配备一次性帽子、口罩、一次性防渗漏隔离衣、PVC 手套、乳胶手套、一次性注射器、一次性双层小单、消毒用品、污物专用袋及锐器盒。

如果不具备上述条件的，一定要在配制化疗药物的场所配备抽风、排风设备，以保证空气对流，降低化疗药物在空气中的浓度。备药时应戴防护眼镜及防护口罩，避免操作者被药物污染，以达到安全防护的目的。

2. 严格遵守接触抗肿瘤药物的操作规程

（1）备药前准备：备药前准备好所需的所有药品及器材。洗手，戴帽子，穿防渗漏隔离衣，戴手套（双层手套，即在乳胶手套内戴一副 PVC 手套），隔离衣的袖口应卷入手套之中。在操作台面应覆以一次性双层防护垫（一面吸水，一面防渗漏）。

（2）备药操作规程：①严格三查七对，双人核对并在输液单上签名，逐一摆好；②严格执行无菌操作原则，以防药液污染患者造成不良后果；③安瓿的操作，割锯安瓿前应轻弹其颈部，使附着的药物落于瓶底部，打开安瓿时要用一块无菌的纱布包绕着安瓿，以防安瓿折断时药物在空气污染中传播和划破手套及手指；④小玻璃瓶的操作，稀释后立即抽出瓶内气体，防止玻璃瓶中的压力升高使药液溢出；⑤抽取药液时应注意抽出药液以不超过注射器容量的3/4为宜，防止针栓脱出；⑥一瓶或一袋药液配制后立即签名并注明配制时间；⑦在完成全部药物配制后，用75%乙醇擦拭安全柜内壁及操作台表面；⑧备药过程中一切医疗废物统一放于污物专用袋中集中封闭处理，以防蒸发污染室内空气；⑨操作完毕脱去手套后用洗手液及流动水彻底洗手，有条件行淋浴，以减轻毒性作用。

（六）静脉给药时的防护

静脉给药时，护士应做好个人防护并戴手套。静脉滴注药液时，应采用密闭式静脉输液法，注射溶液以塑料袋包装为宜，以防止操作时药液溢出，危害工作人员和污染空气，也利于液体输入后污染物品的处理。由于注射器、输液器、针头等均为一次性使用，故用后放入专用袋中密闭焚烧处理。静脉给药操作完毕后，脱掉手套后用肥皂流动水彻底洗手。同时要用清水漱口，洗手和漱口是降低污染环境和防止药液进一步吸收的重要步骤。

（七）抗肿瘤药物污染处理的防护规则

配制和使用细胞毒药物的场所必须配备细胞毒药物溢出包，其内容包括：防渗漏隔离衣1件、乳胶手套4副、鞋套1双、护目镜1副、面罩和再呼吸面罩各1个、吸水手巾2块、锐器盒1个、医疗垃圾袋2个、一次性收集盆1个。

（1）当抗肿瘤药物暴露后，应立即标明污染范围，避免其他人员接触。

（2）护士必须戴一次性口罩、帽子、双层手套、护目镜等个人防护措施。

（3）若药液溢到桌面或地面上，应用纱布吸附药液；若为药粉则利用湿纱布轻轻擦抹，以防药物粉尘飞扬，污染空气，并将污染纱布置于专用袋中封闭处理。

（4）用肥皂水擦洗污染表面3遍，再用75%乙醇擦拭2遍。

（5）若操作过程中不慎将药液溅至皮肤或眼睛，立即用大量清水或生理盐水反复冲洗5分钟。

（6）化疗患者的呕吐物、排泄物及其48小时内的血液和体液含有抗癌药物，所以在处理其体液时必须戴帽子、口罩。水池、马桶用后至少冲水2次。医院内必须设有污水处理装置。

职业防护上到医院领导、上级管理部门，下到医生、护士本人都应引起重视，并切实落实。最为重要的是建立完善的化疗防护机制，包括建立化疗防护的科学化、规范化管理，如制定护士化疗操作规程、安全防护措施等，同时强化公共卫生监督、完善监测系统及防护设施，并定期根据情况加强化疗防护，制订强有力的反馈约束机制，形成化疗防护的制度化、常规化，使化疗危险性降到最低，以达到职业防护的目的。

（李金红）

第十一节　骨转移瘤的中医治疗

骨转移瘤是恶性肿瘤常见的并发症，据统计，骨转移瘤的发生率是原发骨肿瘤的30～40倍。在美国，每年120万新发的癌症患者中，大约有50%的患者发生骨转移。骨转移瘤好发于中老年人，以40～60岁居多。

易发生骨转移瘤的原发肿瘤依次为：乳腺癌和前列腺癌近80%、甲状腺癌约为50%、肺癌为30%～40%、肾癌为30%、直肠癌为13%、胰腺癌为13%、胃癌为10.9%、结肠癌为9.3%、卵巢癌为9%。

骨转移瘤患者就诊时，仅1/3有癌症病史，2/3是以局部不适或疼痛而就诊。近年来，已明确骨转移瘤病史的患者明显增多，一方面是原发肿瘤的诊断水平不断提高，另一方面是肿瘤医师和患者对癌症骨转移事件的重视。

一、发生机制

恶性肿瘤骨转移的确切机制尚未完全明确。目前大多数学者认为，恶性肿瘤细胞与骨骼细胞之间的相互影响与间接作用在骨破坏过程中起主导作用。癌细胞转移到骨并释放可溶性介质，激活破骨细胞和成骨细胞。破骨细胞释放的细胞因子又进一步促进肿瘤细胞分泌溶骨介质，从而形成恶性循环，导致骨破坏。

骨转移瘤一般是通过血行播散，在诸多骨代谢的异常和调节骨代谢因素的异常作用机制下而形成骨转移瘤。骨转移瘤可发生于任何部位，但以躯干骨（中轴骨）为多，如脊椎、骨盆、肋骨、肩胛骨和颅骨等；四肢以肘膝关节以上的长骨为多，肘膝关节以下的骨转移较少；大约50%的肢体远端转移的发生是肺癌的转移，乳腺癌和前列腺癌很少发生肢体远端转移。Batson指出脊柱静脉系统在骨转移中的重要性，乳腺癌、肺癌、肾癌、前列腺癌和甲状腺癌可以直接引流到脊柱静脉系统，而该系统与椎骨、骨盆、肋骨、头颅骨和肢体近端相连。

骨转移瘤可分为溶骨性、成骨性和混合性三类，以溶骨性居多。溶骨性病灶常见于肾癌、骨髓瘤、乳腺癌和肺癌，成骨性病灶常见于前列腺癌和消化道肿瘤，混合性病灶则多见于乳腺癌、消化道肿瘤和生殖系统肿瘤。

二、临床表现

主要表现为骨痛、病理性骨折、高钙血症，以及神经表现（脊髓压迫），这些临床表现被统称为骨相关事件（SREs）。SREs严重影响患者生活质量，妨碍自主生活能力，甚至可致残。

1. 疼痛　疼痛是最主要症状，也常成为首发症状之一，尤其在夜间加重，多个部位可同时存在，如膝关节周围有不适时，要注意检查髋关节。骨痛特点开始时为间歇性，后为持续性，需使用镇痛药和麻醉性止痛药，休息和制动可能减轻。

疼痛的性质非常重要，负重时和休息时均存在持续疼痛，是肿瘤生长活跃的标志，但并不代表骨的连续性破坏。负重时疼痛加重而休息时疼痛缓解，是病变威胁到骨的完整性，导致承重能力有所降低的标志。

2. 骨折　病理性骨折常成为患者的首发表现之一。

3. 高钙血症　在癌症患者中有10%可发生高钙血症。恶性高钙血症可见腹痛、顽固性呕吐、极度虚弱、严重脱水、速发肾衰、昏迷死亡，是骨转移瘤致死的重要原因之一，需积极救治。

4. 神经表现　脊髓压迫。

三、治疗原则

首先是针对原发肿瘤进行有效的治疗。治疗的首要任务是积极控制肿瘤疼痛，防止病理性骨折及高钙血症的发生，减轻患者痛苦，提高生活质量。

1. 放射治疗　放射治疗是骨转移瘤的重要治疗手段，可使50%～80%的患者的疼痛症状得到迅速缓解，约33%的患者症状完全消失，特别是脊椎转移的患者，积极的放射治疗能够有效减少截瘫的发生。

2. 内科治疗　应针对原发肿瘤的病理类型，采用合理的化疗、内分泌治疗和分子靶向治疗，可以较好地抑制肿瘤生长。同时采用双膦酸盐类药物抑制破骨细胞生长，缓解骨质破坏；用镇痛药物缓解患者疼痛，改善生活质量。

3. 手术治疗　在评估患者情况和功能期望值的基础上，可考虑手术治疗，如椎体成形术，但这种评估较为困难。

4. 中医中药治疗　中医中药治疗是临床常用的治疗手段，配合手术、放化疗，可以延缓病变发展，缓解症状。

在2010年《恶性肿瘤骨转移及骨相关疾病临床诊疗专家共识》中指出、骨转移瘤治疗的目的是缓解疼痛、恢复功能、改善生活质量、预防或延缓SREs的发生。是否以控制肿瘤进展、延长生存期作为治疗目的，需视病情而定。

四、辨证论治

骨转移癌从证候分析，属于中医学中“骨痹”“骨蚀”“骨疽”“骨痿”等病证范畴。

1. 病因病机　骨转移瘤的病机主要有两方面，一为本虚，肝肾等内脏虚弱；二为邪实，癌毒猖獗内袭于骨。

（1）肾、肝等脏腑虚弱：多数骨转移瘤患者经历手术、放疗及多周期化疗等治疗后，正气更虚，主要是肾虚，其次为肝、脾不足。《素问》曰：“肾主骨，肾藏精，精生髓，髓生骨，故骨者，肾之所合。”无论是肾阳虚或是肾阴虚，都可以导致骨骼削弱，癌毒猖獗乘虚而入，内着于骨，发生骨转移瘤。“肝藏血”“肝主筋”，如肝血不足，肝阴亏损，则全身筋骨不荣。“脾主运化”“脾主四肢肌肉”，脾为气血生化之源，若脾气虚弱则四肢筋骨无以充养，且脾运无力，痰湿内生，又成为致病之邪。

（2）癌毒六淫，内袭于骨：患者癌病后正气不足，抗邪乏力，癌毒猖獗，或复受风、寒、湿、火等六淫之邪，导致痰瘀深着，痹阻脉络，内传筋骨，而成骨转移瘤。《灵枢·刺节真邪》曰：“虚邪之入于身也深，寒与热相抟，久留而内著，寒胜其热，则骨疼肉枯……有所结，深中骨，气因于骨，骨与气并，日以益大，则为骨瘤。”

2. 论治要点　扶正以补肾壮骨为主，合以滋补肝脾；祛邪以温经、清热、化瘀、通络“四法”为要。

（1）补虚：以补肾壮骨为主，补益肝脾为辅。

“肾为先天之本”，肾阴、肾阳为生命的根本。《外科大成》曰：“骨瘤属肾，色黑皮紧，高堆如石，贴骨不移，治宜补肾行瘀，破坚利窍”，所以我们将补肾壮骨作为基础治法，同时兼用补益肝脾、强筋壮骨的治法。补肾助阳、益髓壮骨常用右归饮、金匮肾气丸等加减。补肾益阴、填髓强骨常用知柏地黄丸、左归饮等加减。

（2）祛邪：以温经、清热、化瘀、通络“四法”为要。

温经散寒：在肾阳虚损的基础上，复感寒邪，以至阴寒凝滞，痹阻筋骨经脉，发为“阴疽”“骨痹”“石疽”病变。如《素问·长刺节论》曰：“病在骨，骨重不可举，骨髓酸痛，寒气至，名曰骨痹。”宜采用温经散寒，化滞行痹治法，常用阳和汤、乌头汤等加减。

清火解毒：在肾阴亏虚的基础上，或感染外邪，外邪从火化，或暴力损伤，或放疗火毒，留恋内着，并之筋骨经脉，形成热毒蕴结，发为“骨瘤”“热痹”。宜采用清火解毒、凉血通络治法。常用清营汤、知柏地黄丸等加减。

化痰行瘀：骨转移瘤痰瘀证候明显，这是由于脾肾虚损，痰湿内生，邪毒阻滞，经脉血瘀，继而痰瘀互结，留恋内着，并之以骨，而成“骨疽”“骨瘤”“骨痹”。治宜化痰行瘀，舒经通络。常用身痛逐瘀汤、星夏涤痰汤、消瘰丸等加减。

祛风通络：常使用祛风除湿、舒经活络药物，如威灵仙、伸筋草、海风藤、羌活、独活、透骨草、络石藤、肿节风、防风、防己、秦艽、木瓜、桑枝、徐长卿等，可以增强治疗效果。

3. 分证论治

（1）阴寒凝结证

症状：形寒怕冷，肩膝脊柱等处骨节疼痛，初为游走，渐成固定疼痛，时轻时重，遇风寒则痛甚，得暖则缓，按之即痛。舌苔薄白，舌质淡，脉弦紧。

治法：温经散寒。

方剂：阳和汤加减。

药物：熟地 10g，肉桂 3g，麻黄 8g，白芥子 10g，补骨脂 10g，炮姜 6g，细辛 2g，防风 6g，羌活 10g，独活 10g，自然铜 20g，川乌 3g，草乌 3g，桑枝 30g，虎杖 20g，炙桂枝 10g。

（2）瘀痰内阻证

症状：肩臂脊柱骶髋等处骨节疼痛，重着不移，动则痛甚，按之痛剧，痛不可及，活动受限。舌苔薄或腻，舌质暗，有瘀斑、瘀点，脉涩或弦滑濡。

治法：活血化痰。

方剂：身痛逐瘀汤合星夏涤痰汤加减。

药物：红花 6g，桃仁 6g，当归 10g，川芎 6g，丹皮 10g，乳香 5g，没药 5g，郁金 6g，失笑散 10g，自然铜 20g，胆南星 12g，法半夏 10g，陈皮 6g，石菖蒲 10g，地龙 10g，地鳖虫 10g，兰七 3g。

（3）肝肾不足证

症状：病灶骨骼处见包块，隐痛难忍，身体虚弱，腰酸背痛，眩晕耳鸣，五心烦热，少寐多梦。舌苔薄少，舌质淡红，脉细数。

治法：滋补肝肾。

方剂：六味地黄丸合左归丸加减。

药物：生地 10g，熟地 10g，山萸肉 10g，丹皮 10g，牛膝 10g，鹿衔草 10g，枸杞子 10g，鹿角 10g，龟板 10g，补骨脂 10g，骨碎补 10g，茯苓 10g，山药 10g，泽泻 10g，鳖甲 10g。

（4）肾虚血瘀证

症状：身体虚弱，腰膝酸痛，肩臂脊柱骶髋等处骨折，甚则胸椎骨折压迫脊髓，下身瘫痪麻木，二便失常，或伴腹痛呕吐等症。舌苔薄，舌质淡暗，有瘀斑、瘀点，脉细涩或弦紧。

治法：益肾活血。

方剂：右归丸合桃红四物汤加减。

药物：肉桂3g，制附子6g，生地10g，熟地10g，山萸肉10g，丹皮10g，锁阳10g，杜仲10g，菟丝子10g，牛膝10g，枸杞子10g，鹿角10g，龟板10g，补骨脂10g，骨碎补10g，自然铜20g，川芎6g，制乳香6g，失笑散10g，鸡血藤15g。

4. 骨转移瘤常用的抗肿瘤的中药　补骨脂、自然铜、川牛膝、草乌、川乌、乳香、没药、桑寄生、薏苡仁、透骨草、肿节风、杜仲、羌活、独活、防风、防己、秦艽、川断、莪术、刘寄奴、威灵仙、木瓜、五灵脂、山豆根、海藻、昆布、红蓼子、核桃树皮、全蝎、蜈蚣、地鳖虫、乌梢蛇、干蟾皮、地龙、斑蝥、麝香、白矾、马钱子、香墨、蜂房、徐长卿、七叶一枝花、龟板等。

5. 外用验方

（1）生马钱子0.2g，三七、血竭各3g，川芎、延胡索各8g，冰片2g等。上药共研末，以白酒、米醋各半，调敷患处，胶布固定，3天换药1次，止痛效果较佳。

（2）胡椒30g，生草乌、川乌、生南星、生半夏各15g，蟾皮16g。上药共研末，每次20g，以黄酒或麻油调敷患处，每日3次。

（3）蟾星膏：明矾15g，生石膏15g，天南星15g，蟾酥1.5g，东丹40g，砒石2g，乳香2g，没药5g，炮山甲10g，白芷10g，肉桂45g。上药共研细末，撒在壮骨止痛膏上，外敷患处。

（4）蜈蚣止痛膏：蜈蚣10g，全蝎10g，斑蝥1个，石菖蒲10g，生石膏10g。上药共研细末，撒在壮骨止痛膏上，循经取穴后外敷于穴位上，7天为期。

（邓　伟）

第三章

肿瘤的外科治疗

第一节　外科手术治疗概述

（一）外科手术治疗的理论依据与生物学概念

肿瘤是在机体内在因素与外界因素联合作用下，细胞中基因改变并积累而逐渐形成的。癌变是一个多基因参与、多步骤发展的非常复杂的过程，其中的许多环节尚有待进一步研究。癌变的分子机制主要包括：①癌基因激活、过度表达。②抑癌基因突变、丢失。③微卫星不稳定，出现核苷酸异常的串联重复分布于基因组。④修复相关基因功能丧失，导致细胞遗传不稳定或致肿瘤易感性增加。⑤凋亡机制障碍。⑥端粒酶过度表达。⑦信号传导调控紊乱。⑧浸润转移相关分子机制等。机体细胞在各种始动与促进因素作用下产生的增生与异常分化所形成的新生物就称为肿瘤。由于肿瘤细胞的分裂生长失控，失去了接触抑制功能，是以持续的无限制的方式增殖，细胞的数量也不断地无限制地增加，所以新生物一旦形成，就不受正常机体生理调节，也不会因病因消除而停止生长，而表现为生长失控，破坏所在器官或其周围正常组织，并能通过淋巴、血行、种植、浸润等途径向局部或远处转移。虽然目前有很多治疗肿瘤的方法，包括手术、放疗、化疗、免疫治疗、激素治疗、中医中药治疗等，但对实体肿瘤，手术切除仍然是治疗最有效的方法之一。逆转录治疗可望修复突变基因而达到根本治疗目的，但目前仍处于基础研究阶段，临床效果仍不满意。肿瘤外科手术对于肿瘤的预防、诊断和分期、重建和康复都起着重要的无可替代的作用，肿瘤的治疗仍然是以手术为主的综合治疗。

肿瘤外科是用手术方法将肿瘤切除，良性肿瘤经完整切除可获治愈，即使恶性实体瘤，只要癌细胞尚未扩散，手术治疗仍有较大的治愈机会。肿瘤的发生是一个漫长的过程，外科手术可用于肿瘤发展过程中的各个阶段，但不同阶段的外科干预疗效不同（表3－1）。

表3－1　肿瘤发展过程与治疗效果的关系

病期	诱发期	原位癌	浸润期	播散期
时间（年）	15～30	5～10	1～5	1～5
治疗方法	预防性手术	局部切除	根治性手术	丧失手术机会
治疗效果	预防肿瘤发生	治愈	可望达到根治	失去根治可能

诱导期如果及时处理癌前期病变可预防肿瘤的发生。原位癌时期如不及时处理，绝大多数将变成浸润性癌，如及时手术可得到良好的效果。甚至达到治愈的效果，Wanebo 报道，乳腺原位癌如作单纯乳房切除术后可获得100%的治愈。事实上，临床确诊的肿瘤绝大多数已是侵袭期或播散期，侵袭期时随着肿瘤的发展，癌细胞可蔓延到区域淋巴结，同时亦可以有血道播散，但此期的血道播散多为尚未有临床表现的亚临床期转移。淋巴结及血道转移的机会与临床病期及肿瘤性质有关，有些病例可以没有淋巴结转移而已有血道播散。因此，手术治疗在肿瘤的自然病程中可能有 3 种结果：①治疗后获得长期生存，即临床治愈。治疗结果能消灭所有的癌细胞，即使有少量亚临床型转移的癌细胞亦能被机体的免疫功能所杀灭。②肿瘤未能控制，继续发展而死亡。③在一个明显的缓解期后复发出现新的病灶，亦表明机体的免疫功能不能持久，因而临床治愈的患者不一定是永久治愈。

在肿瘤的发生发展过程中机体的免疫反应起了很大的作用，正常免疫机制的破坏可能是肿瘤发生的一个重要因素。免疫功能一方面能抵御病原的侵袭，同时可防止基因突变、细胞向恶性转化。据估计正常人 DNA 复制过程中每天有 $10^7 \sim 10^9$ 个细胞发生突变，在机体免疫功能正常时，具有免疫活性的细胞能识别和消灭这些突变细胞以防止肿瘤的发生。机体免疫功能有缺陷或减弱时，免疫监视系统就不再发挥作用。如先天性免疫缺陷的患者易发生恶性淋巴瘤，脏器移植后用免疫抑制剂者恶性肿瘤发病率增高。肿瘤的逐步发展亦使机体的免疫功能降低。上海医科大学中山医院（1985）对肝癌患者用旧结核菌素作皮肤试验，观察其皮肤迟缓变态反应，早期患者阳性率为93.7%，中期为65.4%，晚期仅48.9%。上海医科大学肿瘤医院（1991）应用流式细胞术测定大肠癌患者周围血 T 淋巴细胞亚群，其总 T 细胞（OKT_3）略低于正常人，而 T 辅助细胞（OKT_4）因肿瘤的发展，随 Duke 分期而下降；T 抑制细胞（OKT_8）随病期而增高，使 T_4/T_8 值随病期的发展而明显下降。不少学者亦注意到肿瘤组织周围的淋巴细胞、浆细胞、巨噬细胞的浸润与预后有关，并认为此可能代表机体的免疫功能。而手术切除肿瘤或有效的放、化疗使病情得到缓解的病例，免疫功能常可获得不同程度的恢复。一定体积的恶性肿瘤是对机体免疫功能的负担，外科切除之可以减轻这种负担，从而提高患者的抗病免疫力，外科治疗实际上是增强免疫的治疗。Fisher 等（1985）认为肿瘤手术切除的目的是提高机体的免疫功能。根治性手术只能清除原发及区域淋巴结的病灶，但并不能完全清除体内所有的癌细胞；辅助化疗可提高生存率，但少量的癌细胞最终还是靠机体的免疫功能所杀伤。切除肿瘤改变了机体与肿瘤的比势，但只有在机体免疫功能恢复的情况下，才能将残留的癌细胞杀灭。一般认为残留的癌细胞在 5×10^6 以下时可通过机体的免疫功能予以控制。

对区域淋巴结的手术治疗同样存在不同观点，手术切除临床已有明确转移的淋巴结是原发肿瘤治疗的一部分，而早期无明确转移的淋巴结是否要清除尚有争议，赞成者认为：手术切除无明确转移的淋巴结，可以切除已有的亚临床型的淋巴结转移，从而提高手术疗效；不赞成者则认为：清除尚未发生转移的区域淋巴结，可能使免疫系统遭受破坏，不利于提高疗效。浸润性乳腺癌不论淋巴结有无转移，其淋巴窦的网状细胞增生程度与预后有一定关系，窦细胞明显增生者其生存率高于无增生者，因而有些学者认为淋巴窦细胞增生和癌周淋巴细胞浸润同样在一定程度上反映机体的免疫功能。但也有认为窦细胞增生及淋巴细胞浸润等作为一个影响预后的指标，其价值很小，能否反映机体对肿瘤的免疫反应仍不清楚。

目前肿瘤的外科治疗已从单纯解剖学模式逐步转化为与生物学相结合的概念，手术不单要去除肿瘤，还有重视综合治疗，注意保护机体的免疫功能，以达到满意的治疗效果。肿瘤外科手术在肿瘤治疗中占极其重要地位，单靠手术治愈肿瘤的观念已过时了。肿瘤外科医生应掌握更多肿瘤生物学知识，熟悉机体免疫防御机制，了解其他学科进展，结合患者具体情况，才能制定出合理的综合治疗方案，更好地发挥外科手术在肿瘤治疗中的作用。

（二）外科手术治疗的适应证与禁忌证

肿瘤外科手术的适应证和禁忌证是相对的，对于肿瘤患者，不应当划分严格的禁忌证，除了血液病、恶性淋巴瘤、多发性骨髓瘤等全身性恶性肿瘤外，只要是能够在保全生命安全的情况下都应争取手术切除原发癌和转移灶；手术切除比不切除或比其他治疗方法预后更好者，都应当争取手术切除。良性肿瘤及癌前病变更应该完整切除。

对于恶性肿瘤而言，不同临床分期恶性肿瘤，手术方式、疗效、预后不一致。从手术治疗的效果来看手术最适用于多数早期肿瘤，其次为虽然不属于早期，但范围尚局限，虽有淋巴结转移，但尚可以清除者，或邻近器官虽已受侵，但可以争取切除者等；包括头颈部癌、食管癌、肺癌、纵隔肿瘤、胃癌、肝癌、胆道癌、肠癌、胰腺癌、肾癌、睾丸肿瘤、子宫颈癌、子宫体癌、卵巢癌、乳腺癌等。

随着临床外科学的发展，手术的适应证和范围都在不断扩大，过去被视为禁区的如今早已打破，过去认为不能手术的部位，早已成功地实施了手术，如新辅助化疗及术前放射的开展扩大了手术适应。因此，只要有利于患者的预后，都应当积极创造条件手术。

当然也要实事求是，要考虑到肿瘤的部位、侵犯范围、临床分期及转移的程度。如果已发生了血行转移，全身已经出现了明显的恶病质、严重贫血、胸腔积液、腹水、营养代谢紊乱等，又在短时间内难以纠正者；或合并有严重心、肺、肝、肾疾病，已不能耐受手术打击者；或肺部已有广泛转移者；勉强手术不利于预后和手术治疗的效果，就应当积极果断地放弃手术而选择其他治疗。强调积极的外科手术态度，但更要强调重视对手术危险性的估计。肿瘤患者的手术有一个重要的特点是：手术范围较广、创伤面积大，大部分恶性肿瘤的手术对患者的打击是全身性的。所以肿瘤的手术较其他外科手术有更大的危险性和难以预测性，这一点在选择手术时应当充分估计。另外，手术的适应证和禁忌证还与医院的设备条件、医生的技术水平有关。对具体的肿瘤患者是否可以手术，还是选择其他治疗方法，要根据具体情况而定。

（孙秋实）

第二节　外科手术方式

外科手术是治疗实体肿瘤最有效的方法，也是癌症治愈的唯一可能方法。但肿瘤外科医生在进行肿瘤手术前应考虑到许多因素的影响：①正确选择单纯手术治疗的患者。②正确判断患者的疗效、预后。③考虑手术后局部控制与功能损伤间的关系，最大限度地保留器官功能；④具体情况具体分析，选择最佳的综合治疗方案。肿瘤外科手术按其目的可以分为预防性手术、诊断性手术、探查性手术、根治性手术、姑息性手术、辅助性手术、重建与康复手术、远处转移癌和复发性癌瘤切除术、减瘤手术和介入治疗等。术前要做好整体评估，根据不同的情况，考虑患者的生理状况、肿瘤的位置和分级、肿瘤治愈和缓解的可能性以及肿瘤的病理组织学特征和分期，采取相应的手术方式，并且一定要和家属沟通好，说明病情、手术目的、手术方式、手术效果、术前术后所需的综合治疗、可能的并发症、费用及预后等，取得家属的理解和同意后再作手术，以避免误解和不必要的医疗纠纷。

（一）预防性手术

有些疾病或先天性病变在发展到一定程度时，可以引起恶变（表3－2）。

表3－2　可能引起恶变的常见疾病

症状	可能发生的恶性病变
睾丸未降	睾丸癌
溃疡性结肠炎	结肠癌
家族性多发性结肠息肉病	结肠癌
大肠腺瘤	大肠癌
多发性内分泌增生症	甲状腺髓样癌
白斑	鳞形细胞癌
小叶增生（有上皮高度或不典型增生）	乳腺癌
黑痣	恶性黑色素瘤
胃溃疡	胃癌
胃息肉	胃癌
胃上皮化生	胃癌
胆囊腺瘤性息肉	胆囊癌
胆总管囊状扩张	胆管癌
子宫颈上皮不典型增生	子宫颈癌
乳头状瘤	乳头状癌
甲状腺瘤	甲状腺癌
骨软骨瘤	软骨肉瘤、骨肉瘤或恶性组织细胞瘤

肿瘤外科医生有义务向患者说明其疾病发展规律，及时治疗一些有恶变可能的病变，以防止恶性肿瘤的发生。

临床常采用的预防性手术有：先天性多发性结肠息肉瘤作全结肠切除术，因为到40岁时约有一半发展成结肠癌，70岁以后几乎100%发展成结肠癌；溃疡性结肠炎患者作结肠切除术；隐睾或睾丸下降不良作睾丸复位术或睾丸切除术，在幼年行睾丸复位术可使睾丸癌发生的可能性减少；口腔、外阴白斑患者作白斑切除术；易摩擦部位的黑痣作黑痣切除术；重度乳腺小叶增生伴有乳腺癌高危患者作乳房病灶切除术等。

（二）诊断性手术

正确的诊断是治疗肿瘤的基础，而正确诊断必须依据组织学检查，需要有代表性的组织标本。诊断性手术能为正确的诊断、精确的分期，进而采取合理的治疗提供可靠的依据。获取组织标本的外科技术如下。

1. 细针吸取　通过用细针头对可疑肿块进行穿刺做细胞学检查。方法简单易行，诊断准确率因操作技术、病理科医生经验和肿块所在部位而异，一般在80%以上。本方法存在一定的假阴性和假阳性，偶见有针道转移的病例。

2. 针穿活检 一般在局部麻醉下应用较粗针头或特殊的穿刺针头（如 True - Cut，Core-Cut)，对可疑肿块进行穿刺并获得少许组织做病理检查。如果取得足够组织，诊断准确率高，如果取得组织太少，诊断较困难。同时，由于针穿活检亦可造成创伤出血，甚或引起癌细胞播散、针道转移等，因此务必严格掌握适应证。

3. 咬取活检 一般用于表浅的溃疡型肿块，用活检钳咬取组织做病理检查。诊断准确率高，但咬取时应注意咬取部位和防止咬取后大出血。

4. 切取活检 常在局部麻醉下，切取一小块肿瘤组织做病理检查以明确诊断。有时在探查术中，因肿块巨大或侵及周围器官无法切除，为了明确其病理性质，也常作切取活检。施行切取活检时必须注意手术切口及进入途径，要考虑到活检切口及进入间隙必须在以后手术切除时能一并切除，不要造成癌瘤的播散。切取活检与第二次手术切除间隔的时间应越短越好，最好是在准备彻底切除情况下行冰冻切片检查。

5. 切除活检 在可能的情况下，可以切除整个肿瘤送病理检查以明确诊断。这样诊断准确率最高，如果是良性肿瘤也就不必再作第二次手术，如果是恶性肿瘤也不至于引起太多播散。但是，切除活检常在麻醉下进行，切口较大，所以活检手术切口选择必须考虑到第二次手术能否将其切除，同时也需要十分注意不要污染手术创面，以免造成肿瘤接种。

如果临床上拟诊为恶性黑色素瘤时，则不应作针穿、咬取或切取活检，应该在准备彻底切除时作切除活检。

（三）探查性手术

探查性手术目的：一是明确诊断；二是了解肿瘤范围并争取肿瘤切除；三是早期发现复发以便及时作切除术，即所谓二次探查术。它不同于上述的诊断性手术，探查性手术往往需作好大手术的准备，一旦探查明确诊断而又能彻底切除时，及时作肿瘤的根治性手术，所以术前准备要充分，备有术中冰冻切片检查。探查时动作轻柔，细致解剖。也应遵循由远及近和不接触隔离技术的原则。

（四）根治性手术

根治性手术指手术切除了全部肿瘤组织及肿瘤可能累及的周围组织和区域淋巴结，以求达到彻底治愈的目的，是实体肿瘤治疗的关键。凡肿瘤局限于原发部位和邻近区域淋巴结，或肿瘤虽已侵犯邻近脏器但尚能与原发灶整块切除者皆应施行根治性手术。根治性手术最低要求是切缘在肉眼和显微镜下未见肿瘤，切除范围视肿瘤类型不同和具体侵犯情况而定，对恶性肿瘤而言，一般要求切除范围应尽可能大，在达到根治的前提下才考虑尽可能多地保留功能（表3-3)。

表3-3 常见根治手术治疗最少切缘

原发肿瘤	切缘	原发肿瘤	切缘
基底细胞癌	2~5mm	甲状腺癌	全腺叶
恶性黑色素瘤		乳腺癌	3cm
厚度<0.75mm	1cm	软组织肉瘤	全部肌肉
>1.0mm	3cm	下咽及食管癌	3~5cm
舌癌	1~2cm	胃癌	6cm
喉癌	2~5mm	结肠、直肠癌	3~5cm

根治性手术对上皮癌瘤而言为根治术，根治性手术对肉瘤而言为广泛切除术。根治术是指肿瘤所在器官的大部分或全部连同区域淋巴结作整块切除，如癌瘤侵犯其他脏器，则被侵犯的器官亦作部分或全部切除，例如胃癌侵及胰腺尾部，除作胃次全或全胃切除及胃周围区域淋巴结清除外，尚须切除胰尾及脾脏。若切除的淋巴结扩大到习惯范围以外，则称为扩大根治术，如乳腺癌扩大根治术除根治术切除范围外，还包括胸骨旁淋巴结清扫。所谓广泛切除术是指广泛整块切除肉瘤所在组织的全部或大部分以及部分邻近深层软组织，例如肢体的横纹肌肉瘤应将受累肌肉的起止点及其深层筋膜一起切除，有时需将一组肌肉全部切除，因肉瘤易于沿肌间隙扩散，若为骨肉瘤常需超关节截肢。

（五）姑息性手术

姑息性手术是相对于根治性手术而言的，适用于恶性肿瘤已超越根治性手术切除的范围，无法彻底清除体内全部病灶的患者。因此，姑息性手术的目的是为了缓解症状、减轻痛苦、改善生存质量、延长生存期、减少和防止并发症。适用于晚期恶性癌瘤已失去手术治愈的机会或由于其他原因不宜行根治性手术者。姑息性手术包括姑息性肿瘤切除术和减瘤手术。前者是指对原发灶或其转移灶部分或大部分切除，肉眼尚可见肿瘤残留；后者则根本未切除肿瘤而仅仅解除肿瘤引起的症状。常用的姑息性手术如下。

1. 癌姑息切除术　如晚期乳腺癌溃烂出血，行单纯乳房切除术以解除症状。胃大部分切除或肠段切除术以解除晚期胃肠道癌瘤梗阻，防止出血、穿孔等，术后再配合其他治疗。肺癌、食管癌、上颌窦癌有时也作姑息性切除手术，术后再添加放疗或化疗。当转移瘤引起致命的并发症时，可行转移瘤切除以缓解症状。

2. 空腔脏器梗阻时行捷径转流或造口术　为了解除消化道梗阻、胆道梗阻，临床上常需作食管胃吻合、胃空肠吻合、胆囊空肠吻合、小肠结肠侧侧吻合等内吻合转流术。有时为了解除食管梗阻、肠梗阻、尿道梗阻、喉梗阻须作胃造口、肠造口、膀胱造口、气管造口等。利用手术或内镜在因肿瘤而发生梗阻的生理腔道内置入内支架也可解除梗阻。

3. 供应血管结扎或栓塞术　晚期肿瘤可引起大出血，临床常须结扎或栓塞供应肿瘤部位的动脉以达到止血目的，例如鼻咽癌、口腔癌合并大出血，若填塞无效，则须结扎或栓塞颈外动脉；恶性葡萄胎、绒毛膜上皮癌、宫体癌、直肠癌合并大出血而肿瘤难以切除，常须作髂内动脉结扎或栓塞。

4. 内分泌腺切除术　对激素依赖性肿瘤通过切除内分泌腺体，使肿瘤退缩缓解，如卵巢切除治疗绝经前晚期乳腺癌或复发病例，尤其是雌激素受体阳性者；晚期男性乳腺癌、前列腺癌行双侧睾丸切除等。

（六）减瘤手术

当肿瘤体积较大，或累及邻近重要器官、结构，手术无法将其完全切除的恶性肿瘤，可作肿瘤大部切除，术后进行化疗、放疗、免疫治疗、激素治疗、中医中药治疗、逆转录治疗等综合治疗，以控制残留的癌细胞，争取较好的姑息性治疗效果，称为减瘤手术或减量手术。但减瘤手术仅适用于原发病灶大部切除后，残余肿瘤能用其他治疗方法有效控制者，否则单用减瘤手术对延长患者生命的作用不大，相反增加患者的创伤和痛苦，加重患者及家属的负担，浪费医疗资源。

不过应该指出的是，经减瘤手术后，体内瘤负荷减少，大量 G_0 期细胞进入增殖期，有利于采用化疗或放疗等综合治疗措施杀伤残余的肿瘤细胞，这与常规的辅助性化疗或放疗有本质上的区别。

（七）远处转移癌和复发性癌瘤切除术

转移瘤则指原发瘤以外的部位出现的与其生物学类型相同的肿瘤。肿瘤术后复发是指根治性手术后获临床治愈，经一段时间后又发生与原切除肿瘤生物学类型相同的肿瘤。临床所指的肿瘤复发多指局部复发，如残余器官、手术野、受累毗邻器官的复发。肿瘤术后复发的诊断需排除多中心起源和多原发恶性肿瘤。

转移和复发肿瘤的治疗比原发肿瘤更为困难，疗效也较差。但近年来对复发和转移肿瘤的手术治疗已受到重视。不过，转移癌瘤和复发癌瘤手术效果总的来说较差，必须与其他治疗配合进行。

远处转移癌属于晚期癌瘤，难以手术治愈，但临床上确有部分转移癌患者手术后获得长期生存，故此对转移癌手术不能一概否定。转移癌手术适合于原发灶已得到较好的控制，而仅有单个转移性病灶者，如孤立性肺、脑、骨转移，施行切除术后再配合其他综合治疗可获得良好效果。肺转移癌术后 5 年生存率 15% ~44%；肝转移癌术后 5 年生存率 20% ~30%；肺癌脑转移术后 5 年生存率 13%。有时多达 3 个转移灶，但局限于一肺叶或一肝叶，仍可施行切除术。若为皮下多个转移，则无手术指征。

复发性癌瘤应根据具体情况及手术、化疗、放疗对其疗效而定，凡能手术者应考虑再行手术，配合其他综合治疗，仍可获得一定疗效。例如皮肤隆突性纤维肉瘤，术后反复复发，但反复切除，也获得延长寿命的效果；乳腺癌术后复发可再行局部切除术；软组织肉瘤术后复发可再行扩大切除乃至关节离断术、截肢术；肢体黑色素瘤术后复发可以截肢，以挽救部分患者生命；直肠癌保肛手术后复发可以再作 Miles 手术。

部分肿瘤在少数情况下切除原发瘤后转移瘤会自动消失，如切除原发性甲状腺腺癌或子宫绒毛膜细胞癌可导致肺部广泛血行转移的癌结节消退。临床医生应有这样的认知并努力争取这样的治疗。

（八）辅助性手术

为了配合其他治疗，需要作辅助性手术，例如喉癌放疗，为了防止放疗中呼吸困难，有时需作放疗前气管切开术；直肠癌放疗有时亦需先做人工肛门术，以免放疗中肠梗阻；乳腺癌和前列腺癌内分泌治疗常需作去势手术。此外，各部位晚期癌瘤局部灌注化疗时常需作动脉插管术等。

（九）重建与康复手术

为了提高肿瘤病患者的生存质量，重建和康复手术越来越受到重视。由于外科技术，特别是显微外科技术的进步，使肿瘤切除术后的器官重建有很大的进展。头面部肿瘤切除术后常用带血管皮瓣进行修复取得成功。舌再造术、口颊和口底重建使患者生活质量大大提高。乳腺癌根治术后乳房重建、巨大肿瘤切除后胸壁重建、腹壁重建等已广泛开展。

（十）介入治疗

是指在 X 线等设备的监视下将肿瘤药物和（或）栓塞剂经动脉导管或直接注入肿瘤组织，对肿瘤进行治疗。常用的有：肿瘤的介入放射学治疗和超声波导向的介入治疗。由于介入设备的不断完善，技术不断提高，各类栓塞剂的广泛应用，进一步提高了此疗法的有效率和患者生活质量。

（孙秋实）

第三节　外科手术治疗原则

实施肿瘤外科手术除遵循外科学一般原则（如无菌原则等）外，还应遵循肿瘤外科的基本原则。肿瘤手术必须遵循无瘤原则，采用无瘤技术。恶性肿瘤的生物学特性决定了肿瘤手术不同于一般外科手术，任何检查或不当的操作都有可能造成肿瘤的扩散。医源性肿瘤扩散和转移是造成手术失败的一个重要环节，如术前皮肤准备时的摩擦、手术时的挤压、触摸肿瘤均可以使肿瘤细胞转移和污染手术创面。因此，人们提出了无瘤技术的观念，自1894年Halsted发明经典的乳腺癌根治术以来就已奠定，逐渐发展为“无瘤原则”和“无瘤技术”。肿瘤外科手术的基本原则有：

（1）不切割原则：手术中不直接切割癌肿组织，由四周向中央解剖，一切操作均应在远离肿瘤的正常组织中进行，同时尽可能先结扎进出肿瘤组织的血管。

（2）整块切除原则：将原发病灶和所属区域淋巴结作连续性的整块切除，而不应将其分别切除。

（3）无瘤技术原则：目的是防止术前和术中肿瘤细胞的种植或转移，包括防止肿瘤细胞扩散和防止肿瘤细胞种植两个方面。

防止肿瘤细胞扩散的措施有：①术前检查应轻柔，尽量减少检查次数。②尽量缩短活检手术与根治手术之间的时间间隔；若能通过术中快速病理切片检查，将两次手术合并一次完成则更为理想。③术前皮肤准备应轻柔，尽量减少局部摩擦，以防止癌细胞的扩散。④尽量不用局麻药，因为局部麻醉药注射后导致组织水肿，造成解剖困难，局麻药还可使局部压力增高，容易造成肿瘤细胞的扩散，如乳房肿块的活检可以在肋间神经阻滞麻醉下进行。此外，除了抗癌药物外，不应在肿瘤内注射任何药物。⑤手术切口要充分，暴露要清楚，以利于手术操作。⑥手术时应尽量采用锐性分离，少用钝性分离。用电刀切割不仅可以减少出血，还可以封闭小血管及淋巴管，而且高频电刀也有杀灭癌细胞的作用，所以可以减少血行和淋巴途径的播散与局部种植。⑦手术时先结扎静脉，再结扎动脉，可能减少癌细胞的扩散。⑧先处理区域引流淋巴结，再处理邻近淋巴结；先处理手术切除的周围部分，再处理肿瘤的邻近部分，一般与原发灶一齐作整体切除。⑨手术操作要稳、准、轻、巧，避免挤、压、轧、损坏。⑩需要截肢者不采用抬高患肢以减少出血的办法。

防止肿瘤细胞种植的措施有：①活检后要重新消毒铺巾，更换手套和手术器械。②应用纱布垫保护创面、切缘及正常脏器。③肿瘤如果有溃疡和菜花样外翻时，可用手术巾保护，或者用塑料布、纱布将其包扎，使其与正常组织及创面隔离。④切除的范围要充分，包括病变周围一定的正常组织。⑤勤更换手术器械，用过的器械应用蒸馏水或1∶1 000的氯化汞液冲洗后再用。⑥手术者手套不直接接触肿瘤，术中遇到肿瘤破裂或切开时，须彻底吸除干净，用纱布垫紧密遮盖或包裹，并更换手套和手术器械。⑦探查胸、腹、盆腔时，应以癌肿为中心，先远后近地探查。⑧结肠癌、直肠癌术后局部复发，常常发生在吻合口及切口附近，因此，手术时在搬动肿瘤前先用纱布条结扎肿瘤的上、下端肠管，可于结扎间肠管内注入5－Fu等抗癌药，防止癌细胞种植于创面及沿肠管播散。在吻合肠管前，先用1∶500的氯化汞或5 – Fu 液冲洗两端肠管。⑨手术结束时，可以用抗癌药物如氮芥、噻替哌、顺铂等冲洗创面，然后再依次缝合。⑩结、直肠癌手术前用泻药准备肠道而不用灌肠。

尽管严格遵循无瘤原则，仍然有肿瘤的转移，这主要决定于肿瘤的扩散途径和生物学特性，也与机体的免疫状况有关。

（孙秋实）

第四节 外科手术治疗的优缺点与注意事项

外科治疗有很多优点：肿瘤对外科切除没有生物抵抗性，外科手术没有潜在致癌作用，其治疗效果也不受肿瘤异质性的影响；大多数尚未扩散的实体瘤均可行外科治疗，而且手术可为肿瘤组织学检查和病理分期提供组织来源。外科治疗也有其缺点：切除术对肿瘤组织并无特异性，即正常组织和肿瘤组织同样受到破坏；外科治疗可能出现危及生命的并发症，并可造成畸形和功能丧失；如果肿瘤已超越局部及区域淋巴结时则不能用手术治愈。

肿瘤外科是外科学的一个分支，既具有外科学的共同特点，如无菌操作、选择适应证、尽量少损伤正常组织等，也具有其特殊性，还要注意以下几点：

（1）准确性：正确的诊断对正确的治疗是非常必要的，对肿瘤患者获得有关病理组织并进行病理学检查，了解相关疾病信息（包括诊断、分期、病理类型、预后判断）是肿瘤外科医生的基本任务之一。肿瘤外科手术不同于一般手术，其手术范围广、创伤大、组织器官损伤多，不少情况下甚至终身残疾。假若不以准确的诊断为依据而草率地贸然实施肿瘤根治切除术，有时会丧失患者的劳动能力、终身幸福甚至造成残疾，例如不该截肢的截了肢，不该肛门改道的作了肛门改道等。更多的情况则是实为肿瘤而未能正确确定，未能获得正确恰当的外科手术治疗或其他治疗，给患者造成不应有的损失而过早地失去生命。术前要尽可能做出准确的诊断和正确的分期，选择恰当的治疗方法，要充分估计手术切除的可能性，是根治性切除还是姑息性切除，手术与其他治疗方法的配合等，注意手术后肿瘤的控制与功能损伤的关系。为了保证肿瘤诊治工作的准确性，肿瘤外科医生不仅要有丰富的病理学知识，尤其是肿瘤病理学知识，而且要与病理学医师保持密切联系，反复进行磋商，深入了解肿瘤性质、癌细胞的生物学特性，联合有关科室会诊，共同制订合理治疗方案，以便更好地发挥外科手术在综合治疗中的重要作用，为患者实施合理治疗。

（2）及时性恶性肿瘤：一旦进入进展期，发展往往很快，常在数月或一二年之内即可致患者死亡。所以要坚持早期发现、早期诊断、早期治疗的原则，对适合外科手术的癌症患者抓紧时机，赶在癌肿尚未蔓延播散或尚未明显蔓延播散之前，及时进行外科手术，多能收到良好的效果。反之，如果错过良机，让癌瘤病灶超越了手术能够肃清的范围，手术治疗的效果就会大大降低。不少患者由于就诊不及时、延误诊断或其他原因，使手术不及时，造成本来能够外科治疗的病变失去手术治疗机会，是十分令人惋惜的。

（3）彻底性与功能性：由于癌肿切除手术易有残留，肿瘤细胞易发生种植和播散，而一旦有残留、种植或播散，就极易发生复发和转移，其后果不堪设想。所以外科手术治疗肿瘤一定要坚持完全、彻底、全部、干净消灭之。除非某种肿瘤对放疗或化疗特别敏感且手术后有条件辅助进行放疗或化疗，不要实行“削切”手术。当然，彻底干净切除也是相对而言，不能要求外科医生的手术刀切净最后一个肿瘤细胞，也不能为了彻底干净切除而超越限制地扩大手术切除范围，造成组织器官和功能的过分损失。另外，不同期别的癌肿对手术切除彻底性的要求也不尽相同。对早期和病变局限的肿瘤应特别强调手术切除的彻底性，同时最大限度地保留组织器官功能，尽量做到器官功能保全性根治术；对较晚期的肿瘤，则不宜过分强调彻底性而片面扩大切除范围，而应把着眼点放在综合治疗上。此外，由于肿瘤的恶性程度不同和瘤细胞的生物学特性不同，对手术切除彻底性和切除的范围也不尽相同，应根据不同情况制定实施个体化的手术治疗方案。

（4）综合性：由于目前已认识到恶性肿瘤是全身性疾病，外科手术属局部治疗，而局部治疗难以完全解决全身性问题，所以应重视和强调多学科治疗，恰当、合理、有计划地实施综合治疗已成为肿瘤学工作者的共识。肿瘤外科医生要正确认识肿瘤外科在综合治疗中的地位和作用，恰当运用外科手术这一重要而锐利的武器，发挥其优势与特点，辨清其局限与不足，积极参与肿瘤诊断、分期、制定治疗方案等工作，搞好外科手术与放疗、化疗、新辅助放疗、新辅助化疗、生物治疗及其他治疗的衔接与联合，多科协作、联合作战，共同为恶性肿瘤患者提供最佳治疗，争取最佳治疗效果。其综合治疗的最终目的是：使原本不能手术的患者能接受手术，降低复发和播散，提高治愈率，提高疗效和生活质量。

（5）关于前哨淋巴结和前哨淋巴结活检的采用：在长期随访结果出来之前，前哨淋巴结活检尚不能成为标准的治疗措施。前哨淋巴结和前哨淋巴结活检的概念必须符合以下条件：①淋巴流向是有序和可预测的。②癌细胞的淋巴结播散是渐进的。③前哨淋巴结是最先遭受肿瘤细胞侵犯的淋巴结。④前哨淋巴结活检的组织学检查结果应代表整个区域淋巴结的组织学状态。很显然，要全部满足这些条件是很难的，甚至是不可能的，所以要谨慎采用之。

（6）心理因素：随着心身医学研究的进展，肿瘤患者心理状况已备受关注。人的精神因素与全身机能活动有密切关系。心理状况能影响免疫功能，如恐惧、悲观、失望、紧张可使机体免疫监视作用减轻，相反医务人员的鼓励、关心、尊重、信心有利于患者免疫功能的稳定，增强抗病能力，调动内在积极因素，配合治疗，提高生活质量。因此，科学地掌握癌症患者的心理状况，及时有效地给予心理照顾，对患者的治疗、康复、预后能起积极作用。

（胡其艳）

第四章

肿瘤的介入治疗

第一节　血管性介入治疗技术

肿瘤血管性介入治疗是在诊断性血管造影的基础上，通过导管向病灶供血血管内注射药物或栓塞剂，以达到治疗肿瘤目的的方法，其技术包括经导管动脉灌注化疗术及经导管动脉化疗栓塞术。

一、介入的基础

（一）肿瘤血管性介入治疗原理

肿瘤生长很大程度上依赖血液供应营养，阻断肿瘤供血血管可明显抑制肿瘤生长、扩散。肿瘤的血管性介入治疗是在局麻下经皮穿刺，置导管于动脉腔内，在影像设备引导下，通过血管造影，高度精确确定肿瘤供血动脉后，将导管选择或超选择性置入各种实体肿瘤供血动脉，再将抗癌药物和（或）栓塞剂的混合物直接注入肿瘤。众多的国内外实验研究和临床疗效观察显示，动脉介入灌注化疗或动脉栓塞可使肿瘤局部药物浓度大大提高，同时阻断血液供应，近远期疗效显著、全身副作用小、安全系数高。

（二）肿瘤血管性介入治疗所需器械

1. 穿刺针　为肿瘤血管性介入治疗最基本的器材。穿刺针的主要目的在于建立通道，再通过导丝导入各种导管进行下一步操作，或直接经建立的通道注入药物等。穿刺针一般由锐利的针芯和外套管构成，而单纯用于血管穿刺的穿刺针一般为中空穿刺针。穿刺针的针长2.5～7.0cm，其外径是用G（Gauge）表示，一般18～22G等，数值越大，穿刺针越细（表4－1）。

表4－1　常用穿针针径

针径（G）	外径（mm）	mm
14	2.1	1.6
16	1.6	1.4
18	1.2	1.0
19	1.0	0.8
20	0.9	0.7
21	0.g	0.6
22	0.7	0.5

续 表

针径（G）	外径（mm）	mm
23	0.6	0.3
25	0.5	0.25

2. 导管　介入放射学的主要器材，根据使用目的可分为造影导管、引流导管、球囊扩张导管等，分别用于造影、栓塞、引流、扩张狭窄管腔之用。导管由于使用部位和用途的不同，因而长短、粗细、形状均不同。一般导管直径用 F（French，1French =0.333mm）表示。

3. 导丝　可利用其交换送入导管，或利用导丝导向性能，将导管选择性或超选择性导入靶血管的重要器材。导丝头端分为直形、J 形等多种。根据使用物理特性不同可以分为超滑导丝、超硬导丝、超长的交换导丝、微导丝等。导丝的直径用英寸或毫米表示。

4. 导管鞘　为了避免导管反复出入组织或管壁对局部造成损伤，尤其在血管操作时避免损伤血管壁而使用的一种器材。它由带反流阀的导管鞘、扩张器和引导导丝组成，用硅胶制成的反流阀在防止血液外溢同时，可以反复通过相应口径的导管，而血管壁不会受损。导管鞘的外套管的直径用 F 表示。

5. 数字减影血管造影装置　即将血管造影的影像通过数字化处理，把不需要的组织影像删除掉，只保留血管影像，这种技术叫做数字减影血管造影技术（digital subtraction angiography，DSA），其特点是图像清晰，分辨率高，为观察肿瘤血供情况及介入治疗提供了近似真实的图像，为各种介入治疗提供了必备条件。Nudelman 于 1977 年获得第一张 DSA 的图像，目前，在血管造影中这种技术应用已很普遍。

（三）Seldiflger 穿刺法

Seldinger 穿刺法为介入操作的基本穿刺法，是 1953 年瑞典放射学家 Seldinger 首先采用的经皮穿刺血管插管技术，取代了以前直接穿刺血管造影或切开暴露血管插管造影的方法。该穿刺插管方法操作简便、安全、并发症少，很快得到广泛应用并沿用至今。操作时用尖刀片在穿刺处沿皮纹方向挑开皮肤 2mm，皮肤开口应位于血管的正前方血管穿刺点的下 1 ~ 2cm 处，以便斜行穿入动脉，使以后的操作均在与血管同一斜面上进行。穿刺针穿刺时的斜面应始终向上，有利于导丝推进。用带针芯的穿刺针以 30° ~40°角经皮向血管快速穿刺，穿透血管前后壁，退出针芯，缓缓向外退针，至见血液从针尾射出，即引入导丝，退出穿刺针，通过导丝引入导管鞘，即可进行有关插管操作（图 4 -1）。

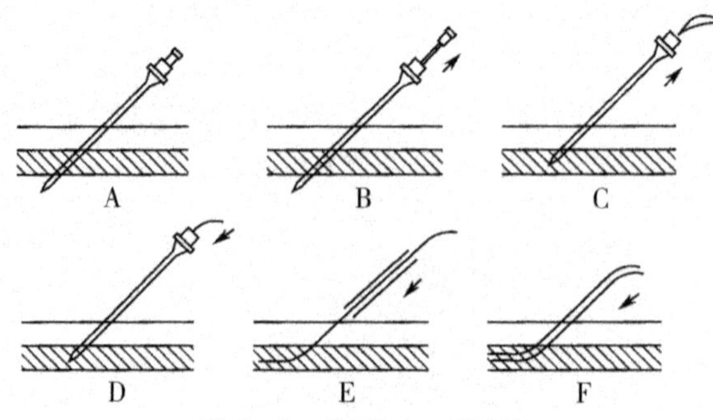

图 4 -1　Seldinger 穿刺法

A：带针芯的穿刺针穿透血管前、后壁；B：退出针芯；C：后退穿刺针管至血喷出；D：引入导丝；E：退出穿刺针留下导丝后插入导管；F：导管顺导丝进入血管，退出导丝，留下导管

二、介入诊疗的方法

（一）经导管动脉灌注化疗术

经导管动脉灌注化疗术（transcatheter anterial infusion，TAI），即通过介入放射学方法，建立由体表到达靶动脉的通道（导管），再由该通道注入化疗药物达到局部治疗肿瘤的一种方法。

1. 术前准备　包括穿刺针、导丝、导管鞘、导管等常规器材，及同轴导管系统、球囊阻塞导管、灌注导丝、灌注导管、全植入式导管药盒系统、药物注射泵等特殊器材。动脉内灌注常用的化疗药物根据肿瘤病种不同而异。

2. 临床应用　TAI 目前在临床上常用于治疗肝癌、肺癌、盆腔肿瘤等恶性实体瘤。在行 TAI 时，先常规进行选择性动脉造影，了解病变的性质、大小、血供情况，必要时进行超选择性插管进行 TAI 治疗。TAI 的入路主要有股动脉、腋动脉及锁骨下动脉等。经股动脉插管操作方便，成功率高，主要用于短期的 TAI；经腋及锁骨下动脉穿刺难度大，技术要求高，但不影响行走，故可保留导管用于长期持续或间断性 TAI。

3. 并发症　该法操作简单，对患者损伤小，术后恢复快，并发症较少。主要并发症包括：①消化道反应：大剂量的化疗药物进入胃肠道动脉后可能造成胃肠道反应，主要为消化道黏膜苍白、水肿或点状糜烂，造成胃肠道出血、腹泻和呕吐等。②骨髓抑制：抗癌药物大多数都有不同程度的骨髓抑制作用，受影响最大的是白细胞，以粒细胞减少较为严重。③肝脏毒性：许多抗癌药物对肝脏有一定程度的损害作用，尤其是在肝脏本身疾病和有潜在疾病如原发性肝性肝癌、病毒性肝炎、肝硬化等情况下更容易发生肝脏毒性反应。④肾脏毒性：临床上常用的化疗药如顺铂（DDP）、丝裂霉素（MMC）、亚硝脲素、甲氨蝶呤和链佐星等都可以发生肾脏毒性作用，其中 DDP 最容易出现。⑤心脏毒性：对心脏有毒性的抗癌药物主要是蒽环类抗癌抗生素 ADM，它可以引起急性、亚急性和慢性心脏毒性。其他如大剂量的环磷酰胺和 5 - FU 等也可引起心肌损伤、心绞痛和心电图异常。

4. 疗效评价　动脉内药物灌注术使药物能高浓度进入病变区，从而提高对局灶性病变的治疗效果，减少药物的毒副作用。在治疗恶性肿瘤方面，对供血丰富肿瘤的疗效明显优于少血性肿瘤，但后者仍可延缓肿瘤生长速度和减少疼痛症状，提高患者的生存质量。支气管动脉灌注化疗治疗肺癌近期疗效显著，有效率为 80% ~97%。从组织学类型而言，小细胞未分化癌疗效最好，其次为鳞癌、腺癌。现认为，中央型、支气管动脉供血丰富的肿瘤疗效优于周围型、支气管动脉供血欠丰富的肿瘤。灌注且能行动脉栓塞，疗效可提高。合并放疗、经皮穿刺药物或无水乙醇注射、肺动脉灌注化疗等也可提高疗效。术前行灌注化疗有利于提高手术切除的疗效。

（二）经导管动脉化疗栓塞术

经导管动脉化疗栓塞术（transcatheter arterial chemoembolization，TACE）指经导管向肿瘤供血血管内注入化疗药物及栓塞剂，即在阻断肿瘤血供的同时发挥化疗药物的作用，从而达到治疗肿瘤的目的。

1. 栓塞剂　理想的栓塞剂应具备的条件：无毒、无抗原性、生物相容性好、易获取、易消毒、不透 X 线、易经导管注入等。栓塞剂种类较多，按物理性状分固体性、液体性；

按栓塞血管部位分为外围性（末梢栓塞剂）和中央性（近端栓塞剂）；按能否被机体吸收，分为可吸收性和不可吸收性；按栓塞血管时间的长短，分为长期（1个月以上）、中期（48h至1个月）、短期（48h以内）。目前肿瘤介入临床治疗常用的有以下几种栓塞剂。

（1）碘化油：属于末梢栓塞剂，对肿瘤有趋向性（可能与肿瘤血管的虹吸作用、缺乏清除碘油的单核细胞或淋巴系统有关），长时间栓塞20～50μm以上的肿瘤血管，而在正常肝组织内易于清除，也可作为化疗药物载体和示踪剂，主要用于肝癌的栓塞治疗。

（2）吸收性明胶海绵：是一种无毒、无抗原性的蛋白胶类物质，是目前肿瘤介入应用最广的栓塞剂。按需剪成条状或颗粒状，可机械性阻塞血管，并可造成继发性血栓形成，栓塞血管时间为2～4周。

（3）其他：聚乙烯醇（polyvinyl alcohol，PVA颗粒）、含化疗药或放射性物质的微囊或微球主要用于肿瘤的化学性、放射性栓塞治疗。另外，不锈钢圈、白及、无水乙醇等都属于永久性栓塞剂，均可用于肿瘤栓塞治疗。

2. 临床应用

（1）手术前辅助性栓塞：适应于富血供肿瘤如脑膜瘤、鼻咽血管纤维瘤、富血供肾癌和盆腔肿瘤等。有利于减少术中出血、肿块完整切除及避免或减少术中转移。

（2）姑息性栓塞治疗：适于不能手术切除的恶性富血供肿瘤，可改善患者生存质量及延长患者生存期。部分肿瘤行栓塞术后，病情改善，肿块缩小，再行二期手术切除。

（3）相对根治性栓塞治疗：适于少数良性富血供肿瘤如子宫肌瘤、肝血管瘤和极少数恶性肿瘤。肝癌化疗性栓塞的临床效果可与手术切除效果媲美，且微创，适应证广。

3. 并发症　主要包括：①组织缺血：其发生和血流动力学的变化以及选择栓塞材料不合适有关。例如如果门静脉阻塞和肝硬化门脉高压时门静脉血流减少，栓塞肝动脉可导致肝梗死，甚至肝功能衰竭。②意外栓塞：主要发生于插管不到位，栓塞剂的选择和释放不适当，操作者经验不足等情况。其严重程度视误栓的程度和具体器官而定。可发生神经、肺、胆管、胃肠道、脾、肢体末端、皮肤等的梗死，严重者可致残或致死。③脊髓损伤：虽然罕见，但它是栓塞后的最严重的并发症之一。如肺癌行选择性支气管动脉灌注化疗和栓塞术时误栓脊髓动脉。④栓塞后综合征（post embolization syndrome）：与肿瘤及组织缺血坏死有关，可发生在大多数栓塞术后的病例。表现为恶心、呕吐、疼痛、发热、反射性肠郁张或麻痹性肠梗阻等症状。对症处理后1周左右逐渐减轻、消失。

4. 疗效评价　良、恶性肿瘤手术前行供血动脉栓塞治疗，不仅可以使肿瘤发生缺血萎缩，便于手术中分离切除，而且可以减少术中出血。对于晚期恶性肿瘤行供血动脉栓塞，可以促使肿瘤变性坏死，是姑息性治疗的重要措施。也常常是中晚期恶性肿瘤的唯一治疗手段。恶性肿瘤栓塞后还有提高免疫功能的作用。

（张喜峰）

第二节　非血管性介入治疗技术

非血管性介入放射学是研究在医学影像设备引导下对非心血管部位作介入性诊疗的学科。经皮非血管介入技术对肿瘤的诊断和治疗具有安全、有效、并发症少等优点。

非血管肿瘤介入诊疗技术众多，如穿刺活检、管腔成形术、引流术、造瘘术、肿瘤局部灭活等。管腔成形术包括球囊导管扩张及支架置入，如气管、食管、胆管等恶性狭窄的支架治疗；引流术如肝囊肿、脓肿及恶性梗阻等的引流。肿瘤的局部灭活治疗方法很多，近几年国内外应用超声、CT、MRI 引导下经皮穿刺肿瘤的射频、微波、冷凝治疗技术比较热门，利用体外超声聚焦对肿瘤治疗以及组织间近距离^{125}I 粒子内照射也都取得了不错的效果。

一、介入的基础

（一）肿瘤非血管性介入治疗原理

肿瘤非血管介入诊疗是在医学影像设备（如 X 线、CT、超声、MRI）的导引下，利用各种器械，通过血管以外的途径，如经人体生理腔道或直接穿刺脏器，对诸多良、恶性肿瘤进行诊断和治疗的技术。

（二）肿瘤非血管性介入治疗所需器械

肿瘤非血管性介入所使用的器械较多，各有特色，各个系统有各种不同的引流管及导管，穿刺针也不同，有时也可互相通用，本节就通用的器械进行简述。

1. 穿刺针　肿瘤的非血管性介入治疗所用穿刺针的主要目的同样在于建立通道，经建立的通道采集病理组织、抽吸内容物、注入药物等。现用穿刺针均为薄壁的金属针，其长度一般比血管性介入治疗所需穿刺针长，且带有刻度，通常 5～20cm 不等，针的粗细亦用 G 表示。

2. 引流管　引流管根据插入的部位与引流内容不同而外形不同，同一外形也有粗细大小不同，术者可根据情况选用，常用引流管有：囊腔引流管、胆管引流管、肾盂引流管等。

3. 导丝、导管　凡能用于血管的导丝、导管大都可用于非血管性操作，不再赘述。

4. 引导装置　B 超、X 线透视、CT、MRI、DSA 等影像学设备可以根据病情需要用于非血管介入治疗的过程中，使治疗可视化，大大提高了治疗的成功率。

5. 支架　用于对狭窄管腔支撑以达到恢复管腔流通功能之用。狭义的支架，仅指金属支架，广义上可以分为内涵管和金属支架。金属支架根据其扩张的特性可分为自膨式和球囊扩张式两种。

二、介入诊疗的方法

（一）经皮穿刺活检

恶性肿瘤是严重危害人类健康及生命的疾病，近年来发病率逐渐上升，且发病年龄逐渐下降，早期发现、正确的诊断、及时的治疗对预后有重要的影响。其中病理诊断对治疗方案的选择起着关键作用。经皮穿刺活检（percutaneous needle biopsy，PNB）是获取病理诊断的主要途径。使用穿刺针经皮直接穿刺身体各部位病变区，利用针头特殊装置取出病变的活检标本。也可用细针直接抽吸病变的组织碎块，再作活检。

1. 活检穿刺针的种类　目前活检针种类很多，但大致可分为三种：①抽吸针：针的口径较细，对组织损伤小，只能获得细胞学标本，如千叶（Chiba）针。②切割针：口径较粗，针尖具有不同形状，活检时可得到组织条或组织碎块，可行病理学诊断。这类针很多，如 Turner 针、Rotex 针等。③环钻针：主要用于骨组织病变的活检，针尖有尖锐的切割齿，便于穿过较硬的骨、软骨组织，取得组织学标本，如 Franseen 针等（图 4－2）。

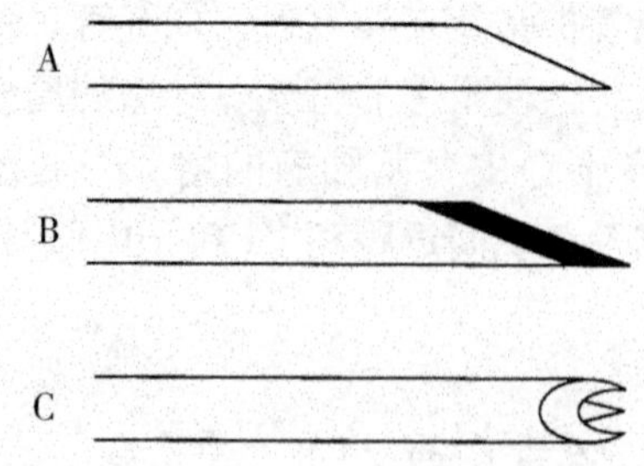

图4－2 常用活检穿刺针针头形状

A：Chiba 针；B：Turner 针；C：Franseen 针

2. 穿刺活检导向方法 经皮穿刺活检既不同于盲目穿刺活检，也不同于开放式活检，而是应用影像技术引导穿刺针，精确刺中欲检病灶。目前常用的导向手段为 X 线透视、超声、CT、MRI 等。

3. 并发症 穿刺活检术的并发症发生率很低，常见并发症有：①气胸：较常见，与穿刺针在肺内走行的距离、病灶大小、穿刺针的粗细及穿刺路径的选择有关，少量气胸可自行吸收，严重者需插管排气。②出血：亦较常见，若出凝血机制正常，可自行停止。③其他并发症：如胆汁性腹膜炎、肉眼血尿、一过性瘫痪等，主要是由于操作过程中损伤邻近组织器官、血管及神经所致。

（二）非血管管腔狭窄扩张成形术

当恶性肿瘤侵及体内的消化道、气道、胆管、泌尿道等器官，造成管腔发生狭窄或阻塞时，可通过球囊成形术及内支架置入术来重建管腔，缓解症状，改善患者的生存质量，从而得到肿瘤治疗的宝贵时间。

1. 器材 非血管管腔成形术及内支架置入术常用的器材有球囊导管和支架。球囊的直径及大小有不同的规格，并选用不同规格的导管鞘。支架的使用依据不同病变而异。主要包括 Z 形支架及网状支架两种。

2. 操作 术前明确病变的部位、范围及程度。入路的选择应根据管腔而定，开放性管腔如消化道、气道、泌尿道等，可经体外管腔口进行介入操作；封闭管腔如胆管，需经皮肝穿胆管或术后遗留 T 形管进入操作。在操作时，先进行管腔造影确认导管位于管腔之内，然后置换球囊导管将球囊置于狭窄的中心部位或当狭窄段较长时，置于远侧狭窄部位，逐步向近心端扩张。扩张时球囊充胀程度应根据病变部位、性质而定。扩张后重复进行造影，结果满意时可撤出球囊。

若必要时可进一步在病变处置入支架，支撑已扩张的管腔。支架选择的主要原则是：①支架大小、支撑力合适，能撑开管腔，保持管腔通畅。②支架能较牢固地贴附于管腔壁上，减少移位的可能性。③尽可能防止肿瘤组织通过支架网眼长入支架腔内。④支架材料能耐受消化液、胆汁、尿液的浸泡及内容物沉积，可保持长期通畅性。对于有管腔瘘的患者可选用大小和类型合适的覆膜支架。

3. 并发症 因实施成形术的器官不同并发症亦不尽相同，主要有：①消化道：包括胸骨后疼痛、胃肠道穿孔、反流性食管炎及术后再狭窄等。②气道：早期并发症包括异物感、咳嗽、胸痛、支架移位等；晚期包括复发性阻塞、气管－食管瘘、支架上皮化等。③胆管：

包括胆汁瘘、胆管感染、菌血症、败血症、支架移位和再狭窄等。④泌尿道：包括泌尿系统感染、输尿管穿孔、金属内支架阻塞等。

（三）经皮穿刺内外引流术

1. 经皮肝穿胆管引流（percutaneous transhepatic cholangial drainage，PTCD 或 percutaneoustranshepatic cholangiography，PTC） 由于恶性肿瘤（如胆管癌、胰头癌），造成肝外胆管梗阻，临床出现黄疸。PTCD 可行胆管内或胆管外胆汁引流，从而缓解梗阻，减轻黄疸，为根治手术提供有利条件。行 PTCD 前需先做经皮肝穿胆管造影，确定胆管梗阻的部位、程度、范围与性质。PTCD 有内外引流之分，通过穿刺针引入引导钢丝，而后拔出穿刺针，沿引导钢丝送进末段有多个侧孔的导管，导管在梗阻段上方的胆管内，其内口亦在该处，胆汁经导管外口连续引流，称为外引流；若导管通过梗阻区，留置于梗阻远端的胆管内或进入十二指肠，则胆汁沿导管侧孔流入梗阻下方的胆管或十二指肠，称为内引流。

2. 经皮肾穿肾盂造瘘术（percutaneous transrenal pyelotomy） 若恶性肿瘤侵及尿道引起尿路梗阻，此术可用于梗阻的引流。使用细针经皮穿肾，进入肾盂，先做经皮顺行肾盂造影观察尿路形态、狭窄或梗阻部位及其程度，而后沿穿刺针送进引导钢丝，再将导管插入，留置于肾盂内。

3. 囊肿、脓肿经皮抽吸引流术 在影像设备导向下，对脏器及其周围腔隙的脓肿或积液经皮穿刺抽吸引流的技术。适应证比较广泛，包括肝、肾、脾、胰等腹部实质脏器脓肿或囊肿以及周围腔隙的积脓、积液、胃肠道周围积脓或积液等。单房脓肿疗效较好，但多房脓肿也可放置多个引流管。常用导向设备包括 X 线透视、CT、超声等，穿刺针一般选用 18 ~ 20G。其他器械有导丝、引流导管等。穿刺途径一般越短越好，以不穿过大血管或胃肠道为原则，当穿刺成功后先做诊断性抽吸，当抽出液体或脓液时即穿刺成功。然后经导丝导管技术放置引流导管。对脓肿内脓液应尽可能抽尽，并注入抗生素，必要时盐水冲洗。一般每 12h 抽吸、注药一次。

（四）经皮肿瘤消融术

经皮肿瘤消融（percutaneous tumor ablation）是指在明确肿瘤的部位和性质后，在 CT 或 B 超的导向之下，准确穿刺命中靶点—肿瘤，利用物理或化学的方法直接消灭或溶解癌组织。消融又分为物理消融和化学消融。物理消融是进行肿瘤穿刺后放入微波天线或者射频电极，利用电磁波在组织内进行加热的原理，使癌组织凝固坏死，包括经皮射频消融治疗（percutaneous radiofrequencyablation）、经皮微波高温治疗（percutaneous microwave hyperthernia therapy）、经皮激光热治疗（percutaneous laser thermotherapy）、氩氦靶向冷冻消融（argonhelium cryosurgical ablaion，CSA，又称氩氦刀）；化学消融，即经皮瘤内注射药物（乙醇、醋酸、化疗药物），通过穿刺针将蛋白凝固剂直接注射到肿瘤中心，利用化学药物的蛋白凝固作用使癌组织凝固坏死。

1. 经皮射频消融治疗

（1）操作：局麻后经皮穿刺，精确定位、准确穿刺、适形治疗。将电极针置入肿瘤中心，在肿瘤内部打开 10 根很细的伞状电极针，将射频脉冲电波传送到肿瘤组织内，利用射频电流使癌组织升温到 60℃ ~95℃，直接杀死肿瘤细胞，精确测温、控温，灭活癌肿。治疗 10 ~30min，可以杀灭 2 ~5cm 的肿瘤，延长治疗时间，最大可以杀灭 10 ~12cm 的肿瘤，消融后局部注射强化治疗。肿瘤吸收消融后可以产生免疫作用。

（2）应用：射频消融适用于：肝癌、肺癌、胰腺癌、肾癌、肾上腺癌、盆腔肿瘤、肢体肿瘤和脑瘤等实体肿瘤，无论原发肿瘤还是转移性肿瘤，初治病例还是常规治疗失败病例，射频治疗不分肿瘤的病理类型均能够杀死，其微创、高效、安全，大大提高了肿瘤治疗的效果。

（3）并发症：射频消融治疗虽然是新开展的治疗肿瘤疗效确切的治疗方法，但也存在并发症，最常见的为术后发热、多汗及治疗部位疼痛；严重并发症为空腔脏器穿孔，腹腔内出血及心血管意外等，但发生率较低。规范术前准备和手术操作及合理的术后处理是避免并发症发生的关键。

2. 经皮无水乙醇注射治疗（percutaneous ethanolinjection，PEI）　1983 年杉浦等对实验性小鼠肝癌灶注射无水乙醇治疗获得成功，1983 年 Livraghi 报道了临床应用无水乙醇治疗小肝癌后，这一方法逐步得到推广。PEI 理想适应证是肿瘤直径≤3cm，不超过 3 个结节。对直径 >5cm 的肝癌也可配合经导管介入治疗使用。由于受乙醇在肿瘤组织内浸润范围的限制，因此需要多点、多方位、多次穿刺注射适当剂量的无水乙醇。据报道，无水乙醇的肿瘤灭活率可达 70% ~75%，直径小于 3cm 肝癌的 1 年、5 年存活率可分别达 90%、36%。

与此法类同的为经皮注射醋酸（percutaneous acetic acid injection therapy，PAI）。醋酸的杀死肿瘤细胞的能力比乙醇强 3 倍以上，且能透过肿瘤内的间隔，在肿瘤内均匀弥散，从而达到较好的治疗效果。

（五）放射性粒子组织间近距离治疗肿瘤

1. 放射性粒子组织间近距离治疗肿瘤发展简史　放射性粒子组织间近距离治疗肿瘤有近百年的历史。1901 年：Pierre Curie 首先提出近距离治疗术语（brachytherapy），其定义为将具有包壳的放射性核素埋入组织间进行放射治疗。Grossman 于 1982 年首次报道 100 例前列腺癌 ^{125}I 粒子组织间插植治疗结果，5 年全组生存率 83% 和 9 年生存率 52%。近 20 年来，由于新型、低能核素，如碘 -125、钯 -103 相继研制成功、计算机三维治疗计划系统的出现和超声、CT 引导定位系统的发展使放射性粒子治疗肿瘤的技术获得了新的活力。放射性粒子组织间近距离治疗肿瘤具有精度高、对正常组织创伤小等优势，临床应用显示了广阔的前景。

2. 放射性粒子组织间近距离治疗肿瘤的设备　放射性粒子治疗肿瘤需要三大基本条件：①放射性粒子。②三维治疗计划系统与质量验证系统。③粒子治疗的相关辅助设备，如粒子植入引导系统、粒子装载设备、消毒设备、粒子植入针和固定架等。

3. 放射性粒子组织间近距离治疗肿瘤的临床应用　适宜粒子植入治疗的病种十分广泛，包括脑胶质瘤、脑转移瘤、鼻咽、口咽癌、舌癌、肺癌、胸膜间皮瘤、乳腺癌、胆管癌、肝癌、前列腺癌，妇科肿瘤、软组织和骨肿瘤等。在美国，早期前列腺癌的放射性粒子组织间治疗已成为标准治疗手段，在头颈部复发肿瘤的治疗中，粒子植入也显示了其独特的优势。其并发症包括出血、血肿、疼痛、气胸、感染、粒子植入后移位造成非肿瘤组织放射性损伤等。目前，放射性粒子组织间肿瘤治疗在其适应证、禁忌证、规范化操作、疗效评价等方面仍存在颇多争议，相信随着研究的逐渐深入，完善放射性粒子组织间治疗肿瘤这一微创组织间内照射技术，必将提升肿瘤综合治疗水平。

（张喜峰）

第三节　肿瘤的介入放射治疗

一、介入放射治疗的历史回顾

作为一种新的治疗方法，介入放射治疗已被广泛地应用于临床各个领域，成为临床医学诊断治疗过程中的一门独立学科，即介入放射学（interventional radiology）。介入放射学最早由 Margolis 于 1967 年提出，是在 Seldinger 经皮穿刺股动脉插管技术的基础上发展而来的，其含义是应用放射诊断学的设备、技术和方法，将特制的导管或穿刺针导人体内，抽取组织或体液进行诊断或经导管进行各种治疗的特种技术。

介入放射学在国外始于 20 世纪 60 年代。1964 年 Dotter 等采用共轴扩张导管技术，首次进行血管成形术治疗动脉粥样硬化所致的外周血管狭窄，达到了血管扩张再通的目的，奠定了介入放射学在血管病变治疗方面应用的基础。1966 年 Rashkind 等创导了心房间隔开口术，1967 年 Postmann 进行了未闭动脉导管关闭术。之后 20 年，在治疗心脏病和血管疾病方面发展很快，形成了一整套血管性介入放射学的技术方法，包括房间隔缺损经导管关闭术，经皮肺动脉狭窄带囊导管扩张成形术，肺动静脉畸形栓塞术，双腔带囊扩张导管经皮腔内血管成形术等。在此基础上，非血管性介入放射学在 20 世纪 70 年代也相继展开，包括占位性病变的经皮穿刺活检，囊肿或脓肿的抽吸引流或灌注治疗，泌尿道及胆道的减压引流等。以 Seldinger 插管技术为基础，Molnan 和 Hoevels 等经肝穿刺胆管进行内、外引流。经皮穿刺活检则是在 20 世纪 60 年代后医学影像设备、穿刺针、穿刺方法及组织细胞学发展的基础上逐步完善起来的。Christorffersen 等 1970 年用细针穿刺胰腺肿块进行细胞学检查，准确率高达 94%。此后越来越多的文献报道了对各种器官肿瘤的穿刺活检，取得了满意的结果。

介入放射学应用于肿瘤的治疗，在 20 世纪 70 年代中期才见有临床应用报道。1971 年 Lang 首先报道了采用栓塞疗法治疗肾癌取得成功。1979 年 Aronsen 等将可降解性淀粉微球结合抗癌药物用于临床继发性肝肿瘤的治疗，1980 年又出现了将抗癌药物包埋于基质中的药物微球用于化疗与栓塞，1981 年日本学者加滕哲郎（Kato）提出了“化疗栓塞（Chemo-embolization）”的概念，至 90 年代，经导管插入有关血管后行灌注疗法或栓塞疗法已经广泛应用于全身许多部位肿瘤的治疗。1990 年 11 月在北美召开的放射学学术会议上，很多学者就认为，作为一种新兴边缘学科的介入放射学在 90 年代将有迅速的发展，对血管疾病和恶性肿瘤的治疗将会有新的突破。事实证明，科学家们卓绝的想象力，给介入放射学注入了超强的生命力。随着影像医学和导管技术的迅速发展，介入放射学必将更加显示出它的优越性和生命力。

介入放射学在国内起步稍晚于国外。20 世纪 70 年代初期，国内就有很多人开始采用 Seldinger 技术进行经皮穿刺股动脉插管选择性血管造影。1973 年上海第一医学院中山医院采用股动脉经皮穿刺插管进行冠状动脉造影。1978 年陈星荣等报道了经皮穿刺股动脉插管肾动脉造影。在介入放射学经血管治疗血管疾病或其他器官病变的同时，也开展了非血管性介入放射学的应用研究。1985 年陈星荣等在 B 超、X 线定位引导下经皮穿刺插管引流治疗腹腔内脓肿，第二年又报道了经 T 型管用石钳或取石篮取出胆管残余结石的病例和方法，为我国介入放射学的开展奠定了基础。20 世纪 90 年代，我国介入放射学在治疗肿瘤方面尚处于起步阶段。1980 年上海医科大学华山医院的赵伟鹏等报道了采用固定硫化硅橡胶作为栓塞剂，对 6 例晚期肾肿瘤进行了肾动脉栓塞，避免了其后的手术大量出血。近年来用介入疗法治疗肝癌已获得令人鼓舞的效果，并被公认为是首选的非手术疗法。我院采用肝动脉插管，进行血管紧张素Ⅱ介导的肝动脉升压化疗栓塞治疗 21 例无法手术的中晚期原发性肝癌，8 例获得Ⅱ期切除的机会，手术切除的肝癌标本癌细胞广泛变性坏死，瘤体缩小，肿瘤区供应血管闭塞，使部分晚期肝癌患者得到了治愈的机会。到 2002 年为止，介入放射学已经普及到中小医院，在疾病的诊断和治疗方面发挥着越来越重要的作用。短短十年的临床应用，介入放射学给肿瘤乃至其他疾病患者带来的绝不仅是痛苦的解脱，更多的是生命的曙光。

二、介入性技术方法

介入放射学的技术方法很多，归纳起来大致有：栓塞和栓塞疗法，区域性灌注疗法，血管成形术，心血管腔内异物或血栓摘除术，穿刺抽吸活检，置管引流和造瘘，尿路或胆道结石取出术，尿道胆道及胃肠道狭窄扩张术等。本节仅介绍与肿瘤治疗有关的经动脉灌注抗癌药物、动脉栓塞疗法和经导管减压引流术三种方法。

（一）栓塞疗法

将栓塞剂通过导管注入血管内使血管阻塞以达到治疗的目的，称为栓塞疗法。动脉栓塞疗法在肿瘤的治疗中已得到较为广泛的临床应用，常与化疗药物相结合，因此又称其为化疗栓塞。

1. 栓塞剂的选择　目前国内外对栓塞剂的研究都化较重视，有些已用于临床，有些正从实验阶段向临床使用过渡，而有些则还处于实验阶段。按栓塞剂栓塞的时间效应即被吸收的快慢可将其分为短效（48h 内吸收）、中效（48h 至 1 个月吸收）、长效（1 个月以上才被吸收）三种。

研究成熟且已被临床使用的栓塞剂有：①自体凝血块或组织。将患者自体的新鲜血液置于无菌杯内凝固，然后切割成小块，或取自体肌肉、皮下组织等，经导管注入，这种方法具有无菌、无抗原性、方法简单等优点，缺点是易被吸收而使血管再通，有效期仅 1～2d，因此这种短效栓塞剂用于肿瘤栓塞治疗效果不够理想，目前常用于止血。②明胶海绵：是临床上应用最多的栓塞剂之一，根据栓塞血管的大小剪成碎块，经生理盐水或造影剂浸泡后，由导管注入，通过机械阻塞血管腔同时促使血栓形成，达到栓塞的目的。此方法的优点是安全无毒，取材方便。明胶海绵一般在 7～21d 被吸收，属中效栓塞剂。③无水酒精。是一种液态栓塞剂，仅通过很小直径的导管就可以注射。其作用是通过损伤微小血管内膜，使血液蛋白质变性，形成凝固的混合物以栓塞小血管，也可以造成较粗动脉的栓塞。其优点是栓塞物不易被吸收，微血管栓塞后不易建立侧支循环，是一种很好的长效栓塞剂，适用于晚期恶性肿瘤的姑息性治疗。其缺点是酒精易反流至非靶器官造成梗死，这是一种严重的并发症，须注意预防。④不锈钢圈。常系含涤纶、羊毛等丝织物，经导管送入血管后，能机械阻塞或由其所系的丝织物引起异物反应而永久栓塞动脉近端，用于肿瘤的姑息治疗和止血。缺点是易建立侧支循环。⑤聚乙烯醇。有小块状和粉末状两种，适合于不同大小血管的栓塞，是一种无毒性、组织相容性好、可被纤维组织机化而长期不被吸收的长效栓塞剂。缺点是不易操作，易堵塞导管。⑥碘油乳剂。是肝癌治疗的一种常用栓塞剂，用 40% 碘化油或碘苯酯与适量化疗药物混合制成乳剂，加入单硬脂酸铝等化学稳定剂以稳定乳剂状态，经导管注入靶动脉，乳剂滞留在肿瘤血管内产生微血管栓塞。有时碘油也可标记上^{131}I，进行内放射治疗。碘油乳剂的优点是操作容易，栓塞与化疗相结合，不易吸收。

虽已试用于临床，但尚不十分成熟，需要进一步研究的实验性栓塞剂有：①Bucrylate。一种快速固化的组织黏合剂，在血管内与含离子的血液接触后可迅速聚合，形成的聚合物强度大，持续时间长。②可脱离球囊。导管头端的球囊在充以造影剂或不透光可固化物质后膨胀，使阀门关闭，导管脱离，留置于栓塞部位，达到栓塞作用。其优点是定位精确，永久性栓塞，球囊可适应动脉大小而栓塞。缺点是导管价格昂贵。③硅酮。是一种无毒、不被吸收的长效栓塞剂，有液态和小球两种剂型，与混合剂或造影剂混合，可调节它的黏滞度或使之不透X线。④微胶囊。有两种类型，一类是用可溶性无毒的乙基纤维作为包膜包裹丝裂霉素等化疗药物，另一类是将核素与树脂微球结合，制成不同大小的微囊以栓塞不同水平的血管。前者经导管注入后，阻断血流使肿瘤坏死，同时逐渐释放抗癌药物杀灭肿瘤细胞，而后者则是栓塞与体内放疗相结合的方法。⑤中药白及。将白及制成粉剂，消毒后与造影剂混合成糊状，经导管注入，一方面可机械阻塞血管，另一方面白及薛苈果多糖成分还具有广谱抗肿瘤活性。⑥电凝。将导管插到靶血管内，以导丝为阳极，在体表相应部位放置阴极，通以直流电，通过血液和组织的凝固而致血管闭塞。电凝疗法虽定位准确，但有击穿动脉的危险，且易形成侧支循环。

上述每一种栓塞剂都有它本身的优点和不足，临床上应根据具体情况选择。选择的原则是：其一，要考虑病变的性质和栓塞的目的，若为了控制出血或仅做术前栓塞以减少术中出血，则应选用短效栓塞剂；如需永久性阻断血流，治疗血管畸形或肿瘤姑息疗法，则选用长效栓塞剂。其二，要考虑栓塞部位及邻近器官，如髂内动脉插管栓塞治疗盆腔肿瘤时，以近端栓塞为好，不能选用无水酒精等液态栓塞剂，以避免膀胱等邻近器官的坏死。其三，考虑栓塞血管的大小、解剖特征和侧支循环情况，较大动脉可选用不锈钢圈，肝内微血管栓塞则应选碘油乳剂。对于肿瘤的栓塞，应进行周围性血管栓塞，以期达到肿瘤大部坏死的目的。

2. 栓塞方法　尽管各器官的栓塞疗法与具体操作技术各不相同，但应用最多的还是Seldinger技术。在X线电视监视下经皮穿刺股动脉，将导管插进相应器官肿瘤供血动脉；在栓塞前先行动脉造影以了解血管分布及变异，肿瘤的部位、范围，供养血管来源，侧支循环等情况；然后将导管置于靶动脉内，根据拟定的栓塞剂和治疗方案，缓缓注入栓塞剂和化疗药物。掌握好栓塞技术，根据病变范围、血管分布、导管口径及动脉血流大小，来估计决定注入栓塞剂的剂量与注射速度。在栓塞效果相同的情况下，应首选不易反流的栓塞剂，如果使用酒精类易反流的栓塞剂时，最好采用分次缓慢注射的方法。注射栓塞剂必须在电视监视下进行，因此要求栓塞剂是不透X线的，必要时要与造影剂混合。

（二）灌注疗法

经动脉注入抗癌药物，使肿瘤区域药物浓度增加，从而提高疗效、减轻药物不良反应的方法，称为灌注疗法。目前灌注疗法已成为治疗肝癌、胃癌、肺癌、胆管癌、胰腺癌、盆腔肿瘤、头颈部肿瘤等多种恶性肿瘤的重要方法之一，不但用于不能手术患者的姑息治疗，而且亦可用于术前治疗，使肿瘤缩小，改善手术条件，还可以用于术后预防肿瘤的复发。

采用Seldinger插管法，经股动脉、肱动脉或腋动脉入路，以股动脉途径最容易操作，应用最多。操作过程在X线电视下进行，灌注导管选择性置入靶动脉内后，推注造影剂先行诊断性动脉造影，观察导管位置以确认导管位于靶动脉内，同时了解血管分布、肿瘤供血情况及侧支循环等，为进一步超选择插管灌注抗癌药物作准备。肝癌灌注时，要将导管头尽可能插到接近肿瘤供血区域，如若导管头不能置入预定肝固有动脉内，可用钢圈或其他栓塞材料堵塞胃十二指肠动脉等非靶血管，以减少药物的胃肠症状，肝癌由多支肝动脉供血时，可考虑经双侧股动脉或股、肱动脉同时插管灌注。胃癌的治疗要将导管插到胃十二指肠动脉或胃左动脉。当导管到位并维持好以后，即可联合 2～3 种抗癌药物灌注，如若进行一次性大剂量灌注，注射完毕即可拔管，加压穿刺部位以防出血或血肿形成。多次重复灌注时，可在皮下埋入灌注泵，与留置导管相连，从泵的灌注口穿刺灌注。对无法超选择插管的肿瘤，当确认超选择插管失败后，将导管置于靶动脉前一级动脉，注入肾上腺素或血管紧张素Ⅱ，之后再灌注抗癌药物，利用肿瘤血管缺乏 α－受体或肿瘤血管发育不全、对缩血管药物无反应、同时周围正常组织血管收缩加压的特点，提高肿瘤局部血流量和药物浓度，这在超选择插管失败后的补救工作中尤为重要。

（三）经导管减压引流术

经导管减压引流术主要应用于缓解肿瘤对胆管、泌尿道的压迫所造成的梗阻症状。由于近年来介入放射学技术和器械的改进，不但可以做外引流和内外引流，还可以做经皮肝穿刺胆管内支撑引流术。经皮穿刺肾、胃造瘘术，而且使诊断与治疗紧密结合，大大减轻了患者的痛苦，为许多胆道、胰腺、泌尿道、上消化道肿瘤的诊治开辟了新的途径。

经皮穿刺胆道减压引流术包括外引流和内外引流以及胆管内支架引流术。凡因胆管癌、胰腺癌引起的胆道梗阻而不能立即手术或根本不能手术者，均适合行经皮肝穿刺胆道引流术。对于胆道梗阻伴重度黄疸和肝功能损害者，宜先减压引流，待黄疸缓解后再择期手术。胆道梗阻不能手术者，可以行永久性姑息性引流，以达到减轻症状延长生命的长期效果。穿刺进程在 X 线电视监视下进行，①取腋中线 7、8 肋间进针，先用细针穿刺做胆管造影，明确梗阻部位和程度。②置套管穿刺针于胆管内，达到目标后拔去针芯，边退套管边抽吸，抽得胆汁表示穿刺针端已位于胆管内。③然后通过套管穿刺针插入导引钢丝，做外引流时一般用固定芯子导引钢丝，作内外引流时如固定芯子导引钢丝不能通过梗阻部位则用活动芯子导引钢丝，导引钢丝达预定部位后拔去套管穿刺针。④将扩张导管沿导引钢丝插入以扩张创道，将引流导管沿导引钢丝置入胆管，再拔去导引钢丝，最后注射造影剂核对引流导管位置并固定导管。引流导管端位于梗阻以上者为外引流，通过梗阻段进入十二指肠者为内外引流。胆管内支撑引流术与内外引流术不同的是多一个支撑引流导管，在插入引流导管之前先沿导引钢丝插入支撑引流导管，当支撑引流导管末端插入皮肤后，再插入口径与支撑引流导管相同的另一导管，将支撑引流导管推过狭窄段。拔去后一导管和导引钢丝即可，支撑引流术免除了由于引流导管所致的皮肤感染和导管护理的麻烦。对恶性梗阻性黄疸的治疗，可将胆管减压引流术与经动脉插管化疗相结合，称为双介入疗法。在置管引流后半个月到 1 个月，采用 Seldinger 技术行肝动脉插管，经导管联合灌入 5－Fu、顺铂、丝裂霉素等化疗药物，每月灌注一次。3～4 次为 1 个疗程。双介入疗法不仅可以解除患者的黄疸症状，而且能延长生存期，是恶性梗阻性黄疸的一种有效治疗方法。

经皮穿刺肾造瘘术适用于肾后梗阻的减压引流或尿路改道。患者取俯卧或侧卧位。用 B 超或尿路造影定位决定穿刺点。在 X 线或 B 超引导下，穿刺肾下盏或扩大的肾盏肾盂，刺中后拔去针芯会有尿液流出，取尿样送检；经套管插入导引钢丝，沿导引钢丝用血管扩张器扩张穿刺道；最后沿导引钢丝插入引流导管，如果所用的为开花引流导管，则应在软性探针支撑下插入。拔去导引钢丝和软性探针，注入造影剂了解置管位置，造瘘管通过连接导管与贮尿袋相连，引流管上带有3路开关以供控制引流与灌注。肿瘤所致的输尿管狭窄，可将导引钢丝通过输尿管狭窄处插入膀胱，将引流管随导引钢丝也置入膀胱内，尿液即可引流入膀胱。

经皮穿刺胃造瘘术适用于口、咽、喉、食管肿瘤所致的进食困难。穿刺前先行胃内充气，在X线或B超下观察，以胃前壁贴近腹壁而无任何相间为准；穿刺点一般选择在胃前壁中部，穿刺针进入胃腔后，插入导引钢丝，拔去穿刺针，沿导引钢丝置扩张器扩张创道；沿导引钢丝插入导管，最好使导管端插过幽门；拔去导引钢丝，核实导管位置后，固定导管。

三、介入放射治疗的临床应用

（一）栓塞疗法的临床应用

1. 肝癌的栓塞疗法　介入放射学治疗肝癌较好的方法是化疗加栓塞。化疗常采用阿霉素50mg加丝裂霉素16～20mg，或丝裂霉素16～20mg加顺铂60～80mg。栓塞选择碘化油4～20ml加丝裂霉素10～20mg制成乳剂，或再加明胶海绵（1～2mm）20～40粒。加明胶海绵后能造成肿瘤较快较大范围的坏死，但对超选择要求也较高。由于肝癌的血供90%以上来自肝动脉，因此经肝动脉插管化疗栓塞是向肿瘤供血动脉直接给药，增加了肿瘤内药物浓度，同时使肝癌血供减少90%，导致肿瘤坏死。于森等总结了287例用化疗栓塞的肝癌患者，其中包括门脉癌栓67例，远距离转移46例，经治疗后生存期在半年以上者79.5%，1年以上者36.2%，2年以上者13%，3年以上者3.6%，中位生存期11个月，在患者生存期中，患者普遍表现为疼痛减轻或消失，食欲增加，体重上升，生活质量有明显提高。王建华报道了40例经肝动脉化疗栓塞术治疗的中晚期肝癌，化疗药物为5－Fu 1 000mg，顺铂80mg或表柔比星60～70mg，栓塞用40%碘化油10～20ml加丝裂霉素20mg制成乳剂，栓塞肿瘤外周血管，再用明胶海绵栓塞肝固有动脉分支或主干。治疗后肿块缩小达50%以上者27例，AFP水平明显下降者28例，肿瘤血管明显减少或消失者36例，28例获Ⅱ期手术切除，非手术者12例生存期均超过1年，平均17.2个月。罗伯诚等使用超液化碘油抗癌药乳剂作动脉化疗栓塞，对64例中晚期原发性肝癌施行了127次治疗，70.3%患者肿瘤缩小，88.6%患者AFP明显减低或恢复正常，半年生存率79.1%，1年生存率27.5%。化疗栓塞不但适用于中晚期肝癌，亦可用于肝硬化显著及其他原因不能行肝叶切除者，对转移性肝癌、肝癌术后复发、门脉癌栓等也有一定疗效。近来为了解决肝动脉化疗后难以维持肿瘤局部药物浓度以及肝动脉栓塞后易形成侧支循环等问题，有人以顺铂为化疗药物，以乙基纤维素为载体，研制出顺铂乙基纤维素微囊，用来进行肝动脉化疗栓塞治疗原发性肝癌，认为疗效有明显的提高，值得进一步探索应用。

2. 直肠癌的治疗　直肠癌是消化道常见的恶性肿瘤之一，过去临床治疗多采用术后化疗（静脉给药），近年来有不少学者报道行介入性插管局部动脉化疗取得了较好的疗效。肖成明等报道，采用经股动脉穿刺插管，行肠系膜下动脉造影后超选进入直肠上动脉，灌注抗癌药物5－Fu 1 000mg，MMC 10mg，卡铂200mg，然后用明胶海绵颗粒（1mm×1mm）与造影剂混合后匀速注入直至完全栓塞，退出导管至腹主动脉下端造影，进入双侧髂内动脉后再进入直肠下动脉和（或）髂内动脉脏支（肿瘤供血动脉），灌注抗癌药物5－Fu 125mg，

MMC 4mg，卡铂 50mg。所有病例均于化疗栓塞后 7d 内手术，术中见肠管呈贫血状，病灶段与正常段肠管分界较清，肿块易于剥离。术中手术野出血明显减少，25 例达到根治性切除（25/30），手术切除率为 83.3%，未见肠管缺血坏死。

3. 宫颈癌的治疗　超选择性髂内动脉插管进行化疗与栓塞，是近年来开展的一项微创伤性治疗妇科宫颈癌的介入方法。江西医学院第一附属医院对 38 例宫颈癌患者进行了超选择性髂内动脉化疗与栓塞，所有患者于化疗与栓塞术后（临床手术前）的数周内和（或）2～3 个月行 B 超或 CT 复查，并与介入术前检查结果对比。结果显示宫颈癌治疗显效者 12 例，其他有效 18 例，无明显变化 8 例，总有效率为 78.9%。

4. 其他肿瘤的治疗　栓塞疗法对头颈部肿瘤、肾脏肿瘤以及盆腔肿瘤如膀胱、子宫、卵巢、前列腺等肿瘤的治疗也早已见有文献报道。术前应用化疗栓塞，有减少术中出血的作用，对肿瘤引起的大出血也有控制作用。化疗栓塞也可用于不能切除的肾癌和盆腔肿瘤的姑息性治疗，可以减轻症状。Wallace 等还认为肾肿瘤的栓塞疗法能增强机体抗肿瘤的免疫能力。

（二）灌注疗法的临床应用

1. 胃癌的灌注疗法　胃癌好发部位主要是胃底胃体的小弯侧及胃窦。胃癌的淋巴结转移也大多沿胃左动脉分布，因此，对胃癌原发灶和转移灶同时治疗最明智的方案应是以胃左动脉和胃十二指肠动脉为靶血管施行选择性或超选择性灌注术。王舒宝等对 20 例进展期胃癌行术前动脉导管化疗，根据肿瘤所在部位不同，选择胃左动脉、腹腔动脉、胃十二指肠动脉、肝总动脉插管，采用 AF 方案，一次性大剂量灌注抗癌药，对缩小病灶、提高手术切除率、防止术中医源性扩散、预防肝转移有一定效果，有效率达 65%，与其他疗法相比有一定优越性，但对未分化癌和印戒细胞癌疗效较差。钱明山等报道了 86 例晚期胃癌经腹腔动脉、胃左动脉插管直接灌注抗癌药，同时在插管化疗前、化疗过程中及化疗结束后，辅以辨证论治服用中药，抗癌药物选择 5 - Fu 2.0～2.5g、顺铂 60～80mg、丝裂霉素 10～20mg、表柔比星 50mg 中的 2～3 种联合应用，治疗有效率达 91.8%。动脉插管治疗胃癌以 2～3 次为宜。一般在一次化疗后 10d 左右即可见效，2～3 周后再插管化疗一次以作巩固，在半年内以连续 2～3 次插管化疗为佳。

2. 肺癌的支气管动脉灌注化疗　肺癌选择性支气管动脉造影和动脉内化疗药物灌注，也是目前临床上常用的方法。其中以反复多次给药较单次给药效果好。Uchiyama 等证实采用 DDP 单次剂量 40～150mg 治疗肺癌。有效率仅 17%，而重复给药 2～3 次，剂量 200～300mg，有效率可提高到 76%。吴积垌等经导管注入顺铂、丝裂霉素、阿霉素、5 - Fu 治疗 35 例晚期肺癌，药物配伍及剂量视患者情况及肿瘤细胞学类型而定，间断 2～3 周重复灌注一次，治疗结果，完全缓解 3 例（8.6%）、部分缓解 12 例（34.3%）、轻度缓解 12 例（34.3%），总有效率为 77.1%。

3. 肝癌的治疗　正常肝组织的血供 25% 来自肝动脉，75% 来自门静脉，而肝癌的血供主要由肝动脉供应，这给肝癌的介入灌注治疗提供了可靠的理论依据。因此经肝动脉注入化疗药物，直接给药，明显提高病区药物浓度，达到有效杀伤癌细胞的目的，而全身不良反应明显减低。然而，根据大量的文献报道，原发性肝癌的治疗一般多采用化疗加栓塞，单纯由动脉灌注化疗药物效果并不理想。我院近期研究比较了经肝动脉插管灌注抗癌药物和灌注加栓塞治疗中晚期肝癌 106 例患者的疗效，在 53 例二次以上的治疗病例中，单纯肝动脉内灌注抗癌药物 9 例。药物的组成为顺铂 100mg，5 - Fu 1 000mg，阿霉素/表柔比星 40 ~ 50mg 或羟基树碱 12mg。灌注抗癌药物加碘油栓塞 22 例，灌注加碘油及明胶海绵栓塞 22 例，肿瘤缩小的比例数在三个治疗组中分别为 11. 1%、68. 1% 和 77. 2%，表明灌注加栓塞治疗效果较好。除此之外，经导管治疗的次数与患者平均生存期呈正相关，治疗次数越多，平均生存期越长。

4. 盆腔肿瘤的插管化学治疗　经皮股动脉穿刺进行髂内动脉超选择插管化疗药物灌注，是盆腔局限性肿瘤的最佳治疗方法，为不能耐受手术、丧失手术机会或其他治疗无效的晚期肿瘤患者提供了继续治疗的机会。成文彩等对 17 例妇科恶性肿瘤患者插管灌注治疗的结果显示，近期有效率 77. 8%，肿瘤无发展间歇期平均为 12. 5 个月。

5. 脑肿瘤的治疗　余泽等对 24 例脑胶质瘤采用颈内动脉和超选择颅内动脉灌注卡莫司汀治疗，颈内动脉治疗组 12 例，有效率 66%，超选择颅内动脉治疗组 12 例，有效率 83%，两组的治疗均取得可喜的疗效。

6. 乳腺癌的治疗　乳腺癌 Ⅰ 期和 Ⅱ 期"可切除乳腺癌"首选改良根治术，Ⅲ 期乳癌首选根治术。对于估计根治手术病灶难以切净的乳癌，可先期接受插管化疗的介入治疗，个性化的制定综合方案；根据术后病理改变，单纯癌与腺癌对介入治疗较好为敏感，介入后癌细胞灭活率高，病灶供血减少，肿块缩小明显，病灶与周围组织界限清楚，便于手术剥离、切除。浸润性导管癌与髓样癌由于病灶与周围组织界限不清，药物杀灭癌细胞以周围为主，瘤中心癌细胞灭活较周围次，但介入治疗依然有利于病灶的切除，同时能减少术中出血，降低术中血行转移与种植的可能。一组资料显示，7 例根治手术难以切净的乳腺癌，经过动脉灌注介入治疗后乳房肿块明显缩小，尤其在第 2 周以后，肿块可缩小 30% ~50%，腋窝转移的淋巴结也有明显缩小，1 例被浸润的皮肤局部有无菌性炎症，经介入治疗后红肿消退，病灶缩小。介入治疗后立即进入乳腺癌根治手术准备，发现经过介入治疗的患者手术切除比较顺利，分离清除淋巴结较容易，手术出血明显减少。本组 7 例有 4 例存活，其中 2 例已经超过 2 年，身体状况良好，2 例术后满一年健在，3 例 2 年内死于远处转移，其中脑转移 1 例、肺转移 1 例、骨转移合并全身衰竭 1 例。

7. 骨肿瘤的治疗　随着骨肿瘤特别是骨肉瘤新辅助化疗的开展，手术、化疗与放疗等进行综合治疗已使骨肉瘤患者 5 年生存率由原来不足 20% 上升到 50% ~70%。由于生活水平的提高，患者对肢体的保留、功能的改善有了更高的要求。因此，采用动脉插管化疗辅助治疗恶性骨肿瘤，以减少骨肿瘤保肢治疗的局部复发率，结合全身化疗提高保肢率、生存率，成了骨肿瘤治疗研究的主要方向。王华斌等报道，对不同部位的骨肉瘤 75 例、骨巨细胞瘤 6 例、恶性纤维组织细胞瘤 3 例、软骨肉瘤 3 例、尤因肉瘤 3 例、纤维肉瘤 2 例、滑膜肉瘤 2 例进行了供血动脉插管化疗，插管后用氮芥每周 1 次共 3 ~ 6 次化疗，总量 30 ~ 60mg，同期配合全身静脉化疗。结果：截肢 49 例，保肢 23 例，骨肉瘤局部复发 1 例，骨巨细胞瘤局部复发 2 例。此方法操作简单、实用、有效、费用低廉，配合全身静脉化疗可提高恶性骨肿瘤患者的生存率，降低复发率。

8. 其他肿瘤　对头颈部肿瘤、结肠直肠癌、胰腺癌、胆管癌等恶性肿瘤的经动脉灌注抗癌药物治疗，虽有少量文献报道，但疗效不一，治疗例数尚少，经验不足，有待进一步观察。作者认为，对不能手术切除的晚期实体瘤患者，采用动脉插管灌注化疗药物仍不失为一种积极的治疗手段，其疗效好于全身化疗是不容置疑的。

（三）经导管减压引流术的临床应用

1. 梗阻性黄疸的治疗　由胰腺癌、胆管癌、胆囊癌、肝癌及肝门部转移性肿瘤所致的恶性梗阻性黄疸，是临床常见的疾病之一。自 1974 年 Molnar 采用经皮穿刺胆管减压引流术治疗梗阻性黄疸获得成功以来，国内引进了这一技术并在临床上得到广泛应用，不但用于术前减压，以改善肝功能和全身状况，同时为外科手术做准备，有利于术后伤口愈合，减低手术死亡率，而且更多地用于恶性梗阻性黄疸的姑息治疗。如果在经胆道减压引流术治疗使一般情况改善后再进行动脉插管化疗，既可缓解黄疸症状，还可以针对肿瘤本身进行治疗，以达到使患者生存期延长的目的。据上海医科大学中山医院治疗 49 例晚期恶性梗阻性黄疸患者的结果表明，单纯胆道减压引流术组无一例存活至半年，双介入治疗组半年生存率为 37.5%，并有 1/3 的患者存活超过 1 年，其中 1 例未能手术切除的胆囊癌患者经双介入治疗后已存活 3 年以上。近年来又有人在探讨经纤维内镜途径置管引流的方法，因其损伤小而受到临床重视。

2. 经皮穿刺肾造瘘术的应用　临床上造成尿路狭窄、梗阻的原因很多，有肾盂输尿管交界处的肿瘤和腹膜后肿瘤的压迫，肿瘤放疗或术后合并的输尿管狭窄，甚至膀胱肿瘤、妇科肿瘤、前列腺肿瘤等也常造成输尿管下段狭窄或梗阻。患者由于尿路梗阻可以出现发热、败血症及尿毒症等。经皮穿刺肾造瘘术用于上述疾病的术前治疗，经引流后可以缓解尿路梗阻所致的症状，可为外科手术创造条件，也可以用于肿瘤患者术后所致的输尿管狭窄以及不能手术患者的长久引流。在充分引流症状缓解后再考虑针对肿瘤的其他治疗办法，以最大限度地提高疗效，改善预后。

3. 癌性胸腔积液的引流治疗　癌性胸腔积液是晚期肺癌及肺外癌转移常见的并发症，进展迅速，严重时危及生命，治疗原则是控制胸腔积液，减轻压迫症状。胸腔内注射抗癌药是治疗癌性胸腔积液有效和常用的方法。胸腔引流排液能较充分地排尽胸腔积液，提高胸腔注药的疗效。于霞等报道了静脉留置针治疗肺癌恶性胸腔积液 27 例，有效率为 88.89%。高峰等用中心静脉导管置入胸腔持续引流胸腔积液，并胸腔注药治疗恶性胸腔积液，有效率为 95.2%。宿向东等报道用留置针行胸腔闭式引流后胸腔注射化疗药，总有效率为 90.96%，无严重并发症发生。

（四）介入治疗联合其他治疗方法

1. 介入治疗联合放疗　介入放疗合并化疗的目的是增强放疗对肿瘤细胞的杀灭作用。因为化疗药物与放射线作用于肿瘤细胞的不同亚群，使肿瘤细胞周期同步化；使更多的 G_0 期细胞进入细胞周期；减少了肿瘤细胞的再增殖；改善了肿瘤细胞的氧合状况及循环；阻止肿瘤细胞放射损伤的修复。张新华等结合我国肝癌患者的主要病因是在乙肝病毒所致肝硬化的基础上恶变，肝脏的状态较差，故采用肝动脉插管化疗及常规分割放疗的综合治疗模式，进行肝癌的治疗。65 例肝癌均施行了肝动脉插管化疗及常规分割放疗。放疗采用 6 ~ 8MeV 高能 X 线或 $^{60}Co\gamma$ 射线外照射，肝动脉化疗以顺铂（PDD）10mg 低剂量动脉滴注，化、放疗交替的方法，在治疗模式期间还须辅以支持、对症、护肝及健脾扶正等中药治疗，以减轻放、化疗的毒性反应。结果，该组病例 AFP 定量下降 1/2 以上率以及 1、3、5 年生存率分别为 67.6%、73.9%、41.5%、9.2%，PR 率、Ⅱ期手术切除率分别为 70.8%、12.3%。说明肝动脉灌注低剂量顺铂（PDD）化疗与常规分割放疗交替法是治疗不可切除肝癌有效、合理的治疗方案，该方案能有效减轻症状、缩小瘤体、提高手术切除率、延长生存期，操作较为简单，且易掌握。另一组研究报道采用介入加外放射治疗原发性肝癌28例，总有效率64.3%，治疗前AFP增高的患者治疗后下降50.0%以上者达73.3%，1、2、3年生存率分别达72.4%、58.3%和39.6%，可见介入加外放射治疗优于单纯介入治疗。动脉插管化疗合并放射治疗晚期或巨块型宫颈癌，同样可提高局部肿瘤控制率及生存率。丁云霞等采用腹壁下动脉或股动脉插管化疗（顺铂、氟尿嘧啶及丝裂霉素化疗3个周期）加放疗，评价动脉插管化疗加放疗治疗晚期及巨块型宫颈癌的疗效，结果：CR 91.8%，PR 8.2%。

2. 介入治疗联合微波热疗　姜晓龙等在数字减影血管造影（DSA）后，进行肝动脉栓塞化疗。化疗药物选用5-氟尿嘧啶、丝裂霉素、顺铂或卡铂等联合用药，栓塞剂选用碘油。在栓塞化疗后1~2d进行微波热疗。在超声引导下用14G引导针穿刺预定的肝肿瘤部位，导入微波天线，输出功率设定为60W，对直径<3cm的结节，穿刺1针；对>3cm的肿瘤，则采用多针穿刺的方法，其临床效果令人鼓舞。理论上说，栓塞化疗联合微波热疗治疗肝癌，首先可以达到栓塞和化疗的目的，其次由于栓塞化疗不仅阻断肝癌的动脉血供，而且碘油可以通过多个动静脉瘘填充于周围的门脉支，能够暂时减少瘤周的门脉血供，因此能够减少微波热疗时血液循环造成的冷却效应，瘤区的水肿和周围区域栓塞化疗引起的缺血和炎症还可以增强微波的局部加热效应。微波产生热量的主要机制是使局部组织中的水分子运动产生热量，因此增加水肿变化可以增强微波的作用。选择栓塞化疗1~2d进行微波热疗，不但可以最大程度地利用组织缺血和炎症，而且没有栓塞血管再通的可能性。四、介入放射治疗的不良反应和并发症

随着介入放射学的迅速发展，临床上应用Seldinger技术进行血管造影和介入治疗越来越普遍，也不可避免地由此引发一些不良反应和并发症，这在今后进一步临床应用过程中也必须引起人们的重视。据国内外文献报道，介入放射学各种技术的不良反应和并发症的发生率为1.2%~8.9%，主要有以下几个方面。

（一）造影剂引起的不良反应

用于血管造影和介入治疗中的理想造影剂应是浓度高、黏稠度低、毒性小、排泄快、理化性质稳定的剂型，但是也可引起不良反应。其临床表现多种多样，可为轻度不良反应，亦可为重度或致死性不良反应，并且在不同系统也有不同的表现。对于其不良反应的发生，可以通过以下几点进行预防和治疗：①详细询问病史，尤其是过敏史。②常规做静脉碘过敏试验。③常规备足急救药物及必要的设备。④掌握不同系统的不良反应的临床表现及处理方法。⑤掌握使用造影剂的适应证和禁忌证。⑥尽量选用产生不良反应少的造影剂，如非离子性造影剂等。

（二）与穿刺和插管有关的并发症及其处理

1. 暂时性血管痉挛　是一种比较常见的并发症，主要是由于多次损伤性穿刺或插管时间过长所致。糖尿病、动脉粥样硬化及血管栓塞等疾病的患者容易发生血管痉挛，表现为局部疼痛。血管痉挛易导致血流减慢和血栓形成。对于肢体血管痉挛，可经导管注入芬拉苏林25~50mg或局部热敷，内脏血管痉挛时可经导管注入2%利多卡因5ml，必要时注入肝素100~150mg/h以防血栓形成。

2. 穿刺点出血或血肿　常见原因有反复插管、操作技术不熟练、局部压迫不当或患者

有凝血机制障碍、高血压等。少量出血可自行吸收，血肿较大时会压迫局部静脉，甚至发展成为血栓性静脉炎。选择细而有弹性的穿刺针，拔管时在穿刺点近侧端妥当压迫包扎，遇有高血压及凝血机制障碍的患者宜先对症处理后再行穿刺，这些措施可以预防出血和血肿的发生。对于已经发生的较大的血肿，可采用局部湿热敷或次日理疗，血肿内注射透明质酸酶1 500～3 000U，如果血肿压迫附近血管和神经，需考虑手术清除。

3. 动脉血栓形成和栓塞　插管时的动脉内膜损伤，或血液肝素化不够以致血液处于高凝状态和血管痉挛是动脉血栓形成的常见原因，血栓和粥样硬化斑块的脱落可引起血管栓塞。预防血栓形成的方法是，在穿刺时动作轻柔，操作细心，减轻对血管内膜的损伤；尽量缩短导管在血管内的时间；导管插入血管后注入肝素使全身血液肝素化。对已形成的血栓和栓塞，应即灌注溶栓剂如尿激酶10 000U/d或链激酶5 000U/h。

4. 脊髓损伤　是支气管动脉造影和灌注化疗的严重而少见的并发症，多由造影剂或化疗药物引起。支气管动脉尤其右侧主干与4～6肋间动脉共干，后者与脊髓动脉吻合，当遇有小血栓、离子型高渗造影剂浓度过高、抗癌药用量过大时均易损伤脊髓动脉，造成脊髓缺血水肿，临床上主要表现为横断性脊髓炎。预防脊髓损伤，采用低浓度小剂量的非离子型造影剂，少用对动脉毒性大的抗癌药物，尽量减少血管的损伤。脊髓损伤一旦出现，多表现病情发展快，需及时采用治疗措施，积极快速处理，如早期使用脱水药减轻水肿，使用罂粟碱、烟酰胺等扩张血管改善血液循环，用大剂量激素类药物减轻局部炎症，同时应用ATP、CoA、维生素B_6、维生素B_{12}等神经细胞营养药物，以利于早期恢复神经系统的功能。一般经过有效治疗后2～3周后可逐渐恢复。

5. 其他并发症　由穿刺和插管所致的其他并发症有感染、瘘管形成、血管损伤或穿破、动脉夹层、假性动脉瘤、血管内导管导丝断落或导管打结。预防这些并发症的基本方法是在插管过程中掌握要领，正确操作，动作轻柔细心。

（三）介入性栓塞疗法的并发症及其处理

1. 栓塞术后综合征　“栓塞术后综合征”发生率高，几乎所有的患者在栓塞术后都会出现程度不同的恶心、呕吐、局部疼痛、发热等症状，以发热的发生率最高，有时表现为持续性高热，为肿瘤坏死的吸收热。这种高热应用抗生素无效，口服吲哚美辛或激素类药物可缓解。栓塞术后综合征发生后，采取合理的补救措施是必要的。栓塞术后肝肿胀或栓塞剂的刺激可造成肝区疼痛，严重者可给予肌内注射哌替啶50mg。日本学者斋滕曾以利多卡因做硬膜外注射治疗肝区痛，认为有良好的止痛效果，必要时亦可试用。要根据栓塞目的、栓塞部位与邻近器官的关系及靶血管的情况来合理正确选择栓塞剂，如栓塞腹部及盆腔部血管时忌用液体栓塞剂等。栓塞过程中尽量避免栓塞剂反流以造成误栓，尽量选用固体栓塞剂，透视监视下注入栓塞剂是防止误栓的重要措施。

2. 非靶器官栓塞　是栓塞疗法一种严重并发症，常由于栓塞剂的反流或导管的误插所致，有时也可见于栓塞剂注入过快、血管畸形或超选择失败时。临床上表现为非靶器官的梗死，如脾梗死、胆囊坏死、肠坏死、肾梗死、胰腺梗死、盆腔器官坏死等。国内有人报道行颈外动脉栓塞时导管误入颈内动脉引起脑梗死的情况。这些并发症虽然少见，但后果严重，所以对非靶器官栓塞的预防甚为重要。预防的关键是要熟知靶器官的解剖及血管供应，超选择插管，缓慢注射栓塞剂，选择合适的栓塞剂和导管防止反流。非靶器官栓塞梗死发生后，应严密观察保守治疗，或根据具体情况施行手术补救，必要时行器官切除。

3. 下腔静脉闭塞综合征　又称柏－查综合征（Budd－Chiari syndrome），是一种少见而又危险的并发症，发生于肝癌肝动脉栓塞术后，是由于肝癌对下腔静脉的侵犯、压迫和推移引起下腔静脉血栓闭塞所致，表现为下肢水肿、腹水、腹壁静脉曲张和尿少迅速出现和加重。国内罗鹏飞等报道栓塞治疗的316例肝癌患者中，发生柏－查综合征者4例，其中3例经导管灌注溶栓治疗获得成功。

4. 其他并发症　栓塞疗法还可能引起肝脓肿、肝癌破裂、食管静脉曲张破裂、肝衰竭肾衰竭等，均需要根据具体情况妥善处理。

（四）介入性灌注疗法的并发症及其处理

经动脉插管化疗除了由于穿刺和插管所致的并发症外，灌注化疗药物对血液系统、消化道、心脏、肾脏、神经系统等均有不同程度的毒性。预防这些不良反应发生的措施是：①合理用药，尽量选用那些对心、肝、肾脏毒性小的化疗药物。②对症采取一些预防措施，如止呕、防止白细胞下降的措施。③采用合理的化疗方案，以保护肾功能等。

（胡其艳）

第四节　常见肿瘤的介入治疗

一、原发性支气管肺癌

原发性支气管肺癌（primary bronchogenic carcinoma）简称肺癌（lung cancer），绝大多数起源于支气管黏膜上皮，是最常见的肺部原发性肿瘤。近半个世纪以来，世界上许多国家和地区肺癌的发病率和死亡率都有所增加，有些工业发达的国家更为明显，我国许多地区肺癌亦呈增长趋势。近20年的追踪发现，每年的肺癌新增病例以大约0.5%的速度增长，目前已成为严重危害人民生命和健康的常见病，也是全世界最常见的恶性肿瘤之一。

（一）经皮支气管动脉化疗灌注术（bronchial antery infusion，BAI）

肿瘤的局部药物浓度是抗癌药物对癌细胞杀伤作用的一个很重要的因素。经动脉化疗药物灌注可提供较静脉给药高2～6倍的药物浓度。因此，在用药相同的情况下经动脉化疗药物灌注的近期局部疗效优于静脉化疗。目前，这一疗法在亚洲国家，特别是中国、日本等国已成为治疗肺癌的重要措施之一。

1. 适应证与禁忌证

（1）适应证

1）可以手术切除的肺癌，术前辅助局部化疗。

2）肺癌手术后复发，局部介入灌注化疗。

3）不愿意接受手术治疗或因各种原因不能行手术切除或手术不能切除的各期肺癌。

4）与静脉化疗合用或配合放疗。

（2）禁忌证

1）恶病质或心、肝、肺、肾衰竭。

2）高热、严重感染或外周白细胞计数明显低于正常值。

3）严重出血倾向和碘过敏等血管造影禁忌。

2. 介入操作

（1）患者准备：包括①实验室检查，如血常规、出凝血时间、肝肾功能、电解质、心电图等常规检验。②局麻药和碘过敏试验。③术前禁食4h，非糖尿病患者术前给予50%的葡萄糖溶液20～40ml。④计划使用顺铂者提前进行水化。

（2）器械和药物准备：①导管选择5F或4F导管，操作者可根据自己的习惯和动脉的实际情况准备多种导管，如Cobra、Simmons、Shepherd's hook导管等，备用3F的微导管。②对比剂：非离子型对比剂为宜。③化疗药：以铂类药物为主，联合应用1～2种化疗药。常用药物及一次性剂量：卡铂300～400mg，顺铂80～100mg，丝裂霉素10～20mg，表柔比星40～60mg，5－FU 0.5～1g、依托泊苷100～400mg等，也可参照静脉化疗方案给药。由于新的有效化疗药物不断应用于临床，也应考虑将新的静脉化疗方案引入。④其他：止吐药，减少过敏和化疗反应药，升白细胞药，心电监护仪、急救器材和药物。

（3）操作过程：行选择性或超选择性支气管动脉插管造影，并注意下述几点：①由于多数的肺癌瘤灶具有多支血管供血的特性，一侧肺肿瘤还可以通过对侧支从对侧肺及邻近部位体动脉获得血供，因而要开始治疗前首先尽可能明确肿瘤供血血管，而不要满足于只找到一支支气管动脉。②对有脊髓动脉显影或与肋间动脉共干的无脊髓动脉显影者，在造影与灌注前从该支血管注入地塞米松5mg，保护脊髓免受对比剂与抗肿瘤药物的影响。③对血管造影肿瘤染色不完整、CT增强扫描强化显著而造影上染色不明显或治疗效果不满意者，更应考虑到多支血管供血的可能。

3. 并发症　支气管动脉化疗灌注术的并发症主要包括：①脊髓损伤：由于肋间动脉常与支气管动脉共干，而前者有分支至脊髓供血动脉。当行支气管动脉造影、支气管动脉内化疗灌注时，有可能造成脊髓损伤，出现截瘫等严重并发症。②食管损伤：食管动脉或其供血支可能与支气管动脉共干，行BAI时化疗药物可引起食管坏死、穿孔和食管气管瘘等。③肋间动脉损伤：可引起所支配范围内的皮肤发红、疼痛甚至皮肤坏死。应用微导管技术可将其避免，一旦发生则应对症处理。

4. 疗效评价　BAI具有肿瘤局部高药物浓度、较长药物接触作用时间的特点，作为姑息治疗，可以增加肿瘤的近期疗效，获得比全身静脉化疗更高的有效率。然而，BAI的五年生存率依然较低，其远期疗效并不比静脉化疗有明显提高。

（二）其他治疗肺癌的介入术

1. 支气管动脉化疗栓塞术　利用吸收性明胶海绵、载药微球、碘油、PVA颗粒等栓塞肺癌供血动脉可有效控制肿瘤进展，但是，由于栓塞可能引起支气管动脉、脊髓动脉或肋间动脉误栓从而造成严重后果，甚至危及患者生命，故支气管动脉化疗栓塞术现已较少应用于临床。

2. 介入性射频消融治疗肺癌　射频消融（radiofrequency ablation，RFA）是一种发展迅速的热毁损技术，已经应用于灭活骨肿瘤、肝癌和肝内转移癌等。近年报道应用“多弹头”电极组织间高温射频消融技术治疗原发性及转移性肺肿瘤，取得满意效果。

3. 微波组织凝固法治疗肺癌　微波组织凝固法（microwave tissue coagulation，MTC）是利用2 450MHz的微波电场使分子内摩擦产热，造成局部组织高温固化而治疗肿瘤。MTC法治疗肝癌，微创、微痛、高效，可以达到非手术原位杀灭癌组织的效果。近年应用于肺癌，也取得了较好的效果。

4. 激光与激光光动力疗法治疗肺癌　利用激光治疗肺癌的目的主要在于将腔内肿瘤气化消除气管支气管的阻塞及止血，改善患者的通气，起到姑息甚至挽救生命的作用。光动力疗法（photodynamic therapy，PDT）系指利用特定波长的光照射在一定的光敏物质上产生的一系列化学、物理、生物等反应来治疗某些疾病的方法。但其发展比较缓慢。

5. 经皮放射性粒子组织间内照射治疗肺癌　经皮放射性粒子组织间内照射治疗肺癌，是将放射性粒子种植到肿瘤内部，利用粒子释放的 γ 射线持续 180d 有效照射并杀伤肿瘤细胞。由于周围正常组织仅接受微量辐射，因此不造成损伤或仅有微小损伤。这是近 20 年发展起来的新技术，尤其是放射性核素 ^{125}I 的研制成功、超声和 CT 等影像学技术的发展及计算机三维治疗计划系统（TPS）的出现，使放射性粒子近距离治疗肿瘤的技术迅速开展起来。相信在以后的相当长的时期内，粒子植入治疗肺癌会得到更深入的研究和应用。肺癌综合治疗的疗效会因为放射性粒子植入治疗的加入而得到进一步提高。

肺癌介入治疗的方法很多，大多有比较好的近期疗效，但远期疗效仍不理想。远期疗效不理想的原因极为复杂，还有很多未知因素有待人们不断深入探索与研究，相信经过不懈努力，人类对肺癌治疗的效果会不断改善和提高。

二、原发性肝癌

原发性肝癌（primary hepatic carcinoma，PHC）简称为肝癌，为我国常见也是最难治疗的恶性肿瘤之一。近 50 多年来，肝癌的基础研究和临床实践都取得了很大的发展，特别是近二十年来，科学技术在医学上的应用和现代医学影像指导下的介入微创治疗不断发展和日臻成熟，肝癌的整体疗效也有了很大的进步。20 世纪 60 年代乙型肝炎病毒和黄曲霉素的发现使肝癌病因研究有了很大进步，尤其是证实肝癌患者血中能够测得甲胎蛋白（AFP），为以后的肝癌早期发现奠定了基础。进入 20 世纪 90 年代后，肝癌的治疗观点进一步得到更新，介入治疗在肝癌的综合治疗中的地位得到进一步加强。在日本，介入治疗已成为小肝癌的根治手段之一，介入治疗与外科切除的 1 ~5 年生存率无显著性差异。

肝癌有多中心发生或多发的特点，外科切除不能解决肝癌发生的背景和多中心发生或多发的问题，这是导致肝癌术后高复发率的原因。另外，肝癌病理学研究显示，当肝癌直径超过 5cm 时，肿瘤侵蚀门静脉和肝静脉分支的概率大大增加，导致肝癌肝内播散和远处转移，即使常规影像学检查发现的直径小于 3cm 的小肝癌，如再行 CT 动脉造影（CTA）等检查，发现相当一部分是多发的或肝内已有播散。肝硬化背景、肝癌发生的多中心性、肝癌的肝内播散问题，使得肝癌的外科治疗显得力不从心，理论上术后复发可再进行外科切除，但复发后的二次外科手术难度加大，特别是在伴有肝硬化的背景上，患者容易出现术后肝功能不全，而且多数患者难以接受二次外科手术，一是惧怕手术的创伤，二是再次切除仍不能解决再次复发的问题。因此，随着医学影像学的巨大进步，创伤小、疗效显著的介入治疗手段也就显得日益重要。

肝癌的介入治疗有多种介入技术方案可供选择，包括经导管灌注化疗、经导管化疗栓塞及经皮消融治疗等。

（一）肝癌的动脉化疗栓塞

1. 肝动脉化疗栓塞的理论基础　肝动脉化疗栓塞（transcathere anerial chemoembolization，TACE）是中晚期肝癌的最有效的治疗办法，TACE 可显著提高药物浓度及阻断肿瘤的血供，两者协同作用达到最有效的疗效。正常肝脏接受肝动脉和门静脉的双重血供，肝动脉供血量为20%～30%，供氧量占50%，门静脉供血70%～80%，供氧50%。然而，肝癌90%～95%的血供来自肝动脉，主要由其所在肝叶动脉供血。栓塞肝动脉可以阻断肿瘤的血供，控制肿瘤的生长，使肿瘤坏死缩小，而对正常肝组织影响很小。此外化疗栓塞还具有化学药物直接杀伤肿瘤的作用。

2. 适应证和禁忌证

（1）适应证

1）不能手术切除的中晚期肝癌，瘤体占肝体积70%以下，肝功能为ChildA、B级者。

2）术前栓塞，使肿瘤体积缩小，利于手术切除。

3）肝癌术后复发，不宜手术切除者。

4）肝癌未能完全手术切除者或考虑有残留病灶。

5）怀疑有肝癌破裂出血者。

（2）禁忌证

1）肝功能严重障碍或合并严重黄疸。

2）全身广泛转移。

3）肿瘤体积超过肝脏的70%以上。

4）门静脉高压及门静脉主干被癌栓完全阻塞，侧支血管少。

5）严重的代谢性疾病（如糖尿病）未予控制者。

6）严重心、肺、肾功能不全，大量腹水、全身状况差或恶病质。

7）严重感染或中性粒细胞减少。

3. 介入操作

（1）介入器械：穿刺针，导管鞘，超滑导丝，导管等器材，常用导管为RH导管，Cobra导管、Yashiro导管等。

（2）化疗药物：常用的化疗药物为丝裂霉素（MMC）、蒽环类（ADM、THP、EADR）、铂类（DDP、Cutb）、羟喜树碱（HCPT）、氟尿嘧啶（5－FU、FUDR）。应根据患者肝功能及全身情况，一般情况下可以三联用药，如患者情况较好，也可以考虑四联用药。肝功能较差的患者可减量、半量或1/3量用药。

（3）栓塞剂：常用的栓塞剂为碘化油、吸收性明胶海绵和药物微球或PVA等，需要根据肿瘤的部位、大小、数量、供血、肝功能等综合因素决定，通常碘化油（lipiodol）的用量为10～20ml。对巨块型肝癌碘化油的摄入一般不要超过30ml，以免因栓剂过量导致肿瘤组织迅速坏死崩解，产生肿瘤崩解综合征危及患者的生命。碘化油常与化疗药物混合成乳剂使用，这样可增加栓塞部位的药物浓度并延迟药物释放，形成化学性栓塞。

（4）操作过程：多采用经皮股动脉穿刺插管，选用5－FU的Yashiro或RH导管先行腹腔动脉造影，以全面了解肝动脉解剖形态、有无血管变异、肿瘤的部位、大小、数量、供血类型、有无动－静脉瘘以及有无门静脉血栓等情况，根据造影所见作相应的介入治疗。在超滑导丝的引导下将导管经肝总动脉插至肝固有动脉进入肿瘤供血分支，首先经导管灌注化疗药物，接着将混合成乳剂的化疗药物与碘化油在透视监视下经肿瘤供血动脉缓慢注入肿瘤内。当出现碘油反流时应停止注射。最后用吸收性明胶海绵碎块阻塞供血动脉，以免沉积在肿瘤内的碘化油被血流冲走，也有利于肿瘤的缺血坏死。TACE治疗原则：①应尽可能使用复杂类栓塞剂，碘化油尽可能与化疗药物形成乳剂使用。②先用末梢类栓塞剂行周围性栓塞后再行中央性栓塞。③尽量避免栓塞剂进入非靶器官。④有小范围肝动脉－门静脉瘘仍可用碘化油栓塞，但大范围者应慎重。⑤不要将肝动脉完全栓塞，应尽可能保留肝固有动脉，以便进一步治疗。

4. 并发症　随着 TACE 应用的普及，对各种并发症的治疗逐渐受到重视。引起术后并发症的原因很多，以下主要介绍常见并发症的处理原则。

（1）胆囊炎：发病率较高，由于胆囊动脉源于肝右动脉，化疗药物和（或）栓塞剂容易进入该支动脉。故术中应注意观察有无碘化油进入胆囊动脉，一旦发生胆囊炎，应行积极行内科保守治疗，效果不佳者，应手术切除胆囊。

（2）继发感染或肝脓肿形成：应注意严格的无菌操作，术后如有感染征象，应用大剂量抗生素治疗，脓肿局限化以后，可穿刺引流。

（3）肝功能减退或衰竭：栓塞后多数患者有一过性肝功能异常，大多于 3～10d 内恢复至栓塞前水平，可给予维生素、蛋白等保肝治疗。

（4）食管、胃底出血：TACE 术后止吐、抗酸、保护胃黏膜、护肝治疗可预防或减少食管、胃底出血的发生。在肝癌栓塞治疗前，应仔细观察分析造影表现，判断有无变异的肝－胃动脉。栓塞时应密切观察碘油的流向，避开变异的肝－胃血管，可预防因误栓而致的消化道出血。

（5）肺梗死：多因栓塞剂经肝动脉－肝静脉瘘流入右心，从而栓塞肺动脉所致。TAE 时对存在肝动脉－肝静脉瘘者，应先用吸收性明胶海绵或不锈钢圈堵塞瘘口，再行栓塞，或用球囊导管暂时阻断肝静脉再行栓塞，可预防肺梗死的发生。

（6）其他：少见的并发症还有腹水、胸腔积液、膈下脓肿、肾梗死等，应予注意。

5. 疗效分析　原发性肝癌中晚期未治者中位生存期为 2～6 个月，尽管手术切除是较好的办法，但真正能切除的很少，此外手术后复发率相当高，因此介入治疗是肝癌的主要治疗方法。即便是准备手术切除的患者，也应先行介入治疗，以明确病变范围及病灶数目，确定能否真正手术切除，同时也能控制肿瘤便于手术切除。据学者统计，肝癌 TACE 总有效率 3 年生存率可以达到 40% 左右。TACE 现已被公认为肝癌非手术切除外科治疗中疗效最好的措施之一，它可使肝癌病灶缺血、坏死、缩小甚至消失，也可使部分中晚期肝癌缩小，从而获得二期手术切除的机会。

（二）肝癌的消融治疗

原发性肝癌使用 TACE 完全充填法，仍有相当部分癌灶残存，这是 TACE 不能根治肝癌的主要原因。近 10 年来，经皮无水乙醇注射、微波、射频、高频超声聚焦、氩氦刀、电化学、激光等局部物理和化学消融治疗肝癌也发展较快，并取得较好的临床效果。

1. 化学消融（PEI）治疗　目前，在临床 PEI 主要用于治疗小肝癌、结节型肝癌，或者与 TACE 和 RFA 联合治疗。单个病灶、直径在 3cm 以内的原发性肝细胞癌或伴较重的肝硬化、肝功能不良者为首选方法之一。

（1）原理：无水乙醇注入瘤体内后，肿瘤细胞出现脱水、细胞内蛋白凝固，同时肿瘤血管内血栓形成进一步促使肿瘤细胞坏死、纤维化。

（2）方法：选用的穿刺针规格为 21～22G，长度 15～20cm。由 B 超或 CT 定位穿刺，穿刺进针过程中要求患者屏气，目的是使定位更加准确，同时避免针尖对肝包膜撕划。对于较大的病变，可在CT导向下运用多针同时治疗，每次留置3～5个针，从不同角度，根据肿瘤形态，注射无水乙醇，保证药物的均匀分布。为防止乙醇外渗，留针时间至少30min。无水乙醇注入肿瘤应遵循的原则：①多点注射。②注入的速度要慢，防止药物流入血管、胆管或流出针道进入腹膜腔。③在观察到有针道反流时，应更改针尖注射位点或停止注入无水乙醇。

（3）疗效分析：研究表明，小肝癌选择PEI肿瘤灭活效果显著，与TACE联合应用效果更好。

2. 射频消融术（RFA）治疗　射频消融（RFA）是近10年来发展较快的一种治疗肿瘤方法，临床上主要用于肝脏等部位实体肿瘤的治疗。RFA对肿瘤直径在3～4cm以下者疗效最佳，RFA还适合于手术治疗后局部复发者、肝功能较差不能耐受或拒绝外科手术者。在条件许可的情况下，CT应作为首选的穿刺导向设备。

（1）原理：利用高频电流使组织离子产生振动、相互摩擦产生热量。在局部温度达45～50%，组织脱水，蛋白质变性、细胞膜崩解；70℃时，组织产生凝固性坏死；100℃时，局部组织炭化。

（2）方法：治疗开始时经B超或CT影像定位及确定进针深度和角度，穿刺部位局麻并做2～3mm的皮肤小口后穿入肿瘤组织，根据影像确定消融电极针前端是否位于肿瘤组织内，同时根据病灶大小将子针（prongs）打开至合适直径开始施行消融治疗。每个针位的消融治疗时间掌握在5～15min，每次治疗可调整4～6个不同针位进行治疗。

（3）疗效分析：3.0～6.0cm的病灶肿瘤治疗后坏死可达到70%～90%，小于3.0cm的肿瘤坏死达90%以上，对于较大的肿瘤，主张先经TACE治疗后，再行RFA治疗。

三、肝海绵状血管瘤

肝海绵状血管瘤（cavernous hemangioma of liver CHL），简称肝血管瘤，是肝脏内最常见的良性肿瘤，占肝脏整个肿瘤发病率的2%～7.4%。临床可分为较小的毛细血管瘤和较大的海绵状血管瘤。前者虽较多见，但无重要临床意义；后者可呈膨胀增大，而出现临床症状。海绵状血管瘤与肝癌鉴别困难，肝动脉造影是较好的鉴别手段，必要时可行介入治疗。

1. 适应证与禁忌证

（1）适应证

1）直径大于5cm，无论部位、范围、数量均可。

2）肿瘤在短期内有明显增大倾向。

3）肿瘤有破裂可能。

4）手术前介入治疗可使肿瘤缩小变硬，减少术中出血。

（2）禁忌证

1）严重肝、肾功能不全。

2）有严重出血倾向。

3）碘过敏的患者。

2. 介入操作　肝血管瘤的治疗过程是先经肝动脉行血管造影，明确病灶位置和供血动脉来源，然后将导管超选择插入靶动脉，经造影证实肿瘤供血动脉位置准确无误后进行栓塞治疗。因肝血管瘤一般血流量不大和流速不快，供血动脉无明显增粗，为了保证治疗安全和尽可能降低肝损害，治疗过程中必须注意：①导管必须选择性插入肝动脉，避开胃十二指肠动脉和胆囊动脉，并且尽可能将导管超选择插入肿瘤供血动脉内，有时需采用微导管达到超选择插管栓塞的目的。②合理使用栓塞剂和栓塞化疗药物，常用药物有博来霉素、平阳霉素与碘油混合成乳剂经导管缓慢注入，先使用末梢类栓塞剂如无水乙醇和鱼肝油酸钠或碘化油乳剂等，再用吸收性明胶海绵加强栓塞。选用栓塞剂应根据医师经验、造影情况、现有栓塞材料以及患者的具体情况来定。③在注入栓塞剂时最好用小于5ml注射器缓慢低压灌注，否则可能导致血窦内充填不完全、栓塞不彻底，注射时注意观察避免反流。④巨大血管瘤常难于一次治疗满意，为减小并发症的发生，要分次栓塞治疗。

3. 并发症　肝动脉栓塞术治疗肝血管瘤的胆管并发症－胆管毁损的主要原因是过量的末梢栓塞剂使肝细胞及胆管严重缺血。其他并发症参见肝癌章节。

4. 疗效评价　肝血管瘤介入治疗与手术治疗比较安全、损伤小、效果好、恢复快，大多直径小于5cm肝血管瘤的病例，用平阳霉素加碘油和吸收性明胶海绵一次TAE均完全闭塞。但巨大肝血管瘤往往难以一次达到治愈的目的，需要多次治疗。栓塞1个月后血管瘤缩小可达60%以上，4个月可缩小90%。影响疗效的因素有：超选择技术、肿瘤的大小和数目、肿瘤血供及栓塞剂的用量等。

四、肾癌

肾癌（renal cancer）又称肾细胞癌（renal cell carcinoma），约占肾恶性肿瘤的80%，其余为肾盂癌和肾母细胞瘤，肉瘤少见。肾癌多见于50～70岁的中老年人，男性比女性多约一倍，常为单侧单病灶，有1%～2%双侧同时或先后出现，15%为多灶性，可发生于肾的任何部位，但肾上极较肾下极多见。存在某些遗传因素，有家族性发病倾向。手术切除是肾癌的有效治疗方法，放射治疗、化学治疗、免疫治疗效果均不理想。介入治疗可用于术前栓塞或姑息性治疗。

1. 适应证与禁忌证

（1）适应证

1）无手术指征患者的姑息治疗。无手术指征的患者栓塞后可使肿瘤缩小，控制出血，缓解疼痛，部分患者可以达到治愈的效果。

2）老年体弱或不愿意接受外科手术的患者也可采用动脉栓塞的方法进行治疗。

3）外科手术前栓塞，防止术中出血，易于手术切除。

（2）禁忌证

1）碘剂过敏患者。

2）严重心、肝、肾功能不全患者。

3）严重凝血功能障碍患者。

4）双侧肾脏均有病变，为肾动脉主干栓塞的绝对禁忌证。

2. 介入操作

（1）插管技术：局麻后用Seldinger技术经皮股动脉插管，将Cobra导管插入患侧肾动脉造影了解肾动脉主干及分支走行情况、肿瘤的范围及血供，有无动静脉瘘、肾静脉及下腔静脉有无癌栓。造影确诊后，将导管进行选择性或超选择插管，确诊导管位置后，分别选用不同栓塞物质及化疗药物进行不同分级血管的栓塞或化疗栓塞。

（2）栓塞剂的选择：根据不同的栓塞目的选用不同的栓塞剂：①手术前准备：选用吸收性明胶海绵颗粒或吸收性明胶海绵条进行肾段动脉或肾动脉主干临时栓塞，在用吸收性明胶海绵栓塞前使用5~10ml碘化油进行末梢血管的栓塞。②姑息性治疗：化疗药物进行栓塞治疗或栓塞化疗。③其他栓塞剂包括不锈钢圈、可脱性球囊、聚乙烯醇、无水乙醇等。

3. 并发症

（1）穿刺相关并发症：与其他部位者处理相同。

（2）异位栓塞：异位栓塞部位包括肠系膜动脉、髂内动脉、下肢动脉及肺动脉，长期栓塞剂（无水乙醇、碘化油等）反流或经动静脉瘘至非靶器官，可引起坏死。栓塞时，应注意先以吸收性明胶海绵或钢圈栓塞动静脉瘘，并将导管头尽量超选，注射时用力均匀，透视下全程监视。

（3）继发脓肿：少数患者可继发肾周围脓肿和腹膜后脓肿，可以用放置引流管的方法来解决。

4. 疗效评价　肾癌预后较差，未手术者3年生存率不足5%，手术治疗后5年生存率可达30%~50%。晚期不能手术治疗的患者，对放化疗均不敏感，应用介入技术行肾动脉栓塞化疗，对晚期不能手术的患者有较好的疗效。对年老体弱不能耐受手术或不愿意接受手术治疗的早期或中晚期患者，经肾动脉栓塞治疗也是一种较好的选择。

五、子宫肌瘤

子宫肌瘤（myoma of uterus）是源于子宫平滑肌的良性肿瘤，在30岁以上妇女中，其发病率可达20%~40%。病因不明确，但发病率与卵巢功能、生殖因素、肥胖、少运动、遗传因素等相关。大多数学者认为与雌、孕激素有关。子宫肌瘤可发生于子宫的任何部位，肌瘤可多发、单发，瘤体大小不等。按其生长部位可分为：①肌壁肌瘤。②黏膜下肌瘤。③浆膜下肌瘤三种类型。子宫动脉栓塞开始于1970年，最初用于产后出血的止血治疗。1995年，Ravina将这一技术应用于子宫肌瘤，取得了显著的疗效。到目前为止，介入治疗子宫肌瘤已得到了广泛的临床应用。

1. 适应证及禁忌证

（1）适应证

1）30~50岁女性，绝经期之前。

2）肌瘤导致月经过多致贫血，有压迫症状，痛经等。

3）拒绝手术，欲保留子宫及生育能力。

4）子宫肌瘤切除后复发者。

（2）禁忌证

1）碘过敏、妊娠患者。

2）肌瘤短期内明显增大，怀疑平滑肌肉瘤者。

2. 介入操作　局麻下经皮股动脉穿刺，依次分别行双侧髂内动脉选择性插管，造影观察子宫动脉走行及肌瘤染色情况，然后超选择插入子宫动脉造影，了解子宫肌瘤的大小、范围及供血情况，注意避开卵巢动脉。所使用的栓塞剂一般为聚乙烯醇（PVA）颗粒和吸收性明胶海绵的双重栓塞，或碘化油与平阳霉素混合乳剂和吸收性明胶海绵的双重栓塞。PVA颗粒直径150~700μm，平均350mg，其用量与肌瘤大小及肌瘤血供丰富程度有关，直至栓塞满意。插管过程中要防止子宫动脉痉挛，必要时可使用微导管，术后给予镇静和止痛处理。

3. 并发症

（1）血管痉挛：子宫肌瘤患者行子宫动脉栓塞术发生子宫动脉痉挛，往往系导管、导丝的多次刺激所引起。采用血管内注射利多卡因多能缓解。

（2）腹痛：术后几乎100%的患者可出现痉挛性下腹部疼痛，可于栓塞开始即出现，也可在栓塞后24～48h出现，疼痛持续的时间和疼痛的程度，与所使用的栓塞剂颗粒大小有关，越小的栓塞剂引起的疼痛越明显。止痛及抗感炎治疗可有效缓解疼痛。

（3）栓塞后综合征：除腹痛外，尚出现发热、恶心、呕吐、食欲缺乏等，一般在1周内缓解。

（4）阴道不规则流血：一般在术后第1d，持续3～5d。主要是由于子宫缺血后内膜坏死的脱落导致小量出血。

（5）下肢深静脉血栓形成：静脉血栓形成的因素为静脉血流缓慢、血液高凝状态和静脉壁损伤，以前两者为主要原因。手术创伤引起血小板凝集能力增强，纤维蛋白溶解能力下降，血液处于高凝状态，下肢深静脉血栓形成危险性明显增加。

（6）感染：子宫动脉栓塞后的主要危险可能是延迟出现的严重泌尿生殖系统感染。

4. 疗效评价　栓塞治疗三个月后，肌瘤体积可缩小20%～80%，部分患者肌瘤完全消失。肌瘤缩小后，相应的尿频尿急、尿潴留及便秘等压迫症状明显改善。月经量和月经周期可恢复正常，短期随访的结果表明栓塞疗法对子宫卵巢和生育功能几乎没有影响。相反，子宫动脉栓塞后随着肌瘤缩小和临床症状改善，月经周期恢复正常，可增加受孕机会。已有子宫动脉栓塞后正常分娩的报道。极少数患者发生卵巢功能衰竭导致闭经，患者年龄多在40～50岁，处于更年期或接近自然绝经期，原因尚不明确。

六、恶性肿瘤的综合微创治疗

目前认为，改善和提高癌症患者生存质量是肿瘤治疗方案设计中日益受到重视的问题。在肿瘤的微创治疗过程中，某种治疗技术的单一应用往往难以达到理想的治疗效果，将多种微创治疗技术综合应用则可以取得较为满意的治疗效果，从而延长患者的生存期。纵观肿瘤微创治疗发展的现状和特点，21世纪肿瘤微创治疗步于当今医学发展的前沿，尤其在改善和提高癌症患者生存质量方面取得了令人瞩目的进展，概括起来大致表现为以下几大方面：

（一）序贯联合治疗

序贯联合模式以对肿瘤产生最大破坏程度和最大限度保护人体生理功能、免疫功能为原则，按照科学的次序将几种微创治疗方法有机结合起来，以达到优势互补、提高疗效的目的（微创治疗模式）。通过微创治疗序贯联合模式不同机制对肿瘤组织进行破坏和灭活，达到肿瘤所在器官水平的整体（区域性）治疗与病变水平的局部强化治疗的双重治疗目的。

以原发性肝癌为例，采用序贯联合模式，血管性微创治疗与非血管性微创治疗的有机结合，即肝动脉栓塞化疗（TACE）与消融治疗两者序贯联合应用。在TACE的基础上，经过肿瘤残留活性成分的影像学判断与分析，对肝内病变进行消融治疗，可使病变区肿瘤组织完全坏死，进一步提高了治疗的效果。其优势在于：首先TACE治疗作为器官水平的整体治疗，能有效地阻断肿瘤区的血供，减少了由于血液流动造成的药热量流失，使消融治疗的效果明显增强；而在此基础上进行消融治疗，又可以克服单纯TACE治疗后病变完全坏死率较低的不足，最大限度地杀灭碘油沉积区或其周围残存的肿瘤细胞，使肝癌的完全坏死率明显提高。其次，TACE 在对肝癌病灶、肝内微小病变进行治疗的同时，可通过碘油标记肝内病变（包括子灶及微小病变），从而克服消融治疗较易遗漏肝内较小病变和微小转移性病变的不足；同时可以为下一步消融治疗提供较为准确的依据。另外消融治疗可明显延长 TACE 治疗的时间间隔，减轻了多次反复 TACE 治疗引起的肝功能损害及其所产生的严重并发症。

（二）精确导向治疗

近年来，随着实时监控设备和技术的出现，以及对微小病灶的精确判断与分析能力的提高，进一步提高了肿瘤治疗的针对性和疗效，例如 MRI 导向下的超声聚焦治疗可以实时监控肿瘤组织的坏死，从肿瘤功能方面实时指导治疗；PET - CT 导向下的微创治疗具有功能显像和高空间分辨率双重优势，对于残存肿瘤病灶及转移性肿瘤具有较高的价值，治疗的准确率可达 90% ~100%。现代医学影像学是肿瘤微创治疗精确导向的“眼睛”。先进的诊断与定位技术使肿瘤微创治疗日益趋向精确定位、精确治疗。借助多种手段的影像设备和成像技术，实时监控和精确导向从而达到的对肿瘤的精确治疗，体现了 21 世纪肿瘤微创治疗的全新特色，是肿瘤微创治疗优于传统治疗模式的重要之处。

（三）生物免疫治疗

肿瘤微创治疗联合生物治疗逐渐成为 21 世纪肿瘤治疗的一种新模式，充分认识生物免疫治疗在肿瘤治疗中的重要作用，在肿瘤治疗的各个阶段恰当地使用免疫治疗可以在很大程度上降低治疗的毒副作用，保证综合治疗能够顺利完成。

生物免疫治疗主要作用是消灭影像学上无法显示的肿瘤病变，利用微创治疗的方法充分减轻或去除瘤负荷，在微创治疗对肿瘤组织进行最大程度的杀伤或灭活之后，进行生物免疫治疗，调动机体免疫系统，提供机体的免疫能力，消除残余的肿瘤细胞，以达到防止肿瘤局部复发和转移的目的，进一步提高肿瘤治疗的效果。生物免疫治疗在微创治疗减轻或去除肿瘤负荷的基础上，能进一步改善患者的生活质量、提高疗效。关于肿瘤生物免疫治疗详见本章相关章节。

微创医学作为 21 世纪医学发展的热点，是肿瘤综合治疗手段中不可或缺的重要部分。微创综合治疗有助于术前减轻瘤负荷，可以有效地解决术后残留或复发的问题。在治疗过程中，应该始终把患者作为治疗的“主体”、“整体”来看待，治疗方案的制订和实施应随着患者的病情变化及时调整。微创综合治疗方法众多，可以针对不同患者制订个体化治疗方案，提出人性化、个体化治疗，已为愈来愈多的肿瘤患者和医师所接受。随着高新科技的不断发展和社会医学观念的不断更新，创伤大的、对人体免疫功能损伤大的治疗方法将逐渐向微创治疗和生物基因治疗的方向发展。微创治疗联合生物基因治疗的新模式将成为新世纪肿瘤治疗的重要组成部分。

（张喜峰）

第五节　动脉瘤的介入治疗

一、颅内动脉瘤与蛛网膜下腔出血

1. 蛛网膜下腔出血的发生率及危险因素　蛛网膜下腔出血（subarachnoid hemorrhage,

SAH）是临床上出血性脑卒中的主要类型之一，主要可分为创伤性 SAH 和自发性 SAH 两类。而后者则较为多见，并且临床处理较为棘手。

自发性 SAH 的主要致病原因是颅内动脉瘤破裂，约占 75% ~80%。研究表明，西方国家动脉瘤性 SAH（aneurysmal SAH，aSAH）的年发生率约为 6 ~8/10 万。尤其 40 ~60 岁为高发年龄段。文献报道 10% ~15% 的患者在接受治疗之前即已死亡，其总体死亡率约为 45%（32% ~67%）。对于 70 岁以上的老年患者，死亡率更高。

动脉瘤破裂出血后致患者死亡的主要原因包括，神经源性肺水肿和神经源性心脏病等一系列出血后的全身并发症，占死亡患者的 25%，此外，8% 的死亡原因为动脉瘤破裂后的进行性神经功能恶化。在动脉瘤破裂出血后幸存患者中，再出血是其致死致残的主要原因，而在出血后两周内，动脉瘤再出血率高达 15% ~20%。在临床上，不论是开颅手术还是介入治疗动脉瘤，目的就是为了规避其再次出血的风险。

SAH 的危险因素包括：①原发性高血压，尤其是病史较长、控制欠佳以及血压波动较大者；②怀孕与分娩；③口服避孕药物；④吸烟；⑤某些药物的滥用，比如可卡因；⑥长期酗酒。

2. SAH 的临床表现　SAH 的典型临床表现为突发性剧烈头痛，同时可伴有恶心、呕吐、畏光，还可出现因假性脑膜炎引起的颈项疼痛。很多患者存在短暂的意识障碍，清醒后可出现局灶性脑神经功能障碍，如动眼神经麻痹等。另外，蛛网膜下腔的血液可引起神经根刺激症状，如后背疼痛等。

有 97% 的 SAH 患者表现头痛，常被形容为“突然出现”的“雷击样头痛”或“爆裂样头痛”。部分患者在严重头痛之前可出现动脉瘤破裂前的“警兆症状（warning signs）”。常见的表现为头痛与头晕，但这些并无明显临床意义，而其中较具特异性的“警兆症状”为后交通动脉瘤患者的动眼神经麻痹，但其发生率往往较低。

头痛症状在 SAH 患者中如此突出，其主要原因是蛛网膜下腔的神经分布较为丰富，动脉瘤破裂后蛛网膜下腔的血液可刺激神经引起剧烈头痛，而这一症状要在血液吸收后方可缓解，一般为出血后 1 ~2 周。

在神经系统查体中，因血液刺激，颈项强直常在出血后 6 ~24 小时内出现，并常伴有克氏征（Kerning sign）及布氏征（Brudzinski sign）阳性。

45% ~52% 的 SAH 患者可出现意识障碍，多数可在 1 小时内恢复。病情较重者表现为持续性意识障碍，直至死亡。发生意识障碍的主要原因包括，动脉瘤破裂出血导致颅内压突然升高，致使脑血流减少，脑灌注不足，引起意识障碍。此外，意识障碍常见的原因还包括：动脉瘤破裂后形成的脑内血肿对脑组织的损伤作用、脑积水、弥漫性脑缺血、癫痫以及心排出量减少引起的脑血流降低等。

神经功能障碍在 SAH 后亦较常见，如后交通动脉瘤破裂可引起动眼神经麻痹；大脑中动脉瘤破裂可引起偏瘫和失语；前交通动脉瘤破裂可造成记忆力缺失和柯沙科夫综合征（Korsakoff syndrome）；基底动脉瘤破裂可引起双侧展神经瘫痪以及脑干症状；眼动脉瘤破裂可发生视力减退等。

另外，在临床中 SAH 常出现发热症状，严重者还可出现神经源性肺水肿、心律失常及电解质紊乱等，需引起足够注意。

3. SAH 的诊断

（1）头颅 CT 平扫：头颅 CT 平扫主要用于发现临床上怀疑 SAH 者。因腰椎穿刺可能引起动脉瘤再破裂，并且颅高压患者有引发脑疝可能，故而头颅 CT 平扫成为诊断 SAH 的首选检查。如需进一步明确动脉瘤诊断，需行 CTA、MRA 或 DSA 检查。SAH 在 CT 上的主要表现为脑池或脑沟，甚至脑室内的高密度影，部分可沿大脑镰和小脑幕扩展。

不同位置动脉瘤的破裂所引起的 SAH 可有不同的特征性表现，可借此初步判断动脉瘤的大概位置。前交通动脉瘤破裂血液常积聚于终板池以及前纵裂内，重者常可见额叶内血肿；大脑中动脉瘤破裂出血常位于外侧裂池（图 4－3）；颈内动脉瘤破裂后出血常位于同侧脑底池、外侧裂池；后交通动脉瘤破裂后指向侧方者血液多累及外侧裂池，指向后方者则位于大脑脚间池和环池；基底动脉分叉部动脉瘤破裂出血多累及大脑脚间池、环池、第 i 脑室甚或破入脑干中；小脑后下动脉瘤破裂后血液多位于小脑延髓池或进入第四脑室内。

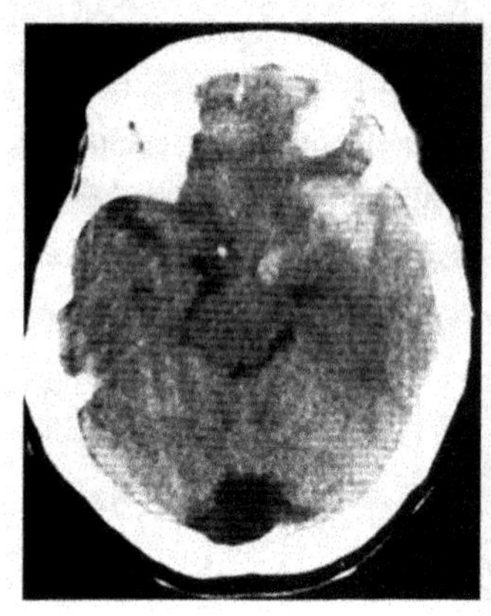
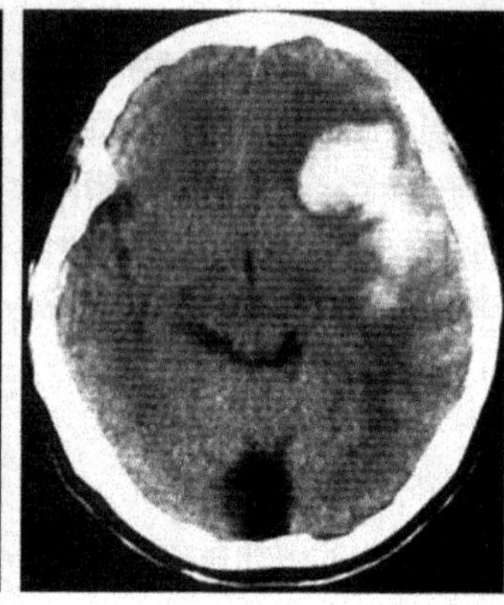
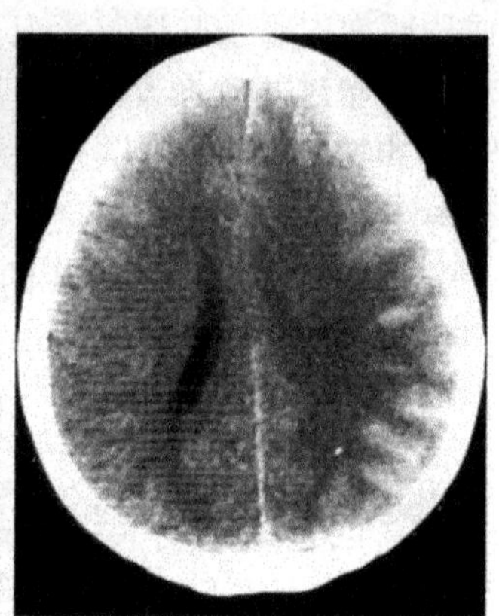

图 4－3　一例大脑中动脉瘤破裂 SAH 的 CT 表现

临床上 SAH 根据 CT 表现可分为 4 级：

1 级　蛛网膜下腔未见积血

2 级　蛛网膜下腔弥散性薄层（厚度 <1mm）积血

3 级　蛛网膜下腔弥散性或局限性厚层（厚度 >1mm）积血

4 级　蛛网膜下腔弥散性厚层积血，或虽无积血但脑内或（和）脑室内有血肿

除了可以明确 SAH 的诊断，头颅 CT 平扫还可了解：脑室大小，可观察有无脑积水发生，是否需要进一步处理；颅内血肿情况，可观察脑内血肿情况以及硬膜下血肿发生，评估其量以及占位效应，判断是否需要及时手术处理；脑梗死情况，在梗死发生后 24 小时之内并不敏感；脑池以及脑室中积血的情况。研究发现脑池以及脑室中的积血与脑血管痉挛的发生有明显相关性，可用于评估预后。

SAH 在 CT 表现上仍需与以下情况相鉴别：脓液、造影剂经静脉或经鞘内注射后及某些低颅压患者。

（2）腰椎穿刺：椎穿刺是诊断 SAH 最敏感的方法，因其高度敏感，故其假阳性较常见。因其可突然降低颅内压，从而引起动脉瘤再出血或者脑疝，故此项检查受到一定限制，在操作中需注意：留取脑脊液量宜少，穿刺针宜细。SAH 急性期行腰椎穿刺时颅内压多升高，穿刺脑脊液多为混有非凝血的混浊血性脑脊液，红细胞数 >100 000/mm^3。在一次穿刺中，第一管与最后一管脑脊液中红细胞数应无明显差别。脑脊液生化检查可见蛋白增高，此为血细胞碎裂引致，脑脊液中糖可正常或者降低。

(3) CTA：目前在很多临床中心 CTA 是 SAH 明确诊断的首选。研究表明 CTA 可发现 97% 的动脉瘤，无论对破裂的还是未破裂的动脉瘤，CTA 都是一种安全有效的检查手段。CTA 三维成像系统可以详尽地观察到动脉瘤周围的情况，并能区分动脉瘤周围血管和发自动脉瘤的血管等：CTA 还能很清楚地显示动脉瘤周围的骨组织，对设计手术方案大有裨益。目前，亦有 CTA 评估脑血管痉挛的应用的报道。

(4) MRA：研究发现，MRA 观察颅内动脉瘤的敏感性为 87%，特异性为 92%。对于直径小于 3mm 的动脉瘤 MRA 敏感性较低。MRA 对动脉瘤的显影取决于动脉瘤的大小、形状、血流方向以及瘤内血栓和钙化。在国外，因 MRA 的无创性，很多时候被用于颅内动脉瘤高危病人的筛查。

(5) 数字减影血管造影：数字减影血管造影（digital subtraction angiography，DSA）以前一直是动脉瘤诊断的金标准，但是随着其他检查手段，尤其是 CTA 技术的发展，其地位正受到挑战。尽管如此，目前 DSA 仍广泛应用于动脉瘤的明确诊断，用于评估动脉瘤的载瘤动脉，以及用于闭塞试验了解相应侧支循环以评估动脉瘤孤立术的可行性。

DSA 诊断颅内动脉瘤的总体原则及要求包括：为防止患者病情突然变化，应先检查动脉瘤可能性最大的血管；需完成 4 根完整血管的造影（双侧颈内动脉及双侧椎动脉，即使已经发现动脉瘤后），以明确动脉瘤数量。同时评估对侧循环代偿情况；如发现动脉瘤或者可疑动脉瘤，需多个角度观察以明确其瘤颈以及动脉瘤指向等信息；如未发现动脉瘤，在诊断造影阴性之前需做到以下几点：①仔细观察双侧小脑后下动脉（posterior inferior cerebellarartery，PICA）起始部，研究发现 1% ~2% 的颅内动脉瘤位于 PICA 起始部，一侧椎动脉造影常可显示双侧 PICA，但有时仍需要进行双侧椎动脉造影；②前交通动脉的检查，前交通动脉瘤往往容易遗漏，需双侧反复、多角度观察；③如在 SAH 患者中发现有“漏斗（infundibulum）”存在，不可轻易诊断为造影阴性，而需进一步检查。

4. SAH 的分级　SAH 的临床分级常与患者的预后密切相关，目前临床采用较多的主要是 Hunt - Hess 分级。

蛛网膜下腔出血 Hunt - Hess 分级：

1 级　神志清醒，无症状或轻度头痛与颈部抵抗；

2 级　中或重度头痛，除脑神经麻痹外无神经缺损症状；

3 级　嗜睡或意识混浊，颈部抵抗，除脑神经麻痹外无神经缺损症状；

4 级　昏睡，中或重度偏瘫，早期出现脑强直，生命体征不稳定；

5 级　深昏迷，去脑强直和濒死状态。

（如有严重的系统性疾病，如高血压、糖尿病、重度动脉粥样硬化、COPD 或者显著血管痉挛，可酌情加 1 级）

另外，世界神经外科联盟（World Federation of Neurosurgical Societies，WFNS）也提出了 SAH 的分级标准，应用也较为广泛。

蛛网膜下腔出血 WFNS 分级：

1 级　格拉斯哥评分（GCS）15 分，无运动障碍；

2 级　GCS 13 ~14 分，无运动障碍；

3 级　GCS 13 ~14 分，有运动障碍；

4 级　CCS 7 ~12 分，有或无运动障碍；

5级　GCS 3～6分，有或无运动障碍。

5. SAH的并发症

（1）再出血：未经治疗的破裂动脉瘤，其再出血率高峰位于出血后第1天（4%），此后13天每天出血率为1.5%，因此在前14天内大约有15%～20%的再出血率。据统计，破裂动脉瘤6个月内的再出血率为50%。Hunt－Hess分级较高的动脉瘤患者，其再出血的风险也相应增高。对于行脑室外引流术以及腰穿检查的动脉瘤患者，其再出血风险明显增高。

研究表明，严格卧床以及高血流动力学治疗并不能预防动脉瘤再出血，因此预防再出血主要依靠早期栓塞或者夹闭动脉瘤。

（2）脑积水：据文献报道，发生SAH后首次头颅CT提示脑积水者约占9%～67%不等，急性脑积水发生的主要原因为蛛网膜下腔的血液影响了脑脊液的流动（如中脑导水管，第四脑室出口以及蛛网膜下腔等处）及蛛网膜颗粒对脑脊液的吸收障碍。

研究表明，急性脑积水的发生与以下因素有关：

1）年龄：年龄越大，急性脑积水发生率越高。

2）首次入院时CT表现如有脑室内积血、弥散性SAH、厚层的蛛网膜下腔积血者，急性脑积水的发生率均会增加。

3）高血压：入院时、入院前以及术后高血压都能增加急性脑积水的发生。

4）动脉瘤位置：后循环动脉瘤有较高的急性脑积水发生率，而大脑中动脉瘤发生急性脑积水则相对较少。

5）其他诸如低钠血症、抗纤溶治疗，以及GCS评分较低都与急性脑积水发生有关。

急性脑积水患者意识障碍加重，出现意识不清，甚至昏迷等，需及时行脑室外引流术，可改善约80%患者的症状。但同时脑室外引流术可增加动脉瘤再出血的风险，因此需非常慎重，防止颅内压急剧降低。

（3）脑血管痉挛：脑血管痉挛（cerebral vasospasm）通常发生于SAH后第3～4天，高峰位于第6～8天，其具体发生机制目前仍不明确，目前多倾向于蛛网膜下腔血液中所含的致痉挛物质或血液的代谢物导致血管痉挛。严重的脑血管痉挛可致迟发性缺血性神经功能障碍（delavedischemic neurological deficit，DIND）发生，是SAH后致残、致死的主要原因。临床研究发现，影像学发现脑血管痉挛者占SAH患者的30%～70%，而合并有DIND的患者占SAH者的20%～30%。

在临床上，预防和治疗脑血管痉挛的方法主要有：

1）平滑肌松弛剂：主要是钙离子通道拮抗剂，目前应用较多的是尼莫地平和法舒地尔。

2）早期手术清除积血：研究表明早期手术的患者，如术后24小时CT检查发现蛛网膜下腔积血明显减少，则脑血管痉挛发生的风险也随之下降，这也是提倡SAH后早期手术的主要依据之一。此外，脑脊液引流也是清除致痉挛物质的有效方法。

3）3－H治疗：即高血压（hypertension），高血容量（hypervolemia）和血液稀释（hemodilution）疗法；目前也有人提出3H治疗。

4）保护缺血的神经组织：主要依赖钙离子拮抗剂以及自由基清除剂。

5）血管内治疗：如血管成形术、插管灌注罂粟碱或应用法舒地尔等。

6. SAH的治疗

（1）处理动脉瘤：根据患者情况可选择手术或血管内治疗，有效预防再出血的发生，如开颅手术，可清除残留在脑池或蛛网膜下腔的积血，减少脑血管痉挛的发生。

（2）防止并发症：针对再出血、脑积水以及脑血管痉挛的治疗如前所述。

（3）抗癫痫治疗：临床研究发现3%的SAH患者可发生癫痫，故常规应用抗癫痫药物。

（4）其他对症处理：适当镇静、止痛并软化大便；应用胃黏膜保护剂；控制血压，收缩压应控制在120～150mmHg之间。

二、颅内动脉瘤的介入治疗

1. 动脉瘤的治疗选择　颅内动脉瘤的发生率各家报道不一，尸检发现动脉瘤的发生率约在0.2%～7.9%之间，其中破裂与未破裂动脉瘤比率大约为5 ∶ 3到5 ∶ 6之间。在所有动脉瘤中，儿童动脉瘤占2%。

动脉瘤的发生机理目前尚不清楚，争议颇多，病理显示颅内动脉与颅外动脉相比，内膜和外膜的弹力组织相对较少，中层的肌细胞亦少，外膜菲薄，内弹力层较明显。颅内大血管位于蛛网膜下腔，与颅外动脉相比明显缺少结缔组织支撑，这些因素可能是造成颅内动脉瘤发生的基本条件。根据发生原因，颅内动脉瘤可归为以下几类：先天缺陷性动脉瘤，因为动脉管壁肌层的先天缺陷引起，最为常见；动脉硬化或高血压性动脉瘤，梭形动脉瘤多见；剥离性动脉瘤，如壁间动脉瘤，动脉黏液瘤，夹层动脉瘤等；感染性动脉瘤，主要是真菌感染，也称“霉菌性动脉瘤”；创伤性动脉瘤，因外伤引起。

动脉瘤多发生于动脉分叉处或血流动力学改变的部位。常见的发生部位有：颈内动脉系统（占85%～95%），其中前交通动脉瘤占30%，后交通动脉瘤占25%，大脑中动脉瘤占25%。椎－基底动脉系统（占5%～15%），其中基底动脉瘤占10%，以基底动脉尖动脉瘤最常见，另外还包括小脑上动脉瘤，小脑前下动脉瘤和基底动脉—椎动脉接合处动脉瘤；椎动脉瘤占5%，主要是小脑后下动脉瘤。约有20%～30%的颅内动脉瘤为多发性动脉瘤。

动脉瘤治疗的手段主要有手术和介入两种，如何平衡这两种治疗技术也一直是研究与讨论的热点。国际颅内动脉瘤临床研究协作组［International Subarachnoid Aneurysm Trial (ISAT) Collaborative Group］进行的两项多中心随机临床试验发现，动脉瘤患者介入治疗的死亡率比手术治疗更低，但是存在相对较高的再出血率。总之，对于治疗而言，应该充分考虑患者的个体情况，结合栓塞及手术夹闭的优、劣势，选择最适合患者的治疗方法。

一般来说，以下患者更适合手术夹闭治疗：①年轻患者，手术风险相对较低，预计生存期较长，夹闭后再出血率较介入手术偏低；②大脑中动脉M1分叉部动脉瘤；③巨大动脉瘤（最大径>20mm），介入治疗后复发率较高；④有占位效应者，不论是巨大动脉瘤内血栓，还是SAH后血肿引起的占位效应，开颅行动脉瘤夹闭术，同时解除占位效应，比栓塞更有优势；⑤微小动脉瘤：最大径<1.5～2.0mm者，这类动脉瘤栓塞时破裂的风险较大；⑥宽颈动脉瘤：但随着支架技术的发展，越来越多的宽颈动脉瘤可栓塞治疗；⑦栓塞术后残留的动脉瘤。

与此相对应的，以下情况更适合介入治疗：①老年患者，尤其是75岁以上者，选择介入治疗明显降低患者的死亡率；②临床分级较高者：对于Hunt－Hess分级3～4级，甚至达5级者；③手术难以显露到达部位的动脉瘤：如后循环动脉瘤；④动脉瘤的形状为瘤颈宽度≥2或动脉瘤颈<5mm者；⑤后循环动脉瘤；⑥特殊的抗凝药物治疗中的患者；⑦夹闭失败或因医生技术估计开颅手术不能顺利夹闭者。

2. 动脉瘤血管内治疗的术前准备　自 1995 年美国 FDA 批准电解可脱卸弹簧圈（Cuglielmi detachable coils，GDC）之后，颅内动脉瘤的血管内治疗发展迅速，特别是介入材料和血管内治疗技术的发展以及数字显影设备的进步，促进了血管内治疗不断向前发展。针对动脉瘤患者开展血管内治疗前应做好充分的准备。

（1）知情同意：签署手术志愿书，告知患者及其家属手术风险，以取得患者及家属的充分理解和配合。

（2）一般检查：血、尿、便常规以及肝、肾功能检查，行凝血时间检查对选择血管内治疗患者尤其重要，同时需查胸部 X 片及心电图检查排除心肺疾病。

（3）影像学检查：CT 检查明确蛛网膜下腔出血诊断，同时可进一步观察瘤壁有无钙化，瘤内是否有血栓等；如怀疑有血栓的患者，需行 MRI 以及 MRA 进一步了解。必要时实施脑血管造影明确动脉瘤诊断。

3. 麻醉与监护　首先，所有的血管内治疗均需在患者全麻下进行，一般采用静脉插管麻醉，同时给予持续的心电监护。对于破裂的动脉瘤患者，血压监测尤其重要，在操作过程中需要适当降低血压。另外，在术中如动脉瘤不慎破裂，更需即刻降低血压，从而为处理动脉瘤提供充裕的条件和时间。

4. 动脉瘤血管内治疗的操作方法与技术

（1）弹簧圈栓塞动脉瘤

1）弹簧圈栓塞系统：弹簧圈栓塞系统主要由软的铂金合金以及其附着的不锈钢递送金属丝构成。根据松软度、型号、螺旋直径以及长度进行分类，目前有多种弹簧圈可供选择，其中有波士顿科学公司的 GDC 和 Matrix，强生公司的 Orbit，Microvention 公司的 Microplex 和 Hvdrocoil 以及 EV3 公司的 EDC 和 Axium 等。新一代的弹簧圈材料具有二维模式、三维模式、涂层材料以及复杂的螺旋模式，以便更加精确地消除动脉瘤瘤腔。弹簧圈系统的解脱方式也分成电解脱、水解脱及机械解脱。

2）单纯弹簧圈栓塞技术：单纯弹簧圈栓塞技术中主要包括微导管塑形技术、三维成篮技术及分部填塞技术。微导管塑形技术即是根据动脉瘤与载瘤动脉的解剖关系将微导管头端进行塑形，使之更容易超选，便于进入动脉瘤。且在弹簧圈填塞时微导管能更稳定。三维成篮技术是指第一枚弹簧圈填塞时通过调整形成三维形状，并尽可能封堵动脉瘤口，弹簧圈尽可能紧贴动脉瘤壁，这样有利于后续的弹簧圈填塞。分部填塞技术主要针对细长形或不规则形动脉瘤，填塞时分部分进行填塞，最终达到致密栓塞的目的（图 4－4）。

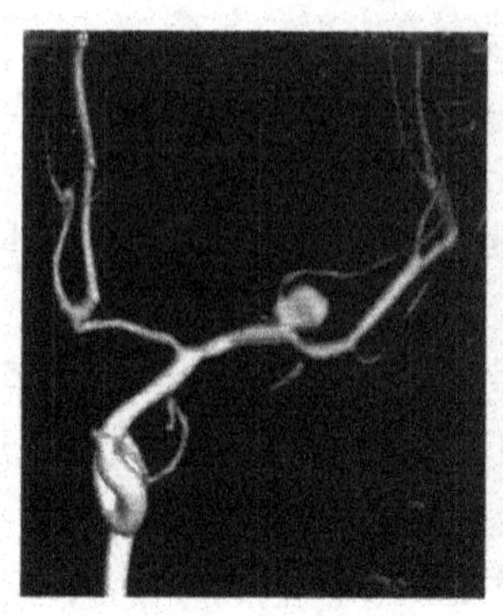
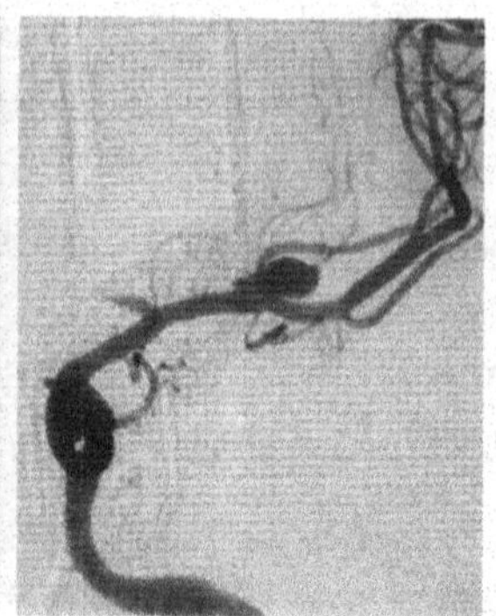
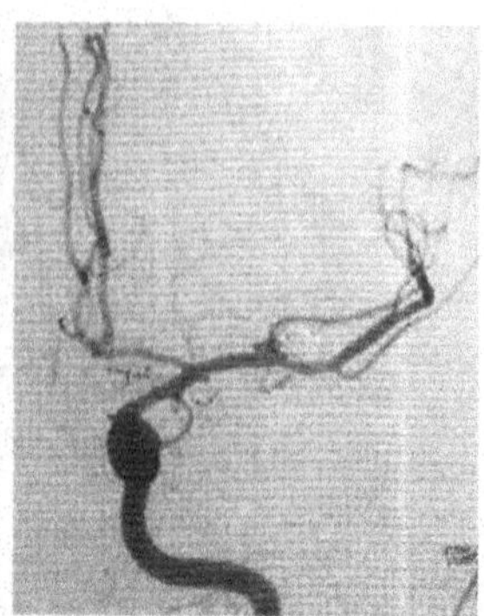

图 4－4　大脑中动脉瘤单纯弹簧圈栓塞技术

在操作中，首先选好工作角度，工作角度能够清晰显示动脉瘤和载瘤动脉，当微导管在微导丝导引下置入动脉瘤腔内，在路图（roadmap）下置入弹簧圈，填入弹簧同时可将动脉血压降低 15% ~20%。第一个弹簧圈的直径应大于瘤颈，等于或者稍大于瘤体最小径，尽可能长一些，使其在瘤腔内能紧贴瘤壁盘成篮状。在栓塞中可使用多个大小相近或者不同的弹簧圈填塞致密，填塞满意后进行解脱。当动脉瘤被最大限度闭塞或手术医生考虑如继续填塞会导致动脉瘤破裂、载瘤动脉面临闭塞等风险时，应当结束手术。

3）支架辅助弹簧圈栓塞技术：支架辅助弹簧圈栓塞技术的运用使原来不能栓塞的复杂动脉瘤及宽颈动脉瘤成为可能。目前应用于颅内的支架均为自膨胀支架，主要有 Neuroform（美国波士顿科学公司）、Solitaire（EV3 公司）、Enterprise（强生公司）等。以往操作上通常先将支架推送至动脉瘤口释放，然后再将微导管从支架网孔内超选进入动脉瘤，最后依次填塞弹簧圈，直至动脉瘤致密填塞。支架的应用可防止弹簧圈脱入载瘤动脉内，亦可以改变动脉瘤内的血液动力学，从而促进动脉瘤腔内血栓的形成。但是支架置入后使得血栓及栓子出现的可能性增大，故围手术期需应用抗凝及抗血小板治疗。目前支架辅助弹簧圈栓塞术常采用支架后释放技术，先将微导管超选进入动脉瘤，再将支架完全释放或部分释放，使微导管处于支架外，最后从微导管填塞弹簧圈（图 4 -5）。该技术适用于宽颈动脉瘤和梭形动脉瘤。

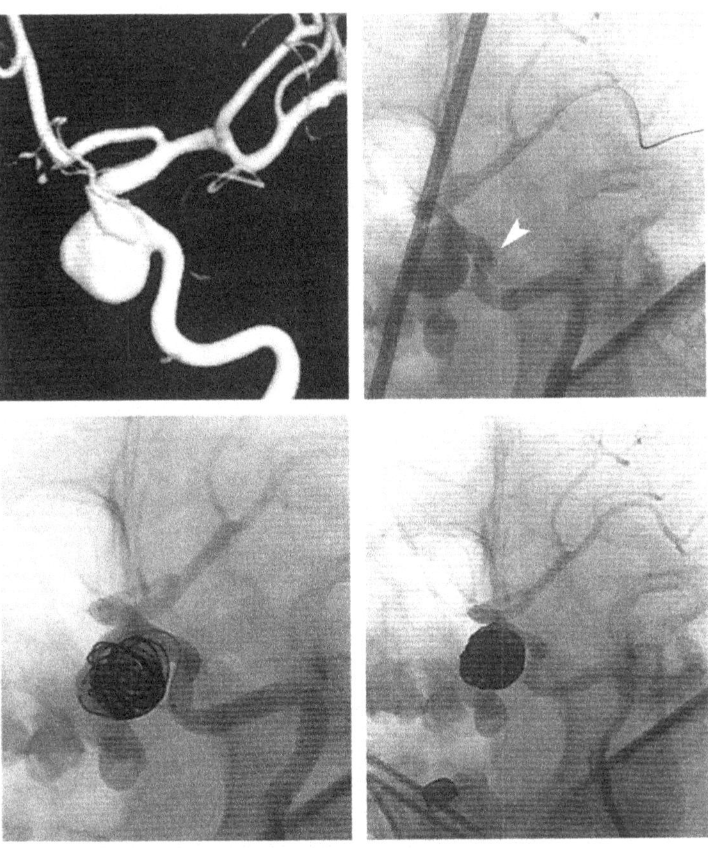

图 4 -5 支架辅助弹簧圈栓塞术

箭头所指为 Enterprise 支架标记

4）球囊辅助弹簧圈栓塞技术：球囊辅助弹簧圈栓塞技术通常又称重塑形技术。术中将顺应性球囊在微导丝导引下送至动脉瘤口。同时将微导管超选进入动脉瘤，充盈球囊封堵动脉瘤口后，于微导管内填塞弹簧圈，在每一枚弹簧圈解脱之前，将球囊抽瘪，造影观察弹簧圈在动脉瘤内是否稳定，如弹簧圈无移位等异常，将其解脱后，再继续在球囊充盈下填塞弹簧圈，直至动脉瘤致密填塞（图4－6）。目前通常使用的球囊主要是EV3公司的顺应性球囊Hyperglide和高顺应性球囊Hyperform。

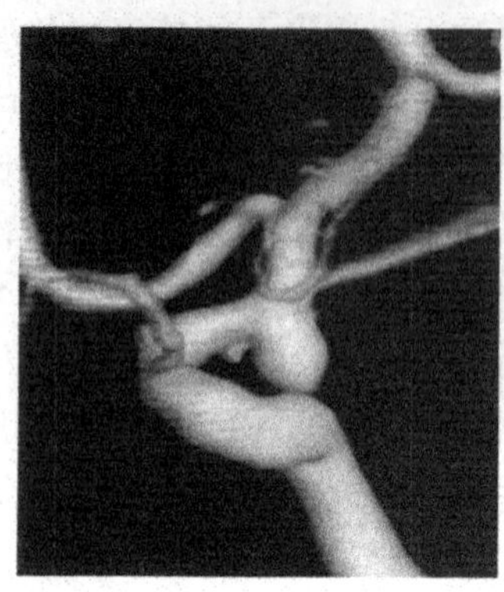
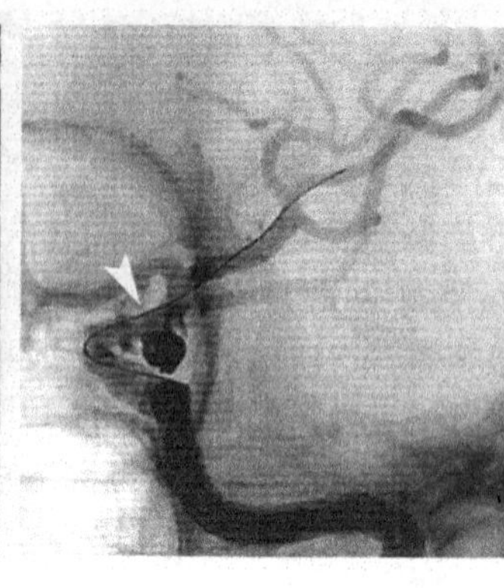
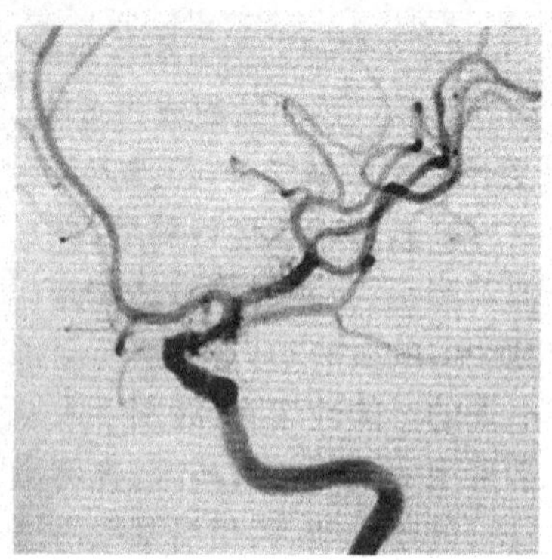

图4－6　球囊辅助弹簧圈栓塞术

箭头所指为辅助的球囊

该技术适用于宽颈动脉瘤，对瘤颈特别宽或梭形动脉瘤应选用支架辅助技术。文献报道，应用该技术的动脉瘤填塞率为77%～83%，但术中动脉瘤的破裂出血率高达5%，是普通栓塞技术的两倍。

5）双导管填塞技术：双导管填塞技术主要运用于球囊和支架辅助均难以完成的宽颈动脉瘤的填塞。手术中将两根微导管先后置入到动脉瘤内，从两根微导管内依次填塞弹簧圈，并始终保持其中一根微导管内的弹簧圈不解脱，直至动脉瘤完全闭塞，再将弹簧圈全部解脱。双导管技术在防止弹簧圈突入载瘤动脉的可靠性方面不如球囊辅助和支架辅助技术（图4－7）。

（2）液体栓塞剂栓塞动脉瘤：ONXY胶作为EV3公司生产的新型液体栓塞材料，因其不会粘管，可用于一些大型动脉瘤的栓塞，通常是将微导管超选进入动脉瘤，用球囊封堵瘤口后从微导管内注入ONYX胶，以达到保证载瘤动脉通畅而动脉瘤闭塞的目的。由于欠缺大规模病例和长期随访资料来评估这一治疗技术，所以还未广泛应用于临床。目前常用栓塞剂的规格是ONYX HD 500。

（3）血流转向装置治疗动脉瘤：以往的实验研究显示血管内支架覆盖动脉瘤口后，可以减慢动脉瘤内的血流，促进动脉瘤内的血栓形成。但常用于临床的支架因网丝过细、网孔过大对血流的影响很小，很难达到治疗的目的。临床上会使用重叠支架或特制的密网孔支架作为血流转向装置治疗动脉瘤。目前这种治疗多用于复杂性未破裂动脉瘤或夹层动脉瘤。

（4）载瘤动脉闭塞治疗颅内动脉瘤：载瘤动脉闭塞治疗颅内动脉瘤主要分为主干型动脉瘤的载瘤动脉闭塞和末梢型动脉瘤的载瘤动脉闭塞。

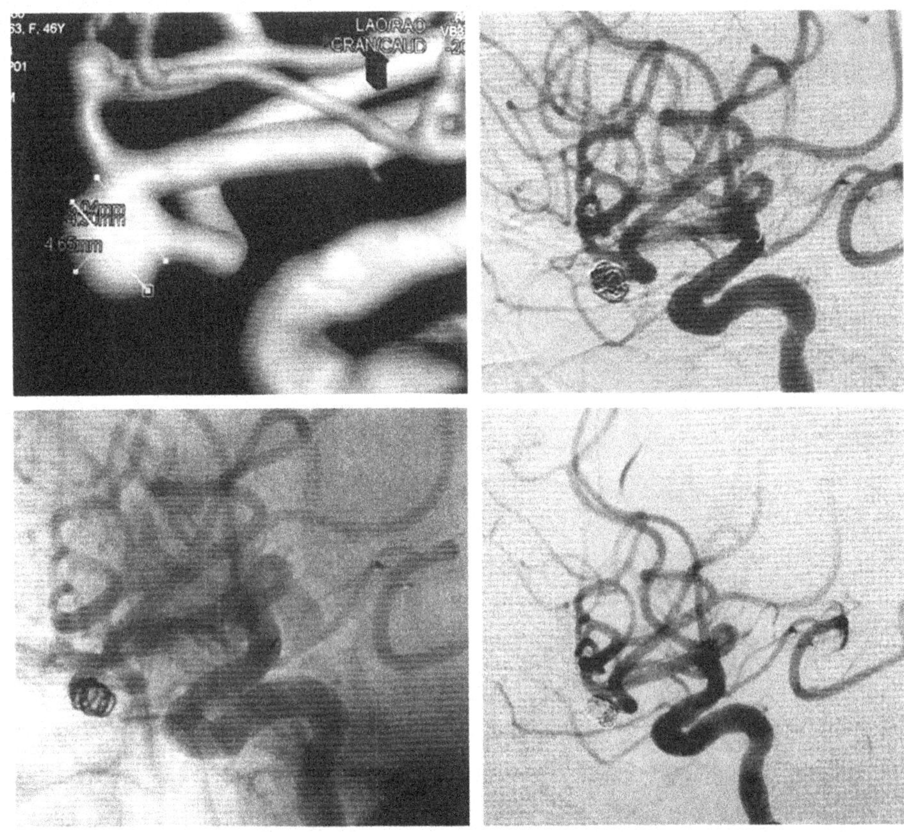

图 4－7　双导管填塞技术

如闭塞主干型动脉瘤的载瘤动脉应在术前行血管造影，评估侧支循环的代偿能力，必要时行球囊闭塞试验加以验证。在行闭塞试验时，需有良好心电监护，在正常血压下用球囊临时闭塞载瘤动脉数分钟至半小时，如无神经系统障碍，降低血压至正常值的2/3后再行观察。如果术前评估显示侧支循环良好，可选择球囊或弹簧圈闭塞动脉瘤和载瘤动脉。使用球囊闭塞时应选择合适的球囊型号，放置于动脉瘤近端，也可放置于动脉瘤颈处。有时可使用两个球囊以便获得更好的保护，从而防止因血流的冲击而发生球囊移位。使用弹簧圈闭塞时通常将动脉瘤及载瘤动脉一并闭塞。

如闭塞末梢型动脉瘤的载瘤动脉时，应判断该血管的供血区域是否重要及侧支循环代偿情况。当其供血区域有侧支循环代偿或不位于重要的功能区，才考虑闭塞载瘤动脉。闭塞末梢型动脉瘤的载瘤动脉，通常使用弹簧圈或液态栓塞剂将动脉瘤和载瘤动脉一起闭塞。

（5）带膜支架治疗颅内动脉瘤：带膜支架可治疗颅内动脉瘤，但由于颅内血管扭曲且分支较多，带膜支架的使用非常局限，且长期疗效难以确定。因此，目前尚未广泛使用。其释放过程，与冠脉球囊膨胀型支架的释放过程相似（图 4－8）。

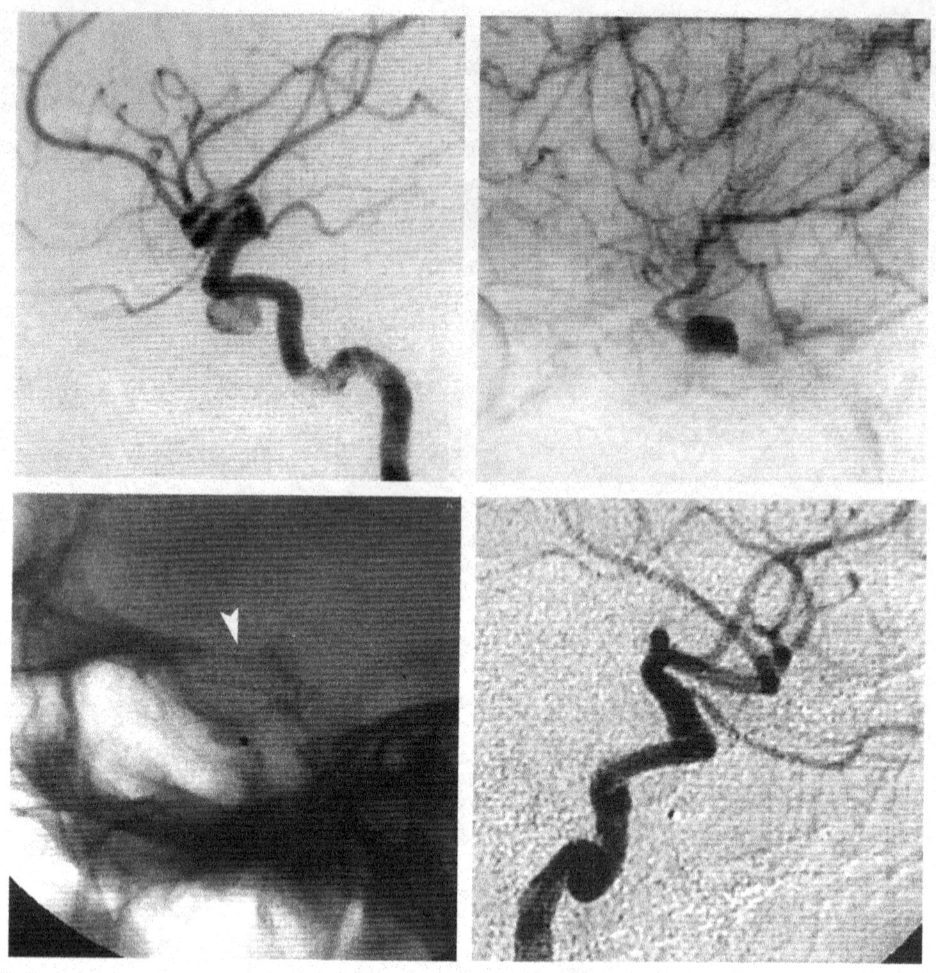

图4-8　带膜支架治疗颅内动脉瘤

箭头所指为带膜支架

5. 术后处理　所有患者术后均需在麻醉监护室观察，待苏醒后转至神经外科重症监护病房监护过夜。术后24小时内需严格心电监护，并每小时评估神经系统功能。根据术中的情况确定术后是否抗凝及抗血小板聚集治疗。必要时行头颅CT检查，了解有无出血、梗死及脑积水等颅内并发症，并给予积极的处理。

6. 常见并发症及处理　颅内动脉瘤血管内治疗的术后并发症原因是多方面的，常与手术者的技术和经验、动脉瘤的位置、大小、形状以及破裂与否有关。主要的并发症有：

（1）血栓形成：文献报道动脉瘤血管内治疗后血栓形成的发生率为2.5%～28%，MRI弥散成像（diffusion－weighted image，DWI）能发现无症状的梗死（silent infarcts）或症状性梗死引起的一过性脑缺血改变高达60%～80%。

血栓形成最主要的原因是术中导管及弹簧圈处理不当，未使用足够抗凝处理等。此并发症在需要辅助技术的宽颈动脉瘤处理中发生率更高。其中第一个和最后一个弹簧圈的放置是否妥当是血栓形成关键因素，第一个弹簧圈放置时应尽可能的轻柔并且迅速，减少尝试次数，从而减弱对动脉瘤内已形成的血栓或弹簧圈内血栓的刺激；最后一个弹簧圈放置时，应避免勉强放入已填致密的瘤颈部，以免破坏载瘤动脉管壁，造成后续血栓的形成。

预防措施主要包括术中、术后严密监测患者肝素化程度及全程抗凝。如发现弹簧圈部分拖入载瘤动脉内或使用支架辅助弹簧圈栓塞，可延长肝素抗凝时间至术后72小时，并应用抗血小板聚集药物至少6周；如果术中发现瘤腔内有不稳定血栓，可用支架辅助将血栓限制于瘤腔内；如动脉内血栓已形成，需用尿激酶等溶栓药物行动脉内溶栓治疗。

（2）动脉瘤术中破裂：文献报道动脉瘤血管内治疗术中破裂的发生率大概为2%～8%。主要发生于微导管超选进入动脉瘤内及填塞弹簧圈的阶段。

该并发症的发生主要与术者的经验密切相关。同样的，放置第一个及最后一个弹簧圈与动脉瘤破裂的关系最为密切。第一个弹簧圈的选择需将对动脉瘤壁的张力减至最小为宜，因此亲水的柔软的弹簧圈是首选，且选择小于动脉瘤最大径1～2mm的为宜；最后一个弹簧圈放置时不宜过于勉强。

一旦发生动脉瘤破裂，切忌撤出微导管、导引导管或者弹簧圈等，应中和肝素，严密监护，控制血压。如果在放置微导管时出现动脉瘤破裂，则需快速置入弹簧圈以减少经破口流出的血流；如发生于放置弹簧圈过程中，需继续置入弹簧圈直至出血动脉瘤闭塞，出血停止。术中可予甘露醇脱水，术后立即行头颅CT检查，了解出血量。

（3）血管痉挛：常见于血管内导管、导丝的刺激，见脑血管造影章节。

（4）弹簧圈解旋、移位：一旦发生，应尽可能将弹簧圈取出，无法取出时，可给予升压、抗凝等治疗，位置明确的可开颅取出。

（张　翼）

第六节　动静脉畸形的介入治疗

一、脑动静脉畸形概述

脑动静脉畸形（arteriovenous malformation，AVM）是一种先天性血管畸形，是指AVM中供血动脉的动脉血液不经毛细血管床而直接汇入引流静脉。一般在出生时畸形血管团内血流量较低，但随着年龄增长，血流量增多，病变也逐渐增大。病理表现最具特征性的是粗大的“红色”引流静脉（因容纳较多含氧的动脉血液）。

二、脑动静脉畸形的分类及临床表现

AVM根据其分布，主要可以分为以下几类：皮质AVM（又可分为软脑膜AVM）；皮质下AVM；皮质与皮质下混合型AVM；脑室旁AVM；单纯型硬脑膜AVM；皮质及硬脑膜混合型AVM。在美国，根据临床研究，AVM的发生率约为0.14%，而且大部分病人确诊于40岁前。AVM患者的临床表现主要有以下几个方面：

1. 出血　颅内出血是脑AVM最常见的症状，占52%～77%，尤其需要指出的是妊娠期妇女的出血风险增加。与颅内动脉瘤相比，AVM出血的高峰年龄相对较早，一般在40岁前，半数发生在30岁前；另外，AVM出血的程度也较动脉瘤轻，多为扩张的静脉出血，所以发展缓慢，故因出血所致严重不良预后者较少；此外AVM的脑血管痉挛和早期再出血发生率也较低。

2. 癫痫　癫痫是浅表 AVM 中仅次于出血的主要临床表现，约占 28% ~64%，其中半数是首发症状。癫痫发生的主要原因包括：①AVM 的“盗血”特性，临近脑组织缺血缺氧；②出血或者含铁血黄素沉积，周围神经胶质增生形成致癫痫灶；③AVM 的所谓“点燃”作用，即在颞叶等处伴有远隔致癫痫灶。

癫痫的发生往往与 AVM 的部位和大小密切相关．其中位于大脑半球浅表的大型 AVM 发生癫痫的可能性较大，以顶叶最高，额、颞叶次之。临床上部分诊断为原发性癫痫的患者，需经 CT 及 MRI 检查排除 AVM 的存在。

3. 局部占位效应　未破裂的 AVM 很少会产生占位效应。但是部分特殊位置的 AVM 可产生相应的局部占位效应，比如桥小脑角 AVM 患者可有三叉神经痛症状。

4. 脑缺血表现　主要是因为 AVM 中大量动脉血不经脑实质而直接回流至静脉中，故而产生“盗血”效应，致使周围脑组织缺血，产生相应的神经功能障碍。一般在较大的 AVM 中常见，多发生于剧烈运动后。

5. 头痛　头痛是 AVM 另一常见症状，但是并无特异性。16% ~42% 患者以头痛为首发症状，60% 的患者有长期头痛史。有些患者，特别是枕叶由大脑后动脉供血的 AVM 易引起偏头痛，同时伴有偏盲和象限盲，是其特征表现。

6. 颅内杂音　颅内杂音常见于硬脑膜 AVM。

7. 颅内压增高　可因出血以及 AVM 自然增大致颅内高压，可伴有视盘水肿等体征。

8. 其他表现　在婴幼儿，中线部位如有较大 AVM 引流至 Calen 静脉，并发脑积水、巨颅及心脏肥大等较常见。

三、AVM 的分级

Spetzler - Martin 在 1986 年提出的 AVM 分级方法被临床上广泛应用，该分级系统可评估神经功能障碍的风险和外科治疗的死亡率。Spetzler - Martin 分级根据 AVM 的大小评为 1 ~3 分、根据其是否位于功能区评为 0 ~1 分，根据静脉引流的方式评为 0 ~1 分。赋予相应的数值，三项总和分值（1 ~5 分）对应地将 AVM 分为 Ⅰ ~ Ⅴ 级（表 4 -2）。

表 4 -2　AVM 的 Spetzler - Martin 分级

项目	标准	分值
大小	≤3cm	1
	3 ~ 6cm	2
	>6cm	3
部位	非功能区	0
	功能区	1
深部静脉引流	无	0
	有	1

四、AVM 的诊断

1. CT 和 MRI　CT 因拥有适用范围广及操作快捷的特点，成为 AVM 疑似患者的首选检查。CT 平扫只能显示 AVM 组织密度的不均匀性，但较小的 AVM 可能会被漏诊。增强 CT

相对较为敏感，扩大的 AVM 脉管系统呈葡萄样对比增强。

MRI 的优势在于可评估 AVM 血管团的大小和解剖关系。MRI 对 AVM 的初步诊断是必需的，AVM 在 MRI 上表现为不规则或球形占位，可出现在大脑半球或脑干的任何部位，T1W、T2W 或 FLAIR 序列成像时，病灶内或病灶周围有小的圆形低信号斑块，可能为供血动脉、脑动脉瘤或引流静脉的流空现象。如果有出血掩盖其他诊断指征，应进行脑血管造影或复查 MRI。AVM 周围或 AVM 内有时可见呈低信号的细胞外含铁血黄素，则提示症状性或无症状出血史。MRA 可确诊直径大于 1cm 的脑 AVM，但无法清晰显示供血动脉和引流静脉的形态，小的 AVM 易漏诊。此外，功能磁共振成像可对位于 AVM 病灶内或周围的重要脑功能区进行定位。

2. DSA　DSA 检查对准备行治疗的 AVM 患者是十分重要，根据 AVM 的 DSA 影像学特点可以决定治疗方案，DSA 主要的影像学特征包括供血动脉、静脉引流形式、动脉瘤或静脉瘤的存在与否等。其他重要的 DSA 特征还包括引流静脉的扭曲或扩张及供血动脉狭窄等。DSA 并不能发现所有的 AVM，部分患者临床上或 CT、MRI 提示为 AVM 存在，但 DSA 却阴性，这种“隐性（cryptic）”或“血管造影阴性”的血管畸形（AOVM）行病理学检查时通常可以证实。

五、AVM 的血管内治疗

AVM 的治疗需要经过多学科合作、认真评估，需要有掌握血管内栓塞、手术切除及放射性手术治疗等专业知识的医生对患者进行联合会诊。至今仍没有任何随机对照试验对这些治疗手段的利弊进行评估过。因此，合理的选择治疗手段相当具有挑战性。而目前正有一项随机试验对未破裂脑 AVM 的各种治疗手段进行对照性研究。

血管内治疗可以概括为以下 5 种：术前栓塞术，放射性手术前栓塞术，靶向治疗，根治性栓塞术和姑息性栓塞术。

1. 术前栓塞术　尽管许多较小的、浅表脑 AVM 可不需术前栓塞就能直接手术切除，且致残率和死亡率较低，但术前栓塞仍是手术治疗 AVM 前常用的手段。术前栓塞常用于Ⅲ级 AVM 的治疗，尤其是位于中央区或功能区并且有很深供血动脉的病灶；当然，术前栓塞也经常用于Ⅳ级和Ⅴ级的 AVM 治疗。然而，仍有一些例外，比如Ⅰ级和Ⅱ级 AVM 的供血动脉太深，很难手术到达，便会采用术前栓塞处理。

目前并无随访比较术前栓塞的手术治疗效果的研究。尽管如此，仍有相关病例提示术前栓塞有益于 AVM 的系统性治疗。术前栓塞处理主要有以下优点：①减少血容量丢失；②通过减小病灶及减少血流量，从而缩短手术时间；③栓塞的血管在术中更容易被识别，当需要断掉病灶供血动脉同时保留周边正常组织供血动脉时，栓塞的血管便可起到分界作用；④分时段降低病灶血流量可减低其潜在出血的风险。

在一组同时接受血管内及手术联合治疗的 AVM 研究中，轻度、中度、重度 AVM 并发症发生率在术前血管内栓塞患者中分别为 3.9%、6.9% 及 1.98%。Morgan 和他的同事调查发现，在单纯手术病例中有 33% 的患者出现并发症，而接受了术前栓塞的患者术后的并发症仅为 18%。当然，这些数据并没有将破裂与未破裂的病例分开统计。

哥伦比亚大学医院曾对 119 名治疗的 AVM 患者进行分析后显示，未破裂的 AVM 行栓塞处理会加大其症状性颅内出血的风险，急性致残性的临床症状也会增加。

众多临床研究表明，应用氰基丙戊酸丁酯（N - butvl - cyanoacrylate，NBCA）对 AVM 进行栓塞处理可明显降低 AVM 的 Spetzler - Martin 等级，同时也能降低其发病率及死亡率。一项随机对照试验对 AVM 术前栓塞所用的两种栓塞剂［NBCA 和聚乙烯醇（PVA）颗粒］进行比较，原发终点事件是通过观察病灶切除率及血管造影显示供血血管数量来评定血管收缩程度；继发终点事件则是通过后期的手术切除效果及术中所需的输血量来评定。其结果显示，除了 PVA 组的切除术后颅内出血发生较多外，其他的继发终点事件两组间无明显差异。

2. 放射性术前栓塞术　AVM 的放射性治疗成功率与其病灶大小成反比，对于容量低于 10ml（直径小于 3cm）的 AVM 病灶比较适合放射治疗，2 年内治愈率可达 80% ~88%。正是因为如此，血管内治疗的一个主要目标就是将病灶体积充分缩小，从而方便放射治疗。当然，也包括其他的目标，如对于有出血风险的动脉瘤进行预处理，或者是闭塞那些能耐受放射性手术的动静脉瘘畸形。放射治疗的最大弊端就是无法在短期内消除颅内出血风险，而这个风险在病灶完全清除之前可高达 10%，甚至在病灶去除后也可出现。其他可能存在的毒副反应包括：大范围的放射性坏死、颅内动脉狭窄及脑神经损伤。并且这些反应会随着放射剂量的增加、病灶的深入及 AVM 的破裂而加大。

Colin 与其同事对 125 例接受放射性术前栓塞的患者进行调查，其中 11.2% 的 AVM 患者病灶可完全清除，而 76% 的患者可将病灶缩小至放射性手术治疗范围内。近乎 90% 的患者病灶直径介于 4 ~6cm，而大于 6cm 的病灶仅有不到一半可以通过栓塞缩小后放疗。因此，辅助性栓塞处理对于直径 4 ~6cm 的 AVM 病灶最为合适，对于直径小于 4cm 的 AVM 病灶，放射性术前栓塞并无确切指征。总体来说，栓塞与放射性治疗联合处理可以清除 65% 的局部栓塞后病灶。最近，Henkes 和他的同事报道这种联合治疗只能清除 47% 的 AVM 患者病灶，也许是因为这些 AVM 的等级较高，所以导致较低的清除率。

放射性手术之后无 AVM 病灶残余及动静脉分流存在并不意味 AVM 永久性清除。尽管目前治疗成功的终点是造影阴性，但最近的一项对于 236 例放射性手术治疗 AVM 病例的研究发现，在造影阴性后平均 6.4 年间对其进行随访，有 4 例病例在原先病灶部位出现继发性出血，2 例再次出现小的动静脉畸形血管。这些病例除了在术后行造影检查外，还需加做 MRI 增强扫描进行确认。

目前并无放射性术前栓塞的理想材料，报道发现相对不稳定的材料可以导致放射性术后 AVM 再通率约为 16%，所以许多研究中心倾向于使用更恒定的材料，比如 NBCA 或者 ONYX 胶，而 ONYX 胶是由乙炔乙烯醇聚合物溶解在二甲亚砜（DMSO）中形成的。然而也有证据显示新型的更为稳定的材料也可引发 AVM 放射性术后再通，约占 11.8%。如果仅仅降低病灶血流量，而不减小 AVM 容量的话，可能对后期的放射性手术并无益处，甚至会使放射剂量的制定更为困难。

3. 靶向治疗　靶向栓塞可用于高风险病灶的处理，比如手术或放疗之前对于病灶内或血流较急促的动脉瘤治疗。同样，对于不适合手术或根治性血管内栓塞的高等级的 AVM，局部的靶向处理可用来清除出血点。

动脉瘤常常伴随 AVM 出现，伴有动脉瘤 AVM 的处理应综合考虑。不管是病灶内还是病灶外的动脉瘤，均是 AVM 患者颅内出血的高危因素。研究者发现，病灶内伴有动脉瘤的 AVM 患者在不予处理的情况下，年出血率为 10%。因此，血管内治疗应首先闭塞动脉瘤或动脉瘤的载瘤血管，防止其发生出血。

对于 AVM 出血相关的供血动脉处动脉瘤的处理意见不尽相同。Thompson 等对 600 例 AVM 患者（其中有 45 例患者同时伴有动脉瘤）进行随访研究发现，有 5 例在治疗前就已并发出血，2 例在治疗后 3 周内发生出血。这些亦提示在治疗 AVM 之前，就应对供血动脉上的动脉瘤进行处理。然而，亦有其他的研究者提出，降低 AVM 本身的血流量可致病灶外动脉瘤的缩小及退化，故认为不需要对其进行单独处理。正如一项研究所报道，AVM 根治性处理可致 80% 的病例远端供血动脉上的动脉瘤自发性退化。这些动脉瘤的缩小及退化，很大程度上取决于 AVM 的收缩程度。同时，对于中央血管上的动脉瘤，其缩小及退化速度更快。因此目前认为，如 AVM 是出血的责任病灶，其血流动力学紊乱相关的动脉瘤便不需要单独处理；如其所载动脉瘤是急性出血的责任病灶，应对破裂的动脉瘤单独实施处理。

4. 根治性栓塞术　某些 AVM 可完全通过栓塞达到根治目的，文献报道的 AVM 栓塞治愈率为 10% 左右。AVM 的栓塞治愈率与其血容量及供血血管数量呈反比。Wikholm 等报道，AVM 的完全栓塞率很大程度上依赖于病灶的大小，其中容量 <4ml 的病灶整体清除率为 71%，而容量在 4～8ml 之间的病灶整体清除率仅有 15%。但 Valavanis 等却认为，AVM 的血管内栓塞根治率与病灶大小无明显关系。

随着栓塞技术的不断发展及经验的不断累积，栓塞根治 AVM 的成功率逐渐增长。近年来栓塞材料（ONYX 胶）的应用使得清除 AVM 病灶更为成功，整体清除率已达 18%～49%。治疗效果的改善与这些新型材料可不断重复注入相关。

5. 姑息性栓塞术　对于较难治愈的 AVM 患者，姑息性栓塞术似乎并不能改善其药物治疗效果，甚至会使其临床症状进一步恶化。有证据显示，对于较大的 AVM 行局部处理（栓塞或者手术）会增加其颅内出血风险。

然而，姑息性栓塞术也有其可供选择之处，它可通过减少动静脉分流及降低静脉压来缓解临床症状，但这些效果都仅是临时的。因为病灶的侧支出现较快，导致这种治疗的效果大大减低。另外，对于药物耐受的癫痫发作患者，此种方法也用于对症处理。局部栓塞术可以降低动静脉分流的严重程度，从而改善周边功能性脑组织的血流灌注。

六、脑动静脉畸形的血管内栓塞技术

1. 微导管到位　原则上是将微导管通过血流漂浮或在微导丝导引下，经供血动脉超选至畸形血管团内，最佳位置是动静脉瘘口处，这个位置微导管头端通常能阻断血流，即所谓“block”状态，然后注射栓塞剂，使之逐渐推移弥散，填充铸形，将畸形血管团全部或部分闭塞，达到治愈 AVM 或减小病灶、减轻临床症状的目的。在一些特殊情况下，可以仅行供血动脉的栓塞。例如术前栓塞，为减少术中出血，可栓塞主要供血动脉，有利于术中对出血的控制。另外，当供血动脉血流量很大时，微导管进入畸形血管团后，往往并不能“block”血流，栓塞剂则不能在畸形团内很好的弥散，容易随血流漂向引流静脉，达不到栓塞的效果，甚至会误栓引流静脉造成严重后果。在这种情况下，可以将微导管置于供血动脉近畸形血管团处，确认没有正常分支后，缓慢注胶，使最初的胶阻塞血流，以便后续的胶在推力的作用下，缓慢地在畸形血管团内弥散，注胶时要十分小心，严防胶反流误栓正常分支或导致微导管难以拔除。但希望通过单纯栓塞 1 支或多支供血动脉来治愈 AVM 的愿望常常是不可靠的，因为 AVM 不是静止不动的，它存在再生长、增大及重塑（remodling）等病理过程。栓塞治疗时单纯闭塞某些供血动脉，其供血的部分畸形血管团可能暂时性缺血，但更多的供血动脉会增粗，代偿性充盈那些一过性缺血的畸形巢，不但未达到栓塞的目的，还增加了病灶的复杂性。

2. 微导管的选择　首选“漂浮导管”，其头端柔软，能够随着血流漂流到畸形血管团内，不会穿破畸形血管团。只有在供血动脉迂曲、路径长远且是低血流病灶时，漂浮导管难以到位，此时可以选用导丝导引微导管。但使用微导丝导引时，一定要避免微导丝进入畸形血管团内，更不能在畸形血管团内来回拉动，否则极易穿破畸形血管团造成出血。目前应用较多的微导管有 Marathone、Magic 微导管等。

3. 栓塞材料的选择　目前最常使用的胶是 NBCA 胶，可以根据血流动力学情况，配成不同浓度，能较好的在畸形血管团内弥散。如果栓塞时拔管不及时，便会有粘管的风险，但只要操作规范，NBCA 胶的浓度不很高，这种风险多能避免。新近上市的 ONYX 胶，是乙烯，乙烯基醇共聚物（EVAI）、二甲基亚砜（DMSO）和钽的混合物，由于其优良的弥散性能和不粘管的特性，比 NBCA 胶栓塞更安全、更具操作可控性。但 ONYX 胶中的二甲基亚砜是一种有毒溶剂，在血液中挥发，容易引起血管痉挛，因此导致微导管拔管困难。此外，注射 ONYX 胶的操作时间过长以及价格昂贵也是其主要缺点。

4. NBCA 胶浓度的选择　究竟用何种浓度的 NBCA 胶主要决定于术者的经验，目前没有现成的公式计算术中使用何种浓度的 NBCA 胶，术者主要根据畸形血管团的部位、大小、结构、血流速度、供血形式、有无动静脉瘘、静脉引流情况、超选择造影的手感以及导管粗细长短等因素综合考虑配制 NBCA 胶的浓度。

5. 区域功能试验　微导管进入重要功能区附近或畸形血管团中疑有正常供血动脉时，可行“区域功能试验”。即从微导管内推注利多卡因 20mg，观察 15 分钟，如出现一过性运动障碍、感觉障碍、抽搐、意识障碍等情况即为阳性。试验阳性的功能区提示不适合在此处行栓塞治疗，应立即退出微导管，选择另 1 支供血动脉栓塞。但此试验多不稳定，且在全麻时难以实施，因此目前应用较少。目前仍主张，通过微导管内造影证实在目标栓塞畸形血管团内没有正常动脉是栓塞该分支动脉的标准。

6. 控制性降压　BAVM 的栓塞全过程应在严密监测，控制血压的情况下进行，微导管到位后，适当降低血压，减轻血流冲击力，便于 NBCA 在畸形团内推进弥散，充分铸形。在一些血流特别高的病灶栓塞时，可以使用可脱卸球囊或弹簧圈先进行瘘口的封堵，甚至可以通过药物暂时使心脏停搏，在血压极低（低于 20mmHg）的情况下完成栓塞。术后应行控制性降压（90～100/60～70mmHg），在监护室密切监护 48～72 小时，可有效地预防高血流病灶栓塞术后发生正常灌注压突破（NPPB）。但对于低血流的病灶，降压并非必需，而且对于较小病灶，全部或大部栓塞后，供血动脉内血流变缓，再行控制性降压后，易引起邻近正常脑组织缺血性改变。对于高血压患者，降压也应谨慎，以降低平时血压的 20%（不可超过 30%）为宜。

7. 分次栓塞　对于大型 AVM 的栓塞治疗，为避免发生 NPPB，应分次栓塞。一般情况下，每次栓塞的体积不应超过总体积的 1/3。但是部分栓塞后，由于血流动力学发生改变，会引起畸形血管团内及供血动脉内的压力升高。若畸形血管团内尚有动脉瘤等薄弱结构，则应继续栓塞，不用顾忌栓塞体积的大小。对于引流静脉不畅的病灶，在栓塞时引流静脉的误栓塞极易引起残留畸形血管团破裂出血，此时应该争取完全栓塞，若不能达到完全栓塞，则应尽早手术切除。对于分次栓塞的病例，两次栓塞应间隔 4～8 周，以使邻近的脑血管适应血流动力学的改变（图4-9）。

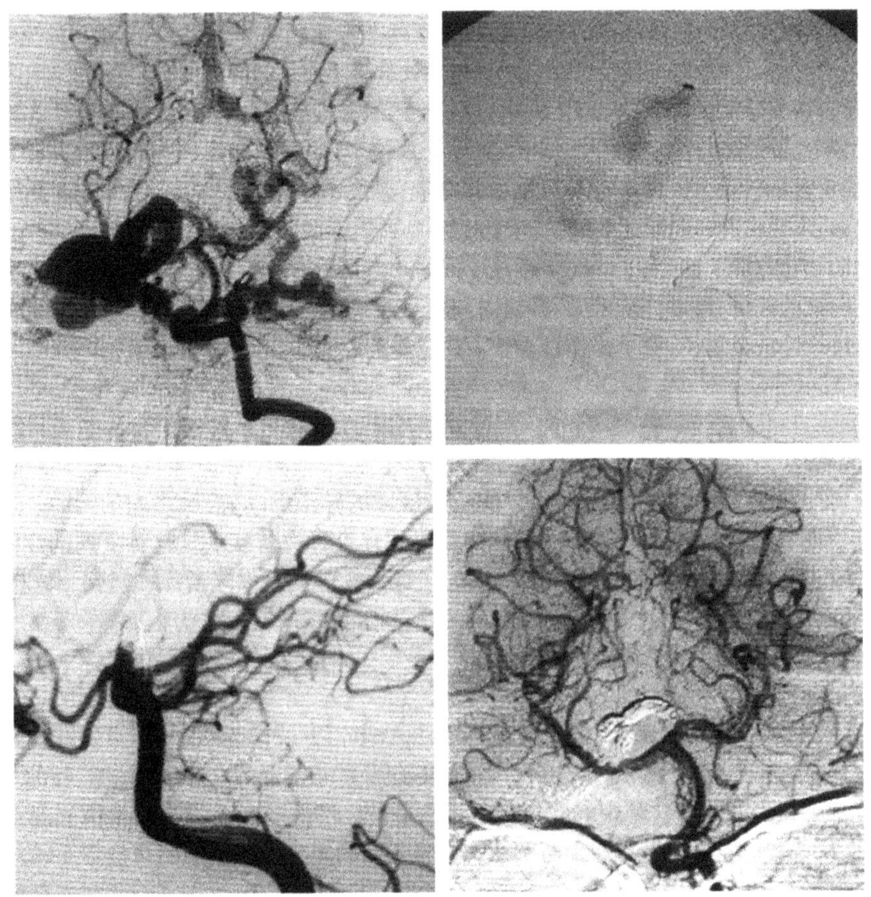

图4-9 后循环 AVM 的栓塞术

8. 伴发动脉瘤的 AVM 处理 许多文献指出，在畸形血管团闭塞后，供血动脉及残余畸形血管团内压力会明显升高，而 Willis 环附近的血压变化却不明显。结合我们的经验，伴发动脉瘤的 AVM 处理策略如下：①若有颅内出血时，首先应确定出血原因，如果出血来自动脉瘤，则首先处理动脉瘤；②若为畸形血管团出血，与血流动力学无关的动脉瘤，应首先处理 AVM；若伴发的动脉瘤为位于患侧 Willis 环上，也应该首先处理 AVM；若伴发供血动脉和畸形血管团内动脉瘤，则应首先处理动脉瘤或含动脉瘤的那部分畸形血管团；③若不能确定出血来源时，应首先处理动脉瘤；④若未发生颅内出血，首先处理动脉瘤；⑤在血管内治疗时，往往可以一次完成 AVM 和动脉瘤的栓塞，但栓塞时尚应根据以上策略，有先后、有偏重。

七、脑动静脉畸形血管内栓塞术的常见并发症

1. 颅内出血常见原因 包括正常灌注压突破、误栓 AVM 的引流静脉、静脉继发性血栓形成、注射 NBCA 时拔管不及时而导致粘管以及血管或畸形团被微导丝刺破等。颅内出血的预防措施常包括：①每次栓塞不得超过畸形团总体的 1/3，两次栓塞应间隔 2 周至 2 个月；②术后鱼精蛋白中和肝素，并持续降血压 48 ~ 72 小时；③栓塞前仔细评价超选择造影资料，

配制合理比例的NBCA；④注射栓塞剂时一定在DSA条件严密监视之下，尽量不要过早栓塞引流静脉，注意反流情况，应及时拔管；⑤尽量少用微导丝导引。使用微导丝时，最好不要伸出微导管头端，导丝在微导管弯曲处，不要用力强行通过。当微导管接近畸形团时，应及时退出微导丝。

2. 神经功能障碍主要原因为　①微导管到位不佳，栓塞畸形团内存有潜在正常供血动脉；②反复插管及NBCA刺激导致脑血管痉挛；③微导管断裂，末段滞留在脑血管内；④畸形团出血，形成血肿压迫脑组织；⑤插管过程中脑血栓形成，造成脑梗死。

预防措施包括：①微导管应精确到位，排除正常血管存在后再注射NBCA；②必要时行区域功能试验；③插管动作应轻柔，插管时间不宜过长；④全身肝素化，所用同轴导管间均应有加压持续冲洗装置；⑤整个操作过程中需在良好的DSA显示下进行。

（王　芳）

第七节　颈内动脉－海绵窦瘘的介入治疗

颈内动脉．海绵窦瘘（CCF）是位于海绵窦区域的异常的动、静脉之间的沟通。追溯到1809年，“搏动性眼球突出”一词此前一直用来描述这种血管疾病。这种疾病的症候群与海绵窦的压力升高有关。CCF的治疗方法包括：颈内动脉压迫保守治疗、微创手术及血管内治疗。目前随着血管内技术的进步，CCF的治疗已彻底得到了改良，为临床提供了安全有效的治疗手段。

一、分类和病因学

CCF按照病因学可分为外伤性和自发性，按血流量可分为高流量和低流量，按照与颈内动脉的交通形式可分为直接型和间接型。目前最被广泛接受的分类方法是由Barrow等人提出，此方法将CCF按照动脉供血分为以下四种不同的类型：

A型：直接和ICA交通的瘘管。

B型：CCF由ICA的脑膜动脉分支供血。

C型：CCF由颈外动脉的脑膜动脉分支供血。

D型：CCF由ICA和颈外动脉的脑膜动脉分支共同供血。

A型是属于高流量的直接型CCF，此类型的最常见病因是外伤损坏血管壁，这种损坏可能源于额骨钝性伤、眼球损伤、火器伤或医源性损伤。这些类型的瘘管一般都不能自愈，如有症状可能需要干预。其他的类型都是间接型的，常被称为海绵窦区硬脑膜动静脉瘘。这些间接类型的血流速度都不相同。且有不同的病因学机制。可能和妊娠、海绵窦的血栓、鼻窦炎及小的外伤有关。

二、临床表现和病理生理学

CCF的临床表现是海绵窦内压力升高的直接结果。窦内压力向前传至同侧的眼眶，向后传至下方的岩下窦。眼窝内静脉压力升高表现为经典的三联征：眼球突出、球结膜水肿及头部杂音。在Venuela等研究表明，CCF三联征中前两种症状出现的概率比最后一种大（90% vs. 25%）。复视也是CCF的一种常见症状，病因可能与海绵窦内的第Ⅲ、Ⅳ、Ⅵ脑神经及它们支配的眼外肌功能受限相关。CCF 患者的视力丧失是最严重的视网膜缺血并发症，亦是眼科的急症，需要立即实施治疗。鼻出血和颅内出血比较少见，一般认为与静脉压力的升高有关。这些临床症状在直接型 CCF 中多呈急性发作，在间接型 CCF 中呈缓慢进展状态。

三、治疗前评估

CCF 临床诊断并不困难，但在实施最佳的治疗方案之前，仍需细心的体格检查、影像学检查及血管评估。因为实施任何的血管内治疗，治疗前都要对患者的伴随疾病进行仔细评估。如评估患者是否罹患糖尿病、高血压及动脉粥样硬化等相关疾病。头颅增强 CT 可明确是否存在的头颅损伤，如多发性骨折、颅内血肿和海绵窦的显影。MRI 检查可提供是否存在软组织损伤信息，如眼上静脉突出、眼部肌肉挤塞、皮质静脉充血及海绵窦横向膨出。

脑血管造影术对于 CCF 的诊断、分类及血管内介入治疗非常重要。脑血管造影需分别超选双侧颈内动脉、双侧颈外动脉和双侧椎动脉，通过高帧频显影，动态的显示动脉系统及引流静脉，明确瘘口位置及瘘管与 ICA 之间的关系。其他的相关损伤，如外伤性假性动脉瘤、动脉内壁分离及静脉血栓形成等亦可通过脑血管造影术明确。部分 CCF 可伴有动脉盗血现象，此往往会影响眼动脉的供血。

高流量的 CCF 瘘口虽使用选择性的高帧频 DSA 也难以清晰显示，但使用特殊的方法可以降低瘘口的血流流速便于图像的捕捉。Mehringer - Hieshina 方法需要压迫同侧颈总动脉，行同侧 ICA 低流速血管造影；Huber 方法亦需要压迫同侧的颈总动脉，行椎动脉造影，通过后交通动脉获得 CCF 的低速图像。

四、目前的治疗

在症状轻微时，可以采用保守治疗方案，严密监测眼内压、视力及颅内神经病变。保守治疗的方法是指压同侧的颈动脉及颈静脉，促使海绵窦内形成血栓而达到闭塞瘘口的目的。这种方法可以在患者坐立或平躺时，由患者自己的对侧肢体实施完成。如出现缺血或虚弱，有症状的上肢会自动停止压迫。因保守治疗通常对于高流量的 CCF 无效，故高流量的 CCF 需要血管内的治疗。

颈动脉和颈静脉压迫的禁忌证包括：心动过缓和有皮质静脉引流的患者。因为颈动脉受压常会使心动过缓加重。而颈静脉的压迫可以阻断静脉引流，导致皮质静脉压力更加升高，从而形成静脉性梗死或者出血。

对于病情紧急的有症状的患者，血管内治疗方法是其主要的治疗手段。急性视力丧失、鼻出血、蝶窦动脉瘤和精神状态恶化都是急诊介入手术的指征。部分不能进行血管内治疗的有症状患者可以考虑采取经颅底海绵窦填塞治疗。有些研究机构正试图将立体放射外科学应用于治疗 CCF。尽管初步的数据提示放射外科治疗对于间接型的 CCF 可能有效，但目前仍存在短期无法起效、复发率较高、不能处理急症及外伤性 CCF 等缺陷。

五、血管内技术

CCF 的血管内治疗操作方法较多，其目的就是闭塞动脉和海绵窦之间的交通，尽可能保证血管的通畅。可供选择的治疗方法有：使用可脱性球囊、栓塞材料和覆膜支架的经动脉栓塞，经静脉栓塞以及 ICA 闭塞。治疗的选择应根据瘘口的解剖学特点、动脉缺损的类型和尺寸、手术者的喜好进行个体化选择。

1. 可脱性球囊　经动脉可脱性球囊栓塞是直接型 CCF 血管内治疗最常用的方法。3D－血管造影可以显示瘘口周围复杂的解剖结构，有助于球囊进入瘘口。术中球囊通过血流漂浮经瘘口直接流入海绵窦，随后用等渗造影剂充盈球囊，让球囊紧紧压住瘘口球囊尺寸应比瘘口大，避免脱入 ICA。往往单个硅树脂球囊就能治疗大多数 CCF，但有时也需要使用多个球囊。球囊到位、充盈后，需再次造影检查以确保瘘口闭塞和 ICA 的通畅。

应用这种技术栓塞瘘口并不是每次都可行。瘘管周围的复杂解剖结构可能阻碍了球囊漂浮进入海绵窦，增加血流压力可以辅助球囊进入海绵窦。早期球囊移位、缩小或被骨片刺破都可能导致不完全的栓塞。随着球囊缩小之后，之前球囊充盈的地方可能形成一个静脉囊。大多数这样的病例中都能自愈，很少发展并出现症状。

2. 弹簧圈和其他栓塞材料联合栓塞　经动脉的 CCF 栓塞和动脉瘤栓塞技术一样。微导管通过 ICA 进入海绵窦，然后通过填塞弹簧圈来闭塞海绵窦，达到治疗 CCF 的目的。在 ICA 缺损较大时，为了防止弹簧圈脱入血管，可以通过支架辅助避免其发生。其他的栓塞材料还有 NBCA、ONYX 等。这一技术的难点与通向海绵窦的小动脉旁路有关，导致微导管超选瘘口非常困难。

3. 经静脉的栓塞　经静脉栓塞主要用于治疗间接型的 CCF，常通过后方或前方入路完成。后方入路通过股总静脉到颈内静脉、岩下窦，然后进入海绵窦，这种入路最常用。前方入路是通过面静脉到达眼上静脉，再进入海绵窦。通过侧翼丛、岩上窦、皮质静脉及眼下静脉的方法很少使用。只要微导管成功超选进入海绵窦，随后的栓塞便类似于经动脉的方法。弹簧圈、NBCA 和 ONYX 均可用于此项技术（图 4－10）。

这一方法的优点是可以一次性治愈 CCF、比经动脉栓塞更简单及长期效果好。但在 CCF 发生的早期因为静脉壁还没有动脉化，静脉壁较薄，经静脉栓塞可能比较危险。微导管能否成功超选进入海绵窦是这一方法的关键所在。

4. 覆膜支架　据报道，PTFE 或者 Gore－Tex 覆盖的支架已应用于直接型 CCF 的治疗。在 ICA 缺损处置入这种非通透性屏障能够闭塞瘘口，同时可保持 ICA 的通畅。关于有覆盖的支架的成功应用，目前仍缺乏研究，也缺乏长期的随访结果。尽管这是一种很有前景的介入技术，但在它成为 CCF 治疗的成熟方法之前，还需要更多的循证医学依据。

5. 颈内动脉闭塞　ICA 的血管壁损伤可以导致直接型 CCF。在危及生命的急诊情况下，对于大的瘘口，需要闭塞动脉才能达到治疗目的。在次紧急的临床情况下，临时的球囊闭塞试验证实侧支循环代偿足够后，再行颈内动脉闭塞。闭塞颈内动脉治疗 CCF 可使用弹簧圈，也可使用可脱球囊。弹簧圈闭塞 ICA 应从瘘口远端向近端填塞，这样可以防止床突上段的 ICA 逆行灌注进入瘘管。可脱球囊闭塞颈内动脉，球囊应置放在瘘口处，或分别瘘口远端和近端各置放一枚球囊，必要时可再置入一枚保护球囊，防止球囊移位。

六、治疗预后

DSA 随访结果显示，CCF 血管内治疗的长期预后良好。直接型 CCF 的闭塞成功率在 82%～99%，间接型 CCF 则在 70%～78%。Higashida 等研究发现，206 例血管内治疗的直接型 CCF 患者，血管造影栓塞率为 99%，ICA 通畅率为 88%。Gupta 等人对 89 例经治疗的直接型 CCF 患者进行随访，显示临床有效率为 89%。主要的并发症是动眼神经麻痹加重及同侧的ICA闭塞，其发生率为10%～40%。

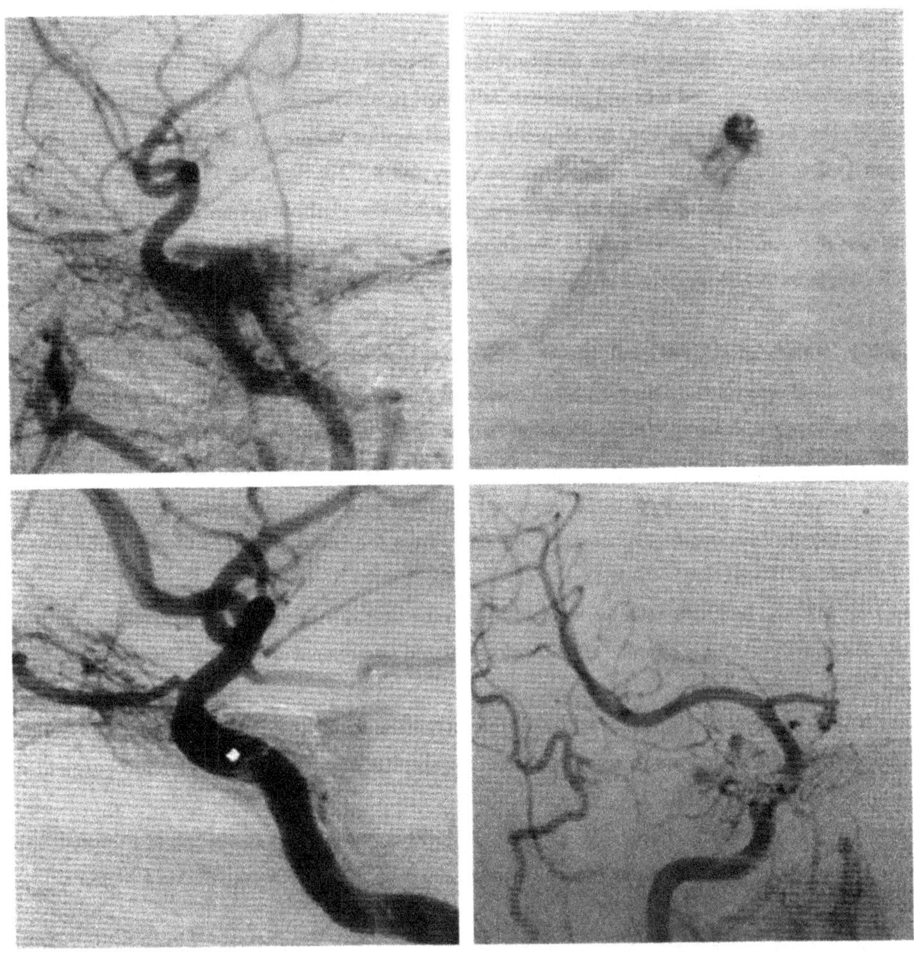

图4-10 经静脉栓塞海绵窦瘘

（胡其艳）

第五章

光动力疗法的治疗过程、并发症处理

第一节　光源和光敏剂

一、光源和照射方式

在 PDT 中光辐照射设备可以视为特殊的“手术刀”，它应该具备以下条件：①波长与光敏剂的吸收波长相匹配。②有足够的输出功率密度。③易于把光传输到治疗部位。④输出光波连续稳定。

1. 光源选择　①英国 DIOMED630nm 光动力激光治疗仪，属于半导体激光发生仪，最大输出功率为 2W。已通过美国 FDA 和我国 SPDA 认证。②德国 BIOLITEC630nm 光动力激光治疗仪，属于半导体激光发生仪，最大输出功率为 2W。

2. 照射方式　管腔内肿瘤多采用弥散柱状光纤、球状端光纤，也可以用平切光纤进行局部照射；深部肿瘤只能采用弥散柱状光纤进行组织间照射。

二、激光照射方式

（一）照射时机

光敏剂在血液和生物组织内的浓度是动态变化的，给药后何时进行激光照射取决于光敏剂在靶细胞与非靶细胞间形成浓度差的时间和差值。由于不同疾病的靶组织、靶细胞有各自的特点，光敏剂选择性分布的机制不同，光敏剂在靶细胞和非靶细胞间形成浓度差的时间和差值也会有很大差异。这就需要根据具体情况设置激光照射的时机和光剂量，例如：HpD 在肿瘤组织中选择性分布的机制主要是光敏剂排泄缓慢、潴留时间长，明显的光敏剂浓度差出现在给药后 24 ~72h，所以激光照射时机一般选在给药后 48h；HpD 在鲜红斑痣组织中选择性分布的机制是血管内皮细胞对光敏剂迅速吸收，明显的光敏剂浓度差出现在给药后即刻，所以激光照射可与静脉给药同时进行。

（二）功率密度

1. 功率密度与热效应光　致发热是激光最重要的生物效应。温度对生物组织是一个决定性参数，随着温度的升高，生物组织相继出现热致温热、热致红斑、热致凝固、热致汽化、热致碳化等改变。热致红斑的温度范围是 43℃ ~44℃。正常皮肤在此温度下数秒内就可以出现红斑，血管扩张，血流加快，血管壁和细胞膜通透性增强，出现少量渗出物。这些改变是可逆的，温度恢复后能自行消失。

肿瘤组织对温度更为敏感，这一温度就可以破坏细胞代谢和增殖所需要的酶系统，显著影响 DNA 和 RNA 的合成。温度超过44℃，正常组织也将发生不可逆损伤，白蛋白从45℃ ~ 60℃开始凝固。

光热反应受激光波长和功率密度，以及组织光学性质、热学性质、含水量和血流量等多种因素的影响，但功率密度是决定性因素。采用表面照射时，功率密度 150 ~ 200mW/cm^2 可以使组织温度升高 5℃ ~7℃，达到 42℃ ~44℃。这是在 PDT 治疗中采用表面照射可以使用的最大功率密度，超过此限度就会导致正常组织的热损伤。光纤介入照射容易导致光纤头周围组织的凝固和碳化。输出红光或近红外光，采用点状前射光纤时可以使用的最大输出功率为 50mW，采用 2 ~3cm 柱型弥散光纤时可以使用的最大输出功率为 500mW。

热处理能增强 PDT 对肿瘤细胞的杀伤作用，称为光动力疗法的热敏感现象。

研究观察到，A1Pc - PDT 处理后，使中国仓鼠细胞在 42℃条件下孵育 90min，可以显著增强 PDT 的杀伤作用。其机制可能是 PDT 对部分肿瘤细胞的损伤是非致死性的，肿瘤细胞可以通过某种机制修复损伤，热处理抑制了修复过程，引起细胞死亡。热敏感现象提示光致发热与 PDT 有协同作用。

2. 功率密度与组织氧耗量　组织中的氧浓度取决于组织耗氧速度与组织氧补充速度之间的平衡。在组织耗氧速度不变的条件下，靠近毛细血管的组织更容易得到氧的补充，组织氧浓度也较高；反之，在组织氧补充速度不变的条件下，组织耗氧速度的增加将使组织氧浓度降低。在进行 PDT 治疗时，由于要消耗氧分子，可使组织耗氧速度明显增加，组织氧浓度降低，其下降幅度与功率密度呈正相关。

研究观察到，在能量密度为 360J/cm^2 的条件下，采用功率密度 50mW/cm^2 进行照射的疗效优于 200mW/cm^2 的疗效，采用间断照光（200mW/cm^2，照光 30s，间断 30s）的疗效明显优于连续照光的疗效。这可能是由于 200mW/cm^2 的功率密度过高，组织耗氧速度的迅速增加，组织氧浓度大幅度降低，由于氧效应的影响，使光动力杀伤强度和杀伤半径明显降低；采用间断照光有利于组织氧浓度的恢复，所以能提高疗效。

（三）能量密度

在体外光动力反应体系中，一定数量的光敏剂生成的$^1O_2$ 和 ROS 的总量 = 生成速度 × 反应持续时间。$^1O_2$ 和 ROS 生成速度由光敏剂量子产率、光敏剂分子的数量和激光的功率密度等因素决定。反应持续时间取决于光敏剂光漂白速度或照光时间，当光敏剂完全耗竭或照光停止时，反应即终止。

在活体光动力反应中，靶组织内被消耗的光敏剂可得到一定数量的补充，反应持续时间与光敏剂的消耗速度和补充速度有关。如果光敏剂的消耗过快或补充速度过慢，靶组织内光敏剂含量将逐渐降低直至完全耗竭，此时靶组织内光敏剂含量是反应持续时间的决定因素，$^1O_2$ 和 ROS 的生成总量主要取决于光敏剂含量；如果光敏剂的消耗较慢或补充速度较快，靶组织内光敏剂能得到迅速补充而保持含量恒定，则反应持续时间完全取决于激光照射时间，$^1O_2$ 和 ROS 的生成总量取决于激光照射的能量密度。

由此可见，能量密度与光敏损伤强度之间是否存在较好的正相关，在很大程度上取决于靶组织光敏剂含量。因此，在预测激光能量密度所产生的光敏损伤作用时，必须考虑以下几种因素对靶组织内光敏剂消耗和补充速度的影响：

1. 激光功率密度　高功率密度一方面可通过增加吸收辐射的光子数来提高$^1O_2$和ROS的生成速度，但同时也会通过提高光敏剂漂白速度而加快光敏剂的消耗速度。功率密度过高会降低靶组织光敏剂含量，进而降低辐射光子的利用效率。

2. 光敏剂的给药剂量　一次静脉注射光敏剂后，血浆光敏剂浓度随注入时间延长迅速降低，血药浓度变化趋势与光敏剂给药量有关。光敏剂血药浓度直接影响靶组织内光敏剂的补充速度。由于血药浓度是随给药后时间而改变的变量，所以靶组织光敏剂的补充速度也是一种变量。

3. 靶组织的血供　在PDT治疗中，血管中光敏剂和氧的浓度要远远高于靶细胞中光敏剂和氧的浓度，随着靶组织血管的破坏，血供减少，光敏剂和氧的补充速度也逐渐减慢。

4. 间断照射与连续照射　在靶组织内光敏剂和氧的补充缓慢时，间断照射有利于靶组织内光敏剂和氧的补充，提高辐射光子的利用效率。

三、光敏剂的选择和用法

目前国内外已批准临床使用的光敏剂见表5－1，国内外正在研究中的光敏剂见表5－2。

表5－1　国内外已批准临床使用的光敏剂

商品名	吸收波长	适应证	用法用量	避光时间	备注
血卟啉	630nm	多种肿瘤	静注，5mg/kg	30～40d	水剂，重庆
Photofrin	630nm	多种肿瘤	静注，2mg/kg	30～40d	粉剂，加拿大
ALA	630nm	多种皮肤疾病	外用	1d	涂抹剂，美国、挪威
Verteporfin	690nm	眼底黄斑	静注，6mg/kg	2d	粉剂，诺华公司
Foscan	652nm	多种肿瘤	静注，0.15mg/kg	15d	粉剂，德国

表5－2　国内外研究中的光敏剂

商品名	吸收波长	适应证	备注
血卟啉衍生物	630nm	多种肿瘤	中国
多替泊芬	630nm	眼底黄斑、鲜红瘢痣	中国
海姆泊芬	630nm	多种肿瘤	中国
Photogen	630nm	多种肿瘤	俄罗斯
Photosense	675nm	多种肿瘤	俄罗斯
Antrin	732nm	动脉粥样硬化	美国
SQN400	740nm	多种肿瘤	德国
SnET2	664nm	眼底黄斑、皮肤	美国

四、靶组织的光学特性和生物学特性

靶组织特性对光动力反应有三方面影响：一是影响光动力反应三要素（光敏剂、光和氧）的数量；二是为光动力反应提供反应场所和条件，并影响光动力反应的速度以及产物的种类和产量；三是作为光动力产物的作用对象，它对反应产物的清除能力、耐受性，以及对光动力损伤的修复能力都直接影响着光动力效应。

（一）组织类型与光透射性

光在组织内的衰减很大程度上是由于组织内源性色素吸收所致。组织内源性色素主要是血红蛋白和黑色素，组织类型不同，血红蛋白和黑色素的含量也明显不同。无黑色素组织的光穿透深度主要反映了血红蛋白对光的吸收。绿黄光在这类组织的穿透深度为0.5～1.5mm，红光为2～4mm，近红外光（900nm）为3～4.5mm。黑色素组织的光学特性主要反映了黑色素对光的吸收。蓝绿光在这类组织的穿透深度为0.2mm，近红外光（900nm）也仅为0.6mm。

当组织含有光敏剂时，组织中色素构成发生了改变，如果组织光敏剂含量大大高于内源性色素，光穿透深度则主要反映了光敏剂对光的吸收。当靶组织含有高浓度光敏剂时，有可能出现光敏剂的屏障效应，即由于光敏剂对光的大量吸收，光在靶组织内迅速衰减，光穿透深度明显减小，影响治疗深度。

（二）靶组织特性与光敏剂含量和性质

不同的细胞系在摄取光敏剂方面有较大差异。LDL受体丰富的细胞能摄取较多的HpD，如肿瘤细胞、胚胎细胞、增殖活跃的细胞，以及肾上腺皮质细胞等。对A1Pc的摄取，网状内皮系统大于内皮细胞大于成纤维细胞大于淋巴细胞，这可能与细胞的非特异性内吞能力有关。

细胞能同时蓄积聚合体和单体分子，但不同的细胞系在蓄积单体分子和聚合体方面有较大差异。PⅡ和AlPcS4在NHIK3025细胞中的荧光量子产率显著大于在中国仓鼠V－79细胞中，表明V－79细胞在同样的研究条件下较NHIK3025细胞蓄积更多的聚合体。目前还不清楚，V－79细胞是否能摄取更多的聚合体，还是被摄取的单体在细胞内形成了聚合体。这是否与两种细胞的体积大小有关，V－79细胞体积（$d\approx11\mu m$）小于NHIK3025（$d\approx16\mu m$），因此有更大的脂膜－胞质比。

（三）靶组织特性与光动力反应条件

在生物组织中，光敏反应非常复杂，Ⅰ型和Ⅱ型机制可同时发生或相互竞争，究竟以哪一种为主，既与光敏剂的种类有关，也受环境中多种因素的影响，例如，光敏剂分子周围存在化学物质的性质和浓度、氧分子的浓度、能量传递给氧的效率、周围化学物质对单线态氧的敏感程度、周围环境的极性和pH等。靶细胞种类和状态对这些因素均有较大影响。此外，光敏剂性质在细胞内会发生一些变化。

例如，HpD在水溶液中的荧光有两条带，为613nm和677nm，但HpD在细菌内的荧光发射峰漂移至630nm和690nm，这种漂移与细菌内的PH较低，与膜结合的HpD处于低极性的脂溶性环境有关。

（四）靶组织对PDT的敏感性

PDT作用强度与光敏剂浓度和激光照射量成正比，因此可以用靶组织内光敏剂浓度（μg/g）与激光照射量（J/cm^2）的乘积来表示PDT的作用强度，称为光动力剂量（photodynamic dose）。光动力阈值（Photodynamic therapy thresholds）是指开始引起靶细胞死亡的光动力剂量。在PDT研究中常用光动力阈值来比较各种组织细胞对PDT的敏感性。

靶组织对 PM 的敏感性与组织细胞的种类有关。表 5 – 3 显示四种组织对 $A1PcS_{2n}$ – PDT 的光动力阈值，它们的光动力阈值分别 12.95、11.75、170 和 49，正常胰腺组织对 PDT 的敏感性显著低于其他组织。

表 5 – 3　四种组织的光动力阈值

组织类型	$A1PcS_{2n}$ 浓度	光剂量（J/cm^2）	光动力阈值
正常结肠组织	2.59	5	12.95
结肠癌组织	4.7	2.5	11.75
正常胰腺组织	1.7	100	170
胰腺癌组织	3.9	12.5	49

不同种类的靶组织在 PDT 敏感性方面的差异与多种因素有关，如光敏剂的细胞定位、$^1O_2$ 清除能力，以及损伤修复能力等。Mang 等研究发现 PⅡ在胰腺癌组织中的光漂白速率是正常胰腺组织的 3 倍。PⅡ的光漂白可能是由于 PⅡ与 $^1O_2$ 相互作用而产生了自敏光氧化反应。Mang 认为正常胰腺组织存在 $^1O_2$ 清除剂，光动力反应生成的 $^1O_2$ 迅速被清除，防止了 PⅡ的光漂白和胰腺组织的光动力损伤，所以正常胰腺组织的光动力阈值较高。$^1O_2$ 消除剂可能是谷胱甘肽或其他的细胞内巯基。

靶组织对 PDT 的敏感性也与细胞的状态有关。Christensen 观察同步化的 NHIK3025 细胞对 HpD 光灭活作用的敏感性时发现，S 期的细胞生存率比同样 HpD 光灭活条件下的 G1 期细胞生存率小 100 倍。进一步研究发现，光动力作用后存活细胞间期延长，M 期时限增加并有部分细胞被阻抑。有研究提示，HpD 的光动力作用随着细胞膜的流动性的增强而增加．并主要影响膜损伤的修复能力，抑制了有丝分裂纺锤体蛋白合成。

（王　芳）

第二节　治疗前准备

一、光动力疗法的适应证

光动力疗法在世界各国得到批准情况如下：

1. 美国食管癌辅助性治疗（部分或完全性梗阻）（1996）；微侵袭性非小细胞性肺癌，不适宜手术或放疗者（1998）；梗阻性非小细胞性肺癌的辅助治疗（1998）；Barrett 食管的不典型增生（2003）。

2. 欧洲食管癌和肺癌的辅助治疗（法国、荷兰）（1997）；早期肺癌的根治（德国）（1997）。

3. 日本早期肺癌（1997）；浅表食管癌（1997）；浅表胃癌（1997）；早期宫颈癌和异型增生（1997）。

4. 加拿大部分阻滞性食管癌（1993）；早期非小细胞性肺癌；Barrett 食管的不典型增生（2003）。

5. 韩国晚期肺癌和食管癌（2002）。

6. 中国供临床单位治疗癌症用。

恶性肿瘤光动力疗法主要是通过内镜、CT、MRI 和 B 超等引导设备，将光导纤维导入肿瘤局部进行肿瘤相对选择性微创治疗。治疗前准备主要是光敏剂的使用、仪器调试、患者准备三个部分。

二、光敏剂的使用

（一）进口光敏剂

加拿大生产的 Photofrin，75mg 和 15mg 两种剂型，粉剂，低温避光保存。剂量为 2mg/kg，按 2.5mg/ml 比例浓度加入 5% 葡萄糖液体中，在 1h 内滴注完毕，48h 后肿瘤部位激光照射治疗，72 ~96h 内行第 2 次激光照射治疗。

（二）国产光敏剂

血卟啉注射液，重庆华鼎现代生物制药有限公司生产，有 100mg 和 75mg 两种剂型，液体，低温避光保存。剂量 5mg/kg，按 2.5mg/ml 比例加入 5% 葡萄糖液体中，在 1h 内滴注完毕。48h 后肿瘤部位激光照射治疗，72 ~96h 内行第 2 次激光照射治疗。

三、患者的准备

1. 食管癌、支气管癌患者治疗前需禁食禁水。治疗前 30min 皮下注射阿托品 0.5mg，以减少呼吸道分泌物、减少胃肠道反应，以利于光动力疗法的顺利进行。地西泮（安定）10mg 肌注使患者保持镇静状态，如果患者有老年性疾病，比如高血压和心脏病，或患者精神高度紧张，对治疗高度敏感，则应当行全身静脉麻醉。如果时间允许的话，可以先给患者行胃镜检查，以明确肿瘤的位置，确定治疗方案。如果食管完全为肿瘤阻塞，胃镜无法通过则可行钡餐透视检查，以明确肿瘤导致的阻塞范围及肿瘤大小，制定相符合的光动力疗法计划。

2. CT 及 B 超引导下的治疗，事前应获得相应的影像学资料，以便制定治疗计划

3. 进行组织间照射前，应对患者的血常规及凝血功能进行检查。

4. 治疗前应对患者心肺功能进行检查、评估。

四、仪器调试

光动力激光治疗前一定要先调试仪器，以免治疗时开机仪器失灵，无法进行正常的激光照射治疗，使患者注射的光敏剂浪费，并失去宝贵的治疗机会。按照以下程序调试激光器：开机 - 仪器自检 - 检测光导纤维激光通过率 - 校调光照功率和时间。调试完毕后待机试用。同时治疗的还应确保引导设备，如 CT、B 超、内镜等处于良好状态。内镜下光动力疗法过程中，为防止光纤移位应每隔 3 ~5min 观察光纤位置变化，并做相应的调整。

（王　芳）

第三节　治疗过程

一、内镜引导下光动力疗法

内镜下光动力疗法过程包括激光初次照射，初次照射后坏死组织清理和激光重复照射。

（一）激光初次照射

患者治疗前期准备工作完成后，建立静脉通道，心电监护仪监测患者心率、呼吸、血压，心电图和血氧饱和度，常规进行内镜检查前的麻醉及其他准备工作，进行常规内镜检查，以确定肿瘤侵犯的长度，然后根据肿瘤范围确定所需用光导纤维的长度，并确定相应的照射剂量（见表5－4）。

表5－4　肿瘤范围与所用柱状光导纤维长度和照射剂量的确定

肿瘤长度（cm）	柱状光纤维长度（cm）	照射剂量密度（J/cm）	光照总剂量（J/cm）
1	3	300	900
2	4	300	1 200
3	5	300	1 500
4	6	300	1 800
5	7	300	2 100

由于光动力疗法属于肿瘤局部的相对选择性治疗，因此肿瘤部位的照射是治疗的关键。对于表浅肿瘤（指肿瘤位于黏膜和黏膜下的肿瘤）照射剂量要适当降低。在食管癌治疗中，照射剂量过大易造成管腔狭窄。这在国内外光动力疗法食管癌的报道中均有发生。笔者初期的光动力疗法中就发生一例食管狭窄，原因是片面追求早期食管癌的根治效果，照射剂量过大。一般而言，位于黏膜和黏膜下层的早期食管癌，光照剂量密度应当设定为150～200J/cm^2，照射的范围可以适当扩大，如果有荧光诊断提示肿瘤部位的话，当超出肿瘤边界1～2cm，照射的剂量一定要控制好。复照时的光剂量应当与首次的光剂量相同，必要时可以根据荧光诊断范围适当缩小光照的范围中晚期肿瘤的光动力疗法有其特殊性，对于阻塞性肿瘤如果肿瘤属于内生性，以腔内肿瘤为主，为达到最好的治疗效果，通常需要将光导纤维插入肿瘤中央进行照射治疗，这样既可以使肿瘤组织达到最佳的治疗效果，又可使正常的食管壁组织得到最大的保护。

如果患者肿瘤组织完全阻塞食管腔，则可先用扩张器将阻塞部位扩展开来，然后胃镜插入观察清楚肿瘤的部位后定为照射治疗；如果阻塞部位无法通过扩展器扩张，则可以根据治疗前所作的钡餐透视检查结果，用相应长度的光导纤维沿肿瘤缝隙插入下部肿瘤位置进行照射治疗。如果患者有食管支气管瘘的话，则应当尽量避开瘘管的位置，以免肿瘤坏死后瘘管扩大，导致病情加重。

（二）坏死组织清除

初次激光照射之后，在激光有效照射范围之内的肿瘤组织坏死。为了得到较好的治疗效果，一般在初次治疗之后一定时间内进行第二次激光照射，一方面对深部肿瘤进行治疗，另一方面对于局部残存的肿瘤组织给予进一步的杀伤。因此坏死组织的清除对于光动力疗法的临床疗效也极为重要。

清除坏死时首先要观察肿瘤组织的外观变化。新鲜肿瘤组织（没有坏死）一般呈鲜红色，组织质地较脆，触之易出血；光动力疗法后坏死的肿瘤组织一般呈暗红色，质地软，触之不易出血，用活检钳用力钳取也没有出血迹象，即使是深部未完全坏死的肿瘤组织用活检钳钳除后也只是有少许出血。坏死组织的清除一般用三种方法：①活检钳钳出法：该方法是比较实用的，针对坏死组织可以用活检钳直接钳出，其缺点是每次钳出的组织太少，花费时间长，如果肿瘤组织太多的话，此法不适宜；②拉网法：先通过胃镜将导丝放入患处，沿导丝送入套有网罩的气囊，气囊到达肿瘤部位后，适当充气，在内镜监视下在坏死肿瘤部位缓慢拉送多次，以此来清除坏死组织；③内镜推拉法：将内镜紧靠坏死组织一侧，前后推拉，以此清除坏死组织。应当注意的是清除坏死组织切忌用活检钳漫无目的地乱插，或者在胃镜进镜困难的时候盲目地进镜，这样容易导致食管穿孔或窦道形成。

（三）激光重复照射

光动力疗法的激光重复照射目的是在清除首次激光照射后肿瘤坏死组织之后，对其深部肿瘤组织进行照射以期达到对早期肿瘤实施根治、使晚期肿瘤进一步缩小的目的。激光重复照射时，必须先尽可能地清除表层的坏死组织。如果坏死组织清除不彻底，则可降低深层肿瘤组织的光照量。坏死组织清除后，激光复照要根据肿瘤大小和部位的不同而确定照射剂量。对于早期肿瘤，应当以清除肿瘤达到根治为目的，复照的剂量应当以有效的肿瘤治疗为准；而对于晚期肿瘤则应当以最大照射剂量为好，目的是尽可能缩小肿瘤。

二、组织间照射光动力疗法

1. B 超引导下光动力疗法　穿刺前常规进行 B 超检查，确定肿瘤大小、形状及部位，确定所需穿刺的部位，以使肿瘤组织得到充分的激光照射，同时确定穿刺路径，以避开神经、血管、胆道及其他重要器官及结构。在 B 超引导下，将 18G 套管针经皮穿刺进入瘤内，退出针芯，导入光纤进行激光照射。肿瘤内分布点照射。根据肿瘤大小，选择柱状光纤的长度，照光剂量为 $200J/cm^2$。

2. CT 引导下光动力疗法　穿刺前进行 CT 检查，确定肿瘤大小、形状及部位，同时确定穿刺路径，以避开神经、血管、胆道及其他重要器官及结构。在 CT 引导下，将 18G 套管针经皮穿刺进入瘤内，退出针芯，导人光纤进行光辐照。根据肿瘤大小，选择柱状光纤的长度，肿瘤内分布点照射以使肿瘤组织得到充分的激光照射，照光剂量为 $200J/cm^2$。针对颅内肿瘤，也可采用立体定向引导，手术可在局麻下进行，采用立体定仪，先安装定向框架后行 CT 扫描，选定好肿瘤靶点层面，并计算肿瘤体积，在计算机上测出 X、Y、Z 三维坐标数值，然后局麻，钻孔，穿刺靶点，根据肿瘤大小．选择相应长度的柱状端光纤进行组织间照射，照光剂量为 $200J/cm^2$。

三、表面照射光动力疗法

表面照射是光动力疗法中最简单的一种方式，直接以带微透镜的光纤或平切光纤对病变表面进行照射，对周围正常组织，可用不透光的物体进行覆盖，照光剂量：$200J/cm^2$。表面照射也可在术中进行，手术暴露瘤床后，先估算需要光动力照射的瘤床面积，然后根据瘤腔和瘤床的形状，选择不同类型的光纤（球形光纤、柱状光纤或平切光纤）进行激光照射，照光剂量：$200J/cm^2$，注意光纤头与瘤床距离不少于 1cm，光纤应适当固定；间断用生理盐水冲洗瘤腔，较小面积的瘤床可用一个光斑来完成，较大面积瘤床采用多光斑照射。

（孙秋实）

第四节　治疗后处理

早期肿瘤治疗后无需特殊处理，也无须禁食。中晚期肿瘤光动力疗法后的处理，主要是观察生命体征，测血压、脉搏、呼吸等，预防并发症的发生，必要时禁食1～2d，常规给予补液、预防性消炎和营养支持治疗。对于有心脏疾患的患者应当密切注视心脏功能的变化，可用心电监护仪密切监测心电图变化。特殊部位的光动力疗法，需注意观察以下具体项目。

一、头颈部肿瘤

若肿瘤靠近主气道，治疗后出现的局部水肿可造成患者窒息。因此，对舌癌、喉癌、主气管内及颈部肿瘤患者，治疗后应特别注意观察病人通气是否通畅，治疗后床边常规备气管切开包及气管插管器械，以保证紧急时能够及时处理。

二、颅内肿瘤

治疗后最常见的并发症为颅内水肿，若处理不及时，可出现脑疝等严重并发症。治疗后，常规给予脱水治疗，并进行脑科观察，及时发现和处理脑水肿，必要时可以开颅减压。

三、气管及支气管内的肿瘤

管腔内坏死组织脱落，造成远端气管梗阻，若不及时处理可造成阻塞性肺炎，肺功能差的患者还有可能出现缺氧等症状，因此术后1～2d要及时清除坏死组织。

四、食管肿瘤

食管位于胸腔内，与心脏相邻，由于食管壁较薄，透光性好，因此治疗中激光较易穿透食管壁，造成心脏及胸膜损伤。临床上可见到食管癌光动力疗法后患者出现心律失常、心功能衰竭、心包积液及胸腔积液等并发症。术后应注意观察和处理，必要时可进行心电图、B超等检查。

五、腹部肿瘤

因治疗时需在B超及CT引导下经皮穿刺导入光纤，穿刺有可能造成腹部器官的损伤，术后要特别注意患者有无出现急腹症，失血性休克等表现，并及时处理。

疗效评价1984年全国血卟啉－激光学术会（北京）制定的近期疗效判断标准如下：

完全效应（complete remission，CR）：肿瘤完全消失，持续超过1个月。

明显效应（significant remission，SR）：肿瘤最大径和其垂直或肿瘤高度的乘积缩小50%以上，并持续一个月以上。

稍有效应（minor remission，MR）：上述乘积缩小不足50%，并持续一个月以上。

无效（no remission，NR）肿瘤无缩小甚至增大。

（李志刚）

第五节 并发症及处理

光动力疗法最常见的并发症是光过敏反应，光过敏反应的原因是皮肤中的光敏剂受自然光或灯光激发，产生光化学反应，造成皮肤损伤。由于目前可供临床使用的光敏剂在皮肤中存留时间均较长，因此，治疗后患者应避光相当一段时间，若防护不当，极易出现光过敏反应。表现为皮肤灼伤、皮疹、水疱等，一般经过抗组胺药物治疗后一周，即可恢复正常。

光动力疗法也可出现其他并发症，与操作方式及治疗部位有关，详见各章节。

（李志刚）

第六节 医用激光防护

随着激光技术的发展和应用领域的日益扩大，人们对激光辐射危害的理解和认识也不断加深。各国的科学家对此给予了很大的关注，广泛研究了激光辐射损伤效应。

强激光照射人体可以造成直接伤害，主要是对人眼和皮肤造成不可逆转的损伤。在激光医疗过程中，特别是在进行激光外科手术时，激光操作人员操作不当也会造成人体其他组织器官的损伤。此外还有伴随危害，如高电压、强电流、有毒化学物质等。根据大量的动物实验和部分人体检测（特别是激光损伤事故）结果，许多工业发达国家和有关世界卫生组织都制定了激光安全防护标准和激光安全控制措施。美国国家标准局（ANSI）早在1973年就颁布了国家标准 ANSIZ－136.1（激光安全应用），该标准分别于1976年、1980年、1986年、1993年和2000年进行了修订；1988年颁布了 ANSIZ－136.2（光源为激光二极管和发光二极管的光纤通信系统安全应用）和 ANSIZ－136.3（激光医疗设备安全应用），其后于1996年对 ANSIZ－136.3 进行了修订。国际电工委员会（IEC）1993年颁布了国际标准 IEC825－1（激光产品安全——第一部分：设备分类、要求和用户指南）；1994年颁布了 IEC825－2（激光产品安全——第二部分：光纤通信系统安全）；1996年颁布了 IEC825－3［激光产品安全——第三部分：激光展示和演示指南（技术报告）］。我国也制定了一系列的激光安全标准，如国家标准 GB7247——1995（激光产品的辐射安全、设备分类、要求和用户指南）、国家军用标准 GB470（A）——97（军用激光器危害的控制和防护）等。

对于激光工作人员，尤其是激光医务工作者，正确了解激光的潜在危害，对其危害做出正确的评价，并且明白如何采取安全防护措施是非常重要的。本章首先介绍激光眼损伤和皮肤损伤方面的基础知识，然后介绍激光器危害控制和人员安全防护措施。

一、激光辐射眼损伤

眼是人体中一个非常重要的感觉器官，也是最容易受到光辐射损伤的器官。

（一）激光眼损伤特点

激光具有高亮度，能使能量在空间和时间上高度集中，通过眼的屈光介质聚焦在视网膜上，从而使视网膜上的能量密度较角膜上入射能量密度提高约104～105倍；激光单色性好，在眼底的色差小。因而极低的激光能量照射即可引起视网膜的损伤。

（二）影响因素

激光辐射眼损伤受多种因素的影响，包括激光波长、辐照度或辐照量、发射方式（连续、脉冲、巨脉冲、超短脉冲）与照射时间、瞳孔大小、视网膜成像面积、眼屈光因素、激光入射角度、眼底色素含量等。

大量研究结果表明，上述因素所致眼损伤的基本规律是：

1. 不同波长激光对眼的损伤的主要部位不同。

2. 相同条件照射时，眼损伤程度随激光辐照量（辐照度）增加而加重。

3. 激光对视网膜的损伤以绿色波段最为敏感，较低剂量就可造成严重损伤，这与眼对该波段激光透过率和有效吸收率均较高有关。

4. 激光发射方式不同，造成视网膜大体相同程度损伤所需的照射剂量水平可相差几个数量级，例如：巨脉冲（调 Q）和超矩脉冲（锁模）激光较连续和长脉冲激光损伤所需剂量低，且容易引起组织的爆破性损伤。

（三）不同波长激光的眼损伤部位

因眼组织对不同波长激光有不同的透射散射、反射和吸收特性，因而不同波长激光可致眼不同部位的损伤。

1. 紫外激光　紫外辐射大部分被角膜吸收，所以紫外激光主要造成角膜损伤，称为光照性眼炎。此波段光不可见，角膜组织对其吸收有累积效应，症状可在光照后迟发，因此在应用紫外激光时，需特别注意对眼的防护。

紫外辐射也可造成晶体损伤，但一般发生在多次或长期曝光之后。值得提出的是，近年来用波长为 355nm 的三倍频 Nd^{3+}：YAG 激光进行兔眼损伤实验时，发现近紫外激光可引起兔眼视网膜出血，且损伤阈值较低。对于近紫外激光能否透过人眼屈光介质引起视网膜的损伤，目前尚无定论。有研究人员认为，紫外光可引起视网膜改变，对视觉功能有一定影响，并指出人眼比兔眼更易受紫外激光损伤。

2. 可见激光　绝大部分可见激光可透过眼屈光介质而到达眼底，故其主要损伤眼底视网膜和脉络膜，一般不会引起眼屈光介质的可见损伤。但如能量较大，也可引起角膜表层或深层损伤。可见激光如果损伤了虹膜，则由此可产生邻近部位晶状体的继发性损伤。

3. 近红外激光　眼的屈光介质对近红外辐射有一定的透过率，特别是对 1 100nm 左右的光约有一半透过，另一半被眼屈光介质反射或吸收。因此近红外激光（如 1 064nm 的钕激光）有相当部分可透射到眼底聚焦，从而损伤视网膜；另一部分被屈光介质吸收（人眼角膜吸收约 7%，晶状体吸收约 15%）并损伤这些组织。

4. 中远红外激光　中远红外激光几乎完全被角膜吸收，而不透过屈光介质。其中 99% 集中在角膜前部 100μm 的上皮层和基质中，所以 10. 6μm 波长的 CO_2 激光可导致角膜损伤，其损伤机制主要为热作用。

（四）激光辐射眼损伤表现

1. 角膜损伤　紫外激光对角膜损伤可导致角膜炎，亦称光照性眼炎。临床表现为：轻者感到眼部不适，有异物感；重者角膜上皮脱落，神经纤维末梢外露，出现眼部剧烈疼痛、畏光和流泪。组织学变化：出现上皮细胞的凝固、坏死和脱落；绒毛膜消失，上皮层变薄，细胞减少，细胞结构破坏变性，细胞间连接疏松；角膜基质细胞核深染、固缩等。此种损伤随着角膜上皮细胞的快速修复，临床症状多在伤后一至三日内逐渐减轻或消失，一般不造成永久性损害。

远红外激光，以 CO_2 激光为例，它对角膜的损伤程度随照射剂量不同而不同。阈值剂量照射（3.64W/cm^2，1s）所致损伤比较轻微，仅限于角膜上皮层，临床表现与光照性眼炎相同。用裂隙灯观察，角膜出现散在的针尖样淡白色斑点或与激光束模式相似的圆形灰白斑。其病理组织学表现为上皮细胞破裂与脱落，微绒毛减少，细胞核部分变性和坏死。这种损伤是可逆性的，一般在光照后 2～3d 自行修复，愈后不留瘢痕。

随着 CO_2 激光照射功率密度的增加，角膜损伤程度加重。在 10～200W/cm^2 功率密度照射下，损伤可分为三种程度：①轻度损伤者角膜上皮浅层呈淡灰色混浊，形状不规则，边界模糊，或实质层出现灰白色圆形混浊；②中度损伤者角膜全层凝固，组织坏死脱落，呈浅盘状或火山口状，表面有炭化点及小气泡，此类损伤多已累及角膜实质深层，愈后会形成瘢痕，遮挡瞳孔时影响视力；③重度损伤者角膜凝固坏死以致穿孔，严重时可引起眼内组织大量流失或感染而导致失明。

大量 CO_2 激光眼效应实验中还观察到，由于 CO_2 激光束的模式不同，其光强分布随时间、空间变化很大，在同一照射条件下，虽然所受照射平均功率密度相近，但峰值功率可有相当大的差别，光束“热点”并非恒定。因此在同一剂量照射组中，损伤可有轻有重，而且同一损伤灶中病变亦有深有浅，甚至可同时观察到凝固、炭化、气化、穿孔等各种不同程度损伤。

2. 晶状体损伤　晶状体为近紫外线的主要吸收者，因而氮分子激光（λ=337.1nm）能使晶状体受损，轻则出现混浊，重则产生白内障，还会阻碍晶体细胞的生长。高功率 CO_2 激光照射导致角膜穿孔后，可直接伤及晶状体，出现晶状体混浊，甚至前囊破裂，皮质外流。

3. 视网膜损伤　根据检查方法的精度不同可分为多种级别，如生物电级改变、组织化学级的损伤、电子显微镜级损伤、光学显微镜级的组织学病变和检眼镜级的眼底损伤。

眼底可见视网膜损伤及其组织学改变由轻至重可分为以下几种：

（1）眼底最轻损伤者检眼镜下可见细小色素游离，针尖样大小斑点或呈均匀淡粉（灰）色激光凝固斑，有的边缘模糊不清，需仔细观察方可发现，这些反应斑多数于照后数秒或数分钟才出现。其组织学改变主要发生在色素上皮层和视感受器层，光镜下受照区视网膜微隆起，视感受器与色素上皮层有轻度水肿及少许渗出，部分细胞核固缩。此类损伤多于伤后数天恢复，愈后不留瘢痕。

（2）稍重损伤者视网膜出现明显灰白或瓷白色凝固斑，有的外周有水肿环，边缘有点状色素沉着，有时视网膜出现菊花型或小圆形出血斑。其组织学改变明显，视网膜全层均可受到不同程度的损伤，出现视网膜结构紊乱；色素上皮层肿胀、破裂，色素颗粒分散、游离或堆积；视感受器崩解，细胞内线粒体肿胀，脊断裂，外节盘状结构局部空化，膜结构溶解消失，在膜结构之间出现高电子密度颗粒样物质，外颗粒层细胞质溶解，颗粒细胞减少，细胞核固缩、破裂或囊样变；神经节细胞排列不整，发生水肿或变性；神经纤维层破坏，蛋白渗出，内界膜破裂等。视网膜下有局限性出血或渗出，视网膜剥离向上隆起呈丘状斑。这类损伤轻者于照后一周左右自行消失，不留瘢痕，仅有色素沉着；重者多于伤后二到四周内修复，愈后组织形成瘢痕，周围明显色素紊乱。

（3）重度损伤多由短脉冲高剂量激光照射引起，可使视网膜发生爆裂，眼底大面积出血。其组织学变化，光镜下视网膜全层坏死、崩解，呈“火山口”状病灶，色素上皮断裂，色素飞散游离，玻璃体膜破裂，大量出血进入脉络膜或玻璃体内。

（五）激光眼损伤阈值

激光损伤阈值是制定安全标准的基础。眼受激光照射后形成的最小可见损伤称为阈损伤，引起阈损伤的激光剂量值为损伤阈值。激光照射后24h内，检眼镜下观察到的视网膜刚可见损伤，裂隙灯显微镜下观察到的角膜刚可见损伤，经统计学概率分析得到的50%损伤发生率时的照射剂量分别称为视网膜与角膜的损伤阈值，又称ED50。

为了制订我国和我军的激光安全防护标准，自1982年起，由7个单位组成的科研协作组，对目前常用激光器的11种波长激光开展了大量的眼损伤阈值研究，实验动物主要选用与黄色人种色素接近的青紫蓝灰兔眼2 000余只和与人眼结构相近的猴眼六十余只，此外在临床上选择了20只患有某些眼疾待进行眼球摘除的人眼（均为黄种人）。

研究结果表明：

1. 相同激光照射不同种类动物眼，其损伤阈值不同。如用Ar^+激光照射人眼，其损伤阈值较动物眼高约数十倍，这说明人较兔眼和猴眼对该激光的耐受性高。

2. 视网膜损伤阈值为激光脉宽的函数，在脉宽大于105s脉冲照射下，损伤阈值随脉宽增加而增加，如相同波长、不同辐照时间的激光对眼的照射中，段脉冲损伤阈值较长脉冲的低。

3. 紫外激光照射兔眼，损伤阈值随紫外波长不同而异，波长越短，角膜吸收率越高，损伤阈值越低，可有数量级之差。

4. 在相同波长与照射时间下，兔眼损伤阈值较国内外有关标准规定的相应眼照射限值高1~3个数量级。

5. 采用相似条件激光照射不同颜色的兔眼，比较两者的视网膜损伤阈值发现，大耳白兔是青紫蓝灰兔的1.7倍，说明色素含量多的动物眼容易受到激光损伤。

二、激光辐射皮肤损伤

皮肤是人体中最大的器官，占人体总重量的16%，成人皮肤总面积达1.2~2.0m^2。它被覆在人体表面，经常和外界接触，极易受到外界的侵害，激光就是其中之一。激光对皮肤的生物效应取决于激光物理参数（如波长、输出方式、脉冲宽度、能量或功率等）和皮肤的生理状态（如颜色、厚薄、松弛程度、局部血液供应和局部色素含量等）。一般来说，皮肤虽然容易受到激光照射甚至造成伤害，但损伤程度都不会很严重，而且比较容易修复。

（一）激光辐射皮肤损伤特点

普通光（如强烈的太阳光）对皮肤的损伤作用主要是热作用和光化学效应，是各种波长的光被皮肤吸收后所产生的一种综合效应。激光输出波长单一，能量集中，发射方式多样，其对皮肤组织的损伤作用除了上述两种效应之外，还会产生机械作用（表面汽化时的反冲压、内部激化时的膨胀压、弹性波等）和强电磁场作用（电致伸缩、电击穿等）。

各种波长的激光中，紫外波段主要引起光化学效应。该波段的辐射能抑制细胞的有丝分裂；抑制DNA、RNA和蛋白质的合成；产生维生素D；刺激色素的产生；诱发皮肤癌。波长大于400nm的光辐射照射皮肤主要引起热效应，400～600nm的可见光还会引起光敏反应。激光照射皮肤轻者引起局部色素沉着，出现红斑；重者局部组织凝固坏死，形成溃疡，出现凹陷。其病理表现为：光剂量较小，照后皮肤内部原有细胞色素含量增加，另有新的色素细胞生成，导致皮肤局部变暗甚至发黑；受照部位附近局部血管扩张充血，周围炎性细胞浸润，因而表皮上呈现红斑。红斑有的在照后即刻出现，称为即刻红斑，有的在照后30min至1h才出现，称为滞后红斑。红斑在出现后24～48h自然消退，不留任何痕迹。大剂量照射时，会引起皮肤局部烧伤，被照组织凝固坏死，甚至造成组织飞溅，皮肤溃疡，形成火山口状凹陷。

（二）激光皮肤损伤阈值

损伤阈值是指造成组织最小宏观损伤的辐照量（或辐照度）。此值为从零到百分之百刚可见损伤发生率的概率曲线上，用统计学方法求得50%发生率点上的激光照射剂量。由于生物学上的个体差异，损伤阈值实际上应当是个照射剂量范围，而不是一个固定值，它是在许多实验数据的基础上经概率分析所得到的结果。

激光辐射皮肤损伤阈值研究是以人体或仔猪的皮肤作为实验对象，以激光照射后24h内在皮肤照射外出现肉眼刚可见的红色斑点，红斑在出现后24～48h内自行消退，皮肤无异常反应为标准。将实验所得到的数据，即不同的照射剂量和不同的皮肤红斑发生率经统计学处理，求得50%损伤发生率的激光照射剂量，所谓最小反应剂量（minium reacting dose，MRD），以辐照量（J/cm^2）或辐照度（W/cm^2）为单位作为阈值。其结果是：激光波长愈短，损伤阈值愈低；在同一波长下，照射持续时间越短，损伤阈值越低；不同肤色的人种相比较，一般白种人皮肤损伤阈值较高，黑人皮肤黑色素含量高，损伤阈值较低，中国人（黄色人种）皮肤的损伤阈值介于上述两种人之间。

三、激光辐射损伤防护

本节以眼防护为重点，介绍眼和皮肤的激光照射限值、防护措施以及安全防护教育等内容。

（一）眼照射限值

所谓“眼照射限值”（EL）是指眼受激光照射即刻或经一定时间后未见损伤发生或无不良生物学改变的极限照射值。换句话说，就是激光对人眼的最大允许照射量（MPE）。它是以激光损伤阈值为基础而确定的，通常情况下，组织器官受到此水平的激光辐照不会造成不可逆的病理性改变。由于激光的光谱范围很宽，对机体的危害程度因波长而异，其生物效应不可能用单一的原理来解释，不可能制订一个所有激光波段都适用的照射限位，只能就某一个特定波长及不同的照射时间分别制订其照射限值。

眼照射限值分为两种：一是平行光束的眼照射限值，二是发散光束的眼照射限值。两者的区别主要依据极限对向角（αmin），即在10cm距离上，光源对观看者的眼所张的最小表观视角。αmin随激光波长和照射时间的不同而不同，其规定值见表5－5。为了测量方便，通常采用光源对角膜所张的角。当光源对观看者眼的张角小于或等于αmin时认为是点光源，应执行平行光束内视的照射限值（表5－6）；而张角大于αmin时认为是扩展源，应执行发散光束对眼的照射限值（表5－7）。

表 5－5　极限对向角取值

照射时间（s）	α_{min}（mrad）	
	$\lambda = 400 \sim 1049nm$	$\lambda = 1050 \sim 1400nm$
10^{-9}	8.0	11.3
10^{-8}	5.4	7.7
10^{-7}	3.7	5.4
10^{-6}	2.5	3.7
10^{-5}	1.7	2.5
10^{-4}	2.2	2.2
10^{-3}	3.6	3.6
10^{-2}	5.7	5.7
10^{-1}	9.2	9.2
1.0	15	15
≥10	24	24

表 5－6　平行光束的眼照射限值

波长（nm）	照射时间（s）	照射限值
180～302	$1.0\times10^{-9} \sim 3.0\times10^{4}$	$3.0\times10^{-3}J/cm^{2}$
303	$1.0\times10^{-9} \sim 3.0\times10^{4}$	$4.0\times10^{-3}J/cm^{2}$
304	$1.0\times10^{-9} \sim 3.0\times10^{4}$	$6.0\times10^{-3}J/cm^{2}$
305	$1.0\times10^{-9} \sim 3.0\times10^{4}$	$1.0\times10^{-2}J/cm^{2}$
306	$1.0\times10^{-9} \sim 3.0\times10^{4}$	$1.6\times10^{-2}J/cm^{2}$
307	$1.0\times10^{-9} \sim 3.0\times10^{4}$	$2.5\times10^{-2}J/cm^{2}$
308	$1.0\times10^{-9} \sim 3.0\times10^{4}$	$4.0\times10^{-2}J/cm^{2}$
309	$1.0\times10^{-9} \sim 3.0\times10^{4}$	$6.3\times10^{-2}J/cm^{2}$
310	$1.0\times10^{-9} \sim 3.0\times10^{4}$	$1.0\times10^{-1}J/cm^{2}$
311	$1.0\times10^{-9} \sim 3.0\times10^{4}$	$1.0\times10^{-1}J/cm^{2}$
312	$1.0\times10^{-9} \sim 3.0\times10^{4}$	$2.5\times10^{-1}J/cm^{2}$
313	$1.0\times10^{-9} \sim 3.0\times10^{4}$	$4.0\times10^{-1}J/cm^{2}$
314	$1.0\times10^{-9} \sim 3.0\times10^{4}$	$6.3\times10^{-1}J/cm^{2}$
315～400	$< 10^{-9}$	$3.0\times10^{6}W/cm^{2}$
	$1.0\times10^{-9} \sim 10$	$1.0C_1\times10^{-4}J/cm^{2}$
	$10 \sim 1.0\times10^{3}$	$1.0J/cm^{2}$
	$1.0\times103 \sim 3.0\times10^{4}$	$1.0\times10^{-3}W/cm^{2}$
400～700	$< 10^{-9}$	$5.0\times10^{-2}W/cm^{2}$
	$1.0\times10^{-9} \sim 1.8\times10^{-5}$	$5.0\times10^{-7}J/cm^{2}$
	$1.8\times10^{-5} \sim 10$	$1.8t^{0.75}\times10^{-3}J/cm^{2}$
400～550	$10 \sim 1.0\times10^{4}$	$1.0\times10^{-2}J/cm^{2}$

续 表

波长（nm）	照射时间（s）	照射限值
550 ~ 700	10 ~ T	$1.8t^{0.75}\times10^{-3}J/cm^2$
	T ~ 1.0 × 104	$1.0C_3\times10^{2}J/cm^2$
701 ~ 1 049	$1.0\times10^{-9}\sim1.8\times10^{-5}$	$5.0C_4\times10^{-7}J/cm^2$
	$1.8\times10^{-5}\sim1.0\times10^{3}$	$1.8t^{0.75}\times10^{-3}J/cm^2$
1 050 ~ 1 400	10^{-9}	$5.0\times10^{3}W/cm^2$
	$1.0\times10^{-9}\sim5.0\times10^{-5}$	$5.0\times10^{-6}J/cm^2$
	$5.0\times10^{-5}\sim1.0\times10^{3}$	$9.0t^{0.75}\times10^{-3}J/cm^2$
$1\ 400\sim10^{6}$	$<10^{-9}$	$10W/cm^2$
	$1.0\times10^{-9}\sim1.0\times10^{-7}$	$1.0\times10^{-2}J/cm^2$
	$1.0\times10^{-7}\sim10$	$5.6t^{0.25}\times10^{-1}J/cm^2$
	>10	$1.0\times10^{-1}W/cm^2$

注：t =（$1.0\times10^{-9}\sim10$）s 时，$C_1=0.56t^{0.25}$；

λ =（550 ~ 700）nm 时，$T=10\times10^{0.2(\lambda-550)}$；

λ =（550 ~ 700）nm 时，$C_3=10^{0.015(\lambda-550)}$；

λ =（550 ~ 700）nm 时，$C_4=10^{0.002(\lambda-550)}$。

表 5 -7　发散光束的眼照射限值

波长（nm）	照射时间（s）	照射限值
400 ~ 700	$1.0\times10^{-9}\sim10$	$1.0t^{0.33}\times10J/(sr\cdot cm^2)$
400 ~ 550	$10\sim3.0\times10^{4}$	$2.1\times10J/(sr\cdot cm^2)$
550 ~ 700	10 ~ T	$3.8t^{0.75}\times10^{0}J/(sr\cdot cm^2)$
	$T\sim1.0\times10^{4}$	$2.1C_3\times10J/(sr\cdot cm^2)$
400 ~ 700	$1.0\times10^{4}\sim3.0\times10^{4}$	$2.1C_3\times10^{-3}W/(sr\cdot cm^2)$
700 ~ 1 400	$1.0\times10^{-9}\sim10$	$1.0C_4t^{0.33}\times10^{-1}J/(sr\cdot cm^2)$
	$10\sim1.0\times10^{3}$	$3.8C_4t^{0.75}\times10^{0}J/(sr\cdot cm^2)$

注：t =（$1.0\times10^{-9}\sim10$）s 时，$C_1=0.56t^{0.25}$；

λ =（550 ~ 700）nm 时，$T=10\times10^{0.2(\lambda-550)}$；

λ =（550 ~ 700）nm 时，$C_3=10^{0.015(\lambda-550)}$；

λ =（550 ~ 700）nm 时，$C_4=10^{0.002(\lambda-550)}$。

（二）眼防护措施

佩戴防护镜是实现眼防护最有效的方法，也是从事激光工作人员防护眼损伤的主要措施之一。人眼对强光刺激会产生生理保护性反射，即眨眼反射，时间约为 0.25s。而激光脉冲时间短到纳秒（10^{-9}s）甚至皮秒（10^{-12}s）。显然，眼对强光的生理性保护反应是不能避免损伤的。为保护人眼免受激光损害，必须佩戴防护镜或采取其他防护措施。

1. 激光防护镜简介　激光防护镜按结构分为防护眼镜、护目镜和防护面罩。防护眼镜是将镜片安装在眼镜框内，两侧有遮挡板，同时能防止侧向激光损伤。护目镜一般是安装在头盔、面盔或眼保护装置上的防护镜。防护面罩指能遮挡面部和眼的防护装置，其左、右眼防护镜片通常为一整体，有防侧向激光能力。激光防护镜的几种常见结构如图 5－1 所示。

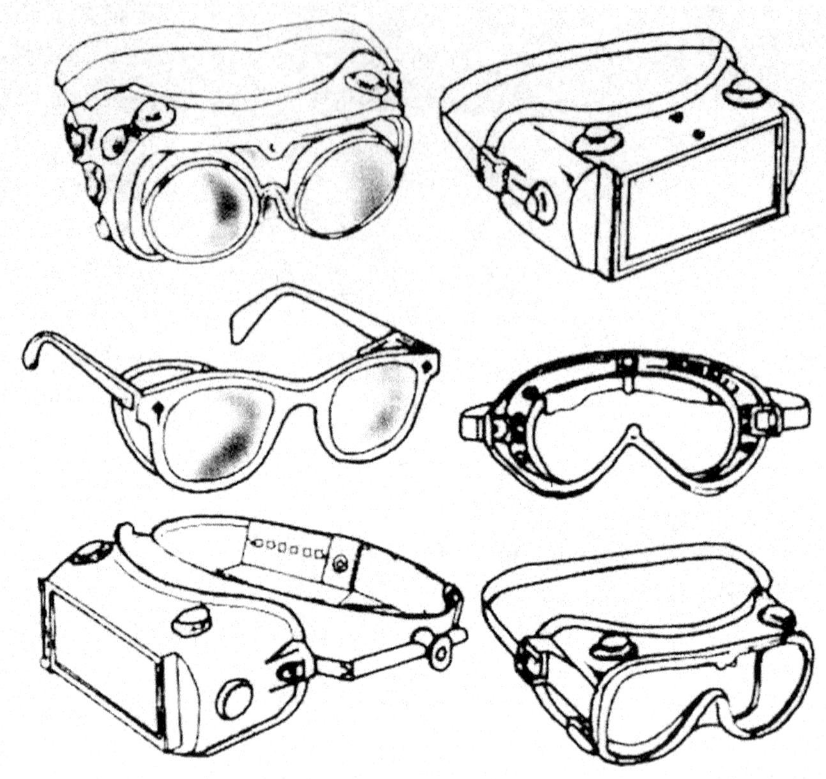

图 5－1　激光防护镜的几种常见结构

激光防护镜从材料上划分主要有玻璃和塑料两大类，按防护机理可分为：吸收型、反射型、复合型、光化学反应型、光电型等，其中最常用的是前三种类型。

吸收型防护镜由掺有无机染料的玻璃（有色玻璃）或掺有有机染料的塑料（染色塑料）制成，利用材料对防护波长的选择性吸收使激光衰减，从而达到防护目的。有色玻璃的主要优点是：光密度高，玻璃中的无机染料十分稳定；具有较强的抗激光损伤能力；耐机械磨损，镜面不易擦伤等。主要缺点是波长选择性不好，尤其在近红外波段内只对少数波长有吸收作用；可见光透射率一般比较低；光密度正比于镜片厚度，具有高倍衰减的镜片一般比较重；抗冲击性较差。染色塑料的特点是防护波段较宽，不受光的入射角度影响，光密度高，抗冲击性好，轻便，成本低，易于加工成型和压制各种曲率形状。但由于吸收带较宽，因而可见光透过率较低，抗激光损伤性能和承受机械磨损能力均低于有色玻璃，某些塑料中的有机染料添加剂易受热和紫外辐射的影响，特别是在 Q 开关和锁模脉冲激光照射下可能产生饱和或漂白，降低防护效果。

反射型防护镜的镜片是通过薄膜设计和镀膜工艺，在玻璃基底上交替镀制高折射率和低折射率的介质膜，每层膜的光学厚度为指定激光波长的 1/4。当激光通过多层介质膜时，由于光的反射和干涉作用，选择性地衰减特定波长的激光，使其不能透过镜片，而其他波长的光可透过镜片。通常膜的层数越多，光密度越高，但可见光透过率将会越低，所以镀的层数以满足防护要求为宜。这种镜片是反射衰减而非吸收衰减，因而能承受更高的激光强度，缺点是视场角小，一般在±30°以内，因为介质膜的反射率与光束入射角有关，垂直入射时衰减效果最好，随着入射角增大，衰减效果变差。

复合型激光防护镜集中了上述吸收型和反射型两种防护镜的优点，可对两个或更多个特定波长激光起防护作用。制作这类防护眼镜除了要选择合适的吸收特定波长激光的防护镜基质材料外，还需具备真空镀膜和光学冷加工方面的设备和工艺条件，成本高、生产周期长、镜片的可见光透过率一般较低。

此外还有全息式防护镜、微爆型防护镜、光化学反应型防护镜、光电型防护镜等。以上防护镜的防护原理都是线性防护，即对同一波长的强光和弱光不加区分平等地吸收或反射，在阻止某一波长强光透过的同时也阻止了该波长弱光的接受，因而不能兼顾对某一波长的高光密度（抗强光）和高透明度（透弱光）。

非线性光学材料与上述不同，它对不同强度的入射激光会产生不同的衰减效果。用这种材料构成的非线性激光防护镜可以对同一波长同时实现对强光的高光密度和对弱光的高透明度两个指标。目前，运用非线性原理实现激光防护的方案很多，主要有非线性吸收、非线性折射、非线性反射、非线性散射、非线性光子带隙等。但到目前为止，非线性激光防护镜还没有达到实用阶段，其主要局限是光密度较低，难以满足实际需要。

2. 激光防护镜性能要求　为了使防护镜对激光实施有效防护，并且不影响佩戴者视物能力，就要求防护镜必须满足一定的技术指标，包括一般要求、光学性能、结构性能和环境适应性能四个方面。

（1）一般要求：要求激光防护镜材料无毒、无味、无刺激、无气泡，镜片表面无划痕、无波纹、无杂质；防护镜具有侧向防护能力，佩戴方便、舒适、牢固、通风良好；垂直和水平方向单服视野不得小于40°；在防护镜醒目位置上应有永久性标志，标明防护波长、最低光密度值，并注明适用于何种激光发射方式。

（2）光学性能：防护波长：任何防护镜都有特定的防护波长，这是用户的首选指标。同一激光器可发出几种波长的激光时，必须对每种波长都衰减到眼照射限值以下。早期的防护镜多为单波长防护，主要是1 064nm、694. 3nm、632. 8nm、532nm 等。目前市售的已有双波长甚至多波长激光防护镜。到目前为止，仍然没有一种防护镜能对所有波长激光都进行有效衰减，因此选择防护镜时必须注意防护波长要与辐射波长一致，否则非但起不到应有的防护效果，还会造成眼损伤。

光密度（Dλ）：这是表征防护镜片对特定波长激光衰减程度的重要参数。数学表达式为：

$$D\lambda = \lg(Ei/Et) \qquad (5-1)$$

或

$$D\lambda = \lg(Hi/Ht) \qquad (5-2)$$

式中；Ei——入射激光辐照度，单位：W/m^2；

Et——透射激光辐照度，单位：W/m^2；

Hi——入射激光辐照量，单位：J/m^2；

Ht——透射激光辐照量，单位：J/m^2。

公式（5－1）和（5－2）说明，镜片对特定波长激光透过率越小，光密度越高，防护效果越好。对特定的激光波长，防护镜片的最低光密度值必须依据人眼可能接受的最大激光辐照度或辐照量及表5－6和表5－7所规定的眼照射限值确定。计算公式为：

$D\lambda = \lg(Ei/EL)$ （5－3）

或

$D\lambda = \lg(Hi/EL)$ （5－4）

式中：EL为眼照射限值，单位是W/m^2或J/m^2。

对于几种常用激光，在给定激光输出功率（或能量）和发射方式的情况下，防护镜所需最小光密度值列于表5－8，以供查阅参考。

表5－8 对几种典型激光器进行眼防护时所需最小光密度*

激光器	发射方式	输出功率/能量	照射限值	光密度
He－Ne	连续	50mW	1.8×10^{-3} W/cm^2	2.1
铜蒸汽	连续	5W	1.8×10^{-3} W/cm^2	4.1
Ar^+	连续	5W	1.8×10^{-3} W/cm^2	4.1
	连续	50mW	1.8×10^{-3} W/cm^2	
Nd：YAG	连续	80W	9.6×10^{-3} W/cm^2	4.6
	长脉冲	400mJ	5.0×10^{-6} J/cm^2	5.6
	巨脉冲	100mJ	5.0×10^{-6} J/cm^2	5.0
CO_2	连续	80W	5.6×10^{-1} W/cm^2	2.9

注：*设定光斑直径5mm，连续输出时的照射时间为1秒。

除上所述，对激光防护镜光密度的相关指标也有一定要求。

1）光密度非均匀性：防护镜片材料的厚薄不均或膜层不匀是引起光密度不均匀的主要原因。除镜片边缘5mm外，各处光密度的非均匀性应小于3.0%。

2）光密度非对称性；因制造工艺或选材不严格，使防护镜左、右眼镜片不对称，引起两者光密度有差异，防护效果也不同。要求防护镜左、右眼镜片中心位置光密度的相对偏差不超过3.0%。

3）激光入射角度：在0°～30°激光入射角范围内，反射型或复合型防护镜的光密度值相对偏差要求不超过3.0%。

4）偏振方向：实际应用中，激光相对人眼的偏振方向是变化不定的。激光入射面与偏振面正交或平行时，其防护效果是不一样的。反射型或复合型防护镜在不同偏振方向的激光作用下，光密度应满足表5－8的规定值。

可见光透射比（透光比）：表明防护镜片透射可见辐射能力的一个参数，用可见光透射功率或能量与入射功率或能量的百分比表示，其大小直接关系到佩戴者的视物清晰程度。透光比低的防护镜，易使眼睛产生疲劳，并可能影响颜色的分辨。通常防护镜的可见光透射比随光密度增加而降低，所以防护镜研制和生产单位都是在保证光密度前提下力求获得高的透射比。无色镜片的可见光透射比不应低于89%，有色镜片的可见光透射比不应低于15%。

损伤阈值：能使防护镜出现肉眼刚可见损伤的最小激光辐照度或辐照量称为损伤阈值。在超过损伤阈值的激光照射下防护镜片会出现龟纹、破裂、漂白脱色、起泡或变软等损伤，致使防护能力降低或丧失。因此，选用防护镜应保证其损伤阈值大于受照激光的最大辐照量。

紫外辐射透射比：为防止太阳辐射中的紫外线对人眼损伤，激光防护镜应降低紫外辐射透射比。防护镜片对太阳光谱中250～380nm波段的紫外辐射透射比不得超过5.0%。

雾度：在激光防护镜片中如存在某些细小颗粒、划痕或杂质，就会造成光的散射，从而使可见光谱的部分入射光偏离原来的行进方向，影响视物清晰度。雾度就是指偏离入射方向2.5°以外的散射光透过率与光的总透过率的百分比。防护镜片中的雾度不应超过2.0%。

光焦度：表征光学镜片会聚或发散光束能力的量。简单地说就是焦距的倒数。其单位是屈光度。平面型防护镜片的光焦度不应超过0.125屈光度。

棱镜偏差：棱镜偏差是表征光学镜片平行程度的指标，又称棱镜度或三棱镜度，其单位是屈光度或棱镜屈光度。防护镜片中心点与其他各点之间垂直棱镜偏差不应超过0.18屈光度；水平棱镜偏差不超过0.5屈光度；左右眼镜片中心之间水平棱镜偏差不应超过0.18屈光度。

（3）结构性能激光防护镜的外形结构与其防护效果有密切关系，为保证防护镜的安全使用和提高防护性能，国内外标准在结构方面也提出了相应要求。

1）对侧向激光的防护：对任何一种形式的防护镜结构都必须具有遮挡侧向激光能力，避免激光斜入射对眼睛的损伤。目前国内外研制的防护镜大部分具备这一功能。

2）抗冲击：市售防护镜通常都要经过防冲击试验。固定在抗冲击装置上的防护眼镜片必须能承受45g钢球从1.3m高度自由下落的冲击。

3）抗摩擦：抗摩擦是防护镜一项不可缺少的结构指标。对塑料镜片尤其重要。在有关标准规定的抗摩擦装置上试验，防护镜片表面雾度增加值不得超过4.0%，可见光透射比降低值应小于0.04。

（4）环境适应性能由于防护镜的使用环境很复杂，特别是军事应用。要求防护镜可在各种环境中使用而不改变其性能。这些环境条件包括温度、湿度、烟雾、真菌、化学试剂、太阳辐射、淋雨等，激光防护镜在经历这些环境试验后，其光密度、透光比、雾度等各项性能指标仍可满足要求。

1）抗腐蚀：将防护镜浸入规定的化学溶液中一定时间后防护性能不改变，防护镜不应出现损伤和光学畸变。

2）温度：防护镜放在温度（40±1）℃、湿度为95%的测试箱中5h后，防护镜镜片的可见光透射比相对变化不超过±15%，激光透射比相对变化不超过2倍；或者，防护镜在65.5℃恒温箱中放置1h，取出后冷却30min，材料结构不变形，防护性能不改变。

3）湿度：在湿度为80%条件下，经从71℃到室温的4次循环，每次循环24h，然后在70%湿度下进行同样的循环试验之后，所测光密度、可见光透射比和雾度应符合标准要求。

3. 激光防护镜的使用与选择

（1）激光防护镜的使用原则

1）用防护镜的场合：在实验室进行激光器件调试、测量、维修或在科研实验、工业加工、医疗手术过程中应佩戴激光防护镜；野外作业时，在超过眼照射限值的激光射程内，或在镜面反射区内的所有人员都要佩戴防护镜；闪光灯或激光放电管产生紫外辐射或高功率光泵浦系统能产生可见光和近红外辐射，如超过相应眼照射限值时，应戴防护镜；对于某些特殊装备和军事设施内的人员，因戴镜后视野减小，视见透过率和颜色分辨力降低，影响正常的目标观察，这时可不戴防护镜，但在特殊情况下，如有激光束直射或镜面反射进入飞机时，飞行人员需戴高透光率的激光防护镜；对于装甲车内人员，一般在必要时可采用窗口滤光片。

2）使用防护镜应注意的几个问题

A. 屈光度：除少数需要进行视力矫正人员的防护镜外，一般情况下所用防护镜的屈光度不能太大（小于±6°），否则长时间佩戴会引起不适感甚至损害视力。

B. 曲率：应选用有适当曲率的防护镜，尽量避免使用平面镜。这是为了把激光反射危害距离控制在一定范围内，消除由平面镜反射激光而损伤周围其他人员眼睛的潜在危害。

C. 镜片的老化；对于塑料防护镜来说，因受紫外辐射或阳光照射的影响会产生老化、褪色，并引起光密度变化，对于室外使用的防护镜尤其应注意这一因素，最好能够做到定期检查。

D. 其他：良好的通风性能、舒适感及足够的周边视野等。

（2）激光防护镜的选择：激光防护镜有多种类型，所用材料不同，原理各异，应用场合也不同。因此，要提供对激光的有效防护，必须按具体使用要求对激光防护镜进行合理的选择。选择防护镜时，首先根据所用激光器的最大输出功率（或能量）、光束直径、脉冲时间等参数确定激光输出最大辐照度或最大辐照量。

然后，按照相应波长和照射时间的最大允许辐照量（眼照射限值）确定眼镜所需最小光密度值，并据此选取合适防护镜。一般来说，为了对某激光辐射进行有效防护，防护镜的防护波长、光密度及镜片的损伤阈值等指标一旦确定下来就必须首先予以保证；其次要考虑防护镜的透光性、舒适程度等，因为防护镜如佩戴很不舒适，使用者不愿接受或拒绝佩戴，那防护镜也就失去了使用价值。

（三）皮肤照射限值

为了保障激光工作者和其他有关人员的安全，应尽量避免和减少皮肤受激光有害照射的可能性。

激光光谱涉及红外线、可见光和紫外线，不同波长激光对机体的危害程度有所差异，若想制订一个对所有激光波段都普遍适用的照射限位是困难的。因此，只能就某一特定波长，分别制订其不产生辐射危害的最大激光辐照量或辐照度及其照射持续时间。

在确定照射限值时主要根据人体和仔猪的皮肤损伤实验研究得到损伤阈值，并对国内、外文献进行调研获得有关材料。现行的皮肤照射限值，通常是将损伤阈值乘以一定的安全系数（如1/10～1/1 000）后得出的（表5－9）。

表5－9　激光对皮肤的照射限值

波长（nm）	照射持续时间（s）	照射限值
180～304	$1.0\times10^{-9}\sim3.0\times10^{4}$	$(3.0\sim6.0)\times10^{-3}$ J/cm^2
305～309	$1.0\times10^{-9}\sim3.0\times10^{4}$	$(1.0\sim6.3)\times10^{-1}$ J/cm^2
310～314	$1.0\times10^{-9}\sim3.0\times10^{4}$	$(1.0\sim6.3)\times10^{-1}$ J/cm^2
	$1.0\times10^{-9}\sim10$	$5.6t^{0.25}\times10^{-1}$ J/cm^2
315～400	$10\sim1.0\times10^{3}$	1.0 J/cm^2
	$1.0\times10^{3}\sim3.0\times10^{4}$	1.0×10^{-3} W/cm^2

续 表

波长（nm）	照射持续时间（s）	照射限值
400 ~ 1 400	$1.0\times10^{-9}\sim1.0\times10^{-7}$	2.0×10^{-2} J/cm²
	$1.0\times10^{-7}\sim10$	$1.1t^{0.25}\times10^{2}$ J/cm²
	$10\sim3.0\times10^{4}$	2.0×10^{-1} W/cm²
1 400 ~ 10^6	$1.0\times10^{-9}\sim1.0\times10^{-7}$	1.0×10^{-2} J/cm²
	$1.0\times10^{-7}\sim10$	$5.6t^{0.25}\times10^{-1}$ J/cm²
	>10	1.0×10^{-1} W/cm²

注：表中 t 见表 5 - 6 中的说明。

（四）皮肤防护措施

为防止激光对皮肤的有害照射，需要采取具体的防护措施，包括三个方面：激光器本身的安全装置；激光工作者和有关人员的个人防护器材；工作环境的防护设施。

1. 激光器安全装置　为防止激光器偶发振荡，应在电路上设置安全回路，安装光闸等机械保险装置，特别是 3B 类以上激光器，最好装有安全锁，无关人员进入激光束区域时，激光器能立即停止工作，非光路上不能有超过限值的激光辐射，如果能把激光器完全封闭起来更好。

激光器工作时，为了知道它是否继续工作，最好是装备上视听警报系统（如蜂鸣器），特别是 CO_2 和准分子激光等非可见的红外辐射和紫外辐射以及可见光的导光系统更需要这种装置。

一般情况下，激光器本身安装有高压发生系统，就漏电监视电路而言，它和电动机同样需要给予特别注意。当使用水或液化气体等冷却介质时，对介质是否跑漏和调温设备的安全等要经常进行检查，最好设有激光器及其系统的安全检查员。另外，由于激光照射靶材料（生物组织、金属等）而产生的烟尘，往往对人体健康有害，必须安装排气装置以便将烟尘排出。

2. 个人防护器材　在任何情况下，激光工作者和其他有关人员的皮肤应避开 3B 类和 4 类激光器的直接照射。因为当照射剂量接近每平方厘米几焦耳时，皮肤就可能受到严重损伤，即使小剂量，但长期慢性照射也会加速老化或引起某种癌症，何况某些个人对某些特定波长的光有过敏反应（所谓光敏性）。因此对皮肤的激光防护问题，不可掉以轻心，不应看做是可有可无的事情，要防患于未然。

使用强激光时，皮肤防护最要紧的是尽量减少暴露部位，最好穿防护照、戴防护手套、面罩和防护眼镜等，使用医用激光器时还应把患者暴露部分完全遮盖起来，手术区以外的部位用白布或塑料板遮盖住，对皮肤必须暴露部分，最好涂上防护软膏（如 ZnO_2、TiO 软膏）之类保护层，以便减少不必要的激光照射。

3. 环境防护措施　为了人员的安全和使用方便，最好安排一个专用激光工作室，室内设有屏风以便遮挡激光束的照射，其他可设立观察窗、控制室、空调设备等；室外要挂起警告标志和正在照射的声光信号，严禁无关人员进入正在运行的激光室内，以免受激光辐照，室内灯光要有足够的亮度，使瞳孔尽量缩小以减少进入眼内的辐射激光；在激光束通路区域内禁止放置任何具有反射性的物体，同时也要注意室内墙壁的材料，尽量使其减少镜面反射光，墙壁表面最好是粗糙或麻面的，而不用白色光面墙壁。激光器是一种精密的光学仪器，室内要经常保持清洁卫生，不要有积尘，最好安装排烟设备，这些措施对提高激光输出效率也是必要的。电源设备最好是隔离安排、对冷却装置与激光器本身的安全防护都应按操作规程执行。激光工作中所使用的器械最好是暗黑的表面，而不是镀铬的光面。因为暗黑的表面可以减少激光的反射，使原光束被吸收和漫射，不会使原光束直接反射造成身体损伤。

（五）职业人员健康监督

对激光职业人员身体健康进行监督，是激光安全工作的一部分。一般情况下，除了极高功率和能量的激光可破坏或严重损伤人体内脏器官外，常规的激光辐射主要损伤眼和皮肤。当然，也不排除职业人员受激光长期照射后造成神经、心血管、免疫等系统损伤或功能改变的可能性。目前监督对象主要限于眼和皮肤，监督内容根据接触激光器的类别和时间长短而有所区别。监督任务主要有两条：一是确定从事激光工作之前眼和皮肤及其他器官的基本健康状况，二是检查和记录激光工作期间眼、皮肤及其他器官健康状况的变化。通过对职业人员健康监督，还可以判断激光危害控制及防护措施的有效性。同时，健康监督还可以排除本来已存在某种疾病而归咎于激光工作的误解，特别是某些眼科疾病。

1. 眼科检查　眼科检查是对激光职业人员健康监督的主要内容，检查项目通常如下。

（1）眼病史：了解并记录受检者本人及其家族成员的眼病史；询问目前眼睛有何不适，特别要注意能引起继发性眼病的其他疾病情况，如糖尿病、高血压等，以区别激光造成的眼损伤；对配戴眼镜者，要记录镜片屈光度等有关参数。

（2）视力：对受检者双眼视力进行检查，包括裸眼视力和矫正（对戴眼镜者）后视力。

（3）外眼：为诊断可能由激光造成的眼外部损伤，尤其是紫外和中远红外激光的损伤，需检查屈光度、眼睑、睫毛、结膜、巩膜、角膜、虹膜以及瞳孔大小和形状。

（4）视野检查：视野以确诊视网膜有无损伤及损伤部位，描绘视网膜缺损部位及损伤面积和损伤形状。

（5）眼底检查：眼介质是否透明、视神经轮廓是否清楚及颜色是否正常、视盘大小、黄斑区边界是否分明、中央凹有无光反射等，观察并定位记录视网膜上一切病变缺陷。

（6）眼前部：眼散瞳后用裂隙灯仔细检查虹膜、角膜和晶状体，注意是否混浊，有无着色，有无血斑、变性、萎缩或穿孔等。

如果条件允许，或健康监督必须，还可检查色觉和暗适应功能、测量眼压、进行眼底摄片。

2. 皮肤科检查　皮肤科检查是激光职业人员健康监督不可缺少的工作，检查项目一船如下。

（1）皮肤病史：刚刚从事激光工作者，特别强调皮肤病史的检查，内容包括：萎缩及特异性反应；X 射线、γ 射线、紫外线辐照史，高强度可见光和红外辐射致伤史；对药物和化学物质过敏史；光致皮炎史；皮肤肿瘤史；皮肤烧伤史以及平时日照程度等。

（2）皮肤病检查皮肤有无下述病变：色素沉着（包括部位、类型和程度）、脱色（类型、大小、数量及部位）、角化病（类型、分布）、恶性病变（类型、大小、分布）等。

如果条件允许或健康监督必须，还可以进行肤色检查，并拍摄所需部位皮肤照片，以便对照。检查最好由临床有经验的皮肤科医生进行。

3. 检查要求

（1）受检人员：下列人员应列入激光职业人员健康监督的受检对象：在无适当防护措施条件下，从事激光器研制、生产、试验、使用的人员。只参与少数几次短期试验的人员，通常不需进行健康监督。可能受到某些激光设备，如车载或机载测距机、目标指示器、照明器等辐射危害的操作人员。3 类以上激光器常规使用和维修人员。

（2）检查周期：刚从事激光工作时进行一次较系统检查，检查结果详细记录，建立健康档案，并特此作为原始材料，便于与以后各次检查结果对比。从事激光工作期间，每两年或每一年，结合本单位常规查体，进行一次以眼和皮肤为主的例行检查。离开激光工作岗位时，再进行一次鉴定性检查。

在工作过程中怀疑或已证明眼或皮肤受到激光有害照射时，立刻（照后 24h 以内）进行所需检查，确定是否损伤，以便及时采取治疗措施。若已确诊属于事故损伤，则必须立即报告和救治，并对事故原因进行分析，必要时对危害控制和安全防护措施进行改进。

（六）安全防护教育

激光的安全防护对于从事激光工作和有可能受激光辐射的所有人员都十分重要，缺乏安全防护知识往往容易造成激光伤害事故的发生，因而有必要加强激光安全防护教育。

1. 教育内容　凡接触激光的人员应接受安全防护知识的教育，了解激光的危害、控制和防护措施；消除无根据的担忧，并引起思想上的足够重视，教育内容应包括：

（1）激光技术基本知识。

（2）激光辐射对人员健康的危害。

（3）激光器危害评价及控制方法。

（4）激光对眼和皮肤的照射限值的要求及其意义。

（5）安全防护测量基本方法。

2. 培训方式　为保证各项激光防护措施的落实，需要加强安全防护方面的培训工作，使操作人员了解激光对人体的危害，能正确使用激光设备，进行安全操作，并增强自我防护意识；使设计人员在工程设计中考虑有关设计要求；使管理人员和职业安全卫生监察人员对激光危害和预防措施有进一步了解。此外，有关部门还应加大对激光安全防护的宣传力度，在有关杂志上开辟专栏，介绍国内外先进经验，开办有关知识讲座；不定期地召开全国或全军性的学术会议，进行专题学术交流等。

3. 贯彻安全防护标准　目前，我国的激光安全防护系列国家标准和国家军用标准已颁布实施，这些标准是为了严格激光产品的安全性能，保护从事激光工作人员健康而制订的，其性质属强制执行的标准。这些标准的实施有利于国家和军队的监察人员从技术上进行监督和检查，有利于企业和研究部门进行管理，也有利于操作人员进行安全操作。我们要把宣传贯彻标准内容的工作纳入军用激光器研制、生产、使用的全过程，把安全性能作为激光产品质量的重要特征来抓，将激光的安全操作列入本单位安全管理，使标准落到实处，真正发挥标准的自身效能。而且，加强标准的宣传贯彻还必须与激光安全防护知识的普及教育相结合，以此提高从事激光工作人员和管理人员的知识水平与技术水平。

（李志刚）

第六章

中枢神经系统肿瘤的光动力疗法

第一节　概述

中枢神经系统肿瘤的生物学特性是浸润性生长，加之好发于脑重要的功能区或其附近，因而手术难以将肿瘤全部切除，放、化疗虽可一定程度地杀伤肿瘤细胞，但同时损伤正常脑组织，导致严重的不良反应，其治疗效果难以令人满意。光动力疗法作为实现中枢神经系统恶性肿瘤靶向治疗的新方法，正在被广泛研究。

中枢神经系统肿瘤分为原发性和继发性两大类，其年发病率在我国为4～9/10万。在成人中，中枢神经系统恶性肿瘤约占全身恶性肿瘤的1.5%，居全身各恶性肿瘤的第11位，发病率随年龄段不同而不同。中枢神经系统肿瘤发病率的第一个峰值在4岁以内，继而在15～20岁时发病率下降，65～79岁时发病率再次稳步上升，达到平台期。

病因尚未完全清楚，虽然中枢神经系统肿瘤的流行病学调查提供了一些线索，但对环境及职业在肿瘤形成中所起的作用尚未明确。近年来通过细胞分子遗传学的研究发现，肿瘤细胞的染色体上有一个或多个结构或功能不正常的基因存在，称为癌基因。带有癌基因的人并不都发生肿瘤，而需要经过反复多次小的演变才能发病。各种诱因包括损伤、射线、化学物、病毒等是常被怀疑的致病因素。

虽然人类中枢神经系统肿瘤与病毒的直接关系尚未确认，但是原发性中枢神经系统淋巴瘤的患者，EB病毒的感染率较高，且在瘤体中发现EB病毒。虽然某些化学制剂可以诱发啮齿类动物发生脑肿瘤，但这些化学制剂往往涉及少数职业。

有的研究表明曾经接受头癣放射线治疗的儿童的脑膜瘤发病率较高。总之，颅内肿瘤的诱因中，损伤、射线、化学物、病毒等是最可疑的因素。

（张喜峰）

第二节　病理

1. 神经上皮组织的肿瘤　包括各级星形细胞瘤、少突神经胶质瘤、室管腔及脉络丛肿瘤、松果体细胞瘤、神经元肿瘤及未分化的原始细胞瘤（如多形性胶质母细胞瘤、髓母细胞瘤、髓上皮瘤、原始极性胶质母细胞瘤等）。

2. 神经鞘膜细胞肿瘤　包括神经鞘瘤、未分化神经鞘瘤、神经纤维瘤和恶性神经纤维瘤等。

3. 脑膜及其有关组织的肿瘤　包括各种脑膜瘤、脑膜肉瘤、黄色瘤、原发性黑瘤等。

4. 颅内原发恶性淋巴瘤　包括网状细胞肉瘤、小胶质间瘤、中枢神经的原发性淋巴瘤等。

5. 血管组织的肿瘤　包括血管网状细胞瘤、巨齿细胞肉瘤（Monster cell sarcoma）等。

6. 胚胎细胞瘤　包括生殖细胞瘤、胚胎瘤、内胚窦瘤、绒毛膜癌、畸胎瘤等。

7. 先天性肿瘤　包括颅咽管瘤、上皮样及皮样瘤、第十脑室黏液囊肿、肠源性囊肿、脂肪瘤、神经错构瘤等。

8. 脑下全体前叶的肿瘤　按瘤的内分泌特性进行命名，有催乳素瘤、生长激素瘤、促皮质素瘤、促甲状腺素瘤、促性腺激素瘤及混合性腺瘤等。

9. 邻近组织的肿瘤　包括颈静脉球瘤、软骨及软骨肉瘤等。

10. 转移瘤　由身体他处转移入颅的继发性肿瘤。

11. 未能分类的肿瘤。

（张喜峰）

第三节　临床表现

一、临床表现

1. 颅内压增高的症状　有逐渐加剧的间歇性头痛，活动时加重。剧烈时可伴有呕吐，常呈喷射性，严重者不能进食。食后呕吐、视盘水肿为客观体征；还可引起两眼展神经麻痹、复视、视力减退、头晕、意识障碍等。

2. 局灶性症状　取决于肿瘤所在的部位，可呈现各种各样的疾状及综合征。①区肿瘤：偏瘫、失语、偏感觉障碍；②额叶肿瘤：主要为精神症状；③顶叶肿瘤：感觉障碍为主；④额叶肿瘤：偏瘫、失语、癫痫发作等；⑤枕叶肿瘤：幻视、偏盲、失读等；⑥岛叶肿瘤：内服反应为主；⑦垂体肿瘤；以进行性痴呆为特征；⑧第二脑室肿瘤：主要表现为间歇性颅内压增高的疾状，⑨第四脑室肿瘤；症状不明显，早期以呕吐为主；⑩侧脑室肿瘤：症状不明显，常以颅内压增高为主要表现；⑪丘脑肿瘤：症状隐蔽，以颅内压增高症状为主；⑫基底节区肿瘤：主要为主观上的感觉障碍；⑬脑干肿瘤：特点是出现交叉性麻痹；⑭小脑肿瘤：肢体运动协调障碍为主；⑮较内及鞍上区肿瘤：内分泌失调、偏盲等。

二、转移途径

1. 种植性转移　脱落细胞被脑脊液带至远处或沉积于脑室壁或脑池内，以后发展为转移灶。

2. 颅外转移　少见，主要的转移部位为肺与胸膜。

三、辅助检查

1. 计算机断层扫描术（CT）　各种颅内肿瘤可产生不同的 X 线衰减度，从而在图像上出现不同密度的病灶区，增强 CT 更利于脑肿瘤的定位诊断。

2. 磁共振成像术（MRI） 能显示人体组织的解剖图像及组织生化方面的改变，因而比 CT 能提供更多有关病变的信息。

3. 其他 包括脑电图检查、神经放射学检查、放射性核素脑扫描等。自 CT 及 MRI 应用于临床以来，除脑血管造影外，其他的造影检查已很少应用。近年来开展的正电子发射断层扫描技术（PET）在颅内肿瘤的诊断中也起到了重要作用。

（孙秋实）

第四节 常规治疗方法

1. 手术治疗 手术切除肿瘤是本病最基本治疗方案，由于显微外科技术的发展已使手术的适应证范围有所扩大，手术的残瘤率有所减少，全切除病变例数不断提高。部分病例由于涉及重要结构或位于特殊部位，无法进行手术切除，可以采用姑息性手术，以暂时缓解增高的颅内压，利于其他辅助性治疗的进行。

2. 放射治疗 适用于各种中枢神经系统肿瘤的治疗，放射剂量可达到 50～60Gy。加用化学药物等放射增效剂、高压氧治疗从热疗等能增强放疗的作用。

3. 化学治疗 目前认为对中枢神经系统肿瘤有效的化疗药物包括：①亚硝基类药物：卡莫司汀（BCNU）、司莫司汀（MeCCNU）；②鬼臼噻吩甙（VM26）；③丙卡巴肼（PCB）；④其他：羧基脲（Hu）、顺铂（DDP）等。近年来主张的是联合化疗方案，并配合其他疗法联用。

4. 生物治疗 近年来随着细胞生物学、分子生物学等生物工程技术的发展，建立了手术、放疗及化疗以外的肿瘤第四代治疗方式，即肿瘤的生物治疗。干扰素相继在临床单独或联合应用，格列卫等小分子靶向治疗药物应用于治疗脑胶质瘤，为中枢神经系统肿瘤治疗开辟了新的领域。

（张 翼）

第五节 光动力疗法

一、适应证

1. 手术切除后的辅助治疗。
2. 经手术或放射治疗无效或复发者。
3. 颅内特殊部位肿瘤的治疗。
4. 与放疗、化疗等手段联合应用。

二、禁忌证

1. 患者无手术适应证者。
2. 严重的凝血机制障碍。
3. 有重要器官功能严重障碍者。
4. 预计生存期少于 2 个月。

5. 伴全身急性感染或其他系统严重疾病者。

三、光源和照射方式的选择

PDT治疗脑胶质瘤常用的激光器有：金蒸气脉冲激光（波长627.8nm、脉宽50ns，频率10~14kHz、平均功率400mW、峰值功率750W），氨离子泵浦染料激光（波长625~635nm，功率300~500mW），氦-氖连续激光（波长632.8nm，功率400mw），半导体激光等。氦-氖激光具有价格便宜、结构简单、功率输出稳定、操作方便、治疗时间不受限制及对操作者无损害等优点，且热效应低、用于脑胶质瘤的PDT治疗可选择性杀伤肿瘤细胞，而且不损伤正常细胞。在国外的主要PDT临床研究中心，一直把氨激光泵浦染料激光系统作为PDT的配套光源。这种光源具有输出稳定、精度高、穿透力强的优点，但需要三相电和水冷却，体积大、重量大、耗电大、使用不便、维护不便。半导体激光作为近年来新兴的PDT治疗光源，电光转换率高（约30%），波长范围在600~800nm，携带方便，使用简便，寿命长，有取代传统激光的趋势。照光剂量（能量密度）一般在300J/cm^{2}左右；照光间隔时间4~24h（各家报道不一）；照光方式有表面直接照射、组织间照射、加光弥散剂照射等形式。应用的第一代光敏剂主要有血卟啉衍生物［hematoporphyrinderⅣatⅣe，HpDⅡ（Photo frinⅡ）］等。近年来已有多种第二代光敏剂问世并进入临床试验，包括5-氨基酮戊酸（ALA）、间四经基苯二氢叶吩（mTllPC）、初叶琳锡（snEtz）、酞箐类化合物、苯叶Dk衍生物（BPD）、血卟啉单甲醚（HMME），以及叶绿素降解产物衍生物，包括e5-C15单甲醚（CMME）、焦脱镁叶绿酸-2-脱氧葡萄糖胺（Pyro-2DG）等。其中ALA问世较早，相关研究也较广泛。该物质可口服，在体内转化为光反应性原叶啉衍生物（pPlX）。实验表明ALA对胶质瘤细胞有一定选择性，而对周围正常组织和水肿区作用甚微，所产生的细胞毒作用主要依赖于ALA的浓度和光照强度，其他细胞因子对其作用过程影响甚小。也有研究表明ALA-PDT可明显抑制肿瘤生长，且低剂量光照组比高剂量光照组有效。ALA的脂性衍生物比ALA更容易进入肿瘤细胞，作用效率也更高。

动物实验提示它的作用时间在15min~8h之间，激发波长为630nm，适宜于术中或术后的辅助性治疗；相比之下mTHPc的作用时间在36h~7d，激发波长为652nm，因此有足够的时间来重复、广泛地照射，可能更适宜于胶质瘤的单纯PDT治疗。二氢双二羟苯基叶啉（SIM01）结构上与mTHPC相似，产生的光敏反应比mTHyc强．作用时间6~12h，因此使用比mTHPc方便。BPD在脑肿瘤中的肿瘤/正常组织浓度之比达12：1。吸收峰位于3~5h，与LED光源配合使用可用于儿童后颅窝恶性肿瘤的治疗。临床试验证明了第二代光敏剂的低光毒性。三苯氧胺可增强HpD在胶质瘤组织中的杀伤作用，而对正常组织则无任何影响。脂质体包裹的光敏素对雄性的Fisher大鼠9L神经胶质瘤的疗效增加。脂质体包裹的光敏素较普通光敏素对U87人脑胶质瘤的作用更强。

五、光动力治疗前准备

详见第五章第二节。

六、光动力治疗过程

1. 术中进行光动力治疗　估算需要光动力照射的瘤床面积，然后根据瘤腔和瘤床的形状，选择不同类型的光纤（球形光纤或柱状光纤）进行激光照射，照光剂量：200J/cm^2，注意光纤头与瘤床距离不少于1cm，光纤应适当固定；间断用生理盐水冲洗瘤腔，较小面积的瘤床可用一个光斑来完成，较大面积瘤床采用多光斑照射，照光完毕后常规关颅。

2. 立体定向光动力治疗　手术可在局麻下进行，采用立体定向仪，先安装定向框架后行CT扫描，选定好肿瘤靶点层面，并计算肿瘤体积，在计算盘上测出X、Y、Z三维坐标数值，然后局麻，钻孔，穿刺靶点，根据肿瘤大小，选择相应长度的柱状端光纤进行组织间照射，照光剂量为200J/cm^2。

七、并发症及处理

1. 光过敏　光过敏是光动力治疗的共同并发症，患者不遵医嘱，光动力治疗后的4周时间内私自外出暴露于太阳光下，即可发生严重的光过敏现象。暴露于阳光下的皮肤明显红肿，部分人有皮肤瘙痒的感觉，持续时间为5～10d。光过敏的处理可按普通药物过敏来处理，一般给予抗组胺剂、葡萄糖酸钙和激素都可改善症状，5～7d可恢复正常。光过敏的预防关键在于不要过早地暴露于阳光下。

2. 一过性脑水肿或脑水肿加重　最常见的并发症，若处理不及时，可出现脑疝等严重并发症。经脱水治疗处理后大多数能减轻或缓解，必要时可以开颅减压。

3. 神经系统后退症　单眼失明和部分视野缺损；出现肢体活动障碍或加重等。部分病例可以自动逐渐减轻或缓解。

（张　翼）

第六节　光动力疗法的研究进展

一、基础研究进展

应用胶质瘤小鼠模型进行FDT治疗研究发现，照射后肿瘤表面颜色迅速加深，第2d开始发黑，第3d出现结痂，第5d完全结痂，以后瘤组织逐步脱落。

镜下可见瘤细胞坏死和凋亡。有证据显示脑胶质瘤细胞较其他肿瘤细胞对PDT更敏感。因为正常脑组织的血脑屏障作用可减少光敏剂的进入，而肿瘤组织的血脑屏障不健全，不能阻止大分子光敏剂进入，因而胶质瘤细胞具有高度摄取光敏剂的能力，使光敏剂在肿瘤组织内进一步积累。研究测定，在多形性胶质母细胞瘤内，肿瘤组织与正常组织内光敏剂浓度之比为30∶1，在间变性星形细胞瘤内为12∶1，星形细胞瘤内为8∶1。这为PDT选择性杀伤肿瘤细胞奠定了基础。研究证明光敏剂血卟啉衍生物选择性地存留于不同分级的脑胶质瘤。脑胶质瘤的级别和肿瘤的HpD的水平呈正相关。HpD的水平在较多形性脑胶质细胞瘤中最高，在中级多形性脑胶质细胞瘤中次高，在低级星形细胞瘤中最低。

硼酸盐类卟啉（boronated Porphyin，BOPP）能杀伤体外培养的C6大鼠神经胶质瘤细胞株和选择性杀伤体内c6细胞株植入的wistar鼠的肿瘤细胞。schmidt等在对小鼠胞胶质瘤模型的研究中发现，肿瘤组织的BPD摄取量较正常脑组织高很多。以苯-卟啉衍生物（BPD）为光敏剂的PDT能抑制狗脑胶质瘤和体外入胶质瘤细胞株的生长。

表皮生长因子对光毒性也有影响，有三种脑胶质瘤细胞株（C6，T98G，U87MG）表达表皮生长因子受体；在细胞株中加入 EGF 后，光毒性反应明显降低。

肿瘤细胞内高浓度的谷胱甘肽可能降低 PDT 选择性杀伤肿瘤的能力。布替诺林（BSO）能降低细胞的谷胱甘肽，和 PDT 合用能增加脑胶质瘤 u87 和 u251 细胞株的杀伤率。C6 大鼠神经胶质瘤细胞中，甲氨蝶呤（MTX）和光敏素—PDT 的组合治疗较单一治疗更有效。

以色列学者发现以一种合成的细菌脱镁叶绿素为光敏剂的局部 PDT 能有效地根除大鼠的 C6 脑胶质瘤。另外，局部 PDT 对原发病灶的治疗有利于对远外转移的治疗效果，同时对多发病灶显示了全身性的治疗作用，能够减少腹股沟和肺的远处转移；其机制可能为先天性免疫。

我国的凌峰率先在动物实验基础上，进行 17 例脑肿瘤的 PDT，包括胶质瘤 11 例、转移癌 4 例、髓母细胞瘤 1 例、脑膜胶质混合瘤 l 例。近期效果尚可，但无对照、随访和统计报告。他们还通过小鼠脑胶质瘤的实验，提出脑胶质瘤 PDT 治疗于注射 HpD 后 2 ~4h 照光为最佳时机。

研究表明，PDT 对脑胶质瘤的作用机制可能与照射局部的血管损伤、阻塞、炎症反应、细胞因子的释放等因素有关。HpD - PDT 使人脑胶质瘤细胞株（u - 87MG）的细胞内钙离子浓度增加，可能是激活了钙通道的作用。Deininger 等人的研究表明，以竹红菌甲素为光敏素的光动力治疗能使神经胶质瘤细胞株分泌多种抗血管生成因子。GuPta 等人的研究表明，HpD—PDT 能促进携带野生型 P53 的人神经胶质瘤细胞株凋亡。

二、临床应用进展

PDT 已有广泛的实验室研究，并在临床上应用。Perria 等人早在 1998 年就报道称以血卟啉为光敏剂的 PDT 对 8 例已经过手术和放化疗后的恶性颅内肿瘤患者的治疗，结果使脑胶质瘤患者获得长期生存。此后国内外多个机构研究了 PDT 用于脑胶质瘤的治疗。Powers 等人报道对多形性成胶质细胞瘤效果好，但激光穿透力短，无法照射侵袭人正常脑组织的肿瘤。虽然大量Ⅰ期和Ⅱ期临床实验设计的差异导致无法统一评价 PDT 的治疗效果，但有一点明确的是，在手术后行 1 次 PDT 治疗患者的中位生存期明显延长。Madsen 等人研究了以 5 - ALA 为光敏剂 PDT 反复治疗脑胶质瘤的病例，发现无耐药性，而且低剂量激光照射较高剂量的更有效。Yang 等采用多谱荧光影像系统，通过 HpI - PDT 可在术中发现残留的肿瘤组织。Stummer 等在治疗 52 名成纤维胶质母细胞瘤患者时采用术前服用 ALA，术中根据荧光显影指导手术切除，取得了良好的治疗效果（63% 治愈）。

研究表明，低剂量的 HpD（2. 5g/kg）比高剂量组（5. 08/kg）更能抑制胶质瘤细胞的侵蚀性。治疗时间与光敏剂吸收光能力和光传递能量给氧的效力有关，Madsen 等建议使用留置的球状光纤探头在术后给予规律的 FDT（每周 1 次），每次的照射剂量不超过 10mW/cm^2，这样可获得更佳的治疗效果。经研究，光照剂量增加并不能取得更好的治疗效果，反而会增加神经损害的发生，这可能是因光照剂量过高导致神经组织坏死增加而抑制内源性神经生长因子分泌所致。除了光敏剂剂量和光照剂量外，治疗时机的选择也很重要。目前国内外普遍主张注射 HpD 后 4h 是光照的最佳时机。但对于其他光敏剂的最佳光照时机与光照方法的意见尚有分歧。

多伦多的神经外科医师 Mutter 和墨尔本的 Kaye 在脑肿瘤的 PDT 治疗上经验最为丰富。Muller 和 wilson 报告 PDT 治疗脑肿瘤 50 例，包括 45 例胶质瘤和 5 例实体转移瘤，有 12 例患者治疗后CT检查达到治愈或接近治愈、这些患者的中位生存期为1～17个月，一年生存率62%，二年生存率38%。为改进照光条件，他们研制了专门的照光装置，这种装置系统具有高分辨率、多谱的荧光成像、操作视野大、可以远距离操作的特点。另外，还应用了光弥散剂。后来，为克服手术中长时间照光的困难，他们采用了分割照射法，即在手术中做空腔内初步照射后，通过手术切口在残腔内留置光纤，术后3d内通过光纤分期对残腔充分照射，已经治疗5个患者，效果较满意。他们还测定了肿瘤的光穿透深度达2.9mm，而正常脑组织仅1mm，实际上肿瘤组织坏死深度达到光穿透深度的3～5倍。在恶性脑胶质瘤手术切除后，特别是在星形成胶质细胞瘤和多形性成胶质细胞瘤手术中同时行PDT治疗，能取得显著的效果。Kaye等报道的120例PDT治疗病例中，开始选择胶质母细胞瘤（glioblastoma，GBM）患者治疗，后来选择一些低级别胶质瘤，其中包括观察光敏剂的效果。38例GBM患者平均生存为24个月，50%患者生存2年以上；40例复发性GBM平均生存9个月，而对照组平均生存8个月，平均生存期相对延长。Popovic和Lilge也有相关报道，但病例数不多。

我国朱树干等用PDT辅助手术治疗30例脑胶质瘤，与同期单纯手术对照组相比，随诊后经统计学分析表明，治疗效果明显优于单纯手术组，且未出现新的并发症。两个多中心Ⅲ期临床试验4年前已在美国和加拿大两国开展。其一随机对照试验在两个大学进行，主要研究对象为初治患者，尝试了解是否PDT加入标准治疗（最大可能的肿瘤外科切除术后放射治疗，某些情况下加用化疗）之后能延长生存时间。另一项试验主要在四个中心进行，主要研究既往有手术或病理活检病史并经放疗失败后的患者，了解激光剂量的高低与生存率的关系。目前，在临床试验中PDT通常作为手术后的一种辅助疗法，并且正进行与立体定向技术相结合的研究。临床研究中多用手术结合瘤床PDT，HpD术前静脉给药或瘤床涂抹，在动物实验和临床试验中效果均明显优于单纯手术治疗，延长了生存期，降低了复发率。

三、问题与展望

虽然对胶质瘤PDT的研究取得了一些进展，但还存在许多有待解决的问题：①颅骨骨面凹凸不平使照射光的折射不规则；加上颅骨质地致密，透光性差，造成光照效率低下。②激光穿透力有限，肿瘤体积越大，PDT治疗的效果就越差；即使增加光敏剂剂量和光照强度都没有明显的增效作用。因而迄今为止，国内外许多对胶质瘤PDT的研究主要还在动物实验阶段，甚至有的还限于离体的胶质瘤细胞株，因临床试验的光敏剂多采用HPD，且所得结论差异很大。种类繁多的二代光敏剂虽然具有很多优点，但离大规模临床应用尚有待时日。③病例选择很不统一，各种情况和条件相差悬殊，实验设计不同，治疗中所采用的光敏剂种类、剂量、用药方法和途径、光源的类型、照光的条件（加功率密度、能量密度、照光剂量以及照光间隔时间）不一，疗效判断的标准不一致，随诊时间有长有短，许多材料可比性差，无法得出有意义的结论。

总的来说，虽然因为诸多因素的限制，得出的研究结论不完全一致，但多数研究认为疗效是肯定的，其危险性是可以接受的。相信在总结经验的基础上，改进技术和器械设备后，疗效可望得到提高，而治疗中掌握好照光是治疗成功的关键。

（胡其艳）

第七章

头颈部恶性肿瘤的光动力疗法

第一节　概述

头颈部恶性肿瘤是指颅底到锁骨上、颈椎前的所有恶性肿瘤，包括头面部软组织、耳鼻咽喉、口腔、涎腺、颈部软组织及甲状腺等部位的恶性肿瘤，一般不包括颅内、颈椎及眼内恶性肿瘤。头颈部恶性肿瘤的治疗主要是保持功能及审美方面的问题。另外，头颈部恶性肿瘤治疗后局部容易复发，且局部复发后治疗的成功率极低，大多数复发的患者病情发展迅速并很痛苦。在过去的10年里化疗及放疗有了很大的发展。许多新技术、新方法得以应用特别是PDT在头颈部恶性肿瘤治疗中成功地运用，给头颈部恶性肿瘤的治疗带来了新的希望。

头颈部恶性肿瘤占全身恶性肿瘤的19.9%～30.2%，一般欧美相对少见，占所有癌症的10%以下。在美国约占每年新发生肿瘤的5%，统计数字以喉癌占首位。鼻咽癌和下咽癌在中国香港、南部省份特别多见，口腔癌和舌底癌则好发于印度孟买。鼻咽癌是我国常见的恶性肿瘤之一，在高发区广东省鼻咽癌占恶性肿瘤的31.77%，年平均死亡率居全省恶性肿瘤死亡中的第3位。头颈部恶性肿瘤治愈率为40%～70%，以甲状腺癌、腮腺癌、喉癌等疗效较好，下咽癌、口咽癌最差。头颈部恶性肿瘤即使有颈淋巴结转移，经颈淋巴结扩大清扫术后，5年生存率仍可在30%以上。

头颈部恶性肿瘤的病因复杂多样，研究表明可能与下列因素有关：①EB病毒的感染与鼻咽癌呈正相关的关系，鼻咽癌高发区EB病毒不仅感染面广，而且在患者很小年龄就被感染；②环境与饮食，长期嗜好抽烟饮酒，或是在东南亚国家和地区的嚼槟榔等习惯，患病的危险性增大；③遗传因素：鼻咽癌患者有种族及家族聚集现象；④口腔卫生差，长期异物刺激，⑤营养不良，与维生素A的缺乏或是微量元素摄入减少有一定的关系，流行病学统计显示多吃含类胡萝卜素的水果和蔬菜能防止头颈癌的发生；⑥黏膜白斑与红斑等癌前期病变；⑦暴露于各种致癌的化学药物或是放射线等；⑧性激素，可能在喉癌的发生和发展中占一定地位。

（胡其艳）

第二节 病理

头颈部解剖复杂，各类器官密集，其组织病理类型很多，但最常见的是鳞状上皮细胞癌，其次为各类腺癌，还有少见肿瘤：软组织肉瘤、淋巴肉瘤、横纹肌肉瘤、纤维肉瘤、恶性黑色素瘤、恶性淋巴瘤和转移瘤等。

头颈部恶性肿瘤患者根据病变位置不同，临床表现也各不相同。多数患者未能早期发现，主要是脚为忽视早期症状或是初诊医生的误诊。

（张 翼）

第三节 临床表现

一、症状与体征

1. 口腔恶性肿瘤　主要表现为口腔疼痛、斑块，口腔或颈部肿块、溃疡。晚期可侵犯皮肤、皮下组织，伴有口腔皮肤瘘、进食困难、语言不清，流涎等。

2. 口咽恶性肿瘤　吞咽疼痛、言语困难、声音变化，偶有气道堵塞，甚至出现急性呼吸道堵塞。

3. 下咽恶性肿瘤　可通过迷走神经耳部支引起耳痛。晚期肿瘤患者可能出现急性气道堵塞、严重言语困难、体重下降、面部皮肤、颈部皮肤受损，偶见下颅骨受损伴有牙齿松动。

4. 鼻咽恶性肿瘤　颈部淋巴结肿和回缩性血涕是特征性表现，合并有耳鸣、听力减退、耳内闭塞感、头痛、面麻、复视等表现。

5. 鼻腔与鼻窦恶性肿瘤　易误诊为鼻窦炎或过敏性鼻炎。主要有颧骨隆起、复视、耳鸣、头痛及颈部肿块等。

6. 喉恶性肿瘤　早期可有喉部异物感、声嘶，晚期可行咳嗽、出血、喉鸣和呼吸困难。

二、转移途径

主要是局部扩散和浸润，随后发生依原发灶部位有规律的区域淋巴结转移。晚期可以通过血行转移至骨、肺、肝等部位。

三、辅助检查

1. 肿瘤标志物　包括正 B－IgA、EB－IgAG、TPS、SCCA、CEA、CAl99、CA242 等。

2. 物理检查　①CT：可确定病灶大小、淋巴结和周围血管侵犯情况，判断患者所处的病期，为进行治疗提供信息。②MRI：检查腮腺深叶、咽旁区肿瘤和颅底肿瘤，作为 CT 检查的有益补充。③超声检查：费用低、方便，但准确性受到操作者的技术、病灶部位等因素的限制。④根据病灶的部位行间接喉镜、纤维光学可弯曲望远镜、纤维喉镜、下颌骨平片等检查。

3. 病理活检术　头颈部通常应用的活检术有：冲击活检、切开活检、切除活检、刮除活检、细针穿刺活检、粗针穿刺活检。细针穿刺活检提供细胞学诊断材料，其他方法提供组织学诊断材料。切开活检适用于皮肤、软组织包块，冷冻切片是在全麻下取检用。所有的头颈部肿块都普遍使用细针穿刺来检查。细针穿刺对于颈部淋巴结、甲状腺肿瘤、唾液腺肿瘤的诊断特别有用。咽喉部活检多在麻醉后内镜下进行，可行直接喉镜和食管镜等。

四、临床分期

头颈部恶性肿瘤 TNM 分类分期 2002 年国际抗癌联盟（UICC）第 6 版和美国癌症联合会（AJCC）第 5 版公布了新修订的肺癌国际 TNM 分期和临床分期标准

（一）唇癌及口腔癌

本分类适用于唇红部和口腔黏膜癌以及小唾液腺癌。须经病理证实。评价 TNM 可借助于体格检查和影像学检查。

1. 解剖分区

（1）唇：①上唇，唇红表面；②下唇，唇红表面；③口角。

（2）口腔：①颊黏膜（上下唇内侧黏膜表面；颊黏膜表面；磨牙后区；上下龈颊沟）；②上牙槽牙龈；③下牙槽牙龈；④硬腭；⑤舌［轮廓状乳头前的舌背部和舌侧缘（舌前 2/3）；舌腹部］；⑥口底。

2. TNM 临床分类

T：原发肿瘤

Tx　原发肿瘤不能评估

T0　原发灶隐匿

Tis　原位癌

T1　肿瘤最大直径≤2cm

T2　肿瘤最大直径 >2cm，≤4cm

T3　肿瘤最大直径 >4cm

T4a（唇）　肿瘤侵透骨皮质，侵及下齿槽神经、口底、面部皮肤（颏或鼻）

T4a（口腔）　肿瘤侵透骨皮质、侵及非固有舌肌深层（颏舌肌，舌骨舌肌、腭舌肌、茎突舌骨肌）、上颌窦或面部皮肤

T4b（唇及口腔）　肿瘤侵及咀嚼肌间隙、翼板，或颅底和/或颈内动脉区域淋巴结（颈部）

Nx　不能评估有无区域性淋巴结转移

N0　无区域性淋巴结转移

N1　同侧单个淋巴结转移，直径≤3cm

N2　同侧单个淋巴结转移，直径 >3cm，但≤6cm；或同侧多个淋巴结转移，但其中最大直径 <6cm，或双侧或对侧淋巴结转移，其中最大直径≤6cm

N2a　同侧单个淋巴结转移，直径 >3cm，但≤6cm

N2b　同侧多个淋巴结转移，其中最大直径≤6cm

N2c　双侧或对侧淋巴结转移，其中最大直径≤6cm

N3　转移淋巴结最大直径 >6cm

注：中线淋巴结肿大作为同侧转移考虑。

M：全身转移

Mx　不能评估有无远处转移

M0　无远处转移

M1　有远处转移（应同时注明转移部位）＊头颈肿瘤的N及M分级，除特别指出外，其余部位相同，以下不重复

3. pTNM病理分类　pT，pN，pM分类与T，N，M分类相应一致。

临床分期（适用于：唇和口腔，口咽，下咽，喉，鼻腔，鼻窦，涎腺）

0期	Tis	N0	M0
Ⅰ期	T1	N0	M0
Ⅱ期	T2	N0	M0
Ⅲ期	T3	N0	M0
	T1，T2，T3	N1	M0
ⅣA期	T4a	N0，N1	M0
	T1，T2，T3，T4a	N2	M0
ⅣB期	任何T	N3	M0
	T4b	任何N	M0
ⅣC期	任何T	任何N	M1

（二）咽

本分类适用于癌。须经病理证实。评价TNM可借助于体格检查和影像学检查。

1. 口咽

（1）前壁（舌会厌区）：①舌根（轮廓乳头后或舌后1/3）；②会厌谷。

（2）侧壁：①扁桃体；②扁桃体窝及咽柱；③扁桃体沟。

（3）后壁。

（4）上壁：①软腭下面；②悬雍垂。

2. 鼻咽

（1）后上壁：从软硬腭交界到颅底。

（2）侧壁：包括咽隐窝。

（3）下壁：软腭上面（注：鼻后孔边缘属于鼻腔）。

3. 下咽

（1）咽食管交界（环后区）：从杓状软骨水平到环状软骨下缘，构成下咽前壁。

（2）梨状窝：从咽会皱襞到食管上口。外侧为甲状软骨，内侧为杓会皱襞、杓状软骨及环状软骨的下咽面。

（3）咽后壁：从舌骨上缘（会厌谷底）到环状软骨下缘，从一侧梨状窝到另一侧。

4. TNM 临床分类

（1）T：原发肿瘤

Tx 原发肿瘤不能估计

T0 无原发肿瘤证据

Tis 原位癌

1）鼻咽

T1 肿瘤限于鼻咽

T2 肿瘤延及口咽软组织和/或鼻窝

T2a 无咽旁受侵

T2b 有咽旁受侵（肿瘤向侧后方浸润，穿透咽颅底筋膜）

T3 肿瘤侵及骨结构和/或鼻副窦

T4 肿瘤侵及颅内和/或颅神经，颞下窝，下咽，或眼眶

2）口咽

T1 肿瘤最大直径≤2cm

T2 肿瘤最大直径>2cm，≤4cm

T3 肿瘤直径>4cm

T4 肿瘤侵及邻近组织，如翼肌、下颌骨、硬腭、舌肌深部，喉。

T4a 肿瘤侵犯喉、舌肌深层、翼内肌、硬腭或下颌骨

T4b 肿瘤侵及翼外肌、翼板、鼻咽侧壁或颅底和/或包裹颈总动脉

3）下咽

T1 肿瘤最大直径≤2cm，限于下咽一个解剖亚区

T2 肿瘤最大直径>2cm，但≤4cm。肿瘤延及一个以上下咽解剖亚区，没有半喉固定

T3 肿瘤最大直径>4cm，或伴有半喉固定

T4a 肿瘤侵犯甲状软骨/环状软骨，舌骨，甲状腺，食管或中心区软组织（中心区软组织包括喉前带状肌和皮下脂肪）

T4b 肿瘤侵及椎前筋膜，颈总动脉或纵隔组织

（2）N：区域淋巴结

Nx 不能评估有无区域性淋巴结转移

N0 无区域性淋巴结转移

N1　单侧淋巴结转移，直径≤6cm，在锁骨上窝以上

N2　双侧淋巴结转移，直径≤6cm，在锁骨上窝以上

N3　淋巴结转：

N3a　最大直径>6cm

N3b　锁骨上窝有转移

注：中线淋巴结即为同侧淋巴结。

5. 临床分期（适用于：唇和口腔，口咽，下咽，喉，鼻腔，鼻窦，涎腺）

0 期	Tis	N0	M0
Ⅰ期	T1	N0	M0
ⅡA 期	T2a	N0	M0
ⅡB	T1 T2a T2b	N1 N1 N0，N1	M0 M0 M0
Ⅲ期	T1 T2a，T2b T3	N2 N2 N0，N1，N2	M0 M0 M0
ⅣA 期	T4	N0，N1，N2	M0
ⅣB 期	任何 T	N3	M0
ⅣC 期	任何 T	任何 N	M1

（三）喉

本分类只用于癌，应有组织学证实。可用下列方法判断 TNM 的分级：体检、影像学诊断、喉镜检查。

1. 解剖分区

（1）声门上：①舌骨上会厌（包括会厌尖，舌面，喉面）；②杓会皱襞，喉面；③杓状软骨；④舌骨下部会厌；⑤室带。

（2）声门：①声带；②前联合；③后联合。

（3）声门下。

2. TNM 临床分类

（1）原发肿瘤（T）

Tx　原发肿瘤不能估计

T0　无原发肿瘤证据

Tis　原位癌

1）声门上型

T1　肿瘤限于声门上一个亚区，声带活动正常

T2　肿瘤侵犯声门上一个亚区以上、侵犯声门或侵犯声门上区以外（如舌根黏膜、会厌谷、梨状窝内壁黏膜），无喉固定

T3　肿瘤限于喉内，声带固定，和/或下列部位受侵：环后区、会厌前间隙、声门旁间隙、和/或伴有甲状软骨局灶破坏（如：内板）

T4a　肿瘤侵透甲状软骨板和/或侵及喉外组织。如：气管，包括舌外肌在内的颈部软组织，带状肌，甲状腺，食管

T4b　肿瘤侵及椎前间隙，包裹颈总动脉，或侵及纵隔结构

2）声门型

T1　肿瘤侵犯声带（可以侵及前联合或后联合），声带活动正常

T1a　肿瘤限于一侧声带

T1b 肿瘤侵犯两侧声带

T2 肿瘤侵犯声门上或声门下，和/或声带活动受限

T3 肿瘤局限于喉内，声带固定和/或侵犯声门旁间隙，和/或伴有甲状软骨局灶破坏（如：内板）

T4a 肿瘤侵透甲状软骨板或侵及喉外组织。如：气管，包括舌外肌在内的颈部软组织，带状肌，甲状腺，食管

T4b 肿瘤侵及椎前间隙，侵及纵隔结构，或包裹颈总动脉

3）声门下型

T1 肿瘤限于声门下

T2 肿瘤侵及声带，声带活动正常或受限

T3 肿瘤限于喉内，声带固定

T4a 肿瘤侵透环状软骨或甲状软骨板，和/或侵及喉外组织。如：气管，包括舌外肌在内的颈部软组织，带状肌，甲状腺，食管

T4b 肿瘤侵及椎前间隙，侵及纵隔结构，或包裹颈总动脉

（四）鼻腔及鼻窦

本分类只用于癌，应有组织学证实。可用下列方法判断 TNM 的分级：体检、影像学诊断、喉镜检查

1. 解剖分区

（1）鼻腔：鼻中隔、鼻底、鼻侧壁、鼻前庭

（2）上颌窦

（3）筛窦

2. TNM 临床分类

（1）原发肿瘤（T）

Tx 原发肿瘤不能估计

T0 无原发肿瘤证据

Tis 原位癌

1）上颌窦

T1 肿瘤局限于鼻窦黏膜骨质没有侵蚀或破坏

T2 肿瘤侵蚀或破坏骨组织，包括硬腭和/或中鼻道。上颌窦后壁无破坏

T3 肿瘤侵及：上颌窦后壁，皮下组织，眶底或内侧壁，翼窝，筛窦

T4a 肿瘤侵犯：眶内容前部，颊部皮肤，翼板，颞下窝，筛板，蝶窦或额窦

T4b 肿瘤侵及任何以下结构：眶尖，硬脑膜，脑组织，中颅窝，上颌神经以外的其他颅神经，鼻咽，斜坡

2）鼻腔及筛窦

T1 肿瘤局限于鼻腔或筛窦一个亚区，有或无骨质侵蚀

T2 肿瘤侵及鼻腔筛窦复合体内的另一个相邻区域，伴或不伴有骨质侵蚀

T3 肿瘤侵及以下组织：眶底或眶内侧壁，上颌窦，腭，筛板

T4a 肿瘤侵犯眶内容前部，鼻部皮肤或颊部，或前颅窝局限受侵，或侵及翼板，蝶窦或额窦

T4b　肿瘤侵及任何以下结构：眶尖，硬脑膜，脑组织，中颅窝，上颌神经以外的其他颅神经，鼻咽，斜坡

（五）涎腺癌

仅适用于大涎腺（腮腺、颌下腺。舌下腺）癌，须组织病理学证实。小涎腺癌归于其附属的解剖结构。临床TNM分类评价可借助体检和影像检查。

1. TNM临床分类

T：原发肿瘤

Tx　原发肿瘤不能评估

T0　原发灶隐匿

T1　肿瘤最大直径小于或等于2cm，无腺体外侵犯

T2　肿瘤最大直径大于2cm，但不超过4cm，无腺体外侵犯

T3　肿瘤最大直径大于4cm，或伴有腺体外侵犯

T4a　肿瘤侵及皮肤，下颌骨，耳道，或面神经

T4b　肿瘤侵及颅底、翼板或包裹颈总动脉

注：腺体外侵犯指临床或肉眼可见肿瘤侵及腺体外组织，如果仅仅是显微镜下可见腺体外侵犯，分期时不计入腺体外侵犯。

（六）甲状腺

本分类只用于癌，应有组织学证实。可用下列方法判断TNM的分级：体检、影像学诊断、喉镜检查。

1. TNM临床分类

T：原发肿瘤

TX　原发部位肿瘤不能估计

T0　原发部位无肿瘤证据

T1　肿瘤局限于腺体内，最大直径小于或等于2cm

T2　肿瘤局限于腺体内，最大直径大于2cm，但不超过4cm

T3　肿瘤局限于腺体内最大直径大于4cm，或伴有腺体外少许侵犯的肿瘤，如：侵犯胸骨甲状肌或甲状腺周围软组织

T4a　肿瘤侵犯至包膜外，侵及皮下组织、喉、气管、食管、喉返神经

T4b　肿瘤侵及椎前筋膜、纵隔血管或包裹颈总动脉未分化癌均为T4

T4a　未分化癌，肿瘤限于甲状腺内，尚可外科切除

T4b　未分化癌，肿瘤已侵出包膜，外科难以切除

注：有多灶性肿瘤加用（m），如T2（m）

N：区域淋巴结区域淋巴结为颈部和上纵隔淋巴结

Nx　区域淋巴结不能估定

N0　无区域淋巴结转移

N1　有区域淋巴结转移

N1a　同侧颈淋巴结转移

N1b　双侧，中线，或对侧颈部，或纵隔淋巴结转移

远处转移（M）

Mx　远处转移不能估定

M0　没有远处转移

M1　有远处转移

2. 组织病理学类型　主要分为四大类：乳头状癌（包括有滤泡病变），滤泡癌（包括 Hürthle 细胞癌），髓样癌，未分化癌

3. 临床分期　对不同组织类型的甲状腺癌分别予以分期。

（1）甲状腺乳头状腺癌或滤泡状腺癌分期（45 岁以下）

Ⅰ期　任何 T 任何 NM0

Ⅱ期　任何 T 任何 NM1

（2）甲状腺乳头状腺癌或滤泡状腺癌（45 岁以上）和髓样癌（任何年龄）

Ⅰ期	T1	N0	M0
Ⅱ期	T2	N0	M0
Ⅲ期	T3	N0	M0
	T1 – 3	N1a	M0
ⅣA 期	T1 – 3	N1b	M0
	T4a	N0，N1	M0
ⅣB 期	T4b	任何 N	M0
ⅣC 期	任何 T	任何 N	M1

（3）未分化癌（全部归Ⅳ期）

ⅣA 期 T4a　任何 NM0

ⅣB 期 T4b　任何 NM0

ⅣC 期任何 T　任何 NM1

（张　翼）

第四节　常规治疗手段

头颈部恶性肿瘤治疗需要详细的疾病分期评价及多学科合作。治疗方法包括外科手术、放射治疗、化学治疗、光动力治疗和生物治疗等。既往头颈部恶性肿瘤治疗的主要手段是外科手术和放射治疗。近年来随着多种新的化学药物的研制成功，头颈肿瘤的化疗疗效已得到极大提高，现已发现许多有效的化疗药物，包括铂类、5 – 氟尿嘧啶、紫杉醇和吉西他滨等。生物治疗的飞速发展，也给头颈部恶性肿瘤的治疗带来了新的希望，例如小分子靶向药物易瑞沙及单克隆抗体 Avastin 的应用均取得了很好的临床疗效。

（孙秋实）

第五节　光动力疗法

一、适应证

1. 浅表的病变，影响美容或是区域性癌变。
2. 传统治疗后复发或对治疗抵抗的Ⅲ期Ⅳ期头颈部恶性肿瘤。
3. 传统治疗的辅助性治疗。
4. 癌前病变。

二、禁忌证

1. 严重凝血机制障碍。
2. 重要器官功能严重障碍者。
3. 预计生存期少于2个月。

三、光源和照射方式的选择

主要包括表面照射和组织间照射。可选用脉冲铜蒸汽泵浦染料激光机、DIOMED630nm半导体激光机等；也可根据不同光敏剂的要求，选用其他波长的光源。先照射可见病灶后，将套管针正确地插入肿瘤部位，通入光纤进行组织间激光照射，光剂量200～400J/cm^2。治疗后套管针和光纤向后退出一定距离后再按计划进行激光照射。根据具体情况重复上述步骤，以便对整个肿瘤进行治疗。

四、光敏剂的选择

在头颈部恶性肿瘤中以HPD和Photofrin最为广泛运用。以替漠泊芬（Temoporfin，Foscan）为光敏剂的PDT治疗是治疗头颈部肿瘤的主要新技术，Yow等研究表明替漠泊芬（Temoporfin，mTHPC）的细胞毒性效应远远大于HPD，并在临床运用过程中取得了完全缓解的效果。另外，金丝桃素（Hypericin，HY）、部花青（merocyanine540，MC540）、竹红菌甲素、ALA等各类光敏剂部已被不同程度加以研究。

PSD－007、BHpD和YhpD是目前我国生产的三种主要血卟啉衍生物，它们的吸收峰均在630nm。赖金平等研究表明，这三种光敏剂对体外培养5株人鼻咽癌细胞株（CNE2、HNE1、HNE2、HNE3、HoNEl）有明显的光敏效应。其中PSD－007是新一代产品，其光敏效应相当或优于Photofrin。

五、光动力治疗前准备

应根据病灶的大小、部位以及治疗后可能出现的局部水肿的严重情况，评估光动力治疗是否会造成患者通气障碍、必要时可于治疗前行气管切开。其他准备详见第五章第二节。

六、光动力治疗过程

根据病灶情况，选择表面照射或组织间照射，详见第五章第三节。

七、光动力治疗后处理

着重强调观察患者的呼吸情况、防止息者窒息。详见第五章第四节。

八、并发症及处理

1. 光过敏详见第六章第五节。
2. 治疗部位肿胀疼痛最常见，多数不需处理，部分经对症处理后能好转。
3. 鼻塞、鼻分泌物增多和头痛多数能自动减轻或缓解，部分需对症治疗。
4. 出血少见，止血治疗能缓解。
5. 喉头水肿治疗中和治疗后应密切注意呼吸情况。应适当使用抗感染类药物及激素等以减轻反应，床边准备好气管切开术包，可随时行气管切开术。

（孙秋实）

第六节 光动力疗法的研究进展

一、基础研究进展

大量文献集中于各种光敏剂对头颈部癌细胞株的光敏作用和在动物模型上的疗效。研究表明，体外人喉癌细胞株（HEp2）对不同浓度的血卟啉 PDT 均敏感。

PDT 对 HEp2 的作用主要是通过抑制高分子的合成，造成不同程度的细胞和亚细胞结构损伤而实现。Mak 等人的研究表明，鼻咽癌细胞株 NPC/CNE－2 对两种金属卟啉的氨苯磺胺衍生物（PS6 和 PS6A）敏感。BeM 使用 ALA 作为光敏剂 PDT 治疗体外培养的鼻咽癌细胞株 HNEl，取得了很好的效果。

新加坡 Ali 等对 HY－PDT 进行了一系列基础研究。HY 对低分化（CNE2）和中等分化（TWO－1）人鼻咽癌细胞株有光敏作用。HY 主要聚集于细胞内线粒体和溶酶体。溶酶体的蛋白酶渗漏至细胞质可能与诱导凋亡相关。HY 的光敏作用增强 CD95/CD95L 表达和诱导 CD95 信号依赖的细胞凋亡：①在光照 2h 内 CD95/CD95L 表达；②PDT 治疗后 2～3h 线粒体细胞色素 c 释放入细胞质，启动因子半胱天冬酶－8 的激活，伴随着 Apaf－1、半胱天冬酶－9 和半胱天冬酶－3 激活，PARP 分裂和 DNA 断裂。另外，金丝桃素－PDT 对人鼻咽癌鼠肿瘤模型有血管损伤和直接杀伤作用。Yee 等在研究低分化人鼻咽癌细胞中也发现，二甲基酯化原卟啉Ⅸ（PME）主要的光损伤部位是线粒体，同时对溶酶体的靶向作用也增加了光毒性。Xue 等人研究结果表明，PDT 使头颈部癌细胞的 Bcl－2 癌蛋白破坏，从而诱导肿瘤细胞凋亡。

我国赖金平等研究表明 PDT 治疗通过上调细胞凋亡前基因 Bak 的表达导致鼻咽癌细胞凋亡。PDT 治疗前后测定血清可溶性 IL－2 受体（SIL－2R）和 IL－2、NK 细胞的活性。PDT 治疗后 SIL－2R 明显地下降，而 IL－2 和 NK 细胞的活性明显上调。表明 PDT 对 NPC 患者有免疫增强的作用。

二、临床应用进展

1975 年已有报道 PDT 对传统治疗无效的头颈部恶性肿瘤有效。PDT 最初主要在头颈部晚期恶性肿瘤中应用，Wile 在 1984 年报道了 HpD 治疗顽固或复发的头颈部肿瘤，迅速地取得了明显的肿瘤缓解率；但在短时间内在原治疗肿瘤的附近再次出现新的肿瘤。Kula - paditharom治疗 51 例复发或面积广泛的癌前病变，包括化疗和放疗抵抗的复发或残余病变和进展期头颈部恶性肿瘤。在 T1 原发和复发的肿瘤中 91.67% 达到完全缓解，复发率为 27.27%，鼻咽癌对 PDT 反应率较高，在全部 T1 和 T2 肿瘤中完全缓解；在软腭癌中反应性差，可能与不适当的光照分布剂量有关，PDT 对癌前期病变有 100% 的完全缓解率。Ofner 等人研究表明，Photosan 治疗既往经化疗、放疗和手术的舌腭弓、扁桃体、鼻中隔和声门癌，是对复发或老年患者避免过大范围手术以致残疾的非常有效的姑息性治疗手段。德国一项初步研究以 Foscan 为光敏剂，PDT 治疗头颈部恶性肿瘤，结果在 12 例患者中的 11 例患者产生明显的肿瘤坏死和肿瘤相关症状的改善；然而，1 例出现严重的毒副作用，主要是颈动脉的侵蚀引起出血。在进展期肿瘤，PDT 作为传统方式的辅助性治疗能增加缓解率和减轻症状。

近年研究发现，在早期头颈部恶性肿瘤的治疗中 PDT 也同样有效。Biel 等报道了以 Photofrin 为光敏剂组织间照射治疗了患喉、咽和口腔肿瘤的 107 例患者，部分 T2 或 T3 的患者结合组织间 PDT 和表面照射：全部 20 例 T1 的舌癌和口底癌患者、23 例 T1 和 T2 的喉癌随诊 40 个月取得完全缓解 113 例使用综合治疗的 T2 和 T3 患者中的 8 例，在 3 年后仍然评价为无疾病进展。Dilkes 等治疗 T1 ~ T3 的大面积头颈部鳞状上皮细胞癌。21 例患者中的 19 例取得完全缓解；在放射治疗后复发的喉癌中，25% 患者完全缓解。日本一项小规模的临床研究使用旋转光导纤维进行组织间 PDT 治疗舌鳞状上皮细胞癌，3 例患者中的两例取得了完全缓解。伦敦国家医学激光中心的 Colin Hopper 出示了一项在 6 个国家 15 个中心进行的前瞻性非随机化的Ⅱ期研究结果，研究主要在 114 例初诊的（Tis；T1 和 T2）唇鳞状上皮细胞癌、口腔癌、口咽癌和下咽癌患者中进行。Foscak - PDT 治疗后 2 年随诊时，85% 的患者取得完全缓解，另有 6% 患者在 PDT 基础上加用放化疗等其他治疗后也完全缓解。经病理活检诊断证实，59% 取得完全缓解。1 年和 2 年的生存率为 90% 和 81%。其中 23 例出现非致命性的毒副作用，只有 5 例需要治疗（2 例烧伤，1 例光过敏反应，1 例过度的组织坏死，1 例疼痛和吞咽困难加重）。12 例患者在治疗第 1 年死亡，但与 PDT 治疗无关。可见 PDT 无放疗的主要毒副作用，无手术损失，器官形态与功能可以得到保持，并且有较好的美容效果。对复发、残余和第二种肿瘤出现的治疗无耐受性。

Biel 等分析了超过 500 例 PDT 治疗的头颈部肿瘤患者，同时回顾了作者在 1990—1997 年进行了 107 例头颈部肿瘤患者的 PDT 治疗，特别着重于对 PDT 治疗后美容、长期无病生存率和并发症的统计。25 例 T15 和 T1 鳞状上皮细胞癌的声带癌患者在 PDT 治疗后得到完全缓解。迄今为止只有 1 例患者复发，79 个月随访的治愈率为 95%。29 个口腔和舌原位癌和 T1 复发鳞状上皮细胞癌患者，PDT 治疗后得到完全缓解，但 5 例患者在治疗后 70 个月随诊时发现复发。一篇综述总结了 217 例早期头颈部鳞状上皮细胞癌的 PDT 治疗，完全缓解率为 89.5%。

最常见的并发症是限制性的皮肤光敏反应，无永久性后遗症。PDT 对喉和口腔的原位癌和 T1 鳞状上皮细胞癌有效，对Ⅲ和Ⅳ期头颈部恶性肿瘤可行放疗或手术中辅助治疗，以增加治愈率。

英国学者最近进行一顶临床试验，评价复发性头颈部肿瘤的 PDT 治疗。这个试验包括 45 名患者，不适合其他治疗。患者在接受光敏剂后 4d，进行 PDT 治疗。接近 2/3 的患者在组织间照射中获益。9 名患者肿瘤完全消失，5 名在 10 ~ 60 个月后仍无瘤生存，另外 24 名患者治疗后获益，包括疼痛减轻，肿瘤缩小和出血停止。在对 PDT 有效的患者，平均生存时间为 16 个月，而无反应的患者只有 2 个月生存期。PDT 可以作为复发性头颈部恶性肿瘤的治疗手段。

2000 年 3 月第四届欧洲耳鼻咽喉科头颈外科年会报道 PDT 治疗原发口腔颌面部癌 108 例，近期临床治愈率为 87%；1 年和 2 年复发率分别为 18% 和 25%，生存率分别为 97% 和 89%。由 Tan 组织的美国、欧洲和印度 17 个医学中心参加的 PDT 研究，治疗复发或再发的口腔颌面部癌 80 例，近期临床治愈率为 58%，1 年生存率为 79%。PDT 后患者的容貌和器官功能得到很好的保护。

PDT 较传统治疗的优势在于降低远期的死亡率。放疗或手术可以作为复发或第二癌的补救性治疗。Copper 为了评价 mTHPC - PDT 对头颈部鳞状细脑癌的长期疗效，前瞻性研究了 29 例患者的 25 例 T1 ~ 2N0 的口腔和（或）口咽癌。25（86%）个病灶得到完全缓解，在 4 个复发的病灶，通过传统治疗手段取得了补救性治疗效果：无 1 例出现长期功能缺陷。

1. 口腔癌　手术和放疗是早期口腔鳞状上皮细胞癌的标准治疗手段。然而，这些治疗手段都影响功能和美容效果，对某些患者是禁忌证。此外，口腔癌复发后，再次手术或是放疗补救或复治都是困难的。Hopper 等人的一项开放性、多中心研究试验研究示 mTHPC 对早期口腔癌的疗效和安全性。结果 85%（97/114）患者取得完全缓解，85% 的有效者在 1 年仍为完全缓解，在 2 年时则为 77%。PDT 可以与其他治疗手段联合治疗。Ma 等人研究了局部和全身的 ALA - PDT 对口腔恶性肿瘤的治疗。癌前期和早期癌病灶经全身的 ALA - PDT 治疗能达到完全缓解。但在 1 例侵袭性结节性恶性病灶，只对浅表部分有效。而局部 AIA - PDT 治疗对大多数病灶无效。Poate 等人治疗 1 例浸润性软腭鳞状上皮细胞癌。PDT 后 16 个月时随诊局部达到完全缓解，无功能缺陷。Krutchkoff 等人成功运用 PDT 治疗了牙龈表皮样癌。Sieron 等治疗 8 例经手术和放疗的局部复发鳞状细胞癌或进展原发病灶的患者，12 例口腔白斑患者。第一组口服 ALA，第二组 10% ALA 局部涂搽。10 例口腔白斑患者完全缓解。只有 l 例癌性溃疡缩小。因此 PDT 可以应用于清除口腔癌前期病变和减轻咽喉晚期肿瘤。

2. 舌癌　由于舌的结构和功能都很特殊，舌癌的治疗有一定的困难。临床Ⅰ、Ⅱ期病例原发灶主要采用局部切除，颈部淋巴结密切观察，或预防性颈部淋巴结清扫术；Ⅲ、Ⅳ期病例应作舌、颌、颈根治术，术后还应补充放疗和化疗。光动力疗法仅适用于早期病例，且需对颌下、颈上深淋巴结密切观察。舌尖部的疗效好于舌根部。原位癌、微小的浸润癌 PDT 有望获得根治，国外一组（Mthpc - PDT）资料显示其治愈率可达 80%，国内一组报告 3 例早期舌癌经 PDT 治疗达 CR 者 2 例，PR 者 1 例。因舌癌局部发展迅速，早期易发生淋巴结转移，肿瘤一旦复发和转移，死亡率高，因此一般不主张单纯采用 PDT 疗法治疗舌癌。对进展期舌癌 PDT 仅作为手术治疗或放疗等其他治疗方法的辅助手段。国内一组资料报道应用 PDT 治疗 7 例舌癌，结果无一例达到完全效应，其中 SR 为 3，MR 为 2，NR 为 2，疗效一般。英国一项基础研究表明，PDT 可以下调口腔鳞状细胞癌的肿瘤侵袭促进因子如金属蛋白酶、血管内皮生长因子等，有助于预防肿瘤转移。

3. 唇癌　唇癌在头颈部肿瘤中十分常见，占口腔癌的1/4，在老年男性下唇常见。Kubler主持一项非随机Ⅱ期临床试验研究了Foscan－PDT在原发性唇癌的完全缓解率、持续时间、安全性和耐受性。25例唇鳞状上皮细胞癌的患者，96%病例经病理活检证实完全缓解；最常见的副作用是治疗部位的肿胀和疼痛；2例患者出现复发，1例患者淋巴结转移；5例患者出现光敏反应。治疗后功能保持完好，无1例出现张口或是闭口受限，美容效果较手术好。结果表明Foscan－PDT对原发灶小的原发性唇癌治疗效果好。Foscan－PDT有与放疗和手术相似的完全缓解率，而无明显的毒副作用。国内赵福运报告32例唇癌，其中上唇28例，下唇3例，均为鳞状细胞癌，经氩离子泵染料激光PDT治疗后28例获CR效应，4例获PR效应。喻森明等应用金蒸气激光PDT治疗唇癌2例，其中1例为CR，1例为PR，疗效非常满意。

4. 声带癌　Delbovo等为33例早期声带癌患者进行PDT治疗后，有效率达73%，且PDT治疗失败后可行传统治疗补救。Schweitzer等用Photofrin介导的PDT治疗口腔区域性癌变和喉鳞状上皮细胞癌，分期为T2N0M9，均为无法接受传统头颈部手术的病例。10例浅表的喉癌，既往行放疗，为避免全喉切除术行PDT后6例取得完全缓解。副作用很少，无系统毒性，保持口腔功能和发声质量，可以多次反复治疗。笔者应用Photofrin－PDT治疗5例声带癌，均获得完全缓解，疗效维持时间最长已达38个月。

5. 鼻咽癌　我国孙振全报道HpD－PDT治疗191例鼻咽癌患者，其中120例为放疗后复发，71例为放疗后残留癌。PDT后近期显效率为89.5%；随访期满5年的130例，3年和5年生存率分别为44.6%和25.4%。香港Tong等使用HpD－PDT放疗后复发的浅表鼻咽癌，在治疗6个月后使用CT或是MRI复查，均取得了明显的疗效，提示PDT可作为复发鼻咽癌性姑息性手段。Lofgren使用HpD和Photofrin－PDT治疗既往曾行放疗失败的鼻咽癌或是复发性鼻咽癌，取得了长期无病生存的效果。笔者治疗鼻咽癌放疗后复发患者12例，近期有效率达83.3%。

6. 鼻腔鼻窦肿瘤　我国江新报道了1979—1991年用光动力治疗49例晚期和复发性鼻腔鼻窦肿瘤。部分病例肿瘤面积较大，浸润较深，周边境界不清时，先用激光汽化可见肿瘤，残留部分再行光动力治疗。随访5年时14例未见复发（29.8），3年时10例未复发（21.3%），1年12例未见复发（25.5%），无效（23.4%）。

三、问题与展望

目前，PDT作为一种局部治疗手段，在头颈部恶性肿瘤的治疗中已占有了一席之地。特别在保持器官功能和美容效果方面，具有其他疗法不可比拟的优势。

在早期头颈部恶性肿瘤，PDT有望成为根治疗法。在中晚期头颈部恶性肿瘤，PDT主要作为减轻和缓解症状的一种手段，与其他治疗手段相结合，以期能提高肿瘤缓解率，提高患者的生存质量。下一步临床研究主要应行大规模、随即、双盲的临床试验，进一步验证已有临床结果的可靠性；掌握各期头颈部恶性肿瘤最佳的PDT治疗时机；PDT与其他治疗方法结合的方式和方法；改进PDT的技术，研究最适宜头颈部恶性肿瘤的光敏剂等。总之，PDT在头颈部恶性肿瘤的治疗中大有可为，但仍需深入研究。

（孙秋实）

第八章

乳腺肿瘤

第一节　乳腺纤维腺瘤

乳腺纤维腺瘤（fibroadenoma of breast）是青年女性常见的一种良性肿瘤。国外一些学者早在100多年前就开始对此病进行探讨，主要在发病率方面颇有争论。一般认为此种肿瘤含有增生的纤维组织和腺泡上皮及不典型的导管。本病进一步发展可形成叶状囊肉瘤，少数纤维腺瘤可恶变成纤维肉瘤，但恶变为癌者罕见。

一、发病率

乳腺纤维腺瘤较常见，发病率在乳腺良性肿瘤中居首位。在普查中此瘤并不少见，估计其发病率要高出乳腺癌几倍至几十倍。据报道本病在20～25岁发病率最高，年龄最小的11岁，最大的81岁。Demetrakopopulos报道，本病在成年女性中的发病率为9.3%。

二、病因

乳腺纤维腺瘤好发于青年女性，其发病机制不详。

一般认为乳腺组织对内分泌刺激的反应有关。内分泌功能不稳定，激素水平不协调，雌激素水平过高，过度刺激可诱发本病。雌激素过度刺激可导致乳腺导管上皮和间质的异常增生而形成肿瘤。王俊丽报道：女大学生乳腺纤维腺瘤患者血清皮质醇、孕激素水平较正常同龄女子明显增高，而睾酮、雌激素水平较正常同龄女子为低。这也证明激素紊乱与乳腺纤维腺瘤的发病有关。钱礼认为，其所以形成局部肿瘤的原因可能是先天性的局部解剖生理特性，即与乳腺局部组织对雌激素的敏感性有关。临床观察在妊娠期开始时小叶内腺泡、间质迅速生长，这是容易发生过度增生形成肿瘤的一个时期。原来存在的纤维腺瘤在此时也容易加快生长。妊娠中后期腺泡继续增多，间质逐渐减少，但已形成的肿瘤不会退化。动物试验证明反复注射雌激素可促使发病。这足以说明雌激素是促使发病的重要因素。

三、病理

乳腺纤维腺瘤属于良性间质与上皮的混合性瘤。如果肿瘤以腺管增生为主，纤维组织较少时称为纤维腺瘤；如果纤维组织在肿瘤中占主要成分，腺管数量较少，则称为腺纤维瘤；

如果瘤组织由大量的小腺管和少量纤维组织构成，则称为腺瘤。从临床角度上，上述3种形态学上的差异，并没有治疗、预后等临床方面的差别。

（一）乳腺纤维腺瘤的大体形态

瘤体常呈圆形、椭圆形或扁圆形。直径一般在1～3cm，但有时可>10cm，表面略呈结节状，边界清楚，较易与周围组织剥离，表面似有包膜，质地硬韧有弹性。切面质地均匀、实性，略向外翻，色淡粉白；若上皮细胞增生，其切面略呈棕红色。管内型及分叶型纤维腺瘤切面可见黏液样光泽和排列不整齐的裂隙；管周型纤维腺瘤切面上不甚光滑。少数肿瘤内可见小囊肿，偶见较大的囊肿，囊内为血清样液，棕色液或黏液。极少数肿瘤内除有囊腔外，囊内可见乳头样瘤样结构。

（二）光镜下所见

根据乳管腺泡和纤维组织结构的相互关系可分3型。

1. 管内型　亦称管型纤维腺瘤，为乳管和腺泡的上皮下纤维组织增生变厚所发生的肿瘤，可累及1个或数个乳管系统，呈弥漫性的增生，增生组织逐渐向乳管组织突入充填挤压乳管，将乳管压扁，腺上皮呈密贴的两排，上皮下平滑肌组织也参与生长，无弹力纤维成分。病变早期上皮下纤维组织呈灶性生长，细胞呈梭形，因质常有黏液性变。成长的肿瘤纤维组织可变致密，发生透明性变，也可受压变扁，上皮萎缩甚至完全消失。

2. 围管型　亦称乳管及腺泡周围性纤维腺瘤。病变主要为乳管和腺泡周围的弹力纤维层外的纤维组织增生，其中有弹力纤维亦增生，但无平滑肌，亦不成黏液性变，乳腺小叶结构部分或全部消失。纤维组织由周围压挤乳管及腺泡时乳管或腺泡呈小管状。纤维组织致密，红染，亦可胶原性变或玻璃样变，甚至钙化，软骨样变或骨化等。腺上皮细胞正常，轻度增生或偶可囊性扩张及乳头状增生，唯一腺上皮增生不如纤维组织增生活跃，腺上皮细胞增生可呈梭形，形体较大，偶见多核细胞。

3. 混合型　以上两型结构同时存在。

四、纤维腺瘤与癌变

关于乳腺纤维瘤癌变问题也是一个需要探讨的问题，国外一些学者尚有不同的看法。有人认为二者无关系。但Moskowitz认为绝经期和绝经后发生纤维腺瘤者，患癌危险性增高。Hutchinson指出，患乳腺纤维囊性病患者若同时患纤维腺瘤，则患癌危险性增加。纤维腺瘤是常见的良性肿瘤，其恶变倾向较小，少数乳腺纤维腺瘤可恶变。国内有些学者认为，叶状囊肉瘤虽然可以由纤维腺瘤经肉瘤变形而形成，但多数可开始时就是肉瘤，不一定经过纤维腺癌阶段。因此，虽然少数纤维腺瘤有肉瘤变，但纤维腺瘤不完全是叶状囊肉瘤的前期病变。纤维腺瘤发生肉瘤变的因素尚待认识。罕见上皮成分癌变为小叶原位癌或导管原位癌。若同时合并腺纤维囊性病，则倾向于发生浸润性导管癌。

五、临床表现

乳腺纤维腺瘤常见于18～35岁的青年女性，肿瘤往往无意中发现，大多因洗澡时被触及。肿瘤常为单发，或在双侧乳腺内同时或先后生长，以单发为多见。乳腺上方较下方多见，外侧较内侧多见，故以外上象限者最多。瘤体初期较小，生长缓慢，肿瘤大小一般为

1～3cm，通常长到5cm直径时不再增大，但也有>10cm者。患者多无自觉症状，大多无疼痛及触痛，偶尔可有轻微触痛，肿瘤呈圆形或椭圆形，表面光滑，质地实韧，边界清楚，与周边组织无粘连，触及有滑动感，表面皮肤无改变。瘤体可在妊娠期或绝经期前后突然增大。腋窝淋巴结无肿大。乳腺纤维腺瘤临床可分3型。

1. 普通型纤维腺瘤　此型最多见，瘤体较小。一般<3cm，很少>5cm，生长缓慢。

2. 青春型纤维腺瘤　月经初潮前发生的纤维腺瘤，临床上较少见，其特点为生长较快，瘤体较大，病程在1年左右肿瘤可占满全乳腺，致使乳房皮肤高度紧张，甚至皮肤发红及表面静脉怒张。

3. 巨纤维腺瘤　亦称分叶型纤维腺瘤、分叶状囊肉瘤。此型肿瘤可生长较大，可>10cm。多发生在15～18岁的青春期以及40～50岁的绝经前期的女性。前者是卵巢功能成熟时期，后者是逐步衰退时期，这两个时期体内激素水平不稳定，是促使肿瘤生长的重要因素。

六、特殊检查

（一）钼靶检查

钼靶检查可见圆形、椭圆形或分叶状、边缘光滑整齐，密度较周围组织略高且均匀的软组织影。肿瘤影与临床触及的相似，有时在肿瘤周围可见低密度晕环，为肿物周围脂肪组织影。月经期乳腺明显充血水肿可导致肿块边缘模糊，因此，乳腺钼靶检查时应避开月经期。

（二）超声波检查

B型超声波检查为无损伤性检查，简便易行，可以重复检查。特征表现为椭圆形低回声肿块，内部回声均匀，边缘清晰光滑呈线状高回声，肿块长径与前后径比>1.4；而乳腺癌多数表现为不规则肿块，内部回声不均匀，边缘不光滑呈带状高回声，肿块长径与前后径比<1.4。

（三）液晶热图检查及透照检查

肿瘤为低热图像，皮肤血管无异常走行。

肿瘤与附近周围组织透光情况一致，瘤体较大者肿瘤边界清晰，无血管改变的暗影。

透照对乳腺纤维腺瘤的确诊率高于热图像。

（四）活组织检查

针吸活检或乳腺肿块经手术切除后送病理，此种检查是最确切的检查。对高度怀疑恶性者，不宜行针刺活检，以防穿刺道转移，整块切除活检为首选，也可在做好手术前准备后穿刺，一旦确认为恶性，及时手术。

七、诊断

乳腺纤维腺瘤一般不难诊断，但与乳腺囊性增生病或乳腺癌有时不易区别。临床诊断时应结合患者年龄，肿块大小、形状、活动度，以及辅助检查情况综合判断。诊断困难时应行肿块切除，进行病理学检查。

（一）临床表现

乳腺内无痛性肿块，多为单发，少数多发，肿块呈卵圆形、圆形，质实而硬，表面光滑，活动度大。

（二）辅助检查

1. 钼靶检查　乳腺纤维腺瘤表现为卵圆形、圆形密度增强影，边缘清楚，少数有粗大钙化。

2. 红外透照检查　显示乳腺内有一边缘清楚肿块影，血管影正常。

3. B 超检查　显示肿块形状为卵圆形、圆形，实质，边界清，内部回声均质，肿块后方回声增强。

八、鉴别诊断

（一）乳腺囊性增生病

本病好发于 30 ~ 40 岁，典型表现是单侧或双侧乳腺有界限不清的条索样肿块，或扁状增厚组织，呈结节状，质韧，有明显压痛，疼痛与月经周期有明显关系，月经前 1 周疼痛明显，月经来潮疼痛即缓解。

有些乳腺囊性增生为单一肿块，边界清楚，可自由推动，因肿块有一定的张力或肿块较深，触诊时有实质硬韧感，而有些纤维腺瘤边界不太清楚，或由很多小而多发纤维腺瘤生长一块，故两者易误诊，需病理进一步确诊。

（二）乳腺癌

乳腺癌临床表现可多种多样，尤其是肿瘤最大直径 $<1cm$ 且位于乳腺深处的乳腺癌，酷似纤维腺瘤。如轻轻推移肿瘤发现肿瘤与皮肤有粘连，即使是轻度粘连也要首先考虑到乳腺癌的诊断，可借助特殊检查有一定帮助，可疑恶性者，及时手术切除病灶，行病理检查。

（三）大导管内乳头状瘤

肿瘤多位于乳腺中间带或近乳晕部，肿瘤呈囊性，大多伴有血性乳头溢液。

极少数乳腺纤维腺瘤呈囊性感，触诊时与大导管内乳头状瘤很相似，个别乳腺纤维腺瘤因肿瘤生长突入大导管中伴乳头血性溢液，易误诊为乳头状瘤。

（四）乳房脂肪瘤

乳房脂肪瘤易与纤维腺瘤囊性变者相混淆，但乳房脂肪瘤极少见，多发生在脂肪丰富的乳房。超声或钼靶检查有助于区别。

九、治疗

乳腺纤维腺瘤的处理原则是手术切除，并送病理检查，这不仅因为乳腺纤维腺瘤不能自行消退，并可逐渐增大，而且可以防止恶变。纤维腺瘤切除后不再复发，但在乳腺其他部位仍可发生。近年从美容学角度出发可通过腔镜施行手术的报道逐渐增加。如高度怀疑肿瘤恶变或恶性肿瘤时，应行手术中冰冻切片病理检查，恶变者即按乳腺癌手术原则进行。如肿瘤平时生长缓慢，在没有任何促使肿瘤增长的因素下，如妊娠、外伤等肿瘤突然增长很快，应考虑肿瘤发生黏液性变，应立即手术切除。

十、预后

乳腺纤维腺瘤虽是良性肿瘤，但可发生恶变，是发生乳腺癌的危险因素之一，因此，需及时治疗。手术切除预后良好，手术完整切除后不再复发，但少数患者在乳腺他处或对侧乳腺内可新生纤维腺瘤，所以手术后亦应定期复查。

（马　婕）

第二节　乳管内乳头状瘤

乳腺导管内乳头状瘤为妇女的一种良性肿瘤。病灶多位于乳晕下方较大的输乳管内，瘤体为多数细小分支的乳头状新生物构成，形似杨梅的肿物，蒂与扩张的导管壁相连。故此得名乳头状瘤。

一、发病率

乳腺的导管内乳头状瘤占所有乳腺疾病的 5.1%，多发生在 40 ~ 50 岁的妇女。根据各家的不同报道，年龄最小的为 19 岁，最大的为 82 岁，平均年龄为 45.3 岁。

二、病因

乳腺导管内或囊内乳头状瘤与乳腺囊性病变病因相同，并不十分明确。但多数学者认为是孕激素水平低下，雌激素水平增高所致。

黄朴厚对 1 669 例良性乳腺疾病患者血浆中 E_2 和孕酮的浓度与 569 例正常妇女作对照，结果表明：卵泡期血浆中 E_2 的浓度在良性乳腺疾病组远高于对照组（$P < 0.010$）。这一结果提示良性乳腺疾病患者有垂体 - 卵巢轴分泌功能失调，血浆的 E_2 提早过高分泌，导致对靶器官的持续刺激，很可能是良性乳腺疾病的致病原因。但是关于这方面的文献报道并不一致，Manvais 观察到患有良性乳腺疾病患者在黄体期血浆孕酮的浓度低于正常，而且血浆中 E_2 的浓度与对照组相等。姜格宁报道 1 例避孕药间接引起乳腺导管内乳头状瘤，由于产后过早服用避孕药使抑制生乳素的激素过度抑制，生乳素分泌增加，形成高生乳素血症，从而引起闭经泌乳综合征。由于乳腺导管受到长期持续的高生乳素血症的不断刺激，导管扩张，上皮细胞增生，形成导管内乳头瘤。

三、病理

乳管内乳头状瘤可分 3 种类型：①大导管内乳头状瘤，指从乳管开口部至壶腹以下 1.5cm 左右的一段导管，罕见癌变，不属于癌前疾病。②中、小导管内乳头状瘤病，指发生于乳晕外乳腺周围区中、小导管的多发性乳头状病变。③发生在乳腺末梢导管的称乳头状瘤病。②和③分轻度、中度和重度。其中，中度和重度乳头状瘤病与乳腺癌关系密切，属于癌前病变。导管内上皮呈乳头状生长，瘤体很小，直径多为 0.5 ~ 1.0cm，偶尔 >2cm。一般肉眼观察到多为单发性肿瘤，但是，也可以同时累积同一乳腺的几支大导管内，也可能先后累及对侧乳腺。质地柔软，可呈半流体状，有时可见肿瘤充满管腔，使分泌物充塞，而导管呈囊状扩张。乳头状瘤有的有蒂，有的无蒂，蒂的粗细不一。蒂包括有许多绒毛，富于薄壁血管，故易出血。

光镜下观察乳头状瘤的蒂在组织上包括两种类型：一种为上皮下结缔组织，无弹力纤维构成。这种多在大乳管内的乳头状瘤生长力较微弱，临床较少见；另一种为乳管周围和腺泡周围的结缔组织，包含有弹力纤维构成，这种多在小乳管内和腺泡内，生长旺盛，较为多见，乳头状瘤的瘤体组织有蒂的主要为柱状上皮，无蒂的多为立方形或多角形或圆形上皮。它们的细胞核小而细胞质内常含有嗜酸性颗粒。在瘤体的基底部或顶端可看到柱状上皮时有恶变的趋势。但是恶性的细胞核深染，核仁较大，而且有较多的分裂。3 型的乳头状瘤病，管内肿瘤多发、瘤体米粒大小、粉红色、颗粒状分布在乳腺组织之间，光镜下见导管上皮和间质增生，呈乳头状。此型恶变率较高，病变常累及 2 个腺叶以上，单纯切除后易复发。

四、临床表现

乳头状瘤的主要症状为不在月经期间乳头溢出血性液体，患者多无疼痛和其他病症，仅在内衣上见到棕黄色的血迹，但少数患者可能有乳腺疼痛和炎症的表现，并且可以与皮肤粘连皱缩等症状，有的患者在临床上可以没有乳头溢液，这样的肿瘤多位于乳腺的边缘部位的小乳管或腺泡内，较为坚实的乳头状瘤。而位于乳腺中心部的达到管内的乳头状瘤，增长较快，乳头分支较多、质地较脆的乳头状瘤，出血机会较多，临床表现为乳头溢出血性液。

据 Stout 对 108 例乳管内乳头状瘤的病例分析，其中位于中心部的 81 例，有乳头溢液的 70 例；而位于周围部位的 27 例中有 8 例有乳头溢液。但是各家的报道不一，Grey 报道乳头状瘤溢液者为 80%；Gesclickter 报道乳头状瘤溢液者为 4%；Dergihart 报道为 48%。在临床上常见的溢液较多者肿瘤较小或肿瘤位于中心部位的大乳管内。溢液较少者肿瘤就较大，或者是肿瘤位于乳腺的边缘部位，原因可能为乳腺导管堵塞液体排出不畅所致。

总之，乳头溢液与乳头状瘤的类型和部位有一定关系。在临床上能摸到肿块的大都位于大导管内，肿物多呈圆形，质较软，光滑活动。如继发感染、多与皮肤胸壁粘连，但可以推动。轻压肿块时可自乳头溢出血性液体。但是有的患者的肿块也不一定检查到，临床上大约有 1/3 的患者能摸到肿块。因小的肿物仅几毫米。如果患者乳头溢血性液体，并能扪到肿块，则约 95% 的患者可能为导管内乳头状瘤。

五、特殊检查

（一）超声

超声波检查具有无创伤、简便易行、可反复进行的特点，因此，近年在临床应用广泛，文献多有报道。乳管内乳头状瘤的特点：伴有或不伴有乳管扩张的乳管内肿块；囊内肿块；乳管内充满型的实体肿块影。

（二）乳腺导管造影

此为一种乳头溢液诊断的较为常用而且安全可靠的检查方法。对早期诊断乳管内病变与定位有较高的价值，尤其对扪不到肿块的病例，可以诊断出肿块的部位与大小。造影后的钼靶片上可显示出单发或多发的砂粒大小的圆形或椭圆形的充盈缺损。一般多位于 1 ~ 2 级乳腺导管内而近端导管呈扩张状态，但无导管完全中断。肿块多为单发，也可为多发。有的病例还可以在钼靶片上显示为分叶状的充盈缺损。

（三）乳管镜

1991 年日本的 Makita 首先报道了将纤维内镜用于乳管疾病的诊断。通过反映在监视器上的肿块像，可直观看到肿块的大小、色泽、分叶情况，有无糜烂、坏死等。其诊断符合率远较乳管造影高。随着内镜技术的发展以及相关产品如摄像系统、活检钳以及细胞刷的开发，乳管镜检查已经取代乳管造影，成为乳头溢液病的首选诊断手段。随着技术改进以及器械发展，乳管镜治疗也在不断发展。

（四）钼靶照相

乳管内乳头状瘤平片上不易显示肿块影，如有肿块时，平片上可显示出规则的圆形肿物阴影，边界尚整齐。

（五）乳腺透照

清楚的红色或棕色病灶，衬以正常组织红色或黄色背影，完全透光与暗影之间有规则的清楚边界。

（六）脱落细胞学

此为一种简单易行的检查方法，将分泌物涂在玻璃片上，然后在光镜下找瘤细胞，以排除乳腺癌，但此项检查阳性率较低，而且并无决定性价值。

（七）针吸活检细胞学

对乳腺肿物已应用近 10 年，对乳腺癌的诊断率，有人报道在 80% 以上，但对乳头状瘤的诊断较差一些。

六、诊断

（一）临床表现

中年女性出现乳头溢液，可为鲜红色、暗红色血性。也可为淡黄色浆液性液体，多无疼痛感觉，常在更换内衣时发现有少许污迹。同时可伴有乳腺肿块，肿块 <1cm，常不能触及，多位于乳晕周围，质中等，边界清楚，按压肿块乳头即有液体溢出。

（二）辅助检查

1. 乳腺导管 X 线造影　可在乳头沿溢液的乳管开口，插入钝头细针，注射碘油或泛影葡胺，可在钼靶片上显示扩张的导管及其树状分支影，并可见芝麻或米粒大小的充盈缺损。

2. 乳头溢液细胞学检查　将乳头溢液进行涂片，光镜下观察，偶可见肿瘤细胞，但阳性率较低。

3. 乳管内镜检查　乳管内镜可见乳头状瘤，为黄色或充血样实体肿物，其表面呈颗粒状，突入腔内，质脆易出血。

七、鉴别诊断

（一）乳管内乳头状癌

此为一种原位癌，可发在乳腺内的大小导管内，在临床上与乳头状瘤难以区别，因为早期都为血性溢液。癌细胞可穿透厚的管壁浸润到周围间质内，导管造影可见导管中断或完全中断，管壁被破坏。

（二）导管癌（粉刺癌）

此为一种导管内的原位癌，较为罕见，可伴有乳头溢液，但为粉刺状，可继发导管内感染。肿瘤切面可见有粉刺样物质，自管口溢出，多发生在较小导管内，管壁可见钙化，细胞分化较差。

（三）乳腺增生

为乳腺的良性病变，临床上可出现乳腺疼痛，乳头溢液为透亮清白液。乳腺疼痛与乳头溢液也多为周期性的，与月经有关系。乳房内可触及增生的腺体。

（四）乳管扩张症

此为一种退行性病变，可出现乳头溢液，多为淡黄色液体，有时也为血性溢液，有时在乳晕下还可触及增粗的乳管。导管造影可见增粗的乳管，管壁光滑无肿物。

另外还有一些仅有乳头溢液，而无其他任何体征。对于此等病例，首先考虑病理性的，应及早通过手术探查，以明确诊断，才不至于使恶性病变延误治疗。

八、治疗

导管内乳头状瘤与导管内乳头状癌有时难以区别，即使冰冻切片检查也辨认不清，只有在石蜡切片中才能得到正确的诊断。因此，导管内的乳头状瘤应尽早手术切除。在手术时我们主张冰冻切片，如诊为恶性癌瘤可行根治性手术；如为良性可行区段切除；如果冰冻切片难以确定诊断，可先行肿块完整切除，待石蜡切片的病理结果汇报后再进行进一步治疗。因为不必要的乳腺切除，其危害远比对一个乳头状癌患者略为延迟几日手术的危害性为大。

乳管内乳头状瘤的手术方法：①区段切除，首先确定并了解病变的准确位置与范围，可在乳头溢液的导管开口处，用一钝针头插入该乳管内，然后沿针做皮肤的放射状切口，切除该乳管及其周围的乳腺组织，注意切除范围要够，不要留下病变，以防复发。②保留乳头的乳腺单纯切除，适用于年龄较大的妇女，或多乳管溢液者。③追加治疗，对术后石蜡切片确诊为乳腺癌时根据其进展程度选择适当的治疗方法（详见乳腺癌章节）。

九、预后

乳管内乳头状瘤是一种良性病变，恶变率较低。临床上所见到的乳头状癌，多为原发，并非恶变而来。乳头状瘤只通过局部切除后均能获得满意效果。

Haagensen 报道 569 例乳头状瘤做了大导管单纯切除术后，对 72 例进行随访，其中除了 3 例手术后 5 年内死于其他疾病外，有 67 例存活 5 ~ 10 年以上无复发。

（马　婕）

第三节　乳腺癌介入化疗

一、介入化疗的适应证和禁忌证

（一）适应证

（1）可手术的乳腺癌患者（$T_1 \sim T_3$）作为手术前新辅助治疗。

（2）局部晚期乳腺癌。

（3）炎性乳腺癌。

（4）局部复发或区域淋巴结转移。

（5）乳腺癌仅有肝或肺转移。

（二）禁忌证

（1）心、肺、肝、肾功能严重减损者。

（2）白细胞和血小板降低，凝血功能障碍者。

（3）全身性感染者或插管部位有感染病灶者。

（4）乳腺癌已有全身广泛转移者。

（5）高龄或恶病质患者。

二、介入化疗的优势

乳腺癌的动脉介入化疗往往是作为新辅助化疗的一部分，通过动脉给药化疗途径进一步提高肿瘤局部药物浓度，迅速有效杀死肿瘤细胞，缩小病灶，减轻疼痛及与周围重要血管神经的粘连，降低肿瘤分期，使病灶容易切除或使原来不能手术的病例获得手术机会，从而显示了一定的优势。

Fiorentini 应用表柔比星和丝裂霉素动脉介入化疗作为一线治疗方案，进行了Ⅱ期双中心研究，结果表明 36 例局部晚期患者，完全缓解 3 例占 8.3%，部分缓解 22 例占 61.1%，总有效率为 69.4%，介入化疗 >4 周后全部患者接受手术治疗，因为有 25 例患者肿瘤缩小 >75%，所以手术较介入治疗前更为容易和可行，其中包括 4 例治疗前的肿瘤直径 >13cm 的患者和 8 例肿瘤破溃的患者。这组患者中位进展时间和中位生存期分别为 11 个月和 27 个月，主要的不良反应是：6 例患者出现暂时的神经障碍、10 例患者出现了伴有疼痛的皮肤化学性灼伤，未发现骨髓抑制、脱发和心脏毒性。结果表明对于无远处转移的局部晚期的乳腺癌，应用表柔比星和丝裂霉素动脉介入化疗有效地降低了肿瘤的分期，不仅能够提高不能手术切除的患者的根治性手术切除率，而且安全，耐受性好。

Toda 回顾分析了 1977—1991 年 86 例经动脉介入化疗的Ⅲb～Ⅳ期的乳腺癌患者，和未行介入治疗的患者相比较，Ⅲb 期患者 5 年和 10 年的生存率分别为：介入组为 53.1% 和 53.1%；非介入组为 50.1% 和 16.7%。10 年生存率有显著的差异，同时也指出和这组患者良好的预后和充足的辅助化疗、内分泌治疗是分不开的。Kitagawa 的研究结果也同样支持对Ⅲb 的患者术前行动脉介入化疗有效地降低了肿瘤术前分期，提高了手术切除率。

三、介入化疗的解剖学基础和方法

（一）乳腺的血液供应

主要来自胸廓内动脉和腋动脉的分支，前者为锁骨下动脉的一个分支，后者参与供血的有肩峰动脉、胸廓外侧动脉和胸背动脉等。一般来说，乳腺外侧部、腋窝和锁骨上窝淋巴结主要由腋动脉的分支如胸廓外侧动脉等供血，而乳腺内侧和胸骨旁淋巴结多由胸廓内动脉供血。对乳腺癌患者行血管造影和亚甲蓝注入研究，发现胸廓内动脉供血占乳腺的 20%～95%（平均 67%），胸廓外侧动脉供血占 0～35%（平均 15%），有 33% 的患者还有锁骨下动脉和腋动脉其他分支参与供血。

（二）介入化疗的方法

1. 经尺动脉行锁骨下动脉插管法　患者仰卧位，患侧上肢外展 90°，于其前臂尺侧中下

1/3 处做 5cm 的横切口，在指浅屈肌和尺侧腕屈肌之间分离出尺动脉 1～2cm，远端结扎后近端插入口径 2mm 的金属管芯塑料管 40～45cm，拔出管芯，注射亚甲蓝溶液 2～4ml，以乳腺及腋窝染色示定位插管成功。若染色区域不满意，则需调整导管的深度，待显影满意后固定插管。

2. 经腋动脉行锁骨下动脉插管法　患者平卧位，患侧上肢外展 90°，于胸大肌外侧下缘与上臂交界处，摸到腋动脉搏动，用甲紫定位，局麻后，用血管穿刺套针行腋动脉穿刺，用细硅胶管往套内插入 12～15cm，先用亚甲蓝溶液注入，证实患侧乳腺染色后，确定插管位置正确。

3. 经股动脉锁骨下动脉插管法　采用 Seldinger 技术，局麻下经皮穿刺右侧股动脉插管，将导管尖端置于患侧锁骨下动脉远端，血管造影机进行数字减影血管造影，造影显示胸廓内动脉显影即可。

4. 经支气管动脉灌注化疗插管法　针对乳腺癌肺转移的患者，采用 Seldinger 技术，局麻下经皮穿刺右侧股动脉插管，将导管尖端分别置于左、右支气管开口处，用泛影葡胺或碘海醇造影证实左、右支气管显影即可灌注化疗药物。

5. 经肝固有动脉灌注化疗插管法　针对乳腺癌肝转移的患者，采用 Seldinger 技术，经股动脉穿刺置入 SFRH 导管或 Cobra 导管，先行肝动脉造影，确定病变的位置、数目和肿瘤供血等情况，把导管送入肝固有动脉灌注化疗药物。

以前临床采用动脉灌注抗癌药物治疗乳腺癌时，多采用腋动脉和胸廓内动脉插管灌注药物；或者直接在锁骨下动脉的胸廓内动脉开口近端灌注，灌注同时使用压力带阻断肱动脉的血流，以使药物尽可能多的进入病变区域内，从而获得较高的疗效。但并发症较多，风险较大，现很少使用。目前多为数字减影引导下的介入化疗。常见的多为采用 Seldinger 技术经股动脉或前臂动脉选择性或超选择性插管至锁骨下动脉、胸廓内动脉和腋动脉分支进行灌注化疗。

（三）介入化疗的给药方法

1. 大剂量冲击灌注法　因为乳腺供血动脉复杂，乳腺癌有 50% 起于外上象限，30% 是多灶起源，供血动脉除胸廓内动脉外多有腋动脉分支参与，所以导管可置于锁骨下动脉或腋动脉进行非选择性灌注化疗，可起到良好的治疗效果。非选择性灌注的缺点是化疗药物可部分进入颈、肩和上肢等正常部位，增加不必要的毒性反应，因此需同时使用压迫带阻断肱动脉血流后再灌注化疗药物。由于上肢血流阻断时间不能 >15min，因此间断灌注时间也限制在 15min 内。乳腺癌动脉灌注化疗近年来多进行超选择插管，根据乳腺血管解剖情况，一般行胸廓内动脉和腋动脉供血支（多为胸廓外侧动脉）分别超选择插管灌注即可达到目的。每种化疗药物应稀释至 40～50ml，根据血管造影情况在几支供血动脉内酌情分配，在 20～40min 内灌注完毕，4 周重复治疗 1 次，2～3 次为 1 个疗程。

2. 经留置导管持续注法　采用持续灌注化疗可将导管选择性地插入胸廓内动脉或腋动脉的供血支，持续灌注时间根据化疗方案而定，每支动脉可分别灌注 >2h，胸廓内动脉持续灌注的缺点是物通过腹壁上动脉进入到前腹壁，通过膈肌动脉进入膈肌，造成前腹壁水肿、溃疡形成和膈肌麻痹等并发症。使用微弹簧圈栓塞腹壁上动脉可避免这些并发症的出现。

3. 经皮导管药盒系统置入术　对不能手术和复发性乳腺癌，可经皮植入导管药盒系统进行持续或间断灌注化疗。多采用经腋动脉途径穿刺插管，导管选择性地插入胸廓内动脉或锁骨下动脉内，另一端经皮下隧道与药盒连接后埋置于前胸浅筋膜下。

四、介入化疗方案的选择

Asaishi 比较了在局部晚期乳腺癌患者动脉介入化疗时不同药物的疗效，5－氟尿嘧啶持续灌注组的有效率（完全缓解＋部分缓解）为48.4%，ADR－丝裂霉素组为72.7%，两组的组织学反应率在原发灶分别为45.2%、70.9%，在转移淋巴结为25.4%、43.6%。5年生存率5－氟尿嘧啶持续灌注组和表柔比星＋丝裂霉素组分别为34.1%和66.2%，有显著性差异，建议联合药物进行动脉介入治疗。Murakami 在对15例局部晚期或复发的患者应用阿霉素50mg、丝裂霉素10mg、顺铂50mg联合动脉介入化疗，结果显示完全缓解2例、部分缓解10例。Cantore 的联合动脉介入治疗显示了令人兴奋的结果：5－氟尿嘧啶1 000mg，表柔比星30mg/m²，丝裂霉素7mg/m²，＞30min动脉灌注，总有效率为62%。其中Ⅲb患者有效率达100%，转移性乳腺癌患者为25%。国内的相关报道所应用的药物多为CAF或CEF方案，如环磷酰胺600mg/m²、表柔比星50～60mg/m²、5－氟尿嘧啶500mg/m²，对局部晚期患者的有效率在76.9%～93.55%。但对于目前乳腺癌的化疗有效率较高的新药，如紫衫类、新型的长春碱类、吉西他滨等应用在动脉介入化疗的报道还很少见，尚需进一步的研究。

在此还需要进一步指出的是，环磷酰胺以及异环磷酰胺等药物是一种潜伏化药物，需要在人体内经过肝脏活化后才有作用，一般不通过动脉途径给药。

五、介入化疗的并发症及其处理

动脉灌注化疗治疗乳腺癌比全身化疗的不良反应轻，但仍会不同程度地出现全身反应，胃肠道反应、骨髓抑制和局部反应等，另外还可出现一些插管技术的并发症等。

（一）并发症

1. 全身反应　可出现头晕乏力、寒战发热、恶心呕吐、胃炎、食欲不振、腹泻、腹胀、出血倾向、毛发脱落、皮疹、皮肤瘙痒和皮肤黏膜色素沉着等症状和体征，也可有肝、肾功能损伤及白细胞减少。

2. 局部反应　药物灌注区域可出现皮炎、肩臂痛、无菌性炎症、皮肤红斑、皮肤糜烂、皮肤麻木感及胸膜渗出等，均为化疗药物的局部毒性反应。

3. 动脉插管并发症　切口感染、出血、导管内凝血栓塞和局部动脉循环障碍、损伤脊髓动脉致永久性瘫痪等。

（二）并发症的预防和处理

抗癌药物引起的不良反应一般对症处理即可，例如止吐剂、镇静剂、升血药、输血及抗生素的使用等，经适当处理后均可恢复。

药物灌注引起局部反应例如皮肤损伤的预防，应采取超选择插管、栓塞动脉远端正常分支和阻断上肢血流等手段，避免药物大量进入正常组织。插管技术和留置导管并发症的预防，需要在进行插管手术的操作和每次灌药时，严格按无菌术操作及注意插管术后的护理，防止导管滑脱和折断，每日检查导管内有无回血并及时处理，维持导管内通畅，保持伤口处清洁，定时更换敷料，需要时加用抗生素和对症处理。

六、乳腺癌肝转移瘤的动脉介入化疗

仅有肝转移占Ⅳ期乳腺癌患者的3%～12%。乳腺癌肝转移的患者中位生存期仅6～11个月，预后差。转移灶的控制有利于延长患者的生命，提高患者的生活质量。研究表明：介入治疗在乳腺癌肝转移治疗中是安全有效的。

（一）解剖学与病理学原理

肝转移瘤具有行介入治疗的解剖学和病理学基础。研究表明：肝内恶性肿瘤主要由肝动脉血，而非癌肝实质则由门静脉（75%）和肝动脉（25%）共同供血。肝转移瘤的血供90%～100%来源于肝动脉，因此，理论上肝转移瘤的介入治疗方法应与原发性肝癌相同。另一方面，肝脏为单一脏器，肝动脉较粗，走行易于插管，与双侧对称脏器和其他器官的复杂血管解剖相比，介入操作技术最为简单。由此可见，不论从肝脏恶性肿瘤主要由肝动脉供血，还是从肝脏解剖的特殊性和介入治疗易操作性的角度，肝脏都是最适宜行介入治疗的靶器官。

（二）首过效应（first pass effect）

灌注靶器官对药物的代谢能力为首过效应，主要指药物第一次通过靶器官时被代谢和摄取现象，不同组织器官对不同药物的代谢差异很大。大多数抗肿瘤药物，如抗生素类（阿霉素、丝裂霉素）、抗代谢类（5－氟尿嘧啶）和铂类在肝脏的首过效应表现得十分明显。药代动力学结果显示，经肝动脉给予5－氟尿嘧啶和FUDR，其97%～99%在肝脏得到代谢和清除，进入体循环的化疗药物很少，肝摄取率可>95%，首过效应十分明显，说明这些药物经肝动脉灌注至靶器官，在局部药物剂量加大的同时，可以明显减少肝外器官对药物的吸收量，从而降低全身不良反应。因此与经静脉给药相比，肝动脉内灌注化疗药物的优势在于：肝内肿瘤局部药物浓度高，近期疗效好（有效率高），而全身不良反应低，生存质量高。

临床实践中，乳腺癌肝转移瘤的动脉介入治疗常为动脉灌注化疗和栓塞治疗相结合。张蓓报道38例经检查证实的乳腺癌肝转移患者采用Seldinger法导管深入肝固有动脉或在肝总动脉灌注化疗药物5－氟尿嘧啶或氟尿嘧啶脱氧核苷1.0g，顺铂40～60mg，然后把导管深入肝右、左动脉或在肝固有动脉进行化疗性栓塞。常用的栓塞剂为带有化疗药物的超液化碘油以及化疗药物，常为吡柔比星、表柔比星或阿霉素，分别行肿瘤的外周和中央性的动脉栓塞。结果为完全缓解2例，部分缓解12例，稳定19例，疾病进展5例，总有效率为36.8%，1年、2年、3年生存率分别为59%、32%、21%。患者术后均有不同程度的恶心、呕吐、发热、肝区疼痛等栓塞后综合征，未见明显的血象下降，仅有2例治疗后出现胆红素轻度升高，1例谷丙转氨酶升高。刘德忠对34例乳腺癌肝转移的患者应用表柔比星、顺铂、丝裂霉素、5－氟尿嘧啶介入化疗，其中22例行超液化碘油栓塞，结果为完全缓解6例（17.65%）、部分缓解12例（35.2%）、稳定10例（29.41%）、疾病进展6例（17.65%），总有效率为52.94%，1年、2年、3年、4年累积生存率分别为56.90%、25.00%、5.00%、5.00%，累积中位生存期11.5个月。一项回顾性研究发现14例中有4例患者生存期>3年，其中最长的在诊断肝转移后达6年4个月。

（三）皮下植入化疗药盒经肝动脉持续灌注化疗

皮下植入化疗药盒技术是在动脉内建立通道，进行长期规律性灌注化疗或栓塞治疗的一种简便实用的方法，克服了反复穿刺插管、治疗不规律、注药时间仓促等缺点，具有创伤小、操作简单的特点，是提高动脉内灌注化疗疗效的重要措施之一。临床上适合于需长期、规律性经动脉灌注的姑息性治疗，特别适合于肝转移瘤、肝胆管细胞癌患者。同时，由于建立了长期动脉通道，对肝转移瘤的患者可采用与药物作用时间相关的化疗药物持续灌注，以配合细胞周期非特异性药物，杀灭处在不同增殖阶段的肿瘤细胞，提高疗效。已有很多文献报告这一技术在肝转移瘤治疗方面取得的成绩。植入化疗泵持续动脉灌注化疗治疗乳腺癌肝转移瘤的Ⅰ期、Ⅱ期临床实验已经完成，显示了较好的安全性。

综上所述，乳腺癌的动脉介入化疗，通过对肿瘤局部药物浓度的提高，对于局部晚期患者在手术前降低肿瘤分期，提高手术切除率有着比较肯定的作用；同时也能在一定程度上提高乳腺癌肝转移患者的局部控制率，改善患者的生活质量。和全身化疗相比，同样剂量的化疗药物的不良反应明显降低。化疗泵置入的应用增加了动脉介入化疗的可重复性和安全性。但是因为目前尚缺乏相应的大样本的临床随机对照研究，尚无充分的证据说明此种治疗和长期预后的关系。Yokoyama 报道了 1 例晚期患者在对蒽环类和紫杉类化疗药物耐药病情进一步进展的情况下，应用包括介入化疗、热疗、放疗综合治疗后 33 个月无复发的可喜疗效。

（邱　涵）

第四节　乳腺癌腔镜手术

乳腺癌腔镜手术是借助腔镜技术通过较隐蔽部位或远离乳房的较小切口（如腋窝、乳晕周围或联合切口）进行的乳房手术，目前已经开展的术式包括腔镜辅助下乳腺切除、腔镜辅助乳腺癌前哨淋巴结活检、腔镜辅助乳腺癌腋窝淋巴结清扫、腔镜内乳淋巴结清扫术等。这些技术可以根据患者的具体情况单独选择某一种，也可以联合使用，并且都可以通过一个切口来完成。由于腔镜手术在乳腺癌的治疗中开展相对较晚，病例数相对较少，在理论和技术的诸多方面仍然不够成熟，还存在许多需要研究和探讨的问题。不过，乳腺癌腔镜手术是目前乳腺癌微创治疗中应用最为广泛的一种技术，绝大多数研究表明其安全性和治愈性与传统手术相似，而微创和美容效果更佳，未来的发展前景十分广阔。

一、乳腔镜辅助下乳腺切除手术

腔镜技术早期在乳腺外科中主要用于乳房美容整形手术，包括腔镜隆乳术、乳房缩小整形术及腔镜乳房上提术。ViLlafane 等报道腔镜微创乳房美容术能避免传统乳房整形手术剥离时所造成术中出血、副损伤等并发症，具有精确性高、创伤小、术后恢复快等特点。Kitamura 等人在 1998 年成功地为一位患有乳腺纤维瘤的 20 岁女患者施行了经腋入路腔镜下乳腺纤维瘤切除手术，取得了微创无瘢的美容和治疗效果，开创了腔镜手术治疗乳腺肿瘤的先河。目前，乳腔镜辅助下乳腺切除手术主要包括保留皮肤的乳腺切除术（skin－sparing mastectomy，SSM）和腔镜辅助小切口乳腺癌局部扩大切除术或象限切除术。前者是针对有多中心病灶的早期乳腺患者，可借助腔镜技术做乳房皮下切除，切除后还可以立即植入假体或利用自身组织进行乳房重建；后者则是针对可保留乳房的乳腺癌患者。这些技术都是在常规手术基本原则的指导下，充分利用腔镜可以远离病灶部位入路进行手术的优点，经远离病灶的乳晕切口或腋窝切口完成乳腺癌切除术，即使须经乳房表面切口亦可通过腔镜进行小切口操作。这样可以摆脱传统保乳手术存在胸部瘢痕和保留乳房的形态欠佳等问题，使保留乳房的美容效果更加突出，而创伤程度较传统手术并未明显增加。

1. 技术方法　术前需要进行B超、MRI或螺旋CT检查来确定肿瘤大小，行保乳治疗者尚需沿肿瘤所在象限的界线用亚甲蓝溶液进行注射，作为术中进行象限切除的标记。根据切口的选择，一般分为肿瘤表面小切口和远离病灶的隐蔽切口腔镜辅助手术。切除部分肿瘤表面皮肤的腔镜辅助保留乳房的乳腺癌手术方法与常规手术类似，且较容易掌握切除的范围及切缘距肿瘤的距离，即距肿瘤边缘1～2cm切开皮肤，按开放手术标准游离皮瓣至无法直视手术时，再借助腔镜自切口插入Visiport建立皮下隧道，使用剥离器或Powerstar剪完成整个皮瓣和胸肌筋膜间隙隙的游离，最后根据预切线行肿块广泛切除（lumpectomy）或象限切除（quan－drantectomy）。隐蔽切口的位置一般采用乳晕部切口或腋窝下方切口，长约2.5cm，优点是乳房表面无切口，腋窝下方切口还可以同时行腋窝淋巴结清扫而不须另外切口。如果进行I期假体植入，还需要分离胸大肌后间隙。为了保证保乳手术的疗效，需要有一个安全的切除范围，以确保阴性的切缘，传统的保乳手术要求切除肿瘤及其周围至少1cm的正常乳腺组织，而Ikeda等建议切缘距肿瘤边缘5mm即可。术中需要行冰冻切片病理检查，明确切缘是否为阴性。保乳后所有病例都接受放射治疗，根据情况选择性给予全身性辅助治疗。

2. 适应证和禁忌证　目前，乳腔镜辅助下乳腺切除手术主要应用于临床Ⅰ期、Ⅱ期的乳腺癌。实腔镜辅助的保留乳房乳腺癌切除术时，多数学者选择病例的肿瘤直径<3cm，与皮肤和胸大肌无粘连，肿瘤不靠近乳头，离乳头距离>2cm，临床检查腋淋巴结阴性且无严重合并症者。当然，也有少数对肿瘤直径>3cm或是多发肿瘤的患者施行腔镜手术的报道，但不为大多数学者所认可。肿瘤直径<5cm、多中心的早期乳腺癌、DCIS成分>25%等不适宜应用其他微创治疗方法的病例，以及需要接受预防性乳腺切除的高危病例，可以利用腔镜进行保留皮肤的乳腺切除术即腔镜辅助乳腺皮下切除术，必要时还可以行一期或二期乳房重建。一般来说，肿瘤位置靠近皮肤或侵及皮肤的患者，例如炎性乳癌，以及晚期患者不宜行腔镜手术。

3. 临床应用　Lee等报道20例早期乳腺癌接受腔镜SNB+乳腺象限切除患者中，美容满意率达到89.5%，无严重并发症发生，可以避免术中对肿瘤的挤压，还可以利用腔镜良好的照明和放大作用，易于掌握手术层次和游离皮瓣的厚度，同时保留了更多胸部皮肤为Ⅱ期整形手术创造了条件。Ho等对9例直径<3cm或广泛DCIS患者实施腔镜辅助皮下乳腺切除+腋窝清扫+Ⅰ期假体植入手术，结果未发现神经损伤、皮瓣坏死和腋窝血清肿，平均美容满意率为8分（10分制），但手术时间长195～275分钟。Yamashita等对早期乳腺癌接受腔镜手术和传统的保乳治疗进行了非随机的对照研究，其中，腔镜辅助乳腺象限切除+腋窝淋巴结清扫108例，腔镜辅助乳房皮下全切除术+腋窝淋巴结清扫4例，开放保乳治疗34例，结果发现腔镜手术与传统手术在手术时间、术中失血量和急性期血清反应等方面并无显著性差异，而美容效果则更佳，并且全部病例都可以达到切缘阴性，平均随访19个月未发现局部复发。值得注意的是，29例切除体积大于原乳房体积1/3的病例还同时行乳腔镜辅助下利用背阔肌肌瓣行一期乳房重建，4例乳腔镜辅助皮下全部乳腺腺体切除后同时行Ⅰ期

假体植入。研究证实，后者在手术的彻底性和美容效果两方面均有明显优势，可以减少患者担心术后复发的恐惧心理，避免术后放疗带来的经济负担和副作用，对于部分追求更佳美容效果的患者来说是比传统保乳手术更好的选择。

4. 并发症及安全性评价　腔镜辅助下乳腺癌切除手术与传统开放手术相比并无严重并发症的发生，例如，腔镜辅助乳腺皮下切除术后皮瓣坏死率约为11%，与开放手术相似。腔镜手术本身所特有的并发症主要是穿刺孔肿瘤转移的问题，Langer等所报道的穿刺孔肿瘤转移率为4%（2/52）。影响术后并发症发生除了患者年龄、肥胖、乳房体积偏大等客观因素以外，术者的乳腺癌腔镜手术经验也是不容忽视的。手术时间相对较长是影响乳腺癌腔镜手术的一个重要因素，原因在于与传统的开放手术相比，乳腺腔镜手术由于临床开展的时间较短，学习曲线相对较长，因此，腔镜手术操作技术本身还有一个进一步完善的过程。例如，对腔镜视野下乳腺实质各层次需要进行再认识，在各部位需要采用不同的适当的解剖分离方法，需要更有效地保护乳房皮肤和乳头乳晕区血供，需要加深对腔镜条件下淋巴结清扫时邻近重要血管和神经解剖的理解等等。

目前有关乳腺癌腔镜手术的证据大多还是来自某一家研究机构的非对照回顾性研究，入选病例的数量有限，在人选标准和手术技术上的差别较大，并且用于评估手术安全性的随访时间也较短。存在的主要问题是术后肿瘤残留及一定的再手术率。与开放的保乳手术相比，乳腺腔镜保乳手术对美容效果的要求更高，因此，对在保留皮肤和皮下组织的前提下准确地按无瘤操作要求达到手术切缘阴性的问题上要求更高，对降低局部复发危险性与提高美容效果之间的平衡更难把握。目前首要解决的问题是严格掌握适应证、选择合适的病例。研究显示，当肿瘤直径>3cm、肿瘤表面距离皮肤≤5mm，以及临床出现明显皮肤酒窝征和局限性水肿等情况下，癌细胞常侵及皮下组织，此时则不适合进行保留肿瘤表面皮肤的完全腔镜乳腺癌手术；肿瘤直径<3cm、肿瘤表面距离皮肤≤5mm，向肿瘤两侧皮下侵犯不超过肿瘤外1cm时，行腔镜辅助小切口保留乳房的乳腺癌扩大切除术或腔镜辅助小切口乳腺癌改良根治术加1期或2期乳房再造是安全的；对于肿瘤直径<3cm、位于腺体内、皮肤无明显酒窝征者，可进行完全腔镜乳腺癌手术。

不过，目前无论是在开放的保乳手术还是腔镜手术当中，如何准确判断手术切缘阴性、采用何种技术手段进行评估以及切缘阴性采用什么样的标准等问题上仍存在争议，给手术的标准化带来一定的困扰。此外，影响手术切缘距离和局部复发的一个重要原因在于多灶性DCIS的存在，由于DCIS可以沿乳腺导管蔓延播散、跳跃性生长，因此在常规切片上常常难以肯定组织学上是否达到切缘阴性。这种情况下，只有保证足够大的手术切缘才能减少术后复发，Ryoo等认为，距切缘<2mm有癌细胞残留者视为“切缘阳性”，2~5mm者视为“切缘接近阳性”，>5mm者视为“切缘阴性”。在Lee等人报道的20例腔镜保乳手术中有2例需要再手术，其中1例因切缘阳性于10天后再次行腔镜下全乳切除，而另1例则在随访6个月后X线检查发现DCIS而再次手术。

此外，乳腺腔镜手术安全性的进一步提高与新设备、新器械的开发和应用也密切相关。

二、乳腔镜辅助下前哨淋巴结活检与腋窝淋巴结清扫

传统上，腋淋巴结清扫（axillary lymph node dissection，ALND）是乳腺癌外科治疗中的一个重要内容，也是影响乳腺癌预后的关键。不过，至20世纪70年代以来，越来越多的循

证医学证据显示，ALND 并不能提高大多数乳腺癌患者的生存率，其对于判断预后的价值要高于治疗价值。目前的主流观点认为，腋淋巴结转移情况仍然是影响乳腺癌预后的最重要的指标，腋淋巴结清扫仍然是腋淋巴结阳性乳腺癌患者腋窝局部控制和获取预后信息的重要手段。常规开放 ALND 后不仅腋窝处留有较大的切口瘢痕，而且并发症发生率相当高，包括长期淋巴水肿、上肢肿胀、疼痛、感觉异常及肩部运动受限，常常影响患者的日常活动。这些并发症的发生原因大多与术中血管、神经损伤有关，而肩关节活动受限则与从胸前壁皮肤延续至腋窝附近的巨大切口瘢痕直接相关。为了实现乳腺癌患者的“保腋”微创治疗，一方面可以采用 SLNB 来明确腋淋巴结的病理状态，减少对腋淋巴结阴性患者的不必要干预；另一方面对于临床腋淋巴结转移阳性的患者，如能应用腔镜技术对该部分患者施行腋淋巴结清除术将可能会进一步减少创伤。此外，内乳淋巴结也是乳腺癌淋巴引流的第 1 站淋巴结，腋淋巴结无转移时的单独转移率为 5%，由于进行内乳淋巴结切除的乳腺癌扩大根治术的应用越来越少，目前缺少对内乳淋巴结转移状况进行准确诊断的方法，而仅根据肿瘤部位就进行内乳区预防性放疗则存在一定的盲目性，并且会增加肺部并发症。而腔镜技术和前哨淋巴结导航技术则可以在微创的情况下对该区域的淋巴结进行活检和廓清，弥补目前乳腺癌常规手术的一个盲区和不足。近几年来，以日本和德国为代表的学者开始应用腔镜技术进行 SLNB 和 ALND。总的来讲，使用腔镜可以极好地显示腋窝的解剖学标志，前哨淋巴结检出率高，创伤小，术后恢复快，美学效果好，并且能显著改善术后长期并发症的发生率。

1. 技术方法　患者取仰卧位，同侧上肢外展 90°。术前首先用放射性核素或蓝色染料作为示踪剂注射入肿瘤周围实质内，再使用配合腔镜的放射性核素淋巴导航探头，根据放射性核素和显色染料的标识进行前哨淋巴结的检测和定位，前哨淋巴结活检阳性即可在腔镜下同时行 ALND。利用腔镜技术进行淋巴结清除术的关键是在腋窝建立视野良好的操作空间，目前所采用的方法包括：吸脂 + 充气；气囊扩张钝性分离 + 皮瓣外牵拉；气囊扩张钝性分离 + 充气。文献报道后两者居多。术中先于腋中线与乳头水平线交汇点做长 10 ~ 15mm 的皮肤切口或者直接利用乳腺局部扩大切除时的乳晕下切口。采用吸脂法时，需要先在腋窝内 250 ~ 450ml 的脂肪溶解液（配方包括 0.9% 氯化钠溶液、10ml 4% 利多卡因和 5mg 肾上腺素），待脂肪充分溶解后吸出脂肪溶解液并用纱布过滤，目的是获取其中可能存在的淋巴结。采用气囊扩张钝性分离法是首先应该制备气囊，可以剪取 8 号手套的示指，将导尿管头部置入指套内，7 号丝线结扎、密闭两者连接处，自切口置入气囊；根据患者身材高矮，向气囊中注入 150 ~ 250ml 盐水，2 分钟后放出盐水，取出气囊，开始置镜准备。采用充气式方法的气体压力一般为 6 ~ 10mmHg。提拉式营造的空间相对较小，提拉装置也需要占据一定的空间位置，提拉装置对局部造成的压力也会增加局部的损伤，但它不存在漏气的问题，因此可以使用常规手术器械，同时，如果一期行肿瘤切除和腋淋巴结廓清，其操作将在不同的结构层次上进行，提拉式方法对于改变操作层次有其方便之处。术中需要清除第Ⅰ、第Ⅱ组淋巴结，如果内乳淋巴结显影者，可同时行内乳淋巴结活检。与开放手术相同，在保乳治疗中至少需要检出 6 ~ 10 枚淋巴结才能达到局部控制和准确判断预后的目的，术后也需要接受辅助性放化疗治疗。

2. 适应证和禁忌证　乳腔镜辅助 SLNB 和 ALND 适合于乳腺癌Ⅰ期、Ⅱ期患者，其中，SLNB 的主要适应证为临床分期为 $T_{1\sim2}N_0M_0$ 的浸润性乳腺癌，以及 DCIS 中临床可触及肿块、辅助检查无转移而组织学检查提示为高危者，部分 T_3 期乳腺癌、多中心癌、DCIS 中的低危患者、肿瘤位于外上象限者也可以进行 SLNB。肿瘤位于乳腺内侧和中央区内乳淋巴结显影者，需要行内乳淋巴结活检。由于腔镜可充分清扫腋窝Ⅰ级、Ⅱ级水平的淋巴结，但对胸小肌内侧显露较差，因此，还是要严格掌握手术适应证。SLNB 的主要禁忌证包括腋淋巴结临床检查阳性或穿刺活检证实转移、明显局部晚期乳腺癌，以及既往有腋窝手术史者。SLNB 和 ALND 术中如果发现以下情况应及时中转开放手术：腋窝脂肪过多，导致影响术中操作视野的显露；新辅助化疗后腋窝脂肪垫发生纤维化；术中大出血；淋巴结与腋静脉有明显粘连。

3. 临床应用　通过最小的损伤提高 SLNB 的敏感性是乳腺癌治疗的一大挑战，将腔镜技术用于 SLNB，可以提高前哨淋巴结的检出率，具有较高的预测价值。1999 年，Tsangaris 等人首次将腔镜技术用于前哨淋巴结活检，采用气囊钝性分离 + 充气法建立操作空间，利用微创器械进行解剖，腋静脉、胸长神经、胸背神经均在通常的解剖位置被发现，利用钝器和锐器解剖法彻底检查腋窝，淋巴结可较容易识别并摘除，但前哨淋巴结检出率仅为 57.9%。1 年以后 Ku－hn 等人报道 35 例乳腺癌施行了保乳切除的同时，利用吸脂技术吸除腋窝脂肪组织，然后用内镜进行前哨淋巴结活检和 ALND，结果所有病例取得了良好的解剖视野，术中无严重并发症，与开放手术相比，术后并发症轻微，前哨淋巴结的检出率为 83.3%，平均每例清除出 17.1 个腋淋巴结，表明内镜在前哨淋巴结活检和乳腺癌腋窝淋巴结清扫中是安全可行的。Ogawa 等人报道行 SLNB20 例患者中有 6 例内乳淋巴结阳性，他们认为该手术能提供更准确的 TNM 分期，为早期患者带来益处。Ogawa 等人在另一项包括 49 例患者的 SLNB 研究中发现，用放射性核素显像发现有 15 例患者的内乳淋巴结可显影。其中，外侧象限的肿瘤也有 24% 出现内乳淋巴结显影，对其中 11 例患者进行胸腔镜内乳淋巴结活检，有 2 例阳性，手术时间 20～60 分钟，术后第 2 天可拔除胸腔引流管，无明显严重并发症，术后美容效果好。但 Ko－chi 在异舒泛蓝示踪下用腔镜行 SLNB 后却认为虽然具有一定的可行性，但该方法不但耗时、费用昂贵，而且前哨淋巴结的检出率低，而常规手术也可以做到切口隐蔽且解剖范围较腔镜手术更小。因此，腔镜辅助的 SLNB 与开放性 SLNB 技术相比未表现明显的优势，要广泛开展仍有一定的困难。

在 ALND 方面也有不少研究报道。Susan 等报道 30 例Ⅰ期、Ⅱ期乳腺癌患者接受 ALND 术后，平均检出淋巴结 15 枚，平均手术时间为 37 分钟。国内骆成玉等报道抽吸腋窝脂肪后对 86 例乳腺癌进行乳腔镜辅助下 ALND，手术中位时间 55.3 分钟，取出淋巴结中位数 15.3 枚（6～24 枚），清除淋巴结数目与常规的腋淋巴结清除数目相仿，术后平均随访 10.4 个月，无局部复发及并发症。Malur 等对 100 例早期乳腺癌行保乳治疗联合腔镜技术行 ALND，中位手术时间 75 分钟，取出淋巴结中位数 16 枚，中位随访 14 个月后，无腋窝复发。Langer 等对 52 例进行腔镜辅助下 ALND 的患者进行了长期随访（随访时间 11～69 个月，平均 71.9 个月），他们发现 52 例患者中无肩关节活动异常、感觉异常、日常活动受限等情况，只有 3 例患者出现长期的上肢淋巴水肿（6%），而开放手术后的发生率为 5%～25%。不过，在这组病例中，有 2 例患者分别在术后 24 个月、49 个月发生 Trocar 穿刺孔转移，还有 1 例患者发生腋窝局部复发。综合目前的研究结果，大多数学者认为，与常规手术结果比较，腔镜辅助 ALND 借助腔镜显像系统的放大功能，手术中解剖清晰，可确认和保留腋窝重要的血管神经结构，在切除淋巴结数量、近期并发症、引流时间及引流液量等方面无显著性差异，但住院时间缩短、长期并发症明显减少、肩关节活动恢复明显加快，且腔镜手术美容效果明显改善。已有最长随访时间超过 8 年的对照研究报道显示，腔镜手术和常规手术比较，乳腺癌治疗的总体疗效相似。当然，腔镜下 ALND 同样存在一些缺点：手术时间相对长；采用吸脂法时有影响淋巴结的病理解剖学研究的可能；存在增加腋窝局部复发率的可能性；套管针位置可能发生植入性肿瘤转移，等等。

4. 并发症及安全性评价　腔镜下 SLNB 和 ALND 的主要并发症包括皮肤损伤、术后皮下气肿、气体栓塞、出血和 Trocar 穿刺孔部位的癌转移等。另外，腔镜 ALND 手术不同于通常所见的腹腔镜手术，其手术操作空间较小，解剖层次复杂，腋窝部血管神经和脂肪淋巴组织多，给手术增添一定难度，手术技术要求高，需要借助于一些特殊手术器械，手术时间较长为其显著缺点。

腔镜下 SLNB 和 ALND 手术安全性问题主要集中在该术式是否会增加肿瘤局部复发率上，目前仍缺乏长期研究以证实该技术与经典操作一样安全。肿瘤复发的原因包括：术中由于学习曲线等原因导致转移性淋巴结残留，特别是沿胸背神经血管束分布的淋巴结；吸脂法导致转移淋巴结破坏，干扰所清扫淋巴结阴性或阳性的病理学检查和数目统计，增加肿瘤细胞脱落种植或扩散的危险；穿刺孔接触肿瘤导致转移，Langer 等人的长时间随访结果表明腔镜 ALND 术后 24 个月和 49 个月分别有 2 例患者发生戳口处癌转移，影响其发生和预后的临床因素尚不清楚；CO_2 可刺激癌细胞生长，等等。其中，有关吸脂是否导致转移性淋巴结残留的争论最为激烈。Langer 等人的研究发现 52 例患者中有 4 例在脂肪溶解液中可以发现 0 ~ 9 枚淋巴结（平均 1 枚），而且其中 2 例在随后的腋淋巴结清扫过程中并无阳性淋巴结发现。国内也有研究显示，32 例吸脂法腔镜 ALND 结束后，12 例在第 1 次腋腔冲洗液中找到癌细胞，经热低渗灌洗化疗后仍有 2 例可在冲洗液中找到癌细胞。但 Brun 等的研究显示在 502 枚获取的淋巴结中只有 21 枚（0.4%）出现包膜破裂，但未见到淋巴结实质损伤的病理改变。目前，尚缺乏大样本临床资料明确吸脂是否影响淋巴结的病理检查，因此，更多的研究者转而使用充气法直接行腔镜辅助下 ALND，认为可以在无先前吸脂的情况下安全进行 ALND。

（邱　涵）

第五节　乳腺癌的预防

一、一级预防

一级预防指在人群中针对与疾病相关的危险因素，通过采取行之有效的干预措施来预防疾病发生发展的行动。在女性乳腺癌的已知危险因素中，除年龄因素以外，个体的乳腺癌家族史、月经史、妊娠史以及乳腺的良性病变等因素，均与乳腺癌发病风险的关系十分密切（表 8 - 1）。

一些危险因素可以通过对生活习惯和饮食行为进行干预，可以减少或消除其危害的作用。有些危险因素，特别是与遗传相关的因素（如医学生物学研究发现一些基因，如 BRCA1、BRCA2 携带者的乳腺癌发病风险高于非携带者），则需要通过密切地监测和临床检查，及时发现早期可以逆转的病变，从而进行干预，阻断病程的发展而达到预防效果。后者大多属二级预防的问题。此外，在一侧乳房曾发生过癌变时如何预防另一侧乳房发生癌变，也在乳腺癌的预防中需要考虑，如是否采取预防性手术切除等。本节简要介绍关于乳腺一级预防的问题。

表8-1 乳腺癌危险因素

危险因素	相对危险性
家族史	
直系亲属患乳腺癌	1.2~3.0
绝经前	3.1
绝经前和双侧	8.5~9.0
绝经后	1.5
绝经后和双侧	4.0~5.4
月经史	
初潮年龄<12岁	1.3
绝经年龄>55岁	1.5~2.0
妊娠史	
初产年龄为25~29岁	1.5
初产年龄为30~34岁	1.9
初产年龄为>35岁	2.0~3.0
未生育	3.0
乳腺良性疾病	
增生性疾病	1.9
不典型增生	
小叶原位癌	6.9~12.0

（一）乳腺癌的危险因素

1. 年龄　与大多数癌症的危险因素相似，年龄与发生乳腺癌的风险有关。

乳腺癌的发病风险一般随着年龄的增长而增加。我国肿瘤登记地区数字显示，2003—2007年，全国肿瘤登记地区在20岁前的女性乳腺癌发病率低于0.50/10万，20~24岁为0.72/10万，25~29岁为4.30/10万，30~34岁为13.18/10万，35~39岁为27.72/10万，40~44岁为59.62/10万，45~49岁为90.74/10万，50~74岁保持在80~95/10万，75岁以上的乳腺癌发病率缓慢回落。城市妇女在45~84岁各5岁年龄组的乳腺癌发病率均高于80/10万以上，是同龄农村女性的2.2~3.6倍。因此，此年龄段的妇女在发现乳房有不明原因的包块时，应及早主动向肿瘤科的医师咨询，参加常规的防癌体检或乳腺专科检查。

2. 家族史　家族史在乳腺癌的危险因素中非常重要。做乳腺癌家族史的评价应区分乳腺癌的遗传素质和单纯的家庭高发病率。家族史一般可分为两种，一种是因多种基因的改变而发生乳腺癌的家族性乳腺癌，另一种是因某单一基因变异而发生的遗传性乳腺癌。目前认为，约5%~10%的乳腺癌是由某种遗传基因突变引起。如患Li-Fraumeni综合征的年轻女性的乳腺癌发生率很高。研究发现，这部分患者的抑癌基因p53发生了突变。对于父系或母系有多个亲属患乳腺癌，同时有乳腺癌和卵巢癌家族史，双侧和（或）早期乳腺癌的家族史的妇女，应高度怀疑是否具有乳腺癌遗传素质，重视癌症预防查体，及时发现可疑的和早期的病变。

与乳腺癌相关的基因还有 BRCA1 和 BRCA1 基因。BRCA1 定位于人类 17 号染色体 q21，以常染色体显性遗传方式遗传，有很高的外显率。BRCA2 定位于 13 号染色体 q12，其基因序列与 BRCA1 无明显关系。大约 45% 遗传性乳腺癌和 80% 同时患乳腺癌和卵巢癌患者有 BRCA1 基因突变。携带 BRCA1 基因的妇女在 50 岁左右发生乳腺癌的几率为 50%，到 60 岁时可增加至 80%，同时患卵巢癌的几率也会明显增加。BRCA2 基因突变的临床意义与 BRCA1 相似，但与卵巢癌的相关性不大。绝大多数有乳腺癌家族史的妇女不存在 BRCA1、BRCA2、p53 突变等遗传素质问题，因此比具有明显遗传倾向人群的危险性低得多。

在伴有 BRCA1 或 BRCA2 突变基因携带者的家族中，乳腺癌、卵巢癌等肿瘤的发病风险升高。

（1）典型的 BRCA1 相关家族的特点

1）家族中既有多名乳腺癌患者（至少 3 名），又有卵巢癌患者（至少 1 名），但没有男性乳腺癌患者。

2）癌症的发病年龄往往比较年轻，一般小于 45 岁。

（2）典型的 BRCA2 相关家族的特点

1）家族中有多名乳腺癌患者（至少 3 名），但一般没有卵巢癌患者。

2）有男性乳腺癌患者，这是 BRCA2 相关家族的重要特征。

3）癌症发病年龄较早，一般小于 45 岁。

3. 乳腺良性病变　乳腺良性病变是乳腺癌的一个重要危险因素。目前越来越多的无临床症状的妇女，在因乳腺摄影异常而接受活检检查中发现增生性和非增生性的乳腺良性病变。临床上可扪及的乳腺肿块中，大约 70% 为非典型增生性病变，一般不增加发生乳腺癌的危险，主要包括腺病、纤维变性、微小或巨大囊性病、导管扩张、乳腺炎、鳞状或顶泌化生、纤维腺瘤、轻度增生等。增生性病变又分单纯增生性病变和非典型增生，这类病变发生乳腺癌的相对风险增高。单纯增生性病变者在后期发生乳腺癌的风险约为正常人的 1.5 ~ 2.0 倍，包括中度或红色增生和乳腺、乳头状瘤伴纤维血管核心。不典型增生者发生乳腺癌的风险约为正常人的 4.0 ~ 5.0 倍，主要是小叶或导管的不典型增生。

4. 小叶原位癌　小叶原位癌是乳腺癌的危险因素。传统观念认为乳腺小叶原位癌是浸润性癌的早期组织形态学表现。最近的证据显示小叶原位癌应属乳腺癌的高危因素，系癌前病变。在随访乳腺小叶原位癌 5 ~ 24 年的研究报告中，此类患者发生乳腺癌的比例为 6.3% ~ 34.5%，相对风险为 6.9 ~ 12。对该类患者进行乳腺切除术是一种预防性手段而非治疗性措施。

（二）食物、营养、身体活动预防癌症

1. 预防癌症的建议　国际癌症研究基金会和美国癌症研究院组织了特别专家组对全球的食物、营养、身体活动、体成分与癌症预防问题进行系统综述和评估后，认为大多数癌症是可以预防的。癌症的危险性经常受遗传因素的影响。如果对影响癌症风险的相关因素有深刻的认识并拥有必要的资源，就可以通过避免危险因素暴露、选择健康的膳食、积极的身体活动和保持健康的体重来预防癌症发生。

2007 年，专家组发表了工作组的研究结果并提出了 10 项关于食物、营养和身体活动预防癌症的建议（表 8 – 2）。

表 8-2 关于食物、营养和身体活动预防癌症的专家建议

项目	预防建议
身体肥胖度	在正常体重范围内尽可能瘦
身体活动	将从事积极的身体活动作为日常生活的一部分
促进体重增加的食物和饮料	限制摄入高能量密度的食物，避免含糖饮料
植物性食物	以植物性食物为主
动物性食物	限制红肉摄入，避免加工的肉制品
含酒精的饮料	限制含酒精的饮料
保存、加工、制作	限制盐的摄入量，避免发霉的谷类或豆类
膳食补充剂	强调能过膳食本身满足营养需要
母乳喂养	母亲进行哺乳，孩子用母乳喂养
癌症幸存者	遵循癌症预防的建议

注：癌症幸存者指已被诊断为癌症而存活的人，包括癌症康复者。

（1）身体肥胖度：在正常体重范围内尽可能瘦。

1）公共卫生目标：根据不同人群的正常范围，成人的平均体质指数（body mass index，BMI）保持在 21～23。10 年内超重或肥胖人群的比例不超过目前水平，或最好再低一些。

2）个人建议：确保从童年期到青春期的体重增长趋势，到 21 岁时使体重能处于正常 BMI 的低端。从 21 岁起保持体重在正常范围。在整个成年期避免体重增长和腰围增加。

（2）身体活动：将身体活动作为日常生活的一部分。

1）公共卫生目标：久坐不动的人群比例每 10 年减少一半。平均身体活动水平（physical activity level，PAL，每日平均身体活动强度，由总能量除以基础代谢率计算而来）高于 1.6。

2）个人建议：每天至少 30 分钟的中度身体活动（相当于快走，可以整合于职业活动、公共交通、家务、或休闲活动中）。随着身体适应能力的增加，每天 60 分钟或以上的中度身体活动，或者 30 分钟或以上的重度身体活动，避免诸如看电视等久坐习惯。

（3）促进体重增加的食物和饮料：限制摄入高能量密度食物，避免含糖饮料。

1）公共卫生目标：平均膳食能量密度（高能量密度食物是指能量超过 225～275kcal/100g 的食物）低于 125kcal/100g，平均人群含糖饮料（主要指添加糖的饮料）消费每 10 年减少一半。

2）个人建议：控制高能量密度食物的摄入，避免含糖饮料。如果吃“快餐”（指能轻易获得的方便食品，通常是高能量的，而且是大量的、经常性的摄入)，尽量少吃。

（4）植物性食物：主要吃植物来源的食物。

1）公共卫生目标：非淀粉（主要由各种不同颜色的非淀粉蔬菜和水果组成，包括番茄类产品和葱属蔬菜如大蒜）蔬菜和水果的人群平均摄入量至少每日 600g，相对未加工的谷类食品（谷物）和（或）豆类食品（豆荚）以及其他食品是膳食纤维的天然来源，每日至少为人类平均提供 25g 非淀粉多聚糖。

2）个人建议：每日至少吃 5 份/次（至少 400g）不同种类的非淀粉蔬菜和水果。每餐都吃相对未加工的谷类食品（谷物）和（或）豆类食品（豆荚）。限制精加工的淀粉性食

物。将根或块茎食物作为主食的人也要保证摄入充足的非淀粉蔬菜、水果和豆类（豆荚）。

（5）动物性食物：限制红肉摄入，避免加工肉类。

1）公共卫生目标：人群平均红肉摄入量不超过每周300g。如果是加工肉类，尽可能少吃。

2）个人建议：吃红肉（指来自家畜的牛肉、猪肉、肉和山羊肉）的人每周少于500g。如果是加工肉类（指通过烟熏、调制或腌制，或加入化学防腐剂进行保存的肉类），尽可能少吃。

（6）含酒精的饮料：限制含酒精饮料。

1）公共卫生目标：饮酒量超过建议限定量的人群比例每10年减少1/3。儿童和孕妇不能饮酒。

2）个人建议：如果喝酒，男性每天不超过2份（1份含有大约10~15g乙醇），女性不超过1份。儿童和孕妇不能饮酒。

（7）保存、加工、制作：限制盐的摄入量。避免发霉的谷类食品（谷物）或豆类食品（豆荚）。

1）公共卫生目标：各种来源的盐人群平均摄入量每天低于5g（2g钠），每日盐摄入量超过6g（2.4g钠）的人群比例每10年减少一半。最大可能减少对发霉的谷类食品（谷物）或豆类食品（豆荚）产生的黄曲霉毒素的暴露。

2）个人建议：避免腌制、盐制或咸的食物；不用盐保存食物。为保证每日摄入量低于6g（2.4g钠），限制含盐的加工食品。不吃发霉的谷类食物（谷物）或豆类食品（豆荚）。

（8）膳食补充剂：通过膳食本身满足营养需要。

1）公共卫生目标：使不需要膳食补充剂就能获得充足营养的人群比例最大化。

2）个人建议：不推荐用膳食补充剂来预防癌症。

（9）母乳喂养：母亲进行母乳喂养，孩子要被母乳喂养。

1）公共卫生目标：大多数的母亲要完全进行母乳喂养6个月。

2）个人建议：完全母乳喂养婴儿6个月，而后，在添加辅食的同时进行母乳喂养。

（10）癌症幸存者：遵循癌症预防的建议。

如有可能，所有癌症幸存者要接受训练有素的专业人员提供的营养照顾，除非有其他建议，要遵循关于膳食、健康体重和身体活动的建议。

2. 预防乳腺癌的建议　在关于预防癌症的总体建议基础上，国际癌症基金会和美国癌症研究院专家组进一步分别对于绝经前期和绝经后期妇女预防乳腺癌发病的研究证据进行了评价（表8-3）。该专家组认为，哺乳对乳腺癌具有预防作用的证据是充分的。身体活动很可能对绝经后期乳腺癌具有预防作用，对绝经前期的预防作用证据有限。饮酒是所有年龄段乳腺癌原因的证据充分。引起成年身高增长的原因或后果是绝经后期乳腺癌原因之一的证据充分，且很可能是绝经前期乳腺癌发生的原因之一。虽然已有很多研究报告了各种食物与乳腺癌风险的关系，但专家组根据其研究证据的强度，认为很多食物（如谷物及其产品、膳食纤维、乳及乳制品、鸡蛋、鱼、土豆等）、膳食营养素（蛋白质、脂肪和油、糖、维生素A、核黄素、叶酸等）、膳食模式（如传统膳食）与乳腺癌发病风险关系的证据尚属有限，还不可能对其在绝经前和绝经后妇女的乳腺癌预防问题上得出结论。

表8－3　食物、营养、身体活动预防乳腺癌的研究证据

食物、营养、身体活动与乳腺癌（绝经前期） 在专家组的评价中，下列因素可改变乳腺癌（绝经前期）的危险性。根据证据的强度对评价分级		
	危险性降低	危险度增加
充分的	哺乳	含酒精的饮料
很可能的	身体肥胖度	成年获得性身高 高出生体重
有限的－不可能得出结论	谷物及其产品；膳食纤维；土豆；蔬菜；水果；豆类；大豆及大豆制品；肉；家禽；鱼；鸡蛋；乳及乳品；脂肪和油；总脂；植物油；脂肪酸合物；反式脂肪酸；胆固醇；糖；其他糖类；含糖食物和饮料；咖啡；茶；碳水化合物；淀粉；血糖指数；蛋白质；维生素A；核黄素；维生素B_6；叶酸；维生素B_{12}；维生素C；维生素D；维生素E；钙；铁；硒；类胡萝卜素；异黄酮；二氯二苯基三氯乙迷；二氧二苯基二氮乙烯；氧板氯甲桥萘；反式－九氯；多氯联苯；膳食模式；传统膳食；成年体重增加；能量摄入；母乳喂养	
不可能对危险度有显著作用	未发现	

1. 成年身高不可能直接改变该癌症的危险性，而是作为从孕前期到线性生长过程中遗传、环境、激素水平以及可能影响生长的营养素的标志物

2. 身体活动的种类包括：职业的、家务的、交通的和娱乐性的

食物、营养、身体活动与乳腺癌（绝经后期） 在专家组的评价中，下列因素可改变乳腺癌（绝经后期）的危险性。根据证据的强度对评价分级		
	危险性降低	危险度增加
充分的	哺乳	含酒精的饮料 身体肥胖度 成年获得性身高
很可能的	身体肥胖度	腹部肥胖 成年体重增加
有限的－不可能得出结论	谷物及其产品；膳食纤维；土豆；蔬菜；水果；豆类；大豆及大豆制品；肉；家禽；鱼；鸡蛋；乳及乳制品；脂肪和油；植物油；脂肪酸合物；胆固醇；糖；其他糖类；含糖食物和饮料；咖啡；茶；碳水化合物；淀粉；血糖指数；蛋白质；维生素A；核黄素；叶酸；维生素B_6；维生素B_{12}；维生素C；维生素D；维生素E；钙；铁；硒；类胡萝卜素；异黄酮；二氯二苯基三氯乙烷；二氧二苯基二氯乙烯；氧桥氯甲桥萘；反式－九氯；多氯联苯；六氯环已烷；六氯苯；反式脂肪酸；膳食模式；传统膳食；出生体重；出生身长；能量摄入；母乳喂养	
不可能对危险度有显著作用的	未发现	

1. 成年身高不可能直接改变该癌症的危险性，而是作为从孕前期到线性生长过程中遗传、环境、激素水平以及可能影响生长的营养素的标志物

2. 身体活动的种类包括：职业的、家务的、交通的和娱乐性的

3. 控制体重的预防措施　肥胖和超重是乳腺癌的重要危险因素。控制体重已成为预防乳腺癌的重要措施之一，包括孕期体重、婴儿出生时体重、成年期以及绝经期的体重应控制在合理范围。

有研究显示，母亲孕期体重增加大于15kg的孕妇患乳腺癌的危险比体重增加11～15kg的孕妇提高62%。孕期体重增加越多，雌激素分泌也就越高。高雌激素水平可使乳腺细胞增殖，可增加基因组的不稳定和DNA加合物的积累，也可增加DNA损害和基因突变致癌的可能性。婴儿出生时体重越重，日后乳腺癌患病危险越大，尤其是绝经前乳腺癌。出生体重

大于 3.5kg 的与小于 3.5kg 相比的相对危险度（RR）为 1.7；青春期更显著，为 2.23。儿童期超重和肥胖可导致青春期较正常者提前 2 岁，因此使乳腺癌风险增加。但也有关于青春期越高越瘦者初潮越早而易患乳腺癌的报道。儿童期和青春期的肥胖对绝经前乳腺癌有保护作用。成年期女性体重的增加是绝经后发生乳腺癌的主要危险因素，18 岁以后体重增加 70 磅（31.8kg）与增加 10 磅（0.46kg）以下者相比的 RR 值为 2.7。绝经后的肥胖与乳腺癌的发病风险相关，肥胖可使绝经后女性乳腺癌发生的危险提高 50%。未接受雌激素替代疗法治疗的绝经后女性肥胖的危险性更高。

4. 控制烟草使用　关于吸烟与女性乳腺癌关系的 Meta 分析发现吸烟与乳腺癌的合并 OR 值为 1.56。有研究发现被动吸烟与乳腺癌的发病风险有统计学显著意义，并且被动吸烟年龄越早，危险性越大。有研究显示美国吸烟妇女患乳腺癌的危险性可增高 30% ~40%。

（三）化学预防

1. 维生素 A 类化合物　维生素 A 是典型的分化剂，在正常细胞功能中起重要作用，在肿瘤细胞中起调节分化、抑制生长和诱导凋亡作用。维生素 A 通过与细胞核受体视黄酸受体和视黄素 X 受体的相互作用发挥上述功能。研究发现，用芬维 A 胺（fenretinide，维生素 A 衍生物）观察预防乳腺癌患者对侧乳腺二次原发性癌的效果，一期乳腺癌或导管原位癌的手术切除后，口服芬维 A 胺（200mg/d）5 年组与未作任何处理组比较，对侧和同侧乳腺癌发生率无统计学差异，与绝经情况有相关性，对绝经前妇女可能减少对侧乳腺癌的发生。研究显示，芬维 A 胺将 40 岁以下患者二次乳腺癌发病危险降低 50.0%，但对 50 岁以上患者不具有预防二次乳腺癌发生的作用。

2. 维生素 D　维生素 D（VD）是已知调节骨骼发育和钙稳态的物质。流行病学研究发现维生素 D 缺乏和暴露于太阳紫外线 B 减少会导致乳腺癌的风险增加。

VD3 本身没有生物活性，是一种活化的开环甾类化合物 -1，25 -（OH）2D3（1，25 - 二羟基维生素 D3）的激素原，必须经过代谢才能发挥生物效应。VD3 首先经肝细胞线粒体内的羟化酶羟化形成 25 -（OH）2D3，这是 VD3 在血液循环的主要形式，无生物活性。转化为具有生物学效应的 1，25 -（OH）2D3 受维生素 D 受体（VDR）调控。VDR 是核受体超家庭成员，是一种能被配体激活的转录因子，能特异性地与 DNA 上的特定基因结合，从而启动或调控启动子上相关基因的转录，最终影响 RNA 聚合酶Ⅱ介导的转录。目前人们已观察到 VDR 基因多态性与乳腺癌风险之间的关系（GolslonKW）。正常和癌变的乳腺癌细胞都有 1，25 -（OH）3D3 的表达。血浆 25 -（OH）D 水平 >75nmol/L 是肠道对钙吸收最大化、预防继发性甲状腺功能亢进和对骨骼发挥作用所必需的浓度。绝经后妇女补充 VD 高于 800IU/日，比补充剂量低于 400IU/日发生乳腺癌的风险有轻微降低。有学者（Garland CG）提出 25 -（OH）D 循环浓度为 125nmol/L 的妇女比 <30nmol/L 的妇女患乳腺癌的风险降低 50%。这一水平可以通过每日口服 2 000IU 的 VD 和照射相当于引起红斑狼疮最低剂量的 60% 的日光量来达到。

（四）饮食预防

1. 十字花科植物　流行病学研究发现一些天然食物中的有效成分与降低癌症发病风险有一定关系。十字花科植物（花椰菜、结球甘蓝等）中的包括吲哚 -3 - 甲醇（indole -3 - carbi - nol，I3C）在内的吲哚类物质和异硫氰酸盐（isothiocya - nates），是天然存在于各种十字花科蔬菜中的葡糖异硫氰酸盐（glucosinolates）在植物组织黑芥子硫苷酸酶（myrosinase）作用下产生的降解产物。I3C在酸性环境中不稳定，进入胃内可以继续发生缩合反应产生系列多聚体。研究认为，I3C的各种生物学效应可能主要归因于其与这些多聚体的作用。I3C经代谢后主要从尿中排出，40小时后则主要经粪便排出体外。十字花科蔬菜降低乳腺癌危险性与此类蔬菜能提供植物化学物I3C有关。动物实验证实I3C能显著降低乳房肿瘤发生的多样性，而且在癌症的启动阶段和促进阶段都有很好的预防效应。I3C对乳腺细胞有特别的抗增殖效应。体外实验研究发现I3C能抑制雌激素敏感的乳腺癌细胞株的生长。I3C可通过增加CYP1A1的表达提高体内“有益”雌激素代谢物的比例；能诱导CYPIA2、CYP281和CYP3 A1/2表达，调控雌激素受体信号传导通路，抑制雌激素诱导的转录激活，从而达到抗雌激素效应，预防乳腺癌发生。

2. 大豆　大剂量摄入大豆被认为可以减少乳腺癌的发病危险。其作用机制是大豆中富含的异黄酮（isoflavones）通过改变雌激素和其他激素的效应达到预防癌变的效果。大豆的预防作用对于绝经前的妇女更为有利。也有研究认为大豆对减少乳腺癌的发生仅有轻微作用。有学者考虑异黄酮的雌激素样作用会对乳腺癌患者有不利的影响，认为推荐用大量摄入大豆食品来预防乳腺的发生和复发的措施尚不成熟。

3. 饮酒　美国的一项女性健康研究随访10年的结果发现，每天摄入酒精量超过30g者，患乳腺癌的风险比不饮酒者增高了32%，其中患浸润性导管癌的风险增高了43%。另一项对18万名绝经后妇女研究也得到类似结论：每日摄入酒精量超过35g的妇女患乳腺癌风险是不饮酒者的1.35倍，其中雌激素受体与孕激素受体阳性的饮酒者的风险更高，为1.46倍。多数学者认为，酒精会增加绝经后妇女血液循环中雌激素水平，酒精的代谢产物乙醛本身是一种致癌物、突变剂和肿瘤启动因子；过量摄入酒精会影响叶酸代谢，导致叶酸缺乏。叶酸缺乏会引起染色体断裂，最终促进肿瘤的发生。

（五）药物预防

1. 他莫昔芬　对于单侧乳腺癌的患者，采用口服他莫昔芬（tamoxifen，TAM）辅助治疗，其对侧乳腺癌的发病率有明显的下降效果。2000年，美国FDA批准将TAM作为乳腺癌化学预防用药。2005年，美国报告了乳腺癌化学预防试验（breast cancer chemoprevention Trial. BCPT）结果。该研究经过7年随访发现，接受TAM妇女乳腺癌的发生率相对恒定，且停药2年内的发生率也未改变。而浸润性乳腺癌患者从安慰剂组的4.3%下降到TAM组的2.5%（RR＝0.57，95% CI＝0.46～0.70），非浸润组乳腺癌患者也从1.5%下降到1.001 0（RR＝0.63，95% CI＝0.45～0.89）。

国际乳腺癌干预试验随访研究发现，随机分组分别用服用TAM（3 579名）和安慰剂（3 575名）5年，停药后的结论是TAM能有效减少ER阳性乳腺癌的发生率。研究预测，TAM的这一作用将持续至少9年，即停药4年后仍有作用。

有临床资料证实TAM作为ER抑制剂能早期预防乳腺癌的发生。但是，如何降低TAM在预防乳腺癌的过程中的副作用还需更多的大规模临床试验研究。

2. 雷洛昔芬　雷洛昔芬（raloxifene）是选择性雌激素受体调节剂，具有潜在预防绝经后妇女骨质流失作用。有报道显示，与安慰剂组相比，雷洛昔芬可以降低原位癌和浸润性乳腺癌的发生率65.0%，对骨折无影响。但是，此药增加血栓栓塞的危险。

3. 芳香化酶抑制剂　有报告发现一些芳香化酶抑制剂预防乳腺癌的间接证据。ATAC

(arimidex, tamoxifen, alone or in combi - nation, 阿那曲唑 (anastrozole)、三苯氧胺单用或联用试验，通过68个月的中位随访，发现阿那曲唑比TAM能延长无瘤生存时间、复发时间、明显降低远处转移发生率和对侧乳腺癌的发生率。

4. COX2抑制剂　非甾体抗炎药（nonsteroidal anti - inflammatordrugs, NSAIDs）是具有抗炎与镇痛作用的一类药物，可以改善风湿性疾病的炎性症状和缓解疼痛，是世界范围使用最广泛的一类处方药。NSAIDs的作用机制是通过抑制环氧酶（cyclooxy - genanse, COX）的活性，阻断花生四烯酸转化为前列腺素、前列环素和血栓素A2（TXA2）而发挥其药理作用。研究显示，用选择性COX2抑制剂2年以上可降低乳腺癌危险71.0%，用布洛芬和325mg阿司匹林也能显著降低乳腺的发病风险。提示该预防作用是通过抑制COX2，限制前列腺素酶的级联反应速度而产生。长期服用吲哚美辛的妇女中乳腺癌的发病率明显低于同龄对照组。日常应用选择性COX2抑制剂（塞来昔布和罗非昔布）与乳腺癌危险减少相关。规律服用阿司匹林、布洛芬或萘普生也会降低乳腺癌发病危险。

5. 还原型谷胱甘肽　还原型谷胱甘肽（glutathione, GSH）是谷氨酸、半胱氨酸及甘氨酸组成的三肽，是机体抗氧自由基损伤的重要物质。GSH参与多环芳烃、杂环胺等致癌物质的解毒过程，其主要作用为催化还原性GSH与亲电子物共轭结合成亲水性物质，增加其水溶性，使之排出体外。有研究发现携带谷胱甘肽转移酶Ti（GSTTi）缺失基因型的绝经前妇女患乳腺癌的风险增加。

在口服7，12-二甲基苯蒽（7，12 - dimethylbenzanthracene, DMBA）诱导乳腺癌的实验中，发现肠道内GSH含量明显减少，提示肠道受到损害，但肠道病理学却没有改变。同时发现在DMBA诱导乳腺癌早期，GSH在肠壁细胞内含量却明显上升，说明口服DMBA可以阻断肠道内GSH向肝内转运。这可能是口服DMBA造成氧化损害从而造成乳腺癌的关键。

二、二级预防

乳腺癌是一种发展相对缓慢的恶性肿瘤。从1个细胞长到直径1cm大小的肿瘤需要5~8年。乳腺癌的二级预防是指在“健康”人群中寻找乳腺癌患者，实施早期诊断、早期治疗。目前尚缺乏针对乳腺癌病因行之有效的预防措施，故乳腺癌的二级预防尤为重要。二级预防的内容包括乳腺癌的筛查，乳腺癌自我检查等，是需要公众共同参与完成的。

（一）乳腺癌的筛查

筛查不同于普查。普查是一常见词汇，顾名思义是普遍性检查，如人口普查、住房普查、消费水平普查等。但作为一种癌症筛查，就有其特殊含义，是指在健康人群中针对某种癌症所做的相关检查，其目的是希望能在临床自然发病前，将此特定的癌症查出并加以确诊，实施早期治疗，降低该癌症在人群中的死亡率。不是所有疾病都适合开展筛查，开展筛查的条件是：①该疾病是目前社会重大的公共卫生问题，有一定的人群发病率；②通过该疾病筛查可以早期发现，且方法简便可行；③早期发现对该疾病的治疗和预后有利。筛查分为机会性筛查（opportunistic screening）和群体筛查（mass screening）。机会性筛查是指参与个体主动或自愿到提供筛查的医疗机构进行相关检查；群体筛查是指政府和（或）医疗保健机构有组织地为目标人群提供相关检查。一般所说的乳腺癌筛查就是指在适龄妇女中开展的群体筛查。

1. 乳腺癌筛查研究　20世纪60年代美国开展的纽约健康保障计划（health insurance

plan of New York，HIP）是第一个评估乳腺癌筛查效果的多中心随机对照试验（randomized-controlled trial，RCT）大约有 62 000 名 40 ~ 64 岁的妇女随机分为两组，研究组采用每年 1 次临床乳腺查体（clinical breast examination，CBE）联合乳腺 X 线摄影（mammography，MAM），持续 4 年；对照组进行常规检查。经过 18 年的随访，研究组乳腺癌死亡率较对照组下降 23%。其后许多国家纷纷开展了以乳腺 X 线摄影为主的乳腺癌筛查的随机对照研究，设计合理、组织严密、数量较大的共有 8 项。参加妇女人数总计超过 50 万，年龄在 39 ~ 74 岁，历时均在 10 年以上。规模最大的是瑞典双郡试验（swedish two - county study），共有 133 000 名 40 ~ 74 岁的妇女参加，77 000 名妇女为筛查组仅采用了斜位乳腺 X 线摄影，经过 20 年的随访，筛查组比对照组乳腺癌死亡率下降约 30%。8 项乳腺癌筛查研究除加拿大 2 项研究（NBSS - 1 和 NBSS - 2）的随访结果显示乳腺癌死亡率没有下降外，其余 6 项研究结果均显示乳腺癌死亡率有不同程度的下降。1997 年美国、英国、加拿大、瑞典等国的 8 个筛查研究中心的 Meta 分析，经过 10. 5 ~ 18. 0 年的随访，与不筛查组相比，40 ~ 49 岁年龄筛查组，其乳腺癌死亡率下降约 18%；50 ~ 74 岁年龄筛查组，死亡率下降约 24%，差异均有统计学意义。Schopper 等对澳大利亚、加拿大、丹麦和瑞士等 10 个国家的乳腺癌筛查数据进行 Meta 分析，结果发现采用乳腺 X 线摄影进行乳腺癌筛查可使乳腺癌死亡率下降 24% ~ 48%。新加坡 Ng EH 等报道：67 656 例 50 ~ 64 岁的妇女进行了乳腺 X 线筛查，与 97 294例未参加筛查的妇女作对照，结果筛查组早期乳腺癌占 64%（导管原位癌占 26%，Ⅰ期乳腺癌占 38%），明显高于对照组 26%（$P < 0.001$）。浸润性乳腺癌无腋窝淋巴结转移者筛查组占 65%，对照组仅占 47%（$P < 0.001$）。德国 Schleicher 等调查了 1 050 例乳腺癌患者，大部分患者是自己发现的，但往往延误了治疗，多数处于晚期，预后较差；相比之下靠乳腺 X 线摄影筛查发现的肿瘤，相对早期多，且能得到及时治疗，甚至接受了保乳手术。世界卫生组织（WHO）建议：积极开展乳腺癌筛查是一项利大于弊的预防措施。

2. 乳腺癌筛查的人群年龄段　筛查往往选择在乳腺癌的高发年龄段人群，这样才能提高效率，降低成本，节省医疗资源。20 岁以下乳腺癌罕见，30 岁以下乳腺癌少见，自 30 岁开始随年龄增加乳腺癌发病率逐渐上升。乳腺癌发病的高发年龄东、西方国家不同，北欧、北美地区 30 岁以后乳腺癌发病率呈上升趋势，75 ~ 85 岁达到高峰。亚洲是低发国家，据中国肿瘤登记年报 2008 年全国肿瘤登记地区女性乳腺癌年龄别发病率显示：中国乳腺癌的高发年龄段是 40 ~ 60 岁，上海市乳腺癌发病登记 56% 的患者为绝经前，44% 的患者为绝经后。据北京市癌症发病登记资料：30 ~ 39 岁妇女乳腺癌发病率占乳腺癌总发病率的 21. 4%，而对照美国统计资料，该年龄段乳腺癌发病率仅占总发病率的 7. 3%。北京市 70 岁以上妇女乳腺癌发病率占总发病率的 4. 7%，而美国该年龄段乳腺癌发病率占总发病率的 24%，统计数据截然不同。各国结合本国乳腺癌的高发年龄段、高危险人群，制订符合本国国情的乳腺癌筛查方案。欧美国家乳腺癌筛查往往计划从 40 岁或 50 岁开始，筛查的年龄上限，据美国预防医学工作组（U. S. preventiveservices task force）得出结论认为，目前尚无足够证据显示，在 70 岁以上妇女中开展乳腺 X 线摄影筛查能改善乳腺癌的总体生存率；因此提出，70 岁以上妇女开展筛查必须由本人及其医师决定，应综合考虑乳腺 X 线摄影的利弊、个人的意愿和预期寿命。我国不是乳腺癌高发国家，为节省卫生资源，卫生部农村妇女两癌（宫颈癌、乳腺癌）筛查项目筛查年龄确定为 35 ~ 59 岁。

3. 乳腺癌筛查间隔时间　目前各国开展乳腺癌筛查间隔时间为 1 ~ 3 年，每 1 ~ 2 年接受一次乳腺X线筛查的项目居多。Field等曾报道：每年筛查1次检出乳腺癌的平均直径为10.7mm，每2年筛查1次检出肿瘤的平均直径为16.5mm；每年1次检出的早期乳腺癌（TisNO、TlaNO、TlbNO）达72%，每2年1次检出的早期癌为44%。在两次乳腺癌筛查期间发现的乳腺癌称为间期癌（inter－val cancer）。乳腺间期癌大体分为两类，一类是筛查中遗漏或误诊的乳腺癌；另一类是两次筛查期间发生的乳腺癌，称为“真正的”间期癌。第一类主要出现在筛查后第1年，第二类往往出现在筛查后第2、3年。提高间期癌的检出率需要靠筛查后的积极随访和严格的信息登记。新加坡的研究报道实施乳腺癌筛查计划的妇女其后3年发生间期癌，主要为华裔女性，除筛查中诊断为乳腺癌的病例外，其余妇女均随访3年。在28 099名经筛查排除了乳腺癌的妇女中，又有59例发现了乳腺癌，3年每年间期癌的发生率分别为2.1‰、10.6‰和10.8‰；另外在39 425名曾被邀请参加筛查计划但本人拒绝参加的妇女中，3年每年间期癌的发生率分别为17.0‰、15.5‰和11.7‰；而在97 294名未被邀请却参加了筛查计划的妇女中，3年每年间期癌的发生率分别为12.8‰、13.3‰和13.0‰。参加乳腺癌筛查的妇女筛查后第1年乳腺癌的发生率明显低于未参加筛查的妇女，其后两年乳腺癌发生率与未筛查妇女相似，提示最佳的筛查间隔期应为1年。对筛查中发现乳腺明显异常妇女或具有乳腺癌高危因素妇女，不应固守每年1次，而应每半年追查、复诊为宜。

4. 乳腺癌筛查方法　《NCCN乳腺癌筛查和诊断临床实践指南》推荐的流程是先采集病史，然后进行乳腺查体和乳腺X线摄影检查（40岁以上），利用Gail模型进行风险评估，对高危人群酌情选择MRI检查，对检查结果进行随访或采取进一步措施（超声、穿刺、手术活检等）。《NCCN指南》对乳腺查体提出了要求，需进行立位和仰卧位的视诊和触诊，以发现乳腺细微的形状或轮廓改变，触诊包括整个乳腺和区域淋巴结。Oesteicher等回顾分析了1988—1994年确诊的年龄≥40岁的乳腺癌468例，发现乳腺临床体检的敏感性随着肿瘤直径的增大而增加，肿瘤直径≤0.5cm时其敏感性为17%，肿瘤直径≥2.1cm时其敏感性为58%。临床体检的敏感性随患者体重的增加而降低，高体重与低体重临床体检的敏感性分别为23%和48%。研究发现临床体检的敏感性亚洲妇女比白种人妇女高，其敏感性分别为88%、35%。研究还发现临床体检的敏感性与年龄的增加呈倒U形状曲线，40～49岁、50～59岁、60～69岁、70～79岁、≥80岁其临床检查的敏感性分别为26%、48%、36%、33%、18%。提示定期的临床体检可以提高早期乳腺癌的检出率，但对肥胖型或年轻女性乳腺体检的敏感性降低。

由于中国妇女在乳腺结构、性激素水平、饮食习惯、生活环境等诸多方面与欧美国家妇女存在差异，《NCCN乳腺癌筛查和诊断临床实践指南》可作为中国开展乳腺癌筛查项目的参考，但不能全部照搬，中国将实施符合我国国情的乳腺癌筛查方案。筛查开始前宣传普及乳腺癌科普知识，提高人们的防癌意识，积极动员适龄妇女参加乳腺癌筛查。建立个人筛查档案，包括基本信息、家族史、乳腺病史等。然后进行乳腺体检。进行乳腺查体的医师应通过培训，认真、仔细、全面地进行查体，严禁走过场。基本要点是先望诊后触诊，触诊时可双手结合，用手指指腹侧按顺序触摸乳腺，受检者的体位可坐位或立位，若受检者为肥胖型或乳腺为下垂型，最好结合仰卧位触诊。

目前国内外乳腺癌筛查影像学技术有乳腺X线摄影（乳腺钼靶照相）、彩超（彩色多普勒超声）、MRI（核磁）。乳腺X线摄影是乳腺癌筛查的主要手段，异常征象为结节影、微小钙化、局部结构紊乱等。恶性钙化往往位于乳腺实质内，针尖样或沙砾样钙化，数目较多，多点成簇，密度均匀一致，颜色深浅适中，还有的沿乳导管走行方向排列。乳腺X线摄影是目前诊断早期乳腺癌最有效的方法。美国由于乳腺癌X线摄影的广泛开展，使新发现乳腺癌病例的病期构成比发生了变化，其中12%～15%为乳腺导管原位癌（DCIS），DCIS中90%的病例是由乳腺X线检查发现的，仅10%为临床可触及肿块。对乳腺密度高致密型腺体的妇女，乳腺X摄影的分辨率将会受到限制，敏感性下降。

乳腺超声是乳腺癌筛查的又一手段。高分辨率的彩超将是对乳腺X线摄影的最好补充，且具有经济、简便、无痛苦、无创伤的优点，用于年轻女性或妊娠哺乳期不宜接受X射线的妇女价值更大。Buchberger等报道采用高分辨率的乳腺超声扫描发现浸润癌的病变大小平均为0.91cm，与乳腺X线摄影所发现的病灶大小无统计学差异（P=0.07）。

目前研究结果尚不支持将乳腺MRI作为普通人群乳腺癌筛查的常规方法。与乳腺X线摄影相比MRI对乳腺癌诊断的敏感性高、特异性低，导致部分假阳性结果，并且不易发现微小钙化灶。

《NCCN乳腺癌筛查和诊断临床实践指南》推荐40岁以上妇女每年进行一次乳腺X线摄影，未将超声列为乳腺癌的筛查方法，即使是Gail模型评估的高危人群，推荐辅助乳腺MRI扫描。分析原因可能与欧美国家乳腺癌筛查人群的乳腺腺体结构有关。欧美妇女乳腺癌多发生在绝经后，乳腺X线摄影筛查的分辨率、敏感性均较高。我国乳腺癌筛查首选的影像学方法是彩超，乳腺X线摄影作为辅助检查手段，与欧美国家之所以不同其原因如下：

（1）从国家层面看，中国医改方案主要是加大对中西部欠发达地区的预防和筛查投入，自2009年开始对农村适龄妇女进行免费的乳腺癌、宫颈癌筛查。

（2）我国农村地区经济相对落后，医疗条件较差，医疗设备技术远不如城市，许多基层医院目前尚不具备乳腺X线摄影机。中国城乡及不同级别医院之间的医疗资源相差悬殊的现象远远超过欧美国家。

（3）中国乳腺癌高发年龄在绝经前，又乳房发育较西方妇女小，腺体致密，适合行超声检查。乳腺X线摄影对致密乳腺分辨率受到限制，诊断乳腺癌的敏感性下降。研究显示乳腺X线摄影在萎缩型（脂肪型）乳腺中的诊断敏感性高达80%，对致密型乳腺其敏感性仅为30%。

（4）采用高分辨率的乳腺超声与乳腺X线摄影所发现的病灶大小无统计学差异，且无创伤，价格便宜，携带方便。乳腺X线摄影对微小钙化灶有较高的敏感性，优于超声，但应用于乳腺癌筛查中的推荐年龄为40岁以上，40岁以下妇女筛查时不适合首选乳腺X线摄影。且用于健康人群乳腺癌筛查的乳腺X线摄影机要求条件较高，价格昂贵，不适宜移动。

（5）中国不是乳腺癌的高发国家，为提高筛查效率，降低成本，不仅要合理选择乳腺癌筛查的目标人群，还要选择好筛查方法，既有效又经济，更重要的是可行性强。目前我国与欧美国家开展乳腺癌筛查选择的影像学方法不同，我国首选彩超，辅助乳腺X线摄影；欧美国家首选X线摄影，辅助MRI。

上述是从我国乳腺癌筛查的国家层面分析的，各省、自治区、直辖市在本辖区开展的乳腺癌筛查，也有选择乳腺超声与X线摄影相结合，辅助MRI的方法。

5. 中国乳腺癌筛查项目简介　2012年4月12日卫生部召开了新闻发布会，通报了深化改革3年来，为促进公共卫生服务均等化，实施妇幼重大公共卫生服务项目所取得的主要成就。2009 年开始，卫生部和全国妇联共同开展了农村妇女“两癌”筛查项目（乳腺癌、宫颈癌），原计划为全国 120 万 35～59 岁的农村妇女进行免费乳腺癌筛查，结果已有 146 万农村适龄妇女免费接受了乳腺癌筛查。2009—2011 年，项目地区共确诊乳腺癌 631 例，检出率为 48/10 万，其中早诊率达 69.72%。

通过健康教育和宣传，农村妇女对“两癌”筛查重要性的认识逐步提高，从项目初期接受率不到 50%，到项目后期广大农村妇女愿意接受并主动寻求服务，健康意识明显改善。抽样调查显示，98% 以上的妇女对“两癌”筛查项目感到满意，认为有必要进行检查。同时，各地区建立起了卫生、妇联、人口计生等多部门合作机制，以及各级医疗保健机构共同参与、分工协作、上下联动的工作制度，初步构建了农村“两癌”防治网络，大大提高了基层机构和人员的“两癌”筛查服务能力。

项目的实施起到了明显的示范作用，引起了全社会对妇女健康的广泛关注。一些地区主动增加投入，扩大项目覆盖面，北京、重庆、宁夏将目标人群扩大到城乡所有适龄妇女，使更多的妇女受益。2011 年起，新农合将“两癌”救治纳入重大疾病保障范围，补偿比例达到“两癌”治疗限定费用的 70% 左右，符合医疗救助条件的患者补偿比例可达到 90% 以上。全国妇联还设立了“贫困母亲两癌救助专项基金”，对患病的贫困妇女给予救助。这些措施保障了“两癌”患者的治疗，较好地解决了“查而不治”的困境。

北京市自 2008 年开始启动乳腺癌、宫颈癌免费筛查。据统计，2008—2011 年全市共完成乳腺癌筛查 81 万多人，共检出乳腺癌前病变及乳腺癌患者 409 人，检出乳腺良性疾病 20 多万例。从 2011 年起，北京市建立了“两癌”筛查工作机制，本市 35～59 岁户籍妇女每两年可免费享受一次“两癌”筛查服务。乳腺癌筛查项目有乳腺临床检查、超声检查。对上述检查异常者，还可进行乳腺 X 射线摄影检查。

6. 乳腺癌筛查　乳腺癌筛查不仅是一个研究课题，也是关系到社会的重大公共卫生问题。中国幅员辽阔，人口众多，全民进行乳腺癌筛查存在难度大、费用高、检出率低的问题。Gail 模型（乳腺癌发生危险性评估模型）是基于美国乳腺癌调查组的乳腺癌监测计划（breast cancer detection demonstration project，BCDDP）中的 284 780 例资料，通过病例对照多变量分析，计算出乳腺癌危险度并作出评价。中国妇女由于种族、居住环境、生活习惯等方面与美国妇女存在差异，故 Gail 模型不完全适合中国乳腺癌高危人群的筛选。建立适合中国乳腺癌流行特征的高危人群筛查模型，对筛选出的高危人群进行重点筛查，合理利用医疗资源、有的放矢。

要搞好乳腺癌筛查需建立良好的质量标准，推广 BI－RADS 乳腺诊断报告及数据系统，并规范诊断报告书写形式。要加强有效的随访系统，乳腺癌筛查发现的可疑病例，超声 BI－RADS 为 4、5 级者，应及时进行穿刺活检或手术切除活检。对筛查异常者应记录在案，积极随访，减少漏诊和间期癌的发生。建立一支训练有素的筛查队伍是百年大计之举。

（二）乳腺自我检查

乳腺自我检查无须任何设备、仪器，是一项简单易行、安全无创的检查方法。美国自 20 世纪 50 年代起，就推荐妇女定期进行乳腺自查，以期在无症状妇女中早期发现乳腺癌。美国国立癌症研究所（nationalcancer institute，NCI）、美国癌症协会（American CancerSociety，ACS）都将乳腺自查作为常规筛查乳腺癌的方法之一。

全球开展了多项验证乳腺自我检查对降低乳腺癌死亡率干预效果的前瞻性随机对照研

究。其中一项大样本的研究是在中国上海进行的，始于1989年10月上海市纺织系统26.6万30～64岁妇女参加，随机分为宣教指导乳腺自我检查的指导组和对照组各13.3万人，止于2005年9月，前后进行了16年。该项目由原纺织肿瘤防治所和美国Fred Hutchinson癌症研究中心承担，美国国家癌症研究院（NCI）提供经费。研究结果显示：指导组检出乳腺癌864例，死亡133例；对照组检出乳腺癌896例，死亡130例。两组检出的乳腺癌肿块大小、TNM分期、累积死亡率，均无统计学差异（P值分别为0.07、0.39、0.72）。对女性人群进行乳腺自查教育和指导，开展乳腺自查，未能降低乳腺癌死亡率；指导组发现较多的乳腺良性肿块，活检率明显高于对照组。分析该项目未获得干预效果的原因可能是多方面的：

（1）指导组乳腺自查的合作率出现逐年下降趋势（91.6%、84.4%、78.1%、73.6%、48.7%）。

（2）对照组存在无法控制的外界影响，如单位组织的定期妇女体检（包括乳腺检查）。乳腺癌科普知识早诊方法等的宣传教育的影响（电视、报刊、杂志……）。对照组中>50%的乳腺癌患者病变为T_1期或更早，可见上海市妇女对乳腺癌的关注度和警惕性较高。

（3）手诊发现乳腺小结节，尤其是癌性结节，技术性较高；即便是对临床医师而言，也需要掌握正确的方法，拥有熟练的技术；这对于项目指导组的妇女来讲是很难实现的。项目指导组864例乳腺癌中肿瘤直径<1.0cm仅占2.7%，可见乳腺自查发现1.0cm以下的小肿瘤很难。当然乳腺自查并不是要求作出诊断，但如果发现不了乳腺小结节，将无法记录正确信息。相对而言乳腺纤维腺瘤边界清楚，活动度大，容易靠手诊查出，故本项目两组良性肿瘤的检出率及肿块大小均有统计学差异，指导组优于对照组。综上所述，尽管在训练妇女学会乳腺自查的方法并督促她们完成乳腺自查尽了很大努力，但结果却显示接受训练开展乳腺自查的干预组并没有降低乳腺癌死亡率，也就是说乳腺自查发现肿瘤的时间不足以早到在治疗效果上产生差异。美国、加拿大、俄罗斯、英国、芬兰、日本也先后开展了有关乳腺自查的对照研究，发现实施乳腺自查后并没有降低乳腺癌死亡率，与未实施乳腺自查的妇女相比无论是诊断时的肿瘤大小和肿瘤分期都没有统计学差异，然而乳腺自查组的良性病变的活检率明显高于对照组。这些结论打破了乳腺自查有助于早期发现乳腺癌的传统观念，引起该领域内许多专家的关注和探讨。至于乳腺自查项目干预组妇女检出乳腺良性病变多于对照组，会产生心理压力，增加了手术活检率。中国多数妇女表示：一旦发现肿块，她们愿意接受活检以消除对癌症的恐慌。

上海是我国第一大城市，建立了较完善的医疗卫生服务体系，医疗资源已具规模，经常进行健康教育普及防癌知识，增强市民对肿瘤预防及早诊早治重要性的认识，上海市民防癌抗癌意识较高。上海市乳腺自查的干预性研究提供了重要信息，但就试验本身而言，选择这一特定人群试图经指导乳腺自查的干预组妇女通过乳腺自查第一时间发现肿块，来评估降低乳腺癌死亡率的价值，值得商榷；而且在没有进行干预的对照组乳腺癌患者肿块≤2.0cm占44.6%，TNM分期0和Ⅰ期患者占27.6%；故对乳腺自查的价值作出定论仍需谨慎。

一项来自加拿大国家乳腺癌筛查研究（NBSS）项目中的病例对照研究，评价了乳腺自我检查技术和自我检查频率对降低乳腺癌死亡风险的效果。在获得所需要的数据后，结果显示乳腺自我检查可以降低乳腺癌死亡风险。

2010年版《NCCN乳腺癌筛查和诊断临床实践指南》推荐乳腺自查，指出对266 064名妇女进行的随机临床研究证实乳腺自查虽不能降低乳腺癌死亡率，但可能有助于发现常规筛查中的乳腺癌。强调妇女对乳腺知晓率，熟悉自己的乳腺并能及时向医疗机构报告乳腺发生的变化。在北美绝大多数妇女知道乳腺自查，大约1/3妇女定期进行乳腺自查。中国人口众多，尚不具备每年对所有适龄妇女进行乳腺X线摄影或超声检查的条件，确诊的乳腺癌患者中绝大多数都是因为自己发现乳腺肿块才来医院就诊的。在我国积极普及乳腺疾病的科普知识和乳腺自我检查技术方法，提高广大妇女对乳腺的自我保健意识是很有必要的。

在北美大部分初级保健医师都会教妇女进行乳腺自查，或推荐她们到其他医疗保健人员那里接受乳腺自查的培训。每位医师都很重视乳腺自查，她们自己也会接受如何教妇女进行乳腺自查的培训。

乳腺自我检查需要站立或坐于镜前，面对镜子仔细观察自己两侧乳腺，包括乳腺大小、形态、轮廓、皮肤及颜色有无改变，乳头有无抬高、回缩、溢液等。触诊时手指伸开并拢，用手指指腹侧触摸乳腺，左手查右侧，右手查左侧，可按顺时针方向或逆时针方向触摸，不要遗漏乳头、乳晕及腋窝部位。乳腺自查应每月1次，最佳时间应选择在月经过后或两次月经中间，此时乳腺比较松软，无胀痛，容易发现异常，对已停经的妇女可选择每月固定的时间进行自查，每次乳腺自查应与以往自查的情况进行比较，如发现异常应及时到医院检查，乳腺自查绝不能替代去医院就诊，这样才能达到早期发现，早期诊断的目的。

（三）乳腺癌的早诊流程

1. 早期乳腺癌　早期乳腺癌英文为 early breast cancer 或 early - stage breast cancer，迄今为止尚无明确定义，较为公认的是，早期乳腺癌有望永久性治愈。文章中经常出现早期乳腺癌但没有具体所指。多数学者认为早期乳腺癌若按术前所见，肿瘤应小于2cm，未触及可疑淋巴结，无远处转移，包括非浸润癌。近年来，随着保乳手术的开展，有些人结合组织病理学所见，把早期乳腺癌扩大到肿瘤直径小于3cm、N0、pN1a肿瘤。

2. 乳腺癌的早期诊断流程　乳腺癌的早期诊断是指通过筛查和检查，按正常诊断流程，发现非浸润癌和早期浸润癌的诊断过程。近年来我国早期乳腺癌患者乳腺上多伴有无痛性肿块，少数患者乳腺上摸不到肿块，仅表现为乳腺影像学检查异常，早期乳腺癌往往不伴有乳腺癌的“典型”体征。早期诊断需采取鉴别诊断方法，往往借助影像学检查定位病灶区，再利用细胞病理或组织病理学技术确诊乳腺癌。

乳腺癌早期诊断流程首先要仔细询问病史，了解患者主诉，有无乳腺疾病，发病及持续时间，是否进行过治疗，效果如何。然后进行乳腺体检。在鉴别诊断中需要进行影像学检查，包括乳腺X线摄影、彩色多普勒超声，MRI（磁共振）等。

乳腺X线摄影是近年来国际上推荐的乳腺检查方法，可以发现临床查体摸不到肿块的乳腺癌，适应证包括：乳腺肿块、硬化，乳头溢液，乳腺皮肤异常，局部疼痛或肿胀；筛查发现异常的患者；良性病变定期随诊；乳房修复重建术后患者，但植入硅胶假体者除外。乳腺X线摄影35岁以下尽量不用，因35岁以下女性乳腺对放射线敏感，会受到损伤，且乳腺腺体致密，乳腺X线片不易发现异常征象。若开展乳腺癌筛查往往选择在40岁以上妇女进行乳腺X线检查。乳腺彩超对人体没有损伤，用于所有疑诊乳腺病变的人群，可同时进行乳腺和腋窝淋巴结的检查。彩超的适应证包括：年轻、妊娠、哺乳期妇女乳腺病变首选的影像学检查；对临床触及肿块及可疑异常的患者进行确认，进一步评估临床及影像所见；评估植入假体后的乳腺病变及在超声引导下进行活检等。磁共振可以发现多灶、多中心的小病灶，也不失为一种鉴别诊断方法。最后确诊还需要借助穿刺活检或手术切除活检，由细胞病理或组织病理学检查确诊。若患者伴有乳头溢液，还可开展一些针对乳头溢液的检查方法，如乳管镜、乳导管造影、乳头溢液细胞学涂片检查等。

具有乳腺癌高危因素的妇女应定期去医院检查。掌握并开展乳腺自我检查的妇女，在乳腺自查中发现异常；或没有进行乳腺自查的妇女，平时无意中发现乳腺异常，包括乳腺肿块，乳头溢液等，均应及时去医院就诊。推荐广大中年及以上妇女积极参加乳腺癌筛查，有助于早期发现乳腺疾病。同时进行社区医师培训，规范临床查体，对提高社区居民乳腺癌早期诊断有积极意义。

（马　婕）

第六节　乳腺癌的临床试验

循证医学（evidence - based medicine，EBM）是现今临床肿瘤学中频繁使用的术语，它是一种新兴的临床医学模式，提倡将医师的个人临床实践和经验与从外部得到的最好的临床证据以及患者的意愿和要求结合起来，为患者的诊治作出最佳决策。循证医学越来越深刻的影响着肿瘤学的临床实践。

循证医学遵循的证据主要来自临床试验的结果。为了将新的药物或治疗方法迅速地转变为临床实践，需要进行相应的基础研究和Ⅰ、Ⅱ和Ⅲ期临床试验。证据充分的临床试验结果可能会改变临床实践。

临床试验就是按照预先设定的方案进行的有关生物医学或健康方面的研究。虽然临床试验时基于有限的患者，但通过临床研究结果可以指导今后某些特定患者的治疗。肿瘤临床试验主要是与肿瘤相关的临床研究，包括治疗性的、预防性的、诊断性的、筛查及早期发现的以及有关肿瘤患者生活质量方面的。治疗性临床试验包括验证试验性治疗、药物疗效、新的手术方法或放疗方法。预防性临床试验是寻找好的方法来预防疾病发生或预防疾病再次发生，包括药物预防、疫苗、维生素应用或改变生活方式等。诊断性试验是寻找更好的诊断疾病方法。筛查或早期发现的临床试验是寻找更好的筛查疾病方法。生活质量临床试验（支持治疗临床试验）是寻找更好的改善生活状态提高舒适度的研究。

美国国立癌症网络（NCCN）每年会组织多学科专家，包括肿瘤内科专家、肿瘤外科专家、放射科专家、生物统计专家，还包括患者代表、医药界代表等，通过复习公开发表的文献和药厂提交给美国食品药品监督管理局（food and drug administration，FDA）的资料，制订每年一度肿瘤临床治疗指南，指导医师进行循证医学的治疗过程。在指南首页我们都能看到红字并加黑框显示的一段话“NCCN 专家认为所有肿瘤患者最好的治疗是参加临床试验，参加临床试验是特别被鼓励的”。对于肿瘤患者，参加临床试验是受到鼓励的。

一、临床试验规范

临床试验管理规范（good clinical practice，GCP）是指临床试验的设计、实施、总结和报告的一种规范，以便向公众保证资料的完整、可靠，保护受试者的权利。在欧盟，1990 年药品专利委员会出版了临床试验管理规范指南。致力于协调美国、欧洲、日本的国际协调组织（ICH）发展了三边协调指南，命名为临床研究总则。我国从 1985 年药品法颁布以来，对新药的发展十分重视，制定了相应的法规。1998 年卫生部发布了“药品临床试验管理规范（试行）”，1999 年国家药品监督管理局（SFDA）修订了上述规范并正式实施。由于抗肿瘤药物的特殊性，权衡风险受益不同于其他一般药物，肿瘤药物的临床研究完全遵循一般药物的临床研究规律可能并不完全适宜。SFDA 在 2008 年公布了《抗肿瘤药物临床试验技术指导原则》，旨在为抗肿瘤药物临床研究设计、实施和评价提供方法学指导。

GCP 的实施，除了能提高临床试验的科学性外，还能最大限度地保证受试者的合法权益。对于一项计划进行的临床研究，要有专家委员会对研究方案进行审核，从科学性、可实施性等多方面权衡。并有由多方面成员组成的伦理委员会对方案的伦理问题进行审核。伦理委员会完全从受试者的角度出发来评判临床试验的方案。

开展临床试验非常重要的一项工作是要获得受试者的知情同意。知情同意是受试者是否参加临床试验的重要过程。在知情同意过程中，医师应充分向受试者讲明试验的目的、意义、研究方法、可能出现的不良反应及处理、目前为止的相关研究结果，同时要告知受试者如何与研究者取得联系的方法。受试者有权获得知情同意书，并可以与家人商讨，完全自愿地决定是否签署知情同意书。受试者签署知情同意书后也有权利随时退出研究，研究者不应因其退出研究而影响其之后接受的其他治疗。患者在签署知情同意书后才能开始临床试验。

二、临床试验的类型和设计

抗肿瘤药物的临床研究过程通常分为Ⅰ、Ⅱ和Ⅲ期临床试验。当然，在一些情况下，某些抗肿瘤药物可以不需要经过典型的Ⅰ、Ⅱ和Ⅲ期临床研究才能证实疗效，那么，此时有的过程可以省略。对于医药公司来讲，还应该有Ⅳ期临床或上市后的监测。

（一）Ⅰ期临床试验

Ⅰ期临床研究是肿瘤药物研发的关键步骤，通过它将一个药物若干年实验室研究结果转化到临床应用中。Ⅰ期研究主要观察人体对新药的耐受程度和药代动力学，为制订Ⅱ期给药方案提供依据。Ⅰ期研究的主要目的是确定新化合物的最大耐受剂量（maximumtolerated dose，MTD）。为了明确 MTD，观察终点通常是受试者是否出现剂量限制性毒性（dose limiting tox－icity，DLT）。

传统的细胞毒药物的治疗指数很窄，剂量毒性曲线和剂量疗效曲线通常有重叠部分；另外从作用机制来看，多数是通过导致 DNA 损伤、干扰 DNA 复制、抑制微管的解聚或聚合来导致肿瘤细胞死亡，而这些作用特异性差，在肿瘤细胞死亡的同时，我们能够看到正常细胞破坏导致的毒性反应。因此，细胞毒药物的给药间隔通常为 3～4 周，这正是正常细胞恢复所需要的时间。传统的Ⅰ期临床研究设计起始剂量选择综合非临床药效、毒理和药动学/毒动学的研究结果，原则上相当于非临床试验中啮齿类动物 MTD 剂量的 1/10 或非啮齿类动物 MTD 剂量的 1/6。通常采用改良的 Fi－bonacci 方法设计剂量爬坡方案，即在初始剂量后，依次按照 100%、67%、50%、33%、33%……递增。对于细胞毒药物，剂量逐渐增加到 MTD 就可以停止爬坡试验。通常每个剂量水平需要 3～6 例患者，初始剂量水平应用后仔细观察 3 名患者的毒性反应，如果 3 例患者中有 1 例出现了 DLT，则在同一剂量组再扩大应用 3 例，直至 3 例中出现 2 例或 6 例中出现 2 例 DLT，则不再进行爬坡试验。Ⅱ期试验的推荐剂量通常是 MTD 的 75%～90%。

（二）Ⅱ期临床试验

完成Ⅰ期试验获得安全性数据后研究进入Ⅱ期临床。Ⅰ期临床试验完成确定最大耐受剂量和剂量限制性毒性的工作，Ⅱ期试验在Ⅰ期的基础上，在不同类型的肿瘤中或拟定的某一瘤种中进一步探索新药的抗肿瘤活性，为Ⅲ期临床试验的设计和给药方案的确定提供依据。

从《新药审批办法》到《药品注册管理办法》，都强调了Ⅱ期临床研究所具有的探索性质。以往我国新药研发中，仿制品很多，其实进行的研究多为验证性研究，即国外临床研究结果在国内相同受试人群进行验证性研究，探索性质并不突出。近年来，随着我国药物研发水平的不断提高，创新产品也不断增多。Ⅱ期临床试验的探索性质显得尤为重要，既包括对用药剂量、周期等方面的探索，也包括敏感瘤种的探索。1953 年两组学者同时根据载体学说合成了左旋的沙可来新。一组学者首先将其试用于肺癌、胃癌、乳腺癌、前列腺癌、睾丸畸胎瘤、黑色素瘤及急性白血病等，由于此药对这些肿瘤疗效不佳，在 1958 年有关烷化剂的会议上他们认为无使用前途。而在同一会上另一组学者由于首先试用于敏感的睾丸精原细胞瘤、恶性淋巴瘤、尤文瘤及胸腺瘤，认为有突出临床使用价值，后经过多年的临床实践此药主要的适应证还有多发性骨髓瘤和乳腺癌术后应用。因此，对瘤谱的探索性研究非常重要。

基于Ⅱ期研究的探索性质，而并非确证性研究。因此在探索单药疗效的时候，可以不采用随机对照研究。但是在已经有标准的有效治疗方法时，推荐使用随机对照研究，将常规标准的有效治疗方法作为对照，以方便在临床试验的早期阶段，即发现其相对于已有治疗方法是否有优势。Ⅰ期试验设计中应尽可能使用单药治疗，以避免联合治疗可能无法清晰判断疗效和安全性数据主要来自具体哪个药物。

Ⅱ期临床试验入组患者条件一般与Ⅰ期时一致，由于Ⅱ期研究同时观察抗肿瘤活性，所以入组患者一般要有可测量的肿瘤病灶或其他客观的疗效评价指标，以便分析药物的抗肿瘤疗效。

（三）Ⅲ期临床试验

Ⅲ期研究是确证性研究，通过大样本、随机对照的研究设计，确证药物在Ⅱ期研究中特定的目标人群观察到的疗效和安全性。Ⅲ期研究通常投入大、周期长，国际上新药临床研究进行Ⅰ、Ⅱ和Ⅲ期临床试验的费用一般分别为 20 万美元、100 万美元和 1 000 万美元。

Ⅲ期临床试验必须选择随机化设计，以减少研究者在选择受试者时的选择偏倚。最常选择的设计方式有平行设计和因素设计。平行设计是将新的治疗同已明确的治疗方案进行比较，是两组比较，如意大利 Bonadonna 教授进行的有关乳腺癌术后辅助治疗与不治疗进行比较的研究。因素设计中，全部或部分因素与其他全部或部分因素以交叉的形式出现。如用 2×2 因素设计评价治疗方案 A 或 B 或单用或联合。在这 2×2 因素设计中，将患者随机分为不治疗、治疗 A、治疗 B、治疗 A+B 4 组。因素设计使得在同一试验中提出两个问题而只付出一个问题的代价。至于研究设计的盲法问题，由于细胞毒药物多具有明显的毒性特点，且给药方法并不一样，盲法比较难实现。对于非细胞毒类抗肿瘤药物，由于其毒性小，盲法较易实现。

对于肿瘤患者来讲，对照组选择安慰剂往往不符合伦理学要求，所以多数采取常规标准治疗。此时可采用优效性设计或非劣效性设计。在缺乏有效治疗方案的情况下，将最佳支持治疗或安慰剂作为对照组也是可以接受的，但此时不需选择优效性设计。

Ⅲ期临床试验的样本量较大，样本量估计应根据主要疗效指标来确定。

由于Ⅲ期临床研究多数以生存指标作为研究终点，研究周期很长，考虑进行必要的中期分析是可行的，以对初步疗效结果进行总结，指导后续的治疗。中期分析计划应在研究方案中确定，由于中期分析使用揭盲的数据，参与人员应该是没有直接参与试验的人员，并接受数据安全委员会的监督，研究者仅会被告知是否继续进行试验或对试验方案进行修改。例如，乳腺癌的辅助治疗研究-HERA研究，在试验开始后3年进行的中期分析显示，1年曲妥珠单抗治疗优于不治疗者，于是方案进行了修改，对于观察组不治疗患者可以选择曲妥珠单抗治疗。还有美国惠氏公司发起的研究——新药CCI-779联合来曲唑与单药来曲唑比较治疗晚期乳腺癌，中期分析显示联合治疗没有优于单药，于是试验提早结束，避免了参加试验的患者继续接受无效治疗。因此，有计划的中期分析是满足伦理、科学和经济的目的。意料之外的严重毒性、严重副作用或伦理因素可以终止临床试验。

（四）Ⅳ期临床试验

Ⅳ期临床试验，是指当一个新药批准上市后，由申请人自主进行的应用研究阶段。旨在考察在广泛使用条件下的该药物的疗效和不良反应。

三、观察指标确定

在药物的临床试验中，观察指标是指能反映临床试验中药物有效性和安全性的观察项目。包括主要观察指标、次要观察指标以及替代指标等。观察指标的确定与试验目的有本质联系。对抗肿瘤药物，临床试验的观察指标（通常所指的终点指标）有多种，如肿瘤缓解率、总生存期、肿瘤进展时间和肿瘤缓解时间、无病生存期、无进展生存期、基于症状改善的疗效评价指标等。

（一）肿瘤缓解率

肿瘤缓解率（response rate，RR）是指肿瘤瘤体本身大小的变化，应该按照国际统一的RECIST标准来评价。肿瘤客观缓解率成为被广泛接受的肿瘤化疗活性的测量指标。在不给予治疗的情况下，肿瘤自行缓解较少见，因此缓解率可作为在单药治疗的Ⅱ期临床试验中抗肿瘤活性的评价指标。

肿瘤的缓解率是反映药物活性的良好指标，但是患者是否能从瘤体的缩小中获得生存获益，则需要慎重考虑。在此，药物的毒性带给患者的损害，必须与患者获益慎重比较。另外，一些并未取得肿瘤缓解的患者，可从肿瘤进展的延迟上获益，提示尽管有时肿瘤缓解率较低，但在生存期上却可以受益。因此在Ⅲ期研究中，肿瘤缓解率通常不能作为研究的主要研究终点。

在20世纪80年代初，美国FDA仅依据肿瘤缓解率来批准肿瘤药物上市。而在80年代中期，在美国肿瘤药物顾问委员会的建议下，FDA认为肿瘤缓解率不能作为获准上市的唯一标准。由于在肿瘤缓解率与生存期或临床获益之间的相关性还没有很好地建立，因此FDA在常规审批中，要求药物对患者的生存期或相关症状方面有所改善。尽管如此，对于一些特殊的瘤种，缓解率也可以成为其上市的依据。

（二）总生存期

总生存期（overall survival，OS）是指从随机入组开始到任何原因所致死亡的时间。生存期的测定方法简单准确，对生存期改善的评价也不存在问题，因此，生存期成为一个最适宜的观察指标，成为肿瘤药物临床受益的金标准。总生存期的研究可以确切反映治疗的获益。任何针对肿瘤患者所进行的治疗，其最终目的都是延长患者的生存期。对生存期的评价必须要用随机对照试验。在评价新的治疗方法时，最有效的试验设计就是和已有的标准治疗方案进行比较。在美国，虽然并非只有生存期的受益才能获得批准，而一旦生存期受益被证实，它将被确定为主要的评价依据。

但观察总生存期需要足够大的样本和足够长的观察时间，且总生存期还受到试验结束后后续治疗的干扰，死亡中可能还包括了非肿瘤原因的死亡。因此其评价也存在一定的难度和问题。

（三）肿瘤进展时间和肿瘤缓解时间

肿瘤进展时间（time to progression，TTP）是指从随机入组到疾病进展的时间。肿瘤缓解时间（responseduration，RD）则是指从判定为缓解到出现进展的时间。TTP 并不能很好地反映患者的临床获益，它主要考虑的是抗肿瘤活性，对于疾病进展前较早的死亡作为删失数据，可能导致一些重要信息的丢失。对 TTP 评价，由于治疗目标不同，会用不同的时间间隔对肿瘤进展进行确认；由于检查人员的不同，也可导致额外的偏倚；没有记录进展时间的死亡患者，通常将死亡时间转录为进展时间，也会因此不恰当地将未知的额外时间计入进展时间；非盲法的临床试验，也可导致评价上的偏倚。因此，TTP 指标的采用，应明确定义疾病进展。

1994 年，美国 FDA 批准紫杉醇增加用于晚期转移性乳腺癌的二线治疗时，比较了两个剂量的紫杉醇对 TIP 的改善，而获准增加了该适应证。

（四）无病生存期

无病生存期（disease free survival，DFS）是指从随机入组开始到第 1 次复发或任何原因导致死亡的时间。常用做可手术肿瘤在根治性手术或辅助治疗的主要疗效指标。比如，DFS 可以作为乳腺癌的辅助治疗申请的审批依据。相对于 05 而言，DFS 所需的时间更短、样本量较少。但也存在一些问题，就是目前不同研究者对于 DFS 事件的定义不完全一致，另外观察 DFS 需要密切地随访，及时发现疾病复发或进展。

（五）无进展生存期

无进展生存期（progression free survival，PFS）是指从随机分组至疾病进展或死亡的时间。其优点也是比 OS 指标所需时间短、样本量小，既反映肿瘤的生长，又能在证实生存获益前进行评价。目前认为是可以预测 OS，成为重要的替代指标。当然由于研究者对于 PFS 事件的定义不同，也可能会产生偏倚，因此应在研究开始时即进行明确的定义。

（六）基于症状改善的疗效评价指标

症状、体征和生活质量的改善也通常被认为是治疗获益。症状、体征改善多数应用于盲态研究中，在非盲法研究中由于主观因素的影响，可能导致结果偏倚。对于生活质量的改善，应选择合适公认的生活质量评价量表。

四、靶向药物的临床研究

近年来，随着新靶点、非细胞毒抗肿瘤药物的出现，对传统临床试验的设计理念提出了新的挑战。由于这些药物的抗肿瘤作用以抑瘤作用为主，而细胞毒作用并不突出，因此在评价疗效时需结合评价肿瘤活性的指标。

在靶向治疗时代，Ⅰ期研究中确定 MTD 还是件有价值的事情，但是已经不是件容易的事情，可能需要加入更多的生物活性指标也作为终点指标，综合药代动力学、生物标志物、生物学和临床活性，最终确定合适的剂量。合适剂量可能需要在Ⅱ期研究中使用新的剂量随机设计而最终获得。如吉非替尼，在一项非小细胞肺癌的Ⅱ期研究中，即采用了250mg/d和500mg/d的随机对照研究，temsirolimus在肾细胞癌的Ⅱ期研究中，也采用了3个剂量，即25mg、75mg和250mg，每周1次给药。美国FDA最终批准的吉非替尼剂量是250mg，temsirolimus剂量是25mg，均低于最大耐受剂量。

对于分子靶点已经明确的药物，常常会假设其临床疗效局限于肿瘤过度表达这些分子的患者，于是在Ⅱ期研究中采用根据分子表型入选患者的策略。如抗HER-2靶点药物的研发中，强调入组HER-2阳性的患者。

新时代抗肿瘤药物的研发趋势是靶向低毒，因此需要临床研究的设计实施作出必要的改变，以适应这种趋势。临床试验如何更好实施和评价还需要进一步研究。

五、临床研究对乳腺癌临床实践的影响

（一）改变临床实践

最有代表性的在乳腺癌辅助内分泌治疗领域，他莫昔芬基于大规模临床试验荟萃分析的结果，证实对于激素受体阳性的乳腺癌患者，术后服用5年他莫昔芬能够降低复发率和死亡率。随着第三代芳香化酶抑制剂的问世，以及ATAC、BIC1-98和TEAM等大型临床研究结果的公布，他莫昔芬已经不是激素受体阳性乳腺癌术后辅助内分泌治疗的金标准。（表8-4）列出了多项奠定第三代芳香化酶抑制剂治疗地位的临床研究设计。其中的初始治疗策略的初衷是使患者能够在辅助治疗开始即接受更为有效的治疗，从而最大限度地降低早期复发风险，也是第三代芳香化酶抑制剂与传统标准治疗他莫昔芬“头对头”的比较。

表8-4　第三代芳香化酶抑制剂（AIs）临床研究设计

研究策略	研究名称	研究设计
AI起始治疗（upfront）	ATAC（阿那曲唑） BIG 1-98（来曲唑） TEAM（依西美坦）	AIs 5年 VS TAM 5年
TAM序贯AI（sequence）	BIG 1-98（来曲唑）	TAM 2年序贯AI 3年 VS AI 2年序贯TAM 3年
TAM转换AI（switch）	IES 031（依西美坦） ITA（阿那曲唑） ABCSG 8/ARNO 95（阿那曲唑）	2~3年TAM后换AI 2~3年 VS TAM 5年
TAM后续AI强化（extended）	MA17（来曲唑） ABCSG6a（阿那曲唑） B33（依西美坦）	5年TAM后延长5年AI VS 5年TAM后延长安慰剂

ATAC研究开始于1996年，共入选9 366例，分别于中位随访时间33个月、47个月、68个月和100个月时，公布了随访结果，使得阿那曲唑成为在目前所有芳香化酶抑制剂中，拥有随访数量最大、随访时间最长、疗效和安全性数据最全面的药物。结果证实，激素受体阳性的绝经后乳腺癌患者，5年阿那曲唑与5年TAM相比，能够明显改善无进展生存，复发风险下降24%，至复发时间绝对值差别随访5年时为2.8%，而至随访9年时这个差别继

续扩大至4.8%。

BIG 1－98研究也是一项大型双盲、双模拟的研究，总计8 028例患者入选，入组患者随机分入4个治疗组，即来曲唑5年、TAM 5年、来曲唑2年后序贯3年TAM、TAM 2年后序贯3年来曲唑。由于ATAC研究已经证实了第三代芳香化酶抑制剂在初始治疗优于他莫昔芬，所以BIG 1－98研究中，初始治疗组就有部分患者在未完成预定的5年治疗时放弃了他莫昔芬治疗，而交叉进入芳香化酶抑制剂治疗（cross over）。TEAM研究也面临同样的问题，尽管研究初始设计是为了比较5年依西美坦和5年他莫昔芬作为辅助治疗的疗效，但事实上并未按照研究设计预期进行，而是中途改变了原有设计。这样使得BIG 1－98和TEAM研究在进行统计分析时无法按照预先设定的方法进行。因此，在乳腺癌术后辅助内分泌治疗初始治疗策略方面，ATAC研究所提供的循证医学证据更有说服力，也从一个侧面反映出研究设计的重要性。

（二）为临床实践提供选择

乳腺癌术后辅助治疗的目的是最大限度地降低患者复发转移风险，因此辅助治疗的方案应该来源于不止一个大型临床研究的结果，而也绝不是单靠个人经验。乳腺癌术后辅助化疗的循证医学证据不断地给临床实践模式带来变革。意大利米兰国家癌症研究院（Milan NCI）和美国乳腺癌术后辅助项目组（NSABP）进行了大量前瞻性随机对照试验研究，并早在1986年分别报道了随访10年的结果，并且直至30年的跟踪结果仍证实，接受术后辅助化疗能明显降低复发和死亡风险。

随后经过一系列大型长期随访的临床研究，进一步证实蒽环类和紫杉类药物在术后预防复发转移辅助治疗的作用。其中BCIRG 001研究，比较TAC方案（多西紫杉醇＋多柔比星＋环磷酰胺）与不含紫杉类药物的FAC方案（5－氟尿嘧啶＋多柔比星＋环磷酰胺）用于淋巴结阳性的早期乳腺癌治疗的作用，结果证实TAC方案疗效好于FAC方案，能够改善患者的无病生存，确立了多西紫杉醇在乳腺癌早期辅助治疗中的作用。但TAC方案用于临床时，其主要的不良反应是中性粒细胞减少和中性粒细胞减少性发热的比例很高，限制了TAC方案临床应用。

BCIRG 005研究比较TAC方案和AC（多柔比星＋环磷酰胺）序贯T（多西紫杉醇）方案用于乳腺癌术后辅助化疗的疗效，结果证明TAC方案与AC－T方案等效，而AC－T方案患者发生中性粒细胞下降的比例明显少于TAC方案。能进一步指导临床实践，指导医师可以改变用药方式，可以选择化疗药物的序贯使用。

在乳腺癌靶向HER－2治疗领域，我们也能看到多项大型临床研究结果改变临床实践的经典范例。人表皮生长因子2（HER－2）是乳腺癌明确的预后指标和靶向药物的重要预测指标。作为第一个靶向HER－2的人源化单克隆抗体——曲妥珠单抗的问世，的确改变了HER－2阳性乳腺癌患者的预后，影响乳腺癌的诊治模式，是乳腺癌药物治疗的重要突破。

在HER－2阳性乳腺癌术后辅助治疗领域，应用曲妥珠单抗的HERA研究、NASBP－31研究、NCCTGN9831研究和BCIRG006研究等几项大型研究，纳入患者超过13 000例，都证实了曲妥珠单抗在HER－2阳性乳腺癌辅助治疗中的作用，即改善预后延长无病生存期和总生存期。

但不同的研究设计回答了不同的问题，HERA研究设计是在患者术后完成任何所需化疗后，接受1年曲妥珠单抗治疗；而NASBP－31研究和NCCTG N9831研究是AC－T化疗加曲妥珠单抗的研究，共性是解决 AC－TH 的治疗优势，而不同的是还回答了临床医师关心的另一个问题，即曲妥珠单抗应用时机问题。而 BCIRG 006 研究则设计了一组不含蒽环类的化疗方案联合曲妥珠单抗（即 TCH 多西紫杉醇＋卡铂＋曲妥珠单抗），证实了曲妥珠单抗可以考虑不含蒽环类的方案治疗。四个大型临床研究给出了针对不同患者不同思路的曲妥珠单抗辅助治疗的使用方法，体现了在循证医学基础上的个体化治疗。

（三）对临床实践的负面影响

肿瘤血管生成机制是 20 世纪最后 10 年肿瘤生物学最重要的发现之一。当一个肿瘤的体积超过 2～3mm^3 时，这个肿瘤就需要新生血管来满足其生长的营养供应。1997 年，美国哈佛大学医学院的 Folkman 医师，发表了一项抗血管生成剂 endostatin 治疗恶性肿瘤的动物实验，结果在老鼠身上，这种神奇的蛋白质不但引起原发肿瘤的缓解还使微转移灶的生长停止。其研究结果巨大肿瘤缩小至很小斑点的图片在美国《时代》周刊发表引发轰动。

目前在血管抑制方面有了成熟药物阿瓦斯汀（AVASTIN），其最早被批准用于结、直肠癌的治疗中。在乳腺癌治疗上，也进行了多项临床研究，从 E2100 研究，到 AVADO 研究，到 RABBON－1 和 RABBON－2 研究，在早期的 E2100 研究中，显示了 AVASTIN 联合紫杉醇一线治疗晚期乳腺癌较单药紫杉醇治疗能够提高治疗有效率，改善无进展生存（PFS）。后续进行的 AVADO 研究和 RABBON 1/2 研究也显示，AVASTIN 联合多西紫杉醇、卡培他滨、蒽环类药物，比单用化疗能够改善 PFS。

这些研究证实了 AVASTIN 在乳腺癌治疗中有一定作用，也使得美国 FDA 曾经一度批准用于治疗晚期乳腺癌。但是 2011 年 11 月，美国 FDA 还是在经过非常认真地讨论后作出决定，取消 AVASTIN 治疗乳腺癌的适应证。原因仍来自于上述的几项研究结果，AVADO 研究、RABBON 1 研究尽管显示了 AVASTIN 联合化疗后的 PFS 优势，但是延长 PFS 的绝对值并不明显，且所有研究中至今均未获得患者总生存的改善，而联合治疗严重不良事件发生率明显增加。

总之，循证医学对肿瘤临床实践的影响非常深远，正如循证医学之父 David Sackett 所言："真正的循证医学应是谨慎、准确和明智地应用当前所能获得的最好研究证据，结合临床医师的个人专业技能和多年临床经验，考虑患者的经济承受能力和意愿，将这三者完美结合，作出治疗决策。"临床试验推动了乳腺癌治疗的进步，也使得乳腺癌患者获得了生存的获益，生活质量的改善。但是临床研究数量众多，设计繁杂，结果复杂，结果解释理解甚为重要。只有合理设计的临床试验，高质量实施的临床试验，科学分析的临床试验，才可能改变我们的临床实践，才能使患者真正获益。

（邱　涵）

第七节　乳腺癌的康复

乳腺癌（breast cancer）是起源于乳腺上皮组织的恶性肿瘤。是女性最常见的恶性肿瘤之一，男性也偶有发病，病死率近年来呈下降趋势，5 年生存率由 30% 左右上升到 50% 左右。乳腺癌的原因尚不完全清楚，但以下因素与发病有关，乳管和乳腺小叶的良性疾病、初产年龄大于 35 岁、月经初潮年龄低、绝经后妇女补充雌激素者、遗传、高脂肪饮食、吸烟、受辐射、病毒感染等。乳腺癌的临床分为五期，0 期：原位癌，无淋巴结及远处转移；第 I

期：小肿瘤（直径<2cm），淋巴结阴性，未查出远处转移；第Ⅱ期：肿瘤直径2~5cm，阴性淋巴结或肿瘤直径<5cm，淋巴结阳性，但未查出远处转移；第Ⅲ期：肿瘤（直径>5cm），或肿瘤不论大小，但侵犯皮肤或胸壁或伴有锁骨上阳性淋巴结，但未查出远处转移；第Ⅳ期：肿瘤不论大小，淋巴结阳性或阴性，有远处转移。

一、临床表现

（一）症状及体征

1. 症状　早期症状常不明显或仅为轻微的乳房疼痛，晚期癌肿侵犯神经时则疼痛较剧烈，可放射到同侧肩和臂部。

2. 体征　乳房肿块，一般肿块多数位于单侧乳房外上象限，多为不规则形或圆形，表面不光滑或呈颗粒感，边界不清楚，活动度较差。部分乳癌可有乳头溢液、乳头糜烂、凹陷改变，部位表浅肿瘤皮肤呈“橘皮样”的改变。

（二）其他检查

1. 乳腺钼靶软X线摄影　可帮助早期发现乳腺癌，主要征象包括局限致密浸润肿块、恶性钙化、毛刺征、皮肤增厚和局限凹陷（“酒窝征”）、血运增加、阳性导管征、瘤周“水肿环”及彗星尾征等。红外线扫描、乳腺B超等一般均可以辅助诊断。乳腺癌转移较早，因此必须进行详细的检查，应用X胸片、腹部B超、全身骨显像（ECT）、CT、MRI、PET等影像学检查，早期发现转移病灶。

2. 病理学检查　可行针吸穿刺或肿瘤切除活检明确诊断。

二、康复评定

（一）生理功能评定

1. 疼痛评定、运动功能评定、全身功能状态评定、心肺功能评定和生活质量评估，见本章第一节康复评定。

2. 结构异常　肿瘤细胞生长浸润，出现乳房内占位性改变，可有乳房皮肤橘皮样改变，乳头糜烂、凹陷改变，胸部及腋窝淋巴肿大等；乳腺钼靶软X线摄影、红外线扫描、B超发现占位改变和血管变化，ECT、CT、MRI、PET早期发现骨或其他远隔转移；细胞结构异常：活体组织学检查发现细胞形态异常，分化程度低或未分化。

（二）心理功能评定

（三）日常生活活动能力评定

（四）社会参与能力评定

三、功能障碍

（一）生理功能障碍

1. 疼痛和呼吸功能障碍　行根治术治疗，患侧乳房、胸大肌、胸小肌、腋窝淋巴结及结缔组织切除，导致患侧肩关节和胸壁疼痛，活动、咳嗽、呼吸时加重。患侧胸壁疼痛及术后加压包扎导致患者短期呼吸受限。

2. 肩关节运动功能障碍　乳腺癌根治术患侧相关组织广泛切除损伤和瘢痕挛缩，如不及时行上肢及胸廓功能康复，将会造成患侧肩关节和上肢的功能障碍。

3. 患侧上肢循环障碍　广泛血管、淋巴管破坏和瘢痕挛缩压迫，常导致腋静脉和淋巴回流障碍而产生患肢水肿。

4. 性功能障碍　乳房切除的患者，残疾与心理负担导致部分患者发生性功能障碍。

5. 结构异常　根治术使患侧乳房、胸大肌、胸小肌、腋窝淋巴结及结缔组织缺损和胸部皮肤瘢痕。

（二）心理功能障碍

乳房根治术患者因乳房阙如或外观的改变，常表现为自卑心理。另外有些患者怕遭丈夫的嫌弃和担心复发与转移，忍受着身心的痛苦，情绪很不稳定，易出现焦虑或抑郁。

（三）日常生活活动能力受限

术后的严重组织损伤和缺损，如果不能及时进行上肢及胸廓功能锻炼，可能发生日常生活活动障碍。

（四）社会参与能力受限

患者乳房及胸部结构异常和心理问题常影响社会活动参与。

四、康复治疗

康复治疗目的是缓解疼痛，改善肩关节与上肢功能，防治患侧上肢肿胀，改善患者的日常生活活动能力和身心功能，提高生存质量，促进患者回归社会。

（一）物理治疗

1. 超声波疗法　有松解粘连、软化瘢痕及改善关节功能作用，对治疗术后瘢痕、肩关节功能障碍及疼痛、上肢淋巴水肿有较好的疗效。

2. 蜡疗法　蜡疗局部治疗能软化瘢痕，改善局部循环，治疗肩关节功能障碍，蜡疗后加手法关节松动治疗，可加速关节功能恢复。

3. 压力治疗　治疗患侧上肢水肿，用梯度压力治疗仪，方法是患肢从远端至近端向心性的压力治疗，促进淋巴回流。

4. 运动疗法　包括呼吸功能训练、肩关节功能锻炼、上肢功能和上肢水肿康复。

（1）呼吸功能训练：在术前即开始练习，采用腹式呼吸，养成腹式呼吸习惯。方法为全身放松，呼吸缓而长，吸气时尽量用鼻腔吸气，呼气尽量呼尽残气，必要时两手放于上腹部加压，应熟练掌握。深呼吸练习：双手放在上胸部锁骨下方，吸气时用鼻深吸气，双肩缓慢向外旋转，使胸廓扩张，呼气时用嘴呼气，胸廓放松。

（2）患侧上肢功能锻炼：训练要早期开始，循序渐进。术后患者需要处于半卧位，术侧上肢置于功能位，肩外展，肘屈曲或自由放置，以靠枕支持前臂和手；术后次日可做手指伸屈、握拳、腕伸屈、前臂旋前旋后和肱二头肌静力性收缩活动；拔除引流后改仰卧位，可逐步增加肘、上臂、肩的活动，并在护理人员的协助下用术侧上肢洗脸、刷牙、吃饭，并逐渐过渡到自己独立完成；伤口拆线后增加上臂、肩的活动范围，并逐渐增加活动次数，活动度练习应该在可忍受的轻度疼痛的范围内进行，切忌强力牵拉，以免发生撕裂伤。

（3）肩关节器械训练：可用肩关节抬举训练器、旋转训练器或肩梯，训练时根据功能状况，调节训练器角度范围；滑轮训练，开始用健侧辅助患侧完成肩关节的辅助主动运动，根据肩关节活动受限范围，调整滑轮的方向和位置；棍棒上举训练：双手抓握体操棒，用健手协助患侧上肢完成上举，逐渐上举至头的上方或将棍棒放置于不同高度，训练上肢抬举功能，适当加以抗阻训练，如此反复练习。

（4）爬墙训练法：双脚分开，面墙站直，将双手与肩水平，平伸出放在墙上向上爬，然后重复。每天练3~5次，标记每次所能爬到的高度，力争每次练习都能较上次有所提高。

（5）上肢旋转法：将健康的上肢放在椅子的靠背上，把额头置于前臂上，把患侧上肢自然下垂，前、后、左、右摆动，感觉到上肢肌肉松弛下来后可逐渐增加摆动幅度和旋转。

（6）坐位训练：将手放松地放在股四头肌上，耸起肩膀，靠近耳朵，然后向前下及向后下旋转肩部，同时做深呼吸，反复训练。

（7）身体直立位训练：双臂自然下垂，收缩上臂肌肉，两臂向上耸肩靠近耳朵，然后放松；也可抬起患侧手臂，用健侧手臂将患肢尽量向头上牵拉。

（二）心理治疗

心理治疗和日常生活能力训练。

（三）作业治疗

作业治疗和日常生活能力训练。

（四）康复辅具

乳癌根治术后可佩戴义乳，年轻女患者可考虑进行乳房重建术。

（五）其他治疗

依照乳腺癌临床分期，选择最佳的治疗方案。①0期和Ⅰ期乳癌，局部手术切除肿瘤，再加放射治疗，一般不需要全身治疗；②Ⅱ期乳癌，一般选用手术和辅助化疗，根据具体情况也可给予放疗和激素治疗；③Ⅲ期乳癌，应考虑规范化的根治手术（乳腺全切术加腋下清扫，保留胸肌），甚至考虑先做放疗，还可采用联合化疗；④Ⅳ期或乳腺癌复发，治疗目的主要是解除症状，其治疗主要是改善患者生存质量，延长生存期。

五、功能结局

（一）患侧上肢及肩关节功能方面

主要取决于癌瘤侵犯的范围、转移情况和采用的术式，重要的因素是康复介入的时间，康复开始的越早效果越好，经康复上肢及肩关节能维持正常功能。

（二）性功能方面

主要取决于患者的心理和配偶的关爱，术后行乳房再造对减少性功能障碍的发生是有帮助的。

（三）预后

原位癌局部复发率约5%~20%，有局部淋巴结转移或晚期乳腺癌5年生存率明显降低。

六、健康教育

（一）早期发现

重视卫生宣教及普查，20 岁以后女性应经常自检和定期乳房检查，尤其绝经年龄晚、不孕妇女和亲属中有乳腺癌病史者应注意，早期发现乳房肿块宜及时治疗。

（二）重视乳腺良性疾病治疗

乳腺良性疾病与乳腺癌的关系尚有争论，多数认为乳腺小叶有上皮高度增生或不典型增生者可能与乳腺癌发病有关。因而，乳腺良性疾病也应及时治疗。

（三）乳癌术后注意

应尽量避免上肢下垂或做重体力活动；注意放疗区域皮肤保护；注意心理疏导，定期复查。

（马　婕）

第九章

乳腺癌根治术

第一节　乳腺癌根治术（Halsted 术）

在 19 世纪末叶以前，手术治疗乳腺癌的主要方式是单纯的肿物切除，术后复发率几乎百分之百。19 世纪 60 ~ 70 年代，Billroth 用类似于全乳腺切除的方式治疗乳腺癌，但由于切除不彻底，又没有良好的辅助治疗手段，复发率高达 82%，3 年生存率仅为 5%。19 世纪末叶，病理学家和解剖学家对乳腺淋巴引流进行了研究。

Halsted 等通过对乳腺癌患者尸解研究乳腺癌淋巴转移的规律，认为乳腺癌的转移方式先是淋巴转移，然后通过腋窝淋巴结、锁骨上淋巴结，最后经胸导管汇入上腔静脉，形成血行转移。因此，认为对乳腺癌患者仅行乳房切除是不够的；由于发现乳房及胸壁的淋巴管彼此相互吻合成网，在某一部位的乳腺癌都有可能通过这些淋巴管网进行播散，因此应该切除整个乳房组织；而乳房的淋巴管绝大部分是穿过胸大肌而汇入腋窝淋巴结的，所以胸大肌应在切除之列；腋窝淋巴结是淋巴转移的主要通路，应对腋窝进行彻底的清除。

鉴于上述理由，Halsted 最初的根治术是整块切除全乳房，包括乳房皮肤及乳腺周围组织以及胸大肌、腋窝脂肪及淋巴组织，常规植皮。不久，发现胸小肌内亦有丰富的淋巴管，且保留该肌有碍于腋窝清除，所以又将胸小肌包括在手术切除范围之内。1894 年 Halsted 报道 50 例用该方法治疗的乳腺癌，无手术死亡，局部复发只有 3 例。1907 年报道 232 例，5 年生存率达 30%。

Halsted 根治术的诞生开始了乳腺癌手术治疗的新时代，被全世界学者广泛接受。时至今日，Halsted 乳腺癌根治术已问世百年，尽管期间又有扩大或缩小手术范围的众多研究，但目前其在乳腺癌的治疗中仍占相当重要的地位。尤其在我国，由于辅助治疗的限制，该术式仍为乳腺癌手术治疗中应用十分广泛的术式。

标准乳腺癌根治术的原则是把乳腺、胸大肌、胸小肌和腋窝锁骨下脂肪淋巴组织整块切除，以防术中癌组织的分离与扩散。

一、适应证与禁忌证

（一）适应证

20 世纪 60 年代前，外科医生选择的根治术指征多参照 Haagensen 和 Stout 的《乳腺癌可行手术标准》。Haagensen 和 Stout 认为只有 Clumbia（哥伦比亚）A 期和 B 期乳腺癌适合于做根治术；Columbia C 期根治术后远期疗效不佳，因而认为 C 期没有根治术的指征；同时认为，若内乳淋巴结和锁骨上淋巴转移，手术应列为禁忌，1960 年后，TNM 分期逐渐在国际上推广，一般认为临床Ⅰ期、Ⅱ期乳腺癌可行根治术，对Ⅲ期乳腺癌意见不一。近来，随着对乳腺癌生物学特点的深入研究以及大量临床资料回顾，乳腺癌根治术的适应证亦发生了改变，这些改变体现在如下几个方面。

（1）随着患者提高生活质量的呼声不断增高，国际上出现了缩小手术范围的趋势，对早期乳腺癌和临床Ⅰ期、Ⅱ期乳腺癌的治疗，根治术受到保留乳房的手术和乳腺癌改良根治术的冲击。

（2）化疗、放射治疗和内分泌治疗技术、药物或设备的改善，对手术起到了良好的补充（或保驾）治疗作用，先前认为只有行根治术才能治愈的病例，通过较小的手术和系统的辅助治疗同样可达到治愈的目的，而后者为患者所乐于接受。

（3）减量和减症手术为广大学者所接受，这意味着部分原来以为根治术禁忌的病例，可行根治术，但在手术的前后应辅以有效的辅助治疗，常能达到较理想的效果。

有学者认为，对根治术的选择应在公认的规则下灵活进行，一般可从以下几个方面综合考虑。

1. 肿瘤的局部表现　乳腺癌的局部表现最为复杂多变，它与乳腺癌是否可以被根治的关系最为密切，现就有关项目分析其意义如下：

（1）癌肿的部位和数目：文献中有关这方面的统计较少见，但一般认为癌肿在乳房内的部位并不明显影响手术的疗效。Truscott（1947 年）曾报道说，位于乳房内下象限内的乳腺癌，其 5 年生存率较其余部位的稍低。Haagensen（1956）也证实此说，发现胸骨旁下端部位的乳腺癌，手术后的局部复发率最高，而治愈率则最低，并认为这可能是由于该部位的乳腺癌易向肝脏转移之故。

虽然一般认为位于乳房下部的乳腺癌其治愈率较位于上半部者稍差，但其实肿瘤的部位并不明显影响手术的成功率，换言之，除了肿瘤的部位会影响切口的位置和方式以外，一般根治切除术的疗效与扩大根治切除术大致相似，至少以 5 年生存率而论是如此。一侧乳房内同时有多发性乳腺癌的机会较少见。一般说来，只要癌肿不伴有严重的局部症状，多发性乳腺癌本身不会影响术后的 5 年生存率，它既不能视为手术的禁忌证，也不影响手术时的术式选择和操作步骤。

（2）肿瘤的大小：临床上可以看到两种不同的情况：随着乳房肿块的增大，有的病例会同时出现严重的局部症状，包括皮肤出现小范围的水肿或溃疡，肿块与胸大肌发生粘连固定，腋淋巴结 >2.5cm 或发生粘连，但也有病例并不伴有上述的严重症状。一般说来，肿块愈小的预后愈好，但肿块颇大者，也不一定就不能根治，即使癌肿直径已增大至 5 ~ 10cm 以上，只要不伴有严重的局部症状，则其术后的 5 年生存率与 5cm 直径以下的生存率并无统计学上的明显差别。但如肿块已 >10cm，而同时又伴有上述的某一种严重的局部症状者，则术后 5 年生存率即降至一般的半数以下。后一种情况究竟采取手术切除或放射治疗孰优孰劣，有时颇难断言，通常须先经过一段时间的化学治疗或放射治疗，待肿瘤明显缩小后再考虑做根治切除术，较为妥当。

（3）皮肤的粘连、变色或溃疡：皮肤粘连是癌细胞直接浸润到真皮层引起的反应，为增生的纤维组织向下牵拉的结果，而皮肤的变色（非指真正的炎症性乳腺癌）则是皮下癌肿组织开始坏死的表现。一般说来，乳房皮肤正常者其预后较好，但单纯的皮肤粘连变色并不明显影响根治切除手术的疗效，它们本身还不能视为手术的禁忌证。不过如皮肤粘连变色伴有上述任何一种严重的局部症状时，手术后的局部复发率将明显增加，而5年生存率则几乎会降低一半，在这种情况下手术的疗效不一定比放射治疗好，究竟选择何种疗法是很难决定的。

皮肤的溃疡比粘连、变色更为严重，一旦有此种情况出现，多数病例便不适于再行手术治疗。Haagensen（1956 年）统计 1 058 例乳腺癌根治手术后的 5 年生存率为 45. 1%，但 14 例有皮肤溃疡的术后 5 年生存率为 35. 7%，而 13 例既有溃疡又有其他严重局部症状的竟无一例能存活 5 年。由此可见，单有皮肤溃疡的乳腺癌尚可考虑施行根治切除术，但如患者除皮肤溃疡以外尚伴有任何一种严重的局部症状者，则手术的效果必然很差，应视为手术的禁忌证，在这种情况下，一般认为选择放疗可能是较好的方法。

（4）皮肤的“橘皮”样变和“卫星”结节：皮肤的水肿表现为“橘皮”样或“猪皮”样变者是较皮肤粘连、变色甚至溃疡更为严重的表现，它是癌细胞栓子进入皮下淋巴管后导致了皮肤淋巴回流障碍的结果，一旦有此现象发生，癌细胞便有在皮内淋巴管中广泛扩散的可能。经验证明：凡皮肤水肿的范围不超过乳房皮肤的 1/3 者，即使不伴有其他的严重局部症状，根治切除术后的 5 年生存率亦仅及一般病例的半数，如果除了小范围的皮肤水肿以外，尚有其他严重的局部症状存在，即使施行根治切除术也难有治愈的希望。皮肤水肿范围超过乳房区的 1/3 者，更应视为根治手术的禁忌证。

皮肤的“卫星”结节也是癌细胞侵入皮内淋巴管网后的表现。少数的孤立性结节出现在癌肿周围的皮肤内者称为“卫星”结节，无数的结节成片出现于皮肤表面者即称为铠甲癌，它们都是一种严重的局部浸润表现，一经出现便非手术所能治愈，应视为手术的绝对禁忌证，事实上此种病例即使施行其他综合治疗也少有痊愈希望。

（5）炎症性乳腺癌：炎症性乳腺癌是一种极为罕见的临床类型，约占全部乳腺癌病例的 1% ~4%。早年的外科学家认为本症可能与怀孕或哺乳有关，但以后各家报道本病发生在怀孕或哺乳期内者仅属少数。这种乳腺癌并不是一种特殊的病理类型，而仅为患者对其乳腺癌病变所表现出一种特殊反应。在病理上，炎症性乳腺癌并无任何特殊性，它可以为一种管内型癌、局部性癌、硬癌或大型细胞癌，有时可能为多中心性癌，但多数为分化很差的腺癌。在扩张的表皮下淋巴管中常见有癌细胞团的浸润，有时皮内的浅淋巴管和乳房内的淋巴管甚至血管中也有癌栓可见；但真正的炎性反应并不存在，仅偶尔在血管周围有淋巴细胞和浆细胞浸润。皮肤的毛细血管中却很少有癌细胞侵入，一般仅充满着血液。淋巴管的阻塞引起皮肤水肿和组织张力增加，而增高的组织张力又导致毛细血管的阻滞充血，引起皮肤的丹毒样变化。腋窝淋巴结几乎无一例外地见有严重转移。

炎症性乳腺癌的最初表现在多数情况下也是乳内肿块，不过在短时期内（几个星期）大部分的乳房皮肤会变得水肿硬韧象橡皮，皮肤充血潮红像丹毒，有时呈典型的紫罗兰色，边界清楚，边缘高起，局部有热感和触痛，很像急性炎症。上述的皮肤变化范围一般都较大，往往整个乳房明显肿大，尤以乳房下部变化最为显著，此时乳房内的肿块反而不能触及，或因皮肤的肿胀硬韧而摸不清，也可能因肿块已占有乳房的大部分而致境界不明，一般仅 1/3 的病例可能触及乳内肿块。

由于患者常以整个乳房的肿大疼痛而入院，检查所见的情况也确实如此，因此本病有可能被误诊为乳房炎症，如急性乳腺炎、乳房脓肿或乳房丹毒等。其鉴别要点为：①乳房局部虽似有炎症现象，但患者全身却无炎症反应，体温和白细胞计数多属正常；②整个乳房有明显的肿胀和浸润、硬韧感，范围往往超过乳房的1/3以上，且多累及乳房下部；③皮肤充血潮红，多呈斑块状而不呈片状，境界清楚，边缘高起，有时皮肤呈典型的紫罗兰色；④有时乳房内可触及肿块，同侧腋淋巴结也常有肿大硬结。

近年来由于高电压放射疗法的问世，不少作者报道已获得了较好的成果，如 Wang 和 Gnscom（1964 年）报道有 23 例患者用一般放疗平均生存期仅 14.3 个月，另外 10 例用超高压放疗平均生存期为 30 个月，且有 2 例活过 5 年，故超高压放疗事实上已取代手术而成为炎症性乳腺癌唯一有希望的疗法。

（6）固定皱缩的乳腺癌：在乳腺癌的发展过程中，有时可导致癌肿与胸大肌筋膜之间或与肋间肌之间发生粘连，引起不同程度的乳房固定和皱缩。应该指出，癌肿与胸大肌或其筋膜间的粘连，同它与肋间肌或胸壁间的粘连有着不同的临床意义。前者仅仅造成乳房的相对固定：当手臂下垂、胸大肌呈松弛状态时，即使癌肿已有轻度固定，但在推动乳房时因胸大肌也能随之同时移动，上述的粘连不易被觉察。这种癌肿与胸大肌及其筋膜间的粘连在乳腺癌的根治切除术时可一并被切去，一般既不影响手术操作，对预后的影响也不大，可不视为手术的禁忌证。

累及肋间肌的深度粘连或绝对固定却有着完全不同的性质，由于这种深度的胸壁粘连无疑会影响手术的彻底性，它也必然会降低手术后的治愈率。经实验证明，凡乳腺癌已与胸壁本身有粘连固定，乳房呈明显的皱缩状态者（在患者直立胸大肌处于松弛状态时，患侧乳房皱缩平塌，位置较高，乳内肿块也同样固定不动）。无论是否伴有其他严重的局部症状，手术不可能获得根治的效果，因而深度的胸壁粘连固定应该视为手术禁忌。

唯一的例外可能是位于乳房下部、靠近乳房胸壁折痕处的癌肿，如果仅有深度固定而无其他的严重症状，有的外科医生认为仍可以进行根治切除术而不致影响其应有的治愈率，这是因为包围乳腺的浅筋膜在乳房下缘部位是与腹壁的深筋膜融合在一起的，所以乳房下缘的癌瘤在早期就有可能被纤维组织固定在深筋膜上，因而如果没有其他禁忌证，此处的癌瘤虽已固定不动而仍可予以切除，但手术时应将上腹部的腹外斜肌筋膜和腹直肌前鞘连同胸大肌一并切除。

总之，乳腺癌的局部生长情况十分复杂多变，其中有些表现应视为乳腺癌根治切除术的绝对禁忌证，这包括：①广泛的皮肤水肿或“橘皮”样变，范围超过乳房的1/3以上；②皮肤上已出现癌性的“卫星”结节或已形成铠甲癌；③炎症性乳腺癌；④癌肿已有深度的胸壁固定，即与肋间肌或前锯肌等已有直接的浸润粘连。

有些情况虽非根治切除术的绝对禁忌证，但手术效果较一般乳腺癌有明显差别，可以视为根治切除术的相对禁忌证，这包括：①小范围的皮肤水肿，不超过乳房皮肤的1/3；②癌肿表面皮肤已形成溃疡；③癌肿已有浅度的深部粘连，即仅与胸大肌筋膜有粘连而胸壁本身尚未直接累及；④癌肿本身的直径已超过10cm以上。

2. 淋巴结的转移情况　乳腺癌病例的区域淋巴结是否已有转移，转移的范围和程度如何，也是能否进行根治手术的一项重要标准，且与预后有密切关系。乳房外侧部位的癌肿几乎无一例外地首先向腋淋巴结转移，乳房内侧和中部的癌肿也大多先向腋淋巴结转移，所以腋淋巴结是乳腺癌的第一站转移淋巴结。有时乳房内侧和中部的癌肿也可先向内乳淋巴结转移，外侧部的乳腺癌在腋淋巴结明显转移以后，偶尔也可再向内乳淋巴结转移，而位于乳房上部深面的癌肿则偶可向胸肌间淋巴结转移，但由于内乳淋巴结位于胸骨旁的肋间肌后面，即使发生了转移也不易被发现（如果在胸廓外面已能发现胸骨旁有局部隆起，多表示内乳淋巴结已有严重转移，这些病例可能已进一步发生纵隔淋巴结或锁骨上淋巴结的转移，其实际意义等于已有第二站转移）。锁骨下的胸肌间淋巴结即便有转移也同样不可触及，而锁骨上淋巴结的转移更属第二站转移，一般都是在锁骨下淋巴结和内乳淋巴结的转移后继发。故在临床上最值得注意研究的是腋淋巴结的转移情况，它基本上可以反映淋巴转移的程度。

（1）腋淋巴结的转移情况：从临床实际出发，乳腺癌是否已转移首先要看腋淋巴结有无硬结肿大。腋淋巴结已能触及的患者，虽其预后已受一定影响，但一般对手术的适应证尚无明显妨害。严重受累的腋淋巴结能明显地影响患者的预后，在研究手术适应证时，必须注意分析其具体情况。

1）腋淋巴结受累的数目和大小：腋淋巴结可分四群或五群，其位于腋窝顶部的所谓锁骨下群淋巴结，一般在临床上不易触及，即使最常受累的、最易扪及的中央群，也未必能在临床上清楚地计算其数目，所以可触及淋巴结的数目多少，并不能作为估计预后或决定手术是否可行的临床指标，不过，腋淋巴结可触及的数目众多（在 5 枚以上），可以表示转移的程度愈重。

肿大淋巴结的直径大小较之数目多少更能表示病变的严重程度。一般认为腋淋巴结如已肿大至 2.5cm 以上者，手术的成效就较差，如果患者再有其他严重的局部表现，则术后的 5 年生存率将大为降低，而使得手术的价值极为可疑。Haagensen 曾报道 1 058 例乳腺癌根治切除后的 5 年平均生存率为 45.1%，但 24 例腋淋巴结肿大达 2.5cm 而无其他严重局部症状的 5 年生存率为 37.5%、19 例既有巨大的腋淋巴结又有某种严重局部症状的术后 5 年生存率仅为 5.3%。所以一般外科学家多同意将巨大的腋淋巴结（到达或超过 2.5cm 者）视为根治切除术的一种相对禁忌证。

2）腋淋巴结的粘连和固定：肿大的腋淋巴结如果彼此之间或与周围组织（如皮肤或深部组织）已有粘连或固定者，大多表示癌细胞已穿透受累淋巴结的包膜而侵犯到淋巴结周围组织，手术清除腋窝组织时不大可能将癌细胞完全去除，其临床意义与巨大的淋巴结相似，也是根治切除术的一种相对禁忌证。Haagensen 曾统计 8 例腋淋巴结有粘连固定者，其术后 5 年生存率仅 12.5%，而 18 例既有固定的腋淋巴结又同时伴有某种严重的局部表现者，竟无一例能存活 5 年，可见腋淋巴结的粘连固定较之单纯的明显肿大更具有临床严重性。

3）同侧上臂的水肿：有时腋淋巴结除明显肿大和粘连固定外，还伴有同侧上臂的水肿现象；有时即使腋淋巴结并未达到巨大程度亦无粘连固定，上臂也可以有水肿。这种发生在手术前的上臂水肿，一般都是腋部淋巴管已被癌细胞堵塞的表现，也可能是转移的淋巴结压迫腋静脉而致上肢血液回流不畅的结果，显然更应视为手术的绝对禁忌。Haagensen 曾有 4 例乳腺癌已并发上臂水肿而仍行手术治疗，结果无一例能生存 5 年。事实上，这种病例即使进行其他综合治疗也少有痊愈希望。

（2）内乳淋巴结的转移情况：内乳淋巴结虽在解剖上也是乳房的第一站引流淋巴结，但由于它深藏在胸廓里面无从察觉，故其是否已有转移对判断临床预后帮助不大。一旦内乳淋巴结因癌肿转移而肿大到临床上可见局部隆起时，癌细胞几乎无例外地已进一步转移到纵隔淋巴结或锁骨上淋巴结，即使进行根治切除术甚至扩大的根治切除术也已无济于事。故内乳淋巴结的转移如已达到局部隆起的程度，可以视为手术的绝对禁忌，临床上对于此种病例只能试行放射治疗。

（3）锁骨上淋巴结的转移情况：锁骨上淋巴结的转移是乳腺癌的第二站淋巴转移。锁骨上淋巴结如已转移，大多意味着癌细胞已经进入颈内静脉与锁骨下静脉的汇合处发生血运转移，故临床上凡锁骨上淋巴结已因癌转移而明显肿大者，事实上都非手术疗法所能奏效，应视为根治手术的绝对禁忌证。早年的 Halsted 和较近代的 Dald－Lverson（1951 年）都曾主张在施行乳腺癌的根治切除术时扩大手术范围，包括锁骨上淋巴结和内乳淋巴结的一并清除，这种手术称之为超根治切除术，认为这样可能增加术后 5 年生存率。但实践证明这种手术徒然增加手术死亡率和术后病残率，而对提高生存率则未见有明显增益，现在此种手术方式事实上已被淘汰。对于此种病例现在宁愿在一般的根治切除术后再辅以内乳区和锁上区的放射治疗，或者根本放弃手术而做其他综合治疗。

3. 癌肿全身转移的有无　在身体任何部位一旦发现或证明已有乳腺癌的远转移灶存在，则根治切除术自属完全无效而成为手术的绝对禁忌。乳腺癌的远转移灶主要是在肺（肺部常规摄片可以发现）、肝（腹部触诊、肝脏 B 超或放射性核素扫描等可以证实）和骨（患处 X 线摄片、放射性核素骨扫描常可证实）。晚期的乳腺癌患者手术之前应该针对具体情况进行必要的检查，以排除远处转移的可能性。

4. 治疗条件　在一个有良好辅助治疗设备和治疗手段的医院，手术范围可适当缩小，一些认为适应于根治术的病例，可以行改良根治或更小的手术治疗。而治疗设备和辅助治疗手段较差的医院，大范围的手术切除是明智的选择，为保证治疗效果，对较早的病变如Ⅱb 期行根治术亦不过分。

5. 乳腺癌患者的整体情况　乳腺癌患者是否可行手术治疗，其相关的全身因素有以下几方面。

（1）年龄：过去有人认为患者年龄过大，身体衰弱，特别有心血管病者不宜行乳腺癌的根治切除术。但近几年来由于麻醉方法和抗休克治疗的进步，只要手术时操作仔细，止血完善，几乎任何年龄的患者都可安全手术。事实上，70 岁以上的妇女能很好地耐受乳腺癌根治切除术者已屡见不鲜。据文献报道，此类患者手术后的 5 年生存率较一般患者高，局部复发率亦较一般患者低。所以目前看来高龄患者已不能视为手术之禁忌，有心血管病者只要能够起床行动，并具有爬上一层楼梯而不感到窘迫的能力，一般也能合理地负担乳腺癌的根治切除术。如患者年龄已超过 75 岁以上，鉴于患者生存的时间已经有限，而老年乳腺癌的恶性程度一般又较低，可不必勉强她接受根治切除术，即使施行手术时，其彻底性也可适当降低。对于此种患者，可仅做有限的局部切除，腋淋巴结转移不严重者其腋窝的清除也不必包括腋窝顶部（即锁骨下淋巴结群），而胸大肌、胸小肌更可以常规保留（Auchincloss 氏改良的乳腺癌根治切除术）。

20 岁以下的青年女子患乳腺癌者虽罕见，但也有其临床特点。据分析：①青年患者出现淋巴结转移的时间较早，无论是临床Ⅰ期、Ⅱ期或Ⅲ期病例的淋巴结转移率均较高；②根治切除术后的疗效（即使术后辅以放射治疗、化学治疗或并行卵巢去势治疗），临床Ⅰ期病例的 5 年生存率与一般病例大致相似，但临床Ⅱ期或Ⅲ期病例的预后则较中年患者明显为差。一般说来，腋淋巴结未发现转移者其预后良好（5 年生存率 75.3%），已有转移者其 5 年生存率即明显下降（45.7%）。

（2）怀孕和哺乳期：妇女怀孕和哺乳时期的乳房变化，对其中的癌瘤生长有明显影响，这是由于胎盘所产生的性激素大量进入循环的结果。乳腺癌发生在怀孕或哺乳期内者临床上较罕见。

总之，发生在怀孕或哺乳期内的乳腺癌由于受到大量雌激素的刺激，其生长较为迅速，同时因癌瘤是生长在生理性肥大的乳房内，其发现常较一般为迟，即使患者及时就诊，也常被误诊为乳房的炎性肿块或为良性肿瘤，结果约有半数患者在初诊时其病变已发展到不能用手术治疗的地步，这是值得妇产科医生和外科医生共同警惕的。对于初诊时病变发展尚不过晚的病例，因为放射治疗的效果也很差，作者认为仍可考虑做手术切除，不一定列为手术禁忌，希望其中分化较好的或特殊类型的乳腺癌仍有痊愈可能。看来对于这类病例进行综合治疗是必要的，但作者尚未见过有关这方面的报道。鉴于怀孕或哺乳妇女其体内雌激素的分泌量特别多，作者认为内分泌治疗（卵巢切除或睾丸素注射）可能有益，但这种做法对一个孕妇来说究竟得失如何，亦尚有待于实践的证明。

6. 患者的意愿和经济状况　如果患者拒绝切除乳房，而其他手术同样可达到治疗目的，就没有必要做根治术，如果患者十分强调“根治”而不重视形体的变化，对较早的病变亦可行根治术。对某些经济状况欠佳者，接受一次手术可能是唯一的治疗，这就需要尽可能行根治性切除，反之，患者有足够的经济能力承担其他辅助治疗，手术范围可在原则允许下适当缩小。

（二）禁忌证

1978 年全国乳腺癌临床与基础理论座谈会对Ⅲ期病例中不适于做根治性切除者提出了详细的参考条件，包括绝对禁忌证 7 条：①炎性乳腺癌；②皮肤“橘皮”样水肿范围超过乳房面积的 1/3；③乳房皮肤出现“卫星”结节；④癌瘤侵犯胸壁，与胸壁已有深度固定；⑤患侧上肢水肿；⑥胸骨边缘处已有内乳淋巴结的转移性隆起；⑦已经发现有远处转移，包括锁骨上淋巴结转移等。

相对禁忌证 5 条：①肿瘤破溃，②乳房皮肤水肿，但范围不超过乳房面积的 1/3；③癌瘤与胸大肌固定；④肿大的腋淋巴结直径超过 2.5cm，⑤腋淋巴结互相粘连或与皮肤、深部组织粘连。兼有上述 5 条中任何 2 条或 2 条以上者，也视为根治性手术的禁忌。

如果对不宜手术的患者勉强地进行手术治疗，则手术后往往反而会加速病情的发展，因为外科医生如果在已有癌细胞浸润的组织中进行解剖，必将促使癌细胞污染手术野或进入血循环。对有手术禁忌的患者如有必要（如癌肿已溃破），与其做根治切除术不如做单纯乳房切除，术后再附加放射治疗，在目前放射技术较前已有明显进步的情况下，对不宜手术的患者无疑是以放疗的效果稍胜一筹。

二、术前准备

从患者入院到施行手术的这一段时间，称为手术前期。在这一段时间内，主要的准备工作概括为以下 5 方面：①思想方面的准备；②提高手术耐受力的准备；③手术区皮肤准备；④麻醉医师的准备；⑤病情的估计。

1. 思想方面的准备　患有乳腺癌需要手术治疗的患者通常思想负担较重。一方面担心自己的病能否被根治和担心切除后会造成严重病残，另一方面恐惧不治身亡。乳腺癌多为妇女患者，她们对未来家庭生活的安排顾虑重重等。针对这些忧虑医务人员必须热情做好解说工作，使患者能够在坦然的情况下接受手术，并能够很好配合。主管医生应向患者介绍手术的必要性，治疗方案，手术后有可能取得的疗效和手术中、手术后可能遇到的问题与相应的防治措施，以便取得她们的支持和理解。

2. 提高手术耐受力　乳腺癌根治术手术范围大，手术创伤亦不小，同样可以干扰全身，所以对患者的全身情况应有足够的了解。因此，必须详细询问病史，全面地进行体格检查，并做常规的化验检查。另外，乳腺癌绝大多数发生在中老年妇女中，这些人可伴有各种慢性病或重要器官的功能障碍。如果乳腺癌病期偏晚则更可加重患者的衰弱。如果发现有问题，而又不能放弃手术治疗时，这就需要进行一些其他的特殊检查，如心、肺、肝、肾的功能实验等，才能进一步了解患者情况，术前及时做相应的纠正处理，做好术中、术后出现并发症和意外情况的准备工作，做到打有准备之仗。

3. 手术区皮肤准备　目的是减少拟作切口处及其周围皮肤上的细菌。一般采用术前 1 天仔细剃去腋毛、患者洗澡等方法。皮肤准备的范围，上至颈根部，下至脐平，外侧达同侧背部肩胛下线，包括上臂近半侧，内侧达对侧锁骨中线。乳腺癌根治术对乳房较小或癌肿较大的患者，在切除肿瘤周围足够皮肤之后预计可能需要植皮者，术前应做好相应的皮肤准备。缺损区小可在对侧胸壁或腹部取皮，缺损较大者可备对侧大腿皮肤，以备取皮时用。

4. 麻醉医师的准备　麻醉前的准备工作必须认真做好，其目的是为了保证患者在麻醉中的安全，减少麻醉后的并发症。手术前 1 天麻醉医师通过会诊可以检查患者的口腔，了解呼吸道是否通畅，有否药物过敏史，心、肺等重要脏器的功能状态，同时还应该了解患者是否有高血压，对患者的一般情况有个基本估计。

5. 病情的估计　根治术前尽可能明确肿瘤的性质。目前可取细针穿刺做细胞学检查。有经验的医生从较大的病灶中吸取组织，诊断准确性可高达 90% 以上。但对较小的病变，如细胞学检查不能判断其性质，则应在手术时先切取可疑组织行快速冷冻切片检查或将较小的肿块完全切除立即做病理学检查。切取的部位应在根治术的切除范围之内。

确定为癌肿施行根治手术时，活检所用的器械不应重复在根治术中使用，应重新消毒手术野并更换手术衣和手套，术前还应对局部病变的范围和在肺、骨骼或内脏中是否有远处转移有正确的估计。如果原发灶较大，区域淋巴结有转移，在上述部位潜藏着癌细胞，手术后短期将会有明显的临床表现。因此，对每一例乳腺癌患者均应做十分细致的全面检查，盲目扩大手术适应证不能提高治疗质量，相反，严重的手术创伤可能损害机体的免疫机制而对患者产生不利影响。具体应做如下准备。

（1）全面检查患者并注意有无远处转移。

（2）肿瘤破溃有感染时，术前应用抗生素。

（3）诊断有怀疑者，应做好冷冻切片快速病理检查的准备。

（4）患侧胸壁、上臂的上 1/3、腋窝及上腹部（或大腿部）备皮，必要时供取皮用。

（5）必要时备血 200～400ml。

三、手术方式

全身麻醉或硬膜外麻醉。患者取平卧位，头偏向对侧，上肢外展 90°，患侧肩胛下垫枕，使患侧略抬高。

（一）手术步骤

1. 切口

（1）Halsted－Meyer 氏组形切口：Halsted（1882 年）的切口以癌肿为中心，包括乳头和乳晕向上、向下两方延伸，近似于圆形或椭圆形，上面的延长切口大概沿着肩部前面的凹陷，直到锁骨下缘，下面的延长切口达肋缘以下，到剑突和脐的中点为止（图 9－1）。Halsted 的圆形或椭圆形切口比较简单，它在肩部前面的延长切口大致沿着裤子吊带或其他背带的挂线，通常不会影响上肢的活动；但对所造成的创面不适于一期缝合，多需植皮才能使之闭合；对腋窝的暴露也不够充分。

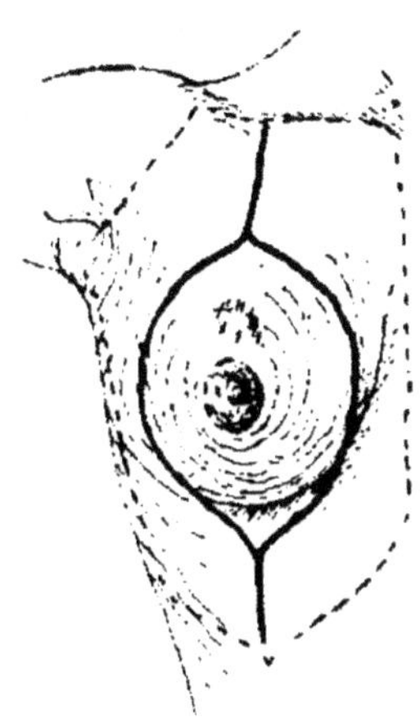

图 9－1　Halsted 的原始切口

Meyer 的原切口是梭形的，也以肿块为中心包括乳头和乳晕，它向上的延长切口是沿胸大肌前缘到上臂前面（图 9－2）。Meyer 氏切口易于暴露腋窝，皮瓣多能一期缝合，不需植皮；它形成的瘢痕有碍于观瞻，且术后常会影响上臂的外展活动。

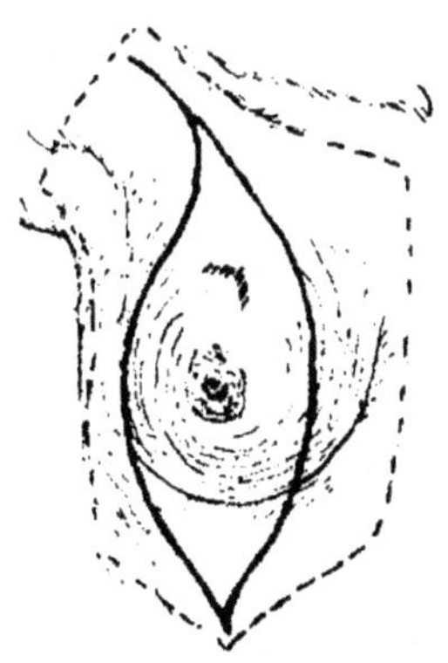

图 9－2　Meyer 的原始切口

于乳腺外上方、靠近腋窝的肿块以外，这种纵向切口都能很方便地将它包括在内，这个切口能良好的暴露腋窝和锁骨下区。因此，纵行切口是临床上应用较普遍的一种切口。Halsted 和 Meyer 两氏的原切口各有利弊，有人将两者综合，即 Meyer 氏法做梭形切口，但其上端的延长切口应指向肩部凹陷的内侧，这样在解剖腋窝时既可以有良好的暴露，术后又不致因瘢痕收缩而影响上臂的活动。这样的纵向切口称之为 Halsted - Meyer（图 9 - 3）。

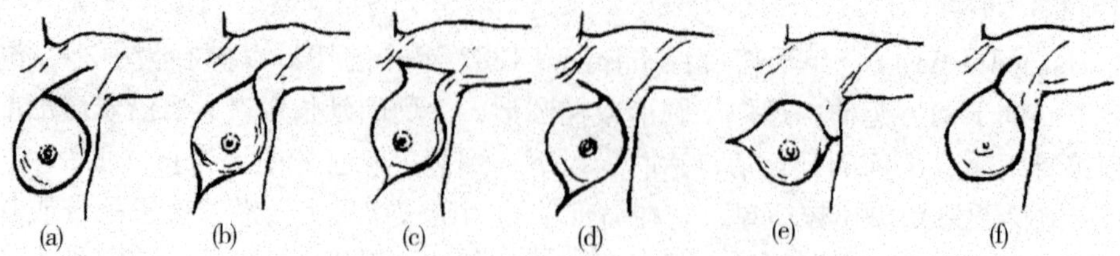

图 9 - 3　纵向切口所包括切除肿瘤的范围

（a）Halsted；（b）Meyer；（c）Greenough；（d）Kocher；（e）Stewart；（f）Warren

总地说来，纵向切口有一定优点：无论癌肿是乳腺的中央区或稍偏内、外侧，部位如图所示（图 9 - 4）。

（2）Rodman - Greenough 斜向切口：Rodman（1908 年）和 Creenough（1935 年）先后倡行的斜切口能很好地将位于乳腺内侧、中部或外侧的癌肿包括在内（图 9 - 5）。这种切口有一条从腋中线横过腋窝到肩部内侧凹陷的交叉切口。它的突出优点是既便于解剖腋窝，又不影响上臂活动。手术结束时如皮瓣一期缝合有困难，可在两侧创缘上作若干交叉切口，这样缝合后创口便呈若干“Z”形切开之连续缝合，可以减少张力而有利于皮瓣愈合（图 9 - 6）。

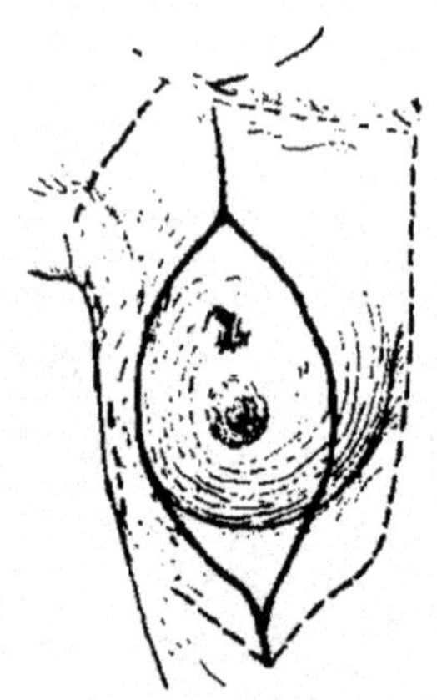

图 9 - 4　Halsted - Meyer 综合切口

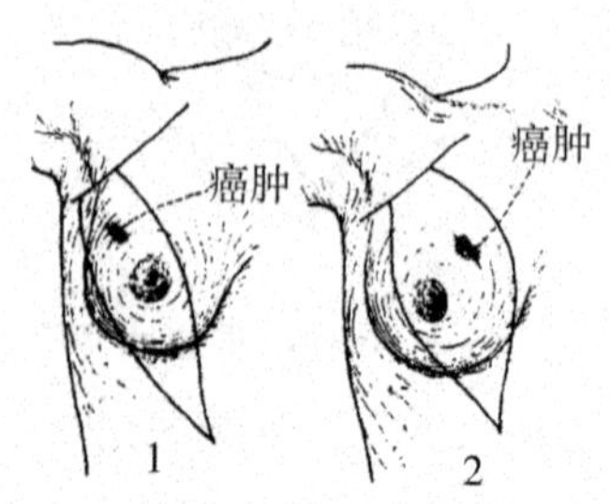

图 9 - 5　Rodman - Greenough 斜行复合切口

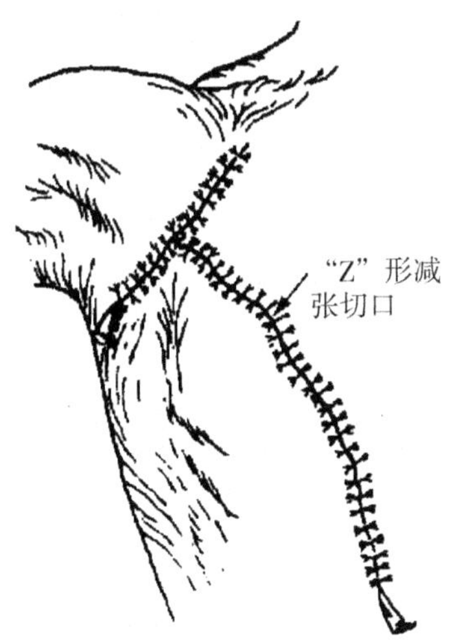

图9-6 Rodman-Greenough 斜行复合切口 Z 型减张缝合

（3）Stewart 氏横形切口：Stewart（1915 年）主张在乳腺癌根治切除时用横向的梭形切口（图9-7）。他认为横切口术后瘢痕较小，不致影响上臂活动。但这种切口的缺点是对腋窝和锁骨区解剖颇为不便，只适用于癌肿位于乳腺中部偏下缘且乳房肥大下垂的妇女。现在有人将 Stewart 氏切口加以改良（图9-8）。切口上起腋前部胸大肌外缘，然后向下向内以肿块为中心包括乳头乳晕区做横向月牙形切口，切口线可根据肿瘤部位不同调整，一般距癌缘约 5cm。皮瓣剥离范围及手术切除范围与常规根治术相同。对于癌肿位于乳腺组织上下象限交界处内侧或外侧的边缘，采用改良的 Stewart 氏切口比采用常规的纵形切口优越，因纵切口所造成的皮肤缺损往往过大，需植皮来修复创面。

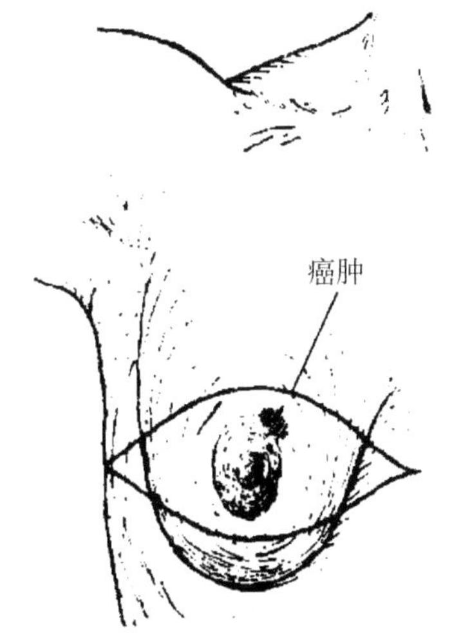

图9-7 原始 Stewart 横切口

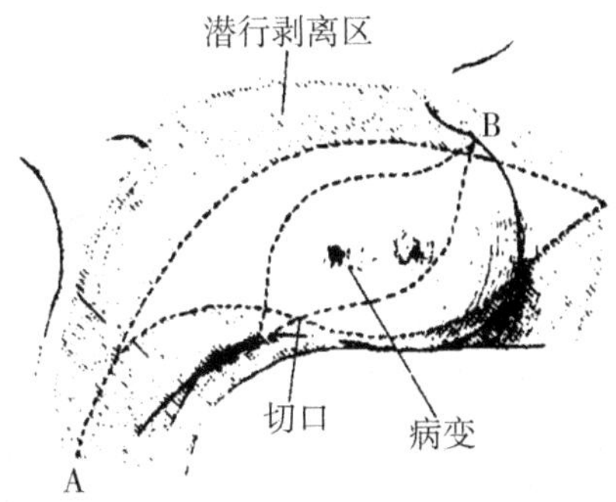

图9-8 改良 Stewart 横切口

（4）Nowacki MP 的"鱼形"切口：在梭形横切口外侧加两个三角形切口，使切口两边等长。切去多余的松弛皮肤，同时还能充分显露腋窝。切口缝合后，呈"T"或"Y"形。切口不宜切至腋窝中部和上臂，以免瘢痕限制上肢的活动。皮肤的切缘应根据腋窝显露及胸部创口对合，可调整切线的弧度或做附加切口以便延伸，如切口的上缘长于下缘，则 AB > AC，BF = CF；AD = BD，AE = CE（图 9 - 9）。

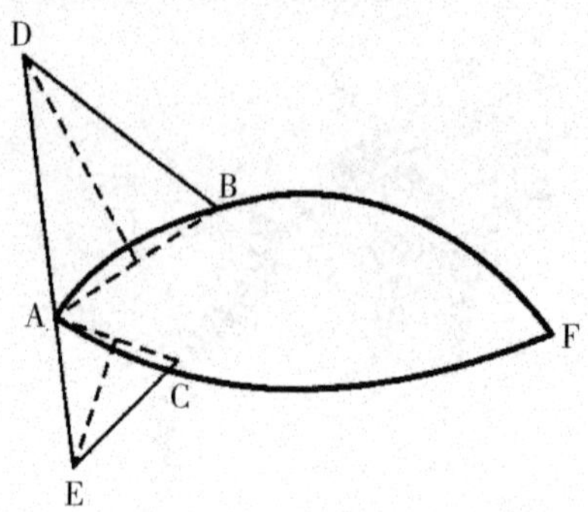

图 9 - 9　皮肤切缘的设计

以上几种手术切口可根据手术医师掌握程度和患者的具体情况做出不同的选择。目前多采用梭形切口。根据肿瘤位置，乳房形态大小决定切口的方位。总的原则是切口应距肿瘤边缘 5cm 以上，上端起自腋部胸大肌边缘与锁骨之间，下端止于肋弓下 2～3 横指处，以避免有肿瘤浸润。纵向梭形切口的轴线可指向脐部。根据同样的原则也可做横向的梭形切口（图 9 - 10）。由于乳房形状和肿块部位不同，切口两边皮瓣不等，尤其是肥胖和皮肤松弛者，缝合后常在切口外侧形成"狗耳"状畸形。

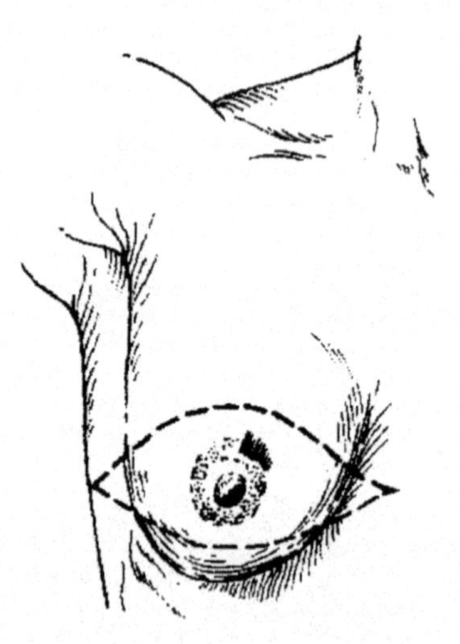

图 9 - 10　横向梭形切口

2. 切开皮肤剥离皮瓣　切皮时，仅切开皮肤层，勿过深，以便于剥离皮下脂肪，分离范围上起锁骨，下至上腹壁，内侧抵胸骨正中线，外侧至背阔肌前线（图 9 - 11），皮下分离前局部注射 0.9% 氯化钠注射液肾上腺素溶液可减少出血。切开皮肤后，沿脂肪组织浅层进行锐性剥离，使皮瓣上不保留脂肪组织，以免遗留含有癌细胞的淋巴管网。将皮瓣剥离至 4～5cm 后，可少保留脂肪，剥离近终点时，皮瓣上即可逐渐保留全层脂肪组织，腋窝皮瓣不应保留脂肪。剥离时，术者可把左手用纱布包住，一面压迫止血，一面尽可能把皮下组织拉到手术者（主刀者）这边来，以对抗钩力，分离紧张面（图9-12）。

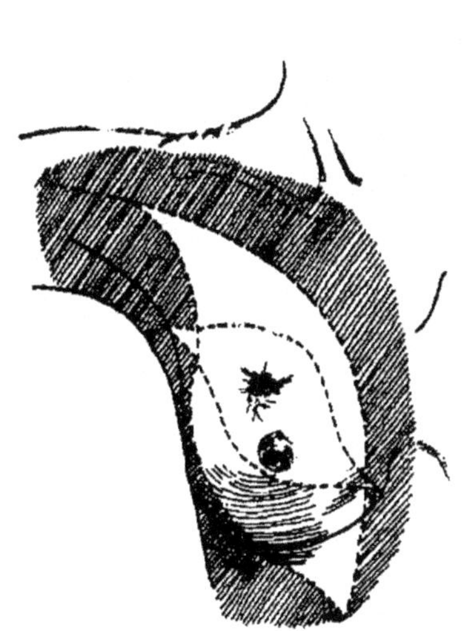

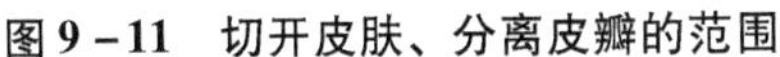

图9-11 切开皮肤、分离皮瓣的范围

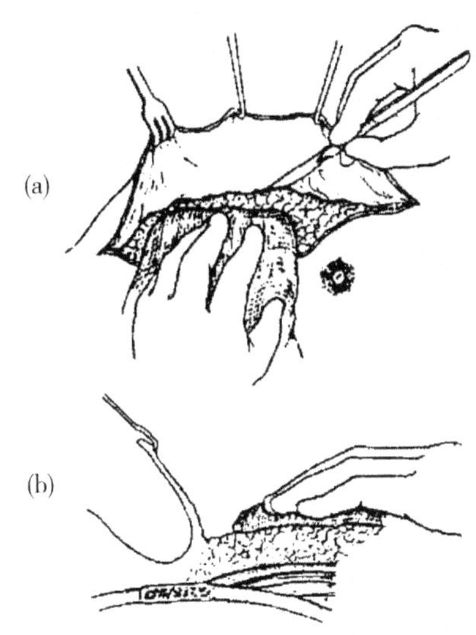

图9-12 剥离皮瓣

3. 切断胸大肌 沿锁骨下切开胸大肌浅面的脂肪，显露胸大肌。注意不要损伤位于胸大肌、三角肌之间的头静脉。在锁骨下方一横指处，沿纤维走行方向由内向外钝性分开胸大肌，直至其止点处，以食指挑起完全分离的胸大肌腔，靠近腱部切断（图9-13）。然后，沿胸大肌纤维方向分离至锁骨附着部并将其切断。保留这束胸大肌可防止损伤头静脉，并有助于术后恢复上肢功能。

4. 切断胸小肌 向下牵拉胸大肌肌腱，即可显露胸小肌。切开胸小肌两侧筋膜，用手指通过其后方并向上分离胸小肌，直至其附着点喙突处，予以切断（图9-14）。

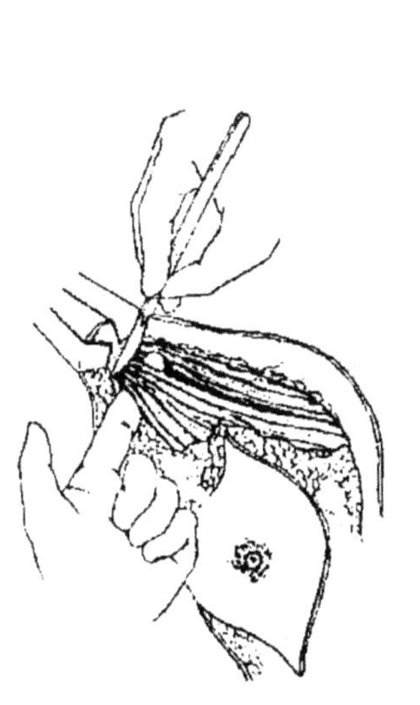

图9-13 切断胸大肌

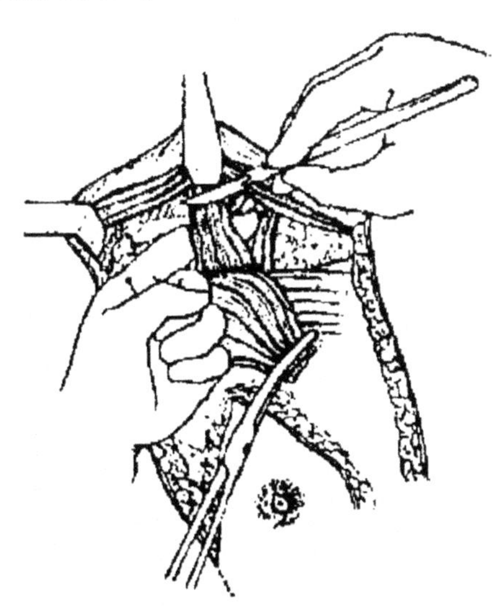

图9-14 切断胸小肌

5. 腋窝及锁骨下淋巴结廓清 将胸大肌、胸小肌断腱一起向下牵拉，显露腋窝及锁骨下区域，剪开喙锁筋膜，即可显露腋窝血管及神经。腋静脉起始于大圆肌下缘，向内侧走行，在锁骨内侧段下缘与锁骨下静脉相接，有腋鞘将其与腋动脉及臂丛包被。腋静脉位于腋动脉的前内侧，上肢外展时基本上将后者覆盖。极个别病例中，腋静脉呈音叉状分为两支，两支均须保留。在腋静脉中段的前面有一片薄的脂肪结缔组织包埋在腋鞘内。在臂丛平面横行切开腋鞘。向下轻轻拔开该脂肪结缔组织，就可显露出腋静脉。从中段部分开始解剖腋静脉，依次解剖外侧段及内侧段。将位于腋静脉腹侧及内侧的腋动、静脉各个分支和属支逐一分离、钳夹、切断并结扎之。

腋静脉内1/3段的内侧为锁骨下区，又称腋顶。解剖腋静脉内侧段时，将该处脂肪结缔组织与胸壁分离，分离、切除过程中应仔细钳夹与结扎。此后再切断、结扎胸外侧血管（沿胸壁外侧下行达前锯肌）。游离肩胛下血管（沿肩胛骨腋前缘下行在肩胛下肌与前锯肌之间），即仔细向下方清除血管及神经周围脂肪、筋膜及淋巴组织。腋窝顶部脂肪、淋巴组织可用血管钳向下分离。上述组织与乳房连成一块准备切除。

6. 胸大肌、胸小肌切除　用左手的食指和拇指夹住胸大肌向术者侧抬起进行切除（图9-15）。但为了便于胸廓内动静脉穿支的止血，可在边缘存留0.5cm胸大肌。分开胸壁和前锯肌的间隔，把持住胸小肌，从胸壁处用高频手术电刀切除胸小肌（图9-16）。胸大肌、胸小肌切除后创面彻底止血，注意不要损伤前锯肌（图9-17）。沿肌纤维向下切离胸大肌筋膜时，即可到达腹直肌前鞘。若癌灶不在内下方的位置，不必切除前鞘，注意也不要损伤腹外斜肌。

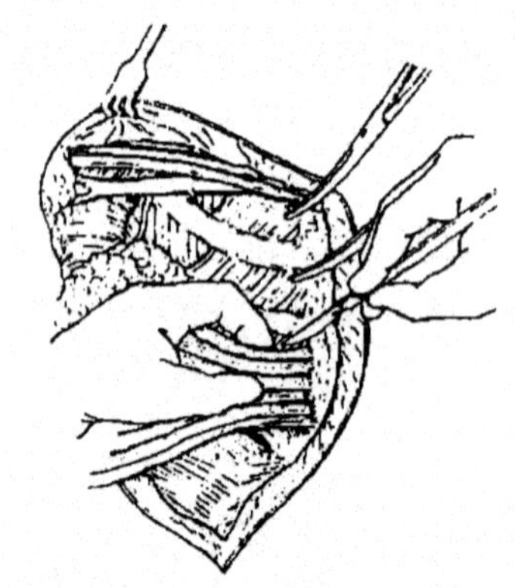

图9-15　由胸壁切除胸大肌

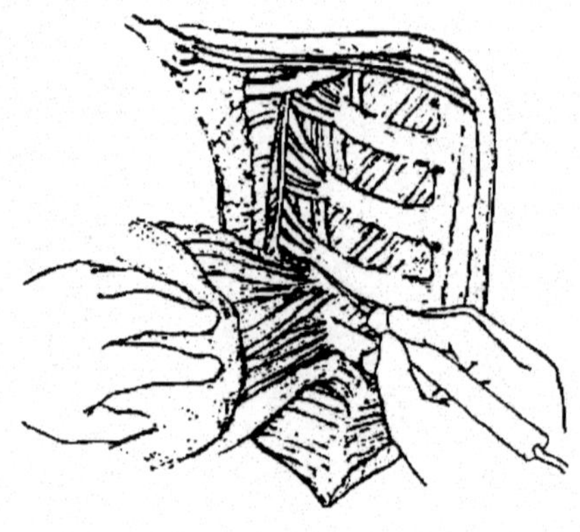

图9-16　由胸壁切除胸小肌

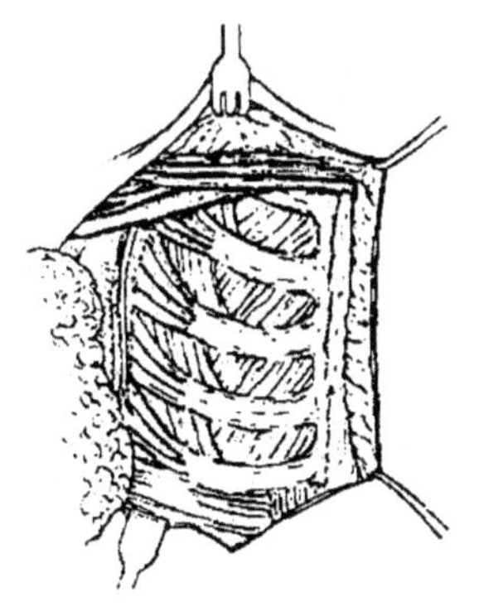

图 9-17 胸大肌、胸小肌切除后创面

7. 外侧方切除 把乳房向外侧翻转，腋下外侧方的组织和前锯肌筋膜同时向着外方开始切除，注意勿伤胸长神经。用拉钩拉起腋下大血管至胸长神经深部为止，进行廓清（图 9-18），接着切开肩胛下筋膜，从其表面向外侧剥离，注意保护胸背神经，廓清胸背动静脉周围组织（腋下淋巴结外侧群）。结扎胸背动脉至乳腺分支，廓清至背阔肌。

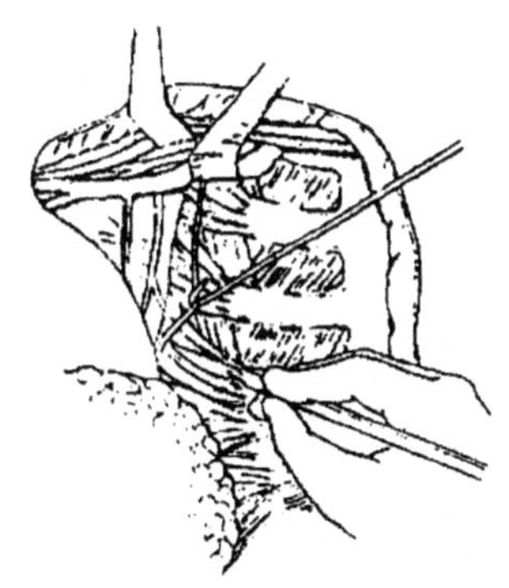

图 9-18 廓清胸外侧脂肪、淋巴组织

8. 从外侧切除乳房 分离出背阔肌大致全长，在胸壁放置大块纱布垫，使乳房恢复原来的位置，把剩下的皮肤及皮下脂肪组织切断，到达背阔肌边缘，从外侧方切除乳房，结束手术。

9. 放置引流管 检查创口内无活动性出血，清洗脱落的脂肪组织和残余血块，可用 0.9% 氯化钠注射液加入噻替哌 10mg 冲洗术区。创面彻底止血后，在腋窝皮瓣上戳孔，自创口最低处置入多孔橡皮引流管，注意消灭残腔。检查上肢位置复原后引流管顶端应不会伤及腋窝部血管，从切口旁戳孔将引流管引出，固定在皮肤上。将多孔橡皮引流管持续负压引流（图 9-19）。

10. 缝合皮肤 缝合切口时应使皮瓣在无张力的情况下对合，缝合内外侧皮瓣。如皮瓣有张力时，行减张缝合（图 9-20）。间断缝合切口时，如中部切口张力过大难以对合，可扩大皮瓣的游离面，有利于减张。否则宜行植皮术以达到创口一期愈合。

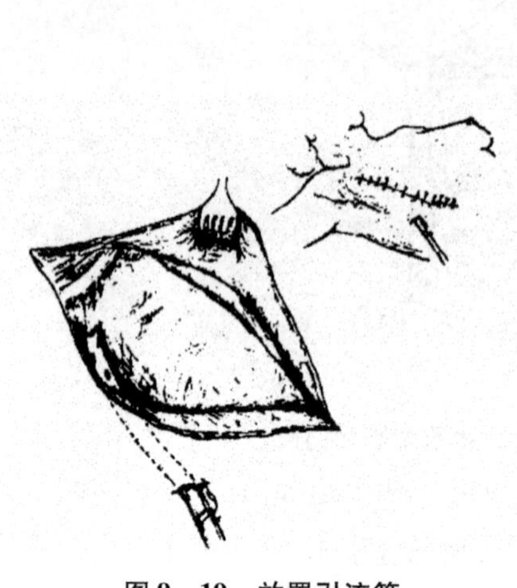

图 9－19　放置引流管

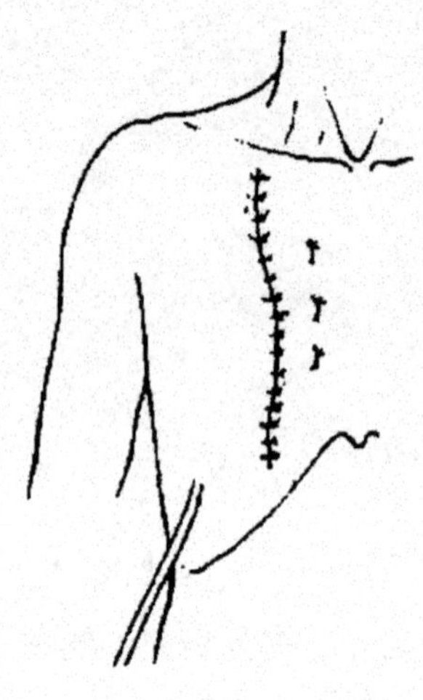

图 9－20　皮肤缝合

（二）术中注意要点

（1）皮肤切口可根据肿瘤部位、大小以及切除创面形状随机应变。但切口不能延至腋下，以免愈合后瘢痕牵拉影响患侧上肢功能。广泛切除乳腺表面的皮肤，当缝合切口难以对合，胸壁上留有裸露区时应游离植皮。

（2）剥离切断胸大肌时，应注意勿伤头静脉，如果损伤可将其修补，一般不引起上肢循环障碍。

（3）应切除胸大肌、胸小肌，清除腋窝淋巴结和脂肪组织。与淋巴结粘连的肩胛下血管和胸背神经亦可切除。

（4）穿动脉要结扎牢靠，当切除胸大肌、胸小肌时，必然要切断自肋间穿出的胸廓内动脉分支，应以止血钳平行胸壁钳夹后结扎、止血。如果滑脱，血管缩入肋间肌时，应分离肋间肌，缝扎止血。如仍不能控制出血，则只能缝扎上、下两端胸廓内动脉。操作时勿损伤胸膜。

（5）廓清淋巴结，要正确提供其所属淋巴结的部位及组别（图 9－21），术后必须进行淋巴结病理检查，确定是否有淋巴结转移或转移部位。因此，各淋巴结群要做好标志。由于切除了胸大肌、胸小肌，需要廓清的部位视野变得开阔，就像新房间装修一样，仅有一些插座与电线等需要处理。可以彻底廓清Ⅰ区、Ⅱ区、Ⅲ区腋窝淋巴结。与此相反，目前应用广泛的保留胸肌或保留乳房的手术，在廓清淋巴结时，就像在有许多家具的房间里打扫卫生或装修一样麻烦。

（6）乳腺癌根治切除后，形成皮下血肿较常见，常发生于锁骨下及腋窝部，其原因是止血不彻底，引流不通畅及包扎压迫不确切。如术中、术后注意此三点，即可防止血肿。

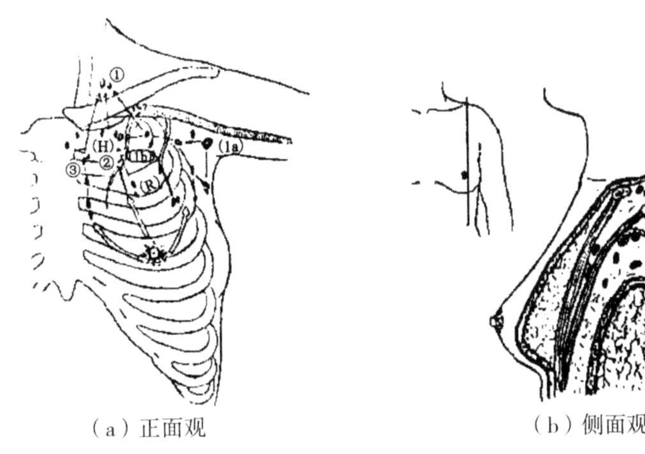

（a）正面观　　（b）侧面观

图 9－21　乳腺所属淋巴结

四、术后处理

（1）根治术后应用有弹性的胸带适当加压包扎，在腋腔处加压应避免患侧肢体的血液循环障碍，不宜过度地使上臂内收。

（2）注意患者的呼吸情况。

（3）负压引流管应固定稳妥、使其无扭结并及时排除引流管内的凝血块。保持引流通畅使皮下无残腔。

（4）术后第 2 ~3 天可去掉加压包扎的胸带。如引流管内仅有少量血清样渗液，可在手术后第 3 天拔除引流管。

（5）术后第 5 ~6 天可多做前臂活动，包括手、腕及肘部的活动。缝合有张力的切口，可延迟至术后第 10 ~12 天拆线。拆线后可活动肩部并逐渐增加其幅度。

（6）术后应根据肿瘤的分级、分期进行化疗、放疗、生物化学治疗以及激素治疗。

五、主要并发症

（1）因皮瓣设计不当，发生组织缺血坏死。使用高频手术电刀切开止血，功率过大可导致大块焦痂有碍伤口愈合。

（2）第 1 ~2 肋间血管、腋动、静脉的分支与主干相近的血管、不宜使用电凝止血。用“0”号线结扎处与主干相距 1mm 左右，否则可损伤主要血管。

（3）腋窝处淋巴组织广泛切除会导致淋巴引流障碍；腋窝解剖过程中对腋静脉有粗暴的机械刺激，导致内膜损伤或形成血栓，静脉周围组织大块结扎或修复时缝合处遗有狭窄处压迫静脉都可导致上肢水肿。

（4）在肋间肌肉较薄处应用血管钳钳夹穿支血管时，血管钳垂直插入肋间软组织可导致气胸，发现后应及时修补，必要时还应抽吸气胸。

（5）腋窝挛缩：感染、切口裂开和不合理的切口均可导致腋窝皮肤挛缩。挛缩轻时可做“Z”形旋转皮瓣修复；严重时可以切除瘢痕，做中厚皮片修复。

（6）上臂活动受限：切除胸大肌、胸小肌后会影响上臂活动，但如果术后第 5 天开始锻炼，可以防止上臂活动受限。方法有：①上臂前后活动，并少许抬高，伸向头部；②逐渐加大向上的伸展弧度。如这样坚持活动，在出院前即能基本自己梳头和上下抬臂自如活动。

（张　勇）

第二节　乳腺癌的综合治疗

在乳腺癌治疗的临床实践中，越来越多地显现了单一的治疗方法存在着明显的局限性，而综合治疗的效果已被临床医师逐渐接受，已形成了乳腺癌治疗的趋势。即根据患者的身体条件、病期和分级、肿瘤的病理分类、淋巴结转移的数量等因素，有计划地为患者合理安排可行的综合治疗的方案，以提高患者的生存率、减少复发率，这已成为乳腺癌治疗的发展趋势。

一、术后辅助化疗

即使很早期发现的乳腺癌，也可能有癌细胞经血行远处转移，所以单纯外科手术，术后一部分患者将死于转移癌，为了抑制或减少瘤细胞自手术区域向外扩散，充分达到外科治疗目的，在乳腺癌患者治疗过程中，手术后辅助化疗已成为不可缺少的治疗方法。

1. 应用化疗的范围　经长期临床观察，化疗有益于延长停经前或 50 岁以下的妇女的生存期，对于停经后或 50 岁以上妇女的作用却不十分明显，对此有三种假说。

（1）化疗可使停经前妇女的卵巢过早衰竭，这种化学性卵巢去势的作用，加强了治疗效果，而停经后妇女则对化疗这一作用不敏感。

（2）停经后妇女所接受的化疗剂量可能少于停经前妇女。

（3）停经后妇女与停经前妇女的乳腺癌在生物学方面可能有差异。

因此，美国国家卫生组织建议辅助化疗用于治疗停经前淋巴结阳性的乳腺癌患者。对于停经后妇女亦可应用，但局部治疗和激素治疗最为合适。

2. 选择化疗药物

（1）联合化疗与单一化疗：化疗的联合用药通常比单一用药效果好，我国西南肿瘤研究组对 CMF（环磷酰胺 + 甲氨蝶呤 +5 - 氟尿嘧啶）和左旋美法仑（美法仑，L - PAM）的 10 年疗效进行了比较，发现用 CMF 联合化疗对于腋窝淋巴结阳性的乳腺癌患者疗效显著优于 L - PAM，能提高无复发生存率（48% ：35%）和总生存率（56% ：43%）。进行个体研究时发现，有些人对联合用药的反应较好，有些人则不然，但对几个研究综合分析后提示，还是数种药物联合应用的辅助化疗较单一用药的效果更佳，如今抗肿瘤联合用药已成趋势。

（2）联合化疗：联合化疗的方案很多，临床上常用的有 CMF 方案，CMFVP 方案，FP 方案，FPM 方案，AFP 方案，AFCV 方案，AFCVM 方案，AC 方案等。

CMF 方案：意大利米兰试验的给药方法是，术后第 1 ~ 14 天口服环磷酰胺 100mg/m^2，第 1 天和第 8 天静脉给予氨甲碟呤 40mg/m^2 和 5 - 氟尿嘧啶 600mg/m^2，每 28 天为 1 个疗程，共 12 个疗程，整个疗程约需 1 年。14 年的随访结果表明，接受 CMF 方案治疗的停经前妇女平均生存 14 年，而未接受治疗者平均生存仅 8 年，生存率提高 18% 以上。CMF 治疗方案的主要不良反应表现为对骨髓的抑制，导致感染、贫血和出血。尽管这些不良反应出现的机会很多，并且可能很严重，但如果严格按照已公布的规则调整剂量，则很少引起生命危险。

CMFVP方案：即CMF+长春新碱+泼尼松。癌症与白血病协作组B组比较CMF和CMFVP的随机试验，CMFVP的效果优于CMF，使总生存期与无复发生存期都得到延长。但是，长春新碱的毒性作用较大，包括周围神经炎、感觉异常以及消化功能紊乱，故常因这些不良反应而被迫停药。加入波尼松的目的是为了对抗呕吐和白细胞降低，然而波尼松也有很多不良反应，如感染、高血压、肥胖、周身不适和情绪不稳定等。

阿霉素联合化疗方案：常用的AF（阿霉素+5-氟尿嘧啶），AFP（AF+L-PAM），APC（AF+环磷酰胺）、AFCV（AFC+长春新碱），AFCVM（AFCV+甲氨蝶呤）等。法国研究者对AFCV和CMF做了疗效比较，发现用阿霉素联合化疗能提高停经前淋巴结阳性患者无复发生存率和总生存率。NSABP详细报道了一项比较AFP和FP疗效的随机试验，其结果前者使患者无复发生存期和总生存期延长6年，明显优于后者。

阿霉素的潜在毒性问题值得注意，其急性毒性作用，如严重脱发、恶心和轻微的血栓等现象似乎可以容忍，但其对心脏的损害是致命的，虽然用阿霉素治疗乳腺癌时很少见到心脏受损，可是用于治疗儿童白血病时，心脏受损问题就十分突出，接受阿霉素联合化疗的儿童在12年以后可发生心脏失代偿，以致某些患者需要做心脏移植手术。另外，很多乳腺癌患者在用阿霉素治疗的同时，还要接受心脏区域附近的放射治疗，或者接受环磷酰胺的辅助治疗，上述两者都可以加重阿霉素的心脏损害作用。

目前仍以CMF或CAF方案作为治疗乳腺癌的基本方案，其他方法经随机试验后可予以使用。

化疗加内分泌疗法：内分泌辅助治疗有益于停经后患者，如结合有效的化疗药物，理论上，可能比单一内分泌治疗的疗效更好。但是NSABP的一项试验，对FP和FPT（FP+他莫昔芬）进行了比较，在加入他莫昔芬后患者的无复发生存率略有改善，但由于这些受益的患者几乎全部是49岁以上，雌激素受体阳性的妇女，所以说明好处只来自于他莫昔芬，而不是化疗药物的协同作用。已有试验证明抗雌激素药物与化疗药物有拮抗作用，原因可能为：抗雌激素药物的作用可使癌细胞处于稳定状态，而某些化疗药物却作用于细胞的增殖期，在DNA的合成时才能发挥其最大作用，因此有相互抵消作用。目前激素疗法与化疗联合作为乳腺癌的辅助治疗方法尚处在研究阶段。

3. 治疗的时机与持续时间　恶性细胞可能在手术时播散至全身，但是否有必要进行围手术期的化疗说法不一。Ludmig乳腺癌研究组发表了围手术期化疗不如手术后化疗的证据。在其试验中，患者在术后36小时给予CMF；或在术后25~32天给予6个疗程的CMFP（CMF+波尼松，对围绝经妇女再加他莫昔芬）；或者上述两种方法同时给予。通过平均42个月的随访，结果是单纯围手术期的治疗效果不及单纯给予术后6个周期化疗的效果；两种方法同时给予与单纯术后给予6个周期化疗者比较也未见有优势。而且围手术期化疗还可明显地增加毒性作用，这种毒性产生于化疗药和麻醉药的相互作用，现在认为标准的首次化疗时间是术后3~4周，手术期化疗是不可取的。

化疗药物本身也是一种致癌因子，因此，要警惕辅助化疗之后出现二次肿瘤。已经有试验证实化疗能增加卵巢癌症患者患白血病的危险和霍奇金病患者患二次肿瘤的机会。

4. 淋巴结阴性患者的化疗问题　辅助内分泌治疗或细胞毒化疗对于淋巴结阴性乳腺癌患者的自然病史影响极大。在Ludmig试验中，用CMF+甲酰四氢叶酸在淋巴结阴性妇女中进行治疗，平均随访42个月，患者的无复发生存率虽有改善（P=0.04），可毒性作用和不良反应却明显增加，3 人死亡，占 0.2%；有致命感染者 0.7%，还有严重的口炎、伤口感染愈合困难、血栓栓塞等现象。由美国东部肿瘤协作组、我国西南肿瘤研究组和癌症白血病研究 B 组做的研究表明，对淋巴结阴性患者，用化学辅助治疗的风险很大，平均随访 3 年，无复发生存率虽得到改善，但 33% 的患者可见白细胞减少，其中有 1 例死于该病。

大部分淋巴结阴性的患者，即使不经治疗预后也相当好，只有少数淋巴结阴性患者预后较差，因此如何区别少数淋巴结阴性，又可发生复发或转移的高危患者十分有意义。目前正在探索直接判定预后的指标，如 TNM 分期、病理特征、胸苷标定指数等。欧美各临床单位正在广泛应用流动细胞计数技术，用于分析细胞中 DNA 含量和有丝分裂活动。肿瘤中具有正常 DNA 含量（二倍体）、低增殖活动期（S 期）的淋巴结阴性患者，比多倍体、高 S 期分数者生存期长。可是也有一些研究组织未能证实该方法具有判定预后的能力。还有研究认为肿瘤的雌激素受体阴性者预后不佳，而在其他试验中受体的阳性与否与患者的预后无关。关于 CerB－2 致瘤基因及其蛋白的研究提示，在淋巴结阳性患者中基因超表达者预后不良，但至今尚未能证实基因超表达对淋巴结阴性患者有无判定预后的价值。有人认为高水平的组织蛋白酶 D（一种免疫化学物质）对预测淋巴结阴性患者的预后十分有意义，此学说尚有待于证实，总之在预测预后的指标未制定之前，对淋巴结阴性的乳腺癌患者还应常规应用辅助化疗，以免延误高危患者的治疗。

5. 化疗的强化剂量　几个有经验的研究组织已经研究出某些化疗药物，尤其是烷化剂的剂量－反应相关曲线。在人类肿瘤中，剂量决定反应程度。意大利米兰 CMF 试验的回顾分析证明，投以乳腺癌患者化疗药物的剂量也是决定其预后的重要因素，接受 CMF 方案全部药量的患者，经 5 年随访其总生存期明显延长，现已发表的回顾性分析也表明复发间期达 3 年者主要原因是增大剂量的结果，可是在有些试验中，大剂量给药却未能改善患者的预后，而且随给药量增加，毒性反应增强，包括呕吐、骨髓抑制、结膜炎、脱发等。

最近一些批评性论文对有关大剂量给药的方法表示疑问，因此在进行化疗时应尽量给予足够的常规治疗剂量，不主张用超剂量。

用生血因子作为强化化疗的辅助治疗方法有相当潜力。这些因子包括：粒细胞－巨噬细胞聚集刺激因子、粒细胞聚集刺激因子。它们已被证明能缩短化疗后的白细胞及血小板减少的时间，而且无毒性作用及不良反应，不需要进行骨髓移植术。一组临床试验已计划或正在研究是否在生血因子的支持下，可以增加化疗剂量。

综上所述，对于停经前淋巴结阳性的乳腺癌妇女，手术治疗后的联合化疗已成为辅助治疗的标准模式。对于停经后妇女或淋巴结阴性的妇女，化学治疗的效果不理想或不清楚。用新的预后指标估计病变的危险程度，用骨髓的生血因子增大药物剂量等革新方法，可能成为标准的治疗方法。随着研究的深入，有人预计化疗将成为治疗乳腺癌的首选方案，而局部治疗和放疗将成为辅助治疗，因此化疗有着极为广阔的前景。

二、新辅助化疗

近年来，对于可切除的乳腺癌的治疗策略有了较大的进展。由于许多临床研究都支持乳腺癌在早期就发生全身播散的理论，因此，许多学者开始尝试手术与全身治疗相结合的现代治疗模式，从而使乳腺癌的治疗不再局限于对乳腺组织和区域淋巴结的控制。

众多的研究显示，乳腺癌首次治疗的效果不受手术范围的影响，而对于高危复发的乳腺癌患者，术后全身性辅助治疗可以显著减少复发和提高生存率。因此，对于乳腺癌患者，尤其是高危复发的人群给予术前化疗或称新辅助化疗，便成为研究的热点之一。

在研究中，肿瘤的形态学改变是通过细针穿刺细胞学获得。可手术的乳腺癌患者（按年龄、临床肿瘤大小、淋巴结情况）被随机分配到辅助化疗组和新辅助化疗组。对辅助化疗组的患者首先采用全乳切除加腋淋巴结清扫术或肿块切除和腋淋巴结清扫加术后放疗，然后都给予辅助 AC 方案 4 个疗程。新辅助化疗组则先给予 AC 方案化疗，再给予全乳切除；或者在第 4 个疗程化疗结束后的 4 周内给予肿块切除加放疗。所有≥50 岁的患者在化疗结束后即开始服用他莫昔芬。

有关新辅助化疗对可手术的乳腺癌患者的疗效研究常常很难相互比较。这种困难主要来自于对患者的选择、对肿瘤反应性的评估以及随访时间的不一致，而与联合化疗方案及其疗程无关。尽管如此，以往的研究仍然给我们一些有益的提示，并为以后的研究指明了方向。

（一）新辅助化疗与保乳手术的关系

对于新辅助化疗的作用，许多研究的目的都是为了增加保留乳房手术的应用。以往单纯原发瘤 >3cm 的病例通常失去保乳手术的指征，而采用根治术或改良根治术。

文献报道，通过改变治疗的顺序，采用术前相对短期的联合化疗，大多为 CMF、CAF 或 CEF 等方案 3 ~4 个疗程，可使 90% 的此类患者获得行保乳手术的机会（直径 3 ~4cm 者 95% ~100%；4 ~5cm 者 81% ~90%；5 ~6cm 者 80% ~85%； >6cm 者 40%）。

普遍采用的手术方式为：化疗后对残留肿瘤行局部广泛切除术或 1/4 乳房切除加腋淋巴结清扫，术后放疗（60Gy 共 6 周）加辅助化疗 3 ~4 个疗程。实践证明，该治疗模式已成为符合条件的乳腺癌患者的一项可行的治疗方法，并大大有利于患者形体的美观。但目前对原发灶较大的可手术的乳腺癌，采用新辅助化疗降期后再行保乳手术的远期疗效尚未报道，深入的研究还有待于进一步开展。

（二）肿瘤对新辅助化疗药物的反应性及其与预后的关系

若不考虑所使用的化疗药物，肿瘤对新辅助化疗的反应率约为 75%。而报道的临床完全缓解率自 12% ~66% 不等，之所以有这种差异，主要是因为采用了不同的诊断标准。

文献报道中采用的新辅助化疗的方案众多，常用的有 CMF、CMFVP、CAF、CA、VTM-FP、VA 等方案，一般选用 3 ~4 个疗程。有的研究对化疗后病灶无明显缓解者加用 2 ~3 个疗程。化疗的同时合用或不合用他莫昔芬。CMF 作为新辅助化疗的方案其完全缓解及部分缓解率相对较低，而目前亦没有迹象表明含蒽环类药物的方案较其他方案好。但有研究提示，同临床Ⅳ期乳腺癌的效果一样，联合多柔比星和紫杉醇的方案可望在新辅助化疗中获得较高的完全缓解率。合用他莫昔芬的效果，尤其在 ER 阳性的患者，也缺乏系统性的大规模随机分组研究来证实。

应当指出的是，临床缓解与病理报告的缓解并不总相符合。通过对术前各种药物联合化疗方案的研究发现，病理上完全缓解率通常不超过 10%。约 1/3 的临床完全缓解的病例其病理检查却发现残余肿瘤。同样，研究发现，大约 1/3 以上的病理证实为完全缓解的病例临床体检及乳腺钼靶 X 线摄片确认有肿瘤残留的可能。所以，为了解肿瘤对新辅助化疗的反应性，应尽可能同时获得病理上完全缓解（或接近完全缓解）证据，以正确地评价预后。

（三）新辅助化疗与辅助化疗的关系

在乳腺癌的新辅助化疗还未被普遍接受之时，大多数乳腺癌专家都主张所有有关新辅助化疗的预计结果都必须被经典的随机临床试验所证实，所要回答的主要问题是新辅助化疗是否比术后化疗更能提高无瘤生存率和总生存率。目前的临床试验并未发现它们的差异，但术前化疗替代术后化疗不足以使乳腺癌的治疗效果达到最大程度，真正的问题是如何将新辅助治疗与辅助治疗结合起来应用于高危复发患者，以显著改善远期疗效。

目前，还是需要更多的临床试验来比较各种针对高危患者的治疗方法。肿瘤最大径为2～3cm的肿瘤，其潜在有腋淋巴结肿大的危险性＞60%，而远处微小转移的危险性＞50%。对于这组人群，首要的问题是采用什么样的化疗方案（包括剂量、疗程）才能最有效地使局部病变降期，从而允许进行保乳手术。其次是要解决术前化疗中肿瘤对哪些药物起反应，从而为术后辅助化疗提供指导。换句话说，是要将新辅助化疗与辅助治疗有机地结合起来以获得最大的疗效。

目前将术前与术后辅助化疗结合起来的治疗策略还必须在那些具有潜在腋淋巴结阳性和（或）远处转移的高危人群（尤其是肿瘤为2～3cm）获得进一步验证。这同时增加了穿刺活检的应用以获得术前确诊，并需要采用更准确的预后估计方法（如肿瘤分级或增生指数）。

（四）新辅助化疗后化疗与放疗的次序

过去几年里，有关新辅助化疗加手术后，辅助化疗与放疗的顺序的问题仍存在着争议。第1次意大利米兰试验中放疗始于手术后4～6周，并与术后辅助化疗同时进行。结果，5年后手术一侧的乳房出现新的病灶的发生率为5.2%，且复发与镜下手术边缘的累及情况无关（8例镜下阳性的无一复发；193例镜下阴性者有10例复发）。

由于在以往的研究中发现，同时应用放疗和化疗（CMF加或不加多柔比星）会使约20%的患者因一过性的骨髓抑制而被迫暂停某些药物的使用。于是在第2次意大利米兰试验中，研究者有意将放疗推迟到术后化疗结束之后。尽管两次研究结果的比较为时尚早，但目前还未获得有关的数据支持延迟放疗会影响新辅助化疗的效果。

此外，按序进行放疗和化疗较同时进行两种措施有较小的急性皮肤反应的发生率；而对于使用蒽环类药物的患者还可以避免同时放疗所造成的心脏毒性的加剧。所以，在更进一步的试验结果还未出来之前，按序进行化、放疗更值得提倡，这主要是因为可以避免化疗剂量的减少从而更大程度地杀伤远处转移的肿瘤细胞。

目前，对新辅助化疗认识最多的益处是它能缩小肿块，以利于行保乳手术。然而，随着研究的不断深入，人们逐渐认识到避免全身微小转移灶和防止耐药株的快速出现可能是从早期足量的化疗中获得的最大好处。

肿瘤为2～3cm的患者，即便肿瘤与乳房大小之比允许进行保乳手术，也都应给予较大强度的联合治疗措施。因此许多临床试验的结果都表明，随着包括新辅助化疗在内的现代综合治疗措施的应用，手术在高危复发患者的治疗中的地位可能会发生变化，即手术成为协助全身治疗以获得肿瘤治愈的辅助手段。

三、内分泌治疗

内分泌治疗在乳腺癌的治疗中占有重要地位，主要包括手术切除内分泌器官和药物治疗两种方法。近二十年来激素治疗有了很大的发展，新的能干扰体内激素水平的有效口服药物的出现，加之肿瘤组织激素受体测定技术的进步，使选择性地对患者进行激素治疗成为可能，从而提高了治疗的有效率。

1. 手术治疗　外科手术是乳腺癌内分泌治疗的最早方法，包括双侧卵巢切除，肾上腺切除和垂体切除。此方法是通过减少或消除引起乳腺组织增生的激素来源来达到治疗的目的，卵巢切除仅用于停经前患者，而肾上腺和垂体切除则用于已停经或已行卵巢切除的患者。

（1）肾上腺切除术：Hayward 认为某些患者对卵巢切除无反应是由于肾上腺继续分泌雌激素之故。1951 年，Huggins 和 Bergenstal 报道了 6 例晚期乳腺癌行双侧肾上腺切除的患者，其中 2 例有效，1 例略有缓解，3 例无效，尽管其后该方法曾被广泛应用，但并发症及死亡率均较高，也曾有人行卵巢和肾上腺联合切除，虽反应率较高，却未能改变总生存率。

（2）垂体切除术：Luvft 和 Oiiveerona 在 1955 年对垂体切除做了最早的报道，在 50 例转移乳腺癌患者中，20 例明显缓解，效果持续 3 ~ 27 个月，以后许多报道认为，对未做受体选择的患者反应率约为 40%，雌激素受体阳性者为 60% ~ 70%，反应最明显者为停经后受体阳性和停经 10 年以上的患者。

2. 药物治疗

（1）雄激素、雌激素、孕激素治疗：1939 年，Uirich 报道了 3 例乳腺癌患者用睾酮治疗有效，从此开创了乳腺癌的激素治疗，虽然雄激素对晚期乳腺癌亦有作用，但效果不如雌激素，某些研究者认为，对抗雌激素和垂体切除治疗无效的患者用雄激素可能有效，对骨转移的患者雄激素可能具有更好的效果。

Haddow 等早在 20 世纪 40 年代初即发现雌激素对治疗晚期乳腺癌有效。最常使用的药物是己烯雌酚（DES）。Ingle 等报道了一组对照随机试验，74 例停经后患者用 DES 治疗，5mg 每日 3 次口服，反应率为 41%，平均有效期为 4. 7 个月，其效果与他莫昔芬相似。

晚期乳腺癌对甲地孕酮的治疗反应与雌激素和孕激素的受体状况有关，雌激素、孕激素受体均阳性的患者反应率为 43%，高于只有一种受体阳性者的反应率，这表明孕激素受体的存在是估计甲地孕酮治疗的主要指标。

（2）抗雌激素：雌激素在乳腺癌生长中起主要作用假说已被证实，摘除分泌雌激素的腺体确能使 1/3 的患者得到改善。因此人们探索应用新的抗雌激素化合物对雌激素的拮抗作用治疗乳腺癌，其作用机制是通过和雌激素竞争与受体蛋白的结合，形成药物 - 受体复合物，从而抑制基因转录和蛋白合成（雌激素 - 受体复合物则有促进作用）。

他莫昔芬是一种非类固醇制剂，1971 年由 Cole 等首次报道对晚期乳腺癌的有效治疗作用，此后受到广泛重视，并成为今天乳腺激素治疗应用最广的药物，早期研究中他莫昔芬的使用仅限于绝经后有转移的乳腺癌患者，但目前认为它对绝经后淋巴阳性和雌激素受体阳性的早期患者，亦可明显延长无复发生存期和改善总生存率。未行受体选择的患者反应率为 30%，雌激素受体（ER）阳性者为 50%，ER、孕酮受体（PR）均为阳性者反应率为 60% ~75%，他莫昔芬具有半衰期长、无严重毒性作用及不良反应等主要优点。但 Fornander 等最近报道用他莫昔芬辅助治疗可诱发新的原发肿瘤，在接受他莫昔芬辅助治疗的 1846 例停经后早期乳腺癌患者中平均 4 年半随访时有 13 例发生了子宫内膜癌，而对照组只有 2 例。

他莫昔芬对停经后患者的作用已很明确。对停经前患者的确切作用尚不清楚。多数资料认为年轻患者效果略差。Sunderland 综合文献表明停经前患者对他莫昔芬的反应率为 20% ~ 45%（平均 31%），ER 和 PR 均为阳性者反应率为 45%，相反 ER 阴性者无一例有反应，停经前妇女他莫昔芬的治疗效果与去势相似。已有很多医生用他莫昔芬替代卵巢切除作为停经前 ER 阳性转移性乳腺癌内分泌治疗的首选方法。

尽管甲地孕酮和他莫昔芬的作用机制不同，但效果相似。因此，两者均可作为晚期乳腺癌激素治疗的一线药物。而 Paterson 等认为甲地孕酮作为一线药物更为合理。因为在他的研究中，对用甲地孕酮治疗仍有发展的肿瘤患者加用他莫昔芬，25% 的患者有反应，而对先用他莫昔芬治疗肿瘤继续发展的患者，加用甲地孕酮则无明显反应。此外，他的研究还提示两种药物不应同时使用，特别是已先使用他莫昔芬的患者，这一结果与 Schacter 总结的结果不同，Schacter 认为，对甲地孕酮和他莫昔芬其中一种无效可能对另一种有效，对他莫昔芬治疗无效者用甲地孕酮治疗反应率为 20%，反之为 14%。此外甲地孕酮与氨基格鲁米特，甲羟孕酮的疗效亦相似。

（3）其他抗雌激素：氯米芬（Clomiphene、clomid）是对乳腺癌最先显示有活性的抗雌激素，对乳腺癌的治疗作用未被证实。Nafoxidine 为合成非类固醇抗雌激素，反应率为 30% 左右，受体阳性者反应率较高，而受体阴性者几乎无反应。Trioxifen mesylate 是一种与他莫昔芬疗效及毒性相似的有效药物。托瑞米芬（Toremifene）为一种三苯已烯抗雌激素，现正在临床试验中，它与 ER 有较高的亲合力，但不良反应较小，Szamel 等报道 Toremifene 可影响血中多种性激素水平，却未发现有抗肿瘤作用。

（4）肾上腺功能抑制药：氨基格鲁米特（AG）为一种芳香酶抑制药，作为一种抗惊厥药物于 20 世纪 50 年代诞生，1966 年有报道指出接受 AG 治疗的患者可发生肾上腺功能不足，进一步研究发现 AG 能抑制肾上腺所有类固醇激素的合成，因而，可引起药物性肾上腺切除。为此曾有人对 AG 用于停经后晚期乳腺癌进行了研究。1981 年，Sanmen 等报道了一组比较双侧肾上腺切除和 AG 加氢化可的松（做为替代药）对停经后转移性乳腺癌作用的随机试验，两组反应率分别为 43% 和 53%，反应持续时间和总生存率相似，因此认为，AG 可替代肾上腺切除手术。另外，AG 尚能抑制外周雄激素向雌激素的转化，从而具有抗肿瘤作用。

（5）其他新的正在研究的药物：黄体生成素释放激素（LHRH）或促性腺激素释放激素（GNRH），为正在研究阶段的新的有希望的激素，该类激素是通过抑制促卵泡激素（FSH）和黄体生成素（LH）的分泌进而减少雌激素的产生，从而达到抗乳腺癌的作用，目前所用的药物包括 Leuprolide（D - LEU - 6 - GNRH Proethylamide），Nafarelin 和 Buscrelin（zoladex），如果能找出安全、可靠、简便的给药方法，该类药物有希望成为一线治疗药。

3. 激素联合用药　关于激素联合用药的报道不多。Horton 等报道甲地孕酮与氨基格鲁米特联合用药，完全及部分反应率为 34%。Ingle 比较了停经后晚期乳腺癌行他莫昔芬和他莫昔芬加氟羟甲睾酮治疗的效果，两者的反应率分别为 42% 和 54%。Forastiere 比较了单纯他莫昔芬和他莫昔芬加甲地孕酮的治疗效果，前者反应率为 35%，后者为 17%。以上两组实验对象均为停经后晚期乳腺癌患者。

4. 联合激素化疗　乳腺癌的激素治疗在晚期乳腺癌的治疗中起主要作用，化疗尤其是联合化疗则为受体阴性和激素治疗效果不好患者的希望，然而这些治疗均是姑息性的，所有乳腺癌转移的患者最终都将死于癌症，细胞毒化疗和激素治疗的联合应用给晚期乳腺癌患者带来了治愈的曙光，因为两种治疗可能既有叠加作用，亦有协同作用，两者的结合有利于排除肿瘤异质性给治疗带来的障碍，使改变转移性乳腺癌自然病史的努力得到了发展，但这个问题目前仍没有明确结论。

激素治疗不仅用于晚期乳腺癌，也同样用于早期乳腺癌的辅助治疗，对于可手术乳腺癌的辅助治疗，目前的一致意见是对腋淋巴结阳性患者停经前者用化疗，停经后者则用激素治疗，辅助激素治疗常用他莫昔芬，且至少需服用 5 年，多数比较他莫昔芬对早期乳腺癌辅助治疗作用的研究，几乎均表明可改善无复发生存率，但只有少数研究显示有总生存率的提高。还有研究表明对停经后淋巴结阳性，ER 阳性患者可无限期的给予他莫昔芬。此外，对淋巴结阴性患者的辅助治疗，多数人的意见是对停经前妇女行 6 个月的化疗，停经后妇女至少行 6 个月的他莫昔芬治疗。

四、放射治疗

放射治疗已成为乳腺癌的主要治疗手段之一，它可以单独或与不同手术方法联合运用。对于早期、中期乳腺癌，以放疗为主，辅以范围较小的手术（如肿块切除术），其初步成果令人振奋，正越来越得到患者和医生的支持。这种保守的手术方式，使乳腺癌患者在诊断和治疗方面的心理情绪调节大大改进，从而有利于疾病的早期诊断和治疗的进行。

（一）导管内癌的放射治疗

随着诊断技术的不断改进和提高，钼靶摄片普查的广泛应用，导管内癌和小叶原位癌等非浸润性病变的检出率日益提高。

导管内癌很少发生腋淋巴结转移，其发生率为 1% 以下。因此手术和放疗主要针对乳腺部位，只有范围大的或扩散的导管内癌（如≥4cm 时）可能例外。这种病变可能会有小的但有限的腋淋巴结转移，也可能是病理检查错误所致（未确诊的浸润性癌）。

很多研究结果显示，导管内癌行局部切除加放疗的疗效是令人满意的。M D Anderson 癌症中心在 34 例患者中用胸壁放疗 5 000Gy，缩野加量 1 000Gy 技术，仅有一例在未治疗的同侧腋窝发生复发（随访 3 ~ 17 年）。Rechr 报道 40 例导管内癌行切除活检加放疗（4 600Gy ~ 5 000Gy），其中 26 例在原发部位缩野加量 1 000Gy ~ 2 000Gy，经过 1 ~ 8 年的随访，有 4 例复发（占 10%），其中 3 例为乳晕下复发，这可能与肿瘤切除不彻底有关。这些患者都成功地再次进行了乳房切除术。复发再治的患者，1 ~ 15 个月内均无转移，虽然行以上治疗方法的病例数有限，随访时间较短，但仍可看出，局部复发率与全乳切除术无明显差异。更主要的是生存率相似，并且即使复发，也可通过再次行全乳切除术来挽救。

（二）小叶原位癌的放射治疗

小叶原位癌多发生在围绝经期前妇女，约占 90%。临床大多无扪及肿块，通常是在对临床可扪及的肿块进行活检时偶然发现的。小叶原位癌多中心的发生率为 48% ~ 80%，双侧病变发生率为 18% ~ 67%。Farrow 分析 270 例小叶原位癌患者，其中 33 例同时出现双侧性癌，16 例相继对侧发生（双侧性占 18%）。乳腺先前、同时和相继发生双侧乳腺癌的，共有 70 例（占 26%）。

小叶原位癌的治疗方法包括：局部完整地切除病变组织和近期随访，同侧乳房切除伴或不伴对侧乳腺活检，及双侧乳房切除，与尚在研究中的激素应用。由于原位癌发展为浸润性癌的概率较高（20% ~30%），故近期随访尤显重要，但尚无资料表明小叶原位癌须用胸壁放疗。

（三）浸润性乳腺癌的放射治疗

长期以来，对于Ⅰ期、Ⅱ期和早Ⅲ期的乳腺癌患者多采用手术治疗加胸壁和区域淋巴结放疗。根据肿瘤的临床范围和病理特征、患者的年龄（停经情况）、生物学上的预后因素以及患者心理和外形上的要求，手术可以从最彻底的根治术到最保守的手术。生存率则根据患者的肿瘤分期，特别是腋窝淋巴结受累情况而有所差别。很多报告显示，平均 10 年存活率为 50%，腋窝淋巴结阴性者，10 年期望生存率可达 70%，阳性者，则降至 35%。由于乳房切除术后的局部区域复发率较高，单纯手术治疗不能控制大部分乳腺癌患者，辅助性放疗对于手术野及区域淋巴引流区的隐匿性病灶有较好疗效，所以放疗可以提高局部和区域性肿瘤的控制率，进而有可能提高生存率。

1. 乳腺癌根治术与放疗　有回顾性资料显示，放疗与不加放疗组对照，总生存率似无明显差别，但放疗肯定能降低局部和区域复发率。进一步分析发现，腋中、腋下级淋巴结受累，放疗对生存率无明显影响，而腋窝淋巴结组受累时，放疗能显著提高生存率（39%：22%）。Fletcher 和 Montague 指出，由于腋窝淋巴结情况与存活率密切相关，腋窝淋巴结阳性者预期生存率应较阴性者低。根据非随机材料分析，通过对外周淋巴结区域的足量放射，加用放疗组生存率提示有一定的提高，建议进一步做随机病例前瞻性研究。

2. 单纯乳房（全乳）切除术与放疗　20 世纪 50 年代，Mc Whirter 最先报道，单纯乳房切除术加放疗的肿瘤控制率和生存率，与根治术组相同，且可减少外科并发症。Crill 认为，腋窝淋巴结是重要的免疫防御系统，单纯的乳房切除可以将其完整保留，但较新的资料表明，在临床腋淋巴结阴性的患者中，有 35% ~40% 的患者病理学证据显示已有淋巴结转移。

在Ⅰ期和Ⅱ期临床腋淋巴结阴性的乳腺癌患者中，未行腋窝淋巴结清扫导致的腋窝复发率达 21%。腋窝三组淋巴结中组，下组淋巴结阳性者，3 年生存率为 87%，中组淋巴结阳性者为 75%，上组阳性者为 36%。腋窝淋巴结清扫术后的腋窝复发率只有 1% ~2%，所以目前多采用腋窝淋巴结清扫术以获得较好的局控率，同时借此了解腋窝淋巴结情况并结合患者年龄（是否停经）和雌激素受体水平，决定是否予以辅助化疗或激素治疗以及施用何种化疗药物。因此，在第一次手术时，比较理想的还是切除腋窝淋巴结，以帮助确定下一步治疗。

有时，如果腋窝淋巴结的外科评估并不能提供一个系统性的治疗方案，当临床检查腋窝淋巴结阴性时，也不妨采用腋窝单纯放疗。Haffly 报道 244 例未做腋窝淋巴结清扫的患者，予以腋窝单纯放疗，患者 5 年局控率为 97%，而 167 例腋窝淋巴结清扫术后照射内乳区和锁骨上区的患者，10 年局控率为 96%。

在近年来技术条件不断改进的情况下，单纯乳房切除术后放疗的范围尽可能包括胸壁和腋窝区、内乳区和锁骨上区。放射剂量须提高为 5 000cGy/5 周，局部视野加量至 1 000Gy/1 ~2 周。

3. 保留乳房术与原发灶区域的放疗　保留乳房术加用放疗的治疗技术近年来得到很大发展，这种方法的目的在于：在保存乳房的同时，获得令人满意的局控率和存活率。大量研究收集的数据已显示了极好的疗效，特别是在运用了现代化、改进后的放疗技术后，其优越性更趋突出。

有报道称，局部切除术后原发病灶残留及多中心病灶的发生率相当高。Muller 和合作者们对 131 例肿瘤 <3cm 的乳腺癌患者应用模拟段切除术，切除范围包括原发病灶周围 2cm 宽的正常组织，术后发现 19% 有原发病灶残留，24% 保留乳房中发现有多中心肿瘤灶。这些发现得到了 Holland 和同事们的肯定，他们报道了直径 2cm 或更小的乳腺癌多发病灶的发生率，28% 为原位癌，17% 在 1cm 范围内存在其他病灶，14% 在 2cm 范围内出现浸润性病灶。这些发现为全乳房照射及广泛局部切除术后的原发病灶加量照射提供了强有力的依据。

另外有研究表明，手术切除的完全程度对肿瘤局控率似无明显影响。对于单纯段切除术患者，扩大切除范围的获益很小，仅从 12.5% 提高到 15.5%。同时单纯象限切除患者的失控率为 22.2%，而加用放疗后下降至 2.8%。

手术切除标本的切缘情况，可作为是否需要加量照射的判断标准，切除标本切缘阴性者，不需用加量放疗，切除标本仍有肿瘤残留时，则须给予足量放疗，以提高局控率。对首次切除活检或局部切除术后标本边缘阳性者，也可进行再次手术，以避免应用过高照射剂量。当然，再手术必然使患者乳房的美容效果受到明显影响，因此掌握再次手术的指征非常重要。

当有下列情况时，可考虑行再次手术：①对首次切除活检标本的病理学边缘估计不足或有肿瘤累及；②切除标本显示有广泛导管内浸润和无清晰病理学阴性边界；③肿块切除乳房片中见到残留微小钙化灶。

保留乳房手术加放疗的治疗技术并不适用于某些局部复发率高的患者，如广泛导管内浸润的，乳房发现多发微小钙化病灶的，或肿瘤位于乳晕下的；另外，对于肿块 >5cm 的和乳房较小，相对肿块较大的患者也不适用。对于外观美容无明确较高要求，或因某些原因无法进行放射治疗和随访的患者也不必采用。

随着经验的积累，大多数这类患者还是能通过放疗和部分切除术获得明显疗效。即使失控率较高（25% ~30%），但 70% 以上的患者仍能接受有效的乳房全切或改良根治术获得挽救。也许改进对切缘的病理学检查、足量的放射以及与化疗联合应用，能消除这些不良预后因素的影响。

对保留乳房术和放疗患者的近期随访相当重要，对局部复发的早期诊断，能提供进行广泛局部切除术或全乳房切除术的机会，从而对患者总的生存率无明显影响。

必须强调经常的体格检查，前 2 年每 3 个月 1 次，第 3 年每 4 个月 1 次，以后每半年 1 次。放疗后 6 个月内摄取乳房钼靶 X 线片作为阶段性研究的基础资料。头两年每半年摄取乳房钼靶 X 线片，以后每年 1 次。有时由于术后血肿、脂肪坏死、血清肿、囊肿和瘢痕组织形成等因素，使对这些患者的评估很困难，此时与放射医师共同会诊就显得特别重要，当有疑问时，重复活检可能会有所提示。

4. 乳房无肿块扪及而有淋巴结转移的乳腺癌患者（T_0N_{1b}）的治疗　放射肿瘤学家常为一些临床表现所困惑，孤立出现的腋窝淋巴结癌转移，但临床和 X 线摄片均无法在乳腺或其他部位找到原发肿瘤。有时，经过对乳房切除标本的检查，仍无法找到乳腺原发肿块，这种情况的患者预后一般较好，5 ~10 年生存率为 50% ~80%。

有些作者提议对 T_0N_{1b} 患者行乳房切除和腋窝淋巴结清扫，并可选择运用胸壁和局部淋巴结放疗。由于多数情况下钼靶摄片不能确定肿块，故一般胸壁照射不用根治剂量。胸壁剂量为 5 000Gy，腋下、锁骨上淋巴结区域用 5 000Gy，并可在原腋下淋巴结肿大区增加剂量 1 000Gy ~ 1 500Gy。由于这类患者预后良好，远处转移机会少，故无需再用化疗。

（四）晚期乳腺癌的放射治疗

晚期乳腺癌的治疗应采用综合治疗的方法。常用的方法有手术为主，加放疗和化疗为辅等。

1. 乳房切除术加单纯辅助放射治疗　乳腺癌治疗首选辅助治疗之一是放射治疗。对辅助放疗存在着其价值的争论，非随机和随机的分析研究有多种多样对立的观点。

在用化疗前，术前放疗和术后放疗两者与单纯手术作比较。在 Stockholm 试验的最新分析中得知，与单纯手术相比，接受术前或术后放射治疗或两者同时应用的患者，其无复发生存率的改善，无统计学意义。在术后组中，当腋窝淋巴结情况已获得明确时，放疗对淋巴结阳性和阴性患者都有重要意义，在淋巴结阳性患者，术后放疗可显著降低局部复发和远处转移率。总的生存率虽然没有显著区别，但倾向于支持放射治疗。

对于病灶位于中央部位的病例，多种研究显示，内乳淋巴结治疗对提高生存率有益处。在 Gostaw – Roussy 研究院内治疗的 1 195 例患者的分析结果，该组患者的乳内接受外科治疗或术后放疗，显示出生存率的显著改善，并且对中央病灶的患者远处转移率可明显降低。

有相反观点认为，化疗前辅助放疗对患者没有好处。在 10 年内接受过辅助放疗的患者死亡率有所增加，并有统计学意义。许多非随机研究的难题是放射治疗条件各异，照射技术不熟练以及没有做好恰当的随访，许多统计学上的和照射技术上的缺点，导致了不少偏见和许多试验没有价值。

2. 乳房切除术加辅助化疗或激素治疗与放疗的比较　化疗已成为乳房切除术后的常规辅助治疗，为了确定手术后进行不包括化疗的试探性单纯辅助放疗的效果，国外有学者做了随机分组的前瞻性试验，研究比较单纯性放疗、单纯性化疗或激素治疗。

Glasgow 皇家医院比较了单纯化疗 CMF，单纯术后放疗、术后放疗和 CMF 联合应用。在患者接受单纯 CMF 和单纯术后放疗的两组生存率和无病生存率无差异，淋巴结阳性超过 3 个的接受 CMF 和放疗，比单纯 CMF 或单纯放疗统计学上可改善无病生存率。

Stockholm 在绝经前和绝经后高危患者（原发肿块 > 3cm，或腋下淋巴结阳性）中，比较单纯术后放疗和单纯术后 CMF 化疗，发现两组的无复发生存率无显著差异。上述接受单纯术后放疗的绝经后一组，其无复发生存率有所提高，且降低了局部复发率和远处转移。

Stockholm 还将绝经后患者在用辅助化疗或放疗时，用 2 年他莫昔芬与不用内分泌辅助治疗者进行对照观察。对于同时接受辅助化疗的高危患者，他莫昔芬可改善无病生存率，可以提高到与单纯放疗的相同水平。放疗时他莫昔芬不能增加单纯放疗的无病生存率。

Fletcher 非随机分组进行了精确的放射治疗（包括 900 多例患者），发现患者接受辅助放疗不伴化疗的 10 年无病生存率和总的生存率和用化疗的患者相似。

3. 乳房切除术加辅助化疗和放疗　Fowble 将 627 例患者进行乳房切除术和辅助化疗，比辅助放疗更为有利。绝经的患者随机使用 CMF，CMFP（P 为泼尼松）或 CMFPT（T 为他莫昔芬）。绝经后患者随机分组观察 CM – FP 或 CMFPT。在各种分析中，可见有局部复发的危险因素，而无远处转移因素。

Fowble 还得出腋下淋巴结 4 个以上阳性和肿瘤大小超过 5cm 的患者，虽然术后用辅助化疗，仍可引起局部复发，需要辅助性局部治疗，后者不仅能改善局部控制率，而且还可能改善总的生存率。对于乳房切除术后和辅助化疗后高危复发病例中，术后放疗作为辅助局部治疗是有效的。

许多学者总结了随机分组的辅助放疗和化疗。在辅助化疗前给予辅助放疗，接受放疗者的局控率有所改善。对于 4 枚以上淋巴结阳性者治疗后发现，与用单纯化疗的患者相比，更能避免局部复发，并降低总的复发率和远处转移率。同时接受辅助化疗和术后放疗时，局部复发明显改善，但总的复发率无差异。在辅助化疗以后给予术后放疗，对淋巴结阳性 3 枚以上者，其局部复发率有显著改善。

淋巴结 4 ~7 个阳性或肿瘤 >5cm 者，尽管使用辅助化疗，也具有局部复发的高危因素。故一般来说，肿块直径 >5cm，有皮肤浸润或 4 个以上腋下淋巴结阳性者的乳房根治术后，建议给予术后放疗。在辅助化疗的前后或同时应用术后放疗均有效。

4. 局限性晚期乳腺癌　局限性晚期乳腺癌包括原发性大肿瘤（T_3 ~ T_4）、肿瘤伴有同侧腋下淋巴结固定（N_2）、肿瘤伴有同侧锁骨上下淋巴结肿大，或肿瘤引起上肢水肿（N_3）。

一般来说，估计寿命主要是通过转移的高度可能性（约 80%）来确定患者将会发生血行性远处转移。对局限性晚期乳腺癌最常用是全身性治疗。首选治疗是化疗，然后依次采用放疗或手术，对于有乳腺肿块疼痛或胸壁疼痛的患者，病情难以控制的情况下有一定作用。

（1）单纯放疗：局限性晚期乳腺癌过去用单纯放射治疗，5 年生存率在 10% ~25%，用中等剂量放疗可得到 35% ~65% 的局控率。放射剂量高（7 000Gy ~ 10 000Gy）能达到 70% ~100% 的局控率，但会引起明显的软组织和肺部损伤。

（2）单纯放疗和化疗后放疗：局限性晚期乳腺癌，因病期晚，远处转移率高。对这些患者重点应给予适当的全身治疗。Netherlands 肿瘤研究所分析结果，化疗结合放疗的其复发率较单纯放疗者低，他们分别随机用单纯放疗，使用 CMF 两次后放疗，或交替使用阿霉素和长春新碱方案以及使用 CMF 后再放疗，两种化疗同时均用他莫昔芬，其 5 年生存率 37%。这些方案中，生存率和局部复发率均无显著差异。另外，还有研究报道，绝经前患者接受化疗，复发率有显著改善，总的生存率无差异。绝经后患者复发率或总的生存率均无差异。

（3）化疗、放疗和手术治疗：对晚期乳腺癌最好的治疗方法是化疗、放疗和手术治疗的综合应用，这一点在目前来说已是公认的。

（五）炎性乳腺癌

炎性乳腺癌是一种“手术不能切除的局部晚期乳腺癌”，在临床或病理标准上有不同的论述。临床定义是在病变部位上存在皮肤色红，红斑和“橘皮”样水肿，有时有疼痛，热感。病理标准是在真皮淋巴管内存在癌栓。

炎性乳腺癌发病快，快速发展成远处转移。手术治疗促使疾病广泛转移，因此是炎性乳腺癌的禁忌。回顾目前资料得知，化疗能推迟远处转移的出现，化疗后作放疗能延长生存期。生存期的延长重新导致手术的可能性，疾病得到局部控制。

（六）复发性乳腺癌的放射治疗

晚期乳腺癌的局部复发率高达 40% ~45%，根治术和改良根治术后的局部复发率为 10% ~20%，在根治术后给予辅助化疗，其复发率为 10% ~18%，局部复发的肿瘤可能引起胸壁疼痛、溃疡，锁骨上或腋下淋巴结复发可能发生上臂水肿、无力、疼痛和麻木，乳内淋巴结复发可能产生疼痛和肿块。

放射治疗能明显缓解患者的症状，得到完全缓解的约有66%。根据瑞金医院的报道，77例乳腺癌术后复发再行放疗的随访，从复发开始5年生存率为38.8%，10年生存率28.9%，15年生存率21.7%。

对胸壁复发的治疗，Washington大学认为重点要治疗整个胸壁，而不能仅用局部小野治疗，许多学者也坚持这个观点。

对孤立性局部复发的治疗应给予胸壁和区域淋巴结行选择的放射治疗，预防该区域淋巴结再次复发。有作者发现区域淋巴结阴性，而仅有照射野内复发者占27%，其中50%以上发生于胸壁。故建议对复发患者进行选择性的胸壁照射。Washington大学对胸壁进行了选择性放疗，降低胸壁再次复发率，使原来的27%降至17%。

对锁骨上区选择性放射治疗可降低该区域的再次复发率，Washington大学的结论是选择性锁骨上区放疗，使该区域再次复发率从16%降至5.6%，统计学上有显著差异。

腋窝淋巴结和乳内区淋巴结复发不常见。由于腋窝部位纤维化易引起上肢水肿，而乳内区复发则更少见，一般不进行预防照射。但有极少数作者也提倡选择性乳内区域腋窝区或两者同时进行放射治疗。Toonkel等统计，治疗胸壁和相关淋巴结引流区域时，5年局控率为71%，而单治疗胸壁和相关淋巴结仅为50%，5年生存率分别是37%和8%。

适当的照射剂量是达到理想疗效的重要因素。对已完全切除胸壁复发肿瘤，照射区域给予5 000cGy的照射剂量。病灶 < 3cm者，应给予6 000cGy。肿块大的需要6 500Gy ~ 7 000Gy剂量。

影响“乳房切除术后局部复发”患者治疗效果的其他因素，有复发的数量、复发的部位（淋巴结及胸壁）、首次治疗和复发之间的间隔时间以及首次治疗时区域淋巴结情况。Janjan，Patanaplan，Halverson等资料显示，仅有胸壁复发的局控率是50% ~60%，而多枚淋巴结复发的局控率下降至20% ~25%。仅有胸壁复发的5年生存率是50%，仅有淋巴结复发的是35%，胸壁和淋巴结均有复发的是19%。手术后2年内复发的患者5年生存率是57%，手术后2年以后复发的患者5年生存率是57%。预后最好的患者是乳房切除术时淋巴结阴性者和单有胸壁复发者，局控率为78%，5年无病生存率是48%。

（七）男性乳腺癌的放疗

男性乳腺癌的发病率占乳腺癌总数的1%，占男性恶性肿瘤的0.2%。一般认为男性乳腺癌的发病与体内雌激素量增加有关。常见原因有服用雌激素药物和非激素性药物引起男性乳腺发育。在20岁或以上患感染性流行性腮腺炎后引起睾丸炎者乳腺癌发病率增高。种族遗传也是男性乳腺癌发病因素之一。

通常认为Klinefelter综合征是男性乳腺癌的常见原因。这是一种罕见的疾病，其特征是异常的染色体（XXY）、性器官发育不良、内分泌异常和男性乳房发育。有Klinefelter综合征者发病率为正常人的66倍。而单纯男性乳腺发育症并不是乳腺癌的诱因。

男性乳腺癌的病理类型，除了男性中没有发现原位小叶癌以外，基本上和女性乳腺癌相同。男性乳腺癌的中位年龄是60 ~70岁，常见症状有乳房肿块，乳头回缩和局部疼痛，常早期与皮肤或胸肌粘连，腋淋巴结转移率高。常见部位是中央区。Ribeiro统计301例患者（1985年），Ⅰ期占38%，Ⅱ期占21%，Ⅲ期占26%，Ⅳ期占15%。由于男性乳腺癌容易发现以及早期与皮肤和胸肌粘连，故Ⅰ期、Ⅱ期患者较多。男性原发性乳腺癌的雌激素受体阳性率明显高于女性，占80%以上。

男性乳腺癌的治疗以手术治疗为主，常用根治或改良根治乳房切除术。乳内淋巴结转移高于女性患者，乳内淋巴结区的治疗，不容忽视。对女性乳腺癌的经验中推知，对于Ⅱ期男性患者行放疗联合化疗或内分泌治疗。在晚期患者中，用他莫昔芬的激素治疗，效果比女性患者为好。另外，肾上腺切除或垂体切除的疗效优于女性患者。

男性乳腺癌的预后较女性为差。Ribeiro 报道，Ⅰ期的男性乳腺癌 10 年生存率为 70%。Ⅱ期为 45%，Ⅲ期为 10%。放射治疗对生存率的影响类同女性患者，采用放疗患者，局部复发率降低，但总的生存率没有显著影响。影响预后的最重要因素是腋窝淋巴结是否有转移。Erbchmen 报道，淋巴结阴性患者，5 年生存率为 78%，而腋窝淋巴结阳性者低于 40%。

男性乳腺癌的远处转移与女性患者基本相同，常见于骨骼、肺、胸膜、颅内和肝，其中肝脏转移较少见。

总之，乳腺癌的综合治疗应本着克服癌肿治疗失败的三个主要原因而进行：①即局部治疗的不彻底性而导致复发；②因淋巴和血行转移而造成扩散；③因免疫功能低下而导致的远处隐匿性病灶的复发及转移的发生等。

在乳腺癌的治疗中，必须考虑肿瘤的多中心病灶以及可能导致同侧残留腺体和对侧乳腺组织中癌症的复发因素，而不一味追求缩小手术范围。积极、正确地应用放射治疗，作为局部治疗的有效补充。由于乳腺癌是易发生淋巴和血行转移的恶性肿瘤，对手术前后必要的全身治疗的手段，应有充分的考虑。

除了对乳腺癌有肯定疗效的内分泌治疗外，主动和被动免疫是近年来发展较快的治疗方法之一。尤其是由多种药物组合的联合化疗，能有效地改善预后。随着自体造血干细胞移植技术的研究成功，克服了骨髓抑制的化疗并发症，使大超剂量化疗成功地应用于中晚期乳腺癌的治疗。此外其他综合治疗方法的联合应用，已使乳腺癌的治疗取得了令人鼓舞的效果。

在乳腺癌的综合治疗中，还存在着不少问题有待进一步研究，如治疗的盲目性较大，目前还没有能测定患者体内残留癌肿细胞数量的可靠方法；还不能检测患者治疗后尚存的隐匿性病灶；缺乏多种治疗方法组合的合理性的客观评价；各种化疗、放疗和免疫疗法等治疗手段和药物，对癌肿细胞有效杀伤率的估计等问题。如能解决这些问题，则乳腺癌的综合治疗将能发挥更大的作用。

（邱　涵）

第三节　胸膜外乳腺癌扩大根治术

胸膜外乳腺癌扩大根治术（Margottini）是在乳腺癌根治术基础上，切除胸骨旁淋巴结。其根据是位于乳腺内侧及乳头部癌瘤除向胸大肌旁、腋窝锁骨下转移外，还可直接转移到胸骨旁淋巴结。在乳腺癌根治术基础上，再清除上述淋巴结，可减少因此处转移有复发机会。

1. 麻醉及体位　气管内插管全麻。患者手术体位与乳腺癌根治术相同。

2. 手术步骤

（1）切口及显露范围与乳腺癌根治术相同：内侧皮瓣分离需超过胸骨缘，切断肱骨头上胸大肌止点，并分离锁骨和胸肋部的肌肉附着处，将胸大肌向内侧翻起，切断胸大肌的胸肋部于第 2 肋软骨的下方。充分游离胸小肌，靠近喙突切断胸小肌肌腱，将该肌翻转向下，然后按根治术的手术步骤切断胸肩峰血管、肩胛下血管至乳腺分支和胸外侧血管，显露腋窝。

（2）剪开腋血管鞘分离腋静脉上下方组织：分离腋动脉和腋静脉以及臂丛周围的脂肪和淋巴组织。

（3）分别切断结扎胸短静脉、胸长静脉、胸外侧动脉、肩胛下动脉，使腋窝的内容易被清除。胸长神经位于胸外侧动脉后方，胸背神经在胸长神经外侧，应注意保护（图9－22）。

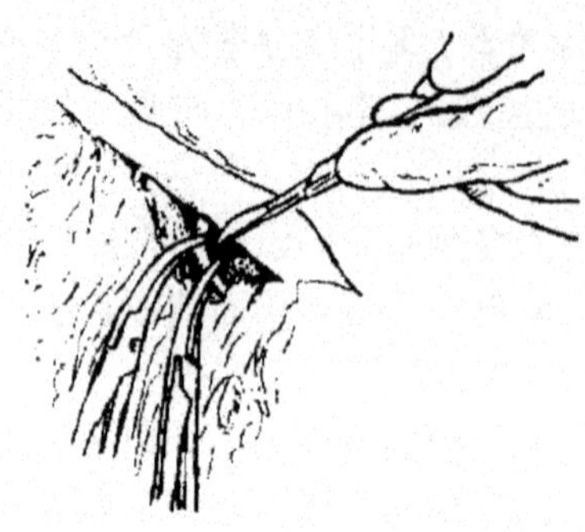

图9－22　结扎血管廓清腋窝

（4）沿背阔肌前缘锐性解剖，切除脂肪和淋巴组织，切断胸大肌和胸小肌的起端：结扎、切断胸廓内动脉的肋间穿支即可将切离的乳腺及胸大肌、胸小肌、腋窝淋巴结整块组织向内翻转，但要保留胸大肌与肋软骨和胸骨联系（图9－23）。

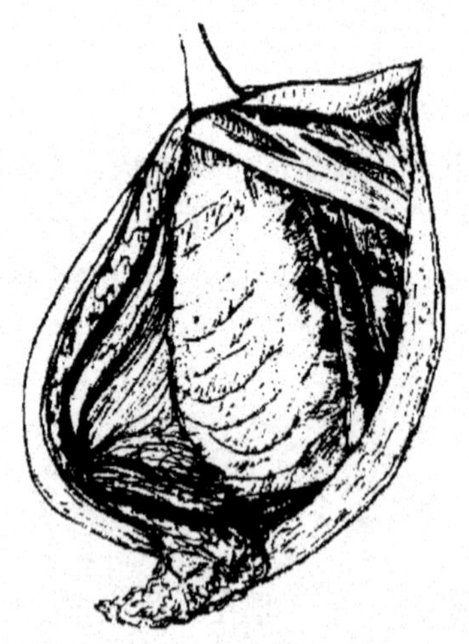

图9－23　切断胸大肌、胸小肌及腋窝淋巴组织并内翻

（5）在第1肋水平切开肋间肌：在近胸骨缘内侧1～1.5cm处切开肋间肌，分离开肌肉，即可见其深面的脂肪组织及胸廓内动、静脉。轻柔分离血管，切勿损伤胸膜，再将其结扎、切断。然后于第4肋间结扎乳房内动脉、静脉下端（图9－24）。

（6）于第4肋间切断肋间肌（内肌层和外肌层），在胸横肌浅面纯性分离，将第4肋软骨在胸肋关节外侧切断、向内侧提起断端，即可分离内乳血管，将其结扎后切断（图9－25）。

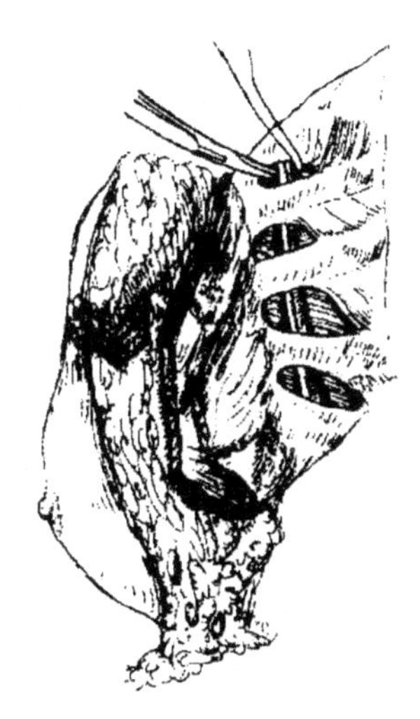

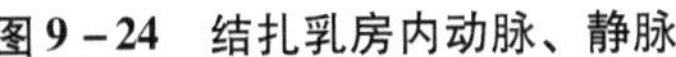

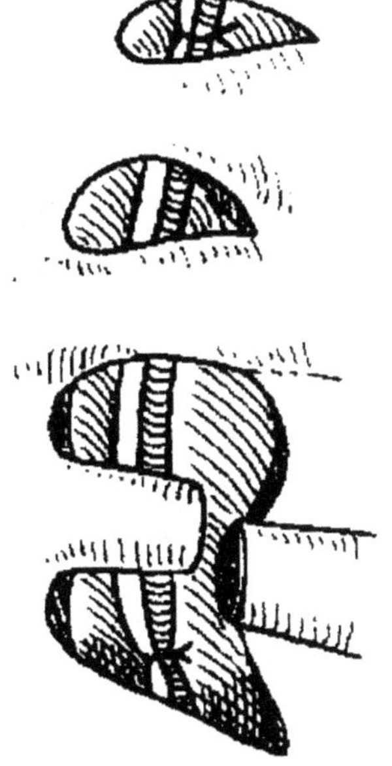

图 9－24 结扎乳房内动脉、静脉

图 9－25 结扎内乳血管

（7）在肋软骨后方用手指自下而上地推开胸膜，再切断第 2 肋和第 3 肋软骨（图 9－26）

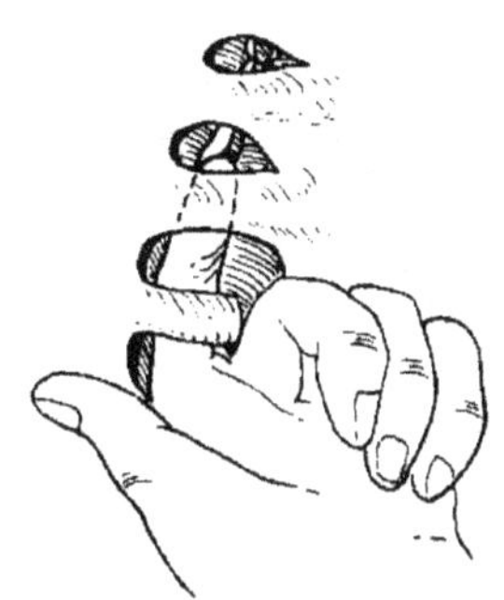

图 9－26 手指推开胸膜，切断第 2 肋、第 3 肋软骨

（8）然后切断胸大肌的胸骨附着部，即可将乳房、胸肌连同胸廓内动脉、静脉与其周围的脂肪组织和淋巴结在内的整块组织切除（图 9－27）。

（9）缝合切口与乳腺癌根治术相同。但值得注意的是，要使皮肤固定于胸壁，应用负压吸引，可减少积液和皮肤坏死。

3. 术中注意事项及异常情况处理

（1）肋骨旁淋巴结分布于胸廓内血管周围淋巴干上，一般在胸骨外侧 3cm 内：除形态完整的淋巴结外，在胸廓内血管周围的脂肪和疏松组织中还分布有微小的淋巴中心。在第 1 肋、第 2 肋间隙处的淋巴结位于壁层胸膜表面，仅借 1 层胸内筋膜与胸膜分开。在第 3 肋间隙以下，此筋膜与胸横筋膜相连。胸骨旁淋巴结每侧 4 ~ 5 个，主要集中在以上 3 个肋间，第 4 肋间以下较少。

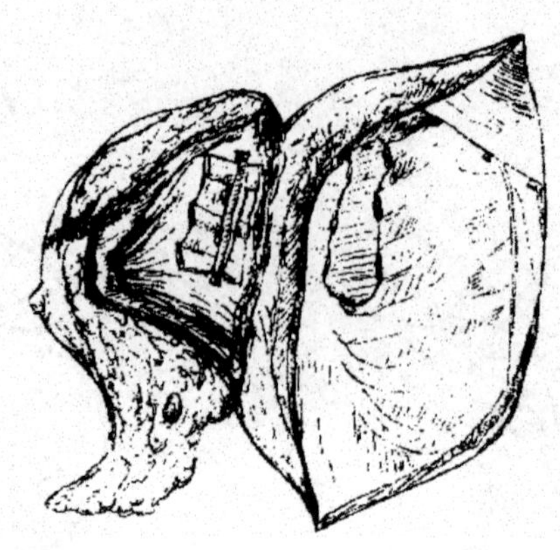

图 9－27　切除乳房、胸肌、血管、脂肪及淋巴结的整块组织

（2）于第 1 肋间隙处结扎乳内血管易损伤很薄的胸膜：手术时可将脂肪组织推开，显露血管后予以分离结扎。结扎下端时，于第 4 肋间隙切开肋间肌后，在胸横肌筋膜上用手指将胸膜连同胸横肌一并推开，这样可减少胸膜破损。分离时如果损伤了胸膜应做辅助呼吸，加压给氧，并及时修补，较大的胸膜损伤应按气胸处理。手术后做闭式引流。

（3）在第 1 肋、第 2 肋间隙处胸膜很薄，又无胸横肌覆盖，胸膜破口很难修补，可在其邻近寻找肋间肌，将其游离肌肉瓣填塞胸膜破口。如胸壁缺损较大，亦可自患者的大腿部切取阔筋膜，或用人工合成材料，如涤纶布修补，为防止术后张力性气胸，亦可放置胸腔负压引流。

（张　勇）

第四节　胸膜内乳腺癌扩大根治术

胸膜内乳腺癌扩大根治术的前半部分操作步骤同胸膜外式，区别在于胸膜内式扩大根治术不保留胸膜，手术进入胸腔。胸壁缺损应用阔筋膜或人造织物补片修补。

1. 适应证　位于乳腺内侧的癌肿；癌肿侵及胸骨旁淋巴结的患者；患者年龄较轻，无肺、肝、骨骼及其他远处转移者。

2. 术前准备　术前准备除了与胸腔外扩大根治术相同外，尚须测患者的肺功能。修补胸壁缺损的措施，如果用阔筋膜，则需准备对侧下肢股部皮肤，也可用体外物质修补，如不锈钢网、塑胶纤维、白纺绸等物质。

3. 麻醉与体位　气管内插管，全身麻醉。

4. 手术步骤　应用患者自体阔筋膜修补胸膜缺损的手术操作分两部分，即胸膜内扩大根治术和阔筋膜的切取，这两部分可同时进行，可由一组手术医师由先切取阔筋膜后再行扩大根治术，但应注意器械的消毒隔离，以防肿瘤的种植及交叉感染的发生。

乳腺癌的胸膜内扩大根治术与胸膜外扩大根治术的方法基本相同：①皮肤切口；②皮瓣分离；③切断胸大肌的肱骨止点，保留其锁骨部和头静脉；④切断胸小肌的喙突止点；⑤清除腋静脉周围的脂肪淋巴组织；⑥沿背阔肌前缘从胸壁外侧面上分离胸大肌，再切断胸小肌的肋骨附点，将整个乳腺连同胸大肌、胸小肌和腋窝的脂肪淋巴组织内翻到胸骨前面，仅保留胸大肌与肋软骨和胸骨的联系。有些作者在清除腋窝以后，先切断胸大肌的锁骨胸骨附着，将标本翻向外侧也可。在完成上述步骤后，即可切开胸壁，清除胸膜内的乳内淋巴链，其手术方法如下。

（1）先在第1肋骨下缘、距胸骨边缘3～4cm处切开肋间肌和胸膜。再沿第1肋骨下缘向着胸骨将肋间肌、胸膜前脂肪组织和胸膜全部切断，同时用手指从胸腔内扪清乳内动脉、静脉，并加以结扎、切断。再在第4肋间近第5肋骨上缘部切开肋间肌、胸膜，同样沿第5肋切断肋间肌，结扎乳内动脉、静脉下端（图9－28）。

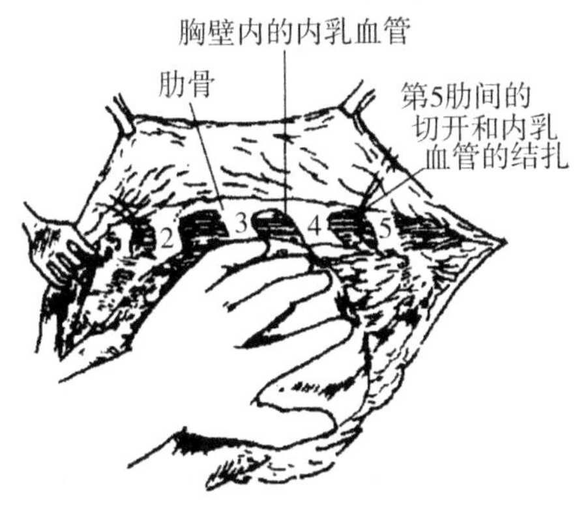

图9－28　切开肋间肌和胸膜并结扎乳内动脉、静脉

（2）将第2、第3、第4各肋软骨外侧端切断，从第1肋间至第4肋间纵行劈开约1cm宽胸骨（有的作者认为不必要劈开胸骨），然后将整块胸壁（包括一片胸膜、第2、第3、第4肋软骨，一段乳内血管淋巴链）连同胸大肌、胸小肌和乳腺以及腋窝脂肪淋巴组织整块切除（图9－29）。

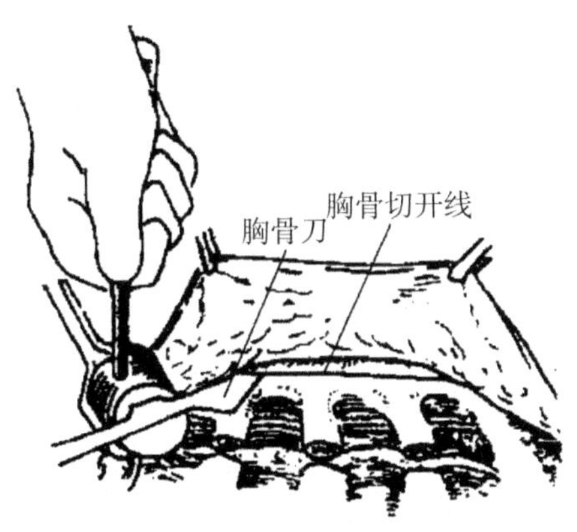

图9－29　切断肋软骨，将局部胸壁外翻切除

（3）检查上纵隔、锁骨下静脉周围和第4肋间以下各肋间有无肿大淋巴结，如有可个别予以摘除。在第8肋间腋中线部做一戳孔，插一支引流管做闭式胸腔引流。

（4）将胸壁缺损处的胸膜缘外翻缝合固定在肋间和胸骨前，以遮盖胸骨的粗糙面和肋软骨的断端。然后用预先切取的阔筋膜（也可用不锈钢网、白纺绸等），按缺损大小修整成行盖在缺口上，并将其周边用间断褥式缝合固定在胸壁软组织上，阔筋膜的边缘还可以与胸壁表面组织做若干间断褥式缝合，以进一步固定阔筋膜，缝合时应尽量使阔筋膜保持紧张，以防胸壁软化和反常呼吸的发生（图 9－30）。

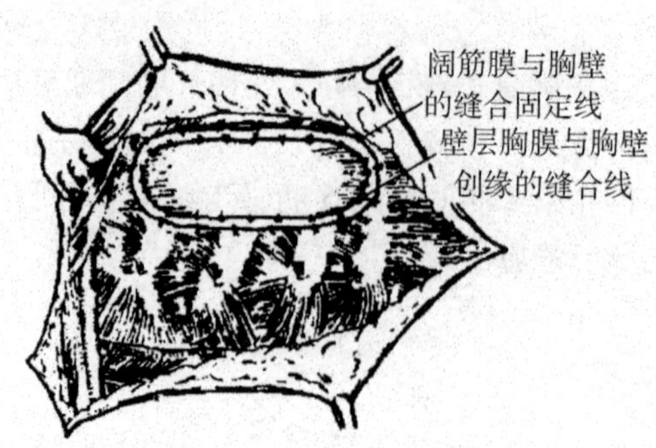

图 9－30　胸壁缺损处间断褥式缝合及固定于胸壁上

（5）皮肤创缘缝合后，其内侧皮瓣应与胸壁缺损的周围组织做若干间断缝合，因外侧皮瓣游离度较大，易发生缺血坏死，也须广泛地与肋间组织做若干固定缝合，皮瓣下放置橡皮管引流，以备术后负压吸引。

5. 术后处理

（1）多头胸带包扎胸部，胸壁缺损处应多垫纱布包扎，以防发生反常呼吸。

（2）胸腔的闭式引流，注意引流管的通畅，术后第 3 ~4 天胸腔引流液明显减少甚至消失后应做胸部 X 线透视或摄胸片，明确胸腔积液已基本排尽，方可拔除引流管。

（3）负压吸引皮下引流管，术后 1 ~2 天拔除。

（4）注意患者呼吸情况，鼓励咳嗽、排痰及下床活动，如呼吸特别困难应查明原因对症处理。

（5）应每天检查胸部情况，创口部有无积液、积血、肺部膨胀情况是否满意，术后如仍有大量胸腔积液可穿刺抽液。

（6）术后应考虑化疗、放射、生物治疗及雌性激素治疗。

6. 主要并发症　乳腺癌胸膜内扩大根治术的主要并发症为胸腔积液、肺不张、肺部感染、胸膜肋骨感染、创面出血和纵隔气肿等。均应在手术中重视清除胸壁缺损处的残腔。若有皮瓣缺血坏死，须及时处理。可以应用抗生素控制感染，促进创面的肉芽生长或适时植皮。

（张　勇）

第五节　保乳乳腺癌根治术

一、适应证和禁忌证

1. 绝对适应证　经病理学检查确诊为乳腺癌，且具备下列 3 个条件者。

（1）肿块长径 <3cm，且肿块边缘距乳晕边缘线 ≥5cm。

（2）经影像学检查证实，非多中心或多灶性病变。

（3）术后有条件完成放疗和化疗，患者主动要求保乳或同意保乳者。

2. 相对适应证

（1）确诊为乳腺癌，如肿块长径 >5cm，经新辅助化疗后，肿块缩小至3cm以下，而患者有保乳要求者。

（2）临床上患侧腋窝未扪及明确肿大淋巴结，而仅B超发现有淋巴结而肿块大小及位置符合上述条件者。

3. 禁忌证

（1）患侧胸壁或患侧乳房有放疗史。

（2）有活动性结缔组织病，特别是有系统性硬化病或系统性红斑狼疮风险者。

（3）妊娠期、哺乳期患者（哺乳期患者在终止哺乳后可考虑）。

（4）有2个象限以上的多中心或多灶性病变。

（5）乳头乳晕湿疹样癌。

（6）肿瘤位于乳房中央区，即乳晕及乳晕旁2 cm环形范围内。

二、麻醉和体位

1. 麻醉　气管内插管全身麻醉。

2. 体位　仰卧位，患侧上肢外展于托板上。

三、手术步骤

1. 患者皮肤准备　常规皮肤消毒。其消毒范围上至肩部，下抵肋缘，内侧达对侧腋前线，患侧达腋后线，包括患侧上肢肘关节远端1/3（图9－31）。

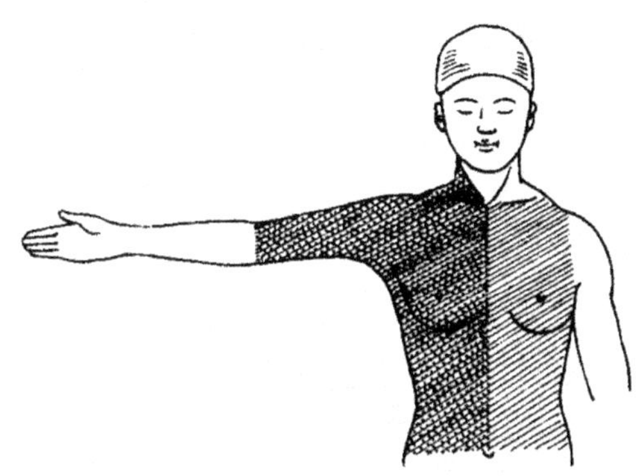

图9－31　准备手术野的范围

2. 手术分两大部分进行　先完成乳房肿块的区段切除术，继而进行患侧腋窝淋巴结清扫术。

（1）肿块部位区段切除术

1）以肿块为中心做放射状梭形皮肤切口，皮肤切缘距肿块边缘2～5cm，不得进入乳晕区（图9－32）。

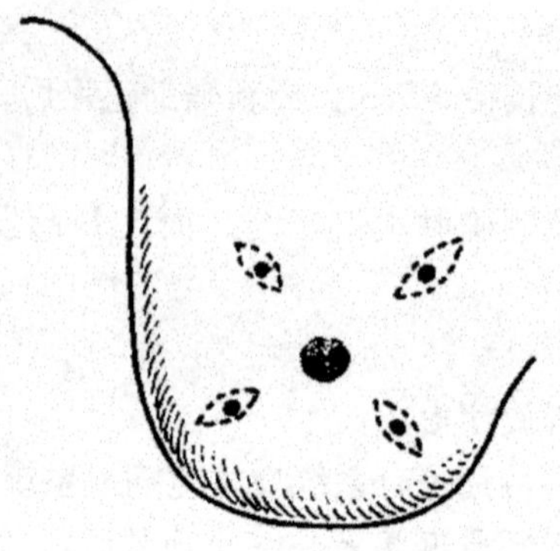

图 9－32　不同部位肿块做不同方向的切口

2）切开皮肤、皮下组织、腺体，直达胸大肌筋膜，做肿块部位包括皮肤、皮下组织及肿块周围正常腺体的整块切除（图 9－33、图 9－34）。

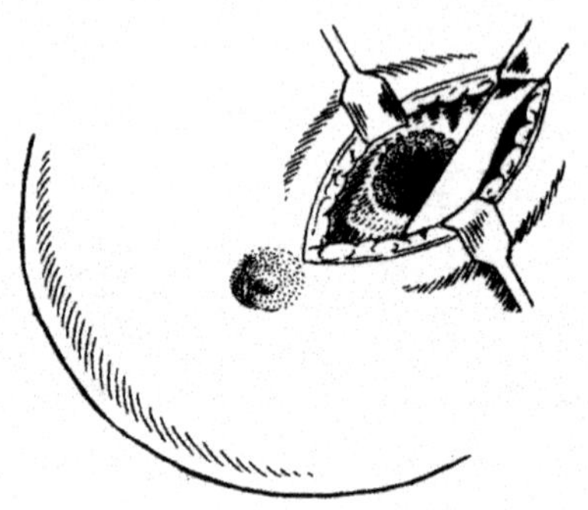

图 9－33　切开皮肤、皮下组织、腺体，直达胸大肌筋膜

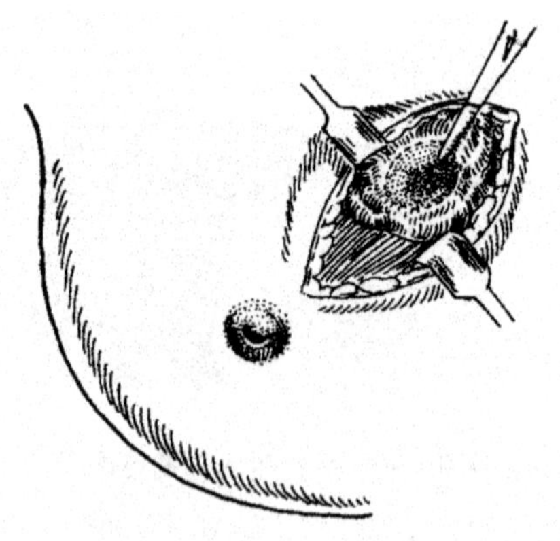

图 9－34　切除肿块及其周围部分正常腺体

3）将切下标本进行定点标志：分为内端，外端，近端，远端（以乳头为标志，靠近乳头者为近端，另一端为远端）以及底部共 5 点，标志清楚，送快速病理学检查。证实为乳腺癌，且 5 点均无癌细胞残留。如某点有癌细胞，则应将此方向再扩大切除范围 1～2cm，单独再送快速切片病理学检查，证实无癌细胞残留为止。（图 9－35）

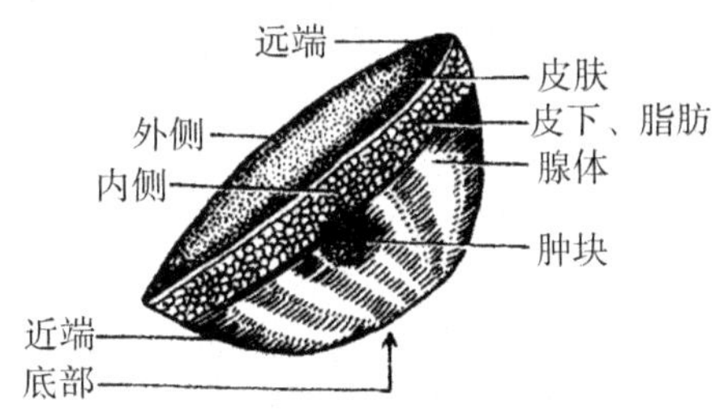

图 9－35　右乳房内上象限肿块区的切除标记点

4）彻底止血，并以蒸馏水、氟尿嘧啶溶液对创面浸泡 1～2 分钟。

5）分层缝合切口：分腺体层、皮下组织、皮肤 3 层，逐层缝合切口。皮肤采用医用尼龙线或可吸收线进行皮内缝合，以免日后皮肤出现“蜈蚣”样瘢痕。

（2）腋窝淋巴结清扫术

1）切口：原乳房肿块切口位于外上象限者，向同侧胸大肌外缘延长其皮肤切口即可；如肿块位于其他象限者，腋窝皮肤的切口须另做一沿胸大肌外缘的皮肤切口（图 9－36）。

2）显露胸大肌外侧缘：切开皮肤、皮下组织，显露胸大肌外缘（图 9－37）。

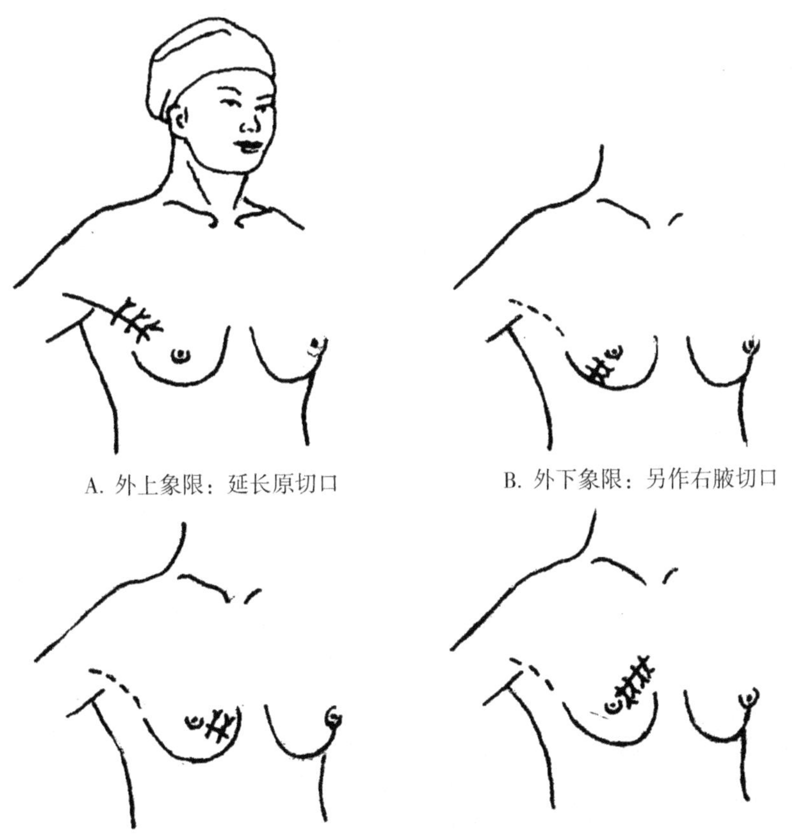

图 9－36　腋窝淋巴结清扫术切口

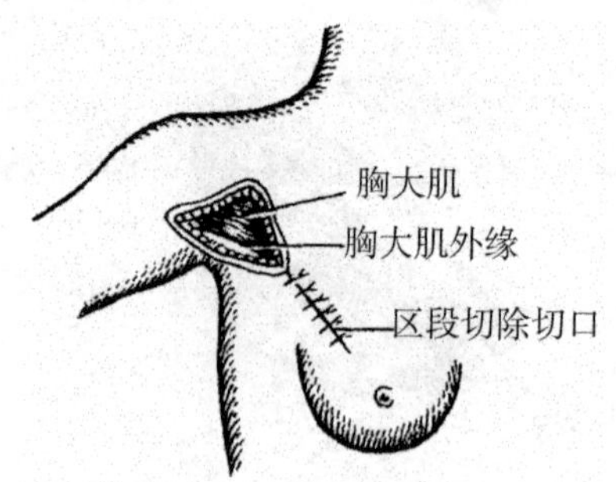

图 9－37　显露胸大肌外缘

3）显露胸小肌外侧缘：将胸大肌外缘脂肪组织分离，遇有血管分支则可结扎，拉开胸小肌外侧缘的脂肪组织，显露胸小肌外侧缘。

4）显露腋静脉，清扫腋窝：用拉钩拉开胸大肌、胸小肌外侧缘，在臂神经丛平面横形切开腋鞘，向下轻轻拨开脂肪组织，便可显露出腋静脉。从中段部分开始解剖腋静脉，依次解剖外侧段及内侧段，将位于腋静脉腹侧及内侧的腋动脉、静脉各个分支和属支逐一分离、钳夹、切断，并结扎之。腋静脉内 1/3 段的内侧为锁骨下区，又称腋顶。解剖腋静脉内侧段时，将该处脂肪结缔组织与胸壁分离，在分离、切除过程中，应仔细钳夹与结扎。此后再切断、结扎胸外侧血管（沿胸下行达前锯肌）及肩胛下血管（沿肩胛骨腋前缘下行，在肩胛下肌与前锯肌之间）。在清扫腋窝时应注意保护胸长神经及胸背神经。注意肩胛下动脉是腋动脉的最大分支，首先发出的肩胛旋动脉营养肩胛下肌。其主干沿着胸大肌外侧缘下行的胸背动脉则营养，背阔肌和前锯肌，在清扫腋窝时防止伤及。

5）将清扫的腋窝组织全部送病理切片检查。

6）依次以蒸馏水、氟尿嘧啶溶液浸泡创面后，放置粗硅胶引流管 1 根于腋窝，在切口下方相当于腋中线处另戳孔引出，固定引流管，彻底止血。

7）加压包扎，胸带固定：腋窝部位以纱布团块进行加压及切口部位包扎胸带固定，以防积液。特别注意对腋窝的加压，既不影响患肢静脉回流，又能消灭空腔。

四、术后处理

（1）手术当天禁食，患侧上肢外展、抬高，实行围术期预防用抗生素。

（2）引流管采用负压持续吸引 1～2 天后改为接床旁引流袋。根据引流量，术后 5～7 天拔除引流管。

（3）术后 10～14 天拆除切口缝线，开始进行化疗、放疗。

（4）根据雌激素受体（ER）、孕激素受体（PR）测定结果，在放疗、化疗结束后服用他莫昔芬（三苯氧胺）或同类药物 5 年。

（5）定期复查，终身随访。

五、手术经验和探讨

（1）保乳乳腺癌根治术在近几年大有发展之势，该术式在某些医院已占乳腺癌根治术的一定比例。该术式可以满足部分女性，特别是青年女性乳腺癌患者的保乳要求。

（2）采用该术式，要掌握好适应证，切忌勉强为之。如肿块稍大，而患者又强烈要求保乳者，可采用新辅助化疗，使肿块缩小，达到保乳条件，再予以手术是可行的。

（3）该术式的操作技术，关键在于肿块部位的区段切除要符合要求，要以病理学诊断为依据。

（4）综合治疗是保乳乳腺癌根治术后患者延长生存期的保障。术后坚持放疗、化疗显得十分必要，且其剂量要求比其他根治术要适当增加。

（马　婕）

第十章

胸部肿瘤

第一节　恶性胸膜间皮瘤

恶性胸膜间皮瘤（malignant pleural mesothelioma，MPM）是来源于胸膜间皮组织的一种少见的高度侵袭性肿瘤。其临床表现不典型，诊断困难。文献报道误诊率为40%～50%，我国约为49%，恶性程度高，患者生存期短。因此，MPM的临床诊断和治疗仍然是一个难题。

一、流行病学

在不同的国家中，MPM的发病率有较大差异，从每年7/100万（日本）到40/100万（澳大利亚）不等，这主要与这些国家过去几十年中石棉的消费量有关。流行病学家预期，MPM的发病高峰会在未来十年内出现，有些国家可能已达到发病高峰（美国和瑞典）。因为MPM有较长的潜伏期，且不同国家减少或禁止石棉应用的时间不同，故发病的高峰时间很难精确估计。在我国，MPM的发病率为0.3/10万～0.5/10万，占胸膜原发肿瘤的80%。近几年来的统计发现，MPM的发病率有上升趋势，且发病率与年龄正相关，其好发年龄为50～70岁，男性发病率高为女性的2～3倍，这可能与男女职业差别有关。

二、发病原因

（一）石棉

石棉是MPM的首要致病因素，主要包括6种可形成极细纤维的硅酸盐矿物：纤蛇纹石、青石棉、铁石棉、直闪石、透闪石和阳起石。MPM主要通过职业暴露石棉而发生，但也可通过间接职业暴露或环境暴露石棉而发生。大多数闪石纤维，特别是青石棉、铁石棉和透闪石，比纤蛇纹石纤维具有更高的致癌力。所有接触石棉的个体均为高危人群。电镜下几乎所有的肺组织及间皮组织内都可以观察到石棉纤维，致病性石棉纤维细长、僵硬，吸入肺内形成含氧化铁的小体，不能被吞噬细胞消化，反可引起反应性多核吞噬细胞增生，多核吞噬细胞增生失控导致间皮细胞变异，最终发生癌变。MPM的平均潜伏期是石棉暴露后大约40年（15～67年），潜伏期大于15年者占所有病例的99%。在大多数病例中，胸膜斑是石棉暴露的一个征象，有报告称，其与间皮瘤的危险性也有很大的联系，但也有研究得出两者无相关性的结论。总体来说，尚无明确的证据显示，单独胸膜斑与胸膜间皮瘤危险性增加相关。在男性患者中超过 80% 有石棉接触史，但在女性患者中则很少有石棉接触史。石棉暴露与 MPM 之间有明确的剂量关系，但在小剂量石棉暴露者中，也可发生此种疾病。

（二）其他因素

MPM 的其他潜在致病因素或协同因素包括：电离辐射、接触其他自然纤维（如毛沸石、氟浅闪石）或是人造纤维（耐火陶瓷）。另外，最近发现猿病毒 SV40 感染与该病相关。SV40 皮下注射也确在实验鼠诱发出 MPM。

三、病理分类

胸膜肿瘤组织学分类（WHO，2008）

（一）弥漫性恶性间皮瘤

（1）上皮样间皮瘤；

（2）肉瘤样间皮瘤；

（3）促结缔组织增生性间皮瘤；

（4）双相型间皮瘤。

（二）局限性恶性间皮瘤

四、临床分期

目前较常用的为国际间皮瘤学会（IMIG）1995 年提出的 TNM 分期法（表 10－1）。该分期系统是基于肿瘤 T、N 状态和总生存率之间的相互关系建立起来的，故为 AJCC 第六版《癌症分期手册》（2002）所采纳，并被 UICC 所接受。但此系统仅适用于胸膜原发性肿瘤，腹膜和心包原发间皮瘤很少见，不宜用该 TNM 分期系统。

表 10－1　国际间皮瘤学会（IMIG）TNM 分期

分期	分期标准
Tx	原发肿瘤无法评估
T0	无原发肿瘤证据
T1a	肿瘤局限于同侧壁层胸膜，包括纵隔胸膜及膈肌胸膜，脏层胸膜未受累
T1b	肿瘤局限于同侧壁层胸膜，包括纵隔胸膜及膈肌胸膜，脏层胸膜有散在病灶
T2	同侧胸膜的所有这些部位均可见到肿瘤侵犯：脏层、壁层、纵隔、横膈；并至少有以下一项：①膈肌受侵；②脏层胸膜肿瘤彼此融合（含叶间裂）或脏层胸膜肿瘤直接侵犯到肺
T3	局部进展但潜在可切除的肿瘤——同侧胸膜的所有这些部位均可见到肿瘤侵犯：脏层、壁层、纵隔、横膈；并至少有以下一项；①胸内筋膜受侵；②纵隔脂肪受侵；③伴有孤立、可完全切除的胸壁软组织病灶；④非透壁性心包受侵
T4	局部进展，不可切除的肿瘤——同侧胸膜的所有这些部位均可见到肿瘤侵犯：脏层、壁层、纵隔、横膈；并至少有以下一项：①胸壁的弥漫多发病变，伴或不伴有直接的肋骨破坏；②肿瘤穿透膈肌侵犯到腹膜；③肿瘤直接侵犯对侧胸膜；④肿瘤直接侵犯到一个或多个纵隔器官；⑤肿瘤直接侵犯椎体；⑥肿瘤直接侵犯到脏层心包，伴或不伴有心包积液，或肿瘤侵犯心肌
Nx	区域淋巴结无法评估
N0	无区域淋巴结受侵

续 表

分期	分期标准
N1	同侧肺门淋巴结受侵
N2	隆凸下或同侧纵隔淋巴结受侵，包括同侧内乳淋巴结
N3	对侧纵隔、对侧内乳、同侧或对侧锁骨上淋巴结受侵
Mx	远处转移无法评估
M1	无远处转移
M2	伴有远处转移
Ⅰa 期	T1aN0M0
Ⅰb 期	T1bN0M0
Ⅱ期	T2N0M0
Ⅲ期	T3N0～3M0；任何 T1～4N1～2M0
Ⅳ期	T4N0～3M0～1；T1～4N3M0～1；M1

五、诊断

MPM 的临床表现通常不特异且隐匿，因此，即使对于有石棉暴露史的个体，也不应将临床表现作为诊断标准。

（一）影像学诊断

胸部 X 线通常显示一侧的胸腔积液或胸膜增厚，但不能仅凭这一点就诊断 MPM。胸部 CT 扫描不适合用来确诊，但是弥漫性或结节性的胸膜增厚可能具有提示意义，CT 能很好地显示胸膜病变的形态、范围；PET－CT 在肿瘤的分期及治疗中起重要的补充作用。

（二）胸腔镜诊断

当临床和放射学检查怀疑存在间皮瘤时，胸腔镜检查是最好的确诊方法，因其可获得更多的病理学信息。除了有手术禁忌证或是胸膜粘连的患者，均推荐进行胸腔镜检查，以便于明确诊断。

（三）病理学诊断

病理学诊断是胸膜间皮瘤诊断的金标准。然而，诊断依旧是困难的，因为间皮瘤是有多种细胞异型性的癌症，从而产生很多误导组织病理学确诊的陷阱。并且胸膜也是转移性肿瘤的好发部位。不推荐细针穿刺活组织检查作为间皮瘤的首选方法，因其敏感性较低（30%），也不推荐通过冰冻组织切片来对 MPM 进行诊断。MPM 的诊断应基于免疫组化检查，免疫组化方法取决于间皮瘤的肿瘤亚型。

（四）血清标志物

虽然目前尚无理想的血清标志物存在，但联合检测骨桥蛋白、Soluble mesothelin related-proteins（SMRP）、Megakaryocyte Potentiating Factor（MPF）可提高诊断阳性率。其中骨桥蛋白的敏感度和特异度分别可达 77% 和 85%，其对 MPM 的阳性预测值与 CA125 对卵巢癌类似。SMRP 检测上皮型和混合型 MPM 更有优势，敏感度和特异度分别为 80%～83%、80%～100%，其试剂已被 FDA 批准上市。检测患者血清 MPF 含量的改变，亦可作为疗效评价的指标。

六、治疗

通常对于早期（Ⅰ、Ⅱ期）MPM 病例应手术切除，必要时术后再辅助放疗。中期（Ⅲ期）MPM 应以放疗为主，肿瘤缩小后再考虑能否手术切除或辅助化疗。对于晚期（Ⅳ期）MPM 则进行以化疗为主的综合治疗，放疗和手术是姑息性的，主要是为了提高患者的生活质量。目前，无论哪一期 MPM 的非姑息性治疗都在研究中。

（一）手术治疗

MPM 的早期病例应以手术为治疗首选，即使是进展期 MPM 也可以通过手术改善患者的生活质量，为放疗创造条件，以延长生存期。主要包括胸膜外全肺切除术、胸膜剥脱术和胸腔镜下胸膜固定术。这一过程可通过开胸手术或闭合式电视辅助胸腔镜手术来完成，应优先考虑胸腔镜手术。胸膜部分切除术、胸膜剥离术达不到治愈目的，但能缓解症状，特别是对于化学性胸膜固定术无效、且有肺不张综合征的患者。

根治性手术的定义是指从半侧胸廓去除所有肉眼可见的肿瘤。通过胸膜外肺切除术切除整个胸膜、肺、心包膜、膈膜，并进行系统淋巴结清扫，可达到根治的目的。研究显示，根治术后患者中位生存期为 20～24 个月，术后死亡率降至 5%，而复发率较高，约为 50%。

（二）放疗

MPM 对放疗中度敏感，术后辅助放疗能控制肿瘤的局部复发，并延长患者的生存期。单纯放疗仅用于减轻症状及预防有创性诊断后的局部种植。根治性放疗主要用于早期不能手术或局部晚期手术不能切除而又无远处播散的患者。姑息性放疗的主要目的是缓解疼痛，对于因侵及胸壁而引起疼痛的患者，可考虑应用。但预防性放疗仍然存在争议。

目前临床上尚无最佳的放疗技术（包括分次模式及放疗剂量）可以遵循，三维适形调强放疗在保证瘤体得到较高剂量的照射外，又有效地降低了周围重要组织和器官的受量，从而有利于改善 MPM 的放疗效果，前景广阔。

（三）化疗

目前认为可能有效的单药有：ADM、DDP、MMC、GEM、NVB、培美曲塞等。以往的联合化疗方案多局限于蒽环霉素或铂的衍生物，其有效率基本上均不超过 20%。

研究显示，联合化疗包括 DDP 和抗叶酸制剂、培美曲塞或雷替曲塞能改善患者的生存期。DDP 联合培美曲塞组（12.1 个月）或 DDP 联合雷替曲塞组（11.4 个月）的中位生存期比通常文献报告的（7～9 个月）有明显延长。

目前培美曲塞联合 DDP 成为治疗 MPM 标准的一线治疗方案。报道的国际多中心随机Ⅲ期临床研究 MPM 患者 448 例，其中 78% 为Ⅲ或Ⅳ期患者，治疗分两组：①PC 方案治疗组，226 例。②DDP 单药治疗组，222 例。112 例治疗后，以白细胞减少和胃肠毒性来调整方案，所有患者均补充叶酸、维生素 B_{12} 和地塞米松。结果：PC 方案组有效率为 41.3%，而 DDP 单药组有效率为 16.7%，PC 方案组与 DDP 单药组的中位生存期分别为 12.1 个月和 9.3 个月（HR = 0.77，P = 0.020）。完全补充病例中 PC 方案组（168 例）与 DDP 单药组（163 例）的中位生存期分别为 13.3 个月和 10.0 个月（HR = 0.75，P = 0.051）。结果显示，PC 方案较 DDP 单药治疗有效率高，中位生存期显著延长，故推荐 PC 方案为该病治疗的标准方案。此外，补充叶酸和维生素 B12 的治疗可以明显减少毒副作用而不影响疗效。

在体外实验，GEM 和 DDP 合并使用对间皮瘤细胞株有协同作用。在Ⅱ期临床试验中 GEM 与 DDP 或 CBP 联合有明确作用，吉西他滨与 DDP 联合有效率为 48%，还有报道有效率为 26%，故 GP 方案亦为治疗 MPM 的推荐方案。虽然培美曲塞同 GEM 单药都显示了一定的疗效，但是两者联合治疗 MPM，相比培美曲塞联合顺铂的效果略差，中位生存期分别为 8.08 个月和 10.12 个月。培美曲塞联合 CBP 的疗效略差于联合 DDP，但毒性反应发生率较低。有报道贝伐珠单抗与培美曲塞或 NVB 联合治疗对于 MPM 有较好的效果。

常用的联合化疗方案有：

1. PC 方案　培美曲塞 500mg/m^2，静脉滴注超过 10 分钟，第 1 天；DDP 75mg/m^2，静脉滴注超过 2 小时，第 1 天；预处理：地塞米松 4mg. 口服，每日 2 次，第 1、2 天，于培美曲塞前 1 天开始，连用 3 天；叶酸 1 000μg/次，口服，每日 1 次，开始于培美曲塞前 7 天，结束于最后 1 次培美曲塞给药后 21 天；维生素 B_{12}：1 000yg/次，肌内注射，开始于培美曲塞前 7 天，以后每 3 周，肌内注射 1 次，贯穿全疗程；21 天为 1 周期。

2. CAP 方案　环磷酰胺 500mg/m^2，静脉注射，第 1、8 天；ADM 20mg/m^2，静脉注射，第 1、8 天；DDP 30mg/m^2，静脉滴注，第 2 ~ 4 天；21 天为 1 周期。

3. GP 方案　DDP 30mg/m^2，静脉滴注，第 1 天；GEM 500mg/m^2，静脉滴注，第 1、8、15 天：28 天为 1 周期。

4. TC 方案　CBP AUC = 6，静脉滴注，第 1 天；PTX 200mg/m^2，静脉滴注；21 天为 1 周期。

（四）生物治疗

在恶性间皮瘤的生物治疗中，干扰素和白细胞介素是主要的试验性药物。目前，这两种药物的单药疗法未发现疗效，也不推荐在临床试验之外使用。各个临床试验的剂量、给药方法（胸膜内、皮下、肌内和静脉）、药物类型和疾病分期各不相同，故对这些研究结果的解释需要谨慎。

（五）靶向治疗

虽然近年来以铂类为基础的化疗方案联合抗代谢药如培美曲塞已经成为 MPM 一线治疗的标准方案，但对于其能否真正延长患者的生存期，以及如何选择二、三线治疗目前仍不明确。因此，越来越多的研究者将目光投向了分子靶向治疗。目前，分子靶向治疗研究的热点主要集中在 EGFR、VEGF/VEGFR、PI13K/AkT/mTOR 旁路、间皮素等方面。虽然一些靶向治疗的Ⅰ/Ⅱ期临床研究带来了令人鼓舞的结果，但仍需要更多的多中心、Ⅱ期随机对照研究以进一步明确其疗效。因此，今后需致力于通过从间皮瘤细胞的分裂发展至侵袭性间皮瘤的过程中，发现更多的相关靶点，并鼓励患者积极参与到各项临床试验中。

（六）腔内治疗

MPM 常合并恶性胸腔积液，该治疗方式可增加局部药物浓度，降低全身吸收及药物毒性，还能引起胸膜化学粘连，具有较高的减症作用，常用药物有：生物制剂（如白介素 2）或化疗药物（如 BLM）等。

七、预后

影响预后的因素很多，最主要的是分期，其他经过前瞻性研究证实的不良因素包括一般状况差、非上皮型组织学类型。此外，肿瘤伴有血管生成，肿瘤坏死，EGFR、cox－2 及基质金属蛋白酶 MMPs 的表达也与不良预后有关。

（李金红）

第二节 原发性支气管肺癌

原发性支气管肺癌（primary bronchogenic lung canc－er）起源于支气管黏膜或腺体，简称肺癌（lung cancer）。肺癌是严重危害人类健康的疾病，根据世界卫生组织（WHO）2003 年公布的资料显示，肺癌无论是发病率（120 万/年）还是死亡率（110 万/年），均居全球癌症首位。在我国，肺癌已超过癌症死因的 20%，且发病率及死亡率均持续增长。2000—2005 年，我国肺癌的发病人数即增加了 11.6 万，死亡人数增加了 10.1 万。目前肺癌还是一种预后极差的疾病，只有 15% 的患者在确诊时病变局限，5 年生存率可达 50%，86% 的患者在确诊后 5 年内死亡。要改善肺癌生存率，需依靠规范有序的诊断、分期，以及根据其临床行为制订多学科的治疗（综合治疗）方案，为患者个体提供可能治愈或有效缓解的优选方法。

一、病因学

肺癌的病因和发病机制尚未完全清楚，研究表明与下列因素有关。

（一）吸烟

大量研究资料表明，吸烟，特别吸纸烟，是肺癌死亡率进行性增加的首要原因。烟雾中的尼古丁、苯并芘、亚硝胺和少量放射性元素钋等均有致癌作用，尤其易致鳞状上皮细胞癌和未分化小细胞癌。动物实验中也可通过纸烟烟雾和焦油诱发肺癌。

严格设计的回顾性和前瞻性调查结果表明，与不吸烟者比较，吸烟者发生肺癌的危险性平均高 9～10 倍，重度吸烟者至少可达 10～25 倍。吸烟量与肺癌之间存在着明显的量－效关系，开始吸烟的年龄越小，吸烟时间越长，吸烟量越大，肺癌的发病率和死亡率越高。一支烟的致癌危险性相当于 0.01～0.04Gy 的放射线，每天吸 30 支纸烟，相当于 1.2Gy 的放射线剂量。被动吸烟或环境吸烟也是肺癌的病因之一，其风险增加 20%～30%。戒烟后肺癌发病危险性逐年减少，戒烟 1～5 年后可减半。美国的研究结果表明，戒烟后 2～15 年期间肺癌发生的危险性进行性减少，此后的发病率相当于终生不吸烟者。

（二）大气污染

无论是美国还是英国，城市居民的肺癌死亡率均高于乡村，而且随城市化的程度而升高。中国的重工业城市（沈阳、鞍山）的肺癌死亡率也高于轻工业城市。大气污染与肺癌的死亡率有关，提示大气污染在肺癌发病中的作用。在重工业城市大气中，存在着 3，4 苯并芘、氧化亚砷、放射性物质、镍、铬化合物、不燃的脂肪族碳氢化合物等致癌物质。污染严重的大城市中，居民每日吸入空气中的苯并芘量可超过 20 支纸烟的含量，并增加纸烟的致癌作用，大气中苯并芘含量每增加 1～6.2g/1 000m，肺癌的死亡率可增加 1%～15%。

（三）职业因素

工业生产中接触与肺癌发病有关的特殊物质有石棉、砷、铬、镍、铍、煤焦油、芥子气、三氯甲醚、氯甲甲醚、烟草的加热产物，以及铀、镭等放射性物质衰变时产生的氡和氡子气、电离辐射和微波辐射等。这些因素可使肺癌发生危险性增加3～30倍。从接触到发生肺癌的时间与暴露的程度有关，通常超过10年，平均为16～17年。其中石棉是世界公认的致癌物质，可能是人类肺癌中最常见的职业因素。接触石棉的工人中，肺癌、胸膜和腹膜间皮瘤的发病率平均较高，潜伏期可达20年或更久。此外，铀暴露和肺癌发生之间也有很密切的关系，特别是小细胞肺癌，吸烟可明显加重这一危险性。

（四）饮食

较少食用含β胡萝卜素的蔬菜和水果，肺癌发生的危险性升高。血清中β胡萝卜素水平低的人，肺癌发生的危险性也高。流行病学调查资料也表明，较多地食用含β胡萝卜素的绿色、黄色和橘黄色的蔬菜和水果，可减少肺癌发生的危险性，这一保护作用对于正在吸烟的人或既往吸烟者特别明显。

（五）遗传因素

虽然肺癌没有明显的孟德尔遗传模式，但其许多特征提示可能与家族相关。如Rb基因和p53基因遗传突变可能会发生肺癌。肺癌患者的一级亲属患肺癌或其他肿瘤的危险性增加2～3倍，且其发生可能与吸烟并不相关。基因流行病学研究也提出了P450酶或染色体脆性（致突变物敏感性）基因型与肺癌发生相关。

（六）基因改变

肺癌细胞有许多基因损害，包括显性癌基因的激活和抑癌基因或隐性癌基因的失活。实际上，肺癌细胞可能有多种（可能≥10）基因异常。如对显性基因来说，有ras癌基因家族编码区（尤其是肺腺癌的K－ras基因）的点突变；myc癌基因家族的扩增、重组和（或）转录控制丧失（c－、N－和L－myc；在NSCLC中发现cmyc改变，然而在SCLC中发现所有的myc家族成员都有改变）；以及bcl－2、Her－2/neu和端粒酶基因的过度表达。非小细胞肺癌有ras基因突变者预后不良，而小细胞肺癌出现c－myc扩增者预后差。

（七）其他

某些肺疾病与肺癌发病有关。慢性支气管炎患者较无此病者肺癌发病率高1倍；结核灶瘢痕可发生腺癌。此外，病毒和真菌感染，土壤中硒和锌含量的降低也可能与肺癌发生有关。

二、病理学

1976年，WHO曾将肺癌分为鳞状上皮细胞癌（鳞癌）、小细胞未分化癌、大细胞癌、复合性上皮样癌和腺癌、类癌、支气管腺体肿瘤、上皮样乳头状瘤“混合瘤”及癌肉瘤、肉瘤、间皮瘤、黑色素瘤和未分类肿瘤等13类。

1981年WHO将这一分类减少为6种：①鳞癌，包括梭形细胞（鳞）癌。②腺癌，包括腺管状腺癌、乳头状腺癌、细支气管癌、肺泡细胞癌。③腺鳞癌。④未分化癌：分为小细胞癌（包括燕麦细胞型、中间细胞型、复合细胞型）和大细胞癌，包括巨细胞癌、透明细胞癌。⑤类癌（肺内分泌肿瘤）。⑥支气管腺癌，包括腺样囊性癌、黏液上皮样癌和肺泡细胞癌。

目前，为临床应用方便将肺癌分为鳞癌、腺癌、大细胞癌和小细胞癌四类，其中腺癌包括细支气管肺泡癌，或将后者分出单独作为一类，共5类。从治疗角度出发，临床又常将其概括为小细胞肺癌（small cell lung cancer，SCLC）和非小细胞肺癌（non small cell lung cancer，NSCLC）两大类。

（一）鳞癌

此型肺癌最易发展成息肉或无蒂肿块，位于主要支气管腔，易阻塞管腔引起阻塞性肺炎。有时鳞癌也发展成周围型，倾向于形成中央性坏死和空洞。显微镜下，鳞癌的特征是由很多典型的有丝分裂细胞构成，细胞生长呈复层，形成有角化碎屑的网称为上皮珠。细胞由不同的细胞间桥连接，构成毛刺外观。与其本身的恶性程度一致，支气管上皮可表现为鳞状化生或转变为原位癌。鳞癌倾向于通过支气管管壁生长，也向中央播散。所以在诊断前，生于较小支气管的鳞癌，已长入较大的支气管。鳞癌也常通过侵犯血管和淋巴管后转移到局部淋巴结或远处。

（二）腺癌

腺癌常表现为周围型肺实质肿块。显微镜下可见到腺癌由新生的立方和柱状细胞构成，倾向于形成由纤维基质支持的腺样结构。核可变大或不规则，含有明显的核仁，胞质中可见黏蛋白。腺癌早期即可侵犯血管、淋巴管，常在原发瘤引起症状前即已转移。腺癌的亚型是肺泡细胞癌或称细支气管肺泡癌，发生在细支气管或肺泡壁。显微镜下通常为单一的、分化好、带基底核的柱状细胞覆盖着细支气管和肺泡，可被迫形成乳头皱褶充满肺泡。这一类型的肺癌可发生于肺外周，保持在原位很长时间。或呈弥漫型，侵犯肺叶的大部分，甚至波及一侧或两侧肺。一些学者认为肺泡细胞癌是独特的，应分类为单独的一个类型，但也有人坚持认为它是分化好的腺癌之一。

（三）小细胞肺癌

通常发生于大支气管，浸润支气管壁，造成管腔狭窄，但不形成分散的支气管内肿瘤。显微镜下可见到肿瘤由相当于淋巴细胞2～4倍大小的恶性细胞组成。核充满染色质，核仁大小类似，很多细胞处于有丝分裂状态。胞浆通常不多，然而有些称为中间亚型的小细胞肺癌可有较多的胞浆。由于在其发生发展的早期多已转移到肺门和纵隔淋巴结，并由于它易侵犯血管，在诊断时大多已有肺外转移。

（四）大细胞肺癌

与鳞癌和腺癌比较，大细胞肺癌缺乏自身特征，由带丰富胞浆的较大的恶性细胞组成。倾向于发生在周围肺实质。大细胞肺癌的诊断率与送检标本是否得当和病理学检查是否全面有关，电镜研究常会提供帮助。这类肿瘤生长迅速，常侵犯淋巴结和血管，易转移到局部淋巴结和远处器官。

（五）其他

有人认为，如果对肿瘤的各部分进行充分的组织学检查，很多肺癌可有两种甚至四种细胞类型，其中以鳞腺癌比较常见。将肿瘤分为不同的细胞类型并不意味着它只由一种类型的细胞组成，只说明该细胞类型占优势。还可将鳞癌和腺癌进一步分为分化好，中度分化和分化差3种。分化好者可能生长慢、转移晚，预后较好。小细胞肺癌和大细胞肺癌基本都是未分化的，不适合这种区分。

三、临床表现

近5%的肺癌患者无症状，仅在胸部X线检查时发现。绝大多数患者可表现或多或少与肺癌有关的症状与体征，可按部位分为支气管—肺局部、肺外胸内扩展、胸外转移和非转移性胸外表现4类。

1. 支气管－肺局部表现　常有刺激性干咳，或被患者感觉为“吸烟性咳嗽”。少数表现为高调金属音性咳嗽或刺激性呛咳。肿瘤向管腔内生长时可有间歇或持续性痰血，表面糜烂严重侵蚀大血管时可出现咯血，但少见大咯血者。肿瘤向支气管内生长并引起部分阻塞时，可有呼吸困难、喘息，偶尔表现为哮鸣，听诊可发现局限或单侧哮鸣音。气道阻塞还可引起阻塞性肺炎和肺不张。阻塞性肺炎可出现在近1/3的患者中，表现为肺炎或肺脓肿，伴发热、咳嗽等呼吸道症状。因其经抗生素治疗即可改善，易误诊为炎症。近半数患者可有模糊或难以描述的胸痛或钝痛，可为炎症波及部分胸膜或胸壁引起，也可为肿瘤侵犯所致。

2. 肺外胸内扩展表现　近15%患者肿瘤向肺外生长进入胸腔、胸壁、纵隔或侵犯附近结构和神经而引起相应症状。约5%的患者表现为声音嘶哑和上腔静脉阻塞综合征。声音嘶哑是由于肿瘤或转移性癌性淋巴结肿大压迫喉返神经引起，多见于左侧。上腔静脉阻塞综合征是由于上腔静脉被附近肿大的转移性淋巴结压迫或右上肺的原发性肺癌侵犯，以及腔静脉内癌栓阻塞静脉回流引起。表现为头面部和上半身瘀血水肿，颈部肿胀，颈静脉怒张，患者常主诉领口进行性变紧，前胸壁可见到扩张的静脉侧支循环。

肺尖部肺癌又称肺上沟瘤（pancoast 瘤），易压迫颈部交感神经引起同侧瞳孔缩小，上眼睑下垂，额部少汗等体征，称 Horner 综合征。

约10%的患者有不同程度的胸水，通常提示肺淋巴回流受阻或肿瘤转移累及胸膜。1%的患者表现为吞咽困难，是由于肿瘤转移至食管旁的淋巴结造成食管部分阻塞引起。

3. 胸外转移表现　3%～10%的患者可见到胸腔外转移的症状、体征。以小细胞肺癌居多，其次为未分化大细胞肺癌、腺癌、鳞癌。可表现为颅内转移的神经症状，包括颅内压增高，如头疼、恶心、呕吐、精神状态异常。少见的症状为癫痫发作、偏瘫、小脑功能障碍、定向力和语言障碍。此外还可有脑病、小脑皮质变性、外周神经病变、肌无力及精神症状。

1%～2%的患者由于肿瘤转移到骨骼，引起骨痛和病理性骨折。常见于小细胞肺癌。大多为溶骨性病变，少数为成骨性。肿瘤转移至脊柱后可压迫椎管引起局部压迫和受阻症状。此外，也常见股骨、肱骨和关节转移，甚至引起关节腔积液。

尽管很少见到以腹部肿块为主诉的就诊者，但是肿瘤也可转移到腹部。部分小细胞肺癌可转移到胰腺，表现为胰腺炎症状或阻塞性黄疸。其他细胞类型的肺癌也可转移到胃肠道、肾上腺和腹膜后淋巴结，多无临床症状，需要依靠 CT、MRI 或 PET 作出诊断。

4. 非转移性胸外表现　非转移性胸外表现称为副癌综合征。近2%肺癌患者的初诊是因为全身症状或这些与肿瘤远处转移无关的症状和体征，缺乏特异性，主要表现为以下几方面。

（1）库欣综合征：最常见的为小细胞肺癌或支气管类癌。约2%～5%的小细胞肺癌患者会有这一表现，在瘤组织中甚至循环血中可测到促肾上腺皮质激素（ACTH）增高。这种激素虽然有自主的生理性作用，但不同于正常的激素，因为地塞米松不能抑制 ACTH 在尿中的终生物 17－OHCS。

（2）抗利尿激素分泌：可引起厌食、恶心、呕吐等水中毒症状，还可伴有逐渐加重的神经并发症。其特征是低钠（血清钠 <135mmol/L）、低渗（血浆渗透压 <280mOsm/kg）。

（3）类癌综合征：典型特征是皮肤、心血管、胃肠道和呼吸功能异常。主要表现为面部、上肢躯干的潮红或水肿，胃肠蠕动增强，腹泻，心动过速，喘息，瘙痒和感觉异常。这些阵发性症状和体征与肿瘤释放不同的血管活性物质有关，除了 5－羟色胺外，还包括缓激肽、血管舒缓素和儿茶酚胺。

（4）异位促性腺激素：合并异位促性腺激素的肺癌不多，大部分是大细胞肺癌，主要为男性轻度乳房发育和增生性骨关节病。

（5）低血糖：这是胰岛素分泌增加或胰岛素样活动的结果，见于鳞癌，切除肿瘤后可减轻。

（6）高钙血症：可由骨转移或肿瘤分泌过多甲状旁腺素相关蛋白引起，常见于鳞癌。患者表现为嗜睡、厌食、恶心、呕吐和体重减轻及精神变化。切除肿瘤后血钙水平可恢复正常。

（7）神经肌肉表现：癌性神经肌肉病变是肺癌最常见的非转移性胸外表现，发生率近15%。一组病例研究发现，其中 56% 为小细胞肺癌，22% 为鳞癌，16% 为大细胞肺癌，5% 为腺癌。半数患者没有其他的肺癌症状，而且 1/3 的神经肌肉病变发生在其他症状出现前或肺癌明确诊断前一年，因此推论这些症状与转移无关。主要异常有：①小脑退行性变，如共济失调、眩晕、构音障碍。②运动神经病变，表现为进行性消耗、虚弱和肌纤维自发性收缩。③多神经炎合并混合的运动和感觉障碍。④感觉性神经病变，常开始于麻木，有时面部肢体疼痛，逐渐丢失全身的各种感觉，反射减弱，偶尔出现耳聋。⑤精神异常，进行性痴呆，时有抑制性精神错乱、木僵或精神不稳定。⑥肌病，表现为萎缩性轻瘫，特别是肢体肌肉和近端肢体。⑦多发性肌炎，特别是肌肉和近端肢体肌肉疲劳，如盆部和大腿肌肉，消耗明显而且有原发肌纤维变性。⑧自主神经系统异常，如体位低血压。⑨骨骼表现，支气管肺癌最常见的末梢体征是杵状指，有时合并肥大性骨关节病。

四、诊断

具有高度警惕性，详细采集病史，对肺癌症状、体征、影像学检查有一定经验，及时进行细胞学及纤支镜等检查，可使 80%～90% 的肺癌患者得到确诊。但确诊时大多已为晚期，5 年生存率不高。只有提高早期诊断率，才有可能明显改善预后。

（一）早期诊断的症状和体征

对于有下列临床特点，特别 40 岁以上的吸烟者，应立即采取相应检查，及早进行诊断和鉴别诊断：①持续 2 周以上的刺激性咳嗽，治疗无效。②原有慢性呼吸道疾病，近期出现咳嗽性质改变。③单侧局限性哮鸣音，不因咳嗽改变。④反复同一部位肺炎，特别是肺段肺炎。⑤原因不明的肺脓肿，无异物吸入史和中毒症状，抗生素治疗效果差。⑥原因不明的关节疼痛及杵状指/趾。⑦影像学发现局限性肺气肿，肺段或肺叶不张，相通支气管有可疑狭窄。⑧孤立性圆形、类圆形病灶和单侧肺门阴影增浓、增大。⑨原有稳定性肺结核病灶，其他部位出现新病灶，抗结核治疗后病灶反而增大或形成空洞，痰结核菌阴性。⑩不明原因的迁移性、栓塞性下肢静脉炎。

（二）影像学检查

1. 中央型肺癌　肿瘤向管腔内生长时可引起支气管阻塞征象。阻塞不完全时呈现段、叶局限性气肿。阻塞完全时，则表现为段、叶不张。肺不张伴有肺门淋巴结肿大时，下缘可表现为倒S状影像，是中央型肺癌特别是右上叶中央型肺癌的典型征象。引流支气管被阻塞后，易导致远端肺组织继发性肺炎或肺脓肿。炎症常呈段、叶分布，近肺门部阴影较浓。抗生素治疗后吸收多不完全，易多次复发。若肿瘤向管腔外生长，可产生单侧性、不规则的肺门肿块。肿块亦可能由支气管肺癌与转移性肺门或纵隔淋巴结融合而成。CT支气管三维重建技术（仿真内窥镜）可发现段支气管以上管腔内的肿瘤或狭窄。

2. 周围型肺癌　早期多呈局限性小斑片状阴影，边缘不清，密度较淡，易误诊为炎症或结核。随着肿瘤增大，可形成直径约0.5～1cm密度较高，边缘毛糙的小结节状阴影。肿瘤增大至直径2～3cm后，则呈圆形或类圆形肿块，密度增高，边界清楚。可表现为分叶状，有脐凹或细毛刺状阴影。高分辨CT可清晰地显示肿瘤分叶、边缘毛刺、胸膜凹陷征，甚至钙质分布类型、支气管充气征和空泡征。

如肿瘤向肺门淋巴结蔓延，可见其间引流淋巴管增粗形成条索状阴影伴肺门淋巴结增大。癌组织坏死与支气管相通后，表现为厚壁、偏心、内缘凹凸不平的癌性空洞。继发感染时，洞内可出现液平。腺癌影像学表现多种多样，可表现为类似支气管肺炎的斑片状浸润阴影。

3. 细支气管肺泡癌　结节型的细支气管肺泡癌X线多表现为单个的圆形阴影。如为弥漫型，则为两肺大小不等的结节样阴影，边界清楚，密度较深。随病情发展逐渐增多、增大，甚至融合成肺炎样片状阴影。病灶间常有增深的网状阴影，有时可见支气管充气征。

常规胸片发现分辨率有限和存在死角，很难发现直径小于5～6mm病变，少数支气管内肿瘤和原位癌也可漏诊。因此，对于不能除外肺癌者，需要及时进行CT检查。病灶边缘欠光滑有毛刺常提示为恶性病变。然而，病灶边缘光滑也不能除外恶性病变。病灶内存在钙化，尤其是位于中央，均匀环状或爆米花样分布常提示为良性病变，但原发性支气管肺癌偶可出现偏心钙化。

影像学征象可提示肺癌的不同细胞类型。约2/3的鳞癌为中央型，其余可位于周围，常有空洞。小细胞肺癌也多表现为中央型，发现时常有淋巴结肿大，周围型少于20%，而且无空洞。50%～60%的腺癌是周围型病变，常有胸膜受累。细支气管肺泡癌是腺癌的亚型，放射线改变差异很大，可表现为胸片上孤立的周围性结节或多个小结节甚至弥漫性病变。大细胞肺癌更易表现为周围型、边缘光滑、大叶性肿块，常有空洞。

（三）细胞学检查

痰细胞学检查对肺癌诊断有很大帮助。如果收集痰标本方法得当，3次以上的系列痰标本可使中央型肺癌的诊断率提高到80%，周围型肺癌的诊断率达50%。如果患者的痰量不多，可通过吸入加温的10%～15%生理盐水或20%丙烯乙二醇导痰。影响痰细胞学诊断正确性的因素如下。

（1）痰标本不适当，无肺泡巨噬细胞时常提示痰标本可能不是来自下呼吸道，痰中混有脓性分泌物可引起恶性细胞液化。

（2）送检标本次数少，少于3次的系列痰标本可明显减少阳性检出率。

（3）细胞病理学家的经验相当重要，不但需要尽可能仔细地检查痰涂片的全部视野，而且还需要丰富的识别恶性细胞的能力。

纤支镜检查时的灌洗物、刷检物，浅表淋巴结穿刺，经皮或经纤支镜穿刺标本的细胞学检查也可对诊断提供重要帮助。

（四）纤维支气管镜

已被广泛地应用于中央型和周围型病变的诊断。对于纤支镜可见的支气管内病变，刷检的诊断率可达92%，活检诊断率可达93%。纤支镜检查的缺点是活检得到的标本量较少，偶尔在处理黏膜下深部病变时，活检钳不能夹到恶性细胞，可出现假阴性结果，此时增加纤支镜针吸检查可提高诊断率。经支气管镜肺活检（transbronchial lung biopsy，TBLB）可显著提高周围型肺癌的诊断率。对于直径大于4cm的病变，诊断率可达到50%～80%。但对于直径小于2cm的病变，诊断率仅20%左右。

（五）针吸细胞学检查

可经皮或经纤支镜进行针吸细胞学检查。还可在超声波、X线或CT引导下进行，目前常用的主要为浅表淋巴结和经超声波引导针吸细胞学检查。

1. 浅表淋巴结针吸细胞学检查　可在局麻或不麻醉时对锁骨上或腋下肿大的浅表淋巴结进行针吸细胞学检查。对于质地硬，活动差的淋巴结可得到很高的诊断率。

2. 经皮针吸细胞学检查　对周围型肺癌的诊断率可达到95%。病变靠近胸壁者可在超声引导下针吸活检，病变不紧贴胸壁时，可在透视或CT引导下穿刺针吸或活检。由于针刺吸取的细胞数量有限，可出现假阴性结果。为提高诊断率，可重复检查。约29%的病变最初细胞学检查为阴性，重复检查几次后发现恶性细胞。因此，高危人群的最初针吸细胞学诊断阴性时，不应放松警惕，还需进一步进行针吸细胞学随访或肺活检等其他诊断性检查，直到病理证明为恶性或特异性的良性病变为止。经皮针吸细胞学检查的常见并发症是气胸，发生率约25%～30%。肺压缩少于25%者通常可自行吸收，气胸量较多者需胸穿抽气或插管闭式引流。发生气胸的主要诱发因素是原有慢性阻塞性肺疾病（COPD）。有研究表明给COPD患者进行经皮针吸细胞学检查后，气胸发生率可达46%，而无COPD者仅有7%。

3. 经纤支镜针吸细胞学检查　对于周围型病变和气管、支气管旁淋巴肿大或肿块，可经纤支镜针吸细胞学检查。与TBLB合用时，可将中央型肺癌的诊断率提高到95%，弥补活检钳夹不到黏膜下病变时所造成的漏诊。

（六）其他活组织检查

手术摘除浅表淋巴结，如锁骨上、前斜角肌或腋下淋巴结进行病理检查，可判断有无肿瘤转移及其细胞类型。通过纵隔镜检查明确有无纵隔淋巴结转移，对判断手术切除肿瘤可能性颇有帮助。胸腔积液性质不明，疑有胸膜肿瘤或肺癌转移时，可采用胸膜活检或在胸腔镜直视下活检。

（七）剖胸探查

对高度怀疑肺癌的病例，经上述各种方法检查都未能确诊，可耐受手术者，应及时剖胸探查，以免失去手术切除机会。

（八）核医学检查

某些核素，如^{67}镓（^{67}Ga）－枸橼酸、^{169}镱（^{169}Yb）－枸橼酸、^{57}钴（^{57}Co）－博来霉

素、^{113}铟（^{113}In）－博来霉素或^{99m}锝（^{99m}Tc）－博来霉素等有亲肿瘤特性，在正常和非肿瘤部位浓聚较少，可以此来鉴别肺肿瘤的良恶性，但特异性差，假阳性可高达35%左右，诊断价值有限。正电子发射计算机体层扫描（PET）对肺癌的敏感性可达95%，对发现转移病灶也很敏感，特异性最多达90%，也有作者提议作为肺癌分期，或评价疗效以及复发和转移的主要参考依据。

（九）肿瘤标志物检查

部分肺癌患者的血清和切除的肿瘤组织中，含有一种或多种生物活性物质，如激素、酶、抗原和癌胚蛋白等。其中神经特异性烯醇化酶（NEC），在小细胞癌中的阳性率可达40%～100%，敏感性为70%，与病情分期，肿瘤负荷密切相关，可考虑作为小细胞癌的血清标志物。癌胚抗原（CEA）在肺腺癌中阳性率达60%～80%，可反映病情变化。鳞癌相关抗原（SCC－Ag）和细胞角蛋白19片段（CYFRA21－1）等对诊断和鉴别诊断、观察病情变化也有帮助。但是这些癌标志物往往敏感性还不够高，往往在肿瘤负荷较重时才显著升高，限制了其早期诊断的临床价值。多个癌标志物的联合检测可以部分弥补其不足。胸液癌标志物的诊断价值有时高于血清检查。

五、治疗

治疗方案主要根据肿瘤的组织学分类、临床分期和患者对治疗的耐受性决定。通常SCLC发现时已转移，难以通过外科手术根治，主要依赖化疗或放化疗综合治疗。相反，NSCLC可为局限性，对化疗反应较SCLC差，部分外科手术或放疗可根治，少数化疗失败后可从靶向治疗获益。因此，应重视有机组合手术、化疗和放疗，甚至辅以免疫和中草药的多学科综合治疗，部分NSCLC还可考虑靶向治疗。

（一）SCLC

未经治疗的SCLC的中位生存期为6～17周，经联合化疗治疗的患者中位生存期可达40～70周，化疗与放疗等综合治疗能延长其生存期。这些治疗应限于既往未行化疗或放疗后可走动的、没有其他基础疾病，且心、肝、肾能接受不良反应以及骨髓功能良好、吸空气时动脉氧分压>6.6kPa（50mmHg）且无CO_2潴留的患者。对于在以上某方面有限制的患者，必须调整初次综合治疗方案或化疗方案。

1. 化疗　很多药物对SCLC有效。其中有效率达到30%以上的单药有环磷酰胺（CTX）、异环磷酰胺（IFO）、阿霉素（ADM）、甲氨蝶呤（MTX）、长春新碱（VCR）、足叶乙甙（VP－16）、卡铂（CBP）、鬼臼噻吩苷（VM－26）和六甲嘧胺等。另一些有效的为顺铂（DDP）、洛莫司汀（CC－NU）、长春地辛（VDS）、长春碱（VLB）和丙卡巴肼等。尽管是同一种药物，对于初治或复治病例可产生明显不同的效果。如VP－16和VM－26对无治疗史者的有效率可达54%～56%以上，但有过治疗史后可降至22%。单药有效率并不理想，总的有效率为15%～45%，完全缓解者少于5%，平均有效期仅2～4个月。

目前多主张使用对SCI－C有效率较高的单药组成联合化疗方案，可明显提高有效率和生存率，再配合放疗或其他综合治疗可进一步提高有效率和无症状存活期。在联合化疗中，所用的药物数量与疗效有关。一般认为3种药物联合优于2种药联合，4种药联合又优于3种药联合。但尚无证据表明4种药物以上联合有更多的优越性。药物的剂量也明显影响疗效。如将 CTX 的单药剂量提高，可达到 55% 的完全缓解率。说明在设计联合化疗方案时不应只注意追求多种药物，还应注意个别药物的最佳有效剂量。此外，在选用优化联合化疗方案时，应为复发治疗的选药留有余地。已有证据表明，即使对于多病灶复发的病例，选用初治中未曾使用的药物，也可达到 20% ~25% 的有效率。

另一需要研究的问题是交替更换化疗药物种类是否克服耐药。尽管 SCLC 对化疗敏感，但可在诊断时或治疗过程中出现耐药，耐药克隆产生的可能性与快速分裂的细胞数成正比。足量的多药联合化疗可杀死整个肿瘤细胞群，但由于多数化疗药物均可抑制骨髓或产生副作用，不可能同时使用所有的有效药物。为此，一些作者探讨交替使用对等的无交叉耐药的联合化疗方案，以产生较高的治愈率。已有结果表明，用 VP－16、VDS 和 IFO 3 个周期（周期 1、3、5），DDP、ADM 和 VCR 3 个周期（周期 2、4、6）和 IFO、MTX 与 CCNU 2 个周期（周期 7、8），每 21 天为 1 个周期的治疗结果与连续用 CTX、ADM 和 VCR 8 个周期比较，可明显提高疗效和生存率。也有研究结果提示交替化疗并无明显的优越性，但由于这一疗法可减少某些与药物累积剂量有关的毒性，对有合并症的患者有益．值得进一步探索。

大多数 SCLC 患者在化疗后 10 ~12 个月内复发。一般认为，如果初次诱导化疗的疗效较好，而且复发距离末次化疗结束的时间较长，仍可使用原化疗方案，有时有效率可达 50%。对于多病灶复发的病例，可选用初治中未使用过的药物，有效率可达 20% ~25%，中位有效期可达 2 ~3 个月。未接受过 EP 方案的患者，选用 EP 方案可产生一定疗效，并应对局部复发的病例采取放疗，可达到 30% ~40% 的姑息疗效。

常使用的联合方案是足叶乙甙加顺铂或卡铂，3 周 1 次，共 4 ~6 个周期。其他常用的方案为足叶乙甙、顺铂和异环磷酰胺。初次联合化疗可能会导致中重度的粒细胞减少（例如粒细胞数 $0.5\times10^9/L \sim 1.5\times10^9/L$）和血小板减少症（血小板计数 $<50\times10^9/L \sim 100\times10^9/L$）。初始 4 ~6 个周期治疗后，患者应重新分期以决定是否已进入完全临床缓解（所有临床明显的病变和癌旁综合征完全消失）、部分缓解或无反应或进展（见于 10% ~20% 的患者）。治疗后进展或无反应的患者应该调换新的化疗药物。

2. 放疗　对明确有颅脑转移者应给予全脑高剂量放疗（40Gy）。也有报道对完全缓解的患者可给予预防性颅脑放射（PCI），能显著地降低脑转移率（存活≥2 年，未行 PCI 的患者 60% ~80% 发生脑转移），但是生存受益少（5%）。也有一些研究表明 PCI 后可发生认知力缺陷，因此是否行 PCI，需将放疗的危险和受益告知患者，慎重决定。对有症状、胸部或其他部位病灶进展，尚未放疗的患者，可给予全剂量（如对胸部肿瘤团块给予 40Gy）放疗。

放疗的主要并发症是急性放射性肺炎。通常发生在放疗 1 ~3 个月后。另一些并发症是食管炎、心包炎和骨髓炎，发生率不高。可试用激素治疗这些并发症，但疗效有限。选择束流调强立体适形放疗和呼吸门控放疗可以减少放疗的并发症。

3. 综合治疗　大多数局限期的 SCLC 可给予足叶乙甙加铂类药物化疗，以及同步放化疗的综合治疗。同步放化疗能降低局部治疗的失败率并提高生存期，同步的益处与放化疗的急慢性毒性必须充分评估以求最大获益，应选择合适的患者（局限期、行动状态评分 0 ~1 且基础肺功能良好），给予全部剂量的放疗并尽可能减少对肺功能的损伤。

对于广泛期病变，通常不提倡初始胸部放疗。然而，对情况良好的患者（如行动状态评分 0 ~1、肺功能好以及仅一个部位的扩散者）可在化疗基础上增加放疗。对所有患者，如果化疗不足以缓解局部肿瘤症状，可增加一个疗程的放疗。

尽管 SCLC 常规不推荐手术，偶尔也有患者仅有相当于 NSCLC 纵隔淋巴结阴性的Ⅰ或Ⅱ期病变，可符合切除术的要求。

（二）NSCLC

1. 局限性病变

（1）手术：对于可耐受手术的Ⅰa、Ⅰb、Ⅱa 和Ⅱb 期 NSCLC，首选手术。Ⅲa 期病变若患者的年龄、心肺功能和解剖位置合适，也可考虑手术。术前化疗（新辅助化疗）可使许多原先不能手术者降级而能够手术，胸腔镜电视辅助胸部手术（VATS）可用于肺功能欠佳的周围型病变的患者。

（2）根治性放疗：Ⅲ期患者以及拒绝或不能耐受手术的Ⅰ、Ⅱ期患者均可考虑根治性放疗。是否采用高剂量放疗需根据病变的范围和胸部容量所需要的射线量决定。治疗剂量通常是 55～60Gy，已有远处转移、恶性胸腔积液或累及心脏的患者一般不考虑根治性放疗。放疗射线可累及肺实质和胸内其他器官，如脊髓、心脏和食管。对有严重肺部基础疾病的患者应采取折中方案，因为射线会损害肺功能。

（3）根治性综合治疗：对产生 Pancoast 综合征的肺上沟瘤可采用放疗和手术联合治疗。联合放化疗可用于局部晚期病变（Ⅲb 期及部分Ⅲa 期），术前Ⅲa 期可采用新辅助化疗。对于Ⅲa 期患者，N2 期病变可选择手术加术后放化疗、新辅助化疗加手术或新辅助放化疗加手术。对Ⅲb 期和肿瘤体积大的Ⅲa 期病变，与单纯放疗相比，新辅助化疗（含顺铂的方案 2～3 个周期）加放疗（60Gy）中位生存期可从 10 个月提高至 14 个月，5 年生存率从 7% 提高至 17%。虽然有报道设计合理的同步放化疗可提高生存率，但可增加脊髓毒性和食管炎。需进行随机临床试验来评价有抗 NSCLC 活性的新药在辅助及新辅助方案中的使用，包括紫杉类（紫杉醇和多烯紫杉醇）、长春瑞滨和吉西他滨等。

2. 播散性病变　不能手术的 NSCLC 患者中 70% 预后差。行为状态（PS）评分为 0（无症状）、1（有症状，完全能走动）、2（＜50% 的时间卧床）、3（＞50% 的时间卧床）和 4（卧床不起）的相应中位生存期分别为 34、25、17、8 和 4 周。治疗的核心为标准的医学管理、正确使用止痛药物、适当应用放疗和化疗。

（1）化疗：播散性 NSCLC 的化疗应仔细权衡可能的益处和毒性。联合化疗可有限增加生存率、缓解症状以及提高生活质量，可使 30%～40% 的患者缓解，近 5% 的患者完全缓解，中位生存期为 9～10 个月，1 年生存率为 40%。因此，若患者可走动、要求化疗，既往没有化疗史且能理解并接受这一治疗的风险/受益，可给予 4 个周期左右化疗。

虽然已有多种化疗药物可治疗 NSCLC，但大多反应率低、毒性高。其中仅有 DDP、IFO、丝裂霉素 C（MMC）、VDS、VLB、VP－16、去甲长春碱（NVB）等单药的抗瘤活性大于 15%。有效单药的中位生存期仅 3～5 个月。联合用药可一定程度改善有效率，但完全缓解率仍很低。

化疗应使用标准方案，如紫杉醇＋卡铂、紫杉醇＋顺铂、长春瑞滨＋顺铂、双氟胞苷＋顺铂或丝裂霉素 C＋长春地辛＋顺铂等以 DDP 为基础的化疗方案。但是由于存在化疗耐药性，单一化疗难以根治晚期 NSCLC，即使初始化疗有效者最终也要复发。对其中 PS 评分较好，有条件接受再次化疗者可考虑二线化疗，以在改善或维持生活质量的基础上延长生存期。对 NSCLC 有活性的二线药物，包括多烯紫杉醇和培美曲塞均已应用到临床，并得到了较好的反应率。适当的支持治疗（止吐药、用顺铂时补充体液和盐水、监测血细胞计数和血生化、监测出血或感染的征象以及在需要时给予促红细胞生成素和粒细胞集落刺激因子）并且根据粒细胞计数的最低点调整化疗剂量都是必要的。改良的止吐药可使患者的耐受性提高。

（2）放疗：如果患者的原发瘤阻塞支气管引起阻塞性肺炎、咯血、上呼吸道或上腔静脉阻塞等症状，应考虑放疗。也可对无症状的患者给予预防性治疗，防止出现胸内主要症状。通常 1 个疗程为 2 ~4 周，给予 30 ~40Gy，缓解症状的概率为咯血 84%、上腔静脉综合征 80%、呼吸困难 60%、咳嗽 60%、肺萎陷 23%、骨转移疼痛 66% 以及声带麻痹 6%。心脏压塞可予心包穿刺术和放疗，颅脑或脊髓压迫和臂丛神经受累亦可通过放疗缓解。对于颅脑转移和脊髓压迫者，也常给予地塞米松（25 ~75mg/d，分 4 次）并迅速减至缓解症状所需的最低剂量。

（3）靶向治疗：肿瘤分子靶向治疗是以肿瘤组织或细胞中所具有的特异性（或相对特异性）分子为靶点，利用分子靶向药物特异性阻断该靶点的生物学功能，选择性从分子水平来逆转肿瘤细胞的恶性生物学行为，从而达到抑制肿瘤生长甚至使肿瘤消退的目的。部分药物已经在晚期 NSCLC 治疗中显示出较好的临床疗效，已经被一些指南纳为二线治疗。其中包括以表皮生长因子受体为靶点的靶向治疗，代表药物为吉非替尼（gefitinib），厄洛替尼（erlotinib）和单克隆抗体（MAb）西妥昔单抗（cetuximab），可考虑用于化疗失败者或者无法接受化疗的患者。此外是以肿瘤血管生成为靶点的靶向治疗，其中贝伐单抗（bevacizumab，thuMAb - VEGF）联合化疗能明显提高化疗晚期 NSCLC 的有效率，并延长肿瘤中位进展时间，但鳞癌患者治疗前有咯血、脑转移、正进行抗凝治疗或高凝体质者禁用。

（4）转移灶治疗：肺腺癌患者常见颅脑转移，然而尚未证明有必要行颅脑预防性放疗或对无症状的患者进行颅脑 CT 扫描。胸腔转移很常见，可行胸腔穿刺术抽液并注射化疗药物博来霉素 45 ~60mg/次或丝裂霉素 C 10 ~20mg/次，同时给予地塞米松 5 ~10mg/次，常可取得明显疗效。如果积液反复出现且伴有症状，可置胸腔引流管注入滑石粉或细菌细胞壁骨架等封闭胸腔。通过引流管彻底引流胸腔液体后，注入 1% 利多卡因 15ml 和 50ml 生理盐水。然后，将 10g 无菌滑石粉（溶于 100ml 生理盐水）或细菌细胞壁骨架制剂注入胸腔。若可耐受则夹管 4h，嘱患者转换不同的体位以促进药物的分布。在引流量 <100ml/d 24 ~48h 后拔除引流管。VATS 也可用于引流并治疗大量恶性胸腔积液。术后或放疗后出现的气管内肿瘤复发，可经纤维支气管镜给予钕 - YAG 激光或其他微创治疗，可使 80% ~90% 患者缓解。

（三）免疫治疗

随着动物肿瘤特异性移植抗原的发现，开展了一系列特异性和非特异性肿瘤免疫治疗的研究。部分免疫调节剂，如 BCG、短小棒状杆菌、左旋咪唑、可溶性肿瘤抗原试用于临床后，取得了有限的疗效。胸腺素、TIL 细胞（tumor infiltrating lymphocytes）也可起到一定的辅助治疗作用。笔者的研究结果也表明，用 IL - 在体外扩增肺癌患者胸水中淋巴细胞再回输入胸腔后，可产生一定临床疗效。部分患者胸水可由血性转为淡黄，癌细胞数量明显减少，但只有少数患者的胸水完全消失。与黑色素瘤等免疫原性强的肿瘤比较，肺癌免疫治疗的效果较差。因此，肺癌的免疫治疗还存在很多有待解决的问题。

（四）中药

目前部分中药具有一定的免疫调节作用和抑瘤作用，不良反应不大。但尚缺乏反应率较高经过多中心临床验证能使肺癌达到部分或完全缓解的中药。

六、预防和预后

避免接触与肺癌发病有关的因素，如吸烟和大气污染，加强职业接触中的劳动保护，应有助于减少肺癌的发病危险。不吸烟和及早戒烟可能是预防肺癌最有效的措施。但仅有5%～20%患者戒烟成功，其原因是尼古丁的成瘾性所致，最近推出的戒烟药物有助于协助成功戒烟。

由于早期诊断困难致使肺癌预后差，86%的患者在确诊后5年内死亡。只有15%的患者在确诊时病变局限，5年生存率可达50%。因此，肺癌的预后取决于早发现、早诊断、早治疗。有研究表明肺癌的筛查可以检测到Ⅰ期肺癌，并可能提高肺癌患者的生存率，但目前NCCN专家组尚未推荐将非增强螺旋CT作为常规筛查，只有高危因素的人考虑参加CT筛查的前瞻性研究。规范有序的诊断、分期，以及根据肺癌临床行为制订多学科治疗（综合治疗）方案可为患者提供可能治愈或有效缓解的最好的治疗方法。随着以手术、化疗和放疗为基础的综合治疗的进展，近30年肺癌总体5年生存率几乎翻了一倍。

（王　芳）

第三节　纵隔及胸壁肿瘤

一、纵隔肿瘤

（一）概述

纵隔是胸部一个重要的解剖部分，包括从胸廓入口至膈肌。纵隔是许多局部疾患发生之处，然而，也与一些系统性疾病有关，局部疾患包括气肿、出血、感染及各种原发性肿瘤及囊肿。系统性疾患包括转移癌、肉芽肿、其他全身性感染。源于食道、大血管、气管和心脏的疾病均可表现为纵隔块影或引起与压迫或侵蚀邻近纵隔组织相关的症状。

（二）历史回顾

气管内麻醉和胸腔闭式引流技术出现以前，由于手术进入胸膜腔具有一定危险性，主要是气胸和随后的呼吸衰竭，所以很少有人尝试手术介入纵隔。开始是针对前纵隔，通过各种经胸骨的方法来暴露。Bastianelli在1893年劈开胸骨柄以后摘除了一个位于前纵隔的皮样囊肿。Milton在1897年报道了从一例患纵隔结核年轻人的前纵隔切除了两枚干酪样淋巴结。

随着气管内麻醉的应用，安全的经胸膜手术已成为可能。Harrington在1929年、Heuer和Andrus在1940年报道了首批病例，验证了经胸膜途径手术治疗各种纵隔疾患的安全性和有效性。Blalock在1936年报道为一重症肌无力的患者进行了胸腺摘除，后来该患者症状明显缓解。这次手术成功地开创了重症肌无力外科治疗的新途径。

（三）纵隔解剖及分区

纵隔是两侧纵隔胸膜之间、胸骨之后、胸椎（包括两侧脊柱旁肋脊区）之间的一个间隙，上自胸廓入口，下为膈肌。纵隔内有心脏、大血管、食管、气管、神经、胸腺、胸导管、丰富的淋巴组织和结缔脂肪组织。

为了便于标明异常肿块在纵隔内的所在部位，临床常将纵隔划分为若干区。最早的定位将纵隔分为 4 个区域：上纵隔，前纵隔，中纵隔和后纵隔。上纵隔从胸骨角至第四胸椎下缘作一横线至胸廓入口；前纵隔自上纵隔至膈肌及胸骨至心包；后纵隔包括自心包后方的所有组织；中纵隔包含前纵隔至后纵隔内所有的结构。

近年来，Shields 分区法临床也被应用，即将纵隔划分成前纵隔（anterior compartment）、内脏纵隔（visceral compartment）和脊柱旁沟（paravertebral sulci）三个区。所有划区均自胸廓入口至膈肌。前纵隔包括自胸骨后缘至心包及大血管前面。内脏纵隔亦称中纵隔，自胸廓入口，屈曲下延，包括上纵隔的后方至椎体的前方。脊柱旁沟（亦称脊肋区）是脊柱两侧，紧邻肋骨的区域，为一潜在的间隙，与前述的后纵隔相同。

（四）纵隔肿瘤的好发部位

纵隔内组织器官较多，其胎生结构来源复杂，所以纵隔内就可以发生各种各样的肿瘤，并且这些肿瘤都有其好发部位。但是，也有少数例外的情况。譬如，前纵隔内偶尔可看到神经源性肿瘤，而异位甲状腺肿也可在后纵隔发现。同时，由于纵隔划分是人为的，其间没有真正的解剖界线，因此当肿瘤长大时，它可占据一个以上的区域。牢记上述好发部位和了解有少数例外情况，对术前正确的诊断和外科治疗是有很大帮助的。

（五）临床表现

纵隔肿瘤的患者大约 1/3 无症状，系因其他疾病或健康查体时 X 线检查而发现。症状和体征与肿瘤的大小、部位、生长方式和速度、质地、性质、是否合并感染、有无特殊的内分泌功能以及相关的并发症状等有关。良性肿瘤生长缓慢，大多无明显的症状，而恶性肿瘤侵袭程度高，进展迅速，故肿瘤较小时即可出现症状。

常见的症状有胸痛、胸闷，刺激或压迫呼吸系统、大血管、神经系统、食管的症状。此外，还可出现与肿瘤性质有关的特异性症状。

刺激或压迫呼吸系统：可引起剧烈的刺激性咳嗽、呼吸困难甚至发绀。破入呼吸系统可出现发热、脓痰甚至咯血。

压迫大血管：压迫上腔静脉可出现上腔静脉压迫综合征：压迫无名静脉可致单侧上肢及颈静脉压增高。

压迫神经系统：如压迫交感神经干时，出现 Homer 综合征；压迫喉返神经出现声音嘶哑；压迫臂丛神经出现上臂麻木、肩胛区疼痛及向上肢放射性疼痛。哑铃状的神经源性肿瘤有时可压迫脊髓引起截瘫。

压迫食管：可引起吞咽困难。

特异性症状：对明确诊断有决定性意义，如胸腺瘤出现重症肌无力；生殖细胞肿瘤咳出皮脂样物或毛发；神经源性肿瘤出现 Homer 综合征、脊髓压迫症状等。

（六）诊断

纵隔肿瘤的诊断除根据病史、症状和体征外，还要结合患者的实际情况选择性地应用以下各项无创或有创检查。

1. 胸部 X 线检查　是诊断纵隔肿瘤的重要手段，亦是主要的诊断方法。胸部 X 线片可显示纵隔肿瘤的部位、形态、大小、密度及有无钙化。X 线透视下还可观察块影有无搏动，是否随吞咽动作上下移动，能否随体位或呼吸运动而改变形态等。根据上述特点，多数纵隔肿瘤均可获得初步诊断。

2. CT 扫描　CT 扫描现已成为常规。它能提供许多胸部 X 线片所不能提供的信息。首先能准确地显示肿块层面结构及其与周围器官或组织的关系；其次，在脂肪性、血管性、囊性及软组织肿块的鉴别上，CT 扫描有其优越性；此外，CT 扫描能显示出肿瘤所侵及的邻近结构、胸膜及肺的转移情况，据此可初步判断肿块的性质。

3. 磁共振检查（MRI）　MRI 在肿瘤与大血管疾病鉴别时不需要造影剂：MRI 除横断面外，还能提供矢状面及冠状面的图像。因此，对纵隔内病变的显示较 CT 更为清楚；在判断神经源性肿瘤有无椎管内或硬脊膜内扩展方面，MRI 优于 CT。

4. 同位素扫描　可协助胸骨后甲状腺肿的诊断。

5. 活组织检查　经上述方法无法满足临床诊断的患者，可考虑应用细针穿刺、纤维支气管镜、食管镜、纵隔镜或胸腔镜等进行活组织检查，以明确诊断，确定治疗方案。

（七）治疗

手术可以明确诊断，防止良性肿瘤恶变，解除器官受压和“减负荷”，为放、化疗创造条件。因此，除恶性淋巴源性肿瘤适用化放射治疗外，绝大多数原发性纵隔肿瘤只要无其他手术禁忌证，均应首选外科治疗。

总的原则是：

（1）切口：应选择暴露好、创伤小、便于采取应急措施的切口。一般来说，前纵隔肿瘤采用前胸切口；后纵隔肿瘤采用后外侧切口；位置较高的前上纵隔肿瘤及双侧性前纵隔肿瘤，采用胸正中切口。胸内甲状腺肿可采用颈部切口，必要时劈开部分胸骨。

（2）麻醉：一般采用静脉复合麻醉。

（3）手术操作一定要仔细：纵隔肿瘤所在部位复杂，常与大血管、心包、气管、支气管、食管、迷走神经等器官发生密切关系，所以手术时损伤这些重要脏器的机会较大。因此，操作务必仔细、轻柔。

（4）对于不能完全切除或不能切除的纵隔恶性肿瘤，术后应行放疗或化疗。放疗或化疗后有些患者还可以二次开胸探查，将肿瘤切除。

注意事项：①肿瘤与重要脏器粘连时，应仔细分离，防止损伤，必要时可残留部分肿瘤或包膜；②术中要确切止血，出血量多者应补充血容量；③对巨大肿瘤剥离时慎防气道和心脏受压，必要时应该由助手托起瘤体、有明显包膜者可先行包膜外快速剥离，取出瘤内容，待改善暴露后再切除包膜。无明显包膜的实质性肿瘤可分次切除，暴露最差的蒂部留作最后处理；④对双侧胸膜腔打开，手术时间长、大量出血及输血，一侧膈神经损伤和重症肌无力者，术后应予呼吸机辅助呼吸。

1. 胸腺肿瘤　胸腺是人体的重要免疫器官，分泌胸腺素，包括几种胸腺多肽类激素，它们作用于淋巴干细胞、较成熟的淋巴细胞及 T 淋巴细胞亚群，使这些细胞分化成熟为有免疫活性的 T 淋巴细胞。以前认为，凡是来源于胸腺的肿瘤，统统归类于胸腺瘤，现在它被分为几个临床病侧分类不同的肿瘤，如胸腺瘤、胸腺癌、胸腺类癌、胸腺脂肪瘤、胸腺畸胎瘤等。

（1）胸腺的解剖：胸腺位于前纵隔的大血管前方。胸腺的左右两叶并不融合，并易于解剖分开，两叶并不对称、一般右叶大于左叶。胸腺在青春期最大，重约 30g，至成人期胸腺逐渐缩小。胸腺的血液供应，动脉来自胸廓内动脉，同时亦可来自上、下甲状腺动脉；静脉回流通过头臂及胸内静脉，并可与甲状腺静脉相交通。淋巴引流入内乳、前纵隔及肺门淋巴结。

（2）胸腺瘤：30～50岁多见，男、女发病率相当，位于前纵隔，右侧多于左侧，双侧少见，少数可异位发生于颈部、肺门、肺、心膈角及气管内。术中如见肿瘤包膜不完整或浸润邻近组织，术后显微镜下见肿瘤浸润包膜均视为恶性表现，有复发可能。临床恶性行为尚表现为肿瘤可有胸内扩散至胸膜、心包种植及肺转移，锁骨上和腋下淋巴结转移，约3%患者有远处转移。1985年，Marino等提出分为皮质型、髓质型和混合型。虽然免疫组化和电镜研究有进展。但细胞学上“良性”表现和临床上恶性生物学行为之间至今找不出肯定的关系。临床上常常根据术中肿块是否有包膜及其生长方式来确定其良恶性。

决定治疗方针和预后的临床病理分期有多种。按Trastek和Payne（1989）分期如下：Ⅰ期：包膜完整，无包膜浸润。Ⅱ期：浸润入周围脂肪组织，纵隔胸膜。Ⅲ期：浸润入邻近器官（如心包、大血管和肺）。Ⅳa期：胸膜、心包转移。Ⅳb期：淋巴性或血源性转移。

手术切除为首选治疗。适应证：①Ⅰ期、Ⅱ期病变；②部分Ⅲ期病变，有条件作扩大性切除；③可行减容术，术后加行放、化疗；④合并有重症肌无力；⑤少数完全切除后有局部复发可行再切除；⑥全身情况及心肺功能可以耐受胸部大手术者。

禁忌证：①肿瘤广泛浸润，估计不能切除者；②不能耐受开胸手术者；③已有双侧膈神经麻痹；④Ⅳ期病变。

常用手术径路为正中胸骨劈开行肿瘤及全胸腺切除。少数低位一侧胸内肿瘤可采取前胸切口，后外侧切口适用于一侧胸内巨大肿瘤。对Ⅱ期、Ⅲ期病变（完全或不完全切除）术后均应加放疗，以防复发。对不能手术及局部复发者，放疗也可明显延长生存时间。近年发现以顺铂为主的化疗方案有一定效果，可使胸腺瘤的综合治疗趋向完善。

（3）胸腺癌：指肿瘤细胞有异形、核分裂等恶性表现。Hartman等（1990）报道：文献记录约100例，可分为8个亚型：鳞状细胞癌（最多）、淋巴上皮瘤样癌、Bassloid癌、黏液表皮样癌、肉瘤样癌、小细胞－未分化鳞状细胞混合癌、透明细胞癌和未分化癌。大多数预后差，能完全切除机会少，适合放、化疗。

2. 胸腺瘤合并重症肌无力　重症肌无力是神经肌肉接头间传导功能障碍所引起的疾病，主要累及横纹肌，休息或抗胆碱酯酶药物可使肌力恢复到一定程度。现认为是一种自身免疫疾病。

（1）病因与发病机制：重症肌无力是神经肌肉传导的自身免疫疾病，在患者体内产生抗乙酰胆碱受体抗体，破坏了自身神经肌肉接头处的乙酰胆碱受体。这种自身免疫侵袭神经肌肉连接部的机制尚未明确，但知胸腺起了主导作用。首先，文献报道有50%～60%的胸腺瘤患者伴发重症肌无力，10%～25%的重症肌无力患者中经检查可发现胸腺瘤，而无胸腺瘤的重症肌无力患者在切除的胸腺中大多数也可见到滤泡性淋巴样增生改变，约占所有患者的60%。淋巴样滤泡含有B淋巴细胞。对乙酰胆碱受体产生抗体。其次，在肌无力患者的胸腺中观察到有乙酰胆碱抗体（William，1986）。可认为患者自身抗体的抗原来自胸腺的肌样体细胞（Myoid cell）。第三，胸腺在重症肌无力发病机制的重要性，可在手术切除胸腺后见效所支持，多数患者在胸腺手术切除后，症状缓解率可达60%～80%。

（2）临床表现：重症肌无力可发生于任何年龄，但绝大多数始发于成年期，常在35岁以前，约占90%。少数患者在1岁至青春期内发病（少年型肌无力）。女性发病率高于男性，比例约为3：2。早期表现为运动或劳累后无力，休息后可减轻，常晨轻暮重。累及的肌肉及部位随受累的时间程度轻重不一，临床表现也各不相同。典型症状开始时仅有短暂的无力发作，之后呈渐进性，随时间增长而逐渐加重。开始时受脑神经支配的肌肉最先受累，如眼肌、咀嚼肌。病情进展累及全身肌肉，主要累及近端肌群，并常呈不对称表现。

按改良 Osserman 分型，重症肌无力可分为：

Ⅰ型：主要为眼肌型，症状主要集中在眼肌，表现为一侧或双侧上睑下垂，有复视或斜视现象。

Ⅱ型：累及延髓支配的肌肉，病情较Ⅰ型重，累及颈、项、背部及四肢躯干肌肉群，据其严重程度可分为Ⅱa 与Ⅱb 型。Ⅱa 型：轻度全身无力，尤以下肢为重，登楼抬腿无力，无胸闷或呼吸困难等症状。Ⅱb 型：有明显全身无力，生活尚可自理，伴有轻度吞咽困难，有时进流质不当而呛咳，感觉胸闷，呼吸不畅。

Ⅲ型：急性暴发型，出现严重全身肌无力，有明显呼吸道症状。

Ⅳ型：重度全身无力，生活不能自理，吞咽困难，食物易误入气管。症状常呈发作性，缓解、复发和恶化交替出现。若有呼吸道感染、疲劳、精神刺激、月经或分娩，可加剧病情发展，并累及全身。也可短期内迅速恶化，呈暴发性发作，出现严重全身无力，有明显呼吸道症状，治疗效果差。

（3）诊断：除病史和体征外，抗胆碱酯酶药物试验、电生理和免疫生物学检查可帮助诊断重症肌无力。90% 以上的患者，乙酰胆碱受体抗体和调节抗体水平升高。部分患者横纹肌抗体水平升高。所有诊断为重症肌无力的患者，均应定期行胸部 X 线和 CT 检查。以确定是否有胸腺瘤或发生了胸腺瘤。

重症肌无力应该与肌无力综合征相鉴别，后者为一种罕见的神经肌肉传导障碍，常并发小细胞肺癌，通常称为 Lambert – Eaton 综合征，多见于 40 岁以上的男性患者，主要表现为四肢近侧肌群的无力和容易疲劳，不累及眼球肌，可伴有深肌腱反射的减弱或消失。

（4）治疗：重症肌无力的治疗：包括给抗乙酰胆碱酯酶药物——新斯的明、溴吡斯的明（毗啶斯的明），免疫抑制疗法，血浆置换和中医中药治疗的内科治疗以及通过胸腺切除的外科治疗。

自 1939 年 Blalock 等对重症肌无力患者施行胸腺切除术后，外科治疗逐渐作为重要治疗手段。胸腺切除术治疗重症肌无力的临床效果较肯定，但机制尚不完全清楚，手术死亡率 0 ~2%，并发症 2% ~15%。除Ⅰ型药物治疗可控制者，急性感染、肌无力危象未获控制外，只要全身情况允许胸部大手术的重症肌无力患者均可考虑行胸腺切除术。

术前应用抗胆碱酯酶药和皮质激素 3 ~8 周，待全身情况稳定后手术。手术当天晨仍需给药。术后按呼吸及肌无力情况决定气管插管辅助呼吸撤除时间。术后用药一般同于术前，一旦出现肌无力危象需重新气管插管辅助呼吸。出院后半年至 1 年开始逐步减少用药直至全停药。围手术期中应特别注意两种危象的鉴别和处理：因抗胆碱酯酶药不足的重症肌无力危象表现为瞳孔不缩小、心率快、口干痰少、腹胀肠鸣音弱和 Tensilon 试验阳性。而因抗胆碱酯酶药过量的胆碱危象则表现以瞳孔缩小、心率慢、眼泪、唾液和痰多、腹痛肠鸣音亢进和 Tensilon 试验阴性。

3. 神经源性肿瘤　神经源性肿瘤是纵隔内常见肿瘤之一，占 18% ~30%。女性患者略多于男性。任何年龄都可以发生，但儿童神经源肿瘤恶性率较高，成人在 10% 以下。纵隔神经源肿瘤绝大多起源于脊神经和椎旁的交感神经干，来自迷走神经和膈神经的神经源肿瘤比较少见。更为少见的是副神经节来源的肿瘤，可在主动脉根部、心包甚至心脏本身发现。

大多数成人神经源肿瘤患者没有症状，常常是在常规 X 线查体时发现的。有症状者，表现咳嗽、气短、胸痛、声音嘶哑或有 Homner 综合征，少数患者（3% ~6%）有脊髓压迫的表现。儿童神经源肿瘤，不论是良性还是恶性，其症状明显，如胸痛、咳嗽、气短、吞咽困难等。

成人神经源肿瘤在 X 线片上的表现为脊柱旁的块影，可呈圆形、半圆形，有的为分叶状。密度均匀一致，但可以有钙化。肿瘤邻近的骨质可有改变，如肋骨或椎体受侵，椎间孔扩大。骨质改变并不意味着肿瘤为恶性，可以是肿瘤生长过程中局部压迫所致。所有神经源肿瘤患者，无论有无症状，均应行 CT 检查，以确定肿瘤是否侵入到推管内。磁共振检查不仅可以确定椎管内有无受侵，还能了解受侵的程度。

儿童神经源肿瘤的 X 线表现与成人相似。但多数儿童神经源肿瘤的体积常大于成人，少数儿童的肿瘤可占据一侧胸腔。因生长较快，边界多不像成人清楚，而且肿瘤中心供血不足和坏死及由此而造成的钙化，儿童较成人多见。

根据肿瘤分化的程度不同及组成肿瘤的细胞多样性，神经源肿瘤分为以下几种类型。

（1）神经鞘细胞起源的肿瘤：良性肿瘤为神经鞘瘤和神经纤维瘤。少见的是有黑色素沉着的神经鞘瘤及粒细胞瘤。恶性肿瘤为恶性神经鞘瘤或神经肉瘤。

1）神经鞘瘤：来自于神经鞘的施万细胞，生长缓慢，包膜完整，多见于 30 ~40 岁成人，偶见于儿童。肿瘤多来自肋间神经，并且可经过椎间孔侵入椎管内，形成哑铃形肿瘤。神经鞘瘤多为单发，少数为多发。大多数神经鞘瘤患者早期无症状，系体查发现，肿瘤较大时，可表现为胸痛、咳嗽、呼吸困难和吞咽困难等。当有神经系统症状时，如脊髓受压、声嘶、Homer 综合征、肋间神经痛或臂丛神经痛，并不意味着其为恶性。X 线胸片可发现位于后纵隔圆形或卵圆形密度均匀边缘锐利的团块影，部分肿瘤影内可见局灶性钙化和囊性变，有时侵犯肋骨或椎骨。胸部 CT 能显示肿瘤大小、部位以及胸壁、纵隔受侵的程度，也可显示其通过肋间隙或椎间隙呈哑铃形的形态。磁共振能从三维方向显示肿瘤与周围脏器的关系，有特殊的价值。

2）神经纤维瘤：神经纤维瘤是由神经细胞和神经鞘两者组成。多见于后纵隔，呈良性生长方式，由于生长缓慢多为体查时偶然发现。其临床表现亦同神经鞘瘤。

3）神经源肉瘤（恶性施万细胞瘤）：成人神经源肿瘤中，神经源肉瘤不超过 10%，多见于 10 ~20 岁的年轻人或 60 ~70 岁的老人。肿瘤附近的结构常受侵犯，并能发生远处转移。显微镜下可看到细胞数异常增多，核异型性及有丝分裂。

治疗：有效的治疗为手术切除。可通过后外侧切口开胸完成。小的、无椎管内受侵的肿瘤也可在电视胸腔镜下切除。不论采用哪种途径，首先都要切开肿瘤表面的胸膜，然后钝性及锐性分离肿瘤。有时要切断一根或几根肋间神经或交感神经干。少数情况下要牺牲肋间动脉。对向椎管内生长的哑铃型肿瘤，应同神经外科医生一起进行手术。先打开椎板，游离椎管内肿瘤，然后再游离胸腔内部分。胸腔内的部分可通过标准后外侧切口完成。也可通过小切口、胸膜外径路或电视胸腔镜下完成。对于恶性神经肉瘤术后应行放疗。

术后最常见的并发症是 Homer 综合征，特别是后上纵隔的肿瘤。椎管内生长的哑铃型肿瘤术后应注意有无椎管内出血造成的脊髓压迫。手术死亡率为 1% ~2%。瘤体很大或恶性肿瘤会增加手术的风险和难度。良性肿瘤预后很好，而肉瘤多半在术后一年内死亡。

（2）神经节细胞起源的肿瘤：神经节细胞起源的肿瘤包括节细胞神经瘤、节细胞神经母细胞瘤和神经母细胞瘤。

1）节细胞神经瘤：节细胞神经瘤为良性肿瘤。儿童神经源肿瘤中，节细胞瘤最多。较大的儿童、青壮年也能见到。肿瘤包膜完整，常常与交感神经干或肋间神经干相连。椎管内生长呈哑铃状者也多见。

2）节细胞神经母细胞瘤：节细胞神经母细胞瘤也称部分分化的节细胞神经瘤，最多见于年轻人。因为是恶性肿瘤，故易产生临床症状。

3）神经母细胞瘤：神经母细胞瘤（成交感神经细胞瘤）是高度恶性的肿瘤，好发于儿童，尤其是3岁以下的儿童，占儿童纵隔内神经源肿瘤的50%。胸内神经母细胞瘤又占儿童全部神经母细胞瘤的20%。成人中少见，肿瘤边界不规整，易侵及邻近结构。向椎管内生长呈哑铃状者也不少见。常发生骨骼及其他脏器的远处转移。临床上可表现为咳嗽、气短、胸痛、Homer综合征、截瘫、发热、倦怠。部分患儿可出现舞蹈眼、小脑共济失调、斜视眼痉挛和眼球震颤，这可能是抗体产物或免疫反应所致。在肿瘤切除后，婴儿眼睛的异常运动随之消失。少数出现出汗、皮肤发红等症状，尿中儿茶酚胺的降解产物（香草基扁桃酸VMA及高香草酸HVA）升高。这与肿瘤分泌儿茶酚胺，肾上腺素和肾上腺素有关，肿瘤切除后，尿中儿茶酚胺的降解产物下降至正常。肿瘤复发时，会再度升高。还可合并腹泻、腹胀综合征，与肿瘤分泌血管活性肠多肽激素有关。

4）影像学诊断：神经节细胞起源的肿瘤X线表现因肿瘤分化程度不同而异。良性节细胞瘤表现为脊柱旁沟的实性块影，界线清楚，部分患者可见点状钙化，骨质因肿瘤压迫而有改变。神经母细胞瘤和节细胞神经母细胞瘤X线上的肿块影界线不太清楚，多数病例也能见点状钙化。至于肿瘤附近骨质的改变及椎管内侵犯，神经母细胞瘤较节细胞神经母细胞瘤多见。

5）治疗：节细胞神经瘤的治疗为手术切除，与神经鞘瘤和神经纤维瘤相同。神经母细胞瘤和节细胞神经母细胞瘤的治疗随肿瘤浸润范围而有所不同。未越过中线的肿瘤应尽可能地手术切除。越过中线及发生远处转移的肿瘤应予化疗加放疗，偶尔也辅以外科治疗。

（3）副神经节细胞起源的肿瘤：包括嗜铬细胞瘤和化学感受器瘤，发生在纵隔者非常少见，多数发生于有化学感受器的组织部位。

1）嗜铬细胞瘤：纵隔内嗜铬细胞瘤，亦称肾上腺外嗜铬细胞瘤或有功能的副神经节细胞瘤，临床少见。主要症状包括阵发性或持续性高血压、代谢亢进、糖尿病。部分患者可以无症状。由于肿瘤能分泌肽激素，少数患者还有Cushing综合征、红细胞增多、高血钙及分泌性腹泻等表现。影像学表现为脊柱旁沟的块影。怀疑本病时，应测定血和尿的儿茶酚胺，24h尿的VMA（香草基扁桃酸）水平。

手术切除纵隔内嗜铬细胞瘤，具有切除其他部位嗜铬细胞瘤相同的危险，应准备好一切药物，以控制剧烈的血压波动。术中操作要小心谨慎，防止过多挤压肿瘤组织，导致高血压危象。良性嗜铬细胞瘤切除术后预后良好，恶性者差。

2）非嗜铬副神经节细胞瘤：此类肿瘤少见。大多为良性，恶性占10%。多在脊柱旁沟及内脏纵隔主动脉弓附近发现。肿瘤质软并有广泛的血供。治疗为手术切除。如果肿瘤血运十分丰富，以致手术十分危险时，只好简单做一活检。恶性肿瘤术后应行放疗。

4. 生殖细胞肿瘤　纵隔生殖细胞肿瘤主要包括畸胎类肿瘤、精原细胞瘤和内胚窦瘤、胚胎性癌和绒毛膜上皮癌等。临床以畸胎类肿瘤最为多见。

纵隔畸胎类肿瘤是常见的原发性纵隔肿瘤，有些报道占原发性纵隔肿瘤的第一位，以往以实质性者称为畸胎瘤，囊性者称皮样囊肿，实际上大多数肿瘤为实性及囊性成分同时存在，它们都含有外、中、内3种胚层来源的组织，只是各胚层组织的构成含量不同，没有本质的区别，现在统称为畸胎类肿瘤。

畸胎瘤是由不同于其所在部位组织的多种组织成分构成的肿瘤，含有三种胚层的成分，通常外胚层成分占较大的比例，约占全部畸胎瘤的70%，可有皮肤、毛发、毛囊、汗腺、皮脂样物、神经胶质组织或牙齿。中胚层成分主要包括平滑肌、软骨和脂肪。内胚层成分主要是呼吸道和消化道的上皮以及胰腺组织等。

大多数畸胎类肿瘤是良性的，少数实质性畸胎瘤可发生恶变，视恶变组织成分产生相应的癌或肉瘤。良性畸胎瘤主要由成熟的，上皮、内皮和间皮组织组成，它约占纵隔畸胎类肿瘤的50%～75%，但也有相当比例的畸胎瘤包含有不成熟的成分或分化不良的组织，含有这些不成熟组织的畸胎瘤有一定的恶性，预后亦差。

畸胎瘤发病的高峰年龄为20～40岁，大多见于前纵隔，症状主要由于肿瘤压迫和阻塞邻近器官所致，临床上患者出现咳出毛发和油脂样物，提示畸胎瘤已破入支气管；当破入心腔时可造成急性心包填塞：破入胸膜腔可致急性呼吸窘迫，主要表现为胸痛、咳嗽、前胸部不适、呼吸困难，多因肿物刺激胸膜或因肿块压迫支气管致远端阻塞性肺炎。当支气管有阻塞时，肺内有哮鸣音、湿性啰音、发绀和患侧叩诊浊音。当肿瘤压迫上腔静脉时可出现上腔静脉梗阻综合征，极少数畸胎瘤穿破皮肤可形成窦道。

X线检查是诊断畸胎瘤的重要方法。平片上可见前纵隔肿块影，其轮廓清晰，可突向右或左侧胸腔，密度不匀，内有钙化是其特征性表现，可发现牙齿或骨骼。胸部CT可以帮助肿瘤的定位，肿瘤内脂肪的密度有助于术前正确诊断。超声波检查可以鉴别肿瘤是囊性、实性或囊实性。

一般来讲，纵隔畸胎瘤一经诊断即需择期手术切除。当畸胎瘤破入心包腔发生急性心包填塞时则应急诊手术。畸胎瘤合并感染，应进行一段时间的抗感染治疗，使感染得到有效的控制，但不宜拖延太久，不宜等体温完全恢复正常再行手术，应争取在合并症出现以前及时手术。

5. 纵隔淋巴瘤　淋巴瘤是原发于淋巴结和淋巴组织的恶性肿瘤，也称恶性淋巴瘤，是一种全身性疾病，恶性程度不一。淋巴瘤分类法众多，最常用的分类法是将其分为霍奇金病和非霍奇金淋巴瘤。

（1）霍奇金病：本病发病的平均年龄是30岁，儿童发病少见，且多为男孩。95%的霍奇金病为结节硬化型，颈部淋巴结常同时受累，早期患者无症状，随着病情进展出现局部症状和全身症状，前者如胸痛、胸闷、咳嗽，甚至上腔静脉阻塞综合征，后者如发热、盗汗、食欲减退、乏力、消瘦等。X线上常表现为前纵隔或（和）内脏纵隔的块影，胸部CT可显示肿块边缘是不规则的，密度是不均匀的，周围的血管结构或周围组织被块影推移或被包绕的影像。

确诊依靠活检，方法包括：经皮穿刺活检、颈部或腋下淋巴结切除活检、纵隔镜、胸腔镜或开胸活检。诊断确立后应化疗或（和）放疗。长期生存率可达70%～80%。

（2）非霍奇金淋巴瘤：非霍奇金淋巴瘤侵犯纵隔较霍奇金病少，分别为5%和75%。非霍奇金淋巴瘤累及腹腔淋巴结和头颈部 Waldeyer 环淋巴组织者多。纵隔内可发现许多类型的非霍奇金淋巴瘤，常见的包括：①大细胞淋巴瘤；②淋巴母细胞淋巴瘤。

1）大细胞淋巴瘤：这类淋巴瘤是由中心滤泡细胞、T淋巴母细胞、B淋巴母细胞等不同类型的细胞组成。好发于年轻人，临床上较早出现气短、胸痛、咳嗽、疲劳、不适、体重下降或上腔静脉综合征。X线上表现为前纵隔或前上纵隔的不规则块影，常能看到肺实质的改变和胸腔积液的征象。胸部CT显示肿块密度不均，大血管常被肿瘤包绕，压迫甚至闭塞，以及胸腔、心包积液等。活检可以证实诊断。腹部CT和骨髓穿刺有助于分期。确诊后应化疗。55%～85%的患者治疗初期反应良好，但只有50%的患者才能获得2年以上的无病生存。放疗适用于病灶巨大者，因为巨大病灶者化疗后易复发。

2）淋巴母细胞淋巴瘤：好发于胸腺区域。20岁以下的青年人多见，约占这个年龄组淋巴瘤的33%。症状严重，有的出现急性呼吸困难。X线和CT表现与其他类型的非霍奇金淋巴瘤相似。确诊后给予联合化疗，多数患者最初的反应良好，但缓解的时间较短。预后差。

6. 胸内甲状腺肿瘤　甲状腺肿瘤是内分泌腺肿瘤中最为常见的疾病之一，位于颈部者临床易被发现。胸腔内甲状腺肿为胸骨后或纵隔单纯甲状腺肿大或甲状腺肿瘤，因其位于胸骨后或纵隔内，不易被发现，给诊断和治疗带来一定困难，占纵隔肿瘤的1%～5%。

（1）病因与发病机制：胸腔内甲状腺肿可部分或全部位于胸腔内，依其生成的来源将其分为两类：

1）胸骨后甲状腺肿：它与颈部甲状腺有直接联系，又称继发性胸骨后甲状腺肿，此病变占胸内甲状腺肿的绝大多数。其发生的原因往往是原来的颈部甲状腺肿，位于颈前两层深筋膜之间，两侧有颈前肌群限制，加之甲状腺本身的重力，故较易向下发展。接触到胸廓入口后，又受到胸腔负压的吸引，于是促使肿大的甲状腺向胸内坠入。此类胸内甲状腺肿亦称为坠入性胸内甲状腺肿。根据其坠入程度，又可分为部分型或完全型。其血供主要来源于甲状腺下动脉及其分支。

2）真性胸内甲状腺肿：由于胚胎期部分或全部甲状腺胚基离开原基并在纵隔内发育而成。此类型称为迷走性胸内甲状腺肿，血供主要来源于胸部的血管。临床上比较少见。

（2）临床表现：胸内甲状腺肿占甲状腺疾病的9%～15%，占纵隔肿瘤的5.3%。女性多于男性，男女之比为1:(3～4)，发病年龄高，40岁以上最多。临床症状主要是由于肿块压迫周围器官引起，如压迫气管引起呼吸困难、喘鸣；压迫上腔静脉引起上腔静脉综合征；压迫食管引起吞咽困难；压迫胸导管引起乳糜胸或乳糜心包等。症状的轻重与肿块的大小、部位有关。大约1/3的患者无症状，个别患者因肿块嵌顿在胸廓入口处或自发性、外伤性出血而引起急性呼吸困难。坠入性胸内甲状腺肿，行体格检查时可在颈部触及肿大的甲状腺，并向胸内延伸，往往触不到下极。

（3）诊断

1）胸内甲状腺肿以女性为多，仔细询问病史及临床表现，注意了解患者过去有无颈部肿物自行消失史。

2）X线检查：胸部X线检查为首选，通常可见上纵隔增宽或前上纵隔椭圆形或圆形阴影，上缘可延伸至颈部，阴影内有钙化点，部分病例可见气管受压移位。10%～15%的胸内甲状腺肿位于后纵隔、下纵隔甚至接近膈肌水平。胸内甲状腺肿虽然来源于甲状腺左右两叶的机会相等，但由于下降的甲状腺肿在左侧遇到锁骨下动脉、颈总动脉及主动脉弓的阻挡，而在右侧只有无名动脉，其间隙较宽无阻挡，故以右侧较多。

3）CT 扫描：可以更加详细地了解肿块的情况，典型的征象如下：①与颈部甲状腺相连续；②边界清晰；③伴有点状、环状钙化；④密度不均匀，伴有不增强的低密度区；⑤常伴有气管移位；⑥CT 值高于周围肌肉组织。

4）放射性核素^{131}Ⅰ扫描：可帮助确定肿块是否为甲状腺组织，也可确定其大小、位置或有无继发甲亢的热结节。

5）MRI 和 B 超：可进一步了解肿块与周围组织关系，显示肿块与甲状腺的血供有关的“血流”排泄，提示肿块的内在本质，排除血管瘤的可能；B 超可以明确肿块是囊性或实性。

（4）治疗：胸内甲状腺肿多有压迫症状，部分有继发性甲状腺功能亢进症状，其恶变的倾向较大，故胸内甲状腺肿一旦诊断明确应尽早手术治疗。手术方法可因肿块的部位、大小、形状、深度及周围器官的关系而定。对有继发性甲亢者，术前应充分行抗甲亢药物治疗，待准备充分后方可手术。

术后主要并发症是出血、喉返神经损伤及气管梗阻。无论采用何种切口，只要注意从被膜内钝性分离肿物就能避免损伤喉返神经。甲状腺下动脉结扎牢靠，肿物切除后缝合残留的被膜囊，可有效防止术后出血。造成术后气道梗阻的原因除局部出血压迫外，主要是因气管壁软化而导致管腔狭窄。术中如遇到上述情况，除采取相应措施外，术后可酌情延长气管内插管的停留时间，必要时行气管切开术。

7. 纵隔间叶性肿瘤　纵隔间叶性肿瘤包括脂肪源肿瘤、血管源肿瘤、淋巴源肿瘤、肌源性肿瘤和纤维组织源肿瘤。这类肿瘤约占纵隔肿瘤的 5%。男、女差别小，且恶性率较低。

（1）脂肪源肿瘤

1）脂肪瘤：成人男性稍多。50% 无症状，组织学上由成熟脂肪细胞构成。常延伸入颈部或肋间、椎管内。密度淡，外周模糊，有时体积很大，手术切除不困难。

2）脂肪肉瘤：40 岁以上多见，无包膜，常有明显胸痛，边界不清晰。切除不完全时易复发，放、化疗疗效差，故复发时有条件患者可再次手术。

3）脂肪母细胞瘤：婴儿多见，由不成熟脂肪细胞组成，有浸润、复发恶性行为，尽量完全切除为首选治疗。

4）冬眠瘤：少见，前纵隔肿瘤起源于棕色脂肪残体，多可手术切除。

（2）血管源肿瘤：临床多见于前纵隔，90% 属良性，按 Bedros（1980）意见分成两大类如下。

1）由血管增生形成：90% 为血管瘤和毛细血管瘤，腔静脉型和血管肉瘤少见。①血管瘤：肿瘤紫红色，质软，不定形态，无完整包膜，多见于内脏区或椎旁沟，偶扩展到胸壁、颈部及椎管内，少数有出血表现。虽为良性，手术切除仍有必要，放疗不敏感；②血管肉瘤：除起自心脏、大血管和心包外，尚未见起自纵隔其他部位的报道。

2）由血管外、中、内膜细胞增生形成：①血管外皮细胞瘤：老年多见，肿块实质性，界限清楚，偶见起自心包，良性或恶性均有，应尽量手术切除；②血管内皮细胞瘤：组织学表现介于血管瘤和血管肉瘤之间，属低度恶性，手术也应广泛切除，对复发者有作者采用放疗；③平滑肌瘤和平滑肌肉瘤：起自血管中膜的平滑肌细胞，肺动脉和肺静脉多见，手术切除或放疗（肉瘤）。

（3）淋巴管源肿瘤：少见，多为颈部向纵隔延伸，发病多为成年，多见于内脏区或椎旁沟，包膜可不完整，可深入器官间隔中，X线可呈现骨侵蚀，偶表现有乳糜胸。手术切除为有效治疗。

（4）肌源性肿瘤：除上述平滑肌性肿瘤外尚有横纹肌瘤和横纹肌肉瘤，胸内的仅占全身横纹肌瘤的2%，亦可位于肺内，争取手术切除，不能完全切除的考虑放、化疗。

（5）纤维组织源肿瘤：临床少见。①局限性纤维瘤：良或恶性，多能切除。②纤维瘤和纤维瘤病：指起自纤维母细胞的肿瘤，边缘不清楚，有局部复发但无转移。③纤维肉瘤：恶性，巨大瘤可伴有低血糖症状，能完全切除者少，预后差。④恶性纤维组织细胞瘤：高龄者多，切除后尚需加放疗。

（6）其他：软骨瘤、软骨肉瘤、骨肉瘤、滑膜肉瘤、脑膜瘤、黄色瘤和多能间叶瘤（良、恶性等）。

二、胸壁肿瘤

胸壁肿瘤包括各种各样的骨骼及软组织肿瘤，其中包括原发性和转移性骨骼及软组织肿瘤，以及临近器官如乳腺、肺、胸膜和纵隔的原发性肿瘤直接侵犯胸壁形成的肿瘤。但不包括皮肤、皮下组织及乳腺的肿瘤。

（一）胸壁的解剖

胸骨、肋骨及胸椎等构成的支架为胸廓。胸廓外被肌肉，内衬胸膜，共同构成胸壁。胸廓上口由胸骨、锁骨、第1肋骨及第1胸椎围成，有气管、食管及大血管通过。胸廓下口由膈肌封闭，仅有三个裂孔分别供主动脉、下腔静脉和食管通过。

1. 主要肌群

（1）胸前外侧肌群

1）胸大肌（pectoralis major）：起于锁骨内侧半和胸骨前面及第1～5肋软骨，止于肱骨大结节嵴，使肩关节内收、屈、旋内。

2）胸小肌（pectoralis minor）：起于第3～5肋，止于肩胛骨喙突，拉肩胛骨向前下有提肋功能。

3）前锯肌（serratus anterior）：起于上8肋外面，止于肩胛骨内侧缘，固定肩胛骨于胸廓。

（2）背部浅层肌

1）斜方肌（trapezius）：起于上项线、枕外隆突、项韧带和全部胸椎脊突，止于锁骨中外1/3、肩峰、肩胛冈，上部肌束收缩提肩，中部肌束收缩使肩胛骨靠近中线，下部肌束收缩降肩。

2）背阔肌（latissimus dorsi）：起于下6胸椎棘突、腰椎棘突、骶中嵴、髂嵴后部，止于小结节嵴。使肩关节内收、内旋、后伸。

3）菱形肌（thomboideus）：起于第6、7颈椎棘突，上4胸椎棘突，止于肩胛骨内侧缘下部，上提和内旋肩胛骨。

2. 肋骨和肋间隙

（1）肋骨（costal bone）共12对，后端由肋骨小头和肋骨结节与椎体和横突相连；前端为肋软骨，第1~7直接与胸骨相连，称为真肋；第8~10肋与上一肋软骨相连，构成肋弓，称为假助；第11、12肋前端游离，称为浮肋。

（2）肋间肌肉、血管和神经：①肋间外肌（intercostals externi）：起于上位肋骨上缘，止于下位肋骨上缘，纤维方向斜向前下方，作用为上提肋骨助吸气；②肋间内肌（intercos-talsinte）：起于下位肋骨上缘，止于上位肋骨肋沟的外下方，纤维方向斜向前上，作用为降肋助呼气；③肋间血管、神经：肋间动脉除最上两条发自锁骨下动脉的甲状颈干以外，其余均发自胸主动脉并进入相应肋间隙。在肋角之前，肋间血管、神经行于助沟；肋角之后，则行于肋间隙中间。肋间动脉在近肋角处常分出一副支，沿下位肋骨上缘前行。肋间动脉在肋间隙前部与胸廓内动脉的肋间支吻合，从而在每个肋间隙形成一个动脉环；④胸廓内动脉（in－temal thoraclcartery）起自锁骨下动脉，位于助软骨后方，距胸骨外侧1~2cm处下行。

（二）胸壁肿瘤的分类

胸壁肿瘤的分类方法繁多，临床实用的分类方法如下：①原发性：约占60%，包括良性与恶性肿瘤；②继发性：约占40%，继发性肿瘤几乎都是转移瘤。多半来自乳腺、肺、甲状腺、前列腺、子宫或肾等的转移瘤或胸膜恶性肿瘤直接扩散而来。胸壁肿瘤的症状与体征在早期可能没有明显的症状，有时在体检时才发现胸壁有肿块，症状的轻重与肿瘤的早晚、大小、发生的部位及病理类型有关。常见的症状是局部有疼痛和压痛，一般为持续性钝痛，如肿瘤累及肋间神经可出现肋间神经痛。晚期恶性肿瘤可有全身症状，如消瘦、贫血、呼吸困难或胸腔积液等表现。由于胸膜间皮瘤常累及胸壁引起疼痛症状较明显，本章将作重点介绍。

1. 胸膜间皮瘤　胸膜间皮瘤是一种少见肿瘤。1937年，Klemperer和Rabin将间皮瘤分为局限型及弥漫型两种；1942年，Stout和Murray通过细胞培养证实肿瘤起源于间皮组织。

病理将胸膜间皮瘤分为两大类：①良性间皮瘤，多数是（纤维）无细胞型；②恶性间皮瘤，通常又分为上皮型、（纤维）肉瘤型和混合型（双相细胞分化）3种类型。临床上将胸膜间皮瘤分为2种：①局限型间皮瘤，多数是良性，少数为恶性；②弥漫型间皮瘤均为恶性。

（1）局限型胸膜间皮瘤：局限型胸膜间皮瘤属少见肿瘤。本病与接触石棉无关，男、女发病率相同。

1）病理学特征：局限型胸膜间皮瘤通常为有包膜的实质性肿瘤，其特点是成纤维细胞样细胞与结缔组织无规则混合体，是由原始间皮层下的间充质细胞发生的，而不是由间皮细胞本身发生的。

局限型胸膜间皮瘤既可以是良性的，也可以是恶性的。良性胸膜间皮瘤通常是由壁层胸膜发生的带蒂肿瘤，一般小于10cm，细胞成分相对较少，且有少数有丝分裂像。偶尔良性局限型胸膜间皮瘤可以长得很大，充满整个胸膜腔。

2）临床表现：大多数患者为体检发现胸腔肿块，少数患者临床表现为咳嗽、胸痛、呼吸困难，部分患者有低血糖，其机制还没有完全了解，可能与胰岛素类多肽的分泌及高血糖素的减少有关。一旦切除肿瘤，血糖即完全恢复正常。胸腔积液和杵状指是局限型胸膜间皮瘤的常见体征，但仅见于3%~31%的患者。一般认为只有恶性局限型胸膜间皮瘤才出现咯血，肺性骨关节病仅和良性局限型胸膜间皮瘤有关。

3）治疗：彻底的手术切除是唯一的治疗手段。手术越早，切除的越彻底，效果越好。如果肿瘤切除不完全，不但可以局部复发，而且会发生广泛播散性转移，且在确诊后2～5年内死亡。即使肿瘤巨大，也应争取手术切除。术中可能因失血多，创伤大，肿瘤挤压，心脏负担过重而出现严重并发症。所以，术前须做好充分准备，术中加强监护，术后注意护理。局限型胸膜间皮瘤可以是良性，也可以是恶性。良性间皮瘤术后也可以复发。复发多见于术后5年，最长者为术后17年，但仍可切除而获得良好效果，偶见复发多次后变成恶性者。恶变者可加用放疗和化疗。

（2）弥漫型胸膜间皮瘤

1）流行病学特征：弥漫型胸膜间皮瘤是一种恶性肿瘤，它较局限型胸膜间皮瘤更常见。主要高发期在60～69岁年龄段。恶性间皮瘤主要是一种成年疾病，因为从接触致病因素到发病有很长潜伏期，但儿童偶尔也可患病，恶性胸膜间皮瘤有时在青年时期发生。

2）致病因素：石棉与恶性胸膜间皮瘤密切相关，1960年首次明确了弥漫型恶性胸膜间皮瘤的流行病学，证实石棉接触是诱发恶性胸膜间皮瘤的主危险因素。还有一些少见致病因素，包括放射线接触史、天然矿物纤维、有机化合物、病毒、非特殊工业接触、复合致癌因素、遗传易感因素等。

3）病理学特征：胸膜间皮瘤由多能性间皮或浆膜下层细胞发生，这些细胞可发展为上皮性或肉瘤样肿瘤。与局限型胸膜间皮瘤相反，弥漫型胸膜间皮瘤几乎总有上皮成分，然而其组织学图像多种多样，经常为上皮和肉瘤样成分的混合物。免疫组化分和电镜检查才是标准的诊断手段。

4）临床表现：呼吸困难和胸痛是最常见的症状，见于90%的患者。少部分患者有体重减少、咳嗽、乏力、厌食和发热，极少有咯血、声音嘶哑、吞咽困难、Homer综合征和呼吸困难（由自发性气胸引起）。体格检查通常无阳性发现，仅表现为受累胸廓叩诊呈实音和呼吸音减弱。局部晚期肿瘤患者可触及肿块、胸壁弥漫性肿瘤浸润，以及罕有锁骨上淋巴结肿大。

5）诊断：胸膜间皮瘤是相对少见的肿瘤。近年来虽有增多趋势，仍容易被临床医生忽略。胸膜间皮瘤缺乏特征性症状和体征，所以对有胸闷、胸痛、咳嗽、气短和（或）伴有胸腔积液的患者要想到此病，有必要做进一步检查。

胸部CT检查：胸部CT是目前最准确的无创性检查方法，用于疾病分期、疗效判断和监测术后复发。恶性胸膜间皮瘤的影像学表现多变且无特异性。大量胸腔积液常常是早期胸膜间皮瘤的唯一表现，CT可见胸膜上出现多发的分散的肿块。以后肿块变得清晰，并常与多发性包裹性积液混合存在。也可以开始表现为一个明显的胸膜肿物，最终广泛受累，最后形成厚厚的不规则胸膜外壳包围肺，胸膜腔消失。肿瘤局部扩散可以出现纵隔淋巴结肿大，肿瘤直接侵犯纵隔，心包受侵伴心包积液，侵及胸壁或穿透膈肌。

细胞学检查：由于大多数患者有胸腔积液，胸膜腔穿刺常是最初的诊断手段。只有30%～50%患者胸水细胞学检查可检出恶性细胞。

活组织检查：经皮穿刺胸膜活检有1/3的病例可以诊断出恶性，但此方法通常不能给病理学家提供足够大的标本进行免疫组化或电镜研究，而对于确诊有极其重要的意义。胸腔镜是最合适的诊断方法，因为至少80%的患者可以得到明确诊断，而且手术创伤较小。

6）治疗：同其他恶性肿瘤一样。恶性胸膜间皮瘤的治疗方法包括：手术、放疗、化疗、免疫治疗等综合治疗。但是，治疗方法的选择受一些不同于其他恶性肿瘤的因影响。如肿瘤的位置和范围以及患者的一般情况。

放疗：单纯放疗由于受诸多条件，如患者年龄偏大、纵隔内重要脏器不能耐受大剂量放射等的限制，因此放疗的应用受到限制，一般单侧胸廓的放疗剂量应控制在 4 500cGy 以下，以避免损伤心脏、食管、肺及脊髓。中等剂量的放疗有助于控制疼痛胸膜扩散，但其对恶性胸膜间皮瘤的疗效较差，不能令人满意。与化疗联合应用，疗效好。

化疗：可用于治疗恶性胸膜间皮瘤的化疗药物包括多柔比星、环磷酰胺、顺铂、卡铂、甲氨蝶呤、5－阿糖胞苷及5－氟尿嘧啶等。化疗的有效率约为 20%。不能证明联合化疗优于单药化疗。顺铂与多柔比星联合化疗的有效率为 13%。而顺铂与丝裂霉素联合化疗的有效率为 28%。现在一种新的抗肿瘤药培美曲塞（力比泰）联合顺铂化疗能有效提高患者的生存率。但是，化疗作为术后的辅助治疗，可望提高患者术 1 年及 2 年的生存率。

免疫治疗：已有临床及动物实验证实干扰素对恶性胸膜间皮瘤有一定的作用。如干扰素可直接抑制体外培养的胸膜间皮瘤细胞的增殖：干扰素 α1 与丝裂霉素 C 联合应用治疗裸鼠的间皮瘤细胞种植，有一定疗效。

手术指征：多数学者认为年龄在 60 岁以下，能耐受胸膜全肺切除的 Ⅰ 期患者是手术适应证。术前选择应注意：①CT 扫描和 MRI 检查显示单侧胸腔肿瘤能完全切除；②肺功能测定 FEV1 ＞1L/s；③患者无手术禁忌证和其他脏器疾病者。对于 Ⅱ 、Ⅲ 、Ⅳ 期患者，明确诊断后采用放射治疗和化疗，可缓解疼痛，延长寿命。

有关恶性胸膜间皮瘤的诊断、分期以及治疗还处于探索阶段，该病的自然病史不甚清楚，可能与早期诸多文章把转移性腺癌误认为间皮瘤有关，增加了对该病评价的困难性。依靠光学显微镜不能诊断该病，必须通过手术或胸腔镜获得大样本本，依据电子显微镜及免疫组化分析才能确诊。病史中，约一半的患者有石棉接触史，近 1/4 的病例影像学特征为一侧胸廓变小且伴有胸膜结节肿物，胸腔镜若发现肿物位胸膜基底部，可能有助于诊断。除手术外，控制局部复发及远处转移仍是探索治疗恶性胸膜间皮瘤的方向。

2. 常见胸壁肿瘤

（1）胸壁软组织肿瘤

1）脂肪瘤和脂肪肉瘤：脂肪瘤为胸壁常见的良性肿瘤，由成熟脂肪细胞组成，有完整的包膜，肿瘤内有纤维束间隔与皮肤、筋膜相粘连，好发于皮下，亦可见于肌间。脂肪肉瘤属恶性肿瘤，主要由不成熟脂肪母细胞构成。来自胸壁深层脂肪组织或乳腺，质稍硬，包膜不完整，多分叶结节状，周围呈浸润性生长。切面有时在脂肪组织中有黏液性变和出血。转移途径以血行为主，易转移至纵隔、肺和肝。手术切除是治疗脂肪瘤的主要方法。脂肪肉瘤对放疗、化疗不敏感。手术中应彻底切除，防止复发。

2）纤维瘤与纤维肉瘤：原发于胸壁深部筋膜，肌腱或骨膜比较少见，纤维瘤常有恶变可能。纤维瘤常发生于皮下浅表组织中，质地较硬，大小不等，多与肌长轴固定，在横轴方向可活动。纤维瘤生长缓慢，疼痛不明显。纤维肉瘤多发生于深部，生长快，有剧痛，瘤体表面皮肤发热，浅表静脉扩张。切面呈均匀粉红色，致密的鱼肉状。晚期可发生转移，转移途径经血行和淋巴途径，临床以血行为主，转移率可高达 25%。手术后局部复发率更为常见，可达 30% ~60%。故首次手术治疗的彻底性是治愈的关键，早期作根治性切除，部分患者可获治愈，对放疗及化疗均不敏感。

3）神经源性肿瘤与神经纤维肉瘤：多见于后纵隔，亦可发生在胸壁上，沿肋间神经及其分支分布。常见有神经纤维瘤，神经鞘细胞瘤及神经节细胞瘤三种。发生在胸壁的肿瘤多为孤立圆形或椭圆形，有包膜，以神经纤维瘤多见。一般症状不明显，瘤体增大压迫神经时可出现相应的症状。神经纤维肉瘤多发生在30岁以后，生长较快、受累的神经支配范围感觉障碍及疼痛，晚期亦可发生转移。对单个孤立的神经源性肿瘤，应手术切除；对神经纤维肉瘤应早期作根性切除。

（2）胸壁骨骼肿瘤

1）良性肿瘤

骨纤维结构发育不良及骨化性纤维瘤：骨纤维结构不良又称为骨纤维异常增殖症，是肋骨常见的良性肿瘤，占20%～35%，好发于中、青年，骨化性纤维瘤又称骨纤维瘤或纤维性骨瘤，亦属骨纤维性发育不良，是骨内纤维组织增生改变，两者在临床和X线片表现十分相似、不易鉴别。多认为是同一种疾病，也有人认为骨化性纤维瘤是骨纤维结构不良的亚类，在组织形态学上两者有一定区别。前者纤维性骨小梁一般不形成板状骨，小梁边缘无成排的骨母细胞，临床好发于肋骨；而后者的骨小梁周围则围着成排的骨母细胞，并有板状骨形成，临床好发于颅骨。临床症状一般不明显，主要表现为病变压迫肋间神经时可引起胸疼不适。诊断主要靠X线片和病理检查。X线片表现为肋骨病变处膨大，呈纺锤形或圆形，骨皮质薄，病变中心具有疏松的骨小梁结构，与恶性巨细胞瘤或肉瘤的鉴别有一定困难，需病理检查诊断。

手术切除病变的肋骨，可完全治愈；多发性的肋骨病变不宜全部切除，因本病的恶性变不常见，可选择切除疼痛明显的肋骨，可能会缓解疼痛。

骨软骨瘤：为常见肋骨良性肿瘤。常见于青少年，多发生在肋骨、肋软骨的交界处或胸骨软骨部，生长缓慢，有恶性变可能。起源于骨皮质、由松质骨、软骨帽及纤包膜组成，临床为无痛性肿块，表面光滑或呈结节状，质地坚硬，可向内或向外生长。X线常见顶部为圆形或菜花状，边界锐利，带有长蒂或宽阔基底的肿块阴影，且有不规则的钙化软骨帽，瘤体内有松质及软骨，有不规则密度减低区，无骨膜反应。

治疗：须作广泛切除，切除不彻底时易复发。

2）恶性肿瘤

软骨肉瘤：在胸壁恶性骨骼肿瘤中软骨肉瘤是常见的一种，占45%～60%。临床表现与软骨瘤相似。生长缓慢，多数人认为，开始即是恶性，但也有人认为是在良性软骨瘤的基础上恶变而成。软骨肉瘤常侵犯邻近组织，但极少向远处转移。

诊断：仍以X线片为主要手段。X线片和CT片的特征性改变是肋骨有破坏透亮的同时，半数以上伴有点状斑点状钙化灶，可有骨膜反应机化而致皮质增厚。

治疗：手术治疗是主要方法，手术切除不彻底易复发，故应彻底切除。术前设计好胸壁重建的材料。若术后复发可再次切除，也有可获得长期存活。

骨肉瘤：过去称为成骨肉瘤，不及软骨肉瘤常见，是一种比软骨肉瘤更为恶性的病变，约占胸壁恶性肿瘤的15%左右，好发年龄在11～30岁。多发于四肢长骨，亦发生在胸骨，瘤细胞可直接产生肿瘤性骨质，多数骨肉瘤穿透骨皮质，侵犯邻近软组织，早期即可发生血行转移，最常见转移到肺。

临床症状明显，主要为疼痛和肿胀，剧烈的疼痛有时难以忍受，夜间尤甚。如肿瘤侵袭脊椎或神经丛时，可有相应的脊髓受压及上肢神经痛症状。全身症状出现早，可消瘦、乏力、食欲减退、贫血、血沉快、白细胞增多及血清碱性磷酸酶增高等。可有“跳跃”病灶。局部有肿胀、皮肤发热、变红、压痛明显，瘤体软硬不定。

X线的影像改变，取决于骨肉瘤的组织类型是以何种成分为主，组织学上主要成分可以是纤维性、软骨性或骨性。可分三型：①溶骨型：以纤维性成分为主，表现骨小梁破坏消失，侵蚀穿破骨皮质，进入骨膜下继续生长，形成 Codman 三角，伴有软组阴影；②成骨型：以骨性成分为主，表现呈广泛致密阴影，无骨小梁结构，无明显边界，可侵入软组织，伴明显的骨膜反应，从骨膜到肿瘤表面，有呈放射状排列的新生状骨小梁；③混合型：介于两者之间，溶骨和成骨表现同时存在，骨膜反应明显。

治疗：应尽早手术治疗，作胸壁广泛切除，胸壁重建，对放疗和化疗不敏感，预后不佳。

（张喜峰）

第四节　气管肿瘤

气管原发性肿瘤与肺或喉部肿瘤相比，发病率要低很多。成人原发性气管肿瘤多为恶性，而儿童则多为良性。男女发病率基本一致，最多见于 30～50 岁。成人气管原发恶性肿瘤占上呼吸道肿瘤的 2%。

一、气管、隆突肿瘤的分类

气管原发肿瘤占所有恶性肿瘤的 0.1%～0.4%，每年每百万人口有 2.6 例该类患者，其中仅有 8% 发生在儿童。成人患者中 90% 原发肿瘤是恶性，儿童患者中，仅 10%～30% 为恶性。

（一）气管原发肿瘤

气管原发肿瘤可以来源于呼吸道上皮，唾液腺与气管的间质结构。病理分类见表 10-2。鳞状细胞癌与腺样囊性癌是气管原发肿瘤最常见的类型，它们的发病率相似，共占所有成人气管原发肿瘤的 2/3，余 1/3 为不同组织类型的良性、恶性肿瘤。鳞状细胞癌常发于 60～70 岁男性患者，与嗜烟习惯相关，可发生于气管的几乎所有部位，表现为肿物型或溃疡型，大约 1/3 患者在初诊时已有纵隔或肺转移灶。大约 40% 的患者常合并异时或同时发生的口咽、喉或肺的鳞癌。腺样囊性癌男女发病率相似，好发年龄为 40～50 岁，与吸烟无明显相关，倾向于沿着黏膜下与神经周围平面生长，只有 10% 的患者有区域淋巴结转移或远处转移。腺样囊性癌进展缓慢，甚至未行治疗的患者都能够存活数年。

（二）气管继发癌

继发癌也有可能累及气管。直接侵犯气管的肿瘤包括甲状腺癌、喉癌、肺癌与食管癌。纵隔肿瘤也可能直接侵犯气管，最常见的是淋巴瘤。气管转移瘤较少见，曾有乳腺癌、黑色素瘤与肉瘤转移至气管的报道。

二、气管肿瘤的病理类型

（一）良性气管肿瘤

气管壁的各种组织都可以发生良性肿瘤（表10－2）。儿童原发性气管肿瘤90%为良性。相反，成人原发性气管肿瘤只有不到10%为良性。

表10－2　气管良性肿瘤分类

纤维瘤（fibroma）
乳头状瘤（papilloma）
血管瘤（hemangioma）
多形性腺瘤（pleomorphic adenoma）
脂肪瘤（lipoma）
软骨瘤（chondroma）
平滑肌瘤（leiomyoma）
错构瘤（hamartoma）
神经纤维瘤（neurofibroma）
神经鞘瘤（nerve sheath tumor）
副神经节瘤（paraganglioma）
颗粒细胞瘤（granular cell tumor）
纤维组织细胞瘤（fibrous histocytoma）
球形动静脉瘤（glomus tumor）
成软骨细胞瘤（chondroblastoma）
成肌细胞瘤（myoblastoma）
黄瘤（xanthoma）
假性肉瘤（pseudosarcoma）
鳞状上皮乳头状瘤（squamous papilloma）

儿童最常见的气管肿瘤为乳头状瘤，通常为多发，可累及喉、气管和支气管。儿童（Juvenile）乳头状瘤病成年后几乎都可原因不明地自行消退。人们曾将病毒和内分泌失调作为病因考虑过，并有干扰素治疗可以缓解病情的报道。有症状的良性肿瘤主要依靠手术治疗，可以经内窥镜用各种方法切除。

另一种看似良性的上皮来源性肿瘤是神经内分泌类癌。

尽管类癌在这里被列入良性范围，但无疑是一种低度恶性肿瘤。有组织学证据表明它可以直接侵犯周围组织。

间质来源的肿瘤包括软骨瘤、周围神经鞘瘤、神经鞘瘤、纤维瘤以及脂肪瘤。其中软骨瘤最常见，多发于上部气管的环状软骨处。病理专家通过组织学检查来鉴别良性软骨瘤和低度恶性软骨肉瘤常很困难，或者根本不可能。少见的间质肿瘤包括平滑肌瘤、血管瘤和良性的上皮息肉。

（二）气管恶性肿瘤（表10－3）

我们再次强调成人原发性气管和隆突的肿瘤90%以上为恶性。最常见的是鳞状细胞癌和腺样囊性癌。1969—1990年之间有5篇重要文章报告了气管及隆突原发性肿瘤切除的经验。

总结这些报告，397 例手术切除的患者中有 153 例（38%）腺样囊性癌，88 例（22%）鳞状细胞癌。

1. 腺样囊性癌 1859 年 Billroth 首次描述了腺样囊性癌。人们长期以来将其称为“圆柱癌”，并视为一种缓慢生长的良性腺瘤。肿瘤外观上似乎是良性的，表面气管黏膜常常不受侵犯，而且进展异常缓慢。但很明显，组织学检查证实这种恶性肿瘤有局部侵犯的表现。实际上，肿瘤侵及范围几乎总要比手术时所见或触摸到的范围广。显微镜下可发现肉眼无法看到的沿气管壁纵向和横向的扩散，尤其是沿着黏膜下层和气管外表面的神经周围淋巴管。因此很明显，如果欲行根治性手术，术中冰冻病理检查切除标本的边缘是至关重要的。约 10% 患者有区域性淋巴结转移，血行转移多发生于肺，有时也可转移至脑和骨骼。即使未经治疗，肿瘤也呈缓慢或隐袭性进展。临床曾观察到根治性手术 25 年后局部复发病例，胸片首次证实有肺转移时，患者通常没有症状。甚至有些患者转移灶可长时间（许多年）保持不变。腺样囊性癌男女发病率一致，年龄跨度由十几岁到九十几岁。本病与吸烟无关。

表 10－3 气管原发肿瘤病理分类

上皮来源	唾液腺来源	间质来源
良性	良性	良性
乳头状瘤	多型性腺瘤	纤维瘤
乳头状瘤病	黏液腺瘤	纤维瘤病
恶性	肌上皮瘤	良性纤维组织细胞瘤
原位鳞状细胞癌	嗜酸细胞瘤	血管瘤
鳞状细胞癌	其他类型	神经节细胞瘤
腺癌	恶性	血管球肿瘤
大细胞未分化癌	黏液表皮样癌	平滑肌瘤
神经内分泌肿瘤	腺样囊性癌	粒细胞肿瘤
典型与非典型类癌	多形性腺癌	Schwann 细胞肿瘤
大细胞神经内分泌癌		软骨瘤
小细胞癌		软骨母细胞瘤
		恶性
		软组织肉瘤
		软骨肉瘤
		恶性淋巴瘤
		其他类型

2. 鳞状细胞癌 主要发生于男性（男：女 =3 ：1），与肺鳞状细胞癌的年龄分布相似。Grillo 和 Ma－thisen 报告的所有病例都与吸烟有关。这种肿瘤的大体表现与其他部位的支气管鳞癌相似，几乎都有溃疡，咯血是常见症状。不幸的是，局部淋巴结转移发生率很高，许多肿瘤被发现时局部侵犯严重，已经不能切除。血行转移方式与肺癌相似。

3. 气管类癌 类癌是气管常见的恶性肿瘤之一，可分为典型和非典型两种。前者类似良性肿瘤，外侵轻微；后者潜在恶性，常外侵穿透气管壁，并有淋巴结转移。因此，应当积极手术，并尽可能切除彻底，术后可不需其他辅助治疗。

4. 气管腺癌　不包括来自肺、支气管的腺癌向上蔓延累及气管者，气管腺癌约占原发性气管癌的10%。由于腺癌容易直接侵入纵隔、扩散至区域淋巴结，并血行转移至远处，预后相对较差。故应在条件许可的情况下，尽可能做根治性切除术。

5. 气管小细胞癌　发生于气管的小细胞癌较发生于肺者少见，其病程短、症状突出、预后差。如果病变局限于气管的一段，并且无全身远处转移，采用足够范围的切除，缓解气道梗阻后，辅以全身化疗及局部放疗，亦可取得较为满意的效果。

6. 其他原发性恶性肿瘤　极为少见，包括软骨肉瘤、平滑肌肉瘤、癌肉瘤及梭形细胞肉瘤。由气管及隆突上皮还可发生黏液表皮样癌和混合性腺鳞癌。单核细胞白血病和浆细胞瘤也有过报道。

三、气管肿瘤的临床表现

（一）原发性气管癌的症状与体征

气管肿瘤的临床表现可有上呼吸道梗阻造成的呼吸困难、喘息及喘鸣；黏膜刺激和溃疡引起的咳嗽、咯血；肿瘤直接侵袭邻近组织造成喉返神经麻痹，吞咽困难，另外，可有远处转移的表现。上呼吸道梗阻的典型症状为呼吸困难、喘鸣、喘息及咳嗽，这也是呼吸功能不全的常见症状。在做出正确诊断之前，许多患者被长期当做“哮喘”或“慢性支气管炎”进行治疗。

呼吸困难与气促是最常见的症状，当气管腔减少到正常横截面的1/3时，就会出现呼吸困难症状。由于大部分良性或低度恶性肿瘤的生长速度缓慢，可能导致呼吸道梗阻症状持续数月甚至数年，而不危及生命。Regnard 等报道，腺样囊性癌从出现症状到诊断的平均时间是12 个月，而其余气管肿瘤的平均时间是4 个月。主支气管的阻塞可能导致一侧或双侧反复发作的肺炎。

咳嗽也是气管肿瘤常见的症状，通常没有特异性，随着呼吸道狭窄的加重，喘鸣症状越来越明显，常被误诊为哮喘。大约20%的患者出现咯血，尤其在鳞状细胞癌患者中，而良性肿瘤少见。

声音嘶哑可能是由于喉返神经受侵而导致的声带麻痹，或气管上段肿瘤直接侵犯喉部。原发性气管肿瘤侵犯食管引起吞咽困难者少见，但颈部及胸上段食管癌侵犯气管的患者多见，常出现咳血丝痰、气促，严重者出现食管气管瘘。

胸部听诊深吸气时可闻及哮鸣音，而支气管哮喘恰恰是在呼气期，此为二者鉴别的要点之一。当气管阻塞严重时，呈端坐呼吸，靠近患者不用听诊器就可听到喘鸣。注意仔细检查颈部及锁骨上窝，有无肿大的淋巴结。

（二）继发气管肿瘤的临床表现

1. 喉癌侵犯气管　喉癌向下延伸可直接侵犯气管上段。因此，临床有时很难将二者严格区分开来。其多为鳞癌，突入管腔，引起呼吸困难。部分患者发生于喉癌术后，因此需行全身检查了解其他部位有无转移后，制订治疗方案。

2. 甲状腺癌侵犯气管　临床约21%的原发性甲状腺癌可直接侵犯气管，还有部分是由于甲状腺癌术后复发使气管受累。多侵犯气管前壁，尚未突入管腔者，患者仅有轻度压迫及咽喉部不适感。肿瘤一旦突入管腔，即出现刺激性咳嗽、气短、喘鸣等呼吸困难的症状。复发性甲状腺癌累及气管后，容易引起气管内出血发生窒息。

3. 食管癌侵及气管　颈段及胸上段食管癌常可直接或由于肿大淋巴结侵蚀气管、支气管膜部，不仅可引起咳嗽、呼吸困难，而且可造成食管－气管瘘。临床由食管癌直接穿入气管者较少，而因放疗引起食管－气管瘘者比较常见。一旦发生，食物、唾液以及胃内反流物会经瘘口大量进入气管和肺内，引起严重而难以控制的肺内感染或窒息。因此，对于胸中、上段及颈段中晚期食管癌，应行气管镜检查，了解气管是否受累。镜下可见：①黏膜完整，肿瘤外压。②肿瘤侵入管腔少许，黏膜破坏，表面糜烂，刺激性咳嗽有血痰。③肿瘤占据不到管腔1/3，呈菜花状。④肿瘤凸入超过管腔1/3，分泌物淤积。⑤形成食管－气管瘘者，可见两管腔相通的瘘口，并有口腔、胃内容物进入。

4. 支气管肺癌累及气管　支气管肺癌可沿支气管向上蔓延累及隆嵴及气管下段，或由于纵隔、隆嵴下肿大淋巴结直接侵蚀，使原发病变成为晚期。因为需要切除的范围较大，重建困难，致使许多患者失去手术机会。但近年由于麻醉和手术技巧的提高，对于尚未发生远处转移的病例，仍可选择性行肺、气管、隆嵴切除成形或重建术，术后辅以放、化疗，亦可取得较为满意的疗效。

四、气管肿瘤的诊断

原发性气管肿瘤的误诊率比较高，原因之一是气管肿瘤比较少见，多数医生很少或根本没有见过这种肿瘤。原因之二是因咳嗽、喘息或呼吸困难而行胸部X线片检查时，纵隔和气管外形可能没有明显异常。即使胸片有异常改变，通常也是易被忽略的细微变化。

1. 胸部X线摄影　常规胸片通常难以发现气管肿瘤。气管X线断层扫描能够显示气管肿瘤，较大的肿瘤能够被明确诊断（图10－1），但是不能够显示肿瘤是否存在腔外浸润或周围淋巴结情况，因此X线摄影难以为制定治疗计划与重建方案的设计提供足够的信息。

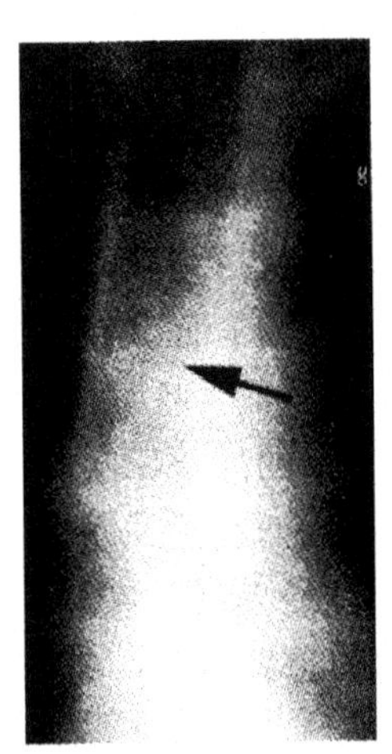

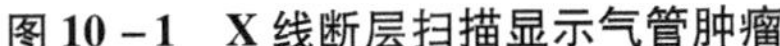

图10－1　X线断层扫描显示气管肿瘤

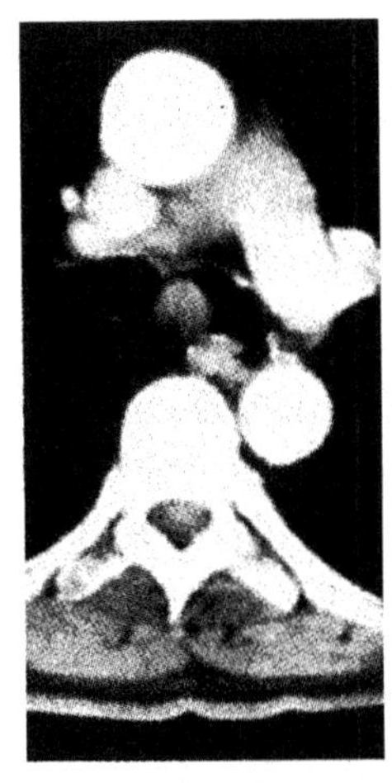

图10－2　CT扫描显示隆突肿瘤

CT被认为是诊断及评估肿瘤范围、肿瘤与邻近器官关系的标准检查方法（图10－3、图10－4）。采用薄层CT扫描，能良好地评估气管肿瘤累及气管的长度。CT扫描亦能显示气管肿瘤的大体病理学特征，良性肿瘤通常呈类圆形、边界平滑、清楚、直径小于2cm，一般位于气管腔内，钙化是良性肿瘤的特征之一，通常出现在错构瘤、软骨瘤中，亦可以见于软骨肉瘤；恶性肿瘤常沿气管壁上下生长数厘米，表面不规则，可能出现溃疡，肿瘤基底部常见气管壁受侵犯，甚至出现腔外生长，纵隔肿大的淋巴结提示局部肿瘤转移。随着影像学技术的进步，现在可以使用低照射量获得良好的图像质量，并使用三维重建技术绘制出气管腔内、腔外的图像，甚至可以重建气道及周围淋巴结图像以指导经气管细针穿刺活检（图10－4）。

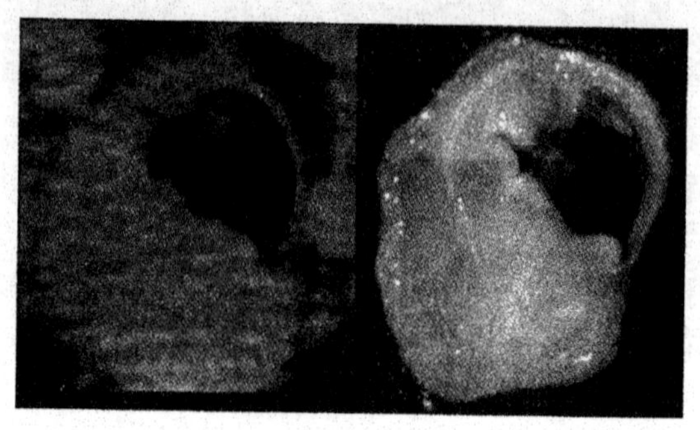

图10－3　CT扫描气管肿瘤图像（左）与大体病理情况（右）一致性良好

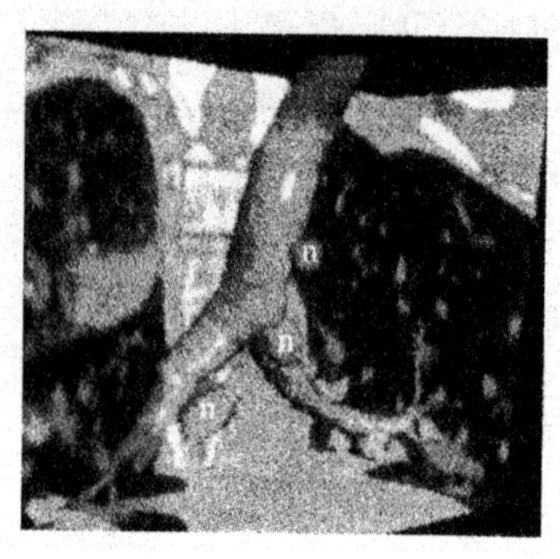

图10－4　CT三维重建气管及周围淋巴结（N：淋巴结）

MRI扫描评估气管肿瘤的优点在于：通过冠状面、矢状面及横截面的图像可以很好地显示气管肿瘤的情况，T_1加权图像能够很好地显示气管是否侵犯周围软组织尤其是显示与周围血管的关系。另外，在以下两种情况下应当考虑使用MRI扫描：①MRI扫描不存在放射损伤，评估儿童气管肿瘤时应首选MRI扫描。②对不适合使用碘增强剂的患者应选择MRI扫描。

2. 气管镜检查　气管镜检查是气管肿瘤的诊断及术前评估的必备手段。术前行气管镜检查将获得以下信息：①直视肿瘤的大体情况，有助于判定肿瘤性质（图10－5）。②气管镜检查对病灶的准确定位，对制定手术径路及切除范围至关重要。③可以直视喉部及环状软骨，准确评估声带功能，对需要行环状软骨部分切除或喉切除的上段气管肿瘤患者中特别重要。④能够评估气管腔大小，有助于气管手术前的气道管理及麻醉插管准备。⑤可以进行肿物的活检，明确病理诊断。

然而，施行气管镜检查存在诱发肿瘤出血的风险，可能导致患者窒息，所以行气管镜检查时，需要做好气管插管的准备。

上呼吸道严重阻塞或大咯血的患者，纤维支气管镜没有什么帮助。这种有生命危险的患者需用硬式支气管镜保持气道通畅。多数患者支气管镜可进至肿瘤远端以保证通气。通过内镜活检钳、电凝或激光去除肿物可扩大气管管腔。应尽量避免作气管切开，因其可使以后的切除手术变得更加复杂。

3. 气管超声内镜　气管超声内镜能显示气管的5层结构，从腔内向外，分别是黏膜层（高回声）、黏膜下层（低回声）、气管软骨的内侧（高回声）、气管软骨（低回声）、气管软骨的外侧（低回声）。在气管膜部，则显示3层结构，分别是黏膜层（高回声）、平滑肌（低回声）、外膜层（高回声）。

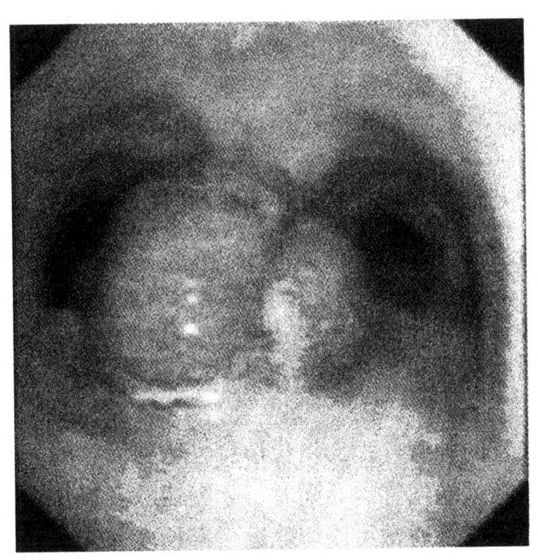

图 10-5 气管镜下直视隆突肿瘤

4. 肺功能检查 肺功能检查可使医生警觉到有气道阻塞的可能，并最终做出正确诊断。肺功能检查呈阻塞性通气障碍，同时对支气管扩张药物无反应，提示有上呼吸道固定性阻塞。呼吸流量图可清楚显示上呼吸道阻塞，并因肿瘤在纵隔里位置的高低不同，吸气与呼气相曲线平台的高低也不相同，多数病例呼吸流量图两条曲线均变平坦。

五、治疗

由于多数气管肿瘤是恶性的，通常出现症状并做出诊断时已是晚期，许多患者已没有完整切除的可能。

（一）气管切除及一期重建

除少数病例外，对于能够完整切除并一期重建气道的患者，手术是最好的选择。一般认为所有的恶性肿瘤都侵犯并穿透气管全层，因此对于可以手术的患者，内窥镜切除（包括激光切除）肯定是不完全的，而且切除范围不够。

多数局限于颈部和上纵隔气管的肿瘤，颈部领状切口可达到满意的显露，正中胸骨切开可以很好地暴露纵隔气管，后外侧开胸可为累及远端气管需要同时行隆突切除者提供更开阔的视野。许多气管肿瘤需扩大切除范围。除少数患者外，成人气管通常可以切除近一半长度并安全地一期吻合。这种扩大切除需要将整个气管的前方和侧方游离松解，许多病例尚需在气管上下端附加特殊的松解手术。

扩大性切除的困难在于如何决定切除范围。只有在气道已被切断，并对切除边缘进行冰冻病理检查后，才能判断是否已完整切除肿瘤。有时为了不使切除长度超过安全范围，不得不接受镜下残端阳性的结果。但是，只能在切断气道，切除肿瘤后，除了重建气道外没有其他选择的情况下才能做出这样的决定。残端阳性似乎并不影响愈合，并且仍可能有长期存活，特别是腺样囊性癌患者。

（二）气管切除与人工气管

Belsey 于 1950 年首次报道了 1 例用假体代替环形气管缺损，他把自体阔筋膜包在不锈钢弹簧上制成管状假体。此后10年中逐渐有利用多种材料的硬质管道行气道重建的零散报道，这些材料包括玻璃、不锈钢及钽，多数无孔硬质材料都曾使用过。多孔材料理论上的优点是宿主肉芽组织可以长进去，穿入到人工假体的内表面并作为上皮化的基础。Bucher在1951年首次报道了使用多孔不锈钢丝网假体的经验。1960年Usher报道了用“高强度”Marlex网多孔假体的实验研究结果，1963年Beau等把它应用于2例患者。

Pearson等1962年也开始用这种Marlex网假体进行实验室研究，继而报道了2例假体置换的初步临床经验。后来他们又报道了7例用圆柱形Marlex网代替较长的气管环形缺损。有3例术后气道功能良好，分别维持长达2、5、7.5年之久。但有4例死亡，均与假体置换有关，1例远端吻合口裂开，另外3例死于气管－无名动脉瘘引起的大出血。

（三）气管切除术并发症

轻度至中度气道阻塞可根据需要吸入氦氧混合（heliox）气体（80%氦气，20%氧气），消旋肾上腺素吸入，或者必要时静脉注射类固醇<500mg甲泼尼龙。一两次这种剂量的类固醇对气管愈合并无显著损害。应当预先估计到发生严重气道阻塞的可能性，最好使用纤维支气管镜进行检查并在术中完全控制气道的状态下行远端气管切开。

轻微的针孔漏气通常很快可以自行闭合。较大的漏气，如果术中已经注意到了，可用带血管的组织加强缝合到漏气部位。如果术后出现皮下气肿，可以部分敞开切口减压。气胸是术后可能出现的另一种并发症，术后早期应当拍胸片除外气胸。

如果手术时能遵循手术原则，因操作不当而造成喉返神经永久性损伤的机会并不大。但是，可以发生暂时性的发音改变，原因可能是由于牵拉或解剖造成喉返神经的可逆性损伤。

术后第一天患者可进流食，通常很快即可恢复正常饮食。但是喉松解术后，患者可出现明显的吞咽困难，而且会出现误吸。液体食物的吞咽失调和误吸较明显，而固体食物则较轻。多数患者的功能失调是一过性和暂时性的，略微延迟完全恢复的时间。长期影响生活质量的误吸更常见于老年患者，或者那些曾做过颈部手术或放射治疗而损害了喉的活动性的患者。

所有患者术后都应常规作支气管镜检查以观察吻合口的愈合情况。支气管镜检查多在术后一周左右，患者出院前进行，如果对吻合口愈合有疑问也可以提前。如果发现吻合口裂开超过气道周径的1/3，应置入Montgomery T形管。小的裂开通常可自行愈合而不发生狭窄，但需定期作支气管镜检查随访。出血是气管手术少见的并发症。

所有气管手术都是相对污染的，就这一点来说，气管手术感染的发生率并不高。术前一次性给予预防性抗生素，术后再给予1～2次抗菌素。如有残留感染，或有其他危险因素，如糖尿病患者或接受类固醇治疗者，可适当延长抗生素使用时间。如果患者确实发生了伤口感染或怀疑有深部感染，则应广泛敞开伤口以保证迅速引流。未经引流的脓肿可以腐蚀破坏气管吻合口而形成内引流。

再狭窄是一种晚期并发症，通常发生在术后4～6周。治疗方法包括扩张（必要时重复进行）以及有选择地再次切除。如果不可能再次切除，放置内支架可能是唯一的选择。使用可吸收缝线或不锈钢缝线后，吻合口肉芽已较少见。如果出现肉芽组织，可通过硬式支气管镜用活检钳咬除。肉芽组织也可用硝酸银棒烧灼，或小心地用激光切除。

另外一个晚期可能发生的并发症是吻合口与食管或无名动脉形成瘘。多数患者可避免发生这些并发症。在分离气管时，应尽量不过分游离无名动脉，造成动脉完全裸露。如果动脉距离已完成的吻合口过近，可用带蒂肌瓣或大网膜保护吻合口。同样，如果气管手术时包括食管的修补，应在气管吻合口或食管修补处用带有血管的组织（通常为肌束）加固于食管和气管之间。

（四）其他治疗方法

1. 放射治疗　一般认为放疗可作为手术后的辅助治疗，可作为肿瘤不能切除或因身体状况不适合手术患者减轻症状的姑息性治疗。对于鳞状细胞癌及腺样囊性癌瘤术后辅助放疗剂量一般为 60Gy，对于肉眼残留的肿瘤，放疗剂量应增加至 68 ~70Gy。

气管内的近距离放疗可能是治疗气管肿瘤的合适方法，已经有报道显示使用 60 ~68Gy 的外照射放疗后使用 8 ~15Gy 的近距离照射可以提高局部控制率。外照射放疗结束后行近距离照射的剂量与方法仍值得进一步研究。

2. 内镜下治疗　对于肿瘤不能切除或因身体状况不适合手术患者，可以使用内镜对气管腔内肿瘤进行姑息性切除。肿瘤的局部处理可以使用活检钳并吸引器处理，行电凝治疗、冷冻治疗、激光治疗、光动力学治疗或氩气凝固治疗。然而，使用此法难以达到根治，该类患者极少有长期生存的报道。

3. 气管支架置入术　在肿瘤不能切除或身体不适合手术的患者中，可以使用硅树脂或自膨支架对 80% ~90% 的患者进行姑息性治疗。支架有不同的形状与型号能够适应不同位置的肿瘤所导致的狭窄。

4. 化疗　基于铂类的化疗方案联合放疗对不可切除患者有一定疗效。但是这种治疗方法尚未见大宗病例的研究报道。

5. 气管移植　有许多学者进行动物试验，试图找出合适的替代物能够代替一段较长的气管，但单纯人工材料未见成功应用于临床的报道，失败原因主要是肉芽增生及移植物移位。

（五）继发性气管肿瘤的治疗

与原发性气管癌治疗原则不同的是：继发性气管癌必须根据气管外原发肿瘤控制的状况、有无其他部位转移以及气道梗阻的程度来制定治疗方案。治疗原则主要是在缓解呼吸困难的基础上，控制原发和继发病变。因此，选择姑息性治疗的机会远远大于原发性气管肿瘤。

对于喉癌侵犯气管者，应根据喉癌病变以及是否保留说话功能，确定手术切除范围。一般在喉切除的同时，选择气管节段切除，术后给予适当放、化疗，效果良好。切除范围较大时，需行永久性气管造口术。如局部有复发，必要时可再次手术切除。

甲状腺癌侵犯气管常引起高位气道梗阻，可先行低位气管切开，缓解症状，赢得时间，然后酌情行甲状腺癌根治、气管切除，术后进行放疗。部分患者可取得长期生存的效果。

食管癌侵及气管者，若病变均较局限、年纪较轻、全身情况可以耐受者，可同期将食管及气管病变一并切除，分别进行气管和消化道重建。如果已经形成食管 - 气管瘘者，必须隔离消化道与呼吸道。常用措施包括：停止经口进食及下咽唾液、抗感染，同时行胃造瘘或鼻饲支持营养；亦可试用食管或气管内置入带膜支架，再酌情放疗或化疗。

支气管肺癌累及气管者，应根据病变范围、组织学类型以及远处有无转移来确定。若能切除并重建者，可行肺、气管、隆突切除成形或重建术，术后辅以放、化疗。估计切除有困难者，术前可适当先行放疗或化疗，使病变范围缩小后再行手术。

（李　军）

肿瘤治疗
新技术及临床实践

（下）

张　勇等◎主编

吉林科学技术出版社

第十一章　腹部肿瘤

第十一章

腹部肿瘤

第一节 胃癌

一、概况

胃癌（gastric cancer，CC）是仍然是世界范围内的常见的恶性肿瘤。在世界许多国家发病率都很高，在日本，胃癌仍旧是男性最常见的肿瘤。全球每年新发胃癌病例为80余万例，占所有新发恶性肿瘤的9%，仅次于肺癌、乳腺癌、结直肠癌后，居第4位。每年全世界有60余万人因胃癌死亡，胃癌死亡率在全部恶性肿瘤中位居第二。胃癌是我国第三大常见肿瘤（在男性中排在肺癌和肝癌之后，女性中排在肺癌和乳腺癌之后）。中国每年都有较别的国家更多的新发胃癌病例，每年新发病例在40万，死亡病例在16万以上。虽然目前我国部分地区发病率有下降的趋势，但胃癌的死亡率仍然高居各种恶性肿瘤之首。

胃癌可以发生在任何年龄，好发年龄在50岁以上，胃癌的发病率随年龄的增加而上升，一般认为这反映了某些环境因素持续作用的结果。我国胃癌死亡率从20岁开始即有一定数量的胃癌病例死亡，随年龄增长，死亡率迅速上升，30岁后有成倍增长，70岁为胃癌死亡率的高峰，以后稍有下降趋势。胃癌的平均死亡年龄为61.62岁，死于35~64岁者占57.6%。国外报道，胃癌的发病年龄男性56岁，女性是54岁。我国胃癌的高发年龄较国外稍早，胃癌的检出率随年龄的增长而提高，原因可能和随着机体的衰老患者的免疫功能下降及抑制肿瘤形成的基因突然失活有关。有学者认为年轻患者疾病进程较老年患者为快，因为年轻患者未分化癌的比例高，肿瘤发生转移早，手术切除率低，预后较差。世界各地男性胃癌的发病率和死亡率均高于女性，男女胃癌发病率1.5 ：1。WHO公布的全世界胃癌的年死亡数：男性48.5万，女性28万，男性患者预后较差。我国亦不例外，我国胃癌男女发病率之比约为2 ：1，男性发病率较国外高。有文献报道青年胃癌女性发病率高于男性，诸多报道相吻合。青年女性多发胃癌的具体机制不详，性激素可能是其原因之一，许多研究结果表明，雌激素受体与女性胃癌的发病有关。

二、病因学

病因胃癌的确切病因不十分明确，但以下因素与发病有关：

1. 饮食因素　地域环境及饮食生活因素胃癌发病有明显的地域性差别，在我国的西北与东部沿海地区胃癌发病率比南方地区明显为高。长期食用熏烤、盐腌食品的人群中胃远端癌发病率高，与食品中亚硝酸盘、真菌毒素、多环芳烃化合物等致癌物或前致癌物含量高有关；食物中缺乏新鲜蔬菜与水果与发病也有一定关系。吸烟者的胃癌发病危险较不吸烟者高50%。

2. 幽门螺杆菌（HP）感染　HP感染也是引发胃癌的主要因素之一。我国胃癌高发区成人HP感染率在60%以上，比低发区13%～30%的HP感染率明显要高。幽门螺杆菌能促使硝酸盐转化成亚硝酸盐及亚硝胺而致癌，HP感染引起胃黏膜慢性炎症加上环境致病因素加速黏膜上皮细胞的过度增殖，导致畸变致癌；幽门螺杆菌的毒性产物CagA、VacA可能具有促癌作用，胃癌患者中抗CagA抗体检出率较一般人群明显为高。控制HP感染在胃癌防治中的作用已受到高度重视。

3. 癌前病变　癌前病变是指一些使胃癌发病危险性增高的良性胃疾病和病理改变。易发生胃癌的胃疾病包括胃息肉、慢性萎缩性胃炎及胃部分切除后的残胃，这些病变都可能伴有不同程度的慢性炎症过程、胃黏膜肠上皮化生或非典型增生，时间长久有可能转变为癌。胃息肉可分为炎性息肉、增生性息肉和腺瘤，前两者恶变可能性很小，胃腺瘤的癌变率在10%～20%，直径超过2cm时癌变机会加大。癌前病变系指容易发生癌变的胃黏膜病理组织学改变，本身尚不具备恶性特征，是从良性上皮组织转变成癌过程中的交界性病理变化。胃黏膜上皮的异型增生属于癌前病变，根据细胞的异型程度，可分为轻、中、重三度，重度异型增生与分化较好的早期胃癌有时很难区分。

4. 遗传和基因　遗传与分子生物学研究表明，胃癌患者有血缘关系的亲属其胃癌发病率较对照组高4倍。许多证据表明胃癌的发生与抑癌基因p53，APC，DCC杂合性丢失和突变有关。1%～3%的胃癌和遗传性胃癌易感综合征有关。据估计25%的常染色体显性遗传型弥漫型易感家族征存在上皮钙黏素突变，这一类胃癌称为遗传型弥漫型胃癌。

三、预防

由于胃癌的病因复杂，患者的体质因素不同，故在胃癌发生的预防和干预上，要提倡“三级”预防。

1. 一级预防　基于对胃癌病因学和流行病学调查因素的研究考虑，首先要加强对群众的有关预防胃癌的科普宣传教育，纠正不良的生活习惯，尤其是不良的饮食习惯，应避免进食粗糙食物，不吃烫食，不过快进食，不吃过咸食物，避免对上消化黏膜的机械损伤；少吃或不吃盐腌食物，不吃霉变食物，少吃烟熏、油炸和烘烤食物，减少致癌物的摄入。一级预防的内容是易看易懂，而不易真正做到，但这些内容对胃癌的预防是至关重要的。

2. 二级预防　即提倡“三早”，早期发现、早期诊断、早期治疗。对胃癌高危人群的监控，如慢性萎缩性胃炎、肠上皮化生、胃溃疡、胃息肉、术后残胃、恶性贫血和HP阳性所致的各种胃病等患者，尤其是有胃癌家族史、40岁以上胃病久治不愈患者，应定期复查，对这些癌前病变者应通过X线、纤维胃镜黏膜活检进行监测，一经确诊，尽早争取综合治疗。

3. 三级预防　即要对中晚期胃癌患者加强综合治疗，提高生存率，对晚期病例要减轻患者的痛苦，提高生活质量。

四、病理学

1. 胃癌发生的部位　胃癌可见于胃的任何部位，胃癌好发部位以胃窦部为主，占一半，其次是胃底贲门部约占1/3，胃大弯和前壁较少。胃癌的大体分型，随病期而不同，将早期胃癌和进展期胃癌分开。

2. 胃癌的大体分型

（1）早期胃癌：即胃癌仅限于黏膜或黏膜下层者，不论病灶大小或有无淋巴结转移，均为早期胃癌。日本内镜学会1962年提出此定义，沿用至今。癌灶直径在10mm以下称小胃癌，5mm以下为微小胃癌；癌灶更小仅在胃镜黏膜活检时诊断为癌，但切除后的胃标本虽经全黏膜取材未见癌组织，称“一点癌”。早期胃癌根据病灶形态可分三型：Ⅰ型为隆起型，癌灶突向胃腔；Ⅱ型为浅表型，癌灶比较平坦没有明显的隆起与凹陷；凹陷型为较深的溃疡。Ⅱ型还可以分为三个亚型，即Ⅱa浅表隆起型、Ⅱb浅表平坦型和Ⅱc浅表凹陷型。早期胃癌大多发生在胃的中下部，贲门部少见；总体上，高分化腺癌占70%，低分化腺癌占30%。早期胃癌的预后与浸润深度有关，黏膜内癌罕见胃周淋巴结转移，5年生存率接近100%；癌灶侵及黏膜下时发生淋巴结转移的占15%～20%，平均5年生存率为82%～95%。

（2）进展期胃癌：癌组织超出黏膜下层侵入胃壁肌层为中期胃癌；病变达浆膜下层或是超出浆膜向外浸润至邻近脏器或有转移为晚期胃癌。中、晚期胃癌统称进展期胃癌。按国际上采用Borrmann分型法分四型：Ⅰ型（结节型）：为边界清楚突入胃腔的块状癌灶；Ⅱ型（溃疡局限型）：为边界清楚并略隆起的溃疡状癌灶；Ⅲ型（溃疡浸润型）：为边界模糊不清的浸润性溃疡状癌灶；Ⅳ型（弥漫浸润型）：癌肿沿胃壁各层全周性浸润生长导致边界不清。若全胃受累胃腔缩窄、胃壁僵硬如革囊状，称皮革胃，几乎都是低分化腺癌或印戒细胞癌引起，恶性度极高。

3. 胃癌的几种组织学分型　Lanren分类（1965）：①肠型胃癌，分化好、局限性生长，在地域流行的胃癌患者中多见，癌基因累积模式可以解释发病原因；②弥漫型，分化差、细胞间缺乏黏附、呈浸润生长，黏液细胞起源，发病年龄较低；③其他型。JRSGC分类（1981）：①乳头状型；②管状型；③低分化型；④黏液型；⑤印戒细胞型。

WHO分类（2000）：①腺癌，包括肠型和弥散型；②乳头状腺癌；③管状腺癌；④低分化腺癌；⑤黏液腺癌；⑥印戒细胞癌。特殊型癌主要有：腺鳞癌、鳞状细胞癌、小细胞癌、未分化癌等。

4. 特殊胃癌的病理概念

（1）早期胃癌：胃癌的原发灶局限于黏膜内及黏膜下层者。①微小胃癌：肿瘤直径小于5mm的胃癌；②小胃癌：肿瘤直径小于5.1～10mm的胃癌；③一点癌：属微小胃癌范围之内，即胃黏膜活检诊断为癌，但在手术切除标本时，虽经全面仔细的病理检查也找不到癌组织时称之为“一点癌”；④残胃早期癌：发生于残胃的早期胃癌；⑤多发早期胃癌：同一胃内同一时间（6个月），发生两个以上的早期癌灶。

（2）进展期胃癌：是指肿瘤浸润胃壁肌层及以下，占胃癌的绝大多数。

（3）晚期胃癌：是指胃癌已有广泛的浸润和转移，无法进行根治性治疗者。

5. 胃癌的扩散与转移

（1）直接浸润：贲门胃底癌易侵及食管下端，胃窦癌可向十二指肠浸润。分化差浸润性生长的胃癌突破浆膜后，易扩散至网膜、结肠、肝、脾、胰腺等邻近器官。当胃癌组织侵及黏膜下层后，可沿组织间隙与淋巴网蔓延，扩展距离可达癌灶外6cm，向十二指肠浸润常在幽门下3cm以内。

（2）血行转移：发生在晚期，癌细胞进入门静脉或体循环向身体其他部位播散，形成转移灶。常见转移的器官有肝、肺、胰、骨骼等处，以肝转移为多。

（3）腹膜种植转移：当胃癌组织浸润至浆膜外后，肿瘤细胞脱落并种植在腹膜和脏器浆膜上，形成转移结节。直肠前凹的转移癌，直肠指检可以发现。女性患者胃癌可形成卵巢转移性肿瘤，称Krukenberg瘤。癌细胞腹膜广泛播散时，可出现大量癌性腹水。

（4）淋巴转移：胃癌的主要转移途径，进展期胃癌的淋巴转移率高达70%左右，早期胃癌也可有淋巴转移。胃癌的淋巴结转移率和癌灶的浸润深度呈正相关。引流胃的区域淋巴结有16组（也有增加为21组），依据它们距胃的距离，可分为3站。第一站为胃旁淋巴结，按照贲门右、贲门左、胃小弯、胃大弯、幽门上、幽门下淋巴结的顺序编为1～6组。7～16组淋巴结原则上按照动脉分支排序分别为胃左动脉旁、肝总动脉旁、腹腔动脉旁、脾门、脾动脉旁、肝十二指肠韧带内、胰后、肠系膜上动脉旁、结肠中动脉旁、腹主动脉旁。胃癌的淋巴结转移通常是循序逐步渐进，但也可发生跳跃式淋巴转移，即第一站无转移而第二站有转移。终末期胃癌可经胸导管向左锁骨上淋巴结转移，或经肝圆韧带转移至脐部。

6. 分期　胃癌的TNM分期经多年来不断修改，日趋合理。临床病理分期国际抗癌联盟（UICC）1987年公布的胃癌TNM分期法，分期的病理依据主要是肿瘤浸润深度、淋巴结以及远处转移情况。

T代表原发肿瘤浸润胃壁的深度。T_1：肿瘤侵及黏膜或黏膜下层。T_2：肿瘤浸润至肌层或浆膜下。T_3：肿瘤穿透浆膜层。T_4：肿瘤直接侵及邻近结构或器官，如侵及食管、胰腺等。

N表示局部淋巴结的转移情况。

M则代表肿瘤远处转移的情况。MO：无远处转移；M1：有远处转移。

胃癌分期的两个主要系统是由美国癌症联合会（AJCC）和国际抗癌联盟（UICC）联合制定，西方国家多采用这种分期方式，即AJCC/UICC分期方法。日本胃癌协会（JGCA）的胃癌日本分期法最为精细，该方法根据肿瘤侵犯的精确解剖学范围尤其是淋巴结分站。这两个分期系统有相情况而制定。两种方法相似之处，都依赖于原发肿瘤的范围、淋巴结受累的范围，以及是否存在远处转移。但是，这两个系统存在一些根本的不同，最明显的区别在于对区域淋巴结扩散的分级。AJCC/UICC分期系统以转移淋巴结的数目为基础，而日本分期法强调受累淋巴结的解剖位置。

AJCC/UICC系统是一种纯临床的分期，疾病的分期应该在治疗之前确定出来。但是，对于胃癌来说，手术发现对其分期必不可少，因为只有在手术之后才可以确定出主要的预后因素。美国癌症分期和结局报告联合委员会（AJCC）发表了一个以TNM为基础，包含临床、手术及组织学信息的分期系统，它使用胃壁的浸润度（T）、原发病灶附近转移的胃周围淋巴结（N）和是否存在远处转移（M），包括胃周围以外的淋巴结，作为分期的标准。TNM分期法的第5版中（1997年）对之前的版本进行了多处修改。最大的变化是，与以前使用受累淋巴结的解剖位置进行N期的分期不同，在最新的方法中，N期由最少15个淋巴结中转移呈阳性的淋巴结的数目决定（Nl为1～6个，N2为7～15个，N3为>15个）。

日本分期法：1962年日本胃癌研究协会发表了胃癌研究规范的第1版。分期由浆膜层浸润的范围（S期），依赖于原发灶位置的受累淋巴结的部位（N期），以及远处转移的范围和位置（M、H、P期分别对应远处转移、肝和腹膜疾病）。在其第12版中，总体规范将S期改为T期系统，相当于UICC系统的T期。JGCA分期法将所有的区域淋巴结站编上序号，根据原发肿瘤的位置分成3层。如此细致的进行淋巴结分级是为了指导手术决定淋巴结清扫的范围和部位，以便根据原发胃癌的位置和浸润的深度将任何有可能受累的淋巴结切除。

尽管在日本和西方的分期系统之间有多次比较，但这些系统有不同的作用，也不是为了起相同的作用而制定的。在JGCA分期法中分期系统非常详细，并以解剖为基础，它和手术治疗的指导密不可分，而这正是其根本目标。TNM系统则主要用于预后的指导，它不包括治疗指导，最近被改为以数目为基础的N分期，准确地反映了转移负担以及预后情况。它为组群之间结局的对比提供了简单而可靠的方法。如果获取的淋巴结很少，以数目为基础的淋巴结系统就丧失了对比的价值，还会导致分期移动，在TNM和日本系统分期的患者之间进行比较就会变得不充分，因为日本D2切除和样本制备的方法可以保证得到较多的淋巴结。由于这两个系统在原则上的不同，了解每个系统的作用对进行胃癌治疗的临床医生非常重要。使用日本系统的外科医生可以用日本和TNM系统发表自己的结果，这样有助于结局的对比。但是，两个系统不是可以相互转换的，因此应注意不可以混淆两个系统及其术语。

美国癌症联合会（AJCC）胃癌TNM分期（2010年第七版）

T：原发肿瘤。

Tx：原发肿瘤无法评估（包括资料不全、没有记录等）。

T_0：无原发肿瘤的证据。

Tis：原位癌，上皮内癌未浸润固有膜。

T_1：肿瘤浸润至固有膜或黏膜下层。

T_2：肿瘤浸润至肌层或浆膜下层。

T_{2a}：肿瘤侵及肌层。

T_{2b}：肿瘤侵及浆膜下层。

T_3：肿瘤穿透浆膜层，未侵及邻近结构，当肿瘤可能已经穿透肌层，并有胃结肠韧带、肝胃韧带或大小网膜侵犯，但没有穿透这些组织的脏腹膜时，仍分在T_2中，如肿瘤穿透这些脏器覆盖的脏腹膜，则为T_3。

T_4：肿瘤直接侵及邻近结构。胃的邻近结构包括：脾、横结肠、肝、膈肌、胰腺、腹壁、肾上腺、肾、小肠和后腹膜。肿瘤由胃壁延伸到十二指肠或食管，由包括胃在内的浸润最严重处的深度决定T。

N：局部区域淋巴结。

Nx：区域淋巴结无法评估。

N0：无区域淋巴结转移；不论切除及检查的淋巴结总数，若所有的淋巴结都没有转移，定位PN0。

N1：有1~2个淋巴结转移。

N2：有3~6个淋巴结转移。

N3：7个或7个以上淋巴结转移。

N3a：7~15个淋巴结转移。

N3b：16个或16个以上区域淋巴结转移。

M：远处转移。

Mx：无法评估远处转移。

M0：未发现远处转移。

M1：有远处转移（包括肝十二指肠韧带、胰腺后、肠系膜根部及腹主动脉旁的淋巴结受累）。

胃癌 TNM 分期见（表 11－1）。

表 11－1　胃癌 TNM 分期

0 期	Tis	N0	M0
ⅠA 期	T1	N0	M0
ⅠB 期	T2	N0	M0
	T1	N1	M0
ⅡA 期	T3	N0	M0
	T2	N1	M0
	T1	N2	M0
ⅡB 期	T4a	N0	M0
	T3	N1	M0
	T2	N2	M0
	T1	N3	M0
	T3	N2	M0
	T2	N3	M0
ⅢB 期	T4b	N0	M0
	T4b	N1	M0
	T4A	N2	M0
	T3	N3	M0
ⅢC 期	T4b	N2	M0
	T4b	N3	M0
	T4A	N3	M0
Ⅳ期	任何 T	任何 N	M1

日本癌症学会（JGCA）分期

原发肿瘤（T）

Tx：癌浸润深度不明者。

T_1：癌局限于黏膜（M）或黏膜下层（SM）。

T_2：癌浸润越固有肌层（MP）或浆膜下层（SS）。

T_3：癌浸润越过固有肌层，但局限于浆膜下组织（SS）。

T_4：癌浸润达浆膜面或露出，或波及其他脏器。

区域淋巴结（N）

Nx：区域淋巴结转移无法评估。

N0：区域淋巴结无转移。

N1：第一站淋巴结有转移，第二、三站淋巴结无转移。

N2：第二站淋巴结有转移，第三站淋巴结无转移。

N3：第三站淋巴结有转移。

肝转移（H）

H0：无肝转移。

H1：有肝转移。

Hx：不清楚。

腹膜转移（P）

P0：无腹膜转移。

P1：有腹膜转移。

Px：不清楚。

腹腔细胞学（CY）

CY0：腹腔细胞学良性或无法确定。

CY1：腹腔细胞学见癌细胞。

CYx：未做。

其他远处转移（M）

M0：腹膜、肝、腹腔细胞学无远处转移。

M1：腹膜、肝、腹腔细胞学无远处转移。

Mx：不清楚。

日本癌症学会（JGCA）分期（表 11－2）。

表 11－2　日本癌症学会（JGCA）分期

	N0	N1	N2	N3
T1	ⅠA	ⅡA	Ⅱ	ⅢA
T2	ⅠB	Ⅱ	ⅢA	
T3	Ⅱ	ⅢA	ⅢB	
T4	ⅢA	ⅢA		
H1、P1、CY1、M1				

组织学分级（G）

Gx：分级无法评估。

G1：高分化。

G2：中分化。

G3：低分化。

G4：未分化。

五、诊断与鉴别诊断

1. 症状和体征

（1）症状：早期胃癌多数患者无明显症状，少数人有恶心、呕吐或是类似溃疡病的上消化道症状，无特异性。因此，早期胃癌诊断率低。疼痛与体重减轻是进展期胃癌最常见的临床症状。患者常有较为明确的上消化道症状，如上腹不适、进食后饱胀，随着病情进展上腹疼痛加重，食欲下降、乏力、消瘦，部分患者有恶心、呕吐。另外，根据肿瘤的部位不同，也有其特殊表现。贲门胃底癌可有胸骨后疼痛和进行性吞咽困难；幽门附近的胃癌有幽门梗阻表现：30% 的患者因肿瘤破坏血管后可有呕血、黑便等消化道出血症状。腹部持续疼痛常提示肿瘤扩展超出胃壁。大约 10% 的患者有胃癌扩散的症状和体征，如锁骨上淋巴结肿大、腹水、黄疸、腹部包块、直肠前凹及肿块等。晚期胃癌患者常可出现贫血、消瘦、营养不良甚至恶病质等表现。

（2）体征：早期胃癌腹部检查无阳性体征，故查体对早期诊断没有帮助。

腹部肿块：很多晚期胃癌患者可于上腹部触及肿块，质坚硬，结节状，随呼吸上下移动。可有上腹压痛、饱满或胃区包块，质硬，较固定，表面不平呈结节状。

（3）转移灶：可直接蔓延至邻近的胰腺、肝脏、横结肠；也可经淋巴转移至胃周围淋巴结及远处淋巴结；还可以通过血液循环转移至肝、肺、脑、骨骼、皮肤、卵巢等处，这时可分别在腹部扪及固定不移的肿块；在左锁骨上窝和腋下扪及肿大的淋巴结；或出现腹水、黄疸、肝大、直肠陷凹内肿物。女性患者转移至卵巢，是为 Krukenberg 瘤。

（4）腹水和胸水：腹膜种植可产生腹水，多为血性。晚期胃癌因腹膜和肝脏转移或门静脉被癌肿阻塞而引起腹水。若有胃癌细胞在胸腔内种植转移，可引起胸水。腹水和胸水多为血性，有时可从中找到癌细胞。

（5）梗阻、黄疸：由于胃窦幽门部肿瘤可以使胃腔缩小幽门梗阻，幽门部癌出现梗阻时可见扩张的胃型，有震水音，上腹隆起饱满。胃癌腹腔播散可以形成肠道粘连，形成消化道梗阻；肿瘤侵至胰腺，特别是胰头侵犯及肝十二指肠韧带、胰十二指肠后淋巴结转移压迫胆总管，出现梗阻性黄疸。肝门部的淋巴结肿大和肝转移也可以造成黄疸。

（6）贫血、消瘦、恶病质均为晚期肿瘤的表现。

（7）伴癌综合征（paraneoplasticsyndrome）：是指恶性肿瘤除转移外所产生的一些外周表现。胃癌也常有各种伴癌综合征，据报道，伴癌综合征的发生率占住院各种恶性肿瘤的 20%，有时，在胃癌确诊之前已有一些外周表现，其程度甚至较胃癌病灶所致的更为严重。胃癌的伴癌综合征主要表现于下列五方面：

（1）内分泌与代谢：可出现女性型乳房等。

（2）血液及血管：胃癌除造成贫血外，尚可伴发获得性溶血性贫血、类白血病反应等。

（3）肾脏：可伴发膜性肾小球肾炎，而膜性肾小球肾炎都是以肾病综合征为主要表现，在肿瘤切除后可以完全消失。

（4）皮肤：恶性黑棘皮病（acanthosisnigricansmaligna，ANM）大多数伴有内脏恶性肿瘤，常见于腺癌。两者可以几乎同时或先后出现，ANM 甚至可先于癌肿出现达。

（5）神经：胃癌伴癌综合征最常见的神经系统症状是混合性感觉运动周围神经病。

2. 检查方法　通过 X 线钡餐检查和纤维胃镜加活组织检查，诊断胃癌已不再困难。由于早期胃癌无特异性症状，患者的就诊率低，加上缺乏有效便利的普查筛选手段，目前国内早期胃癌占胃癌住院患者的比例还不到 10%。为提高早期胃癌诊断率，对有胃癌家族史或原有胃病史的人群定期检查，如胃酸减少或胃酸缺乏、萎缩性胃炎、胃溃疡、胃息肉等应做定期系统随诊检查，早期积极治疗。对 40 岁以上有上消化道症状而无胆道疾病者；原因不明的消化道慢性失血者；短期内体重明显减轻，食欲不振者应作胃的相关检查，以防漏诊胃癌。目前临床上用于诊断胃癌的检查主要有以下四种。X线胃肠造影技术、纤维胃镜和胃液细胞学检查是三项关键手段。

(1) X线钡餐检查数字化X线胃肠造影技术的应用，使得影像分辨率和清晰度大为提高，目前仍为诊断胃癌的常用方法。常采用气钡双重造影，通过黏膜相和充盈相的观察作出诊断。早期胃癌的主要改变为黏膜相异常，进展期胃癌的形态与胃癌大体分型基本一致。

(2) 纤维胃镜检查直接观察胃黏膜病变的部位和范围，并可获取病变组织作病理学检查，是诊断胃癌的最有效方法，为提高诊断率，对可疑病变组织活检不应少于4处。内镜下刚果红、亚甲蓝活体染色技术，可显著提高小胃癌和微小胃癌的检出率。采用带超声探头的纤维胃镜，对病变区域进行超声探测成像，有助于了解肿瘤浸润深度以及周围脏器和淋巴结有无侵犯和转移。

(3) 胃脱落细胞检查，应用单抗对癌性胸水、腹水进行免疫荧光或免疫酶标细胞学检查，可以大大提高癌细胞检出率，达89.4%。目前临床取材方法有以下几种：①一般冲洗：检查前1天晚饭进流汁食，当天早晨禁食，下胃管抽空胃液，再用生理盐水反复冲洗，并让患者更换体位，最后收集冲洗液。将冲洗液离心后，取沉淀物涂片、染色、镜检；②直视下冲洗法：用纤维胃镜在直视下对可疑病变进行冲洗，再用导管吸出冲洗液进行检查；③刷拭法：在纤维胃镜直视下，对可疑病变用尼龙细胞刷来回摩擦后取出涂片镜检。在刷片细胞学标本中，正常胃表面上皮细胞成丛状排列，细胞丛规则，伴有蜂窝状表现，单个细胞核呈圆形，染色质分布均匀。癌细胞通常单个或不规则小团块分布，细胞大、核扭曲深染，含有多个或巨大核仁；④印片法：纤维胃镜直视下活检，取出胃黏膜组织在玻片上涂片镜检。胃脱落细胞学检查是诊断胃癌的一种比较好的方法，操作简单，阳性率高、痛苦少。患者易于接受。但它不能确定病变的部位，所以应与X线，胃镜等检查相结合应用。

(4) 腹部超声在胃癌诊断中，腹部超声主要用于观察胃的邻近脏器（特别是肝、胰）受浸润及淋巴结转移的情况。

(5) 腹部CT检查，早期胃癌常规CT难以显示，主要依靠气钡双重对比造影及纤维内镜，CT可显示胃壁的多层结构和黏膜层破坏，进展期胃癌表现为：①胃壁增厚，但胃壁增厚并非胃癌特有表现，需与胃淋巴瘤，慢性肥厚性胃炎等作鉴别诊断；②胃腔内肿块，其形态不规则，表面不光滑，可伴有深浅不一的溃疡；③肿瘤向外浸润时表现为胃周围脂肪层变薄，并累及肝、胰腺等邻近器官；④胃大弯、小弯、腹主动脉旁等区域淋巴结肿大。螺旋CT与正电子发射成像检查多排螺旋CT扫描结合三维立体重建和模拟内腔镜技术，是一种新型无创检查手段，有助于胃癌的诊断和术前临床分期。利用胃癌组织对于氟-2-脱氧-D-葡萄糖（FDG）的亲和性，采用正电子发射成像技术（PET）可以判断淋巴结与远处转移病灶情况，准确性较高。

3. 诊断与鉴别诊断　胃癌早期多无症状或症状隐匿不易察觉，随着病情进展，胃功能及全身状况发生改变才出现较明显的症状，但常与胃炎、胃溃疡及其他胃肠疾病症状相似，容易混淆，现将胃癌与其他胃部疾病相鉴别：

(1) 胃溃疡：常容易和胃溃疡或慢性胃炎相混淆，应加以鉴别。特别是青年人易被漏诊误诊。一般通过X线钡餐可区分。进一步做胃镜活检可明确诊断。浅表性胃炎：胃部疼痛，常伴有食欲不振、胀满、恶心呕吐与发病情绪、饮食、劳累及受寒等因素有关，反复发作。不伴极度消瘦、神疲乏力等恶病质征象。胃镜或钡餐检查很容易与胃癌相区分（表11-3）。

表 11-3 胃癌与胃溃疡的鉴别

	胃癌	胃溃疡
病史和症状	癌变者病程短，病情进展快，呈进行性加重，疼痛无规律，持续性加重，进食常使疼痛明显，制酸剂不能缓解，或有食欲减退伴呕吐	病程缓慢，反复发作，多有典型的节律性上腹痛，制酸剂可使疼痛缓解，一般无食欲减退
体征	短时间内出现消瘦，体重减轻，贫血，恶病质，在上腹部可触及实性坚硬包块，或触及左锁骨上淋巴结或直肠前凹肿块	如无出血，幽门梗阻等并发症，全身情况改变不大
化验检查	胃液分析胃酸缺乏或低胃酸。胃液脱落细胞学检查发现癌细胞。大便隐血常持续阳性	胃酸正常或偏低，查不到癌细胞，出血时隐血阳性，治疗后转阴
X线钡餐检查	溃疡龛影可在胃轮廓之内，直径常大于2.5cm，溃疡口不规则，四周黏膜皱襞粗乱或消失，突触胃腔内肿块可呈充盈缺损。胃壁僵硬，蠕动中断或消失	胃溃疡较小，一般小于2.5cm，龛影突出于腔外，溃疡口光滑，无指压迹征及环堤征象，黏膜皱襞向溃疡集中，胃壁柔软，蠕动正常
纤维胃镜检查	溃疡不规则，边界不明显，边缘呈隆起状，可伴出血、糜烂。溃疡底部不平，组织极脆易出血，出血为自边缘；周围黏膜多件广泛糜烂，颜色苍白或淡红，皱襞中断	良性胃溃疡呈圆形或椭圆形，边界锐利、光滑，基底平摊，出血多来自底部，周围黏膜水肿、充血，愈合者可见红晕。皱襞向溃疡集中

(2) 功能性消化不良：饭后上腹饱满、暖气、反酸、恶心、食欲不振，症状为主症，当借助上消化道X线检查、纤维胃镜等检查可以明确诊断。

(3) 胃息肉：又称胃腺瘤，常来源于胃黏膜上皮的良性肿瘤。以中老年为多见，较小的腺瘤可无任何症状，较大者可见上腹部饱胀不适，或隐痛、恶心、呕吐，有时可见黑粪。胃腺瘤需与隆起型早期胃癌相鉴别。需进一步经胃镜活检予以确诊。

(4) 胃平滑肌瘤及肉瘤：胃平滑肌瘤多发于中年以上患者，临床无特征性症状，常见上腹饱胀隐痛等。约有2%可恶变成平滑肌肉瘤。胃镜检查可区别上述两种病变与胃癌。

(5) 肥厚性胃窦炎：多有幽门螺旋杆菌感染感染而引起，本病可引起胃窦狭窄，蠕动消失，但黏膜正常多有环形皱襞，胃壁仍保持一定伸展性；浸润型胃癌黏膜平坦或呈颗粒变形，尤其是胃壁僵硬，低张造影亦不扩张，两者区别不难。

(6) 原发性恶性淋巴瘤：占胃恶性肿瘤的0.5%～8%，多见于青壮年。临床表现除上腹部饱胀、疼痛、恶心等非特异消化道症状外，还可见贫血、乏力、消瘦等，有30%～50%患者可见持续高热或间歇热。胃镜下组织活检将有助于诊断。

(7) 大皱襞症：与浸润型胃癌均好发于胃上部大小弯处。良性巨大皱襞X线检查可见胃黏膜呈环状或迂曲改变，胃腔有良好的扩张性，而浸润型胃癌黏膜多为直线形增粗，胃腔常变形狭窄，另外，巨大皱襞症常伴有低蛋白血症，而浸润型胃癌可见恶病质。

(8) 胃窦炎：本病可引起胃窦狭窄，蠕动消失，但黏膜正常，多有环形皱襞，胃壁仍保持一定伸展性：浸润型胃癌黏膜平坦或呈颗粒变形，尤其是胃壁僵硬，低张造影亦不扩张，两者区别不难。

(9) 胃黏膜脱垂：胃黏膜脱垂症是由于异常松弛的胃黏膜逆行进入食管或脱入十二指

肠球部导致胃黏膜脱垂。

六、治疗

1. 手术治疗　手术治疗分为根治性手术和姑息性手术两类。

早期胃癌由于病变局限较少淋巴结转移，施行Dl以下的胃切除术就可获得治愈性切除，可行腹腔镜或开腹胃部分切除术。内镜下行胃黏膜切除术（EMR）是胃癌微创治疗的巨大进步，已用于治疗早期胃癌（Tis或局限于黏膜内的Tla）对胃组织分化良好或中度分化，小于30mm，无溃疡，无浸润证据，可在内镜下行胃黏膜切除术。

进展期胃癌根治性手术原则为整块切除包括癌灶和可能受浸润胃壁在内的胃的部分或全部，按临床分期标准整块清除胃周围的淋巴结，重建消化道。

（1）胃切除范围：胃壁的切线必须距肿瘤边缘5cm以上；十二指肠侧或食管侧的切线应距离幽门或贲门3～4cm。常见的胃窦癌根治手术范围小弯侧切除肿瘤上缘6～8cm，下缘达幽门下2～3cm。

（2）清除胃周淋巴结：淋巴结清除范围以D（dissection）表示，以N表示胃周淋巴结站别。第一站淋巴结未全部清除者为D0，第一站淋巴结全部清除为D1术，第二站淋巴结完全清除称为D2，依次D3。胃癌手术的根治度分为A、B、C三级。A级：D＞N，手术切除的淋巴结站别，超越已有转移的淋巴结站别；切缘1cm内无癌细胞浸润。是效果好的根治术。B级：D＝N，或切缘1cm内有癌细胞累及，也属根治性手术。C级：仅切除原发灶和部分转移灶，尚有肿瘤残余，为非根治性手术。

（3）手术方式：根据肿瘤部位、进展程度以及临床分期来确定。进展期胃癌标准治疗是D2淋巴结廓清的胃切除术。远端胃癌（L区）根治术为例，行根治性远端胃大部切除，切除胃的3/4～4/5，清除第一、二站淋巴结，切除大小网膜、横结肠系膜前叶与胰腺被膜；消化道重建可选胃空肠Billorthn式吻合或Ⅰ式手术。胃体（M区）与胃近端（U区）癌可行根治性全胃切除术，消化道重建常行食管空肠Rouxen－Y吻合，或是十二指肠食管间空肠间置手术。近端胃癌也可选用根治性近端胃切除，胃食管吻合。扩大的胃癌根治术：适用胃癌浸及邻近组织或脏器，是指包括胰体、尾及脾的根治性胃大部切除或全胃切除；有肝、结肠等邻近脏器浸润可行联合脏器切除术。腹腔镜切除术是新近出现的一种手术方法，对于胃癌患者有比开腹手术更多的优势（术中出血少，术后疼痛轻，恢复快，肠道功能恢复早以及住院时间缩短）。

（4）姑息性手术姑息性胃切除术：原发灶无法切除，为了减轻由于梗阻、穿孔、出血等并发症引起的症状而作的手术，如胃空肠吻合术、空肠造口、穿孔修补术等。

目前将胃的淋巴结分为下列各组：1贲门右淋巴结；2贲门左淋巴结；3胃小弯淋巴结；4sa胃短血管淋巴结：4sb胃网膜左血管淋巴结；4d胃网膜右血管淋巴结；5幽门上淋巴结；6幽门下淋巴结；7胃左动脉淋巴结；8a肝总动脉前淋巴结；8p肝总动脉后淋巴结；9腹腔干淋巴结；10脾门淋巴结；11p脾动脉近端淋巴结；11d脾动脉远端淋巴结；12a肝十二指肠韧带内沿肝动脉淋巴结；12b肝十二指肠韧带内沿胆管淋巴结；12p肝十二指肠韧带内沿门静脉后淋巴结；13胰头后淋巴结；14v肠系膜上静脉淋巴结；14a肠系膜上动脉淋巴结；15结肠中血管淋巴结：16al主动脉裂孔淋巴结；16a2腹腔干上缘至左肾静脉下缘之间腹主动周围脉淋巴结：16bl左肾静脉下缘至肠系膜下动脉上缘之间腹主动脉周围淋巴结；16b2

肠系膜下动脉上缘至腹主动脉分叉之间腹主动脉周围淋巴结；17 胰头前淋巴结；18 胰下淋巴结；19 横膈下淋巴结；20 食管裂孔处淋巴结；21 下胸部食管旁淋巴结。

不同部位胃癌各站淋巴结的划分见（表 11－4）。

表 11－4　不同部位胃癌各站淋巴结的划分

胃癌各站淋巴结	AMC，MAC，MCA，CMA	A，AM，AD	MA，M，NC	C，CM
第一站	1 贲门右淋巴结；2 贲门左淋巴结；3 小弯淋巴结；4 大弯淋巴结；5 幽门上淋巴结；6 幽门下淋巴结	3 小弯淋巴结；4 大弯淋巴结；5 幽门上淋巴结；6 幽门下淋巴结	1 贲门右淋巴结；3 小弯淋巴结；4 大弯淋巴结；5 幽门上淋巴结；6 幽门下淋巴结	1 贲门右淋巴结；2 贲门左淋巴结；3 小弯淋巴结；4S 大弯淋巴结
第二站	7 胃左动脉干淋巴结；8a 肝总动脉干前上淋巴结；9 腹腔动脉周围淋巴结；10 脾门淋巴结；11 脾动脉干淋巴结	1 贲门右淋巴结；7 胃左动脉干淋巴结；8a 肝总动脉干签上淋巴结；9 腹腔动脉周围淋巴结	2 贲门左淋巴结**；7 胃左动脉干淋巴结；8a 肝总动脉干前上淋巴结；9 腹腔动脉周围淋巴结；10 脾门淋巴结**；11 脾动脉干淋巴结	4d 大弯淋巴结；5 幽门上淋巴结*；6 幽门下淋巴结*；7 胃左动脉干淋巴结；8a 肝总动脉干前上淋巴结；9 腹腔动脉周围淋巴结；10 脾门淋巴结；11 脾动脉干淋巴结
第三站	8p 肝总动脉干后部淋巴结；12 肝十二指肠韧带淋巴结；13 胰头后淋巴结；14v 肠系膜上静脉旁淋巴结；17 胰头前淋巴结*；18 胰下淋巴结*；20 食管裂孔处淋巴结，胸下食管旁淋巴结，横膈上淋巴结	2 贲门左淋巴结；8p 肝总动脉干后部淋巴结；10 脾门淋巴结；11 脾动脉干淋巴结 12 肝十二指肠韧带淋巴结；13 胰头后淋巴结；14v 肠系膜上静脉旁淋巴结；17 胰头前淋巴结*；18 胰下淋巴结*	8p 肝总动脉干后部淋巴结；12 肝十二指肠韧带淋巴结；13 胰头后淋巴结；14v 肠系膜上静脉旁淋巴结；17 胰头前淋巴结*；18 胰下淋巴结	8p 肝总动脉干后部淋巴结；12 肝十二指肠韧带淋巴结；14v 肠系膜上静脉旁淋巴结；17 胰头前淋巴结*；18 胰下淋巴结；19 横膈下淋巴结，胸下食管旁淋巴结*，横膈上淋巴结*
第四站	14A 肠系膜上动脉旁淋巴结*；15 结肠中动脉淋巴结*；16 腹主动脉周围淋巴结 a2，b1，b2*；9 横膈下淋巴结*；0 食管裂孔处淋巴结	14A 肠系膜上动脉旁淋巴结*；5 结肠中动脉淋巴结*；6 腹主动脉淋巴结*；6 腹主动脉周围淋巴结 a1*，a2，b1，b2*；9 横膈下淋巴结*；0 食管裂孔淋巴结*	14A 肠系膜上动脉旁淋巴结*；5 结肠中动脉淋巴结；6 腹主动脉周围淋双眼皮结 a1*，a2，b1，b2*	

注：A 为胃远端 1/3，M 为中部 1/3，C 为近端 1/3，D 为十二指肠，E 为食管。

＊可不清除也不变更原手术级别，但在这种情况下要加以注明，在统计时记录其例数。

在 MA 及 M 时未必作清除，但在 MC 时必须清除，其统计方面的处理同上。

远端胃大部切除时，2 组贲门左淋巴结，附近的 4sA 沿胃短动脉的左大弯淋巴结，可不清除，也不变更原手术级别。

2. 化学治疗　胃癌的化疗用于根治性手术的术前、术中和术后，延长生存期。晚期胃癌患者采用适量化疗，能减缓肿瘤的发展速度，改善症状，有一定的近期效果。

适应证早期胃癌根治术后原则上不必辅助化疗，有下列情况者应行辅助化疗：病理类型恶性程度高、癌灶面积大于5cm^2；多发癌灶；年龄低于40岁。进展期胃癌根治术后、姑息手术后、根治术后复发者需要化疗。施行化疗的胃癌患者应当有明确病理诊断，一般情况良好，心、肝、肾与造血功能正常，无严重合并症。病灶治疗手术患者未能切除或未切尽，有病灶而不能手术治疗的患者，或已出现左锁骨上淋巴结及远处转移的病例，可用化疗来治疗有关病变。术后复发或转移的患者原则上亦属此类。有效病例可达到控制病灶，减少痛苦，提高生活质量，延长生存时间的效果。个别病例也可有病灶完全消退。

辅助化疗一些比较早期的胃癌，虽已经作了根治性切除术，但是为了避免术中播散以及术时已存在的微小转移而在以后引起复发和转移，需术后早期进行辅助化疗，并续用一年左右。病变大，用化疗缩小后再手术亦属此类，又称新辅助化疗。

给药方法常用的胃癌化疗给药途径有口服给药、静脉、腹膜腔给药、动脉插管区域灌注给药等。常用的口服化疗药有替加氟、优福定（复方替加氟）、氟铁龙（去氧氟尿苷）等。常用的静脉化疗药有氟尿（5－Fu）、丝裂霉素（MMC）、顺铂（CDDP）、阿霉素（ADM）、依托泊苷（VP－16）、亚叶酸钙（CF）等。为提高化疗效果、减轻化疗的毒副反应，常选用多种化疗药联合应用。临床上较为常用的化疗方案：①FAM方案；②MF方案；③ELP方案。近年来紫杉醇、草酸铂、拓扑酶抑制剂、希罗达等新的化疗药物用于胃癌，单药有效率约20%，联合用药可提高化疗效果。腔内治疗胃癌患者到晚期时一部分会发生癌性腹腔积液。腹膜腔内注入抗癌药可获得比静脉用药更高的局部浓度，此时可在抽放腹水后将有关药物注入腹膜腔内，以控制腹水。胃癌的化疗治疗方法过程是一个比较复杂的过程，会给胃癌患者的造成很大的副作用，因此对于胃癌的化疗，也要注意化疗之后的副作用的治疗。

3. 其他治疗　胃癌的其他治疗包括放疗、靶向治疗、热疗、免疫治疗、中医中药治疗等。胃癌的免疫治疗包括非特异生物反应调节剂如卡介苗、香菇多糖等；细胞因子如白介素、干扰素、肿瘤坏死因子等；以及过继性免疫治疗如淋巴细胞激活后杀伤细胞（LAK）、肿瘤浸润淋巴细胞（TIL）等的临床应用。抗血管形成基因是研究较多的基因治疗方法，可能在胃癌的治疗中发挥作用。

肿瘤靶向治疗技术是指在无创或微创条件下以肿瘤为目标，采用有选择、针对性较强、患者易于接受、反应小的局部或全身治疗，最终达到有效控制肿瘤，减少肿瘤周围正常组织损伤为目的的各种手段的总称。目前，肿瘤靶向治疗凭借其特异性与靶向性，在肿瘤治疗中发挥越来越重要作用，成为肿瘤治疗的主攻方向。如果癌症患者为HER2阳性，则表示患者癌细胞有过多HER2蛋白出现在癌细胞表面，会刺激癌细胞增长，增加侵袭性。此类患者病情易复发和转移，患者一般预后较差。其抗人表皮生长因子受体2（HER2）药物：赫赛汀（曲妥珠单抗）继成功用于HER2阳性乳腺癌治疗后，继续在胃癌治疗领域实现重大突破。赫赛汀联合化疗已正式被中国国家食品药品监督管理局批准用于HER2阳性转移性胃癌的一线治疗。

七、预后

胃癌的预后与胃癌的病理分期、部位、组织类型、生物学行为以及治疗措施有关。早期胃癌远比进展期胃癌预后要好。贲门癌与胃上1/3的近端胃癌比胃体及胃远端癌的预后要差。当前，我国早期胃癌诊断率很低，影响预后。提高早期诊断率将显著改善胃癌的5年生存率。

（张 勇）

第二节 小肠肿瘤、原发性腹膜后肿瘤

一、小肠肿瘤

小肠占整个消化道长度的75%．然而小肠肿瘤临床少见。仅占胃肠道肿瘤的5%，其中恶性肿瘤仅占1% ~2%，小肠肿瘤好发于中年人，性别无区别。小肠肿瘤发病率低，可能与以下因素有关：小肠内容通过快；小肠黏膜细胞更新快；小肠液为碱性；肠壁内含有较高的Ig A；小肠内细菌含量低。病因不明，某些炎症性疾病如克罗恩（Crohn）病可增加小肠肿瘤的发生。小肠肿瘤有良性及恶性两类。良性肿瘤以腺瘤及平滑肌瘤最多见，还有脂肪瘤、纤维瘤、血管瘤等。恶性肿瘤以腺癌最多见，其他如恶性淋巴瘤、肉瘤（平滑肌肉瘤、间质瘤）、类癌等。

不同恶性肿瘤的发病部位不同。癌多发生于十二指肠，尤其是壶腹部；而淋巴瘤和类癌易发生于回肠及小肠远端部位；肉瘤则可分布于整个小肠的不同肠段。据此可对诊断有提示作用。此外，小肠还有转移性肿瘤，可由胰、结肠和胃癌直接蔓延，也可从远处经淋巴管或血行播散而来，如卵巢癌、黑色素瘤等。近年来，小肠间质瘤的诊断逐渐增多。

（一）临床表现

1. 腹痛　腹痛是最常见的症状，可为隐痛、胀痛乃至剧烈绞痛，当并发肠梗阻时，疼痛尤为剧烈。并可伴有腹泻、食欲不振等。

2. 肠道出血　常为间断发生的柏油样便或血便，甚至大量出血。有的因长期反复小量出血未被察觉，而表现为慢性贫血。

3. 肠梗阻　引起急性肠梗阻最常见的原因是肠套叠。肿瘤引起的肠腔狭窄和压迫邻近肠管也是发生肠梗阻的原因，亦可诱发肠扭转。

4. 腹内肿块　一般肿块活动度较大，位置多不固定。

5. 肠穿孔　多见于小肠恶性肿瘤，急性穿孔导致腹膜炎，慢性穿孔则形成肠瘘。

6. 类癌综合征　由于类癌细胞产生的5－羟色胺和血管舒缓素的激活物质缓激肽可引起毛细血管扩张，表现为阵发性面、颈部和上躯体皮肤潮红，还可出现腹泻、哮喘和因纤维组织增生而发生心瓣膜病。此症状常因进食、饮酒、情绪激动、按压肿瘤而激发。

（二）诊断

小肠肿瘤术前诊断率低，其原因是缺少特征性症状，多数病例首诊即为急腹症如出血、穿孔等，同时也缺乏特异性诊断方法。因此，当出现以下情况应予警惕：①不明原因的脐周或右下腹痛，进食后加重，排便后症状缓解；②成人肠套叠；③间歇性黑便、便血或腹泻，胃镜及结肠镜未见异常；④不明原因的肠梗阻。此时应及时作相应辅助检查，如小肠造影、腹部B超、CT或MRI，消化道大出血者应行DSA检查。

小肠肿瘤的诊断主要依靠临床表现、影像学及内镜检查。

1. X线钡餐检查　对疑有十二指肠的肿瘤，采用弛张性十二指肠钡剂造影。钡剂造影是

目前最为普遍、无创的方法。但是由于小肠蠕动较快、充盈不连续、影像迂回重叠等原因，诊断率不高（约50%），如采用低张造影，可提高诊断率。X线表现：黏膜增粗、紊乱、皱襞消失、肠壁僵硬、充盈缺损、肠腔狭窄等。采用钡灌肠，通过回肠末端，可显示远端回肠肿瘤。

2. 纤维十二指肠镜、纤维小肠镜检查及选择性动脉造影术　可提高小肠肿瘤的诊断率。

3. 测定患者尿中的5-羟色胺的降解物　由于类癌患者血中5-羟色胺升高，故对怀疑类癌的病例，此项检查有助于确定肿瘤的性质。

4. 肠系膜上动脉造影　是目前公认的灵敏度和特异度均较高的方法，对平滑肌瘤、血管瘤及恶性肿瘤的确诊率达50%~78%，造影可显示浸润、血管推移，富于新生血管，肿瘤包绕致血管狭窄、闭塞、动静脉分流等。在非出血期可显示异常的肿瘤血管和肿瘤轮廓；出血期可见造影剂自血管渗入肠腔。

5. CT及MRI检查　主要用于诊断原发肿瘤及所属淋巴结、肝、肺等处有无转移。一般肿瘤在大于2~3cm时较易诊断。小肠脂肪瘤的CT值类似脂肪密度，平滑肌类肿瘤可显示软组织块影，与小肠关系密切，增强后周围强化明显。恶性淋巴瘤肠管间有结节状团块、肠腔不规则、扩张或狭窄。

6. 内窥镜检查　对怀疑为十二指肠疾病的患者，应采用十二指肠镜检查并可得到组织学诊断，对怀疑为小肠疾病的患者，应采用传统的小肠镜检查。由于小肠镜推进肠道深度有限，限制了其临床应用。2001年，临床上开始应用双气囊小肠镜，该方法可观察到回盲部，但国内只有少数单位能够开展。近年来，胶囊内镜应用于临床，其可以观察全消化道，具有微创的特点。此两种检查方法的应用，大大提高了小肠肿瘤的诊断率，使小肠肿瘤的诊断有了突破性的进展。

7. 放射性核素显影　应用同位素标记的红细胞进行显像，对出血病例有价值，临床不常用。

8. PET-CT检查　可根据肿瘤内部糖代谢变化反映肿瘤细胞的代谢情况，通过标准化摄取值（SUV值），区分良、恶性肿瘤，可确定肿瘤系单发或多发；价格较贵，非常规使用。

9. 剖腹探查　必要时。

（三）鉴别诊断

小肠肿瘤由于症状不特异，有效诊断方法少，故常难与下列疾病鉴别：

1. 胆管系统癌　也可出现黄疸，难以与十二指肠壶腹部癌鉴别。但胆管系统癌可有发热、黄疸出现早且进行性加重，不易出现呕吐。各种影像学（ERCP、CT、MRI）检查可加以区别。

2. 肠结核　多见于年轻人，有结核病史，有消瘦等全身结核病征象；好发部位也以回盲部为多，但病变范围较广泛，实验室检查结核菌素试验强阳性，粪便找到结核分枝杆菌病可确诊。

3. 克罗恩病　临床表现有明显的腹痛发作与缓解交替现象，消瘦、腹壁较薄，肠梗阻及肠瘘较小肠肿瘤多见，X线征象在病变小肠有边缘不齐的线条状阴影，呈节段性分布。

4. 阑尾脓肿　与回盲部肿瘤较难鉴别，阑尾脓肿常有发热史，腹痛较固定，白细胞计数增高，使用抗菌药物后，肿块可缩小，发热可减轻。影像学检查可见此区域有液性物，并有脓肿外壳包绕；查体肿块活动度小，触痛明显，无贫血及肠梗阻征象。

（四）治疗

（1）小的或带蒂的良性肿瘤可连同周围肠壁组织一起作局部切除。

（2）较大的或局部多发的肿瘤作部分肠切除吻合术。

（3）恶性肿瘤则需连同肠系膜及区域淋巴结作根治性切除术。

（4）如肿瘤已与周围组织浸润固定，无法切除并有梗阻者，则可作短路手术，以缓解梗阻。

（5）术后根据情况，选用化疗或放疗。

二、原发性腹膜后肿瘤

原发性腹膜后肿瘤是指起源于腹膜后间隙的结缔组织、脂肪组织、平滑肌、神经组织、淋巴组织、嗜铬细胞、化学感受性、血管以及胚胎和泌尿生殖残留组织等发生的肿瘤，但不包括起源于腹膜后器官的肿瘤和转移性肿瘤。原发性腹膜后肿瘤发病率低，占全身肿瘤的0.07%～0.2%。病理分类复杂，80%以上属恶性。以各种肉瘤最多见。

早期诊断困难，往往长至较大体积时才发现，手术难度大，不易切净，疗效较差。局部复发及远处转移仍是主要致死原因。

（一）腹膜后间隙的解剖范围

腹膜后间隙的上界是横膈；外侧界是腰方肌的外侧缘，相当于第十二肋骨尖端与髂嵴间的垂直线；前方是后腹膜、肠系膜根部以及肝右叶后方裸面、十二指肠、升结肠、降结肠和直肠；后方为腰大肌、腰小肌、腰方肌和腹横肌的腱部，在盆腔内其后壁则为髂腰肌的连续部、闭孔内肌和梨状肌；下界既为提肛肌和尾骨肌所组成的盆膈，在这组肌肉群的表面还附有一层筋膜和松软的结缔组织。以上这些结构形成了一条面积广阔、组织松软、非常有利于感染扩散和肿瘤生长的潜在间隙。

（二）腹膜后肿瘤的病理类型

1. 来源于间叶组织的肿瘤　这一类约占全部腹膜后肿瘤的2/3，其中多数为恶性肿瘤，腹膜后间叶组织包括脂肪组织、结缔组织、血管、淋巴组织、平滑肌和横纹肌组织。这些组织发生的良性肿瘤称为瘤，如脂肪瘤、纤维瘤、平滑肌瘤等；恶性肿瘤称为肉瘤，如脂肪肉瘤、纤维肉瘤、淋巴肉瘤、恶性纤维组织细胞瘤等。有些肿瘤可同时有上述多种成分混合的结构，凡是有两种以上间叶组织组成的肿瘤均称为间叶瘤或间叶肉瘤。

2. 来源于神经组织的肿瘤　这类肿瘤约占1/4，其中约半数为恶性。来自脊神经的良性肿瘤有神经纤维瘤和神经鞘瘤，恶性肿瘤有恶性神经纤维瘤和神经鞘瘤。其中良性神经纤维瘤较常见，生长较慢，病程长。因其基部常由椎间孔向外生长，手术时为避免伤及神经而常切除得不彻底，故易复发。来源于交感神经的肿瘤，如神经母细胞瘤好发于婴幼儿，恶性度较高，但对放疗较敏感，手术时易误伤血管，或因怕损伤血管而未能彻底切除，也易复发。

3. 来源于胚胎生殖泌尿残留组织的肿瘤　这类肿瘤约占1/10。肿瘤有囊性和实质性之分，也有良性和低度恶性与高度恶性之别。来自胚胎残留组织的肿瘤多位于盆腔腹膜后的骶尾部前方。畸胎瘤和内胚窦瘤（也称卵黄囊瘤）多见于女性儿童，其中良性畸胎瘤的发病率高于恶性者。生殖源性的恶性肿瘤有精原细胞瘤、绒癌等，肿瘤的恶性度较高，对放疗较敏感。

4. 来源不明的肿瘤和肿瘤样病变　腹膜后后没有上皮组织，但也偶有原发性腺癌发生，此很可能与迷走上皮组织和腹膜后肠源性囊肿有关。还有一些不能分类的肿瘤和肿瘤样病变也常见到：①腹膜后纤维性变；②Castleman 疾病，又称血管滤泡型淋巴样增生、淋巴错构瘤、巨淋巴结增生或滤泡型淋巴网状内皮瘤。

（三）腹膜后肿瘤的临床表现

腹膜后肿瘤来自不同的组织，种类繁多。同一肿瘤在不同患者差异很大，临床表现多种多样。现将比较常见的症状和体征归纳如下。

1. 症状　除了嗜铬细胞瘤外，起初一般多无症状，随肿瘤的生长发展可出现：

（1）占位症状：约 60% 的患者是因自己摸到腹部肿块而来就诊的。由于腹膜后潜在间隙大，肿瘤常体积较大，所占空间也大，易产生腹部胀满感。上腹部巨大肿瘤可影响呼吸。有时肿瘤有内出血、坏死，瘤体可突然增大，症状加剧，并可出现剧烈疼痛。

（2）压迫症状：最常见的为因对脏器的压迫而产生的刺激症状，如刺激胃可产生恶心、呕吐；刺激直肠可产生排便次数增多、里急后重感；刺激膀胱可产生尿频、尿急感等症状。压迫静脉及淋巴管引起回流障碍，可出现阴囊、下肢水肿和腹壁静脉曲张。压迫严重者，在肠道可出现肠梗阻症状；在泌尿系统可出现肾盂积水的症状，双侧受压严重者可出现尿毒症症状。压迫或侵犯脏器和神经可出现疼痛，常表现为腰背痛、会阴部痛及下肢痛。

（3）全身症状：肿瘤的代谢产物和肿瘤坏死产生的毒素可导致发热；腹膜后肿瘤发展到一定时期，同时肿瘤引起的消耗，患者会出现体重减轻、食欲下降、乏力，甚至恶病质等，常和肿瘤体积巨大有关。但恶性肿瘤出现症状较早。有内分泌功能的肿瘤，如嗜铬细胞瘤，因分泌儿茶酚胺，可出现高血压的症状。另有些巨大的纤维组织肿瘤，可分泌胰岛素类物质，引起低血糖症状。

2. 体征

（1）腹部包块：95% 以上的患者在查体时都可摸到腹部有肿块。少数患者是因常规查体经 B 超检查而发现腹膜后有较小的肿物，在体检时不一定能摸到。腹膜后肿物的特点是边界清晰，质地软硬不一，可呈结节状或分叶状，不随体位改变而变动，也不随呼吸而上下活动，一般推之不动。位于盆腔的肿瘤除腹部检查外，应作肛门指检，了解肿瘤是否侵袭性生长和直肠的关系，肿瘤是否光滑，活动度如何，对判断肿瘤能否切除很有帮助。而男性患者注意检查睾丸是否位于阴囊内，以排除腹膜后隐睾恶变。

（2）其他体征：盆腔部位的肿瘤可压迫静脉可造成下肢肿胀，压迫神经而致该神经支配区的感觉障碍。个别位于右上腹的腹膜后肿瘤可压迫胆总管或门静脉，引起黄疸、腹水等体征。

（四）诊断和鉴别诊断

1. 诊断　包括定位诊断和定性诊断。定位诊断一般不难。95% 以上的原发性腹膜后肿瘤，通过病史、体检、结合各种特殊检查，均可确定肿瘤原发于腹膜后，仅少数较大的肿瘤有时术前定位仍有困难，甚至在术中也无法确定肿瘤的来源。腹膜后肿瘤的定位检查，一般可采用：

（1）X 线和造影检查：胃肠钡剂检查对腹膜后肿瘤的诊断缺乏特异性，但有一定的定位价值，50%左右腹膜后肿瘤可显示胃肠道受侵犯或移位等异常；腹部平片发现有钙化或骨骼、牙齿等结构，对畸胎瘤的诊断有帮助；静脉肾盂造影或逆行肾盂造影是诊断腹膜后及盆部肿瘤最基本的检查，可显示肾、输尿管或膀胱的移位、浸润或尿路本身的病变，60%以上腹膜后肿瘤肾盂造影可发现异常。

（2）B超检查：因肠袢阻挡，B超诊断腹膜后肿瘤并非理想，其意义在于：能显示出肿块的位置、大小、数目、实体或囊性，以及与周围器官的关系；鉴别腹腔内肿瘤和腹膜后肿瘤，可显示临床上尚不能触及的肿瘤；B超这一非侵入性的诊断方法还可用于腹膜后肿瘤患者术后的长期随防。

（3）CT、MRI检查：CT是腹膜后肿瘤术前最有用的影像学检查，它用于发现腹膜后肿瘤、判定肿瘤特征、分析肿瘤来源，显示肿瘤侵犯周围器官的程度，周围器官、血管的移位情况及腹膜后淋巴结肿大情况，具有较强可靠性；而MRI检查可提供比CT更多的信息CT，不用造影剂术前即可判断腹膜后肿块的血管特征及血管受累程度，有时不能经CT轻易区分的肿瘤与正常组织，通过MRI可区分出来。

（4）血管造影术：被认为是腹膜后肿瘤的重要检查方法，多在CT不确定血管内侵犯情况时用此方法。常用方法有：腹主动脉造影、选择性腹腔动脉造影及下腔静脉造影。血管造影可明确显示肿瘤血供及重要血管走向，肿瘤出现丰富的新生血管往往提示恶性；可了解肿瘤血供来源、主要血管受侵犯情况，以帮助制定治疗措施（判断能否切除及减少主要血管的损伤）。

腹膜后肿瘤的定性诊断包括：

（1）B超或CT定位下的穿刺活检：尤其在怀疑腹膜后肿块为淋巴瘤及转移癌等不需外科处理的肿瘤时，穿刺病理诊断可为其治疗提供重要依据。但穿刺活检存在一定的假阴性，占10%～20%。

（2）腔镜下的直视活检：近年来随着腹腔镜的广泛应用，腔镜下的直视活检成为腹膜后肿块可靠的病理诊断方法。术中冰冻检查，明确肿瘤性质，对确定手术方案有重要意义。有些学者对术前穿刺活检有异议，认为穿刺活检有一定的并发症，如出血、腹膜炎、菌血症等，穿刺破坏完整的包膜还可能造成肿瘤的种植性转移，而且依靠穿刺获得的少量组织往往无法做出正确诊断，所以认为原则上只要定位肯定，术前不必过分强调定性诊断。腹膜后肿瘤的实验室检查只对分泌神经介质及激素的肿瘤有诊断作用。如分泌儿茶酚胺的嗜铬细胞瘤及神经母细胞瘤、合成甲胎蛋白的腹膜后内胚窦瘤等。

2. 鉴别诊断　原发性腹膜后肿瘤常需与如下的疾病相鉴别：

（1）腹腔内肿块的鉴别：患者于胸膝位时，腹腔内肿块一般活动度较大，腹膜后肿块因与后腹壁固定，活动度较小。

（2）干酪性冷脓肿的鉴别：脊椎旁干酪性冷脓肿的X线平片有腰椎椎体破坏，腰大肌阴影模糊不清。

（3）腹主动脉瘤或髂动脉瘤：可误诊为腹膜后肿瘤，但动脉瘤为搏动性肿块，听诊有血管杂音。可通过X线平片检查有无动脉壁钙化影及超声检查、腹主动脉造影、CT检查等可以明确诊断。

（4）腹、盆腔的包虫囊肿：居住于流行区、与犬或羊有接触史者应考虑到包虫病可能。如疑为包虫囊肿决不可随便穿刺，以防囊液外漏而引起过敏性休克，通过皮肤试验、补体结合试验有助于鉴别。

（5）盆腔的包块：包括与盆壁紧贴的炎性肿块，有时区别困难，常需手术和病理检查才能确诊。

（6）与位于腹膜后脏器的肿块鉴别，如位于腹膜后两侧的肾及肾上腺肿瘤，位于中腹部的胰腺肿瘤及假性囊肿，位于右侧的部分肝肿瘤、肝囊肿等。通过详细询问病史，全面了解临床症状及体征，再结合一些辅助检查往往可鉴别。

诊断与鉴别诊断腹膜后肿瘤要全面、综合、有步骤地运用各种检查方法。可首选非侵入性的检查方法，如腹部平片、B 超、CT，如需明确组织类型，可采用 B 超或 CT 引导下的穿刺活检。如 B 超、CT 尚不能完全确诊，再采用消化道钡餐、静脉肾盂造影、血管造影等方法，以期获得完整的资料，加以综合分析，以为手术治疗及其他辅助治疗提供可靠依据。

（五）治疗

原发性腹膜后肿瘤除恶性淋巴瘤、少数神经源性肿瘤外，绝大多数对放、化疗及其他辅助治疗不甚敏感。故原发性腹膜后肿瘤应以手术治疗为主，放疗、化疗、热疗及其他辅助治疗为辅。

1. 手术治疗

（1）手术基本原则及要点：外科手术是治疗原发性后腹膜肿瘤最重要的手段。其原则是争取完整、整块切除肿瘤，包括周围受累的组织和器官，不残留肿瘤包膜和肿瘤组织，不切破肿瘤。一般认为单纯手术切除不加辅助治疗，应在肿瘤四周至少 1cm 切除肿瘤，而配合辅助放疗，可在肿瘤四周 0.5cm 切除肿瘤。保证腹膜后肿瘤尤其是巨大腹膜后肿瘤手术成功的要点是：

1）切口选择要适当：腹膜后肿瘤所在位置各不相同，切口选择应够大，距肿瘤最近为宜。要求能充分暴露深部肿瘤和附近有关器官，使手术能在直视下进行。可根据肿瘤大小、位置不同而选择用上或下腹部正中切口、肋缘下切口、左右侧经腹直肌切口等。

2）防止术中大出血：原发性腹膜后肿瘤由于起源部位的特点，其周围往往毗邻大血管，并具有丰富的血液供应，对于巨大肿瘤更是如此。腹膜后肿瘤手术中最危险最紧急的情况是术中大出血，如处治不当可导致患者死亡。术中出血原因有；切除肿瘤床出血、骶前及盆壁血管出血、肿瘤部分切除残留创面出血、腹部大动脉，下腔静脉损伤出血、腰静脉损伤出血、骶静脉损伤出血、脾蒂血管断裂出血等。因此术前要充分准备好血源，最好是新鲜血，术前应备好快速补液通道；术中解剖层次应清晰，必要时连同受累脏器切除；肿瘤包绕大血管时应做好血管移植准备；由于术中大量渗血、出血和输血，患者会丢失很多凝血物质，此时应注意防止凝血功能障碍及 DIC；术中遇到不明原因出血时，应立刻以手指或纱布、沙垫压迫，迅速判明出血原因，切忌慌乱中盲目钳夹，以免造成重要大血管或腹膜后器官误伤；根治术有困难者，宁可放弃手术，不宜勉强切除而致患者死亡。

3）肿瘤侵及大血管和器官时的处理：腹膜后肿瘤常侵及周围大血管，正确处理好受侵的大血管是腹膜后肿瘤彻底切除的关键。术前应仔细分析所有的影像学资料，包括 B 超、CT、MRI、血管造影等，判断肿瘤部位、与毗邻大血管的关系、血管受累情况，必要时做好血管移植准备。腹膜后肿瘤也常累及周围器官，如结肠、小肠、肾脏、输尿管、膀胱、胰腺等，往往需联合器官切除。

（2）复发性腹膜后肿瘤的再手术治疗：尽管腹膜后肿瘤肉眼上能完整切除，甚至病理切缘无肿瘤残留，但仍存在很高的复发率，尤其是恶性肿瘤。复发原因有：

1）术中无法切除足够的安全边界。

2）术中操作致肿瘤破溢种植。

3）探查手术致肿瘤播散。

4）分叶状肿瘤部分遗漏残留。腹膜后肿瘤大多恶性程度较低，多为局部复发或种植转移，较少有远处转移，而且多数对放、化疗不敏感，所以复发性腹膜后肿瘤的首选治疗仍是手术切除。复发性肿瘤再次手术的难点在于解剖关系和层次不如上次手术清楚，与周围组织器官界限更加不清，要再次彻底切除肿瘤，往往需联合脏器切除。由于复发肿瘤手术难度大，更易伤及大血管，出血多，术前应作好充分准备并备好充足的血源。

（3）围手术期处理：包括术前准备及术后处理，术前准备除了普通手术的常规准备，应强调以下几点：

1）血源的准备：巨大的腹膜后肿瘤或与血管粘连的肿瘤，切除时可能会发生大出血，故要充分准备血源。

2）肠道准备：腹膜后肿瘤有可能侵犯结肠，术中可能连同结肠切除，术前应做好充分的肠道准备。

3）阴道清洁准备：女性患者，尤其是位于盆腔的腹膜后肿瘤，术前应行阴道清洁准备，因术中可能切除或修补阴道。

4）了解肾脏功能状况：肾脏是腹膜后肿瘤易侵犯的器官，术前应检查双肾功能，以避免盲目肾切除后发生严重不良后果。

5）人造血管的准备：腹膜后肿瘤侵犯血管或包绕血管常见，如全部切除肿瘤，有时需要修补或移植重建血管。故对邻近大血管的肿瘤，术前应根据血管的大小准备合适的人造血管。

6）某些特殊病理类型肿瘤的准备：如某些功能性化学感受器瘤，由于肿瘤产生生物胺物质，可出现持续高血压，对此类患者术前应邀请内分泌科和麻醉科医师会诊，共同制定手术方案和围手术期处理方案。

术后处理包括：密切监测生命体征，通过心电监护、24 小时出入量、氧饱和度、中心静脉压、动脉压等监测，及时发现有关并发症。

1）出血：腹腔出血为术后最常见的并发症，尤其在术后 3 天内。因肿瘤创面大而出现的渗血，只要生命体征平稳，可以保守治疗，包括输血、应用止血药等；如出血较多，颜色鲜红，血压不平稳，疑为活动性出血，应再次手术止血。

2）肠梗阻：术后出现的肠梗阻多为粘连性及功能性，与手术创面较大有关，可保守治疗；如为绞窄性肠梗阻，应及时手术探查。

3）其他术后并发症：包括肝、肾功能衰竭、心律失常及心衰、吻合口瘘、肺栓塞等，可根据病因处理。

2. 放射治疗　包括术前放疗、术中放疗及术后放疗。对恶性畸胎瘤、胚胎癌术前放疗，可使肿瘤缩小，便于切除；对腹膜后淋巴瘤、低分化腹膜后肉瘤术后放疗，可减少复发、延长生命；近年来报道采用术中放疗不仅可增加疗效，且可降低急、慢性放射性肠炎等并发症的发生。

3. 化学治疗　原发性腹膜后肿瘤以手术治疗为主，但近年来由于化疗的不断发展和新型化疗药物的不断出现，化疗正渐成为腹膜后肿瘤综合治疗的手段之一。肿瘤来源不同，其化疗敏感性差异很大，应根据肿瘤的病理类型选择不同的化疗药物和方案。常用化疗药物有长春新碱（VCR）、长春碱（VIB）、长春地辛（VDS）、环磷酰胺（CTX）、多柔比星（ADM）、顺铂（DDP）、卡铂（CAB）等。

（六）预后

恶性腹膜后肿瘤的预后较差。切除后的复发率可高达50%～80%，且恶性程度随复发而增高，切除后5年存活率不到20%。良性肿瘤完全切除后可获得治愈。淋巴瘤可经化疗或放疗获得较好效果。

（张　勇）

第三节　结直肠肿瘤

一、息肉

CT结肠显像目前已经可以替代全结肠镜作为50岁以上人群的筛选检查手段，CT结肠显像又称虚拟肠镜或仿真结肠镜。

（一）病理分类

1. 炎性息肉　这种息肉是黏膜受炎症刺激时发生反应向外的突起，属非肿瘤性息肉，又称为假性息肉。

2. 增生性息肉　是一种无临床意义的小肿物，50%的成人直肠内有这种息肉，是成人最常见的息肉，属非肿瘤性息肉。

3. 错构瘤息肉　息肉由正常组织构成，但结构异常。儿童型息肉是常见的一种结肠错构瘤息肉，这种息肉也属非肿瘤性息肉。

4. 腺瘤息肉　这种息肉多为单发息肉，有一定的恶变倾向。95%的结直肠癌是从息肉转变而来，息肉癌变的过程约5～15年。恶变与息肉的大小和分型有关。直径1cm大小的息肉，恶变率为1%；直径1～2cm，恶变率为10%；直径>2cm，恶变率为30%～40%。

（1）管状腺瘤：特征是表面光硬、呈粉红色。

（2）绒毛状（乳头状）腺瘤：其特征是表面有许多指状突起，柔软广基。一般无症状，但可表现为水泻和低钾血症。由于这种肿瘤细胞成分多，因此恶变率比管状腺瘤高。

（3）绒毛管状腺瘤：肿瘤中既有绒毛腺瘤成分，又有管状腺瘤成分。

（二）临床表现

主要症状是粪便表面带血和便后出鲜血。少数病人在排便时息肉脱出至肛门外，呈鲜红色圆形。息肉多时，病人可有腹泻、营养不良等表现。直肠指检可扪及低位直肠息肉，如葡萄状，并了解其数目和活动度。直肠镜检查除了了解病变之外，还可取组织活检。

几种息肉病综合征：

1. 家族性息肉病　是一种少见的常染色体显性遗传性疾病，该病的特点是结直肠中有腺瘤性息肉数百枚。一般在青年期即有息肉，最常见的症状是出血、腹泻和腹痛。若不治疗，中年后几乎全死于恶变。20%的病例为散发性病例。家族性息肉病伴中枢神经系统恶性肿瘤者称 Turcot 综合征。

2. Gardner 综合征　是家族性结直肠息肉病的一种变异，属常染色体显性遗传，外显率不一。病人常伴有小肠息肉以及骨瘤（下颌骨或颅骨）、囊肿、软组织肿瘤、腹壁和肠系膜皮样瘤、牙齿异常、壶腹周围癌或甲状腺癌等其他特征。

3. Peutz－Jeghers 综合征　是一种常染色体显性遗传疾病，属错构瘤性息肉。临床特点是全胃肠道均有息肉和口腔黏膜、眼睑结膜、唇、指部色斑。表现为腹部绞痛等肠套叠、肠梗阻症状。

（三）治疗

对于直径小于 1.0cm 的息肉，目前的标准处理方法是密切观察，不必做预防性切除。

1. 内镜下摘除术　大多数有蒂息肉可在内镜下从息肉的基部予以摘除，方法有：①电灼切除。②缝扎切除。高分化的有蒂恶性息肉或恶变限于息肉头部的恶性息肉并且血管和淋巴未受侵犯者，也可在内镜下行息肉摘除。

2. 开腹手术切除　适用于大息肉、高位息肉、广基息肉或恶性息肉。

3. 家族性息肉病治疗　原则是手术清除息肉，方法有 ①直结肠切除加直肠远端黏膜剥除，回肠肛管吻合。②结肠次全切除，直肠息肉切除，回肠直肠吻合，定期检查直肠。③全结肠直肠切除，回肠造口。Gardner 综合征治疗原则同家族性息肉病，术后应该对上消化道和肠外情况进行定期检查。Peutz－Jeghers 综合征的治疗原则是切除引起症状的息肉，尽量保留肠管。

二、结直肠癌

在我国大中城市中，结直肠瘤（colorectal cancer，CRC）的发病率在逐年攀升。在美国，大肠癌是最常见的内脏肿瘤，终生患结直肠癌的概率为 5%，6%～8% 的人在 40 岁前，50 岁后发病率持续上升。5% 的患者有“同时多原发大肠癌”（synchronous cancer）。3%～5% 的病人会发生“异时多原发大肠癌”（metachronous cancer）。直肠癌男性多于女性，而结肠癌以女性多见。

（一）流行病学

调查表明低天然纤维素和高不饱和动物脂膳食与大肠癌的发病成明显的正比关系，而纤维素膳食与之成明显的反比关系。可能的机制是膳食脂肪与胆汁酸的交互作用。高纤维素膳食地区的生活条件一般较差，脂肪膳食消耗少，纤维素的食入具有稀释致癌物、缩短致癌物在肠道通过时间的作用，有些纤维素能结合致突变物使其与肠上皮的接触甚少，有些能降低肠道 pH。

（二）临床危险因素

1. 家族性因素　如家族性息肉病综合征、Gardner 综合征、遗传性非息肉病性结肠癌（HNPCC）。遗传占结直肠癌数的 10%～15%；散发性结直肠癌占 85%，至今未找到遗传证据，然而，有证据表明这些病人的一级亲属患本病的风险高 3～9 倍。

2. 炎性肠病　炎性肠病和日本血吸虫病与结肠癌的发生有明显关系。溃疡性结肠炎病人结肠癌的发生率与结肠炎的范围、发病年龄、严重程度及病变时间呈正比。约 3% 的病人在结肠炎发病的初 10 年内发生癌变，以后每 20 年大约另有 20% 的人发生癌变。Crohn 病病人结肠癌和小肠癌的发生率也增加。

3. 腺瘤性息肉　这种息肉有癌变倾向。腺瘤可分为管状腺瘤（管状成分占75%～100%）、绒毛管状腺瘤（绒毛成分占25%～75%）和绒毛腺瘤（绒毛成分占75%～100%）。在新生物性息肉中管状腺瘤占75%，绒毛管状腺瘤占15%，绒毛腺瘤占10%。恶变率在管状腺瘤为5%，绒毛管状腺瘤为22%，绒毛状腺瘤为40%。

4. 其他　40岁后大肠癌发病率逐渐上升，妇科癌肿放疗的病人大肠癌发病率增加2～3倍，有大肠癌切除史的病人再发大肠癌的可能性增加3倍，患乳腺癌和妇科癌肿的病人大肠癌发病率增加。

（三）高危人群

既往有结直肠癌或息肉切除史的病人异时癌的发生风险高2.7～7.7倍。结直肠癌高危人群包括：①病史在10年以上的溃疡性结肠炎；②有狭窄形成的Crohn病；③有结肠息肉或结直肠癌病史或家族史者；④有家族性息肉病（FAP）家族史或遗传性非息肉病性结直肠癌（HNPCC）家族史者。

（四）病理与分型

1. 肉眼分类　根据肿瘤的大体形态（图11－1）可分为：

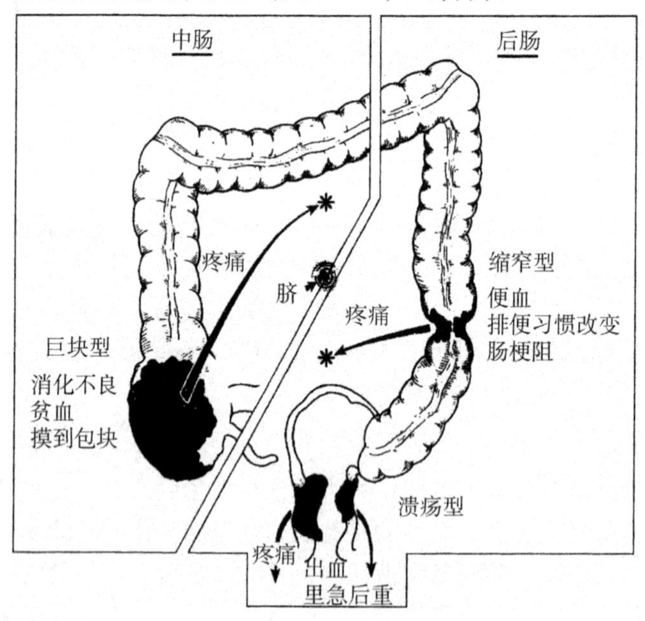

图11－1　结直肠癌大体形态与位置的关系及其临床特点

（1）肿块型（软癌）：肿瘤向肠腔内生长，瘤体较大，易发生溃烂、出血，继发感染和坏死。此型癌肿向周围浸润性小，生长较慢，转移较晚。好发于右侧结肠，特别是盲肠。

（2）浸润型（硬癌）：癌肿内纤维组织较多，质地硬，生长方式是绕肠壁浸润，容易引起肠腔狭窄和肠梗阻，出现转移早。多发生于左侧结肠，特别是乙状结肠和直肠乙状结肠交界区。

（3）溃疡型：特点是肿瘤向肠壁深层生长并向周围浸润，早期即可有溃疡，边缘隆起，底部深陷，易发生出血、感染和穿透，转移早。多发生于左侧结肠，特别是直肠乙状结肠交界区。

尽管近年的研究表明右侧结肠癌增多，但大多数大肠癌发生于左侧结肠的下端，靠近直肠。约5%的病人发生同时多原发大肠癌（同时癌），而3% ~5%的病人为异时癌。

2. 组织学分类　最常见的是腺癌，鳞癌、腺鳞癌及恶性黑色素瘤均少见，大多数为分化中或分化好，20%为分化差或未分化，10% ~20%为黏液癌，黏液癌的5年生存率比非黏液癌低，提示预后差的其他组织学特征是血管侵犯、淋巴管侵犯以及淋巴细胞对肿瘤无反应。

3. HNPCC　HNPCC分为Lynch综合征Ⅰ和Lynch综合征Ⅱ。Lynch综合征Ⅰ又称位置特异性非息肉病性结肠癌，为常染色体显性遗传，特点是65% ~88%位于右半结肠，发病年龄轻。Lynch综合征Ⅱ（非息肉病性结肠癌伴其他类型癌）有Lynch综合征Ⅰ的所有特点，此外，还有其他部位（如子宫内膜、卵巢、肾、小肠、胰和胃）的早发癌肿。

HNPCC的临床诊断见（表11 -5）。由于Amsterdam标准强调特异性，作为临床诊断标准过于严格，因此，1998年出现了Amsterdam标准Ⅱ和Bethesda标准。

表11 -5　HNPCC的临床诊断

Amsterdam 标准Ⅰ
□家族成员中至少有3人病理确诊为结直肠癌（CRC），且其中1人是另2人的直系亲属，并除外家族性腺瘤性息肉病（FAP）
□至少连续2代发病
□至少有1个人的大肠癌在50岁前被确诊
□排除了家族性腺瘤性息肉病
Amsterdam 标准Ⅱ
□诊断标准完全同Amsterdam标准工，但是，除了结肠癌外，还包括子宫内膜癌、卵巢癌、胃癌、胰腺癌、小肠癌、输尿管癌和肾盂癌
HNPCC易感基因遗传性突变筛查对象的分级标准（Bethesda标准，1998）
□符合Amsterdam标准或下列中的一条：
□具有2个HNPCC相关癌者，包括同时和异时结直肠癌，或相关的结肠外癌（子宫内膜癌、卵巢癌、胃癌、肝胆癌或小肠癌、肾盂或输尿管移行细胞癌）
□具有家族史的结直肠癌病人，其直系亲属中有1人患HNPCC相关癌和（或）结肠腺瘤（1例HNPCC相关癌在45岁前确诊，腺瘤在40岁前确诊）
□45岁前确诊的结直肠癌或子宫内膜癌病人
□45岁前确诊的右半结肠未分化（硬癌或筛孔状）癌病人
□45岁前确诊的结直肠印戒细胞癌病人
□40岁前确诊的腺瘤病人

4. 分期　根据直肠癌的浸润深度及淋巴结转移情况有多种分期法，目前最常用的病理分期是Dukes分期Astler - Coller改良法：癌肿限于黏膜层，无淋巴结转移为A期；癌肿侵入肌层，无淋巴结转移为B1期；癌肿穿透肌层，无淋巴结转移为B2期；癌肿在肠壁内，有淋巴结转移为C1期；癌肿穿透肠壁，有淋巴结转移为C2期；有远处转移或侵犯邻近脏器为D期。术前活检诊断“癌变”，并不表示早期。

5. 扩散和转移

（1）直接蔓延：癌肿从黏膜下沿肠管周径、上、下及深层蔓延。癌肿环绕肠管壁侵犯一周约需 1 年半至 2 年。癌肿突破外膜后可侵犯前列腺、膀胱、阴道、子宫等邻近脏器。

（2）淋巴转移：是直肠癌的主要扩散途径，可以呈跳跃式。直肠癌的淋巴转移主要是沿直肠上动脉周淋巴向上转移；当向上的扩散途径受阻时，可逆流向下转移。

（3）血运转移：直肠癌可侵入小静脉，形成血管内癌栓，然后经肠系膜下静脉转移至肝，也可经髂静脉转移至肺。肿瘤恶性度越高，静脉转移越早。

（4）种植转移：直肠癌种植转移少见。

（5）肠腔内种植转移。

（五）临床表现

主要取决于肿瘤的部位、大小和转移情况。早期结直肠癌无明显症状，仅当发展至出血、感染或梗阻时才会出现症状或在结肠镜体检时被发现。

1. 右半结肠癌　由于慢性失血，病人常表现为贫血、粪便隐血阳性和虚弱，右侧中下腹持续性不适、疼痛或右下腹肿块，偶尔表现为血便。由于右半结肠肠腔宽、粪便稀，因此肠梗阻出现时间晚。

2. 左半结肠癌　主要表现有排便习惯改变、脓血便和肠梗阻（初时粪便变形、变细；之后出现痉挛性腹痛、腹胀、排便障碍等机械性肠梗阻症状）。约 50% 的病人主诉消瘦，但是消瘦一般都不会是结直肠病人的唯一表现。易发生梗阻的原因是该处肠腔窄、粪便为固态、肿瘤呈环形缩窄性生长。血便易误诊为痔，并且这些病人常合并有痔，诊断中要注意指检。肿瘤溃烂感染表现为脓血便和直肠刺激症状，易误诊为慢性细菌性痢疾或肠炎。

3. 直肠癌　主要表现同左半结肠癌，最常见的症状是粪便带鲜血，其次为排便习惯改变、粪便变细、排便不尽感。低位直肠癌（肠内肿物和肿物溃烂感染）可有里急后重、便意频数、肛门下坠感等直肠刺激症状。血便易误诊为痔，并且这些病人常合并有痔，诊断中要注意指检。脓血便和直肠刺激症状易误诊为慢性细菌性痢疾或肠炎。

4. 其他　表现左侧结肠癌有不到 10% 的病人表现为大肠梗阻，有腹痛和腹胀及停止肛门排便、排气。少数结肠癌可表现为穿孔，弥漫性腹膜炎，或形成内瘘表现为气尿或阴道排粪。与憩室炎的临床表现难以鉴别。

转移病灶通常没有症状。晚期直肠癌侵犯前列腺、膀胱，可有尿路症状；侵犯骶前神经产生剧痛；转移至肝脏，表现为右上腹肿块、黄疸、瘙痒、慢性失血、贫血和虚弱。

（六）诊断

结直肠癌疑诊的根据是病史、体格检查或筛查结果。对疑诊的病人需要着手做三件事：尽早获取原发灶的活检诊断，排除同时癌（3% ~5%，做全结肠镜检查或纤维乙状结肠镜加钡灌肠检查），了解有无远处转移。对有梗阻症状的病人，可以通过腹部平片或水溶性造影剂灌肠了解梗阻部位。

1. 疑诊依据　①病史：排便习惯改变、缺铁性贫血或直肠出血；②体格检查：贫血、腹部肿块；③粪便隐血阳性。结直肠癌早期粪便隐血即阳性，但粪便隐血试验不具特异性，须结合直肠指检和影像检查进行诊断。在无症状人群中，粪便隐血的阳性率为 2.5%。在这些阳性病人中，10% ~15% 为结肠癌。用粪便隐血诊断（定性诊断）结肠癌时要注意以下几个问题：首先，并非所有结肠癌或息肉都有出血，即使有出血，也为间歇性。其二，必须告诉病人在检查前两天食低过氧化酶食物，不食未烧熟的肉。第三，有些药物（如铁剂、西咪替丁、止酸剂和抗坏血酸）会干扰过氧化酶反应，造成假阴性。

2. 确诊检查　主要包括直肠指检、内镜检查和取活检以及钡灌肠。

（1）直肠指检：这是诊断直肠癌最重要的方法，简便、易行，对直肠中下段肿瘤诊断可靠，早期直肠癌即可通过指检确诊。指检还可了解癌肿的大小、范围以及与周围组织的关系，有助于手术方式的选择。

（2）直肠镜和纤维乙状结肠镜检查：结肠镜检查的优点是可以取黏膜活检，并且可以做息肉切除术；缺点是有0.1%～0.3%的并发症（出血、穿孔）。适用于直肠指检阳性需取活组织检查者及有直肠癌症状但指检阴性者。取活组织检查时应取肿瘤边缘多块组织送检；肿瘤中央区坏死组织多，深取后易发生穿孔。硬质乙状结肠镜检查和活检是齿状线上方直肠癌的重要诊断手段。

（3）全结肠镜检查：如果上述三项检查不能明确诊断，应考虑全结肠纤维结肠镜检查。鲜红色的直肠出血检查的重点应该是直肠肛管区域、直肠指诊和纤维乙状结肠镜检。术前全结肠镜检查可以排除同时癌，为手术方案的拟定提供依据。

CT结肠显像（CT colonography，CTC），又称虚拟肠镜（virtual colonoscopy），可以替代全结肠镜作为50岁以上人群的筛选检查手段，CTC对直径大于等于5mm、6mm、7mm、8mm和9mm的息肉的敏感性分别为65%、78%、84%、87%和90%，对小息肉的诊断敏感率比较低，然而小息肉一般不会为恶性。检测直径大于10mm的结肠息肉时，仿真结肠镜与光学结肠镜的准确性相似，总体敏感度分别为96.4%和96.3%。对于直径6～9mm的息肉，CTC检测的准确率与光学结肠镜相当，分别为83.6%（敏感度77.3%，特异度85%）和88.2%。

对于直径小于1.0cm的息肉，目前的标准处理方法是密切观察，不需要做预防性切除。

（4）钡灌肠：气钡双重造影可早期发现结肠息肉和结肠癌。左侧结肠癌钡灌肠的典型表现是“苹果核”征。钡灌肠的优点是可以常规检查右半结肠，在结肠镜检查时有5%～10%的病人无法做到。此外，钡灌肠定位正确、直观，有利于手术切口的选定，这也是结肠镜检查所不及的。钡灌肠的缺点是中下段直肠显示不清。对表现为肠梗阻者，应该摄腹部平片，并用水溶性造影剂灌肠了解梗阻位置和程度。

3. 排除同时癌　全结肠镜检查或乙状结肠镜加钡灌肠。

4. 区域或远处扩散的检查

（1）直肠指检和盆腔检查可以评估肿瘤与邻近泌尿生殖器官的侵犯程度。男性病人必要时可以通过膀胱镜检查来排除前列腺或膀胱的侵犯情况。

（2）CXR了解远处转移情况。腹部CT判断肝、肾上腺、卵巢、盆腔和淋巴结的转移情况。

（3）经直肠超声可以准确判断直肠癌的侵犯深度，但是，对区域淋巴结的判断欠准确（阴性预测值>90%），应该成为术前分期的必做检查之一。限于黏膜和黏膜下层的病灶为T1；限于固有肌层的病灶为T2；穿透直肠壁的病灶为T3；侵犯邻近结构的病灶为T4。MRI有助于直肠癌侵犯深度以及保肛的评估。

（4）其他：全身骨扫描或PEr、有助于判断结直肠癌周围侵犯情况和淋巴结、肝、肺、骨的远处转移情况。术前应该常规测定CEA，CEA是结直肠癌病人很有价值的预后和监测指标。

（七）鉴别诊断

直肠癌应与痔、肛裂、慢性肠炎相鉴别，临床上常见到直肠癌与这些疾病并存，诊断时应特别注意勿忽略直肠癌，直肠指检和直肠镜检查是鉴别诊断的重要手段。如果存在直肠出血，即使出血明显来源于良性病变（如痔），也应该进行进一步检查，以除外恶性疾病。

（八）治疗

结直肠癌的首选疗法是手术，切除病变肠管和相应的淋巴结、血管。辅以术前放疗或手术前后化疗。

1. 手术治疗　手术原则：彻底探查（包括肝脏）；整块切除标本；首选治愈性切除，其次是姑息性切除，最后是短路手术；直肠癌下切缘至少距肿瘤下缘 2cm（分化差的肿瘤要求 5cm）。

切除病变肠管及其相应的血管系膜和淋巴结。术前要求 Hb > 100/L，Alb > 30/L，尿糖 0 ~ +。肠道准备详见本章第二节。根据癌瘤的部位不同，采取不同的结直肠癌根治术式。

（1）右半结肠切除术：适用于盲肠、升结肠和肝曲部癌。在回结肠动脉根部、结肠右动脉根部和结肠中动脉右支起始处（肝曲部癌应在结肠中动脉根部）结扎、切断并清除这些血管周围的淋巴结。切除盲肠、升结肠和横结肠右半以及大网膜右半。术中应注意勿伤及右侧输尿管和十二指肠。回肠横结肠对端吻合重建消化道。

（2）横结肠切除术：适用于横结肠中部癌。在结肠中动脉根部结扎、切断并清除该血管周围的淋巴结。切除大网膜、横结肠及其系膜。结肠对端吻合重建消化道。

（3）左半结肠切除术：适用于结肠脾曲、降结肠和乙状结肠部癌。在结肠中动脉左支起始处和肠系膜下动脉根部结扎、切断并清除这些血管周围的淋巴结。切除结肠脾曲、降结肠和乙状结肠以及大网膜左半。术中应注意勿伤及左侧输尿管。横结肠直肠对端吻合重建消化道。

（4）直肠癌切除术：直肠癌手术治疗的目标是切除肿瘤、切缘满意和一期吻合。然而，一期吻合要求吻合口血供良好、吻合口无张力和肛门括约肌正常，三点缺任何一点都只能改选 Miles 手术。目前认为，直肠癌远切端至少距肿瘤下缘 2cm（分化差的肿瘤例外）。由于这一观点改变加上管状吻合器的发展，使得一些低位直肠癌可以切除吻合，不必行永久性结肠造口，也不影响生存率。凡肿瘤下缘距肛缘 7cm 以上者，即可考虑选做保留肛门括约肌的直肠癌切除术，并用金属夹标记可能复发的部位。

1）直肠前切除、低位吻合术（Dixon 术）：切除范围包括乙状结肠下部和肿瘤下缘 2cm 的直肠，在直肠上动脉和乙状结肠动脉根部结扎切断，并切除其系膜，保留乙状结肠边缘动脉弓，行乙状结肠直肠对端吻合术。Dixon 术适用于腹膜反折以上的直肠癌。广泛采用管状吻合器后，Dixon 手术的成功率明显提高。腹膜反折以下的直肠癌，切除肿瘤下缘 2cm 的直肠后肛管直肠环保留完好且肛提肌上残留直肠长度超过 2cm 者，应首选 Dixon 手术；残留直肠长度在 1 ~ 2cm 者，可试用吻合器性低位吻合术。直肠中 1/3 的癌肿用目前的方法和器械，绝大多数可以用 Dixon 手术处理。

2）低位保留括约肌的手术：包括直肠经腹切除、结肠拉出切除术（改良 Bacon 手术）或直肠经腹切除结肠肛管吻合术（Parks 手术）。切除范围包括肿瘤上方 10cm 的乙状结肠至肛管直肠环以上的直肠，在直肠上动脉和乙状结肠动脉根部结扎切断，并切除其系膜，保留乙状结肠边缘动脉弓，剔除齿状线上方残留直肠之黏膜，将乙状结肠经残留直肠肛管中拖出固定或在会阴部行乙状结肠齿状线吻合术。本法适用于腹膜反折以下的直肠癌，切除肿瘤下缘 2cm 的直肠后肛管直肠环保留完好者，但肛提肌上残留直肠长度不足 1cm 而又不能用吻合器性行低位吻合术者。

3）腹会阴直肠切除术（Miles 术）：切除范围包括乙状结肠下部、全部直肠、肛管、肛周 2.5cm 的皮肤、肛管内外括约肌、坐骨直肠窝脂肪和肛提肌，在直肠上动脉和乙状结肠动脉根部结扎切断，并切除其系膜，保留乙状结肠边缘动脉弓，在左下腹行乙状结肠造口。Miles 术适用于累及肛管直肠环的癌、肛管癌以及腹膜反折以下的直肠癌，切除肿瘤下缘 2cm 的直肠，在充分游离直肠后，肛管直肠环难以保留的病例。

4）经腹直肠切除、结肠造口术（Hartmann 术）：方法是切除乙状结肠下部和直肠肿瘤，缝闭直肠远断端，乙状结肠近断端造瘘。适用于直肠癌盆腔广泛扩散者、年老体弱者、原发灶能切除但局部复发可能性大不宜行低位吻合者、直肠癌急性梗阻近段肠腔大量积粪不宜一期吻合者。

5）局部治疗：方法有经肛门摘除肿瘤、电灼、直肠腔内放射、冷冻疗法和激光汽化等。对小的、分化好的、非穿透肠壁的直肠癌来说，局部切除已经是标准术式。适用于早期直肠癌：高或中分化、隆起型、长径 <3cm、局限于肠壁黏膜下层内、距肛缘 <8cm 的肿瘤、无淋巴或血管侵犯、EUS 示肿瘤 $\leq$uT2N0，遗憾的是，符合上述条件的直肠癌仅 3% ~ 5%。对拒绝造瘘或手术风险大的病人以及广泛转移的病人也可考虑行局部手术。即便在严格筛选后，pT1、pT2 和 pT3 直肠癌局部切除后局部的复发率仍在 10%、20% 和 $>30\%$。无论是否用放疗，pT3 行局部切除都不能成为治愈性治疗。

对不可治愈的直肠癌、期望寿命小于 6 个月的病人，外放射（加或不加化疗）联合激光毁损、扩张或直肠支架可以防治梗阻。对期望寿命大于 6 个月的病人，应该尽可能行姑息性切除。

对淋巴结阳性（N1）或肠壁全层侵犯（T3）但淋巴结阴性的直肠癌来说，标准治疗方法是手术切除加术后辅助化疗及放疗。

6）其他：女性病人，若癌肿位于直肠前壁或浸润直肠周径逾 1/2 圈者，宜选用后盆腔清扫术。大肠癌同时合并多发性腺瘤建议行大肠次全切除术。

（5）结肠癌并发肠梗阻的手术：结肠梗阻属闭襻性肠梗阻，只要没有穿孔腹膜炎，一般不必紧急手术，但也不要盲目拖延，手术时机取决于并发症的控制。由于没有做肠道准备，因此创口感染率高。

结肠脾曲近侧的结肠癌肠梗阻，一般可切除后一期吻合，术后吻合口瘘发生率为 10%（无肠梗阻者为 6%）；若全身情况差、穿孔伴弥漫性腹膜炎、肠壁水肿，可行末端回肠造口或吻合口外置。

左半结肠癌梗阻的术式：①肿瘤切除、术中结肠灌洗加一期吻合，若病人情况允许，该术式为最佳选择；②Hartmann 手术主要适用于左半结肠癌穿孔、全身营养差、用免疫抑制剂者；③肿瘤切除、一期吻合加吻合口近侧结肠保护性造口；④结肠次全切除术，回肠－乙状结肠吻合（ileosigmoidostomy）；⑤横结肠造口，二期切除肿瘤，适用于病情不稳、结肠扩张明显者。除结肠次全切除外，所有术式都要了解近侧结肠内有无同时癌存在。术中结肠灌洗后一期吻合的手术死亡率为 10%。另一个有争议的问题是切除范围，一般认为行肿瘤肠襻节段切除即可。

内镜治疗结直肠癌肠梗阻的方法均为非治愈性，方法有激光肿瘤消融、内支架置入、球囊扩张、置管通过肿瘤区减压。

（6）结肠癌肝转移的处理：65%的结肠癌有肝转移。结肠癌肝转移在确诊时有25%可切除。切除是唯一可能治愈的手段，适应证是肝内转移灶<5枚并且都能切除、原发灶已完全控制、无肝外转移灶、能距肿瘤1cm切除肿瘤、病人能耐受肝切除。结肠癌肝转移肝切除后手术病死率在0~5%，术后5年生存率取决于病人的选择，一般在20%~50%，疗效与肝细胞性肝癌（HCC）不同，因为转移癌的肝脏没有肝硬化，允许较长时间的肝门阻断和肝组织切除不会导致肝衰；肝组织的再生能力强；门脉很少有癌栓形成；多次切除的机会多。

结肠癌肝转移用静脉化疗不能延长患者生存期。结直肠癌肝转移，血供多不丰富，因此，插管栓塞化疗效果也不满意。

（7）直肠癌复发者术前应行膀胱镜、阴道检查，CT和MRI也极为重要，可了解肿瘤侵犯情况和转移情况，骶神经和坐骨神经侵犯情况。MRI还可对纤维化瘢痕与肿瘤复发进行鉴别，还可通过矢状面或冠状面重建为手术方案的拟定提供帮助。

直肠癌局部复发的主要原因是盆侧结肠切缘残留。复发一般都在术后18个月内，肿瘤长人肠腔内，表现为盆部疼痛、肿块、便血或CEA升高。体格检查、活检以及CT或PEH、有助于确诊。治疗效果不很满意，姑息手术率为10%~20%。如果此前未做过放、化疗，此时应该做。如能够排除远处转移，可根据括约肌和泌尿生殖器官受累的情况选择低位前切除、腹会阴切除或盆腔脏器切除（切除直肠和膀胱）。

2. 辅助疗法

（1）直肠癌放疗：放疗对结肠癌无效，但可使直肠癌缩小，便于手术切除，有利于保肛手术的施行。术前放疗主要适用于≥T3的病人。多中心前瞻随机临床研究表明，对各期直肠癌做术前放疗可以提高5年生存率，降低局部复发率，已经成为直肠癌的标准治疗（*N. EnglJ Med* 1997；336：980）。直肠癌术前放疗有两种在生物学上等价的剂量选择：①术前5天用2 000cGy，随后立即手术。②5周用4 500cGy，休息7周待肿瘤缩小。对术前未采用放疗者或对手术切除的满意度有疑问者，有人主张用术后辅助治疗。术后放疗的并发症发生率高，如小肠损伤和结直肠吻合口的损伤。目前，人们主张经直肠内超声（ERUS）或MRI，若确定为cT3N0直肠癌，可以不做新辅助放、化疗。

（2）结直肠癌术后辅助化疗的目的是杀灭残留的微转移灶。术后辅助化疗可以增加Ⅲ期结肠癌病人的总生存率和无病生存率。但是，对Ⅱ期结肠癌化疗并未显示其优势。①单一用药首选氟尿嘧啶（5-Fu）或卡培他滨。②联合化疗常用LF方案：氟尿嘧啶500mg/m^{2}加5%葡萄糖注射液1 000ml，静脉滴注维持（civ）8~10小时，第1~5天；四氢叶酸钙20mg/m^{2}加5%葡萄糖注射液250ml，在用氟尿嘧啶前半小时开始静脉滴注维持2小时，第1~5天；每4周重复，共5~6次。③也可在LF方案的基础上加奥沙利铂或伊立替康。含奥沙利铂（Oxaliplatin，OXA，50mg/支）的FOLFOX4方案［OXA85mg/m^{2}第1天+（5-Fu 400mg/m^{2}推注+LV 200mg/m^{2}随后5-Fu 600mg/m^2 civ 22小时）第1~2天，每2周重复］6个月疗程即可，不必用至12个月。④西妥昔单抗或帕尼单抗联合FOLFOX或FOLFIRI化疗方案可改善转移性结直肠癌病人的临床预后。然而，回顾性分析显示，K-ras基因突变的病人对西妥昔单抗治疗没有反应，目前临床指南建议在开始西妥昔单抗或帕尼单抗治疗前应常规检测 K - ras 基因。

(3) 肝动脉栓塞或插管化疗：适用于不能切除的转移性肝癌。

(九) 预后

预后取决于 AstlerColler 分期，主要取决于瘤在肠壁侵犯深度及淋巴侵犯情况。总 5 年生存率约 50%。肿瘤限于黏膜，5 年生存率 80% ~90%。肿瘤突破肠壁无淋巴转移、无远处转移，5 年生存率 60% ~70%。淋巴有转移，5 年生存率 30%。有远处转移，5 年生存率 <5%。肿瘤有下列特征者提示预后不良：低分化、印戒细胞癌、脉管或神经周围侵犯、肿瘤肠穿孔、非整倍体核以及 CEA 增高。肝内单个转移灶可考虑手术切除，从而增加远期生存率。化疗对转移性病灶的作用有限。放疗对结肠癌无效，但可使大的直肠癌缩小，便于手术切除。术后应每年或每 2 年用肠镜随访一次。如术前 CEA 高，术后 CEA 下降，术后 CEA 随访升高常提示局部复发或远处转移。肝酶学检查和 CXR 对了解有无肿瘤转移也有帮助。

大肠癌病人合并糖尿病的比例高，因此，术后并发症的发生率高，也复杂。

直肠癌根治术的平均手术死亡率为 1% ~5%，出院后有 25% ~60% 的病人有粪便污染内裤、排便频数、便急等症。5% ~70% 的病人有排尿障碍或性功能障碍。

(十) 随访

90% 的结直肠癌复发发生在术后 2 年，因此，术后最初 2 年的随访很重要。

(1) 如术前癌胚抗原（CEA）高，术后 CEA 测定可初步判断有无局部复发或远处转移。术后 2 年中应该每 2 个月检查 1 次。判断复发不是依据 CEA 的绝对水平，而是动态变化，若 CEA 持续升高，应该立即做 C7、和 CXR，甚至 PET、检查，寻找复发灶，必要时再次剖腹探查。多发性腺瘤者，术后每 3 个月肠镜检查 1 次。

(2) 术后 1 年应该做一次结肠镜检查，以后每 3 年查一次。PET 对肝、肺以外转移灶的确定很重要，可以根据组织的代谢情况鉴别是肿瘤抑或瘢痕，CT 无法做到这一点。

(3) 结直肠癌复发者常有疼痛、衰弱。治疗很困难。①手术方式有姑息性切除和解除梗阻。②化疗效果不肯定。③放疗仅作为一种姑息治疗手段。④孤立性肝转移灶手术切除后的 5 年生存率为 25%。⑤孤立性肺转移灶手术切除后的 5 年生存率为 20%。

三、结直肠其他肿瘤

1. 淋巴瘤　常常容易转移到结直肠，但是，结肠原发性非霍奇金淋巴瘤仅占全部胃肠道淋巴瘤的 10%。胃肠道也是人免疫缺陷病毒（HⅣ）相关性非霍奇金淋巴瘤的常见部位。最常见的临床症状是腹痛、排便习惯改变、消瘦和便血。由于病灶位于黏膜下，因此，活检常不具有诊断价值。辅助诊断手段同结肠癌，此外，要做骨髓活检和全面检查有无其他肿大的淋巴结。治疗方法是手术切除加术后化疗。对局部晚期病例可以做肠旁路、活检加术后化疗。

2. 直肠后肿瘤　通常表现为姿势性疼痛，体格检查或 CT 检查可以发现直肠后肿块。诊断中应该与先天性、神经源性、骨性以及炎性肿块鉴别。一般不主张取活检。可以经尾路或腹部做正规的肿瘤切除。

3. 类癌 结肠类癌占胃肠道类癌的2%。直径 <2cm 者罕有转移，但是，直径 >2cm 的病灶80%有局部或远处转移，中位生存时间 <12 个月。因此，小病灶仅需局部摘除，直径 >2cm 的病灶应该做正规的切除。

直肠类癌占胃肠道类癌的15%。像结肠类癌一样，直径 <2cm 的病灶恶性的可能性很小，可以经肛门或内镜切除；但是，直径 >2cm 的直肠类癌90%为恶性，其手术方式同直肠癌，可以做低位前切除或腹会阴切除。

（张　勇）

第四节　肝肿瘤

肝肿瘤（tumor of liver）分良性和恶性两种。良性肿瘤少见。恶性肿瘤常见的是肝癌。它又分为原发性和继发性（即转移性）两种。

一、原发性肝癌

原发性肝癌（primary liver cancer，PLC，简称肝癌）是常见恶性肿瘤，是指原发于肝细胞或肝内胆管的恶性肿瘤。是我国常见的恶性肿瘤之一，高发于东南沿海地区。占全球肝癌的40%～45%，死亡率位列各大肿瘤死亡率的第二位，在农村仅次于胃癌，在城市仅次于肺癌。我国肝癌患者的中位年龄为40～50岁，男性比女性多见。近年来其发病率有增高趋势。原发性肝癌由于起病隐匿，早期没有症状或症状不明显，进展迅速，确诊时大多数患者已经达到局部晚期或发生远处转移，治疗困难，预后很差，如果仅采取支持对症治疗，自然生存时间很短，严重地威胁人民群众的身体健康和生命安全。原发性肝癌主要包括肝细胞癌（HCC）、肝内胆管细胞癌（ICC）和肝细胞癌．肝内胆管细胞癌混合型等不同病理类型，在其发病机制、生物学行为、组织学形态、临床表现、治疗方法以及预后等方面均有明显的不同：由于其中 HCC 占到90%以上，故本文所指的“肝癌”主要是指 HCC。

（一）解剖生理概要

肝脏是人体内最大的实质性脏器，重1 200～1 500g，左右径约25cm，前后径约5cm，上下径约6cm。肝脏大部分位于右上腹部，隐匿在右侧膈下和季肋深面，其左外叶横过腹中线而达左上腹。它呈一不规则的楔形，右侧钝厚而左侧扁窄，膈面呈凸形，大部分与膈肌相贴附；脏面较扁平，与胃、十二指肠、胆囊、结肠肝曲，以及右侧肾和肾上腺相毗邻。膈面与脏面交界处成锐缘，右肝的下缘齐右肋缘，左肝的下缘可在剑突下扪及，但在腹中线处不超过剑突与脐连线的中点。

肝脏的血液供应25%～30%来自肝动脉，70%～75%来自门静脉。但由于肝动脉压力大，其血液的含氧量高，所以它供给肝脏所需氧量的40%～60%。门静脉汇集来自肠道的血液，供给肝脏营养。肝癌的血供绝大部分靠肝动脉供给。

1. 肝脏外科实用解剖　肝脏的分叶和分段：肝脏有三个主裂，正中裂、左叶间裂、右叶间裂。正中裂起自胆囊切迹，向后上方抵于肝左静脉进入下腔静脉的左侧壁，其在肝的上面与下面的投影，称为 Cantlie 线。正中裂将肝脏分成左半肝和右半肝，裂内有肝中静脉经过。左叶间裂起自脐切迹，向后上方抵于下腔静脉左壁，在膈面以镰状韧带为界，脏面以左纵沟为标志，将左半肝分为左外叶和左内叶。右叶间裂自肝的右下缘斜向上方抵于下腔静脉后壁，将右半肝分成右前叶和右后叶。以上分叶加上尾状叶，共将肝脏分成五叶。Couinaud以肝静脉和门静脉在肝内的解剖分布为基础，将肝脏分为8段（图11－2）。

2. 肝脏生理　肝脏担负着重要而复杂的生理功能，其中已明确并有临床意义的是：

（1）分泌胆汁：每日持续不断地分泌胆汁为600～1 000ml，经胆管流入十二指肠帮助脂肪消化以及脂溶性维生素A、维生素D、维生素E、维生素K的吸收。

（2）代谢功能：食物消化后由肠道吸收的营养物质经门静脉系统进入肝脏。肝脏参与了糖、蛋白质、脂肪、维生素及激素的代谢，肝脏能将碳水化合物、蛋白质和脂肪转化为糖原，储存于肝内。在蛋白质代谢过程中，肝脏主要起合成、脱氢和转氨三个作用。如果肝损害严重，就可出现低蛋白血症和凝血功能障碍。肝脏在脂肪代谢中起重要作用，并能维持体内各种脂质（包括磷脂和胆固醇）的恒定性，使之保持一定浓度和比例。肝脏也参与多种维生素代谢，并储存维生素B族、维生素C、维生素D、维生素E和维生素K。在激素代谢方面，肝脏对雌激素、垂体后叶分泌的抗利尿激素具有灭能作用；肾上腺皮质酮和醛固酮的中间代谢大部分在肝内进行。肝硬化时灭能作用减退，体内的雌激素增多引起蜘蛛痣、肝掌及男性乳房发育等现象；抗利尿激素和醛固酮的增多，促使体内水和钠的潴留，引起水肿和腹水形成。

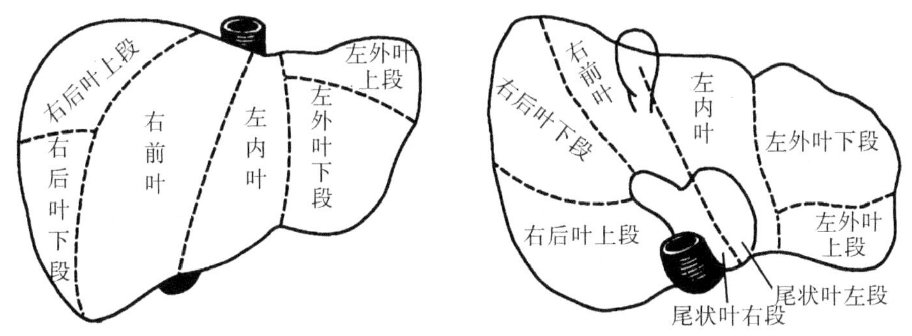

图11－2　肝脏的分叶和分段

（3）凝血功能：肝脏是合成或产生许多凝血物质的场所，除上述纤维蛋白原、凝血酶原的合成外，还产生凝血因子Ⅴ、Ⅶ、Ⅷ、Ⅸ、Ⅹ、Ⅺ和Ⅻ。此外，储存在肝内的维生素K对凝血酶原和凝血因子Ⅶ、Ⅸ、Ⅹ的合成是不可缺少的。

（4）解毒作用：代谢过程中产生的毒物或外来的毒物，在肝内主要通过单核，吞噬细胞系统进行吞噬和通过分解、氧化和结合等方式转化为无毒，参与结合的主要是葡萄糖醛酸、甘氨酸等，与毒物结合后使之失去毒性或排出体外。

（5）吞噬或免疫作用：肝脏可通过单位单核巨噬细胞系统Kupffer细胞的吞噬作用，将细菌、抗原抗体复合物、色素和其他碎屑从血液中除去。

此外，肝脏内有铁、铜、维生素B_{12}、叶酸等造血元素，故间接参与造血。肝脏可储藏大量血液，当急性失血时，有一定调节血液循环的作用。

肝脏的再生能力和潜力很大，动物实验证明将正常肝切除70%～80%，仍可维持正常的生理功能，且能在6周后修复生长到将近原来的重量，但一般认为人体约需1年后才能恢复到原来肝的重量。因此，当肝脏有局限性病变时，可施行肝段、肝叶乃至更大范围（如右三叶）肝脏切除术。另一方面，肝脏对缺氧非常敏感，在常温下阻断注入肝脏的血流超过一定的时限，将可能引起严重的血压下降和不可逆的肝细胞缺氧坏死，故在肝脏外科临床实践中，常温下一次阻断注入肝脏的血流一般不应超过 10 ~ 20 分钟为宜。

（二）流行病学

原发性肝癌高发于东南亚、非洲东南部、西太平洋地区，全世界每年新发现肝癌 564 万例，占全球各种癌症的第五位，死亡率占全球癌症死亡率的第三位，80% 左右的肝癌发生于发展中国家。我国肝癌占全世界 40% ~45%。欧美、北美、大洋洲、中东则少见。我国发病率约为欧美国家的 10 倍，主要分布在东南沿海地区，高发区为江苏启东、福建同安、广东顺德、广西扶绥等。我国男女发病之比为（3 ~4）：1，年龄以 40 ~55 岁为主。

（三）病因及预防

1. 病因　肝癌的病因和发病机制尚未完全清楚，流行病学及实验室研究表明：病毒性肝炎（尤其乙型及丙型）、黄曲霉毒素、酒精性肝硬化等均为致病因素。目前认为与肝硬化、病毒性肝炎、黄曲霉素等某些化学致癌物质和水土因素有关。

（1）病毒性肝炎：①肝炎与肝癌流行的全球地理分布接近；②在我国有 90% 肝癌患者血中有 HBV 感染证据；③我国肝癌患者中有 HBV – DNA 整合的占68. 2%；④分子生物学研究提示，HBb – DNA 整合可激活癌基因（如 N – ras）并使抑癌基因突变，如 p53。我国约 10% 的人口表现为 HBsAg（+）携带，每年约 30 万人死于肝病，其中约 11 万人死于肝癌。有 HBV 标志者比没有 HBv 标志者发病机会大 10 倍左右，且标志物越多（除抗 FIBS）患肝癌危险性越高。HCV：近年来发现与肝癌关系较为重要，主要是日本及南欧，在日本报告其 HBsAg 阴性肝癌抗 HCV 阳性率高达 70% 左右。

（2）黄曲霉毒素（AFT）、动物实验证明，AFT 长期低剂量或短期大剂量摄入可导致动物肝损害并诱发肝癌，流行病学调查肝癌死亡率与 AFT 摄入量呈正相关。玉米、花生在温湿地区容易霉变，产生 AFT。而肝癌死亡率与温湿指数相关，如非洲撒哈拉沙漠和东南亚属温湿地带其肝癌发病率较高，从流行病学与实验证实 AFT 与 HBV 有协同致肝癌作用。

（3）饮用水污染：饮水污染致癌是肝病的又一危险因素。上海医科大学苏德隆教授 20 世纪 70 年代指出，饮水与肝癌有关。即饮用沟塘水居民肝癌发病率比一般居民高 26 倍，而饮用井水居民比一般居民低 1/3，改饮探井水后居民的肝癌发病率有下降趋势。从水质分析来看，目前水中有机物能致癌的如氯苯、苯并芘、多氯联苯、氯仿等，其次发现肝癌高发地区塘水中蓝绿藻类毒素偏高，饮水与肝癌实质关系尚不清楚。

（4）其他因素：其他肝脏代谢疾病、自身免疫性疾病以及隐源性肝病或隐源性肝硬化。酒精：认为酒精 – 肝硬化 – 肝癌。

此外，还与微量元素有关，如血清中铜高、硒铝低等。

2. 预防与高危人群的监测筛查

（1）一级预防的主要措施：改水、防霉去毒、保持粮食干燥，以减少 AFT 的摄入。预防肝炎，高原地区提倡饮用清洁水；防癌最成功的一级预防为预防乙型肝炎。包括小于 1 岁的儿童注射乙肝疫苗，以及特殊人员如医务人员、接触血液工作人员应接种。其他预防如增加硒元素的摄入，提倡少饮酒、戒烟含氯的农药不得使用等。

（2）高危人群的监测筛查：常规监测筛查指标主要包括血清甲胎蛋白（alpha – fetoprotein，AFP）和肝脏超声检查（US）。对于≥40 岁的男性或≥50 岁女性，具有 HBV 和（或）

HCV 感染，嗜酒、合并糖尿病以及有肝癌家族史的高危人群，一般是每隔 6 个月进行一次检查。一般认为，AFP 是 HCC 相对特异的肿瘤标志物，AFP 持续升高是发生 HCC 的危险因素。最近，有些欧美学者认为 AFP 的敏感性和特异度不高，2010 版美国肝病研究学会（AASLD）指南已不再将 AFP 作为筛查指标，但是我国的 HCC 大多与 HBV 感染相关，与西方国家 HCC 致病因素不同（多为 HCV、酒精和代谢性因素），结合国内随机研究（RCT）结果和实际情况，对 HCC 的常规监测筛查指标中继续保留 AFP。

（四）病理学

1. 形态学分类　大体病理形态可分三型：结节型、巨块型和弥漫型。按肿瘤大小分类：微小肝癌直径≤2cm；2cm≤小肝癌≤5cm；5cm≤大肝癌≤10cm；巨大肝癌≥10cm。

目前，我国的小肝癌标准是：单个癌结节最大直径≤3cm，多个癌结节数目不超过 2 个，其最大直径总和≤3cm。小肝癌除了体积小，多以单结节性、膨胀性生长为主，与周围肝组织的分界清楚或有包膜形成，具有生长较慢、恶性程度较低、发生转移的可能性小以及预后较好等特点。

2. 组织学类型

（1）肝细胞型肝癌：最常见，我国此类型占 90%。组织学特点：以梁索状排列为主，癌细胞呈多边形，细胞质嗜酸性，细胞核圆形，梁索之间衬覆血窦，也可出现多种细胞学和组织学上的特殊类型，出现假腺管结构可类似肝内胆管癌和转移性腺癌。癌细胞的分化程度，可以采用经典的 Edmondson – Steiner 肝癌四级分级法，或分为好、中、差三级。易侵犯血管形成癌栓，侵犯门静脉或肝静脉多，侵犯胆管少，常伴有肝硬化。

（2）胆管细胞型肝癌：此类型约占 5%，较少见，起源于胆管二级分支以远肝内胆管上皮细胞。大体分型：可分为结节型、管周浸润型、结节浸润型和管内生长型。组织学特点：以腺癌结构为主，癌细胞排列成类似胆管的腺腔状，但腺腔内无胆汁却分泌黏液。癌细胞呈立方形或低柱状，细胞质淡染，胞浆透明，纤维间质丰富，即癌细胞周围含有较多的纤维组织。癌细胞分化程度可分为好、中、差三级。癌组织来源于肝内胆管上皮，合并肝硬化者罕见，质多坚硬致密，常表现为浸润性。

（3）混合型：占 5%，包含肝细胞癌和胆管细胞癌两种成分，即 HCC – ICC 混合型肝癌，比较少见，在一个肝肿瘤结节内，同时存在 HCC 和 ICC 两种成分，二者混杂分布，界限不清，分别表达各自的免疫组化标志物。

（4）特殊型：如透明细胞型、巨细胞型、硬化型和肝纤维板层（fibrolamellar carcinoma ofliver，FLC）等，欧美等国家肝细胞癌低发区此型肝癌多发。特点：多见于青年，多见于 35 岁以下的年轻患者，其特点是通常没有乙型肝炎病毒感染及肝硬化背景，恶性程度较 HCC 低，且肿瘤常较局限，因此本病通常可有手术切除的机会，预后较好。肿瘤大多位于肝左叶，常为单个，境界清晰，边缘呈扇形质地硬，剖面见纤维间隔横贯瘤体；镜下可见：瘤细胞呈巢团状，部分呈相互吻合的瘤细胞索，周围有致密的纤维组织呈板层样包绕，瘤细胞较大，呈立方形或多角形，胞浆丰富，呈强嗜酸性，核仁明显，瘤组织内血窦丰富。

3. 病理学诊断　病理组织学和（或）细胞学检查是肝癌的诊断金标准的依据，但是在进行病理学诊断时仍然必须重视与临床证据相结合，全面了解患者的 HBV/HCV 感染情况、血清 AFP 和其他肿瘤标志物的检测结果以及肝占位的影像学特征等情况。目前，基于基因组学、蛋白组学和代谢酶学等现代分子生物学新技术的检查手段正在建立和应用，将具有更高的特异性和准确性，并可能有助于预测肿瘤对治疗反应、转移复发倾向以及预后。

4. 转移途径　肝癌尸检有转移的约70%，常为血行或淋巴转移。肝细胞癌易侵犯血窦、门静脉、门静脉分支和主干形成癌栓，沿门静脉分支播散引起肝内多发转移最常见。静脉主干癌栓常可加重或导致门静脉高压及顽固性腹水。肝外转移多见于肺，约占50%，其他如骨、脑等。淋巴结转移常见于胆管细胞癌，以肝门区淋巴结转移最常见，亦可转移至胰周，腹膜后、主动脉旁及锁骨上淋巴结。此外，向横膈及附近脏器直接蔓延和腹腔种植性转移也不少见。

（五）病程及分期

以往认为肝癌自出现症状，诊断明确，至死亡2～6个月，实际上只反映了肝癌临床期和晚期的病程。自20世纪60～70年代，AFP检测用于人群中普查，使亚临床期肝癌的检出成为现实，80年代以后各种先进定位手段的应用（如超声影像等技术的发展），1cm的肝癌已可被发现；对慢性肝炎和肝硬化的患者长期监测，使现今肝癌的自然病程至少在2年以上。

肝细胞肝癌的自然病程可分为4个阶段。

1. 早期亚临床期或称亚临床前期　由极小的癌灶出现至亚临床期肝癌诊断成立，中位时间约为10个月或更长，即肿瘤长至目前定位诊断能测出前所需时间。，或肿瘤长至1～2cm所需时间，此期除AFP低浓度上升外无任何异常可见，故诊断较为困难。

2. 亚临床期（Ⅰ期）　指自亚临床肝癌诊断成立至出现临床症状与体征，8～9个月。此期主要靠AFP测定（我国患者中AFP阳性者占60%～70%），B超、CTMRI像及肝动脉造影有助检出1～2cm甚至更小的病灶。此期中如果肝功能代偿，则手术切除率为90%，5年生存率可达60%以上。如果肿瘤在2cm以下且无血管浸润的，则5年生存率可达90%～100%。因此该期为可治愈期。

3. 中期（Ⅱ期）又称临床期　指由症状和体征出现至黄疸、腹水、远处转移或恶病质的出现，中位时间约为4个月，中位肿瘤直径9～10cm，此期大量实验室指标明显紊乱，如AIP、GGT上升，白/球蛋白比例趋于倒置，免疫功能下降，手术切除率不超过25%，切除后5年生存率约6%，提示了多数患者已有肿瘤播散。

4. 晚期（Ⅲ期）　指黄疸、腹水或远处转移的出现至死亡，仅约2个月，中位肿瘤直径大于10cm，实验室指标呈不可逆紊乱，胆红素明显上升，白/球蛋白倒置，钠泵活力显著上升，AFP可达高浓度。门静脉主干癌栓对不可逆的疾病过程起重要作用。此期缺乏有效治疗办法，仅能采取减轻痛苦、提高生活质量的治疗。

临床分期：TNM分期（UICC/AJCC，2010年）。

T原发病灶

Tx：原发肿瘤不能测定。

T_0：无原发肿瘤的证据。

T_1：孤立肿瘤没有血管受侵。

T_2：孤立肿瘤，有血管受侵或多发肿瘤直径≤5cm。

T_{3a}：多发肿瘤直径>5cm。

T_{3b}：孤立肿瘤或多发肿瘤侵及门静脉或肝静脉主要分支。

T_4：肿瘤直接侵及周围组织，或致胆囊或脏器穿孔。

N 区域淋巴结

Nx：区域内淋巴结不能测定。

N_0：无淋巴结转移。

N_1：区域淋巴结转移。

M 远处转移

Mx：远处转移不能测定。

M_0：无远处转移。

M_1：有远处转移。

分期：

Ⅰ期：$T_1N_0M_0$。Ⅱ期：$T_2N_0M_0$。ⅢA 期：$T_{3a}N_0M_0$。ⅢB 期：$T_{3b}N_0M_0$。ⅢC 期：$T_4N_0M_0$。ⅣA 期：任何 T，N_1M_0。ⅣB 期：任何 T，任何 N，M_1。

TNM 分期主要根据肿瘤的大小、数目、血管侵犯、淋巴结侵犯和有无远处转移而分为Ⅰ～Ⅳ期，由低到高反映了肿瘤的严重程度；其优点是对肝癌的发展情况做了详细的描述，最为规范，然而 TNM 分期在国际上被认可程度却较低，原因在于：①多数肝癌患者合并有严重的肝硬化，该分期没有对肝功能进行描述，而治疗 HCC 时非常强调肝功能代偿，肝功能显著地影响治疗方法的选择和预后的判断；②对于 HCC 的治疗和预后至关重要的血管侵犯，在治疗前（特别是手术前）一般难以准确判断；③各版 TNM 分期的变化较大，难以比较和评价。

（六）症状与体征

原发性肝癌早期缺乏典型症状，肝癌的亚临床前期是指从病变开始至诊断亚临床肝癌之前，患者没有临床症状与体征，临床上难以发现，通常大约 10 个月时间。在肝癌亚临床期（早期），瘤体为 3～5cm，大多数患者仍无典型症状，诊断仍较困难，多为血清 AFP 普查发现，平均 8 个月左右，期间少数患者可以有上腹闷胀、腹痛、乏力和食欲不振等慢性基础肝病的相关症状。因此，对于具备高危因素，发生上述情况者，应该警惕肝癌的可能性。一旦出现典型症状，往往已达中、晚期肝癌，此时，病情发展迅速，共 3～6 个月，其主要表现：

1. 症状

（1）肝区疼痛：右上腹疼痛最常见，为本病的重要症状。常为间歇性或持续性隐痛、钝痛或胀痛，随着病情发展加剧。疼痛部位与病变部位密切相关，病变位于肝右叶为右季肋区疼痛；位于肝左叶则为剑突下区疼痛，如肿瘤侵犯膈肌，疼痛可放散至右肩或右背，向右后生长的肿瘤可引起右侧腰部疼痛。疼痛原因主要是肿瘤生长使肝包膜绷紧所致。突然发生的剧烈腹痛和腹膜刺激征，可能是肝包膜下癌结节破裂出血引起腹膜刺激等急腹症表现。

（2）全身和消化道症状：主要表现为乏力、消瘦、食欲减退、腹胀等。早期常不易引起注意，部分患者可伴有恶心、呕吐、发热、腹泻等症状。对有肝病背景的中年人出现不明原因腹泻应想到肝癌可能。

（3）发热：比较常见，多为持续性低热，37.5℃～38℃，也可呈不规则或间歇性、持续性或者弛张型高热，表现类似肝脓肿，但是发热前无寒战，抗生素治疗无效。发热多为癌性热，与肿瘤坏死物的吸收有关；有时可因癌肿压迫或侵犯胆管而致胆管炎，或因抵抗力减低合并其他感染而发热。

（4）肝外转移灶症状：如肺部转移可以引起咳嗽、咯血；胸膜转移可以引起胸痛和血性胸腔积液；骨转移可以引起骨痛或病理性骨折等。

（5）晚期患者常出现贫血，黄疸，腹水，下肢水肿，出血倾向（牙龈、鼻出血及皮下瘀斑等），上消化道出血，肝性脑病，肝、肾功能衰竭，恶病质等。

（6）伴癌综合征（paraneoplastic syndrome）：即肝癌组织本身代谢异常或癌组织对机体产生的多种影响引起的内分泌或代谢紊乱的症候群，临床表现多样且缺乏特异性，常见的有自发性低血糖症，红细胞增多症；高脂血症、高钙血症、性早熟、促性腺激素分泌综合征、异常纤维蛋白原血症和类癌综合征等，较少见。

2. 体征　肝癌早期，多数患者没有明显的阳性体征，仅少数患者体检可以发现轻度的肝大、黄疸和皮肤瘙痒。中晚期肝癌，常见黄疸、肝大和腹腔积液等。

（1）肝大：肝大为中、晚期肝癌最常见的主要体征。往往呈进行性肿大，质地坚硬、表面凹凸不平，有大小不等的结节甚至巨块，边缘清楚，常有程度不等的触压痛。肝癌突出至右肋弓下或剑突下时，相应部位可见局部饱满隆起；如癌肿位于肝脏的横膈面，则主要表现横膈局限性抬高而肝脏下缘可不肿大；位于肝脏表面接近下缘的癌结节最易触及。

（2）血管杂音：由于肝癌血管丰富而迂曲，动脉骤然变细或因癌块压迫肝动脉及腹主动脉，约半数患者可在相应部位听诊到吹风样血管杂音；此体征具有重要的诊断价值，但对早期诊断意义不大。

（3）黄疸：皮肤巩膜黄染，常在晚期出现，多是由于癌肿或肿大的淋巴结压迫胆管引起胆道梗阻所致，亦可因为肝细胞损害而引起。

（4）门静脉高压征象：如果原有肝炎、肝硬化的背景，可以发现肝掌、蜘蛛痣、红痣、腹壁静脉曲张、常有门脉高压和脾大。腹腔积液为晚期表现，一般为漏出液，血性积液多为癌肿向腹腔破溃所致，亦可因腹膜转移而引起。门静脉和肝静脉癌栓，可以加速腹腔积液的生长。

（5）少数患者有低血糖症、红细胞增多症、高血钙和高胆固醇血症等特殊表现。

3. 浸润和转移

（1）肝内转移：肝癌最初多为肝内播散转移，易侵犯门静脉及分支并形成瘤栓，脱落后在肝内引起多发性转移灶。如果门静脉干支瘤栓阻塞，往往会引起或加重原有的门静脉高压。

（2）肝外转移：①血行转移，以肺转移最为多见，还可转移至胸膜、肾上腺、肾脏及骨骼等部位；②淋巴转移，以肝门淋巴结转移最常见，也可转移至胰、脾和主动脉旁淋巴结；③种植转移，偶可种植在腹膜、横膈及胸腔等处，引起血性的腹腔、胸腔积液；女性可发生卵巢转移，形成较大的肿块。

4. 常见并发症

（1）上消化道出血：肝癌常有肝炎、肝硬化背景伴有门静脉高压，而门静脉和肝静脉癌栓可以进一步加重门脉高压，故常引起食管中下段或胃底静脉曲张裂破出血。若癌细胞侵犯胆管可致胆道出血，呕血和黑便。有的患者可因胃肠黏膜糜烂、溃疡和凝血功能障碍而广泛出血，大出血可以导致休克和肝昏迷。

（2）肝病性肾病和肝性脑病（肝昏迷）：肝癌晚期尤其弥漫性肝癌，可以发生肝功能不全甚至衰竭，引起肝肾综合征（hepatorenal syndrome，HRS），即功能性急性肾功能衰竭

(func - tional acute renal failure, FARF), 主要表现为显著少尿, 血压降低, 伴有低钠血症、低血钾和氮质血症, 往往呈进行性发展。肝性脑病 (hepatic encephalopathy, HE) 往往是肝癌终末期的表现, 常因消化道出血、大量利尿剂、电解质紊乱以及继发感染等诱发。

(3) 肝癌结节破裂出血: 为肝癌最紧急而严重的并发症。癌灶晚期坏死液化可以发生自发破裂, 也可因外力而破裂, 癌结节破裂可以局限于肝包膜下, 引起急骤疼痛, 肝脏迅速增大, 局部可触及软包块, 若破溃入腹腔则引起急性腹痛和腹膜刺激征。少量出血可表现为血性腹腔积液, 大量出血则可导致休克甚至迅速死亡。

(4) 继发感染: 肝癌患者因长期消耗及卧床, 抵抗力减弱, 尤其在化疗或放疗之后白细胞降低时容易并发多种感染、如肺炎、肠道感染、真菌感染和败血症等。

（七）临床诊断

1. 诊断原则　怀疑为肝癌者应力求在短期内明确诊断, 通常先作无损伤的影像学检查, 再行损伤性检查。难以确诊者宜密切随访, 或考虑剖腹探查。

2. 诊断标准

(1) 病理诊断: ①肝组织学检查证实为原发性肝癌: ②肝组织外的组织学检查证实为肝细胞肝癌。

(2) 临床诊断: ①AFP≥400μg/L, 能排除妊娠、生殖系胚胎源性肿瘤、活动性肝病, 并能触及转移性肝癌, 肿大、坚硬及有大结节状肿块的肝脏或影像学检查有肝癌特征的占位性病变者; ②AFP <400μg/L, 能排除妊娠、生殖系胚胎源性肿瘤、活动性肝病及转移性肝癌, 影像学检查有肝癌特征的占位性病变或有两种肝癌标志物 (AFP 异质体、GGTⅡ、AFU 等) 阳性及一种影像学检查有肝癌特征的占位性病变者; ③有肝癌的临床表现并有肯定的肝外转移病灶 (包括肉眼可见的血性腹水或在其中发现癌细胞) 并能排除转移性肝癌者。

(3) 定性诊断

1) 肝癌标志物: AFP (甲胎蛋白): 认为是肝癌中最好的标志物。用于肝癌高危人群普查, 能检测出亚临床期肝癌, 使肝癌手术切除率及 5 年生存率大大提高。AFP 存在于胚胎早期血清中, 来源于胚胎期卵黄囊、胚肝和胎儿胃肠道, 但在胎儿出生后即迅速消失, 一般成人血清中出现则提示肝癌可能。此外, 在妊娠、肝病活动期、生殖腺胎胚源性肿瘤、少数消化道肿瘤等亦可为阳性, 有一定的假阳性。AFP 临床价值: ①为特异性仅次于病理检查的诊断方法, 肝细胞癌患者中 60% ~70% AFP 高于正常值; AFP 为阴性, 如同时检测 AFP 异质体, 可使肝癌的阳性率明显提高; ②是目前较好的早期诊断方法, 可在症状出现前 6 ~ 12 个月作出诊断, 可与影像学检查相互补充; ③为反映病情动态变化和评估疗效的敏感指标; AFP 低度升高者, 应作动态观察; ④可提示根治性切除术后亚临床期复发与转移; ⑤小肝癌有 27% ~51% 的阳性率。

异常凝血酶原 (DCP): 早期诊断价值不大, 对于 >2cm 的肝癌有价值。一般认为 DCP 与 AFP 再加上影像学手段, 有助于在肝癌高危人群中检出肝癌。

岩藻糖苷酶 (AFU): 在肝细胞癌中的敏感性为 76.1%, 特异性为 93%, AFP 阳性的肝癌中为 80.8%, 认为与 AFP 和影像检查结合有助检出肝细胞癌。

Y - 谷氨酰转肽酶同工酶Ⅱ (GGTⅡ): 在 AFP 阳性的肝癌患者中阳性率 72.7%, 但早期诊断的价值未得到证实。

5 - 核苷酸磷酸二酯酶同工酶 V (5 - NPDaseV): 80% 的肝癌患者为阳性, 转移性肝癌的阳性率更高一些，但在良性肝胆胰疾病中也有较高的阳性率。

2）肝功能检查：肝功能检查对了解是否有肝病背景，指导肝癌的治疗，预测预后等有重要意义。如胆红素明显升高，考虑肿瘤堵塞肝管或肝细胞严重损害，提示为晚期；白/球蛋白比例倒置是肝功能失代偿的重要指标：CGT 明显升高系肿块巨大，肝内静脉癌栓或合并肝病活动、一般 CGT 数倍于正常值者预后较差。

3）乙型肝炎病毒（HBV）感染指标：我国肝细胞癌患者中感染 HBV 可达 90%，对诊断及治疗均有一定的意义。

4）免疫指标检测：OT 试验及淋巴细胞转化试验、NK 细胞、巨噬细胞活力、T 细胞亚群等检测有助了解病期早晚与预后好坏，亦有助于反映治疗效果。

5）各种细胞因子：肿瘤坏死因子（TNF－a），白介素（IL－1 与 IL－2）在肝癌患者中均高于对照，有复发者较无复发者高，因此被认为可作为肝癌的肿瘤标志。

（4）定位诊断

1）超声显像（US）：US 是肝癌定位诊断中最常用、分辨率较高的定位诊断方法。其价值：①可检出 1～2cm 的占位；②有助于提示占位性病变属液性或实质性；③确定肝癌在肝内的位置及其与重要血管的关系，指导治疗方法及手术的选择；④了解肝癌在肝内及邻近组织器官的播散与浸润；⑤了解肝内静脉有无癌栓及其范围；⑥超声引导下作穿刺活检，瘤内无水乙醇注射等。

优点：①非创伤性；②价格相对较低；③可重复使用而无放射性性损害；④分辨力达到要求。

缺点：①超声盲区，如右膈下肺遮盖部分，左外叶上段等；②受操作者解剖知识、经验及操作细致程度所影响。

2）电子计算机 X 线体层扫描（CT）：是一种分辨力较高的非创伤性检查方法，适用于肝癌的定位兼定性诊断。其价值：①了解病灶位置、大小、数目及其与血管的关系，检出下限为 lcm 的肿瘤；②有助于提高病变性质的诊断（定性）；③指导外放射治疗定位；④了解肝癌是否向周围组织器官侵犯。

3）磁共振显像（MRI）特点：①三维图像（横断面、冠状面、矢状面）；②对软组织的分辨力较高；③无放射线损害；④对血管瘤的鉴别较好，对肝癌的诊断同 CT。

4）肝动脉造影：属于创伤性，左肝显示较差，更多地应用于肝癌的栓塞治疗。

应用指征：①临床疑有肝癌而其他显像阴性；②各种显像的结果不同，占位病变性质不能肯定者；③需作碘油 CT（包括 CTAP 等）；④同时作肝动脉栓塞治疗者。

5）放射性核素显像：多用单光子发射计算机断层显像（SFECT）及正电子发射计算机断层显像（PET）。

6）肝穿刺行针吸细胞学检查：有确定诊断意义，目前多采用在 B 型超声导引下行细针穿刺，有助于提高阳性率。适用于经过各种检查仍不能确诊，但又高度怀疑或已不适应手术而需定性诊断以指导下一步治疗者。必要时还可行腹腔镜检查或作剖腹探查。

（八）鉴别诊断

凡是中年以上，特别是有肝病史的患者，如有原因不明的肝区疼痛、消瘦、进行性肝大者，应及时作详细检查。采用甲胎蛋白（AFP）检测和 B 型超声等现代影像学检查，有助于早期发现，甚至可检出无症状、体征的极早期小肝癌患者。

1. AFP 阳性肝癌的鉴别诊断　在临床上 AFP > 500μg/L 而实际却为假阳性的患者，如妊娠、新生儿生殖腺胚胎性肿瘤、前列腺癌、肝炎、肝硬化、肝内胆管结石、胃癌、胰腺癌伴肝转移等。

2. AFP 阴性肝癌的鉴别诊断　这是临床常见而又重要的鉴别诊断，很难作出结论，必须十分慎重，其鉴别步骤为：

（1）鉴别系肝内还是肝外病变：如肾上腺的肿瘤可误认为肝内病变；若属肝内占位，主要应与肝硬化鉴别。是实质性还是液性；是良性还是恶性，尤其是肝血管瘤及肝腺瘤；若为原发性的，是肝癌还是肉瘤。

（2）继发性肝癌：有原发病史，常见为结直肠癌、腺腺癌、胃癌。一般无肝病背景，乙肝或丙肝标记阴性，触诊肿瘤结节质硬而肝脏质软，癌胚抗原升高，影像显示为散在多发病变，动脉造影显示血管较少。

（3）肝脓肿：近年来较少，有痢疾或化脓性疾病史，无肝炎、肝硬化史，无乙肝或丙肝标记阳性，曾有炎症表现，如发热、畏寒，影像学较好鉴别。

（4）肝囊肿、肝包虫：病史长，无肝病史，乙肝或丙肝阴性，超声学液性占位，有完整的包膜。肝包虫病者多有疫区居住史，包虫皮试阳性。

（九）治疗

早期诊断、早期治疗、综合治疗是提高疗效的关键。早期有效治疗、综合治疗、反复治疗是肝癌治疗的三个重要原则。而早期施行手术切除仍是目前首选的、最有效的治疗方法。小肝癌手术切除后的 5 年生存率为 50% ~60%，而大肝癌仅 20% 左右。根据不同病情进行综合治疗，是提高疗效的关键。

1. 外科治疗　主要包括肝切除术和肝移植术。肝切除术目前仍是治疗肝癌首选的和最有效的方法。肝癌切除术后 5 年生存率为 30% ~40%，微小肝癌切除术后 5 年生存率可达 90% 左右，小肝癌为 75% 左右。任何其他方法都不可能达到这样的治疗效果。原发性肝癌也是肝移植手术的指征之一，但目前认为伴发严重肝硬化的早期小肝癌才是肝移植较好的适应证，影响远期疗效的主要问题是肝癌复发。

（1）肝切除术的基本原则：①彻底性，最大限度地完整切除肿瘤，使切缘无残留肿瘤；②安全性，最大限度地保留正常肝组织，降低手术死亡率及手术并发症。术前的选择和评估、手术细节的改进及术后复发转移的防治等是中晚期肝癌手术治疗的关键点。在术前应对肝功能储备进行全面评价，通常采用 Child - Pugh 分级和 ICG 清除试验等综合评价肝实质功能，采用 CT 和（或）MRI 去计算余肝的体积。中晚期 HCC 多为直径 > 10cm 的单发肿瘤、多发肿瘤、伴门静脉或肝静脉癌栓或伴胆管癌栓。因为仅在患者一般情况好，且肝储备功能满意时才考虑肝切除手术，故无论采用何种分期，只有小部分中晚期 HCC 适于手术。

肝功能（Child - Pugh）评分和吲哚氰绿 15 分钟潴留率（ICG15）是常用的肝储备功能评估方法。BCLC 学组还提倡使用肝静脉压力梯度（HVPG）评估门静脉高压程度。对于中晚期 HCC，一般 Child - Pugh 为 A 级、HVPG < 12mmHg 且 ICG15 < 20% 代表肝储备功能良好且门静脉高压在可接受范围。在此基础上，再利用影像学技术估算预期切除后的余肝体积，余肝体积须占标准肝体积的 40% 以上，才可保证手术安全。可手术切除的中晚期 HCC 患者术后长期生存率显著高于非手术或姑息治疗者。

（2）肝切除术方法分类：肝切除术包括根治性切除和姑息性切除。一般认为，根据手术完善程度，可将肝癌根治切除标准分为3级。Ⅰ级标准：完整切除肉眼所见肿瘤，切缘无残癌。Ⅱ级标准：在Ⅰ级标准基础上增加4项条件：①肿瘤数目≤2个；②无门脉主干及一级分支、总肝管及一级分支、肝静脉主干及下腔静脉癌栓；③无肝门淋巴结转移；④无肝外转移。Ⅲ级标准：在Ⅱ级标准基础上，增加术后随访结果的阴性条件，即术前血清AFP增高者，术后2个月内AFP应降至正常和影像学检查未见肿瘤残存。

（3）肝切除术的适应证

1）患者的基本条件：主要是全身状况可以耐受手术；肝脏病灶可以切除；预留肝脏功能可以充分代偿。具体包括：一般情况良好，无明显心、肺、肾等重要脏器器质性病变；肝功能正常，或仅有轻度损害（Child－Pugh A级），或肝功能分级属B级，经短期护肝治疗后恢复到A级；肝储备功能（如ICGR15）基本在正常范围以内；无不可切除的肝外转移性肿瘤。一般认为ICG15＜14%，可作为安全进行肝大块切除术而肝衰竭发生概率低的界限。肝切除手术中至少需要保留正常肝组织的30%，对有肝硬化者，肝切除量不应超过50%，特别是右半肝切除，尤应慎重，否则不易代偿。对伴有肝硬化的小肝癌，采用距肿瘤2cm以外切肝的根治性局部肝切除术，也可获满意的效果。

2）根治性肝切除的局部病变，必须满足下列条件：①单发肝癌，表面较光滑，周围界限较清楚或有假包膜形成，受肿瘤破坏的肝组织＜30%；或受肿瘤破坏的肝组织＞30%，但是无瘤侧肝脏明显代偿性增大，达到标准肝体积的50%以上；②多发性肿瘤，结节＜3个，且局限在肝脏的一段或一叶内。对于多发性肝癌，相关研究均显示，在满足手术条件下，肿瘤数目＜3个的多发性肝癌患者可从手术显著获益；若肿瘤数目＞3个，即使已手术切除，其疗效也并不优于肝动脉介入栓塞等非手术治疗；③腹腔镜肝切除术：目前腹腔镜肝癌切除术开展日趋增多，其主要适应证为孤立性癌灶，＜5cm，位于2～6肝段；具有创伤小、失血量和手术死亡率低的优点。故有学者认为对于位置较好的肝癌，尤其是早期肝癌者，腹腔镜肝切除术表现较好；但是仍然需要与传统的开腹手术进行前瞻性的比较研究；④姑息性肝切除的局部病变，必须符合下列条件：3～5个多发性肿瘤，超越半肝范围者，行多处局限性切除；肿瘤局限于相邻的2～3个肝段或半肝内，无瘤肝组织明显代偿性增大，达到标准肝体积的50%以上；肝中央区（中叶或Ⅳ、Ⅴ、Ⅷ段）肝癌，无瘤肝组织明显代偿性增大，达到标准肝体积的50%以上；肝门部有淋巴结转移者，切除肿瘤的同时行淋巴结清扫或术后治疗；周围脏器受侵犯者一并切除。

3）姑息性肝切除还涉及以下几种情况：肝癌合并门静脉癌栓（PVTT）和（或）腔静脉癌栓、肝癌合并胆管癌栓、肝癌合并肝硬化门脉高压、难切性肝癌的切除。每种情况均有其对应手术治疗适应证（表11－6）。

肝癌伴门静脉癌栓是中晚期HCC的常见表现。在这部分患者中，若肿瘤局限于半肝，且预期术中癌栓可取净，可考虑手术切除肿瘤并经门静脉取栓，术后再结合介入栓塞及门静脉化疗。

肝癌侵犯胆管形成胆管癌栓也较常见，致使患者黄疸明显。须注意鉴别黄疸性质，对于癌栓形成的梗阻性黄疸，如能手术切除肿瘤并取净癌栓，可很快解除黄疸，故黄疸不是手术的明显禁忌证。

表 11－6　原发性肝癌姑息性肝切除适应证

1. 肝癌合并门静脉癌栓（PVTT）和（或）腔静脉癌栓
（1）门静脉主干切开取癌栓术，同时作姑息性肝切除
（2）按原发性肝癌肝切除手术适应证的标准判断，肿瘤是可切除的
（3）癌栓充满门静脉主支或/和主干，进一步发展，很快将危及患者生命
（4）估计癌栓形成的时间较短，尚未发生机化
（5）如作半肝切除，可开放门静脉残端取癌栓
（6）如癌栓位于肝段以上小的门静脉分支内，可在切除肝肿瘤的同时连同该段门静脉分支一并切除
（7）如术中发现肿瘤不可切除，可在门静脉主干切开取癌栓术后，术中作选择性肝动脉插管栓塞化疗或门静脉插管化疗、冷冻或射频治疗等
（8）合并腔静脉癌栓时，可在全肝血流阻断下，切开腔静脉取癌栓，并同时切除肝肿瘤
2. 原发性肝癌合并胆管癌栓
（1）患者一般情况：①基本要求同肝切除术；②这种患者有阻塞性黄疸，不能完全按 Child－Pugh 分级判断肝功能，应强调患者全身情况、A/C 比值和凝血酶原时间等。
（2）局部病变情况：①胆总管切开取癌栓术，同时作姑息性肝切除；②按原发性肝癌肝切除手术适应证的标准判断，肿瘤是可切除的；③癌栓位于左肝管或右肝管、肝总管、胆总管；④癌栓未侵及健侧二级以上胆管分支；⑤估计癌栓形成的时间较短，尚未发生机化；⑥如癌栓位于肝段以上小的肝管分支内，可在切除肝肿瘤的同时连同该段肝管分支一并切除；⑦如术中发现肿瘤不可切除，可在切开胆总管取癌栓术后，术中作选择性肝动脉插管栓塞化疗、冷冻治疗或射频治疗等。
3. 原发性肝癌合并肝硬化门静脉高压症
（1）可切除的肝癌：①有明显脾大、脾功能亢进表现者，可同时作脾切除术；②有明显食道胃底静脉曲张，特别是发生过食道胃底曲张静脉破裂大出血者，可考虑同时作贲门周围血管离断术；③有严重胃黏膜病变者，可考虑作脾肾分流术或其他类型的选择性门腔分流术。
（2）不可切除的肝癌：①有明显脾大、脾功能亢进表现，无明显食道胃底静脉曲张者，作脾切除的同时，在术中作选择性肝动脉栓塞化疗、冷冻治疗或射频治疗等；②有明显食道胃底静脉曲张，特别是发生过食道胃底静脉破裂大出血，无严重胃黏膜病变，可作脾切除，或脾动脉结扎加冠状静脉缝扎术；是否作断流术，根据患者术中所见决定。肝癌可术中作射频或冷冻治疗，不宜作肝动脉插管栓塞化疗。

此外，对于不适宜姑息性切除的肝癌，应考虑姑息性非切除外科治疗，如术中肝动脉结扎和（或）肝动脉、门静脉插管化疗等。对于肝内微小病灶的治疗值得关注。部分微小病灶经影像学检查或术中探查都不能发现，致使肝切除后的复发率升高。如果怀疑切除不彻底，那么术后采用 TACE 是理想的选择，除了治疗的意义外，还有检查残留癌灶的意义。如有残留癌灶，应及时采取补救措施。

此外，术后病例应作肝炎病毒载量（HBV－DNA 和/或 HCV－RNA）检查；如有指征，应积极进行抗病毒治疗，以减少肝癌再发的可能。

（4）改进手术技术：原则上肝脏储备功能足够，没有肝外转移、大血管侵犯和门静脉癌栓的单发肿瘤应考虑肝切除术；技术上可行、符合上述条件的多发肿瘤，也应考虑肝切除术。但中晚期肝癌、尤其是巨大或多发肿瘤的手术复杂且根治性切除率仍然比较低。

提高肝肿瘤可切除性的手段有：术前经肝动脉化疗栓塞可使部分患者的肿瘤缩小后再切除；经门静脉栓塞主瘤所在肝叶，使余肝代偿性增大后再切除，临床报告其毒副反应不多，较为安全有效。对于巨大肿瘤，可采用不游离肝周韧带的前径路肝切除法，直接离断肝实质及肝内管道，最后再游离韧带并移除肿瘤。对于多发性肿瘤，可采用手术切除结合术中消融（如术中射频等）方式治疗，切除肝脏边缘肿瘤，射频处理深部肿瘤。对于门静脉或肝静脉癌栓者，行门静脉取栓术时须阻断健侧门静脉血流，防止癌栓播散。对于肝静脉癌栓者，可行全肝血流阻断，尽可能整块去除癌栓。对于肝癌伴胆管癌栓者，在去除癌栓的同时，若肿瘤已部分侵犯胆管壁，则应同时切除受累胆管并重建胆道，以降低局部复发率。

（5）防止术后转移复发：中晚期肝癌手术切除后复发转移率很高，这与术前可能已存在微小播散灶或者多中心发生有关。一旦复发，往往难有再切除机会，可以采取局部非手术治疗和系统治疗等控制肿瘤发展，延长患者生存期。对于高危复发者，临床研究证实术后预防性介入栓塞治疗有一定的效果，能发现并控制术后肝内微小残癌。尽管有临床随机研究提示，α 干扰素可预防复发，但是其对远期复发率及不同类型肝炎患者的影响仍有争议，目前还不是公认的预防复发的标准治疗方法。

（6）手术禁忌证：①心肺功能差或合并其他重要器官系统严重疾病，不能耐受手术者；②肝硬化严重，肝功能差 Child - Pughc 级；③已经存在肝外转移。

（7）对不能切除的肝癌的外科治疗，可根据具体情况，采用射频消融（RFA）、肝动脉结扎、肝动脉栓塞、肝动脉灌注化疗、液氮冷冻、激光气化、微波热凝等单独或联合应用，都有一定的疗效。肝动脉结扎，特别是肝动脉栓塞术，常可使肿瘤缩小，部分患者可因此而获得二期手术切除的机会。B 超引导下经皮穿刺肿瘤行射频、微波或注射无水酒精治疗，以及体外高能超声聚焦疗法等。适用于瘤体较小而又不能或不宜手术切除者，特别是肝切除术后早期肿瘤复发者。它们的优点是：安全、简便、创伤小，有些患者可获得较好的治疗效果。

（8）根治性切除术后复发肝癌的再手术治疗：对根治性切除术后患者进行定期随诊，监测甲胎蛋白和 B 型超声等影像学检查，早期发现复发，如一般情况良好、肝功能正常，病灶局限允许切除，可施行再次切除。

（9）肝癌破裂出血的患者，可行肝动脉结扎或动脉栓塞术，也可作射频或冷冻治疗，情况差者或仅作填塞止血。如全身情况较好、病变局限，在技术条件具备的情况下，可行急诊肝叶切除术治疗。对出血量较少，血压、脉搏等生命体征尚稳定，估计肿瘤又不可能切除者，也可在严密观察下进行输血，应用止血剂等非手术治疗。

2. 综合治疗

（1）肝动脉化疗栓塞术（transcatheter arterial chemoembolization，TACE）：常用经皮穿刺股动脉插管到肝固有动脉，或选择插管至患侧肝动脉大剂量灌注化疗药，同时将碘油与化疗药制成乳剂，注入肝癌组织，利用肝癌组织对栓塞剂具有特殊滞留作用的特点，使化疗药物向肝癌组织缓慢释放，既阻断血流供应，又促使抗癌药物在肿瘤局部高浓度持久释放，从而有效杀灭肿瘤细胞。肝动脉栓塞常用的栓塞剂为碘油和明胶海绵。TACE 可反复多次施行，是临床上不能根治性切除肝癌的首选非手术治疗方法。

（2）肝癌的局部治疗

1）射频消融治疗（adio frequency ablation，RFA）：是目前最常用有效的局部治疗方法，其方法原理为将射频电极针插入肿瘤内部，利用射频电流激活组织中的离子高速振动摩擦而产生 70℃ ~110℃的高热，使细胞和组织干燥脱水形成局灶性凝固坏死。对于直径 <3cm 的肿瘤可完全一次性毁损，达到根治性效果。对于 5cm 以上的肝肿瘤 RFA 的毁损范围受限，需要在不同的部位进行多点穿刺，反复消融。RFA 治疗适应证广、创伤小、安全性高，可反复进行，在肝癌的治疗中正得到广泛的重视。

2）局部注射无水乙醇疗法（ercutaneous ethanol injection，PEI）：在B型超声引导下经皮穿刺肿瘤注射无水乙醇，可使肿瘤脱水、凝固、坏死。此法适用于瘤体较小而又不能手术切除者，一般需要重复注射数次。此外，也可选用5－氟尿嘧啶、丝裂霉素等抗癌药物注入肿瘤内。此法较简便、费用低。

（3）化学药物治疗

1）全身化疗：原则上不作静脉给药全身化疗。常用的药物为：5－氟尿嘧啶、阿霉素、丝裂霉素、噻替哌、甲氨蝶呤等。经剖腹探查发现癌肿不能切除：或作为肿瘤姑息切除的后续治疗者，可采用肝动脉和（或）门静脉置泵（皮下埋藏式灌注装置）作区域化疗栓塞。

2）肝动脉插管化疗：经手术探查，发现已不能切除者，可经胃网膜右动脉或胃右动脉作肝动脉插管。常用5－氟尿嘧啶、噻替哌等药，每日或隔日经导管灌注一次。对未经手术而估计不能切除者，可行经股动脉作超选择性插管至肝动脉，注入栓塞剂和抗癌药行化疗栓塞，有一定姑息性治疗效果，常可使肿瘤缩小，部分患者可因此获得手术切除的机会。

（4）放射治疗：放射治疗对一般情况较好，肝功能尚好，不伴有肝硬化，无黄疸、腹水，无脾功能亢进和食管静脉曲张，癌肿较局限，尚无远处转移而又不适于手术切除或手术后复发者，可采用放射为主的综合治疗。

（5）生物治疗：生物治疗主要是免疫治疗。常用的有免疫核糖核酸、干扰素、白细胞介素－2、卡介苗、自体或异体瘤苗、转移因子等，可与化疗联合应用。还有应用肿瘤浸润淋巴细胞（TIL）等免疫活性细胞，行过继性免疫治疗等，但疗效尚欠肯定，多在探索之中。

（6）中医中药治疗：根据不同病情采取辨证施治、攻补兼施的方法，常与其他疗法配合应用，以提高机体抗病力，改善全身状况和症状，减轻化疗、放疗不良反应等。

以上各种治疗方法，多以综合应用效果为好。随着原发性肝癌早期诊断、早期治疗和肝外科的进展，我国的肝癌手术切除率已大大提高，手术死亡率大大降低，总体疗效显著提高。但总体上讲，肝癌即使获得根治性切除，5年内仍有60%～70%的患者出现转移复发，故肝癌患者治疗后应坚持随诊，术后用AFP检测及超声波检查定期观察，以早期发现转移复发患者。有资料表明，根治性切除后复发性肝癌再切除术后5年生存率有达53.2%的。

（十）预后

原发性肝癌若不经治疗，自然生存期平均为4.3个月，肿瘤大小与数目、有无癌栓和包膜、伴发肝硬化程度、治疗方法等是影响预后的主要因素。由于AFP及其他肝癌标志物检测方法的广泛应用，极大提高了肝癌的早期诊断水平。肝癌切除术后5年生存率随着时间的推移已得到明显提高，但由于肝癌术后复发率和转移率较高，术后5年复发率高达65%，因此，肝癌总的预后仍然较差。

二、继发性肝癌

继发性肝癌（secondary liver cancer）又称转移性肝癌（metastatic cancer of the liver）。肝是最常见的血行转移器官，尸检证实在各种转移性肿瘤中，转移性肝癌占41%其中57%来自消化系统的原发肿瘤，尤以结、直肠易发生，结肠和直肠癌仅有肝转移者，根治性切除术后，有长期存活甚至治愈的可能性。其他较多发生肝转移的原发癌包括肺癌、乳腺癌、胰腺癌、胃癌、胆囊癌、肝外胆管癌、肾癌、宫颈癌、卵巢癌、前列腺癌和头颈部肿瘤等，多同时伴发肝外转移，手术作用有限。

继发性肝癌常以肝外原发肿瘤所引起的症状为主要表现，肝转移癌结节较小时，一般无症状，常在实验室或影像学检查时方才被发现。甚至少数诊断为肝转移癌患者找不到肝外的原发病变。随着转移病灶的增大，可出现上腹或肝区不适或隐痛，病情发展，则出现乏力、发热、体重下降等。体检可扪及肿大的肝或触及坚硬的癌结节。晚期患者可出现贫血、黄疸、腹水等。B 超、CT、MRI 和 PET 等影像学检查有重要诊断价值。肿瘤标志物 CEA、CA19－9、CA125 等对胃癌、结直肠癌、胆囊癌、胰腺癌、肺癌、卵巢癌等的肝转移具有诊断价值。AFP 检测则常为阴性。

继发性肝癌须根据原发性肿瘤的治疗情况，统筹计划行综合治疗。肝病变的治疗方法与原发性肝癌相似，如转移癌病灶为孤立性，或虽为多发但局限于肝的一叶或一段，而原发肿瘤已被切除，如患者全身情况允许，又无其他部位转移者，应首选肝叶（段）切除术。如原发和肝继发性肿瘤同时发现又均可切除，且符合肝切除条件者，则可根据患者耐受能力，采取与原发肿瘤同期或分期手术治疗。术中 B 超检查，有助于发现肝内新病灶，从而修正原定的手术方案。对不适应手术切除的肝继发性肿瘤或术中发现不能手术切除者，根据患者全身及原发肿瘤情况，对肝转移癌可根据癌灶部位、数量等选用肝动脉化疗栓塞（TACE），无水乙醇注射（PEI）、射频消融、冷冻等局部治疗，上述局部治疗也可与手术切除相互补充，有可能扩大手术范围。也有在术前行区域灌注化疗等使原来难以切除的病变缩小而获得手术切除的。

预后与原发癌的性质、原发和继发癌发现时的严重程度，以及对治疗的反应等多种因素有关。一般肝继发癌切除术后总体来讲疗效不佳。但结直肠癌仅有肝转移，肝外无肿瘤复发或其他部位转移病灶，有可能进行根治性切除术者，有望长期存活甚至有治愈的可能性。其围手术期死亡率 <5%，5 年生存率 25% ~46%。

手术原则：尽可能切除病变（切缘距肿瘤 >1cm），最大限度保留健康肝组织。术前应对患者的可治愈性进行评估：结肠镜检以除外局部复发或出现新病灶；胸部 X 线检查，腹部、盆腔 CT，PET/CT 扫描有望发现较为隐蔽的病灶。肝外有肿瘤病变，肝切除不能获得切缘肿瘤阴性，并有认为肝转移灶超过 4 个，都应视为手术的禁忌证。

结直肠癌肝转移切除后复发，约 50% 仍局限于肝；二次手术切除后的 5 年生存率仍可达 30% ~40%。因此，手术后应定期进行变，力争再次手术治疗的机会。CEA 检测和 B 超等影像学检查，尽早发现病小肠类癌和胃、胰腺的神经内分泌癌肝转移，容易切除，可长时间缓解症状与存活。肝转移性类癌和神经内分泌癌患者，经过严格选择，可进行肝移植术也能取得良好疗效，有报道 5 年生存率可达 69%。

三、肝良性肿瘤

临床上少见。其中比较常见的是海绵状血管瘤。肝海绵状血管瘤（cavernoushemangioma of liver）多发，左、右肝的发生率大致相等。肿瘤生长缓慢，无临床症状。增大后主要表现为肝大或压迫胃，常见于中年患者，多为单发，也可病程常达数年以上。瘤体较大时压迫十二指肠等邻近器官，引起上腹部不适、腹胀、嗳气、腹痛等症状。体格检查：腹部肿块与肝相连，表现光滑，质地柔软，有囊性感及不同程度的压缩感，有时可呈分叶状。根据临床表现，超声检查、肝动脉造影、CT、MRI 或放射性核素肝血池扫描等检查，不难诊断。

手术切除是治疗肝海绵状血管瘤最有效的方法。但小的、无症状的肝海绵状血管瘤不需治疗，可每隔3～6个月做B超检查，以动态观察其变化。一般对肿瘤直径>10cm，直径5～10cm但位于肝缘，有发生外伤性破裂危险，或肿瘤虽小（直径3～5cm）而有明显症状者，则可根据病变范围作肝部分切除或肝叶切除术。对直径小于15cm者，也可用血管瘤捆扎术。病变广泛不能切除者，可行肝动脉结扎术。肝海绵状血管瘤最危的并发症是肿瘤破裂引起腹腔急性大出血。其他肝的良性肿瘤及恶性肿瘤，如肝细胞腺瘤、肝肉瘤等，均少见。

（张　勇）

第五节　胆道系统肿瘤

一、胆管癌

（一）胆道系统的解剖概要

胆道起于毛细胆管，其终末端与胰管汇合，开口于十二指肠乳头，外有Oddi括约肌围绕（图11－3）。

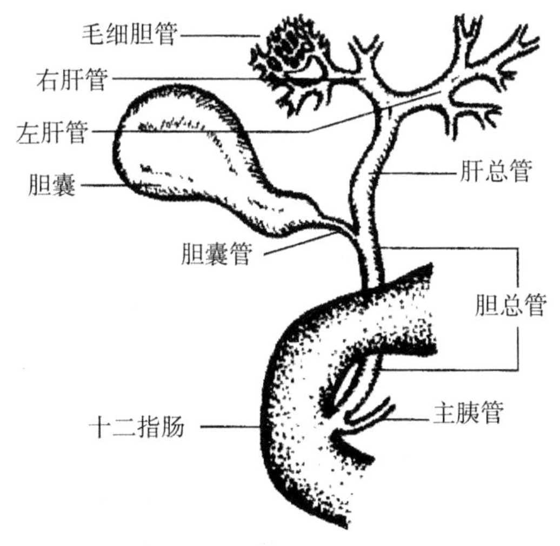

图11－3　肝内、外胆道系统

1. 肝内胆管　起自毛细胆管，汇集成小叶间胆管，肝段、肝叶胆管及肝内部分的左右肝管。肝内胆管的左、右肝管为一级支，左内叶、左外叶、右前叶、右后叶胆管为二级支，各肝段胆管为三级支。

2. 肝外胆道　左、右肝管和肝总管左、右肝管出肝后，在肝门部汇合形成肝总管。左肝管细长，长2.5～4cm。与肝总管间形成约90°的夹角；右肝管粗短，长1～3cm。在肝门处，一般是左、右肝管在前，肝左、右动脉居中，门静脉左、右主干在后；左、右肝管的汇合点位置最高，左、右门静脉主支的分叉点稍低；肝左、右动脉的分叉点最低。

肝总管：直径为0.4～0.6cm，其下端与胆囊管汇合形成胆总管，由于这一汇合点高低不同，胆总管一般长约3cm. 最长可达7cm。有时肝总管前方有肝固有动脉发出的肝右动脉或胆囊动脉越过，6% ~10% 的人有副肝管，1% 左右的人可无肝总管，胆道手术时应注意这些解剖变异。

胆总管：肝总管与胆囊管汇合形成胆总管，长 7 ~ 9cm，直径 0.4 ~ 0.8cm。胆总管分为四段：①十二指肠上段：经肝十二指肠韧带右缘下行，肝动脉位于其左侧，门静脉位于两者后方。临床上胆总管探查，引流常在这个部位施行；②十二指肠后段：行经十二指肠第一段后方。其后方为下腔静脉，左侧有门静脉和胃十二指肠动脉；③胰腺段：在胰头后方的胆管沟内或实质内下行；④十二指肠壁内段：行至十二指肠降部中段，斜行进入肠管后内侧壁，长 1.5 ~ 2cm。80% ~90% 人的胆总管与主胰管在肠壁内汇合，膨大形成胆胰壶腹，亦称乏特（Vater）壶腹。壶腹周围有括约肌（称 Oddi 括约肌），末端通常开口于十二指肠大乳头。另有 15% ~20% 的胆总管与主胰管分别开口于十二指肠。Oddi 括约肌主要包括胆管括约肌、胰管括约肌和壶腹括约肌，它具有控制和调节胆总管和胰管的排放，以及防止十二指肠内容物反流的重要作用。

胆囊：呈梨形，位于肝的胆囊窝内。长 5 ~ 8cm，宽 3 ~ 5cm，容积 40 ~ 60ml；分为底、体、颈三部。底部为盲端，向左上方延伸为体部，体部向前上弯曲变窄形成胆囊颈，三者间无明显界限。颈上部呈囊性扩大，称 Hartmann 袋，胆囊结石常滞留于此处。

胆囊管：由胆囊颈延伸而成，长 2 ~ 3cm，直径 0.2 ~ 0.4cm。胆囊起始部内壁黏膜形成螺旋状皱襞，称 Heister 瓣。

胆囊管、肝总管、肝下缘所构成的三角区称为胆囊三角（Calot 三角）。胆囊动脉、肝右动脉、副右肝管在此区穿过，是胆道手术极易发生误伤的区域。胆囊淋巴结位于胆囊管与肝总管相汇处夹角的上方，可作为手术寻找胆囊动脉和胆管的重要标志。

3. 胆道的血管、淋巴和神经　胆管有丰富的血液供应，主要来自胃十二指肠动脉、肝总动脉和肝右动脉，这些动脉的分支在胆总管周围相互吻合成丛状。胆囊、肝总管、胆总管上部由胆囊动脉供血：胆总管下部的血供来自于胰十二指肠动脉及十二指肠后动脉的分支。胆囊静脉和肝外胆道静脉直接汇入门静脉。

胆囊的淋巴引流入胆囊淋巴结和肝淋巴结，并与肝组织内的淋巴管有吻合。肝外胆管的淋巴引流入位于肝总管和胆总管后方的淋巴结。

胆道系统分布着丰富的神经纤维，主要来自腹腔丛发出的迷走神经和交感神经。术中过度牵拉胆囊致迷走神经受激惹，可诱发胆心反射；严重者可产生胆心综合征，甚至发生心搏骤停，需高度重视。

（二）流行病学

肝外胆管癌是指发生左、右肝管直至胆总管下端的恶性肿瘤，占所有恶性肿瘤的 2%，发病年龄多在 50 ~ 70 岁，男女比例约为 1.33 ：1。根据肿瘤的部位，将肝外胆管癌分为上、中、下段胆管癌，位于肝门或接近左、右肝管的胆管癌最常见，被称为上段胆管癌或肝门部胆管癌，占胆管癌的 50% ~75%。

（三）病因

胆管癌病因至今不明一般认为原发性硬化性胆管炎、胆石症、先天性胆管囊性扩张、胆汁淤滞和胆道寄生虫感染等与胆管癌的发生可能有关；而胆管的良性瘤如乳头瘤及腺瘤则可能是胆管癌的一种癌前病变。原发性硬化性胆管炎为胆管癌癌前病变在临床诊断时极难与胆管癌鉴别，因原发性硬化性胆管炎死亡或行肝移植术的病例分别有40%和9%～36%被证实存在胆管癌。临床观察到，约1/3的胆管癌患者合并胆道结石，反之，胆道结石的患者中5%～10%会发生胆管癌。有报道认为，先天性胆管囊状扩张症癌变率在6%～38.5%，是正常人群的5～35倍，且随患儿年龄增长而增加，癌变的原因包括结石的存在、化学刺激、囊肿壁受慢性炎症长期刺激及解剖异常等。华支睾吸虫感染可导致胆汁淤滞、胆道感染、胆管周围纤维化和胆管上皮增生，成为诱发胆管癌的原因之一。此外，胆管癌的发生还与一些致癌物质如石棉等化学药品、亚硝酸胺、放射性核素、异烟肼等药物有关。

（四）病理学

根据肿瘤的大体形态，胆管癌可分为硬化型、乳头型、结节型、弥漫型4种类型，以硬化型最常见。按癌细胞类型、分化程度和生长方式，可分为：①乳头状腺癌；②高分化腺癌；③低分化腺癌；④未分化癌；⑤印戒细胞癌；⑤鳞状细胞癌，以乳头状腺癌和高分化腺癌的疗效最好。胆管癌扩散方式有局部浸润、淋巴转移以及腹腔种植等。浸润主要沿胆管壁向上、向下以及横向侵犯周围组织、肝、血管、神经束膜，淋巴转移途径是沿肝动脉周围淋巴结分别至肝总动脉、腹腔动脉、胰上缘、十二指肠后及腹膜后淋巴结。

（五）临床分型与分期

1. 肝门部胆管癌的Bismuth分型（1975年）（图11－4）

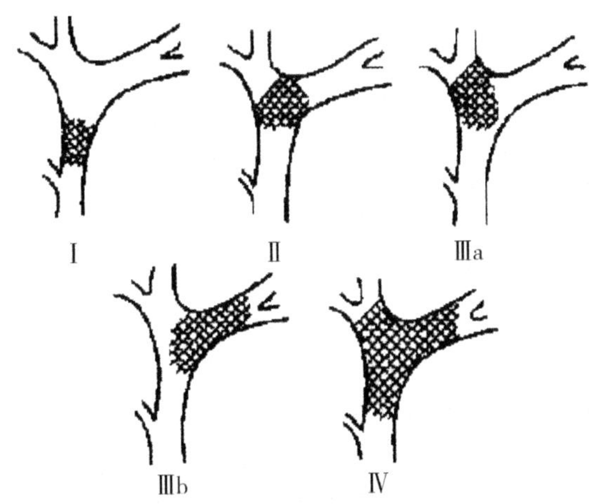

图11－4　肝门部胆管癌的Bismuth分型

Ⅰ型：肿瘤位于肝总管，未侵犯左右肝管汇合部。

Ⅱ型：肿瘤侵及左右肝管汇合部。

Ⅲ型：肿瘤进一步侵犯左肝管（Ⅲb）或右肝管（Ⅲa）。

Ⅳ型：肿瘤同时侵犯左右肝管。

2. TNM分期　国际抗癌联盟（UICC）制定的胆管癌TNM分期。

T 原发肿瘤

Tx：原发肿瘤无法评估。

T0：没有原发肿瘤的证据。

T1：肿瘤未侵出胆管壁。

T2：肿瘤侵出胆管壁。

T3：肿瘤侵犯肝、胆囊、胰腺和（或）同侧门静脉主要分支（右侧或左侧）或肝动脉（右侧或左侧）。

T4：肿瘤出现下列侵犯：门静脉主干或两侧分支，肝固有动脉或结肠、胃、十二指肠、膜壁等邻近结构。

N 区域淋巴结

Nx：淋巴结转移无法评估。

N0：无淋巴结转移。

N1：有淋巴结转移。

M 远处转移

Mx：远处转移不能被评价。

M0：无远处转移。

M1：有远处转移。

TNM 分期：0 期：TisN0M0。IA 期：TIN0M0。IB 期：T2N0M0。ⅡA 期：T3N0M0。ⅡB 期：T1～3N1M0。Ⅲ期：T4，任何 N，M0。Ⅳ期：任何 T，任何 N，M1。

（六）症状与体征

肝门部胆管癌患者最常见的临床症状是阻塞性黄疸，95%以上的患者以黄疸就诊。黄疸通常呈进行性加深伴皮肤瘙痒、小便色深和大便色淡，黄疸较深时小便呈茶色而大便呈陶土样。需要指出的是，黄疸虽然是肝门部胆管癌的常见症状，但不是早期症状，在黄疸出现之前一段时间内可有上腹隐痛不适厌油、食欲不振、乏力、低热、体重减轻等症状，伴随黄疸的出现这些症状变得更加明显。在未行胆道检查操作前一般无胆道感染症状，但有 10%～20%的患者可有上腹部疼痛畏寒发热和黄疸等胆管炎表现，易被误诊为胆管结石。有一部分患者确实伴有胆管结石，这类患者可有长期反复发作的胆道病史或胆道手术史。体格检查除皮肤、巩膜黄染外，有时可触及肿大的肝脏。剑下可有轻微的深压痛，胆囊一般不可触及、部分患者还可见皮肤抓痕。

阻塞性黄疸是中远段胆管癌的主要症状，但不是早期症状，在黄疸出现前多数患者就有症状，肿瘤在未完全阻塞胆管前胆管腔存在不同程度狭窄，引起的首先是胆道内压力增高，伴随的病理改变是胆管代偿性扩张，此时患者的主要临床症状是上腹部胀痛不适，并涉及腰背部，可伴有食欲不振、乏力、消瘦等症状这些症状称为黄疸前期症状，可持续数周乃至数月。由于缺乏特异性，常常未受到患者乃至医生的重视，或被误认为是肝炎、胆囊炎、胃炎等所致随着胆管癌的发展，胆管梗阻程度加重而使胆道内压力不断升高，当胆道内压力高于肝细胞胆汁分泌压时才出现黄疸，黄疸一旦出现便呈进行性加深，伴随的症状包括皮肤瘙痒、尿黄及陶土样大使等体格检查除巩膜皮肤黄染外，多可扪及肿大的胆囊。

（七）诊断及鉴别诊断

B 超检查具有无创、经济、简单、快捷等特点，仍是梗阻性黄疸患者首选的检查方法，可以明确胆道有无扩张、协助确定梗阻的部位和性质，并判断血管受侵情况。CT 可以提供比 B 超更清晰的立体断层图像，对中、下段胆管癌和肝门胆管癌的诊断率均高于 B 超，且能判断门静脉、肝动脉受侵情况。磁共振胆道成像（MRCP）可获得完整的胆道系统图像，目前已成为胆管癌最主要的诊断方法之一。内镜超声有效地避开了肠气的干扰，可以更清晰、准确的判断肝外胆管癌的病变性质和浸润深度。内镜逆行性胰胆管造影（ERCP）仅对下段胆管癌诊断有一定意义，且易引起胆道感染，已不再作为胆管癌的常规检查手段。经皮肝穿刺胆管造影（PTC）是传统的诊断胆管癌的检查方法，有较高的成功率，但当胆道完全梗阻时不能显示病变范围和远端的情况，且术后可出现出血和胆漏。血清碱性磷酸酶、谷氨酸转氨酶、总胆红素、直接胆红素等可见升高。血清肿瘤标记物如血清糖链抗原（CA19－9）和血清癌胚抗原（CEA）等可升高。

结合进行性加深的梗阻性黄疸、增大的胆囊和相关辅助检查，常可得出胆管癌的诊断，但尚需与其他引起黄疸的疾病鉴别，尤其是肝门部胆管癌需与胆囊癌侵犯肝门、肝细胞癌胆管癌栓、肝门的炎性狭窄、肝门区的转移癌等鉴别。

（八）治疗

胆管癌应以手术治疗为主，目的是切除肿瘤和恢复胆管的通畅。视胆管癌部位不同，手术范围亦不同。只要患者没有低蛋白血症，没有凝血功能障碍、腹水及心、肺、肝、肾的严重器质性病变，都应在术前准备后积极手术探查。

1. 能手术切除的肝外胆管癌　应力争手术切除病灶。

（1）肝门部胆管癌：根据 Bismuth－Corlett 分型，各型采用不同的切除手术，同时必须清除肝十二指肠韧带内除肝动脉、门静脉以外的所有淋巴结及结缔组织（肝十二指肠韧带淋巴结清扫）。肝门部胆管癌Ⅰ型者可仅行局部切除术，Ⅱ型患者宜行局部切除术＋肝尾叶切除术，Ⅲ型患者行局部切除附加尾叶和右半肝（Ⅲa）或左半肝（Ⅲb）切除术，Ⅳ型偶尔可行肝门胆管切除手术，但多数癌肿不能切除，仅能作胆道引流手术或行肝移植术。

（2）中段胆管癌：可行肿瘤局部切除＋肝十二指肠韧带淋巴结清扫＋肝总管空肠 Roux－en－Y 吻合术。

（3）下段胆管癌常需行胰十二指肠切除术。

2. 不能手术切除的肝外胆管癌　不能手术切除病灶的肝外胆管癌在酌情行手术或支架胆道引流后，行放射治疗或 5－FU/吉西他滨为基础的化疗；对不能耐受放、化疗的患者仅行支持治疗。

3. 远处转移的肝外胆管癌　对存在远处转移的肝外胆管癌患者根据病情需要行支架胆道引流后，行 5－FU 或吉西他滨为基础的化疗；对不能耐受化疗的患者仅行支持治疗。

（九）预后

影响肝内胆管癌预后最重要的因素是是否切除了肿瘤和切缘有无癌残留，其手术切除率约 47.4%，术后中位生存期约 8 个月。由于解剖的特殊性，肝外胆管癌中肝门部胆管癌的预后较中下段胆管癌差，前者的手术切除率不足 50%，其中根治性手术切除的患者 5 年生存率仅为 40%，姑息性手术切除者 5 年生存率为 0；影响中、下段胆管癌预后的因素除切缘情况外，区域淋巴结转移与否也与手术后效果直接相关。

二、胆囊癌

（一）流行病学

胆囊癌是最常见的胆道系统肿瘤，占所有胆道系统肿瘤的 64.7%，发病率 1/10 万。

2/10万。胆囊癌多见于60～70岁的老年患者，女性与男性发病率比例约为1.98 ：1。胆囊癌临床上的治疗效果很差，应得到临床上的重视。

（二）病因

1. 胆囊结石 胆囊结石与胆囊癌的发生关系密切。胆囊结石患者患胆囊癌的发病率比无结石患者高7倍，欧美国家胆囊癌患者合并胆囊结石者占54.3%～100%，我国为50%。胆囊结石的致癌机制是复杂的，是机械性刺激、胆汁刺激、炎症、致癌物质刺激、胆固醇代谢异常等综合作用的结果。

2. 胆囊良性肿瘤 腺瘤成分可以在所有的原位癌和19%的侵袭癌中被发现，佐证了腺瘤有癌变的可能。胆囊腺肌增生症也被确定为癌前病变，有演变为胆囊癌的可能。

3. 胆总管胰管共同通道异常 许多人认为。胆总管胰管共同通道异常可能与胆囊囊癌的发生有一定关系。胆囊癌患者行ERCP检查，16%存在胰胆管连接异常（APBDJ），且多数为P－B型（即胰管汇入胆总管）。癌变的机制可能是胆汁中的卵磷脂被胰液中的磷脂酶A水解，产生脱酯酶卵磷脂，后者刺激胆囊上皮细胞，使其发生化生和癌变。

4. 致癌因子 动物研究提示，致癌因子能导致胆囊癌。将甲基胆蒽颗粒植入狗或猫的胆囊可引起胆囊癌；喂食化学物质。如偶氮甲苯或亚硝胺，也可在实验动物中引起胆囊癌甲基胆蒽是胆汁在细菌作用下发生化学反应后的产物。能溶解在胆固醇中，存在于主要由胆固醇构成的胆石内。从事橡胶工作的工人、胆囊癌和胆管的发生率较高，提示某些化学工业物质在胆囊癌的发生中也起到一定的作用。

5. 癌基因与抑癌基因 目前，研究较多的与胆囊癌相关的癌基因有Ras、Src、C－Erbb－2、Bc1－2、C－Myc、Bax和Fas基因等，抑癌基因有p53、p16、nm23、p27和Rb基因等。近年来研究表明。胆囊癌的发生和发展涉及多种癌基因与抑癌基因的异常改变，是多基因变异积累的结果。

6. 其他 Mirizzi综合征的患者患胆囊癌概率最高报道达27.8%；行胆囊造口术16年后约15%患者出现胆囊癌；瓷器样胆囊患者患胆囊癌的概率为12.5%～61%；溃疡性结肠炎与胆道肿瘤有关，该疾病患者中约13%的肿瘤发生在胆囊；伤寒、副伤寒携带者与胆道肿瘤的关系，也以胆囊癌最为显著。

（三）病理学

胆囊癌多发生在胆囊底部和颈部，胆囊体部较少。根据肿瘤病理学形态结构的特点，可分为：①硬化型癌；②乳头状癌；③胶样癌；④鳞癌。按癌细胞分化程度的差异，可分为高、中、低分化腺癌。直接浸润和淋巴结转移是胆囊癌扩散最主要的两种方式，胆囊癌同样可以通过血行转移、腹腔内种植、沿胆管转移等方式转移。另外，和其他胆道系统恶性肿瘤一样，胆囊癌也可以沿胆管壁的神经周围间隙向上下扩散。

（四）分期

1. Nevin分期 Nevin等（1976）根据肿瘤浸润深度和扩散范围，提出以下分期方案。

Ⅰ期：癌组织限于黏膜内（原位癌）。

Ⅱ期：癌组织侵及黏膜和肌层。

Ⅲ期：癌组织侵及浆膜在内的胆囊壁全层。

Ⅳ期：癌组织侵及胆囊壁全层并伴淋巴结转移。

V 期：侵及肝脏或胆囊邻近器官，或有远处转移。

Nevin 分期相对简单、实用，Nevin 分期Ⅰ、Ⅱ期的胆囊癌属于早期胆囊癌，临床上常因行胆囊切除术偶然发现；Ⅲ期者则常伴淋巴结转移；Ⅳ、V 期胆囊癌已属晚期胆囊癌。

2. TNM 分期　美国癌症联合委员会（AJCG）与国际抗癌联盟（UICC）联合制定的胆囊癌 TNM 分期（2009）。UICC 分期稍复杂但较规范严格。

T 原发肿瘤

Tx：原发肿瘤无法评估。

Tis：原位癌。

T1：肿瘤浸及黏膜或黏膜肌层。

T1a：肿瘤侵及黏膜。

T1b：肿瘤侵及肌层。

T2：肿瘤浸及肌层及其周围结缔组织，但未穿透浆膜或浸润肝脏。

T3：肿瘤穿透浆膜或直接侵犯一个邻近脏器（若为肝脏浸润深度 $<2cm$），或两者兼而有之。

T4：肿瘤浸润肝脏深度 $>2.0cm$ 和（或）侵及一个或二个以上的周围邻近脏器。

N 区域淋巴结

Nx：淋巴结转移无法评估。

N0：无淋巴结转移。

N1：有淋巴结转移。

M 远处转移

Mx：远处转移不能被评价。

M0：无远处转移。

M1：有远处转移。

TNM 分期：0 期：TisN0M0。IA 期：TIN0M0。IB 期：T2N0M0。ⅡA 期：T3N0M0。ⅡB 期：T1～3N1M0。Ⅲ期：T4，任何 N，M0。Ⅳ期：任何 T，任何 N，M1。

（五）症状与体征

早期胆囊癌没有典型的、特异性的临床症状。晚期胆囊癌的主要症状是右上腹痛、黄疸、右上腹部硬块及体重下降、乏力等消耗症状。黄疸主要发生于有肝十二指肠韧带淋巴结转移及肝外胆管阻塞的患者，常说明肿瘤已属晚期；偶有因合并胆总管内结石，而较早出现黄疸者。胆囊癌直接扩散侵犯胃幽门部或十二指肠时，可引起胃幽门梗阻。胆囊癌的转移早而广泛，最常见的是引起肝外胆管梗阻。当临床上已能在胆囊区摸到硬块时，病程多已是晚期。

Piehler 和 Crishlow 将胆囊癌的症状分为 5 大类型：

1. 急性胆囊炎型　有些胆囊癌患者会有短暂的右上腹疼痛病史，并伴有恶心、呕吐发热以及肌紧张。提示有急性胆囊炎。大约 1% 因急性胆囊炎而手术治疗的患者将发现有胆囊癌的存在，这些患者通常于肿瘤的较早期。获得根治的机会较多，因而生存期也较长。

2. 慢性胆囊炎型　与慢性胆囊炎难以鉴别。

3. 胆道疾病型　表现为黄疸、体重下降、乏力和右上腹疼痛等，通常较晚期，病变已较广泛。

4. 胆道外恶性肿瘤型　这些患者的症状缺乏特异性，表现为厌食、体重下降、乏力、内瘘形成或邻近器官侵犯等，大多为晚期，已失去治疗机会。

5. 胆道外疾病型　少数患者表现为胃肠道出血消化道梗阻等，可伴有黄疸。

（六）临床诊断

根据性别、年龄的特点和腹痛、黄疸等临床表现，结合肿瘤标记物、B 超、CT、MRCP 等检查，有望获得胆囊癌的诊断。但在临床实践中，胆囊癌的早期诊断常比较困难，当临床上已能在胆囊区摸到硬块时，病程多已是晚期。

1. B 超　对胆囊癌的早期诊断首推 B 超检查。B 超检出胆囊的最小病变的直径为 2mm，能显示胆囊内隆起性病变的部位、大小、数目、内部结构以及与胆囊壁的关系。凡病变大于 10mm，形态不规则，基底宽，内部回声不均，呈单发性或合并结石，有自觉症状者应高度怀疑早期胆囊癌。电脑彩超能测及胆囊癌组织和胆囊壁的彩色血流，并测及动脉频谱，可与最多见的胆固醇性息肉相鉴别：内镜超声则经胃或十二指肠检测胆囊壁情况，图像更为清晰。还可以在超声引导下进行细针穿刺，进行细胞学检查。B 超检查时，中晚期胆囊癌则很容易被发现，胆囊癌的声像图可分为 5 型：①小结节型；②蕈伞型；③厚壁型；④实块型；⑤混合型。B 超还能显示胆囊壁连续性中断，向肝实质浸润、肝内转移、淋巴结转移等征象。也是随访病变大小变化最简易的手段。

2. CT　CT 是胆囊癌重要的诊断手段。厚壁型胆囊癌胆囊壁常呈局限性、不对称、不规则增厚，增强时扫描均匀程度不如慢性胆囊炎。结节型胆囊癌可见突入胆囊腔内的单发或多发结节结节的基底部与胆囊壁呈钝角，结节局部的胆囊壁增厚，增强扫描时结节明显强化或不均匀强化。肿块型胆囊癌整个胆囊腔闭塞，平扫时肿瘤组织 CI 值为 30～50Hu，与肝组织比较呈低密度，增强后肿瘤强化。合并胆囊结石时尚可显示胆囊内的结石影。CT 还能显示胆囊癌浸润肝实质的深度、范围、肝内转移病灶、肝内胆管是否扩张以及肝十二指肠韧带周围淋巴结有无肿大。

3. 磁共振胆道成像（MRCP）　胆囊癌出现黄疸病例，宜行磁共振胆道成像，以了解胆管受累及情况，为决定治疗方案提供依据。

4. 内镜逆行性胰胆管造影（ERCP）　内镜逆行性胰胆管造影（ERCP）等有助于显示胆道系统的完整图像，明确胆道梗阻的情况。必要时，可以采取直接活检或胆汁找癌细胞的细胞学检查方法协助明确病变性质。

5. 血清糖链抗原（CA19－9）和血清癌胚抗原（CEA）检测　胆囊癌血清糖链抗原（CA19－9）的阳性率为 81.3%，血清癌胚抗原（CEA）的阳性率为 54.1%，可作为一项辅助诊断指标。

6. 经皮经肝胆囊穿刺及细胞学检查　在 B 超引导下进行，可行胆囊壁及胆汁的细胞学检查及造影，对早期诊断有一定价值，反复多次的胆汁细胞学检查能提高诊断率。

7. 腹腔镜检查　确诊率为 5% 左右。对早期诊断意义不大，对晚期者可减少手术探查率。

（七）鉴别诊断

1. 黄色肉芽肿性胆囊炎　最难与胆囊癌相鉴别的疾病是黄色肉芽肿性胆囊炎。本病的 CT 图像显示，胆囊壁极度增厚，外壁不规则，胆囊窝处肝实质呈形态不规则低密度影，增强不明显（因为组织水肿），但其内壁光整。而在胆囊癌囊壁明显增厚时，内壁不规则，胆囊窝处肝实质低密度病灶能被增强。术中黄色肉芽肿性胆囊炎胆囊壁增厚，与结肠肝曲、网膜、十二指肠紧密粘连，酷似癌肿浸润，但在胆囊床边缘处表现为胆囊挛缩，而不是向肝内有灰白色肿瘤浸润。术中宜取病变组织作冰冻切片检查，以求确诊。

2. Mirizzi 综合征　Mirizzi 综合征出现黄疸时，也容易使人想到胆囊癌。但本病在胆囊壶腹部、颈部往往有结石嵌顿，黄疸有波动性最具有鉴别诊断价值。

3. 其他　胆囊癌尚须与胆囊腺瘤、腺肌瘤、炎性息肉、异位组织等进行鉴别，当出现梗阻性黄疸时，还需与胆管结石等相应疾病鉴别。

（八）治疗

胆囊癌的治疗方法有手术、化疗、放疗、介入治疗等。手术治疗是有望使胆囊癌获得满意疗效的最好治疗方法。

1. 手术治疗

（1）手术指征与禁忌证：有下列情况者可以先经腹腔镜探查，了解病变情况后再决定是否扩大切口手术：①CT 显示胆囊癌向肝内浸润范围不广，仅邻近癌肿旁肝内有细小转移病灶者；②有轻度到中度腹水、全身情况较好者。由于记忆合金胆道支架、区域动脉灌注化疗、肿瘤药敏试验等新技术的应用，即使是 Nevin Ⅴ 期患者，只要没有腹水、低蛋白血症、凝血障碍和心、肺、肝、肾的严重器质性病变，也不应放弃手术探查机会。

对有下列情况者，应视为手术禁忌证：①CT 显示胆囊癌向肝右叶浸润范围广泛者，或虽然范围不广，但肝内已有多发性转移病灶者；②胆囊癌出现黄疸，磁共振胆道成像显示右肝管、或肝门部胆管受累及范围较广泛者；③有中等量以上腹水者，因往往提示网膜、腹膜转移或转移性淋巴结肿大压迫门静脉致门静脉高压。

（2）手术方式的选择

1）术前获得诊断的胆囊癌：以往认为癌如果没有侵出肌层者，仅行胆囊切除术就可以取得良好的疗效而无需行包括淋巴结清扫和肝楔形切除术在内的胆囊癌根治术，但随后的研究证实，没有侵出肌层的胆囊癌同样可以有淋巴结转移，此时行胆囊癌根治术可以改善预后。故当前的共识是：经术前检查判断患者能耐受手术、无远处转移等手术禁忌证且能切除的胆囊癌，均应行胆囊切除 + 楔形肝切除 + 淋巴结清扫（肝门部、肝胃韧带、十二指肠后）+/ - 胆管切除术，以期获得最好的疗效。

2）术中意外发现的胆囊癌，经组织学确诊后，只要肿瘤可以切除，也应力争行胆囊切除 + 楔形肝切除 + 淋巴结清扫（肝门部、肝胃韧带、十二指肠后）+/ - 胆管切除术。

3）术后病理证实的胆囊癌术前及术中未诊断的胆囊癌、经术后病理方确诊者，治疗方案须根据胆囊癌的浸润深度决定。对 T1a 者（肿瘤仅侵犯黏膜层而未侵犯肌层），可不行再次手术治疗而仅严密随访；对 T1b（肿瘤侵犯肌层）及以上者，均应再次手术治疗，并行楔形肝切除 + 淋巴结清扫（肝门部、肝胃韧带、十二指肠后）+/ - 胆管切除术。

4）姑息性手术：适用于晚期胆囊癌引起其他并发症如梗阻性黄疸、十二指肠梗阻等，以缓解症状，可考虑仅行去除病灶、胆道引流或消化道转流的姑息性手术，以达到改善生活质量的作用。

2. 化学治疗　除 T1N0 的患者外，所有行胆囊癌根治性手术的患者及无法手术切除或已存在远处转移的患者，只要能够耐受化学治疗，均应接受 5 - FU 或吉西他滨为基础的化疗。

对于术后病理证实的Tla胆囊癌，可严密观察而不行化疗。

3. 放射治疗　胆囊癌对放射治疗有一定敏感性，除TINO的患者外，胆囊癌根治性手术后及无法手术切除的患者，如果能够耐受放疗，可以酌情考虑在化疗的基础上辅以放射治疗。

4. 靶向治疗　人表皮生长因子受体2型（HER－2）、环氧化酶－2（COX－2）、肝细胞生长因子受体（MET）、血管内皮生长因子（VEGF）等与胆囊癌有密切的关系，相关靶点的靶向药物治疗的文献报道及临床试验已逐步增加。具体药物有西妥昔单抗、索拉菲尼、兰帕替尼、埃洛替尼，但单靶点药物或单药应用的疗效较差。

（九）预后

胆囊癌的5年生存率<5%，所以早期诊断、早期治疗、综合治疗是改善胆囊癌预后的重要因素。

（张　勇）

第六节　胰腺癌和壶腹周围癌

一、胰腺癌

胰腺癌（cancer of the pancreas）是较常见的恶性肿瘤，恶性程度极高，近年来，发病率在国内外均呈明显的上升趋势，尤其是近40年来胰腺癌的发病率约增高4倍，达61/10万，居恶性肿瘤发病率的第6位。发病年龄以45～65岁最为多见。40岁以上好发，男性比女性多见。在性别方面，男、女之比，国外为0.3∶1，国内为18∶1。胰腺癌主要指胰腺外分泌腺腺癌，是胰腺恶性肿瘤中最常见的一种，约占全身各种癌肿的1%～4%，占消化道恶性肿瘤的8%～10%。由于胰腺癌早期症状隐匿，缺乏特异性表现，故早期诊断十分困难。当出现典型症状时多已属晚期，治疗效果也不理想，病死率很高。因此，胰腺癌是一种恶性程度高、进展迅速的肿瘤，90%的患者在诊断后一年内死亡.5年生存率仅1%～5%，预后极差。

（一）病因与发病机制

胰腺癌的发病原因与发病机制迄今尚未阐明，一般认为可由于多种因素长期共同作用的结果。

1. 吸烟因素　吸烟是发生胰腺癌的主要危险因素，烟雾中含有亚硝胺，能诱发胰腺癌发生。吸烟者腺癌的发病率比不吸烟者高2～3倍，发病的平均年龄提前10年或15年。

其发病可能与以下因素有关：①吸烟时烟草中某些有害成分或其代谢活性物质吸收后经胆管排泌，在某种情况下反流进入胰管，刺激胰管上皮，最终导致癌变；②烟草中某些致癌物如烃化物、亚硝胺等可迅速地从口腔、上呼吸道黏膜及肺组织吸收，入血后经胰腺排泌。纸烟中的少量亚硝胺成分在体内可代谢活化为二异丙醇亚硝胺活性型致癌物质；③烟草中的尼古丁促进体内儿茶酚胺释放，导致血液中胆固醇水平明显升高。在某种方式下，高脂血症可诱发胰腺癌，这在每天吸烟40支以上的大量吸烟者尤为明显。

2. 饮酒因素　有人认为胰腺癌的发生与长期饮用大量葡萄酒有关。饮啤酒者胰腺癌的相对危险性约2倍于不饮啤酒者。其可能原因是由于酒精摄入后可持续刺激胰腺细胞分泌活性，引起胰腺慢性炎症，导致胰腺损害，或由于酒精中含有其他致癌物质如亚硝胺等。

3. 饮食因素　流行病学调查显示胰腺癌的发病率与饮食中动物的脂肪有关，高甘油三酯和（或）高胆固醇、低纤维素饮食似可促进或影响胰腺癌的发生。日本人的胰腺癌的发病率几十年前较低，但自20世纪50年代开始随着西方化饮食的普及，发病率增高4倍。当人体摄入高胆固醇饮食后，部分胆固醇在体内转变为环氧化物，这些环氧化物可诱发胰腺癌。此外摄入高脂肪饮食后可促进胃泌素、胰泌素、胆泌素、胆囊收缩素－胰酶泌素（CCKP）大量释放，这些胃肠道激素为强烈的胰腺增殖性刺激剂，可使胰管上皮增生、间变和促进细胞更新，并增加胰腺组织对致癌物质的易感性。某些亚硝胺类化合物可能具有胰腺器官致癌特异性。另外，近年来发现每日饮用1～2杯咖啡者与不饮用咖啡者比较，发生胰腺癌的危险性增加2倍，如每日饮用3杯以上，则其危险性增高3倍，提示在咖啡饮料中含有一种或数种成分有促进胰腺癌的作用。

4. 环境因素　多数学者认为职业性接触某些化学物质可能对胰腺有致癌作用。长期接触某些金属、焦炭、煤气厂工作、石棉、干洗中应用去脂剂及接触B－萘酚胺、联苯胺、甲基胆蒽、N－亚硝基甲胺、己酰氨基蒽、烃化物等化学制剂者，胰腺癌的发病率明显增加。近年来，发现胰管上皮细胞能将某些化学物质代谢转化为具有化学性致癌作用的物质，胰管上皮细胞除能分泌大量碳酸氢钠外，尚能转运脂溶性有机酸及某些化学性致癌物质，使胰腺腺泡或邻近的胰管内致癌物质浓度增高，从而改变细胞内pH浓度而诱发胰腺癌。

5. 内分泌代谢因素　一般认为，胰腺癌时常伴有慢性、阻塞性胰腺炎及胰岛纤维化，故胰腺炎、糖尿病均仅为胰腺的症状表现。而在遗传性，胰岛素依赖型，尤其是女性糖尿病患者中，胰腺癌发病率大大增高。多次流产后、卵巢切除术后或子宫内膜增生等情况时可引起内分泌功能紊乱伴胰腺癌发病率增高，提示性激素可能在胰腺癌的发病中起一定作用。

6. 遗传因素　近年研究证明，胰腺癌存在染色体异常，遗传因素与胰腺癌的发病似有一定关系。Wynder等等报道黑人胰腺癌发病率高于白种人，在美国的犹太人群发病率也高于其他人群。曾报道一家兄妹5人中有3人分别于54岁、48岁和55岁时发生胰腺癌，且均经手术证实。因此，老年，有吸烟史，高脂饮食，体重指数超标为胰腺癌的危险因素，暴露于B－萘酚胺、联苯胺等高危因素可导致发病率增加。

（二）病理

1. 发病部位　胰腺癌可发生于胰腺的任何部位，其中胰头部最为多见（约60%），体部次之（约25%），尾部则相对较少（约5%）。

2. 大体病理　胰腺癌时胰腺的大体形态取决于病程早晚及癌肿的大小。当癌肿小时，触诊时有不规则结节的感觉。当癌肿增大后，可见到肿块，瘤块与周围的胰腺组织分界不清楚。在切面上胰腺癌肿多呈灰白或淡黄白色，形态不规则。胰腺常伴有纤维组织增多，质地坚实，有时合并有胰腺萎缩，在胰腺内可见有局限性脂肪坏死灶。胰腺癌的大小与病程长短有关，一般直径常在5cm以上。

3. 组织学改变　显微镜下所见主要取决于胰腺癌组织分化程度。高分化者，形成较成熟的胰腺腺管状组织，其细胞主要为柱状或高立方体，大小相近，胞浆丰富，核相仿，多位于底部，呈极化分布。分化不良者可形成各种形态甚至不形成腺管状结构，而成为实心的索条状、巢状、片状、团簇状弥漫浸润。细胞大小和形态不一，边界不太清楚，核位置不一，核大染色深，无核仁。当胰管上皮增生而乳头样突出时，可呈乳头样结构，称乳头状胰腺癌。在电镜下可见粘原颗粒，但无酶原颗粒，它们都来自较大的胰管上皮细胞。鳞状细胞变性明显时，称为腺样鳞状细胞癌，或腺棘皮癌。镜检可见程度不等的灶性出血、坏死和脂肪变，称囊性腺癌。如伴有胰管梗阻，则可见胰腺泡萎缩，伴乳头样增生。

4. 病理分类和分期　胰腺是一既有内分泌细胞又有外分泌细胞的腺体，但胰腺的恶性肿瘤绝大部分源自外分泌组织（约占 90%），且主要是来源于胰腺的导管细胞。胰腺癌约 90% 是起源于腺管上皮的导管细胞腺癌最常见，少见黏液性囊腺癌和腺泡细胞癌。其中又以来自胰腺的一、二级大的胰管上皮细胞的胰癌占多数，少数可来自胰腺的小胰管上皮细胞。来自胰管的胰腺癌，因其质地坚硬，统称为硬癌。起源于胰腺泡细胞的胰腺癌较少见，癌瘤质地柔软，成肉质型。

胰腺癌的分期。

（1）胰腺癌 TNM 分期中 T、N、M 的定义。

T 原发肿瘤

Tx：不能测到原发肿瘤。

T0：无原发肿瘤的证据。

Tis：原位癌。

T1：肿瘤局限于胰腺，最大径≤2cm ＊。

T2：肿瘤局限于胰腺，最大径≥2cm＊。

T3：肿瘤扩展至胰腺外，但未累及腹腔动脉和肠系膜上动脉。

T4：肿瘤侵犯腹腔动脉和肠系膜上动脉。

N 区域淋巴结

Nx：不能测到区域淋巴结。

N0：无区域淋巴结转移。

N1：区域淋巴结转移。

M 远处转移。

Mx：不能测到远处转移。

M0：无远处转移。

Ml：远处转移。

注：＊经 CT 测量（最大径）或切除标本经病理学分析。

（2）胰腺癌 TNM 分期（UICC/AJCC，2002）（表 11－7）。

表 11－7　胰腺癌 TNM 分期（UICC/AJCC. 2002）

分期	TNM
0	Tis　N0　M0
ⅠA	T1　M0　N0
ⅠB	T2　N0　M0
ⅡA	T3　N0　M0
ⅡB	T1～3　N1　M0
Ⅲ	T4　任何 N　M0
Ⅳ	任何 T　任何 N　M1

5. 转移方式　胰头癌与胰体、尾癌的转移途径不完全一致，胰头癌（cancer of the head ofthe pancreas）占胰腺癌的70%～80%，常见淋巴转移和癌浸润。淋巴转移多见于胰头前后、幽门上下、肝十二指肠韧带内、肝总动脉、肠系膜根部及腹主动脉旁的淋巴结，晚期可转移至锁骨上淋巴结。癌肿常浸润邻接器官，如胆总管的胰内段，胃，十二指肠，肠系膜根部，胰周腹膜，神经丛，门静脉，肠系膜上动、静脉，下腔静脉及腹主动脉。可发生癌肿远端的胰管内转移和腹腔内种植。胰体、尾部癌常沿神经鞘向腹腔神经丛及脊髓方向转移，或沿淋巴管转移至胰上及肝门淋巴结等处。

（1）直接蔓延：胰头癌可压迫并浸润邻近的脏器和组织，如胆总管末端、十二指肠、胃、横结肠，引起溃疡及出血。腹膜转移癌和癌性腹水在胰尾癌多见。

（2）淋巴转移：出现较早。胰头癌常转移至幽门下淋巴结，也可累及胃、肝、腹膜、肠系膜、主动脉周围，甚至纵隔及支气管周围淋巴结。癌肿可沿肝镰状韧带的淋巴结而转移至锁骨上淋巴结。

（3）血行转移：经门静脉转移至肝为最常见。癌细胞可从肝静脉侵入肺部、再经体循环转移至骨、肾、肾上腺等器官或其他组织。

（4）沿神经鞘转移：胰头癌常侵犯邻近神经，如十二指肠、胰腺和胆囊壁神经。胰体癌压迫和侵蚀腹腔神经丛，可引起持续剧烈的背痛。

（三）临床表现

胰腺癌的临床表现取决于癌瘤的部位、病程早晚、胰腺破坏的程度、有无转移以及邻近器官累及的情况。最常见的临床表现为腹痛、黄疸和消瘦。临床特点是整个病程短、病情发展快、早期诊断难，手术切除率低，预后很差。

1. 腹痛　上腹疼痛、不适是常见的首发症状。早期因癌肿使胰腺增大，压迫胰管，使胰管梗阻、扩张、扭曲及压力增高，出现上腹不适，或隐痛、钝痛、胀痛。少数患者可无疼痛。有时合并胰腺炎，引起内脏神经痛。中晚期肿瘤侵及腹腔神经丛，出现持续性剧烈腹痛，向腰背部放射，致不能平卧，常呈卷曲坐位，通宵达旦，影响睡眠和饮食，可能是由于癌肿浸润压迫腹腔神经丛所致。

2. 体重减轻　胰腺癌造成的体重减轻突出，发病后短期内即出现明显消瘦，体重下降的原因是由于食欲不振，进食减少。胰腺外分泌功能不良或胰液经胰腺导管流出受阻，影响消化和吸收功能。

3. 黄疸　黄疸是胰头癌最主要的临床表现，呈进行性加重。黄疸为进行性，虽可以有轻微波动，但不可能完全消退。癌肿距胆总管越近，黄疸出现越早。胆道梗阻越完全，黄疸越深。多数患者出现黄疸时已属中晚期。伴皮肤瘙痒，久之可有出血倾向。小便深黄，大便陶土色。体格检查可见巩膜及皮肤黄染，肝大，多数患者可触及肿大的胆囊。近半数的患者可触及肿大的胆囊，这与胆管下段梗阻有关。临床上有梗阻性黄疸伴有胆囊肿大而无压痛者称为 Courvoisier 征，对胰头癌具有诊断意义。

4. 腹块　腹块多数属晚期体征，肿块形态不规则，大小不一，质坚固定，腹水征阳性，可有明显压痛，多见于胰体尾部癌。

5. 消化道症状　如食欲不振、腹胀、消化不良、腹泻或便秘。脂肪泻为晚期的表现，是胰腺外分泌功能不良时特有的症状。部分患者可有恶心、呕吐。晚期癌肿侵及十二指肠可出现上消化道梗阻或消化道出血。胰体、尾癌压迫脾静脉或门静脉形成栓塞，继发门静脉高压，导致食管胃底静脉曲张破裂大出血。

6. 症状性糖尿病　少数患者起病的最初表现为轻度糖尿病的症状；也可表现为长期患糖尿病的患者近来病情加重。原有糖尿病而近期突然病情加重时，应警惕发生胰腺癌的可能。

7. 胰头癌致胆道梗阻　一般无胆道感染，若合并胆道感染易与胆石症相混淆。可因肿瘤压迫、胆总管下端梗阻，或合并结石引起。

8. 消瘦和乏力　患者因饮食减少、消化不良、睡眠不足和癌肿消耗等造成消瘦、乏力、体重下降，晚期可出现恶病质。少数患者可发现左锁骨上淋巴结转移和直肠指诊扪及盆腔转移。

9. 其他　40 岁以上患者有下列任何表现的患者需高度怀疑胰腺癌的可能性，如果患者是嗜烟者更应高度重视。

（1）不明原因的梗阻性黄疸。

（2）近期出现无法解释的体重下降 >10% 。

（3）近期出现不能解释的上腹或腰背部疼痛。

（4）近期出现模糊不清又不能解释的消化不良症状，内镜检查正常。

（5）突发糖尿病而又无诱发因素，如家族史、肥胖。

（6）突发无法解释的脂肪泻。

（7）自发性胰腺炎的发作。

10. 体格检查

（1）胰腺癌患者病变初期缺乏特异性体征，出现体征时多为进展期或晚期。

（2）黄疸为胰头癌患者常见体征，表现为全身皮肤黏膜黄染，大便颜色变白，小便发黄，皮肤瘙痒。

（3）胰腺癌患者触及腹部肿块多为晚期，极少能行根治性手术切除。

（四）影像学检查

影像学诊断技术是胰头癌的定位和定性诊断的重要手段。

1. X 线检查

（1）钡剂造影：低张十二指肠造影对胰腺癌的诊断有意义，由于胰腺癌可影响邻近的空腔器官，使之移位或受到侵犯，最常见的是十二指肠降部胰腺侧的“反 3”字征，仅 3% 左右的患者阳性。胰头癌如侵犯十二指肠壁，X 线下表现为十二指肠壁僵硬，黏膜破坏或肠腔狭窄。胰头癌肿块较大者造成胆总管下端梗阻以后，增粗的胆总管和肿大的胆囊可使十二指肠球部及横结肠受压，胃和十二指肠横部被推向前方，横结肠则多向下移位，或表现为胃大弯和横结肠的间隙增宽。只能显示部分晚期胰腺癌对胃肠道压迫侵犯所造成的间接征象，无特异性，目前已为断面影像学检查所取代。

（2）逆行胰胆管造影（ERCP）：对胰腺癌的诊断率为 85% ~90% ，较 B 超或 CT 高，可较早地发现胰腺癌，尤其对胆道下端和胰管阻塞者有较高的临床意义。可显示胆管和胰管近壶腹侧影像或肿瘤以远的胆、胰管扩张的影像，可观察胰头癌是否浸润十二指肠乳头及胰管和胆管的形态变化，是显示胰管最有价值的方法；同时在胆管内置支撑管，达到术前减轻黄疸的目的。可能引起急性胰腺炎、出血或胆道感染，应予警惕。

（3）选择性腹腔动脉造影：通过腹主动脉将导管插入腹腔动脉、肠系膜上动脉及其分支作选择性造影，诊断准确率约 90%。胰腺癌时主要表现为胰内或胰周动脉、静脉形态的变异，对显示肿瘤与邻近血管的关，可以估计根治手术的可行性有一定意义。

（4）经皮肝穿刺胆管造影（PTC）：可显示梗阻上方肝内、外胆管扩张情况，对判定梗阻部位，胆管扩张程度具有重要价值，同时行胆管内置管引流（PTCD）可减轻黄疸和防止胆漏。如肝内胆管扩张，在 B 超引导下，穿刺成功率在 90% 以上。

2. CT 检查和 MRI 显像

（1）CT 检查：薄层增强扫描可获得优于 B 超的效果，且不受肠道气体的影响；是目前检查胰腺最佳的无创性影像检查方法，主要用于胰腺癌的诊断和分期。平扫可显示病灶的大小、部位，但不能准确定性诊断胰腺病变，显示肿瘤与周围结构的关系较差。增强扫描能够较好地显示胰腺肿物的大小、部位、形态、内部结构及与周围结构的关系。能够准确判断有无肝转移及显示肿大淋巴结。诊断率达 75% ~88%。胰腺癌的主要表现为局部肿块，胰腺部分或胰腺外形轮廓异常扩大；胰腺周围脂肪层消失；胰头部肿块、邻近的体、尾部水肿；由于癌肿坏死或胰管阻塞而继发囊样扩张，呈局灶性密度减低区。

（2）MRI 显像：单纯 MRI 诊断并不优于增强 CT，MRI 不作为诊断胰腺癌的首选方法，但当患者对 CT 增强造影剂过敏时，可采用 MRI 代替 CT 扫描进行诊断和临床分期；MRI 显像胰腺症的 MRI 显示 T1 值的不规则图像，在瘤体中心 T1 值更，如同时有胆管阻塞，则认为是胰腺癌的特异性表，对鉴别良、恶性肿瘤有意义。

（3）MRCP（磁共振胆胰管造影）：具有非侵入性、无创伤、定位准确，无并发症、检查时间短等优点，且不需注入造影剂，无 X 射线损害，MRCP 对胆道有无梗阻及梗阻部位、梗阻原因具有明显优势，且与 ERCP、PTC 比较，安全性，对胰腺癌的诊断率与 ERCP 相仿。

3. 超声显像

（1）B 型超声显像：是胰腺癌诊断的首选方法。其特点是操作简便、无损伤、无放射性、可多轴面观察，并能较好地显示胰腺内部结构、胆道有无梗阻及梗阻部位、梗阻原因。局限性是视野小，受胃、肠道内气体、体型等影，同时可观察有无肝转移和淋巴结转移。超声图像表现为胰腺局限性肿大或分叶状改，边缘不清晰，回声减低或消失。

（2）超声内镜检查：优于普通 B 超，对胰腺癌、包括早期胰腺癌的诊断有较大的价值，并能对手术切除的可能性作出一定的诊断。胰腺癌的超声内镜检查表现为：①低回声实质性肿块，内部可见不规整斑点，呈圆形或结节状，肿块边缘粗糙，典型的病变其边缘呈火焰状；②胰腺癌浸润周围大血管时表现为血管边缘粗糙及被肿瘤压迫等表现。

4. 腹腔镜检查　在腹腔镜直视下，正常胰腺表面呈黄白色。由于胰头癌特殊的解剖位置，腹腔镜检查只能根据间接征象作出诊断，表现为胆囊明显增大，绿色肝，胃窦部大弯侧有不整的块状隆起及变形，右胃网膜动静脉及胰十二指肠上动脉曲张和肝脏及腹腔转移等政变。胰腺体、尾部癌的直接征象为胰腺肿块，表而有不整齐的小血管增生伴血管中断、狭窄和质地坚硬等方面改变。间接征象为胃冠状静脉和胃大网膜静脉曲张，网膜血管走行紊乱，绿色肝及胆囊肿大等。

5. 胰腺活检和细胞学检查　细针穿刺胰腺活检（FNA）可用于对胰腺癌诊断。获取胰腺细胞的方法有：①经十二指肠镜从胰管、十二指肠壁直接穿刺胰腺；②B 超、CT 或血管造影引导下经皮细针穿刺胰腺组织，阳性率可达 80% 左右；③术中直视下穿刺胰腺，是诊断胰腺癌的最有效方法。

（五）实验室检查

1. 免疫学检查　大多数胰腺癌血清学标记物可升高，包括 CA19－9、CEA、胰胚抗原（POA）、胰腺癌特异抗原（PAA）及胰腺癌相关抗原（PCAA）。但是，目前尚未找到有特异性的胰腺癌标记物。CA19－9 最常用于胰腺癌的辅助诊断和术后随访。

（1）癌胚抗原（CEA）：是一种糖蛋白，消化道肿瘤如结肠癌、胰腺癌、胃癌、肺癌等均可增高。CEA 诊断胰腺癌的敏感性和特异性均较低，仅 30% 的进展期胰腺癌患者能检测出血清 CEA 增高。由于正常人和慢性胰腺炎均可出现假阳性，故血清 CEA 水平升高对胰腺癌的诊断只有参考价值，不能作为胰腺癌早期诊断的方法。

（2）糖抗原决定簇（CA19－9）：是一种糖蛋白，对胰腺癌有高度敏感性及相对特异性。正常人血清的 CA19－9 值为（8.4 ±4）U/ml，37U/ml 为临界值，对胰腺癌的诊断敏感性 79%。CA19－9 的含量与癌肿的大小呈正相关，低水平者手术切除的可能性较大。肿瘤切除后 CA19－9 明显下降至正常者的预后较好。

（3）胰癌胚抗原（POA）：POA 是正常胎儿胰腺组织及胰腺癌细胞的抗原。正常值为（4.0U/ml ±1.4U/ml），7.0U/ml 为阳性，诊断胰腺癌敏感性和特异性分别为 73% 和 68%。但有 10% 左右胰腺炎病例可呈假阳性。对胰腺癌的诊断有定参考价值，但特异性不高。

（4）胰癌相关抗原（PCAA）和胰腺特异性抗原（PSA）：PCAA 是从胰腺癌患者腹水中分离出来的一种糖蛋白，正常血清 PCAA 上限为 16.2μg/L；胰腺癌患者 PCAA 阳性者占 53%，但慢性胰腺炎和胆石症患者的阳性率亦分别高达 50% 和 38%，提示 PCAA 诊断胰腺癌的特异性较差。PSA 是从正常人胰腺提取出来的单肽链蛋白质，为一种酸性糖蛋白，正常人为 8.0μg/L。>21.5μg/L 即为阳性。胰腺癌患者血清 PSA 阳性者占 66%，良性胰腺疾病和胆石症患者的阳性率分别为 25% 和 38%。PSA 和 PCAA 联合检测的胰腺癌的敏感性和特异性较单项检测有显著提高，分别达 90% 和 85%。

（5）胰腺癌相关基因检测：随着分子生物学技术的发展，胰腺癌的诊断从传统的表型诊断上升至基因诊断，已证实胰腺癌的发生和发展与抑癌基因、原癌基因、DNA 错配修复基因等有关。①抑癌基因：胰腺癌时可出现有关抑癌基因如 DPC4、p16、RB、APC、nm23 以及 KAII 等的突变、缺失、甲基化和表达异常；②原癌基因：ras 基因是人体肿瘤中常见的原癌基因，包括 K －ras、H－ras 和 N－ras 三个家族。ras 基因的突变率最高，其中 K－ras 基因的突变率为 90%。检测 K－ras 基因 DNA 排列顺序也有助于区分胰腺癌与壶腹周围癌，因为胰腺癌的 K－ras 基因突变率远高于壶腹癌的基因突变率。

（6）Du－PAN－2：为人胰腺癌细胞所制备的单克隆抗体，其抗原决定簇也是一种糖蛋白，胰腺癌患者 Du－PAN－2 的阳性率可达 80%，而其他各种恶性肿瘤均低于 20%。因此，Du－PAN－2 血清浓度显著升高则可诊断为胰腺癌。

（7）CA50：为 CA19－9 共同抗原决定簇，用单克隆抗体检测，正常值 <35U/ml，胰腺癌的阳性率为 88%，其与 CA19－9 有很好的相关性。

（8）Spanl：spanl 与 CA50 相似，正常值 < 30U/ml，胰腺癌的敏感性和特异性分别为 81% 和 68%，且明显高于其他消化道肿瘤，但癌肿 ≤2cm 患者中仅 56% 的患者其血清中 Spanl 水平升高。

（9）CA242：对胰腺癌的敏感性为 66.2%，与 CA50 联合检测，其敏感性可提高为 75%。

2. 血清生化学检查

（1）血、尿淀粉酶：胰腺癌患者的血、尿淀粉酶一过性升高，这是由于患者的胰管堵塞而引起的继发性胰腺炎所致。

（2）血糖及糖耐量试验：癌肿组织浸润、组织的纤维化、胰岛萎缩内分泌功能不足等而致空腹或餐后血糖升高，糖耐量试验异常，呈糖尿病表现。

（3）肝功能检查：胰头癌患者常伴有梗阻性黄疸，血清总胆红素和直接胆红素（结合胆红素）进行性升高，碱性磷酸酶、转氨酶也可轻度升高，尿胆红素阳性。无黄疸的胰体尾癌患者常有转肽酶增高。

（六）诊断与鉴别诊断

1. 胰腺癌的诊断目的

（1）明确诊断。

（2）术前判断临床分期，有无剖腹手术，根治或姑息手术的可能性。

2. 胰腺癌的诊断程序　临床上对可疑患者可首选 B 超进行检查。

（1）对胰头癌，若 CT 检查发现肿块，有胆管扩张，可直接手术。

（2）对胰体、尾癌，若 CT 检查阳性并伴有转移者，可通过 FNA 获得确诊。

（3）对 CT 检查正常但可疑者，可通过 ERCP 或/和 FNA 检查以明确诊断。

3. 早期应重视下列临床表现　①起病含糊，多无明显诱因；②上腹不适的部位较深，范围较广，患者常不易精确点出腹部不适的范围；③不适的性质多较含糊，不能清楚地描述；④不适与饮食的关系不密切；⑤上腹痛无周期性，有进行性加重现象，逐步转为隐痛、胀痛和腰背痛；⑥伴有乏力和进行性消瘦；⑦不能解释的糖尿病；⑧上腹痛或背痛伴多发性静脉血栓形成或血栓性静脉炎。

4. 鉴别诊断

（1）慢性胃部疾病：慢性胃炎、消化性溃疡等慢性胃部疾病的症状常与胰腺癌的起病相似，均有上腹饱胀、隐痛不适等症状。慢性胃部疾病的上腹不适或疼痛多有明确的定位，较为局限，但胰腺癌时疼痛范围较广，不易定位。消化性溃疡常有较明显的节律性、周期性上腹痛，而胰腺癌的腹痛多呈持续性，进行性加剧，伴有明显的消瘦。

（2）胆囊炎、胆石症：胆囊炎或胆石症常为阵发性的绞痛，黄疸常在腹痛发作后 48 小时以内出现，而且经抗炎等治疗后多在短期内消退。

（3）慢性胰腺炎：是反复发作的渐进性的广泛胰腺纤维化病变，导致胰管狭窄阻塞，胰液排出受阻，胰管扩张。主要表现为腹部疼痛，恶心，呕吐以及发热。但慢性胰腺炎发病缓慢，常反复发作，急性发作可出现血尿淀粉酶升高，且极少出现黄疸症状。CT 检查胰腺轮廓不规整，结节样隆起，胰腺实质密度不均，腹部平片胰腺部位的钙化点有助于诊断。

（4）Vater 壶腹癌和胆总管下段癌：壶腹癌发生在胆总管与胰管交汇处，早期即可以出现黄疸，是最常见症状。壶腹部癌与胰头癌解剖位置相比邻，但在外科手术疗效和预后方面，壶腹癌比胰头癌好，可通过 X 线或 ERCP 检查来鉴别。前者常在 X 线片上可见有十二指肠降部内侧有黏膜紊乱、肿块切迹等征象，后者常可直接窥视到壶腹部的病变。壶腹癌因肿瘤坏死脱落，可出现间断性黄疸；十二指肠低张造影可显示十二指肠乳头部充盈缺损、黏膜破坏“双边征”；CT、MRI、ERCP 等检查可显示胰管和胆管扩张，胆道梗阻部位较低，“双管征”，壶腹部位占位病变。

（5）胰腺囊腺瘤与囊腺癌：临床少见，多发生于女性患者，临床症状、影像学检查、治疗以及预后均与胰腺癌不同。影像检查如 B 超、CT 可显示胰腺内囊性病变、囊腔规则，而胰腺癌只有中心坏死时才出现囊变且囊腔不规则。

（七）治疗

1. 治疗原则　胰腺癌的治疗仍以争取手术根治为主，对不能手术根治者常作姑息手术或放射治疗、化学治疗、介入治疗和对症治疗。综合治疗是任何分期胰腺癌治疗的基础，但对每一个病例需采取个体化处理的原则，根据不同患者身体状况、肿瘤部位、侵及范围、黄疸以及肝、肾功能水平，有计划、合理的应用现有的诊疗手段，以其最大幅度的根治、控制肿瘤，减少并发症和改善患者生活质量。

胰头十二指肠切除术是治疗胰腺癌的主要术式。第 1 例壶腹周围癌切除术是德国外科医生 Kausch 于 1909 年分两期进行的。1935 年，Whipple 用相似的方式进行了此手术，并在 1942 年改进为一期切除手术，切除后吻合顺序为胆、胰、胃与空肠吻合，即形成今天的胰头十二指肠切除术。1944 年 Child 将空肠断端和胰腺断端吻合，然后行胆总管空肠端侧吻合及胃空肠端侧吻合，即胆、胰、胃与空肠吻合，称之为 Child 法。Child 法和 Whipple 法是目前较常用的手术方式，目前国内外该手术的死亡率最低的为≤2%。浙江医科大学余文光等在 1953 年首次开展了胰十二指肠切除术获得成功，目前胰十二指肠切除术已在我国较普遍地开展。

胰腺癌的治疗虽以手术治疗为主，但相当多的患者就诊时已属中晚期而无法作根治性切除。胰头癌的手术切除率在 15% 左右，胰体尾部癌的切除率更低，在 5% 以下。手术范围广，危险性较大，必须注意作好术前准备，包括纠正脱水及贫血；有黄疸者应术前静脉补充维生素 K，以改善凝血机能；纠正低白蛋白血症；术前需作肠道准备。

2. 外科手术治疗

（1）手术治疗原则：手术切除是胰腺癌患者获得最好效果的治疗方法，尚无远处转移的胰头癌，均应争取手术切除以延长生存时间和改善生存质量。然而，超过 80% 的胰腺癌患者因病期较晚而失去手术机会，对这些患者进行手术并不能提高患者的生存率。因此，在对患者进行治疗前，应完成必要的影像学检查及全身情况评估，以腹部外科为主，包括影像诊断科、化疗科、放疗科等包括多学科的治疗小组判断肿瘤的可切除性和制定具体治疗方案。手术中应遵循以下原则：

1）无瘤原则：包括肿瘤不接触原则、肿瘤整块切除原则及肿瘤供应血管的阻断等。

2）足够的切除范围：胰十二指肠切除术的范围包括远端胃的 1/3 ~ 1/2、胆总管下段和（或）胆囊、胰头切缘在肠系膜上静脉左侧/距肿瘤 3cm、十二指肠全部、近段 15cm 的空肠；充分切除胰腺前方的筋膜和胰腺后方的软组织。钩突部与局部淋巴液回流区域的组织、区域内的神经丛。大血管周围的疏松结缔组织等。

3）安全的切缘：胰头癌行胰十二指肠切除需注意 6 个切缘，包括胰腺（胰颈）、胆总管（肝总管）、胃、十二指肠、腹膜后（是指肠系膜上动静脉的骨骼化清扫）、其他的软组织切缘（如胰后）等，其中胰腺的切缘要大于 3cm，为保证足够的切缘可于手术中对切缘行冰冻病理检查。

4）淋巴结清扫：理想的组织学检查应包括至少 10 枚淋巴结。如少于 10 枚，尽管病理检查均为阴性，N 分级应定为 pN1 而非 pN0。胰腺周围区域包括腹主动脉周围的淋巴结腹主动脉旁淋巴结转移是术后复发的原因之一。

（2）术前减黄

1）术前减黄的主要目的是缓解瘙痒、胆管炎等症状，同时改善肝脏功能，降低手术死亡率。

2）对症状严重，伴有发热，败血症，化脓性胆管炎患者可行术前减黄处理。

3）减黄可通过引流和/或安放支架，无条件的医院可行胆囊造瘘。

4）一般于减黄术2周以后，胆红素下降初始数值一半以上，肝功能恢复，体温血象正常时再次手术切除肿瘤。

（3）根治性手术切除指证

1）年龄<75岁，全身状况良好。

2）临床分期为Ⅱ期以下的胰腺癌。

3）无肝脏转移，无腹水。

4）术中探查癌肿局限于胰腺内，未侵犯肠系膜门静脉和肠系膜上静脉等重要血管。

5）无远处播散和转移。

（4）手术方式：肿瘤位于胰头、胰颈部可行胰十二指肠切除术；肿瘤位于胰腺体尾部可行胰体尾加脾切除术；肿瘤较大，范围包括胰头、颈、体时可行全胰切除术。

1）胰十二指肠切除术：是胰头癌的首选根治性切除术式，胰头十二指肠切除术（Whipple手术）切除范围包括胰头（含钩突）、远端胃、十二指肠、上段空肠、胆囊和胆总管。尚需同时清除相关的淋巴结。切除后再将胰、胆和胃与空肠重建。也适用于壶腹周围癌，如胆总管下端癌、壶腹部癌及十二指肠乳头部癌。Whipple手术的程序可分为3个步骤：探查、切除和重建。

在决定施行Whipple手术前，首先需作全面探查，了解肿瘤是否已侵犯重要血管或其他脏器，若病变已超出切除范，刚应放弃根治性手术。探查步骤为：①胰腺肿瘤部位及大小：②有无腹膜或肝转移；③有无结肠中动脉根部、小肠系膜根部或腹腔动脉旁淋巴结的转移或肿瘤侵犯；④作Kocker切口将十二指肠翻起，探查肿瘤是否侵及下腔静脉、右肾或右肾静脉：⑤剪开胃结肠韧带，沿结肠中静脉在胰腺下缘找到肠系膜上静脉，探查此静脉是否受肿瘤侵犯；⑥剪开小网膜，显示肝总动脉及肝固有动脉；在胃十二指肠动脉根部切断，显露胰腺上缘处的门静脉及肠系膜上静脉，探查肿瘤是否侵犯。

在作Whipple手术时，需同时注意相应淋巴结的清除。胰头癌的淋巴转移途径主要是胰头前后、肠系膜上动脉周围、横结肠系膜根部、肝总动脉周围及肝十二指肠韧带内。

关于胰十二指肠切除术后的消化道重建，标准的Whipple术是作如下的吻合顺序：胆肠吻合、胰肠吻合及胃肠吻合。但这种重建顺序，术后的胰瘘发生率较高。Child把重建顺序改为胰肠吻合、胆肠吻合和胃肠吻合。另有主张在胰管内置，细塑料管作支架，另一端于空肠远端20cm处或经空肠再引出腹壁，目的是将胰液引流，远离吻合口，以减少术后胰瘘的发生。

2）保留幽门的胰十二指肠切除术（PPPD）：1978年国外提出了保留幽门的改良胰十二指肠切除，适用于幽门上下淋巴结无转移，十二指肠切缘无癌细胞残留者，术后生存期与Whipple手术相似。此手术不作远端1/2胃切除，保留全部胃、幽门及十二指肠。这样不但简化了Whipple术，重建时只需作十二指肠空肠端侧吻合，而且可以防止经典Whipple术后的营养性并发症，同时可减少其他术后并发症，如碱性反流性胃炎或倾倒综合征。但此术式也有缺点，术后可能发生吻合口溃疡。有人主张此法可用于壶腹癌及乳头部癌，或壶腹周围良性病变的切除，但对于胆管下端癌及胰头癌应慎用。

3）全胰切除术：考虑 Whipple 手术后 5 年生存率低，认为是由于胰管及胰内淋巴管向胰体尾部扩散，在胰内形成多中心癌灶之故，所以主张作全胰切除。全胰切除术的优点，除了可彻底切除胰内多中心病灶外，还使清除胰腺周围淋巴结更为方便和彻底。全胰切腺术后不再存在胰空肠吻合，可完全避免胰瘘的产生。全胰切除术患者完全失去胰腺功能，包括外分泌及内分泌功能，可产生糖尿病需控制及治疗，生活质量差，因此全胰切除用于胰腺癌尚有争议。

4）胰头癌扩大切除术与胰体尾部癌根治性切除：胰头癌扩大切除术系在 Whipple 手术或全胰切除的基础上，将已受癌肿侵犯的大血管一并切除的扩大手术方式。如将受累的肠系膜上静脉、门静脉或肝动脉的病段血管联合切除，切除后再作血管吻合重建和消化道重建。扩大切除术可提高胰头癌的切除率，但手术死亡率及术后并发症发生率亦高，而且此法是否能提高胰腺癌的术后生存期，尚未得到充分证实。

胰体尾部癌的根治性切除方式是胰体尾部切除及脾脏切除，因在明确诊断时往往已属晚期，能作根治性切除者不到 5%。由于切除时已有胰外转移，故术后生存期常不满 1 年。

5）姑息性手术：对术前判断不可切除的胰腺癌患者，如同时伴有黄疸，消化道梗阻，全身条件允许的情况下可行姑息性手术，行胆肠、胃肠吻合。适用于高龄、已有肝转移、肿瘤已不能切除或合并明显心肺功能障碍不能耐受、较大手术的患者。包括：用胆肠吻合术解除胆道梗阻；用胃空肠吻合术解除或预防十二指肠梗阻。在距吻合口约 30cm 的近、远侧空肠再作空肠空肠侧侧吻合，以防止食物反流致胆管感染。若一般情况已较差，仅作简单的外引流术，以减轻黄疸。

6）止痛治疗：胰体尾部癌往往侵犯腹腔神经丛，出现持续的上腹部及腰背部疼痛。为减轻疼痛，可在术中行内脏神经节周围注射无水乙醇的化学性内脏神经切断术或行腹腔神经结节切除术。

（5）胰腺切除后残端吻合技术：胰腺切除后残端处理的目的是防止胰漏，胰肠吻合是常用的吻合方式，胰肠吻合有多种吻合方式，保持吻合口血运是减低胰漏发生的关键。

（6）并发症的处理及处理原则

1）术后出血：术后出血在手术后 24 小时以内为急性出血，超过 24 小时为延时出血。主要包括腹腔出血和消化道出血。

腹腔出血：主要是由于术中止血不彻底、术中低血压状态下出血点止血的假象或结扎线脱落、电凝痂脱落原因，关腹前检查不够，凝血机制障碍也是出血的原因之一。主要防治方法是手术中严密止血，关腹前仔细检查，重要血管缝扎，术前纠正凝血功能。出现腹腔出血时应十分重视，量少可止血输血观察，量大时在纠正微循环紊乱的同时尽快手术止血。

消化道出血：应激性溃疡出血，多发生在手术后 3 天以上。其防治主要是术前纠正患者营养状况，尽量减轻手术和麻醉的打击，治疗主要是保守治疗，应用止血药物，抑酸，胃肠减压，可经胃管注入冰正肾盐水洗胃，还可经胃镜止血，血管造影栓塞止血，经保守无效者可手术治疗。

2）胰瘘：凡术后 7 天仍引流出含淀粉酶的液体者应考虑胰瘘的可能，Johns Hopkins 的标准是腹腔引流液中的胰酶含量大于血清值的3倍，每日引流大于50ml。胰瘘的处理主要是充分引流，营养支持。

3）胃瘫：①胃瘫目前尚无统一的标准，常用的诊断标准时经检查证实胃流出道无梗阻；胃液 >800ml/d，超过10天；无明显水电解质及酸碱平衡异常；无导致胃乏力的基础疾病；未使用平滑肌收缩药物；②诊断主要根据病史、症状、体征，消化道造影、胃镜等检查；③胃瘫的治疗主要是充分胃肠减压，加强营养心理治疗或心理暗示治疗；应用胃肠道动力药物；治疗基础疾患和营养代谢的紊乱；可试行胃镜检查，反复快速向胃内充气排出，可2~3天重复治疗。

术后生存期的长短与多种因素有关。经多因素分析提示，二倍体肿瘤DNA含量、肿瘤大小、淋巴结有无转移、切缘有无癌细胞残留等是较客观的指标。改进预后的关键在于早期诊断、早期发现、早期治疗。

3. 化学治疗　化学治疗的目的是延长生存期和提高生活质量。化疗（包括全身化疗、经动脉介入化疗、局部注射药物化疗等）。对拟行放、化疗的患者，应作Karnofsky（附件2）或ECOG评分（附件3）。

（1）辅助化疗：胰腺癌术后辅助化疗可延长生存。吉西他滨，别名健择、Gemzar。dFdC为脱氧胞苷的类似物，进入体内后在细胞内经过核苷酸激酶的作用转化成具有活性的二磷酸核苷（dFdCDP）及三磷酸核苷（dFdCTP）。前者可抑制核苷酸还原酶的活性，从而减少了DNA合成所需的三磷酸脱氧核苷，特别是dCTP：后者与dCTP竞争掺入至DNA链中，引起掩蔽链终止，DNA断裂，细胞死亡，是细胞周期特异性药物。主要作用于DNA合成后期，即S期细胞。在一定条件下，也可以阻止G. 期向S期的进展。该药抗瘤谱较Ara－C广，已取代5－Fu作为抗胰腺癌一线药物，并被视作临床研究的金标准。

吉西他滨1 000mg，/m^2 加入生理盐水中静脉滴注 >30分钟，每周1次，用2周停l周，21天一个周期，总共4周期（12周）。或每周1次，连用3周停1周，每4周重复。

注意事项：胰腺癌的辅助化疗应当在根治术1个月左右后开始；辅助化疗前准备包括腹部盆腔增强CT扫描，胸部正侧位片，外周血常规、肝肾功能、心电图及肿瘤标志物CEA，CA19－9等。

观察并处理化疗相关不良反应。①骨髓抑制：贫血、白细胞降低、血小板减少；②胃肠道反应：恶心、呕吐常见，但多不严重，且易被抗呕吐药物控制。腹泻及口腔炎亦常有报道；③肝功能损害：常见肝功能异常，但通常较轻，非进行性损害，一般无须停药；④泌尿系统毒性：常见轻度蛋白尿及血尿，若有微血管病性溶血性贫血的表现，如血红蛋白及血小板迅速下降，血清胆红素、肌酐、尿素氮、乳酸脱氢酶上升，应立即停药，肾功能仍不好转则应给予透析治疗；⑤皮肤反应：皮疹常见但多不严重，常伴瘙痒。脱发亦较常见，多属轻度；⑥呼吸道反应：常见气喘，滴注过程中可发生支气管痉挛。少数情况下可出现肺水肿、间质性肺炎或成人呼吸窘迫综合征。其发生原因尚不清楚。若有发生应立即停止用药，早期给予支持治疗，有助于纠正不良反应；⑦心血管系统：水肿/周围性水肿常见，少数报道有低血压。

（2）姑息化疗：同辅助化疗。

（3）治疗效果：化学治疗的疗效评价参照WHO实体瘤疗效评价标准（附件4）或RECIST疗效评价标准。

4. 放射治疗　放射治疗主要用于不可手术的局部晚期胰腺癌的综合治疗，术后肿瘤残存或复发病例的综合治疗，以及晚期胰腺癌的姑息减症治疗。

胰腺癌的放射治疗分为：术前、术中和术后放射治疗。也可分为体外放射治疗（术前、术后放射治疗）、术中放射治疗、组织间放射治疗与粒子植入组织间隙放射治疗、立体定向三维适形放射治疗等。临床多采用同步化放疗。

（1）治疗原则

1）采用5－氟尿嘧啶或健择为基础的同步化放疗。

2）无远处转移的局部晚期不可手术切除胰腺癌，如果患者一般情况允许，应当给予同步化放疗，期望取得可手术切除的机会或延长患者生存时间。

3）非根治性切除有肿瘤残存患者，应当给予术后同步化放疗。

4）如果术中发现肿瘤无法手术切除或无法手术切净时，可考虑术中局部照射再配合术后同步化放疗。

5）胰腺癌根治性切除术后无远处转移患者可以考虑给予术后同步化放疗。

6）不可手术晚期胰腺癌出现严重腹痛、骨或其他部位转移灶引起疼痛，严重影响患者生活质量时，如果患者身体状况允许，通过同步化放疗或单纯放疗可起到很好的姑息减症作用。

7）术后同步化放疗在术后4～8周患者身体状况基本恢复后进行。

8）放疗应采用三维适形或调强适形放疗技术以提高治疗的准确性以及保护胰腺周围的重要的正常组织和器官，骨转移患者姑息减症治疗可考虑使用常规放疗技术。

（2）防护：采用常规的放疗技术，应注意对肺、心脏、食管和脊髓的保护，以避免对身体重要器官的严重放射性损伤。

（3）治疗效果：放射治疗的疗效评价参照WHO实体瘤疗效评价标准或RECIST疗效评价标准。

5. 生物治疗常用的免疫治疗有：左旋咪唑、胸腺素、干扰素（FNF）、白介素（IL－2）、TIL细胞、LAK细胞、CIK细胞治疗等。

6. 支持治疗　支持治疗的目的是减轻症状，提高生活质量。

（1）控制疼痛：疼痛是胰腺癌最常见的症状之一。首先需要明确疼痛的原因，对于消化道梗阻等急症常需请外科协助。其次要明确疼痛的程度，根据患者的疼痛程度，按时、足量口服鸦片类止痛药。轻度疼痛可口服吲哚美辛、对乙酰氨基酚、阿司匹林等非甾类抗炎药；中度疼痛可在非甾类抗炎药的基础上联合弱吗啡类如可待因，常用氨芬待因、洛芬待因等，每日3～4次；重度疼痛应及时应用口服吗啡，必要时请放射治疗科协助止痛；避免仅仅肌内注射哌替啶等。注意及时处理口服止痛药物的不良反应如恶心、呕吐、便秘、头晕、头痛等。

（2）改善恶病质：常用甲羟孕酮或甲地孕酮以改善食欲，注意营养支持，及时发现和纠正肝肾功能不全和水、电解质紊乱。

（八）预后

胰腺癌是一种严重的消化道恶性肿瘤，其临床表现隐匿、病情进展迅速，预后极差。85%的患者就诊时已属晚期，仅20%左右的患者可行手术治疗，术后5年生存率<5%。因此，国际上将胰腺癌称为“21世纪医学的顽固堡垒”。如何早诊断、早治疗、提高治愈率，

仍然是十分急切的课题。

二、壶腹周围癌

壶腹周围癌（periampullary adenocarcinoma）主要包括壶腹癌、胆总管下端癌和十二指肠腺癌，临床表现、诊断及治疗方法等方面有许多类似之处。壶腹周围癌的恶性程度明显低于胰头癌，手术切除率和5年生存率都明显高于胰头癌。

（一）病理组织类型

壶腹周围癌的主要是腺癌，其次为乳头状癌、黏液癌等。但在十二指肠乳头肿瘤中，约半数是平滑肌肉瘤或类癌。以胰头癌恶性程度最高，其次为胆总管下端癌；相比之下，十二指肠乳头部癌及壶腹部癌的恶性程度稍低。

（二）转移途径

淋巴结转移比胰头癌出现晚，远处转移多转移至肝。

（三）临床症状、影像检查和鉴别诊断

常见临床症状为黄疸、消瘦和腹痛，与胰头癌的临床表现易于混淆。术前诊断，包括化验及影像学检查方法与胰头癌基本相同。

壶腹周围癌三种类型之间也不易鉴别，超声和CT能发现直径大于2cm的肿瘤，且有胆管扩张和胆囊肿大。十二指肠镜可见到十二指肠乳头部肿瘤，并可作病理学检查。ERCP及MRCP在诊断和鉴别诊断上有重要价值。

1. 壶腹癌　黄疸出现早，可呈波动性，与肿瘤坏死脱落有关。常合并胆管感染类似胆总管结石。大便潜血可为阳性。ERCP可见十二指肠乳头隆起的菜花样肿物。胆管与胰管于汇合处中断，其上方胆胰管扩张。

2. 胆总管下端癌　恶性程度较高。胆管壁增厚或呈肿瘤样，致胆总管闭塞，黄疸出现早，进行性加重，出现陶土色大便。多无胆道感染。胰管末端受累时可伴胰管扩张；ERCP胆管不显影或梗阻上方胆管扩张，其下端中断，胰管可显影正常。MRCP也具有重要的诊断价值。

3. 十二指肠腺癌　位于十二指肠乳头附近，来源于十二指肠黏膜上皮。胆道梗阻不完全，黄疸出现较晚，黄疸不深，进展较慢。由于肿瘤出血，大便潜血可为阳性，患者常有轻度贫血。肿瘤增大可致十二指肠梗阻。

（四）治疗原则

治疗行Whipple手术或PPPD，远期效果较好，5年生存率可达40%～60%，十二指肠乳头部及壶腹部癌的切除率较高（77%～89%），但胆总管下端癌的切除率仅28%，稍高于胰头癌（17%）。根治术后的5年生存率比较：壶腹部癌及十二指肠乳头部癌为20%～32%，疗效尚满意；但胆总管下端癌与胰头癌一样，5年生存率仅0～8%，预后极差。

姑息性手术可作局部广泛切除，不作胰十二指肠切除，可用于患者一般情况较差、年迈者，肿瘤直径在0.5～2.5cm的壶腹癌或胆总管癌。对于重度黄疸的壶腹、十二指肠乳头部癌，经内镜作Oddi括约肌切开并置入内支架于胆总管内，达到引流胆汁、减轻黄疸的目的。

影响生存率的因素很多，包括肿瘤大小、病理来源、类型及分级、局部与淋巴结转移等。无黄疸、无淋巴结转移，肿瘤分级在Ⅱ级以下的壶腹癌，5年生存率可超过50%。

为进一步规范我国胰腺癌诊疗行为，提高医疗机构胰腺癌诊疗水平，改善胰腺癌患者预后，保障医疗质量和医疗安全，特制定本规范。

附件1：2006年WHO胰腺外分泌肿瘤的组织学类型见（表11-8）。

表11-8 2006年WHO胰腺外分泌肿瘤的组织学类型

上皮性肿瘤	混合性导管-内分泌癌
良性	浆液性囊腺癌
浆液性囊腺瘤	黏液性囊腺癌
黏液性囊腺瘤	非侵袭性
导管内乳头-黏液腺瘤	侵袭性
成熟畸胎瘤	导管内乳头-黏液腺癌
交界性（未确定恶性潜能）	非侵袭性
黏液性囊性肿瘤伴中度不典型性	侵袭性（乳头-黏液腺癌）
导管内乳头-黏液腺瘤伴中度不典型性	腺泡细胞癌
实性-假乳头状肿瘤	腺泡细胞囊腺癌
恶性	混合性腺泡-内分泌癌
导管腺癌	胰母细胞瘤
黏液性非囊性癌	实性-假乳头状癌
印戒细胞癌	其他
腺鳞癌	非上皮性肿瘤
未分化（间变性）癌	继发性肿瘤
伴有破骨细胞样巨细胞的未分化癌	

附件2：Karnofsky评分（KPS，百分法）见（表11-9）。

表11-9 Karnofsky评分（KPS，百分法）

100	健康状况正常，无主诉和明显客观症状和体征
90	能正常活动，有轻微症状和体征
80	勉强可进行正常活动，有一些症状或体征
70	生活可自理，但不能维持正常生活或工作
60	生活能大部分自理，但偶尔需要别人帮助，不能从事正常工作
	生活大部分不能自理，经常治疗和护理
50	生活不能自理，需专科治疗和护理
40	生活完全失去自理能力，需要住院和积极的支持治疗
30	病情严重，必须接受支持治疗
	垂危，病情急剧恶化，临近死亡
20	死亡
10	
0	

附件3：Zubrod－ECOG－WHO 评分（ZPS，5 分法）见（表11－10）。

表11－10　Zubrod－ECOG－WHO 评分（ZPS，5 分法）

0	正常活动
1	症状轻，生活自理，能从事轻体力活动
2	能耐受肿瘤的症状，生活自理，但白天卧床时间不超过50%
3	肿瘤症状严重，白天卧床时间超过50%，但还能起床站立，部分生活自理病重卧床不起
4	死亡
5	

附件4：WHO 实体瘤疗效评价标准

WHO 实体瘤疗效评价标准：

1. 完全缓解（CR）　肿瘤完全消失超过1个月。

2. 部分缓解（PR）　肿瘤最大直径及最大垂直直径的乘积缩小达50%，其他病变无增大，持续超过1个月。

3. 病变稳定（SD）　病变两径乘积缩小不超过50%，增大不超过25%，持续超过1个月。

4. 病变进展（PD）　病变两径乘积增大超过25%。

附件5：RECIST 疗效评价标准

RECIST 疗效评价标准

1. 目标病灶的评价

（1）完全缓解（CR）：所有目标病灶消失。

（2）部分缓解（PR）：目标病灶最长径之和与基线状态比较，至少减少30%。

（3）病变进展（PD）：目标病灶最长径之和与治疗开始之后所记录到的最小的目标病灶最长径之和比较，增加20%，或者出现一个或多个新病灶。

（4）病变稳定（SD）：介于部分缓解和疾病进展之间。

2. 非目标病灶的评价

（1）完全缓解（CR）：所有非目标病灶消失和肿瘤标志物恢复正常。

（2）未完全缓解/稳定（IR/SD）：存在一个或多个非目标病灶和/或肿瘤标志物持续高于正常值。

（3）病变进展（PD）：出现一个或多个新病灶和/或已有的非目标病灶明确进展。

3. 最佳总疗效的评价　最佳总疗效的评价是指从治疗开始到疾病进展或复发之间所测量到的最小值。通常，患者最好疗效的分类由病灶测量和确认组成。

附件6：胰腺癌诊疗流程（图11-6）

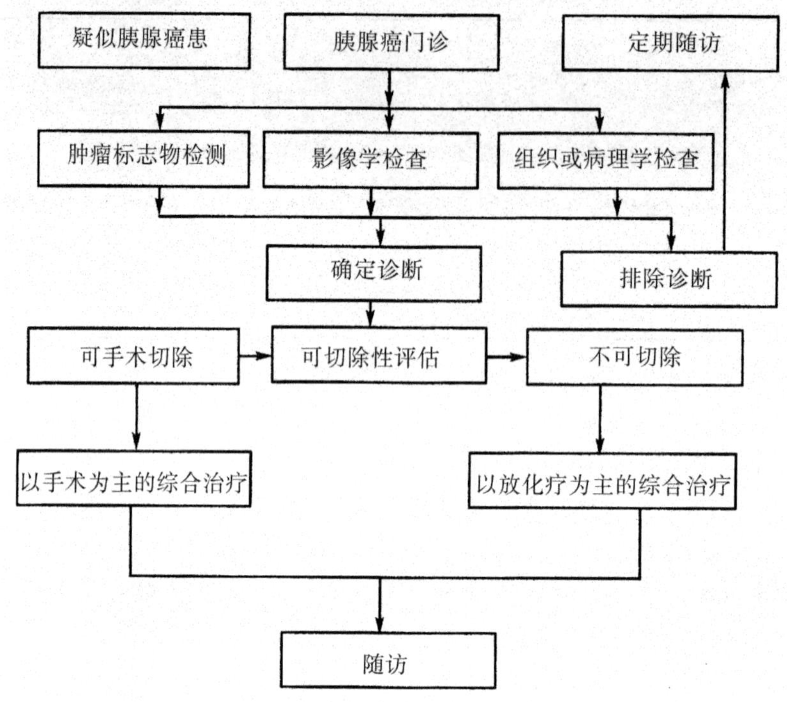

图11-6 胰腺癌诊疗流程

附件7：胰腺癌标本大体所见的常规描述

胰十二指肠（whipple）

胰十二指肠切除标本，远端胃，大弯长____厘米，小弯长____厘米，十二指肠长____厘米，周径____厘米，胆总管长____厘米，周径____厘米，胰腺大小一×一×一厘米，于（十二指肠乳头/胆总管下端/胰头部）见（外观描写）肿物，大小一×一×一厘米，切面性状________；浸润深度（十二指肠乳头/胆总管下端）至________。累及/未累及肿物旁其他器官。肿物旁或肿物周围肠管黏膜/肌壁内所见（息肉/腺瘤/溃疡性结肠炎/必要的阴性所见）、胃壁所见（必要的阴性所见）、胰腺所见（必要的阴性所见）。十二指肠、胃、胆总管、胰腺断端及腹膜后切缘（标记或临床单送）____。大弯找到淋巴结____（数/多/十余/数十余）枚，直径____至____厘米；小弯找到淋巴结____（数/多/十余/数十余）枚，直径____至____厘米。肠壁找到淋巴结（数/多/十余/数十余）枚，直径____至____厘米；肠系膜找到淋巴结（数/多/十余/数十余）枚，直径____至____厘米；胰腺周找到淋巴结（数/多/十余/数十余）枚，直径________至一厘米。

附件8：胰腺癌显微镜下所见的常规描述

1. 肿瘤

（1）组织分型。

（2）组织分级。

（3）浸及范围。

（4）脉管浸润；

（5）神经周浸润。

2. 切缘

（1）远端胰腺。

（2）胆总管。

（3）近端（胃）。

（4）远端（十二指肠）。

3. 其他病理所见

（1）慢性胰腺炎。

（2）不典型增生。

（3）化生。

（4）其他。

4. 区域淋巴结　包括胃，十二指肠，胰腺旁及单独送检淋巴结。

（1）总数。

（2）受累的数目。

5. 远处转移。

6. 其他组织/器官。

7. 特殊的辅助检查结果　组织化学染色，免疫组化染色等。

8. 有困难的病理提交上级医院会诊　提供原始病理报告以核对送检切片的正确减少误差，提供充分的病变切片或蜡块，以及术中所见等。

（张　勇）

第七节　肾癌的介入治疗

一、概述

肾癌亦称肾细胞癌、肾腺癌，是最常见的肾脏实质恶性肿瘤，由于平均寿命延长和医学影像学的进步，肾癌的发病率比前增加，临床上并无明显症状而在体检时偶然发现的肾癌日见增多，可达1/5～1/2。

肾动脉栓塞术是在肾动脉造影的基础上超选择性插管，经导管注入栓塞剂，达到止血、阻止肿瘤供血、缓解疼痛和改善全身症状的目的。

二、病因及发病机制

肾脏肿瘤的病因至今尚不清楚，各族及地理条件不是引起肾脏肿瘤的重要因素。有报道芳香族碳氢化合物、芳香胺、黄曲霉毒素、激素、放射线和病毒可引起肾癌；某些遗传性疾病如结节性硬化症、多发性神经纤维瘤等可合并肾细胞癌；肾结核合并肾盂癌，可能与局部长期慢性刺激有关。有学者提出吸烟与肾癌的关系，戒烟者比从不吸烟者患肾癌的危险性高2倍，重度吸烟者较轻度吸烟者发病率更高，吸烟时间长短与患病率直接相关，并认为吸烟者尿内各种诱变活性物质含量增高；烟草中的二甲基亚硝基胺导致肾癌，虽尚未得到临床证实，但动物实验中已使家兔诱发了肾癌，因而他们认为吸烟习惯加上其他危险因素如酗酒、职业接触等，可进一步增加发生肾癌的危险性。

三、临床特点

（一）临床表现

（1）早期无症状：肿瘤发展时主要症状为间歇性无痛性肉眼血尿。

（2）肿瘤位于肾下极或体积较大时，上腹可及包块。

（3）疼痛为晚期症状，常为腰部钝痛。

（4）肾外表现为发热、高血压、高血钙、多血症、精索静脉曲张、恶病质及肿瘤转移症状。

（二）辅助检查

1. 一般检查　血尿是重要的症状，红细胞增多症发生率为3%～4%；亦可发生进行性贫血、双侧肾肿瘤，总肾功能通常没有变化，血沉增高。某些肾癌患者并无骨骼转移，却可有高血钙的症状以及血清钙水平的增高，肾癌切除后症状迅速解除，血钙亦恢复正常。有时可发展到肝功能不全，如将肿瘤肾切除，可恢复正常。

2. X射线造影术　为诊断肾癌的主要手段：

（1）X射线平片：X射线平片可以见到肾外形增大，轮廓改变，偶有肿瘤钙化，在肿瘤内局限的或广泛的絮状影，亦可在肿瘤周围成为钙化线，壳状，尤其年轻人肾癌多见。

（2）静脉尿路造影：静脉尿路造影是常规检查方法，由于不能显示尚未引起肾盂肾盏未变形的肿瘤，以及不易区别肿瘤是否肾癌。肾血管平滑肌脂肪瘤，肾囊肿，所以其重要性下降，必须同时进行超声或CT检查进一步鉴别。但静脉尿路造影可以了解双侧肾脏的功能以及肾盂肾盏输尿管和膀胱的情况，对诊断有重要的参考价值。

（3）肾动脉造影：肾动脉造影可发现泌尿系统造影未变形的肿瘤，肾癌表现有新生血管，动静脉瘘，造影剂池样聚集包膜血管增多。血管造影变异大，有时肾癌可不显影，如肿瘤坏死，囊性变，动脉栓塞等。肾动脉造影必要时可向肾动脉内注入肾上腺素正常血管收缩而肿瘤血管无反应。

对比较大的肾癌，选择性肾动脉造影时亦可随之进行肾动脉栓塞术，可减少手术中出血。肾癌不能手术切除或有严重出血者可行肾动脉栓塞术作为姑息性治疗。

3. 超声扫描　超声检查是最简便无创伤的检查方法，可作为常规体检的一部分。肾脏内超过1cm肿块即可被超声扫描所发现，重要的是鉴别肿块是否是肾癌。肾癌为实性肿块，由于其内部可能有出血、坏死、囊性变，因此回声不均匀，一般为低回声，肾癌的境界不甚清晰，这一点和肾囊肿不同。肾内占位性病变都可能引起肾盂、肾盏、肾窦脂肪变形或断裂。肾乳头状囊腺癌超声检查酷似囊肿，并可能有钙化。肾癌和囊肿难以鉴别时可以穿刺，在超声引导下穿刺是比较安全的。穿刺液可做细胞学检查并行囊肿造影。囊肿液常为清澈、无肿瘤细胞、低脂肪，造影时囊壁光滑可肯定为良性病变。如穿刺液为血性应想到肿瘤，可能在抽出液中找到肿瘤细胞，造影时囊壁不光滑即可诊断为恶性肿瘤。肾血管平滑肌脂肪瘤为肾内实性肿瘤，其超声表现为脂肪组织的强回声，容易和肾癌相鉴别。在超声检查发现肾癌时，亦应注意肿瘤是否穿透包膜、肾周脂肪组织，有无肿大淋巴结，肾静脉、下腔静脉内有无癌栓，肝脏有无转移等。

4. CT扫描　CT对肾癌的诊断有重要作用，可以发现未引起肾盂肾盏改变和无病状的肾癌，可准确地测定肿瘤密度，并可在门诊进行，CT可准确分期。有人统计其诊断准确性：侵犯肾静脉91%，肾周围扩散78%，淋巴结转移87%，附近脏器受累96%。肾癌CT检查表现为肾实质内肿块，亦可突出于肾实质，肿块为圆形，类圆形或分叶状，边界清楚或模糊，平扫时为密度不均匀的软组织块，CT值>20Hu，常在30～50Hu，略高于正常肾实质，也可相近或略低，其内部不均匀系出血坏死或钙化所致。有时可表现为囊性CT值但囊壁有软组织结节。经静脉注入造影剂后，正常肾实质CT值达120Hu左右，肿瘤CT值亦有增高，但明显低于正常肾实质，使肿瘤境界更为清晰。如肿块CT值在增强后无改变，可能为囊肿，结合造影剂注入前后的CT值为液体密度即可确定诊断。肾癌内坏死灶，肾囊腺癌以及肾动脉栓塞后，注入造影剂以后CT值并不增高。肾血管平滑肌脂肪瘤由于其内含大量脂肪，CT值常为负值，内部不均匀，增强后CT值升高，但仍表现为脂肪密度，嗜酸细胞瘤在CT检查时边缘清晰，内部密度均匀一致，增强后CT值明显升高。

CT检查确定肾癌侵犯程度的标准：

（1）肿块局限于肾包膜内：患肾外形正常或局限性凸出，或均匀增大。突出表面光滑或轻度毛糙，如肿块呈结节状突入肾囊，表面光滑仍考虑局限在肾包膜内。脂肪囊内清晰，肾周筋膜无不规则增厚。不能用脂肪囊是否存在判断肿瘤是否局限在肾筋膜内，尤其是消瘦患者。

（2）局限在脂肪囊内肾周围侵犯：肿瘤凸出并代替局部正常肾实质，肾表面毛糙显著。肾筋膜不规则增厚。脂肪囊内有边界不清的软组织结节，线状软组织影不作诊断。

（3）静脉受侵：肾静脉增粗成局部呈梭状膨隆，密度不均匀，异常增高或降低，密度改变与肿瘤组织相同。静脉增粗的标准，肾静脉直径>0.5cm，上腹部下腔静脉直径>2.7cm。

（4）淋巴结受侵：肾蒂，腹主动脉，下腔静脉以及其间的圆形软组织影。增强后密度变化不显著，可考虑为淋巴结，<1cm者不做诊断，≥1cm考虑为转移癌。

（5）邻近器官受侵：肿块与邻近器官的界限消失并有邻近器官的形态和密度改变。若单纯表现为肿瘤与邻近器官间脂肪线的消失不做诊断。

（6）肾盂受侵：肿瘤入肾盂的部分边缘光滑圆润呈半月形成弧形受压，延迟扫描在肾功能较好时可见受压肾盂肾盏中的造影剂边缘光滑整齐，则认为是肾盂肾盏单纯受压。如肾盂肾盏结构消失或闭塞以及全部被肿瘤占据，则提示肿瘤已穿破肾盂。

5. 磁共振成像（MRI）　磁共振成像检查肾脏是比较理想的。肾门和肾周间隙脂肪产生高信号强度。肾外层皮质为高信号强度，其中部髓质为低信号强度，可能由于肾组织内渗透压不同，两部分对比度差50%，这种差别可随恢复时间延长和水化而缩小，肾动脉和静脉无腔内信号，所以为低强度。集合系统有尿为低强度。肾癌的MRI变异大，由肿瘤血管、大小、有无坏死决定。MRI不能很好地发现钙化灶，因其质子低密度。MRI对肾癌侵犯范围、周围组织包膜，肝、肠系膜、腰肌的改变容易发现查明。尤其是肾癌出现肾静脉、下腔静脉内癌栓和淋巴结转移。

四、选择性肾动脉栓塞术

（一）适应证和禁忌证

1. 适应证

（1）肾癌的姑息性介入治疗。

（2）肾癌手术前治疗。

（3）肾肿瘤引起的出血。

2. 禁忌证

（1）对侧肾功能不良者。

（2）泌尿系有严重感染者。

（3）严重心、肝、肾功能不全者，如严重心力衰竭、冠心病者。

（4）具有全身严重出血倾向或出血性疾病者。

（5）对造影剂过敏者。

（二）术前准备

1. 物品准备

（1）眼科剪 1 把。

（2）栓塞剂：明胶海绵、丝裂霉素 C 微囊、金属钢圈、无水乙醇。其余物品同肾动脉造影用品。

2. 药品准备　利多卡因、泛影葡胺或非离子造影剂、肝素和急救药品。

（三）手术步骤

（1）行肾动脉开口水平处的腹主动脉造影。

（2）插入 Cobra 导管，将导管前端送入患侧肾动脉内。

（3）栓塞：①肾癌手术前使用明胶海绵栓塞肾动脉主干。②肾肿瘤治疗性栓塞使用丝裂霉素 C 微囊栓塞末梢血管。③外伤性肾出血栓塞使用明胶海绵微粒栓塞出血血管。合并感染者栓塞剂中加入庆大霉素或先锋霉素。

（4）再次造影，了解疗效。

（5）撤出导管、鞘管。

（6）压迫穿刺部位，止血后加压包扎。

五、护理问题

1. 焦虑、恐惧　与对肿瘤的惧怕、担心预后及治疗效果有关。

2. 疼痛原因　疼痛持续性腰部钝痛，与肿瘤压迫、介入栓塞有关。

3. 舒适的改变与疼痛有关。

4. 潜在并发症

（1）出血：与肿瘤破裂有关。

（2）感染：与肿瘤坏死有关。

六、护理目标

（1）减轻焦虑。

（2）减轻疼痛。

（3）减轻躯体不适。

（4）预防术后并发症。

七、护理措施

1. 术前护理

（1）按介入术前护理常规。

（2）心理护理：肾动脉栓塞术是一种有创性治疗，患者及家属对此术可能持怀疑态度，应配合医生做好患者及家属的思想工作，以真诚、热情的态度关心他们，鼓励患者说出自己的顾虑，并加以疏导，以消除紧张、恐惧导致的交感神经兴奋，如心率加快、血管痉挛等，消除他们的思想顾虑。同时，在术前应向患者及其家属介绍手术的优越性、目的、意义，简单操作过程，配合要点，术中会有哪些不适症状，如何克服等，使患者对手术过程基本了解，并做好心理准备，能更好地配合手术的进行。

（3）减轻疼痛：经常巡视患者，密切观察疼痛的部位、性质、程度、伴随症状。做好心理疏导，消除忧虑。必要时遵医嘱使用镇痛药物。

2. 术中护理

（1）患者进入放射介入治疗室后，面对陌生的环境和庞大的放射仪器可能产生恐惧心理，此时应热情接待患者，态度和蔼地做好解释工作，解除患者紧张情绪及恐惧心理，取得患者信任。在为患者调整体位、进行准备工作的同时要尽可能详细介绍仪器的用途、手术时间及过程，术中医生的指导语和应答方法。要讲明手术中可能出现的感觉及简单的手术操作步骤，如注射造影剂时有温热感，栓塞时可能出现的疼痛、恶心等反应，使患者有心理准备并感到放心，有安全感，能够与医生配合。对不能消除紧张情绪者，可给地西泮 10mg，肌内注射。

（2）给患者摆放正确体位，协助医生暴露手术野。再次观察手术侧足背动脉搏动情况并做好记录。

（3）术中应经常询问患者有无不适感，并监测患者生命体征的变化。对病情较重者应建立静脉通道并保持通畅，以确保意外时的用药抢救。

3. 术后护理

（1）按血管性介入术后护理常规。

（2）24h 持续床边心电监护，吸氧，根据血氧饱和度调节氧流量；密切观察患者生命体征、意识、瞳孔及肢体活动情况。

（3）肾功能监测：④观察尿量、颜色、性状并做好记录，以了解健侧肾的代偿功能，谨防肾损伤；②嘱患者多饮水（保持尿量大于 50ml/h），以促进毒素和造影剂排出，减少毒副作用。

（4）心理护理：患者及家属术后主要关心的问题是治疗效果，应及时做好解释工作，让患者放心。介绍术后可能出现的症状及原因，例如，向患者说明在介入治疗 3 ~4d 后由于肿瘤细胞的坏死、水肿等，症状可较治疗前有所加重，以消除其疑虑。

（5）术后不良反应的护理：①腰部疼痛：肾肿瘤栓塞后缺血或痉挛引起，栓塞开始时即可出现，一般持续 6 ~12h，疼痛与栓塞程度成正比。观察记录疼痛性质、程度、时间、发作规律、伴随症状及诱发因素；遵医嘱给予镇痛剂，观察并记录用药效果；调整舒适的体位；指导患者和家属保护疼痛部位，掌握减轻疼痛的方法；指导患者应用松弛疗法。②发热：为肾动脉栓塞术后常见的反应，是肾肿瘤坏死组织被吸收所引起。向患者说明体温升高是超选择性栓塞后常伴有的症状，解除患者顾虑；发热轻者无需处理，若体温超过38.5℃，应适当应用双氯芬酸钠栓剂降温或物理降温。如患者出汗多，应及时更换内衣、裤及床单，保持床铺干燥卫生，防止感冒发生；及时为患者抽血、检查，并进行细菌培养及药敏试验，以区分发热是否为继发感染所致；遵医嘱使用抗生素。③恶心、呕吐：栓塞剂和化疗药物刺激引起。遵医嘱用镇吐药物，防止水、电解质紊乱；保持口腔清洁及病室清洁卫生；注意观察呕吐物性质、颜色，防止消化道出血；指导患者合理调整饮食，多进食高蛋白、高热量、高维生素、易消化的食物。术后1～2d进半流质食物。晚上给予镇静剂，保证患者充分休息，使患者早日康复。

（6）并发症的观察及护理：①异位栓塞：栓塞剂误入其他血管，可造成下肢坏疽、肠坏死、对侧肾和肺栓塞等（肺栓塞是栓塞剂通过较大的动静脉交通支所致），应严格遵守操作规程：先行肾动脉造影，准确无误后再注入栓塞剂；栓塞剂应在透视下缓慢注入，避免反流回腹主动脉；必要时使用带气囊导管，用气囊阻塞肾动脉后再行栓塞，以防止栓塞剂反流。②肾衰竭：大量使用造影剂可导致急性肾衰竭，术前应了解健侧肾功能情况，尽可能减少造影剂用量。③感染：肿瘤坏死继发感染，有的可发生肾脓肿甚至腹膜后脓肿，术中注意无菌操作，术后使用抗生素预防感染。④一过性高血压；栓塞后偶尔出现，通常在术后数小时内可恢复正常。

4. 健康教育

（1）保持平静的心态，避免情绪激动及过度紧张、焦虑。增强战胜疾病的信心。

（2）饮食指导加强营养，给予营养丰富，高蛋白、高维生素、低脂肪、易消化的食物。少量多餐。戒烟、酒及刺激性食物。

（3）定期复查，出现异常情况及时就诊。

（邹　迪）

第十二章

血液肿瘤

第一节　霍奇金淋巴瘤

一、概述

（一）定义

霍奇金淋巴瘤（Hodgkin lymphoma，HL）是恶性淋巴瘤的一个独特类型。其特点为：临床上病变往往从一个或一组淋巴结开始，逐渐由邻近的淋巴结向远处扩散。原发于结外淋巴组织的少见；瘤组织成分多样，但都含有一种独特的瘤巨细胞即 Reed－Sternherg 细胞（R－S 细胞）；R－S 细胞来源于 B 淋巴细胞。

（二）发病情况

霍奇金淋巴瘤在欧美各国发病率高（1.6～3.4）/10 万；在我国发病率较低男性（0～0.6）/10 万，女性（0.1～0.4）/10 万。

（三）病因

霍奇金淋巴瘤病因不明，可能与以下因素有关：EB 病毒的病因研究最受关注，约 50% 患者的 RS 细胞中可检出 EB 病毒基因组片段，细菌因素，环境因素，遗传因素和免疫因素有关。

（四）病理

霍奇金淋巴瘤病理检查至关重要。

霍奇金淋巴瘤的显微镜下特点是在炎症细胞的背景下，散在肿瘤细胞，即 RS 细胞及其变异型细胞。其背景细胞以淋巴细胞为主，包括 B 淋巴细胞和 T 淋巴细胞。有学者认为这些淋巴细胞不能限制肿瘤细胞的生长，相反，却能分泌一些淋巴因子刺激其生长。因此，在霍奇金淋巴瘤的治疗中，如果限制和减少了这些背景细胞，也就减少了霍奇金淋巴瘤细胞生长的“土壤”。

1. 病理学分类　HL 的特点是 RS 细胞仅占所有细胞中的极少数（0.1%～10%），散在分布于特殊的反应性细胞背景之中。历史上 HL 曾被认为是单一疾病，并有过几次单纯根据形态学的分型：①Jackson 和 Parker（1949 年）将其分为 3 个亚型：副肉芽肿型、肉芽肿型和肉瘤型。②Luckes 和 Butler（1963 年）将其分为 6 个亚型：L&H 结节型、L&H 弥漫型、结节硬化型、混合细胞型、弥漫纤维化型、网状细胞型。③Rye 国际会议（1965 年）讨论决定将 Luckes 和 Butler 的 6 个亚型合并为 4 个亚型：淋巴细胞为主型（LP）、结节硬化型（NS）、混合细胞型（MC），淋巴细胞消减型（LD）。纯形态学分类与肿瘤恶性程度、预后等有关，亚型不多，临床医师易于理解和掌握，但不够完善。随着细胞生物学和分子生物学的研究进展，使得人们对霍奇金淋巴瘤的认识越来越深入，仅以病理形态为依据的恶性淋巴瘤分类和诊断已不能满足临床治疗的需求。人们逐渐认识到 HL 不是单一疾病，而是两个独立疾病，在修订的欧美淋巴瘤分类（REAL 分类，1994 年）的基础上，2001 年世界卫生组织（WHO）的淋巴造血系统肿瘤分类正式将它们命名为：结节性淋巴细胞为主型霍奇金淋巴瘤（nodular lymphocyte predominant Hodgkin's lymphoma，NLPHL）和经典霍奇金淋巴瘤（classical Hodgkin's lymphoma，CHL）。CHL 又包括 4 个亚型：富于淋巴细胞型（lymphocyte rich Hodgkin's lymphoma，LRHL）、结节硬化型（nodular sclerosis Hodgkin's lymphoma，NSHL），混合细胞型（mixed cellularity Hodgkin's lymphoma，MCHL）和淋巴细胞消减型（lymphocyte deplecion Hodgkin's lymphoma，LDHL）。

NLPHL 与 CHL 在形态学上不同，但具有一个共同的特征即病变组织中肿瘤细胞仅占极少数，而瘤细胞周围存在大量反应性非肿瘤性细胞。CHL 的 4 个亚型之间存在着差异，好发部位不同，背景细胞成分、肿瘤细胞数量和（或）异型程度、EBV 感染检出率也不同，但肿瘤细胞的免疫表型相同。

2. 组织学特点　淋巴结正常组织结构全部或部分破坏，早期可呈单个或多个灶性病变。病变由肿瘤细胞（HRS 细胞）和非肿瘤性多种细胞成分组成。HRS 细胞是一种单核、双核或多核巨细胞，核仁大而明显，嗜酸性，胞质丰富。HRS 细胞有很多亚型，近年来已经倾向于其来自 B 淋巴细胞。非肿瘤性细胞包括正常形态的淋巴细胞、浆细胞、嗜酸粒细胞、中性粒细胞、组织细胞、成纤维细胞，同时伴有不同程度的纤维化，病灶内很少出现明显的坏死。

（1）HL 肿瘤细胞的特征：HL 肿瘤细胞是指经典型 RS 细胞及其变异型细胞，统称为 HRS 细胞，有 7 种不同的形态。

1）经典型 RS 细胞：是一种胞质丰富，微嗜碱性或嗜双染性的巨细胞，直径为 15 ~ 45μm，有 2 个形态相似的核或分叶状核，核大圆形或椭圆形，核膜清楚，染色质淡。每个核叶有一个中位嗜酸性大核仁，直径 3 ~ 5μm，相当于红细胞大小，周围有空晕，看起来很醒目，如同“鹰眼”。两个细胞核形态相似，比较对称，似镜映物影，因此有“镜影细胞”之称。这种细胞非常具有特征性，在 HL 中具有比较重要的诊断价值，故有诊断性 RS 细胞之称。值得注意的是，RS 细胞只是诊断 HL 的一个重要指标。但不是唯一的指标，除此之外，还必须具备“反应性背景”这项必不可少的指标。因为 RS 细胞样的细胞也可见于其他疾病，如间变性大细胞淋巴瘤、恶性黑色素瘤、精原细胞瘤、低分化癌等，而这些疾病都不具有反应性背景。

2）单核型 RS 细胞：又称为霍奇金细胞。在形态上除了是单核细胞，其余特征与经典型 RS 细胞相同。这种细胞可能是经典型 RS 细胞的前体细胞，即核分裂前的细胞，也可能是由于切片时只切到了经典型 RS 细胞的一叶核所致。这种细胞可见于各型经典霍奇金淋巴瘤，但 MCHI 更多见。在反应性增生的淋巴组织中有时会见到类似这种单核型 RS 细胞的免疫母细胞，应予以鉴别。免疫母细胞要小些，核仁也小些，为2～3μm，核仁周围没有空晕，因此不够醒目。

3）多核型RS细胞：其特点是细胞更大，有多个核，有的核呈“马蹄形”，其余特征与经典型RS细胞相同。这种细胞也有较高的诊断价值，主要见于LDHL和MCHL，但也可见于非霍奇金淋巴瘤，如间变性大细胞淋巴瘤。

4）陷窝型RS细胞：又称为陷窝细胞，是经典型RS细胞的一种特殊变异型。形态特点是细胞大，细胞界限清楚，胞质空，核似悬在细胞的中央。多为单个核，也可见多个核，核仁通常较典型RS细胞的核仁小。出现这种细胞的原因完全是人为所致，是由于组织固定不好造成细胞收缩引起的，如果先将淋巴结切开再固定这种现象就会消失。因此，也不难理解为什么这种细胞多见于包膜厚纤维条带多的NSHL。

5）固缩型RS细胞：又称为“干尸”细胞（mummified cell），这种细胞比经典型RS细胞小，细胞膜塌陷，形态不规则，如同细胞缺水的干瘪状，最醒目的是细胞核，低倍镜下很容易注意到形态不规则的深染如墨的细胞核。细胞核的大小不一，与其身前的大小和固缩的程度有关。核仁因核深染而不明显。这种细胞是一种凋亡的RS细胞，可见于各型HL。由于很少见于其他肿瘤（可见于间变性大细胞淋巴瘤），因此，对HL的诊断有提示作用。

6）奇异型RS细胞：这种细胞较大，可以是单核，也可以是多核，细胞核不规则，异型性明显，核分裂多见。主要见于LDHL。

7）L&H型RS细胞［lymphocytic and/or histocytic Reed－Stemberg cell variants，淋巴细胞和（或）组织细胞性RS细胞变异型］：L&H细胞体积大，比典型的HRS细胞略小，比免疫母细胞大，胞质少，单一大核，核常重叠或分叶，甚至呈爆米花样，因此，有“爆米花”细胞（popcom）的名称。核染色质细，呈泡状，核膜薄，核仁多个嗜碱性，中等大小，比典型HRS细胞的核仁小。主要见于NLPHL，但在部分LRHL中也可见少数L&H细胞，此时，应做免疫标记进行鉴别。

传统上一直认为L&H细胞是RS细胞的一种变异型，但是近年来免疫表型和遗传学研究显示L&H细胞明显地不同于经典型RS细胞及其他变异型，如L&H细胞几乎总是$CD20^+$，$CD15^-$，CD30，Ig基因具有转录的功能及可变区存在自身突变和突变正在进行的信号，而经典型RS细胞及其他变异型细胞几乎都呈$CD30^+$，大多数$CD15^+$，少数（20%～40%）$CD20^+$，Ig基因虽然有重排和自身突变，但不具有转录的功能。因此，L&H细胞是RS细胞的一种变异型，这种传统的观点正在被动摇。

（2）HL各亚型的病理特点

1）结节性淋巴细胞为主型（MPHL）：淋巴结结构部分或全部被破坏，取而代之的是结节，或结节和弥漫混合的病变。结节数量不等，体积比较大，超过常见的反应性淋巴滤泡的大小，结节界限清楚或不太清楚，周边多无纤维带，或有纤细纤维带，结节的边缘可见组织细胞和一些多克隆浆细胞。病变主要由小淋巴细胞、组织细胞和上皮样组织细胞构成背景，背景中偶见散在单个中性粒细胞，但不存在嗜酸粒细胞，也不存在中心母细胞。在背景中可见醒目的散在分布的大瘤细胞—L&H细胞。不过，约半数病例中可见到分叶核、大核仁的L&H细胞，形态似典型HRS细胞，但这些细胞的数量很少，只有少数病例中这种细胞较多。L&H细胞的数量不等，但通常较少。结节内几乎没有残留的生发中心。病变弥漫区主要由小淋巴细胞和组织细胞组成，后者可单个或成簇。该瘤很少以弥漫性为主的形式出现。

欧洲淋巴瘤工作组曾将病变结节区域大于30%定为NIPHL，小于30%定为弥漫性淋巴细胞为主HL伴结节区。该小组发现219例淋巴细胞为主HL（LPHL）中仅有6例为弥漫性LPHL伴结节区。大约3%的病例可以完全呈弥漫性分布，此时，与T细胞丰富的大B细胞淋巴瘤鉴别非常困难。根据生长方式可以将NLPHL分为6个变异型：典型（富于B细胞）结节型、匍行（serpiginous）结节型、结节外L&H细胞为主结节型、富于T细胞结节型、富于T细胞的弥漫型（TCRacL样型）、富于B细胞的弥漫型。富于T细胞的弥漫型主要见于复发病例，提示T细胞增多可能预后变差。结节外L&H细胞为主结节型可能是结节发展成弥漫的过渡阶段。在淋巴结结构尚未全部破坏的病例中，偶尔在病变附近存在反应性滤泡增生伴有生发中心进行性转化（PTGC）。

2）经典型霍奇金淋巴瘤（CHL）：肉眼所见为淋巴结肿大，有包膜，切面呈鱼肉状。NSHL中可见明显结节，致密纤维条带和包膜增厚。脾脏受累时，白髓区可见散在结节，有时可见大瘤块，也可见纤维条带。发生在胸腺的HL可出现囊性变。

镜下显示淋巴结结构部分或全部破坏，病变主要包括两部分，即肿瘤细胞成分和反应性背景成分。

CHL中每种亚型的组织形态学描述如下：

a. 混合细胞型HL（MCHL）：淋巴结结构破坏，但也可能见到滤泡间区生长形式的HL。多数病例呈弥漫性生长，有的可见结节样结构，但结节周围没有宽阔的纤维条带。可以出现间质纤维化，但淋巴结包膜不增厚，容易见到经典型、单核型和多核型RS细胞。背景由混合性细胞组成，其成分变化可以很大，常有中性粒细胞、嗜酸粒细胞、组织细胞和浆细胞。可以一种为主。组织细胞可以向上皮样细胞分化并形成肉芽肿样结构。

b. 结节硬化型HL（NSHL+）：病变具有CHL的表现，呈结节状生长，结节周围被宽阔的纤维条带包绕，结节内有陷窝型RS细胞，诊断NSHL至少要见到一个这样的结节。由于纤维化首先是从包膜开始，然后，从增厚的包膜向淋巴结内扩展，最后将淋巴结分割成大小不等的结节，因此，包膜纤维化（增厚）是诊断NSHL的一个必要条件。NSHL中的HRS细胞、小淋巴细胞和其他非肿瘤性反应细胞数量变化很大，结节中的陷窝细胞有时比较多并聚集成堆，可出现细胞坏死，结节内形成坏死灶。当陷窝细胞聚集很多时，称为“变异型合体细胞”。嗜酸粒细胞和中性粒细胞常常较多。

c. 富于淋巴细胞型HL（LRHL）：有两种生长方式，结节性，常见；弥漫性，少见。病变区有大量的小结节，结节间的T区变窄或消失。小结节由小淋巴细胞组成，可有生发中心，但常为偏心的退化或变小的生发中心。HRS细胞多见于扩大的套区中。经典型RS细胞不易见到，但单核型RS细胞易见。部分HRS细胞可以像L&H细胞或单核的陷窝细胞，这一亚型容易与NLPHL混淆。最近欧洲淋巴瘤工作组分析了388例曾诊断为NLPHL的病例，结果发现115例（约30%）是LRHL。

d. 淋巴细胞消减型HL（LDHL）：虽然LDHL的形态变化很大，但共同特征是HRS细胞相对多于背景中的淋巴细胞。有的病例很像混合细胞型，但HRS细胞数量更多。有的病例以奇异型（多形性）RS细胞为主，呈肉瘤样表现，即Lukes和Butler分类中的网状细胞型。这些病例与间变性大细胞淋巴瘤鉴别较困难。另一些病例表现出弥漫性纤维化，成纤维细胞增多或不增多，但HRS细胞明显减少，等同于Lukes和Butler分类中的弥漫纤维化型。如果有结节和纤维硬化，就将其归为NSHL。

二、临床表现

霍奇金淋巴瘤（HL）主要侵犯淋巴系统，年轻人多见，早期临床进展缓慢，主要表现为浅表淋巴结肿大。与 NHL 病变跳跃性发展不同，HL 病变沿淋巴结引流方向扩散。由于病变侵犯部位不同，其临床表现各异。

（一）症状

（1）初发症状与淋巴结肿大：慢性、进行性、无痛性浅表淋巴结肿大为最常见的首发症状，中国医学科学院肿瘤医院 5 101 例 HL 统计表明，HL 原发于淋巴结内占 78.2%，原发于结外者占 20.2%。结内病变以颈部和隔上淋巴结肿大最为多见，其次见于腋下和腹股沟，其他部位较少受侵。有文献报道，首发于颈部淋巴结者可达 60% ~80%。淋巴结触诊质韧、饱满、边缘清楚，早期可活动，晚期相互融合，少数与皮肤粘连可出现破溃等表现；体积大小不等，大者直径可达十厘米，有些患者淋巴结可随发热而增大，热退后缩小。根据病变累及的部位不同，可出现相应淋巴结区的局部症状和压迫症状；结外病变则可出现累及器官的相应症状。

（2）全身症状：主要为发热、盗汗和体重减轻，其次为皮肤瘙痒和乏力。发热可以表现为任何形式，包括持续低热、不规则间歇性发热或偶尔高热，抗感染治疗多无效。约 15% 的 HL 患者表现为周期性发热，也称为 Murchison – Pel – Ebstem 热。其特点为：体温逐渐上升，波动于 38℃ ~40℃数天，不经治疗可逐渐降至正常，经过 10d 或更长时间的间歇期，体温再次上升，如此周而复始，并逐渐缩短间歇期。患者发热时周身不适、乏力和食欲减退，体温下降后立感轻快。盗汗、明显消瘦和皮肤瘙痒均为较常见的症状，瘙痒初见于局部，可渐发展至全身，开始轻度瘙痒，表皮脱落，皮肤增厚，严重时可因抓破皮肤引起感染和皮肤色素沉着。饮酒痛为另一特殊症状，即饮酒后出现肿瘤部位疼痛，常于饮酒后数分钟至几小时内发生，机制不清。

（3）压迫症状：深部淋巴结肿大早期无明显症状，晚期多表现为相应的压迫症状。如纵隔淋巴结肿大，可以压迫上腔静脉，引起上腔静脉压迫综合征；也可压迫食管和气管，引起吞咽受阻和呼吸困难；或压迫喉返神经引起麻痹声嘶等；病变也可侵犯肺和心包。腹腔淋巴结肿大，可挤压胃肠道引起肠梗阻；压迫输尿管可引起肾盂积水，导致尿毒症。韦氏环（包括扁桃体、鼻咽部和舌根部）肿大，可有破溃或疼痛，影响进食、呼吸或出现鼻塞，肿块触之有一定硬度，常累及颈部淋巴结，抗炎治疗多无效。

（4）淋巴结外受累：原发结外淋巴瘤（primary extranodal lymphoma，PENL）由于受侵部位和器官不同临床表现多样，并缺乏特异性症状、体征，容易造成误诊或漏诊。有人曾报道 PENL 误诊率高达 50% ~60%，直接影响正确诊断与治疗，应引起足够重视。原发于结外的 HL 是否存在一直有争议，HL 结外受累率明显低于 NHL，以脾脏、肺脏等略多见。

1）脾脏病变：脾原发性淋巴瘤占淋巴瘤发病率不到 1%，且多为 NHL，临床诊断脾脏原发 HL 应十分小心，HL 脾脏受累较多见，约占 1/3。临床上判断 HL 是否累及脾脏可依据查体及影像学检查，确诊往往要采用剖腹探查术和脾切除，但由于是有创操作，多数患者并不接受此方式，临床也较少采用。

2）肝脏病变：首发于肝的 HL 极罕见，随病程进展，晚期侵犯肝者较多见，可出现黄疸、腹水。因肝脏病变常呈弥漫性，CT 检查常不易诊断；有时呈占位性病变，经肝穿刺活检或剖腹探查可确诊。临床表现为肝脏弥漫性肿大，质地中等硬度，少数可扪及结节，肝功检查多正常，严重者可有肝功异常。

3）胃肠道病变：HL 仅占胃肠道 ML 的 1.5% 左右。其临床表现与胃肠道其他肿瘤无明显区别。病变多累及小肠和胃，其他如食管、结肠、直肠、胰腺等部位较少见。临床症状常为腹痛、腹部包块、呕吐、呕血、黑便等。胃 HL 可形成较大肿块，X 射线造影显示广泛的充盈缺损和巨大溃疡。与胃 HL 相比，小肠 HL 病程较短，症状也较明显，80% 表现为腹痛；晚期可有小肠梗阻表现，甚至可发生肠穿孔和肠套叠。

4）肺部病变：HL 累及肺部较 NHL 常见，以结节硬化型（NS）多见，女性和老年患者多见。病变多见于气管或主支气管周围淋巴结，原发 HL 累及肺实质或胸膜，病变压迫淋巴管或致静脉阻塞时可见胸腔积液。临床患者可表现呼吸道和全身症状，如刺激性干咳、黏液痰、气促和胸闷、呼吸困难、胸痛、咯血，少数可出现声音嘶哑或上腔静脉综合征；约一半患者出现体重减轻、发热、盗汗等症状。由于肺 HL 形态多变，应注意与放射治疗及化疗所致的肺损伤，以及肺部感染相区别。肺原发 HL 极少见，必须有病理学典型 HL 改变，病变局限于肺，无肺门淋巴结或仅有肺门小淋巴结以及排除其他部位受侵才可诊断。

5）心脏病变：心脏受侵极罕见，但心包积液可由邻近纵隔 HL 直接浸润所致。可出现胸闷、气促、上腔静脉压迫综合征、心律失常及非特异性心电图等表现。

6）皮肤损害：皮肤 HL 多继发于系统性疾病，原发者罕见。有报道 HL 合并皮肤侵犯的发生率为 0.5%，而原发性皮肤霍奇金淋巴瘤（pnmary cutaneous HL，PCHL）约占霍奇金淋巴瘤的 0.06%。HL 累及皮肤通常表明病变已进入第Ⅳ期，预后很差。而 PCHL 临床进展缓慢，一般不侵及内脏器官，预后相对较好。

7）骨骼、骨髓病变：骨的 HL 甚少见，占 0.5%。见于疾病进展期血源性播散，或由于局部淋巴结病变扩散到邻近骨骼。多见于胸椎、腰椎、骨盆，肋骨和颅骨次之，病变多为溶骨性改变。临床主要表现为骨骼疼痛，部分病例可有局部发热、肿胀或触及软组织肿块。HL 累及骨髓较 NHI，少见，文献报道为 9% ~14%，但在尸检中可达 30% ~50%。多部位穿刺可提高阳性率。

8）神经系统病变：多见于 NHL，HL 少见。HL 引起中枢神经系统损害多发生在晚期，其中以脊髓压迫症最常见，也可有脑内病变。临床可表现为头痛、颅内压增高、癫痫样发作、脑神经麻痹等。

9）泌尿系统病变：HL 较 NHL 少见。肾脏受侵多为双侧结节型浸润，可引起肾肿大、高血压及尿毒症。原发于膀胱病变也很少见。

10）其他部位损害：少见部位还有扁桃体、鼻咽部、胸腺、前列腺、肾上腺等器官，而生殖系统恶性淋巴瘤几乎皆为 NHL。类脂质肾病的肾脏综合征是一种霍奇金淋巴瘤的少见表现，并且偶尔伴有免疫复合物沉积于肾小球，临床上表现为血尿、蛋白尿、低蛋白血症、高脂血症、水肿。

（二）体征

慢性、进行性、无痛性淋巴结肿大为主要体征。

（三）检查

（1）血液和骨髓检查：HL 常有轻或中等贫血，少数白细胞轻度或明显增加，伴中性粒细胞增多。约1/5患者嗜酸性粒细胞升高。骨髓被广泛浸润或发生脾功能亢进时，可有全血细胞减少。骨髓涂片找到RS细胞是HL骨髓浸润依据。骨髓浸润大多由血源播散而来，骨髓穿刺涂片阳性率仅3%，但活检法可提高至9%~22%。

NHL白细胞数多正常，伴有淋巴细胞绝对和相对增多。晚期并发急性淋巴瘤细胞白血病时可呈现白血病样血象和骨髓象。

（2）化验检查：疾病活动期有血沉加快，血清乳酸脱氢酶活性增高。乳酸脱氢酶升高提示预后不良。当血清碱性磷酸酶活力或血钙增加，提示骨骼累及。B细胞NHL可并发抗人球蛋白试验阳性或阴性的溶血性贫血，少数可出现单克隆IgG或IgM。必要时可行脑脊液的检查。

（3）彩超检查：浅表淋巴结的检查，腹腔、盆腔的淋巴结检查。

（4）胸部摄片检查：了解纵隔增宽、肺门增大、胸水及肺部病灶情况。

（5）胸部、腹腔和盆腔的CT检查：胸部CT可确定纵隔与肺门淋巴结肿大。CT阳性符合率65%，阴性符合率92%。因为淋巴造影能显示结构破坏，而CT仅从淋巴结肿大程度上来判断。但CT不仅能显示腹主动脉旁淋巴结，而且还能显示淋巴结造影所不能检查到的脾门，肝门和肠系膜淋巴结等受累情况，同时还显示肝、脾、肾受累的情况，所以CT是腹部检查首选的方法。CT阴性而临床上怀疑时，才考虑做下肢淋巴造影。彩超检查准确性不及CT，重复性差，受肠气干扰较严重，但在无CT设备时仍不失是一种较好检查方法。

（6）胸部、腹腔和盆腔的MRI检查：只能查出单发或多发结节，对弥漫浸润或粟粒样小病灶难以发现。一般认为有两种以上影像诊断同时显示实质性占位病变时才能确定肝脾受累。

（7）PET-CT检查：PET-CT检查可以显示淋巴瘤或淋巴瘤残留病灶。是一种根据生化影像来进行肿瘤定性诊断的方法。

（8）病理学检查

1）淋巴结活检、印片：选取较大的淋巴结，完整地取出，避免挤压，切开后在玻片上做淋巴结印片，然后置固定液中。淋巴结印片Wright's染色后做细胞病理形态学检查，固定的淋巴结经切片和HE染色后作组织病理学检查。深部淋巴结可依靠B超或CT引导下细针穿刺涂片做细胞病理形态学检查。

2）淋巴细胞分化抗原检测：测定淋巴瘤细胞免疫表型可以区分B细胞或T细胞免疫表型，NHL大部分为B细胞性。还可根据细胞表面的分化抗原了解淋巴瘤细胞的成熟程度。

3）染色体易位检查：有助NHL分型诊断。t（14；18）是滤泡细胞淋巴瘤的标记，t（8；14）是Burkitt淋巴瘤的标记，t（11；14）是外套细胞淋巴瘤的标记，3q27异常是弥漫性大细胞淋巴瘤的染色体标志。

4）基因重排：确诊淋巴瘤有疑难者可应用PCR技术检测T细胞受体（TCR）基因重排和B细胞H链的基因重排。还可应用PCR技术检测bcl-2基因等为分型提供依据。

（9）剖腹探查：一般不易接受，但必须为诊断及临床分期提供可靠依据时，如发热待查病例，临床高度怀疑淋巴瘤，彩超发现有腹腔淋巴结肿大，但无浅表淋巴结或病灶可供活检的情况下，为肯定诊断，或准备单用扩大照射治疗HL前，为明确分期诊断，有时需要剖腹探查，在取淋巴结标本同时切除脾做组织病理学检查。

（四）临床分期

根据病理活检结果、全身症状、体格检查、实验室检查、影像学检查等结果做出的临床分期，以及在此基础上通过损伤性操作如剖腹探查、骨髓活检做出的病理分期（pathological stage，PS）对治疗方案的选择、预后判断具有重要意义。目前国内外公认的 HL 分期标准系由 1971 年举行的 Ann Arbor 会议所建议，主要根据临床表现、体格检查、B 超、CT 扫描、下肢淋巴管造影、下腔静脉造影等进行分期。

根据患者有无临床症状又可分为 A 和 B。A 为无症状。B 为以下症状：①不明原因半年内体重下降 10%。②发热 38°以上。③盗汗。

三、诊断与鉴别诊断

（一）诊断

霍奇金淋巴瘤的诊断主要依靠淋巴结肿大的临床表现和组织活检结果。霍奇金淋巴瘤的诊断应包括病理诊断和临床分期诊断。

（1）结节性淋巴细胞为主型霍奇金淋巴瘤（NLPHL）病理诊断要点

1）满足 HL 的基本标准，即散在大细胞 + 反应性细胞背景。

2）至少有一个典型的大结节。

3）必须见到 L&H 细胞。

4）背景中的细胞是小淋巴细胞和组织细胞，没有嗜中性和嗜酸粒细胞。

5）L&LH 细胞总是呈 LCA^+、CD_{20}^+、CD_{15}、CD_{30}^-，L&H 细胞周围有大量 CD_3^+ 和 CD_{57}^+ 细胞围绕。

（2）经典型霍奇金淋巴瘤 CHL 病理诊断要点

1）散在大细胞 + 反应性细胞背景。

2）大细胞（HRS 细胞）：主要为典型 RS 细胞、单核型和多核型 RS 细胞。

3）混合性反应性背景：中性粒细胞、嗜酸粒细胞、组织细胞和浆细胞等。

4）弥漫性为主，可有结节样结构，但无硬化纤维带包绕和包膜增厚。

5）HRS 细胞总是 CD_{30}^+，多数呈 CD_{15}^+，少数呈 CD_{20}^+，极少出现 EMA^+。

6）绝大多数有 EBV 感染，即 $EBER^+$ 和 $LMPI^+$。

（二）鉴别诊断

（1）病理鉴别诊断

1）结节性淋巴细胞为主型霍奇金淋巴瘤 NLPHL 与富于淋巴细胞型霍奇金淋巴瘤 LRHL 相鉴别。

LRHL 有两种组织形式：结节性和弥漫性。当呈结节性生长时很容易与 NLPHL 混淆。

2）富于 T 细胞的 B 细胞淋巴瘤 TCRBCL 与结节性淋巴细胞为主型霍奇金淋巴瘤 NLPHL 相鉴别。

NLPHL 的结节明显时，鉴别很容易。根据现在 WHO 的标准，在弥漫性病变中只要找到一个具有典型 NLPHL 特征的结节就足以排除 TCRBCL。但结节不明显或完全呈弥漫性生长时，应与 TCRBCL 鉴别。

3）生发中心进行性转化（PTGC）与结节性淋巴细胞为主型霍奇金淋巴瘤 NLPHL 相

鉴别。

由于 PTGC 结节形态与 NLPHL 结节相似，二者也常出现在同一淋巴结，因此应做鉴别。PTGC 是由于长期持续的淋巴滤泡增生而变大的，套区小淋巴细胞突破并进入生发中心，生发中心内原有的中心细胞和中心母细胞被分割挤压，但常能见到残留的生发中心细胞（$CD10^+$），没有 L&H 细胞。

4）结节性淋巴细胞为主型霍奇金淋巴瘤 NLPHL 与经典型霍奇金淋巴瘤 CHL 相鉴别。

结节性淋巴细胞为主型与经典 HL 不同，NIPHL 的 RS 细胞为 $CD45^+$，表达 B 细胞相关抗原（CD19，CD20，CD22 和 CD79）和上皮膜抗原，但不表达 CD15 和 CD30。应用常规技术处理，NLPHL 病例中免疫球蛋白通常为阴性。L&H 细胞也表达由 bcl－6 基因编码的核蛋白质，这与正常生发中心的 B 细胞发育有关。

NLPHL 结节实际上是转化的滤泡或生发中心。结节中的小淋巴细胞是具有套区表型（IgM^+ 和 IgG^+）的多克隆 B 细胞和大量 T 细胞的混合物，很多 T 细胞为 $CD57^+$，与正常或 PTGC 中的 T 细胞相似。NLPHL，中的 T 细胞含有显著增大的不规则细胞核，类似中心细胞，往往呈小灶性聚集，使滤泡呈破裂状或不规则轮廓。NLPHL 中的 T 细胞多聚集在肿瘤性 B 细胞周围，形成戒指状、玫瑰花结状或项圈状。尽管几个报道表明，围绕爆米花样细胞的 T 细胞大多为 CD_{57}^+，但玫瑰花结中缺乏 CD_{57}^+ 细胞也不能否定 NLPHL 的诊断。在结节中，滤泡树突状细胞（FDC）组成了明显的中心性网。滤泡间区含有大量 T 细胞，当出现弥散区域时，背景淋巴细胞仍然主要是 T 细胞，但 FDC 网消失。Ig 和 TCR 基因为胚系，EBV 常阴性。但是，经典型霍奇金淋巴瘤常常没有这些特征。

（2）临床鉴别诊断传染性单核细胞增多症（infectious mononucleosis，IM）IM 是 EBV 的急性感染性疾病，起病急，突然出现头痛、咽痛、高热，接着淋巴结肿大伴压痛，血常规白细胞不升高，甚至有些偏低，外周血中可见异型淋巴细胞，EBV 抗体滴度可增高。患者就诊时病史多在 1～2 周，有该病史者发生 HL 的危险性增高 2～4 倍，病变中可出现 HRS 样的细胞、组织细胞等，可与 LRHL 和 MCHL 混淆，应当鉴别。IM 淋巴结以 T 区反应性增生为主，一般结构没有破坏，淋巴滤泡和淋巴窦可见，不形成结节样结构，没有纤维化。T 区和淋巴窦内有较多活化的淋巴细胞、免疫母细胞，有的甚至像单核型 RS 细胞，但呈 CD_{45}^+（LCA）、CD_{20}^+、CD_{15}^-，部分细胞 CD_{30}^+。如鉴别仍困难可进行短期随访，因 IM 是自限性疾病，病程一般不超过 1 个月。

四、治疗

目前 HL 的治疗主要是根据患者的病理分型、预后分组、分期来进行治疗选择，同时还要考虑患者的一般状况等综合因素，甚至还要考虑经济、社会方面的因素，最终选择最理想的方案。综合治疗是治疗 HL 的发展方向，对中晚期 HL 单纯放疗疗效不理想，常以化疗为主，辅以放疗。复发性、难治性霍奇金淋巴瘤的治疗已较多考虑造血干细胞移植。

（一）早期霍奇金淋巴瘤的治疗

早期霍奇金淋巴瘤的治疗近年来有较大进展，主要是综合治疗代替了放疗为主的经典治疗。早期霍奇金淋巴瘤是指Ⅰ、Ⅱ期患者，其治疗方针以往以放疗为主，国内外的经验均证明了其有效性，可获得 70%～90% 的 5 年总生存率。近年来国外的大量研究表明，综合治疗（化疗加受累野照射）可以获得更好的无病生存率，大约提高 15%，但总生存率相似，预期可以明显减轻放疗的远期不良反应。因此，目前化疗结合受累野照射的方法是治疗早期霍奇金淋巴瘤的基本原则。但是国内尚没有大组病例的相关研究资料。

（1）放射治疗

1）经典单纯放射治疗的原则和方法：早在 1950 年以后，^{60}Co 远治疗机和高能加速器出现后，解决了深部肿瘤的放射治疗问题。对于常常侵犯纵隔、腹膜后淋巴结的霍奇金淋巴瘤来说，为其行根治治疗提供了技术设备条件。由于该病沿着淋巴结蔓延的生物学特性，扩大野照射解决了根治治疗的方式方法问题。对于初治的早期患者来说，行扩大野照射，扩大区 DT 30 ~36Gy，受累区 DT 36 ~44Gy，就可以获得满意疗效，5 年总生存率 80% ~90%，这是单纯放疗给患者带来的利益。

扩大野照射的方法包括斗篷野、锄形野、倒 Y 野照射，以及由此组合产生的次全淋巴区照射和全淋巴区照射等放疗方法。特点是照射面积大，疗效可靠满意，近期毒性不良反应可以接受。因此，对于有化疗禁忌证以及拒绝化疗的患者，还是可以选择单纯放疗。

2）单纯放疗的远期毒性不良反应：人们对单纯放疗的优缺点进行了较长时间的研究，发现随着生存率的提高，生存时间的延长，缺点逐渐显现，主要是放疗后的不良反应，特别是远期不良反应，如肺纤维化，心包积液或胸腔积液，心肌梗死，第二肿瘤的发生（乳腺癌，肺癌，消化道癌等）。Stanford 报道了 PS ⅠA ~ⅢB 期治疗后死亡情况分析情况，总的放疗或化疗死亡率为 32.8%（107/326），死亡原因：①死于 HL，占 41%。②死于第二肿瘤，占 26%。③死于心血管病，占 16%。④其他原因死亡，占 17%。可见 59% 的患者不是死于 HL 复发，而是死于其他疾病，这些疾病的发生与先前的高剂量大面积放疗相关。Van-Leeuwen 等 2000 年报道的研究发现第二肿瘤的发生与患者治疗后存活时间和接受治疗时年龄有关。患者治疗后存活时间越长，接受治疗时年龄越小，第二肿瘤的发病危险性越大。

3）放疗、化疗远期并发症的预防：国外对预防放疗、化疗远期并发症已经有了一定研究，制订了两级预防的措施。初级预防：①限制放射治疗的放射野和剂量。②先行化疗的联合治疗模式。③避免用烷化剂和 VP -16。④避免不必要的维持化疗。⑤用博来霉素的患者应监护其肺功能。二级预防：①停止吸烟。②放疗后 5 ~7 年内常规行乳腺摄片。③限制日光暴露。④避免引起甲状腺功能低下的化学药物。⑤有规律的体育运动。⑥注意肥胖问题。⑦心脏病预防饮食。

（2）综合治疗

1）综合治疗的原则：先进行化疗，选用一线联合方案，然后行受累野照射。但要根据患者的预后情况确定化疗的周期数和放疗剂量。

a. 预后好的早期霍奇金淋巴瘤：指临床Ⅰ ~Ⅱ期，没有不良预后因素者。选用一线联合化疗方案 2 ~4 周期，然后行受累野照射，剂量为 20 ~36Gy。而早期结节性淋巴细胞为主型 HL 可以采用单纯受累野照射。

b. 预后不好的早期霍奇金淋巴瘤：指临床Ⅰ ~Ⅱ期，具有 1 个或 1 个以上不良预后因素的患者。选用一线联合化疗方案治疗 4 ~6 周期，然后受累野照射 30 ~40Gy。

2）综合治疗和经典单纯放疗的比较：尽管单纯放疗可以治愈早期霍奇金淋巴瘤，疗效满意，但其远期并发症是降低患者生活质量和增加死亡率的重要问题。常规化疗的远期毒性不良反应较放疗轻，因此有人提出化疗后减少放疗面积和剂量，以减少远期并发症的发生，结合两者的优点进行综合治疗。最近30年大量临床研究已证明综合治疗模式可以代替单纯放疗治疗早期霍奇金淋巴瘤。

到20世纪90年代后期就已有较大组综合治疗研究结果的报道。1998年Specht L等报道的一个23组试验的随机对照结果，共3 888例早期HL病例参加试验，包括Ⅰ、Ⅱ期预后好的和预后不良的HL，也含有少数ⅢA病例。文中分析了其中13组试验涉及单纯放疗或化疗结合放疗的综合治疗随机对照研究，10年复发率分别是15.8%和32.7%（P<0.000 1），10年实际生存率分别为79.4%和76.5%（P>0.05）。有学者认为综合治疗可以改善无病生存率，但是实际生存率相似。有学者还分析了8个单纯放疗的随机对照研究报道，对比局限扩大野照射（斗篷野照射等）与大野照射（次全淋巴区照射或全淋巴区照射）的疗效，全组的10年复发率分别为31.1%和43.4%（P<0.000 1），10年实际生存率分别为77.0%和77.1%（P>0.05），结论是大野照射可以减少复发率，提高无病生存率，但是不能提高实际生存率，这从另一个角度提示放射野是可以适当缩小的。缩小放射野后，复发率提高增加了HL的死亡率，但是心脏病等并发症的减少似乎可以抵消这种死亡率的提高。

目前的问题是对于预后好的早期HL而言，综合治疗是否可以代替单纯放疗。EORTC对这问题进行了系统研究。1997年报道了H7F号研究结果，该研究对预后好的333例临床Ⅰ、Ⅱ期HL进行随机对照研究，单纯放疗组为次全淋巴区照射，综合治疗组为6周期的EBVP方案化疗加受累野照射，6年无病生存率分别为81%和92%（P=0.002），6年实际生存率分别为96%和98%（P>0.05）。EORTC－H8F临床研究中，对543例临床Ⅰ、Ⅱ期HL患者进行随机对照研究，单纯放疗组为次全淋巴区照射，综合治疗组为3周期的MOPP/ABV方案化疗加受累野照射，4年TFFS分别为77%和99%（P=0.002），4年OS分别为96%和99%（P>0.05）。

德国的霍奇金淋巴瘤研究组（GHSG）也进行了研究，GHSG HD7研究中有571例早期HL入组，随机分为两组，第一组为综合治疗组，采用ABVD 2周期十次全淋巴区照射；另一组为单纯放疗组，采用单纯次全淋巴区照射。2年FFTS分别是96%和84%，实际生存率无差异。

SWOG/CAL GB的随机分组研究中有324例预后好的HL患者入组，分别随机分为综合治疗组（采用AV 3周期+次全淋巴区照射）和单纯放疗组（单纯次全淋巴区照射），3年FFS分别为94%和81%，但是实际生存率无差异。

Hagenheek等在2000年美国血液学年会上报道了543例早期（预后好的）HL的单纯放疗与综合治疗的临床对照研究结果。该研究中单纯放疗组采用sTNI常规放疗，综合治疗组采用MOPP/ABV+受累野照射，两组CR率分别为94%和96%；4年FFS分别为77%。和99%（P<0.001），4年OS分别为95%和99%（P=0.02）。上面多组随机分组研究的结果显示，综合治疗组提高了无病生存率，但是没有提高总生存率。还有其他多组研究均表明，综合治疗疗效不低于传统的单纯放疗。

但是否可以不用放疗，只用化疗治疗早期霍奇金淋巴瘤呢？目前尚无明确答案。在1995—1998年进行的CCG－5942研究中，501例化疗后获得CR的HL病例进入研究组，其中多数为Ⅰ、Ⅱ期，少数为Ⅲ、Ⅳ期，随机分入受累野照射组和单纯观察组。结果3年无事件生存率分别为93%和85%（P=0.002 4），实际生存率为98%和99%。化疗后放疗改善了无事件生存率，但是没有改善实际生存率。另一个研究是2002年ASTRO上报道的

EORTC H9F 研究，入组病例是预后好的Ⅰ、Ⅱ期 HL 患者，接受 EBVP 方案化疗达 CR 后随机分为 3 组，第一组单纯观察不放疗；第二组行受累野照射 20Gy；第三组为 36Gy。但是由于单纯化疗组的复发率明显增高，故此项研究被提前终止。还有一些试验在进行中。目前单纯化疗虽然还没有结论，但是 EORTC H9F 的结果应当重视。目前单纯化疗还没有成为标准治疗。

对于预后不良的（含有 1 个或 1 个以上不良预后因素）Ⅰ、Ⅱ期 HL，是否也可以用综合治疗的模式代替单纯放疗，对此也有许多重要的临床试验研究。EORTC－H5U 是随机对照临床研究，296 例入组病例均是预后不好的Ⅰ、Ⅱ期 HL，病例特点是年龄≥40 岁，血沉≥70mm/h，混合细胞型或淋巴细胞减少型，临床Ⅱ期，但未侵犯纵隔。分为单纯放疗组（全淋巴区照射）和综合治疗组（MOPP×3＋斗篷野照射＋MOPP×3）。两组 15 年无病生存率分别为 65% 和 84%（$P<0.001$），但是实际生存率两组均为 69%。在另一组临床研究中，115 例膈上受累的病例，病理分期为ⅠA～ⅡB 期，随机分入单纯斗篷野照射组或综合治疗组（斗篷野照射＋MVPP 方案化疗）。两组 10 年无复发生存率分别为 91% 和 67%（$P<0.05$），实际生存率为 95% 和 90%（$P>0.05$）。在 EORTC H8U 的预后不良Ⅰ、Ⅱ期随机研究中，495 例初步结果显示，4 周期和 6 周期 MOPP/ABV＋受累野或扩大野照射的 4 年总生存率和无病生存率无差别。说明对于预后不好的 HL 来说，综合治疗同样提高了无病生存率，但未改善实际生存率。

3）综合治疗模式中化疗方案的优化：综合治疗中的化疗方案和周期数是以往较多探讨的问题。根据近些年的临床研究表明，预后好的 HL 选择 ABVD 方案、VBM 方案；预后不好的 HL 选用 ABVD 方案、MOPP/ABV 方案、BEAMOPP 方案、Stanfort V 方案等。ABVD 方案和 MOPP 方案是治疗早期霍奇金淋巴瘤的经典方案，许多随机分组的临床研究均已经证明了 ABVD 方案的优越性，ABVD 的疗效明显优于 MOPP，毒性不良反应也较低。在 EROTC H6U 试验中，316 例早期 HL 病例入组，随机分入两组，第一组为 MOPP×3＋斗篷野照射＋MOPP×3；第二组为 ABVD×3＋斗篷野照射＋ABVD×3。结果 6 年无进展生存率分别为 76% 和 88%，实际生存率分别为 85% 和 91%。ABVD 的血液毒性和性腺毒性均轻于 MOPP，但是肺毒性略高，可能与博来霉素有关，使用中应当注意不要超过其限制使用剂量。远期毒性还需继续观察。1988—1992 年 EROTC H7U 的研究中，对预后不好的早期 HL 随机进入 EBVP＋IFRT 治疗组或 MOPP/ABV＋IFRT 治疗组进行比较，结果两组 EFS 分别为 68% 和 90%（$P<0.0001$），6 年 OS 分别为 82% 和 89%（$P=0.18$）。1998—2003 年进行的 GHSG HD11 随机研究中，含有 ABVD 或 BEAMOPP 化疗方案的治疗方案，FFTF 分别为 89% 和 91%，OS 分别为 98% 和 97%，均没有明显差别。由于 ABVD 方案疗效不低于其他方案，不良反应相对较低。因此，对于预后不好的早期 HL 来说还是首选的方案。

早期霍奇金淋巴瘤综合治疗中化疗周期数量是长期探讨的问题。一般对于预后好的早期 HL 应采用 2～4 周期的 ABVD 方案化疗加受累野照射 30～36Gy。对于预后不好的应采用4～6 周期的 ABVD 方案化疗，加 36～40Gy 的受累野照射。有些试验表明并不是增加化疗周期数就可以增加疗效。2000 年 Ferme 等报道 EORTC/GELA H8U 的试验结果，全组为 995 例预后不良的早期 HL，分别采用 6 周期 MOPP/ABV＋受累野照射、4 周期 MOPP/ABV＋受累野照射、4 周期 MOPP/ABV＋次全淋巴区照射 3 种治疗方法进行对照研究，结果 3 组病例的缓解率（CR＋PR）分别为 86%、91% 和 88%：FFS 分别为 89%、92% 和 92%；OS 分别为

90%、94%和92%。3组缓解和长期生存情况接近，说明综合治疗方案中化疗4个周期与6个周期接近。

4）放射野的大小和放疗剂量：综合治疗中的受累野照射及照射剂量是综合治疗实施的重要问题。综合治疗模式中受累野照射已经可以代替扩大野照射。大多数治疗中心对预后好的早期HL受累野照射剂量为30～36Gy，预后不好的受累野照射剂量为36～40Gy。Milan组研究103例早期HL，两组分别为ABVD+IF和ABVD+sTNI，结果4年FFS分别为95%和94%，OS为均100%。这组试验也证明综合治疗中扩大照射野没有益处。1998—2003年进行的GHSG HD11研究中，针对早期HL的综合治疗中放疗剂量应该是多少进行了随机分组研究，化疗后受累野照射分为20Gy和30Gy两组，结果FFTF 91%和93%，SV 99%和98%，没有明显差异。现在关于HL的放疗剂量和放射野均有下降的趋势。

总之，对于早期HL的治疗已不再推荐单纯放疗作为其标准方案，而是推荐综合治疗的方法，较好的方法是ABVD+IF的组合。一般对于预后好的早期HL应采用2～4周期的ABVD方案化疗然后加受累野照射30～36Gy。对于预后不好的应采用4～6周期的ABVD方案化疗，然后加36～40Gy受累野照射。

（二）进展期、复发性难治性霍奇金淋巴瘤的治疗

（1）进展期HL的治疗

1）进展期患者成为复发性和难治性HL的风险因素：进展期（Ⅲ、Ⅳ期）HL患者，疗效不如早期患者，更容易变为复发性和难治性的患者。90年代哥伦比亚研究机构对711例HL患者进行研究，虽然发现进展期患者复发率和难治性发生率较早期高，但分析后发现有7个风险因素对预后影响明显，包括：男性，年龄>45岁，Ⅳ期，血红蛋白<10^5g/L，白细胞计数>15×10^9/L，淋巴细胞计数（0.6×10^9/L或淋巴细胞分类<8%，血浆蛋白<40g/L。其中0～1个风险因素的进展期患者成为复发性和难治性HL的风险小于20%，而还有4个或更多风险因素的进展期患者成为复发性和难治性HL的风险大于50%。

2）进展期HL化疗：鉴于ABVD和MOPP方案对HL治疗效果，许多人提出ABVD与MOPP不同组合来提高Ⅲ期和Ⅳ期HL疗效。但多中心试验表明，不同组合与单独ABVD疗效相当，而血液系统和非血液系统毒性明显增加。进展期HL其他治疗方案有Stanford V方案、BEACOPP基本和强化方案、BEACOPP-14方案等。

3）进展期HL的放疗效果：进展期HL的常规治疗仍以联合化疗+受累野照射为主，化疗方案选用ABVD、MOPP/ABV、BEACOPP和Stanford V等；受累野照射的剂量为30～36Gy。GHST进行的一项试验，患者随机分为2组，一组是BEACOPP强化方案8周期或BEACOPP强化方案4个周期+BEA-COPP基本方案4个周期后进行最初发病的淋巴结和残留病灶进行照射（剂量为30Gy）；另一组是相同化疗后未进行放疗。两组最终结果无明显差异。最近EORTC进行的研究也将进展期HL患者化疗MOPP/ABV化疗6～8周期后分为继续照射组和不进行照射组。化疗达到CR的患者照射剂量为16～24Gy，达到PR患者照射剂量是30Gy。研究也显示，进展期HL患者经过8周期有效化疗达到CR后继续进行放疗并没有显示更好的效果，而且继发AML/MDS的概率明显增加。但对于化疗后达到PR的患者进行补充放疗效果较好，5年EFS为97%，OS为87%。

（2）复发性和难治性霍奇金淋巴瘤

1）定义和预后：1990年以后霍奇金淋巴瘤经一线治疗，80%患者达到治愈，所以对于

HL 的临床研究主要集中在复发性和难治性 HL。有专家提出难治性 HL 的定义为：在初治时淋巴瘤进展，或者虽然治疗还在进行，但是通过活组织检查已经证实肿瘤的存在和进展。复发性 HL 的定义为：诱导治疗达到完全缓解（CR）至少 1 个月以后出现复发的 HL。哥伦比亚研究机构对 701 例 HL 患者进行标准治疗，214 例为早期患者，其中有 6 例复发，460 例进展期患者中 87 例复发，34 例为难治性 HL，可见复发性和难治性 HL 主要集中在进展期的患者。

经联合化疗达到 CR 后复发有 2 种情况：①经联合化疗达到 CR，但缓解期 <1 年，即早期复发。②联合化疗达到 CR 后缓解期 >1 年，即晚期复发。有报道早期复发和晚期复发的 20 年存活率分别为 11% 和 22%，晚期复发者约 40%，可以使用常规剂量化疗而达到治愈。难治性 HL 预后最差，长期无病存活率在 0 ~ 10%。GHSG 最近提出了对于难治性患者的预后因素：KPS 评分高的、一线治疗后有短暂缓解的、年龄较小患者的 5 年总存活率为 55%，而年龄较大的、全身状况差且没有达到缓解的患者 5 年总存活率为 0。复发和难治的主要原因是难以克服的耐药性、肿瘤负荷大、全身情况和免疫功能差等。

2）复发性和难治性霍奇金淋巴瘤的挽救治疗：解救治疗的疗效与患者年龄、复发部位、复发时疾病严重程度、缓解持续时间和 B 症状有关。

a. 放疗缓解后复发病例的解救治疗：初治用放疗达到 CR 后，复发患者对解救化疗敏感，NCI 长期随访资料表明用放疗达 CR 后复发患者经解救化疗，90% 达到第二次 CR，70% 以上可长期无病存活，疗效与初治病例相似。所以放疗缓解后复发病例一般不首选大剂量化疗（HDCT）和自体干细胞移植（ASCT）。研究证实，用 ABVD 方案解救疗效优于 MOPP 方案。

b. 解救放疗（SRT）：对于首程治疗未用放疗的复发患者，若无全身症状，或仅有单个孤立淋巴结区病变及照射野外复发的患者 SRT 治疗有效。Campbell 等对 80 例化疗失败后的 HL 患者进行挽救性放疗，27 例（34%）达到完全缓解；7 例（9%）在 SRT 后仍未缓解；46 例（58%）复发。实际中位无进展生存期为 2.7 年，5 年 OS 为 57%。SRT 对化疗失败后 HL 患者的局部病灶效果好，长期缓解率高；对于不适合大剂量化疗加自体干细胞移植的患者，SRT 仍是一个很好的选择。

c. 复发性和难治性霍奇金淋巴瘤的解救方案：目前尚不能确定复发性和难治性 HL 的多种解救方案中哪个解救方案更好。有报道 Mini - BEAM 方案（卡莫司汀、依托泊苷、阿糖胞苷、美法仑）反应率 84%，Dexa - BEAM 方案（地塞米松、卡莫司汀、依托泊苷、阿糖胞苷、美法仑）反应率 81%，DHAP 方案（顺铂、大剂量阿糖胞苷、地塞米松）反应率 89%。Mini - BEAM 方案的疗效肯定，但是此方案影响干细胞动员，一般在 HDC/HSCT 之前要进行最低限度的标准剂量化疗，其原因是安排干细胞采集和移植之前需要使淋巴瘤得到控制；促进有效外周血干细胞的采集。Koln 研究组认为在应用大剂量化疗前使用标准剂量的解救方案疗效最佳，如大剂量 BEAM 化疗前应用 3 ~ 4 个疗程 Dexa - BEAM。其他常用的药物包括足叶乙甙、铂化物和异环磷酰胺，这些药物既有抗 HL 疗效又具有较好的干细胞动员效果。

（三）大剂量化疗和放疗加造血干细胞移植（HDC/HSCT）

（1）HDC/HSCT 的必要性、有效性和安全性：霍奇金淋巴瘤经标准的联合化疗、放疗可获良好疗效，5 年生存率已达 70%，50% 的中晚期患者也可获长期缓解。但仍有部分患者经标准治疗不能达完全缓解，或治疗缓解后很快复发，预后不佳。现代的观点认为霍奇金淋巴瘤首次缓解时间的长短至关重要。如 >12 个月，接受常规挽救性方案治疗常可再次获得缓解；如 <12 个月，则再次缓解的机会大大下降。美国国立肿瘤研究所（NCI）的一项长期随访发现初次缓解时间长的复发患者，85% 可获再次缓解，24% 存活 11 年以上；而首次缓解时间短的复发患者，仅 49% 获得再次缓解，11% 存活 11 年。其他一些研究中初治不能缓解或短期复发者几乎无长期无病生存，实际生存率为 0 ~ 8%。另外，难以获得满意疗效的患者其不良预后因素包括年龄≥50 岁、大包块（肿瘤最大直径≥患者的 30%，其生存率明显下降。10cm，或巨大纵隔肿块）、B 组症状、ESR≥30mm/h（伴有 B 组症状）或ESR > 50mm/h（不伴有 B 组症状），3 个以上部位受侵，病理为淋巴细胞消减型和混合细胞型，Ⅲ、Ⅳ期患者。这部分患者约占初治经过几十年的努力，自体造血干细胞移植结合大剂量化疗、放疗治疗技术已经成熟，其安全性和有效性已经被临床医师接受，使得挽救这部分患者成为可能。目前主要希望通过这一疗法改善那些初治难以缓解和复发（特别是首次复发）患者的预后状况。大约 25% 的中晚期患者初治时不能达到缓解，强烈治疗结合造血干细胞移植的疗效优于常规挽救治疗。Chopra 等报道造血干细胞移植治疗 46 例难以缓解的患者，8 年无病生存率 33%，其他研究结果为 27% ~42%；同法治疗复发（缓解期 <12 个月）患者疗效也优于常规解救化疗，8 年无病生存率是 43%；而其他研究组的无病生存率为 32% ~56%。

另一前瞻性研究的结果证明，强烈治疗结合造血干细胞移植的疗效优于常规治疗，此研究中高剂量 BEAM（BCNU，VP16，Ara - C，Mel）组与常规剂量 BEAM 组比较，3 年无病生存率分别为 53% 和 0。还有一项随机研究对比了 Dexa - BEAM 方案与 HDT/HSCT 方案，HDT/SCT 方案的无治疗失败生存率（FF - TE）为 55%，Dexa - BEAM 方案为 34%。对多种方案均无效或耐药的难治性 HL 患者，HDC/HSCT 提供了几乎是最后的治疗机会，故认为 HDC/HSCT 是复发和耐药霍奇金淋巴瘤患者标准解救治疗的手段。

（2）自体骨髓移植（ABMT）与自体外周血干细胞移植（APBSCT）：造血干细胞移植最初是从 ABMT 开始的，并取得了较好疗效。Chopra 等报道 155 例原发难治性或复发性 HL 患者接受高剂量 BEAM 化疗后进行自体骨髓移植，5 年 PFS 为 50%，OS 为 55%。最近 Lumley 等使用相似的预处理方案对 35 例患者进行骨髓移植，EFS 为 74%。

近年来 APBSCT 已逐渐代替 ABMT，因外周血干细胞的采集已变得较为容易；采集过程痛苦较轻，可避免全身麻醉；可以门诊进行干细胞的采集；造血重建和免疫重建较 ABMT 快；采集的费用降低，降低了住院移植的费用；适用于以前进行过盆腔照射和骨髓受侵的患者。意大利一研究组报道 92 例 HL 患者进行 APBSCT 的多中心研究结果，90% 完成了 HDC 方案，5 例发生移植相关死亡，6 例出现继发性的恶性疾病，5 年 EFS 和 OS 分别为 53%、64%。首次复发者疗效最好，5 年 EFS 和 OS 分别为 63% 和 77%。难治性 HL 结果最差，5 年EFS 和 OS 分别为 33% 和 36%。美国 Argiris 等对 40 例复发性或难治性 HL 患者进行 HD - BEAM/APBSCT 37 例达到 CR，3 年 EFS 69%，3 年 OS 77%。无论是 ABMT 或是 APBSCT，其总生存率相似，A R perry 报道两者的 3 年总生存率分别为 78.2%。和 69.6%；无进展生存率分别为 58.1% 和 59.4%，均无显著差别。两者的区别主要在方便程度、造血重建、免疫重建等方面，APBSCT 较 ABMT 更有优势。

首次复发的 HL 是否应采用自体造血干细胞移植尚存争议，特别是仅未照射的淋巴结复发及初治达 CR 持续 1 年以上复发者。前者经扩大范围的照射治疗，加或不加用化疗，

40% ~50% 的患者仍可再次达至Ⅱ治愈；而后者应用非交叉方案再次进行化疗，可加或不加放疗，也有 20% ~40% 患者治愈。很多研究表明，首次复发的 HL 患者采用 HDC/ASCT 疗法，长期生存率可以达到 90%。GHSG 的研究表明，HDC/ASCT 对 HL 复发患者疗效很好，可提高长期生存率。复发者包括：初次化疗达到 CR 状态，但 1 年以内复发者；复发时伴有 B 症状者；结外复发者；照射过的淋巴结复发者。

复发性和难治性 HL 患者进行自体干细胞移植时应注意如下情况：①经检查确认骨髓中无肿瘤细胞侵犯时才可采集干细胞。②化疗次数越多，患者采集干细胞成功的可能性越低，尤其是应用细胞毒性药物时，如应用 MiniBEAM 或 Dexa - BEAM 方案时。③新移植患者获得较完善的造血重建需要一个较长的过程，故移植后一段时间内不应该化疗，移植后可根据患者情况行放射治疗。④移植时肿块越小预后越好，CR 后再进行移植治疗的预后最好。

（3）异基因造血干细胞移植

1）清髓性异基因造血干细胞移植在复发性和难治性 HL 治疗中的应用：异基因造血干细胞移植治疗难治性霍奇金淋巴瘤的疗效似乎优于自体造血干细胞移植，其优点是输入的造血干细胞不含肿瘤细胞，移植物抗淋巴瘤效应可减低复发率。Anderson 等报道的研究结果中，全组异体移植 53 例，自体移植 63 例，治疗后复发率分别为 43% 和 76%。但很多研究证明异基因移植的移植相关死亡率高，同胞间移植的移植相关死亡率为 20% ~30%，主要死因为感染、肺毒性和 GVHD，抵消了异体移植低复发率的优点，而且治疗费用昂贵，配型困难，故一般霍奇金淋巴瘤治疗中采用者较少。

无关供者移植和单倍体移植的移植相关死亡率更高。最近一国际骨髓移植注册处（IBMTR）和欧洲外周血及骨髓移植组（EBMT）研究表明，进行异基因造血干细胞移植的 HL 患者，治疗相关死亡率高达 60%。T 细胞去除的异基因移植可以降低死亡率，但这样又会增加复发率和植入失败率。所以目前自体外周血干细胞移植是治疗 HL 的首选方法，而异基因造血干细胞移植仍然应用较少，主要用于如下情况：①患者因各种原因导致缺乏足够的干细胞进行自体移植。②患者具有较小病变，病情稳定但骨髓持续浸润。③ASCT 后复发的患者。

2）非清髓异基因外周血干细胞移植（nonmyeloablative allogeneicBtem - celltransplanta60n，NST）或小移植（minitranaplantation）：NST 是对传统异基因造血干细胞移植的一个改良，但这方面报道例数少，随访时间短，患者条件、GVHD 的预防、患者与供者之间组织相容性的不同可导致不同的结果。NST 的预处理造成充分的免疫抑制和适当的骨髓抑制，以允许供者和受者造血细胞共存，形成嵌合体，但最终被供者细胞所代替。Carella 等提出 NST 免疫抑制预处理方案包括一个嘌呤类似物（如氟达拉滨）和一个烷化剂（如环磷酰胺或美法仑）。欧洲骨髓移植组（EBMT）收集了 94 例接受 NST 治疗的 HI 病例，大部分患者接受的是同一家族的 HI 相同供者提供的造血干细胞，有 10 例接受的是无关供者或不匹配的供者的干细胞。80 例患者 4 年 OS 为 50%，PFS 39%，治疗相关死亡率 20%，4 年复发率 50%。Paolo 等治疗 58 例难治复发性 HL，其中 83% 是 ASCT 失败的患者，其中 33 例采用了无关供者。结果 100d 和 2 年移植相关死亡率分别是 7%、15%，与采用无关供者无关。100 d 急性 GVHD（Ⅱ ~Ⅳ度）的发生率是 28%，慢性 GVHD 的发生率是 73%，预期 2 年 OS 和 PFS 分别为 64%（49% ~76%）、32%（20% ~45%），2 年疾病进展或复发率为 55%（43% ~70%）。

从 EBMT 和其他机构的研究可以看出，NST 的移植相关死亡率较低，总生存率提高。NST 拓宽了恶性淋巴瘤患者异基因移植的适应证，特别是对一些惰性的类型。与 HDT/HSCT 比较，NST 预处理的强度较低，使用药物的细胞毒性是否充分达到异基因 T 细胞控制残留肿瘤细胞寿命的水平尚不确定，而且 NST 的严重感染发生率和慢性 GVHD 并未减少，故对难治性 HI，NST 的应用仍有一定限制。治疗 HL 还需要大样本和长期随访的临床研究，以确定 NST 最佳时机、最佳适合人群、最佳的预处理方案以及最佳 GVHD 的预防；并需要与 HDT/ASCT 进行大样本及长时间多中心前瞻性比较，才能确定 NST 治疗 HL 的效果。

（4）小结：造血干细胞移植疗法给复发难治性霍奇金淋巴瘤病例提供了重要方法，获得了明显的疗效，其中自体造血干细胞移植的应用更为成功。异基因造血干细胞移植虽然复发率略低于自体造血干细胞移植，但移植相关死亡率较高、供者困难、费用高等问题，抵消了其优点。非清髓异基因外周血干细胞移植还在研究之中。

（四）靶向治疗

靶向治疗是近些年来发展迅速的新型治疗方法，目前研究较多包括抗体治疗（单抗或多抗）、肿瘤疫苗（DNA 疫苗和细胞疫苗）、反义核酸、特异性配体携带治疗物（抗肿瘤药物、免疫毒素、放射性核素）等。现在较为成熟的治疗方法是单克隆抗体治疗，抗 CD20 单抗治疗 CD20 阳性的 B 细胞淋巴瘤取得较大成功，在惰性 NHL 中单药治疗可达到 50% 缓解率；对淋巴细胞为主型霍奇金淋巴瘤 CD20 单抗也有尝试，反应率可达到 50% 或更好。这种治疗方法毒性小，与其他方案联合使用可提高疗效。其原理可能是经典型 HL 损伤中浸润 B 淋巴细胞在体内促进 HRS 细胞生存并调节细胞因子和趋化因子的表达，CD20 在经典 HL 恶性细胞的表达占 25% ~30%，而在 LPHL 中 100% 表达，所以使用抗 CD20 单克隆抗体治疗这类患者应该有效。NLPHL 没有经典 HL 典型的 HRS 细胞，也不表达 CD30 和 CD15，但是却像 HL 那样具有明显的炎症背景，表达 CD20 标记，也有人尝试应用不良反应相对较好的抗 CD20 单抗治疗本病。2002 年，德国 HL 研究组报道 Rituximab 单药治疗 12 例 NLPHL，主要为复发病例，结果 CR 7 例，PR 5 例，OR 100%，9 例持续缓解时间 9 ~ 12 个月。2003 年，Bradley 等报道用 Rituximab 单药治疗 22 例 NLPHL，其中 10 例复发病例，10 例为初治病例，结果 100% 缓解，CR 9 例，CRu 1 例，PR 12 例，中位随访时间 13 个月，9 例中位复发时间为 9 个月，预期无复发生存时间 10.3 个月。

最近一些专家选择抗 CD20 单克隆抗体作为一种新的治疗复发性 LPHL 的方法，它可抑制恶性 B 细胞克隆，阻滞其转化为进展期非霍奇金淋巴瘤。1999 年，Keilholz 等给一位Ⅳ期复发性 LPHL 患者静脉注射常规剂量利妥昔单抗，CR 状态持续 6 个月。Lucas 等对 9 例复发性或第一次发病 LPHL 患者使用常规剂量利妥昔单抗，反应率达 100%，其中 6 例（66.7%）达到 CR，3 例（33.3%）达到 PR。另一项研究是 GHSG 进行的一项国际多中心的Ⅱ期临床试验，对象为复发性淋巴细胞为主型 HL 或 CD20 阳性 HL 的其他亚型患者，利妥昔单抗治疗前至少接受 1 次化疗。利妥昔单抗剂量为常规剂量：$4 \times 375mg/m^2$，14 例患者中 8 例（57.1%）达到 CR，4 例（28.6%）达到 PR，2 例（14.3%）为疾病进展 PD，中位随访时间为 12 个月。

Younes 等对 22 例复发性或难治性经典 HL 患者进行 6 周利妥昔单抗治疗，剂量是 $375mg/(m^2 \cdot 周)$，连续 6 周。结果 22 例中有 1 例（4.5%）达到 CR，4 例达到 PR（18.2%），SD 为 8 例（36.4%）。伴有结外病灶的患者没有达到 CR 或 PR。结论：利妥昔单抗治疗复发性经典 HL 可以改变血清 IL-6 水平，改善 B 症状，对于限制在淋巴结和脾脏的病灶可以达到临床缓解。

其他研究者有应用抗 CD30 抗体治疗 HL，但治疗结果不满意。Schnell 等研制 Il31-CD30 鼠源单抗治疗 22 例复发难治性 HL，结果 CR1 例，PR 5 例，MR 3 例，7 例发生Ⅳ度骨髓毒性。

总之，利妥昔单抗治疗 CD20 阳性的 HL 各亚型是有效且安全的。但由于 LPHL 和 CD20 阳性的其他 HL 患者数量少，更缺乏大组病例的随机对照研究，目前还不能得出结论，有效性和可行性还需要进一步证实。随着新抗体的不断出现，可能会进一步改善疗效和减轻治疗相关的毒性不良反应，放免铰链物、双特异性抗体，肿瘤特异性免疫疫苗技术也正在研究中。

五、预后

（一）不同病理分型的预后

NLPHL 80% ~90% 的病例经过治疗可达完全缓解，并能存活 10 年以上。晚期是不利的预后因素。3% ~5% 的病例可能变为大 B 细胞淋巴瘤。患 NLPHL 的患者比患其他类型 HL 的患者发展成 NHL 的风险略高，其中发展成弥漫性大 B 细胞性淋巴瘤（DLBCL）最常见。Hansmann 等报道了在 537 个病例中，这种转变的发生率为 2.6%。英国国家淋巴瘤研究组（BNLI）报道了 182 例患者的转变率为 2%。大细胞性淋巴瘤（LCL）不一定含有典型的淋巴细胞和（或）组织细胞，通常与其他 DLBCL 相似。在某些病例中，通过分子遗传学分析，证实了 NLPHL 和 DLBCL 的克隆关系。有报道由 NLPHL 进展演变的 DLBCL 与原发的 DLBCL 预后相似。除了进展演变为 DLBCL，NLPHL 患者在确诊或复发时，其病变还可和 DLBCL 病变在同一个淋巴结中并存。目前还不知道这种现象发生的频率，但总体上似乎很低。并存型患者的预后明显比一般 DLBCL 患者好。NLPHL 患者较少转变成外周性 T 细胞性淋巴瘤。

在 CHL 中，淋巴细胞为主型预后最好，5 年生存率为 94.3%；LDHL 预后最差，5 年生存率仅为 27.4%。采用现代治疗方法后，如果临床分期相同，LDHL 与其他亚型 CHL 具有相似的预后。NSHL 的预后略好于 MCHL 和 LDHL，其中部分原因是 NSHL 被发现时多处于较早期（Ⅱ期）。纵隔形成巨大肿块是本病发展成晚期的危险因素。

（二）不同临床表现的预后

不同研究组关于 HL 的预后因素的认识略有不同，一般认为不良预后因素包括：①年龄≥45~50 岁。②≥3~4 个淋巴结区域受侵。③ESR≥50 或 ESR≥30（伴有 B 组症状）。④巨块（直径 >10cm）或纵隔大肿块（纵隔肿物最大横径大于第 6 胸椎下缘水平胸腔横径的 1/3）。⑤男性。⑥B 组症状。⑦混合细胞或淋巴细胞削减型。有研究者发现，HIV+患者预后较差。

EORTC 对早期霍奇金淋巴瘤进行了预后分组、分为预后极好组、预后良好组、预后不良组。

（1）预后极好组的条件是 IA 期，女性，年龄 <40 岁，淋巴细胞为主型或结节硬化型，非巨块或大纵隔肿块。

（2）预后不良组的条件是≥50 岁，≥4 个淋巴结区域受侵，ESR≥50 或 ESR≥30（伴有 B 组症状），巨块（肿块 >10cm）或纵隔大肿块（纵隔肿物最大横径大于第 5、第 6 胸椎水平胸腔横径的 1/3 或 0.35）。

（3）预后良好组不符合预后极好组和预后不良组条件的其他临床Ⅰ/Ⅱ期患者。

德国霍奇金淋巴瘤研究组（GHSG）提出的预后因素包括纵隔肿块、结外病变等；EORTC 更重视年龄是否 >50 岁，GHSG 则更重视是否发生结外病变，其他各项均相似。

NCCN 2003 年公布的 HL 诊治指导原则中认为早期 HL 的预后因素主要是：①巨大肿块（纵隔肿块最大宽度/胸腔最大宽度 >1/3，或任何肿块的直径 >10cm）。②血沉≥50mm/h，并伴有 B 组症状。③ >3 个以上的受累淋巴结区。

对于进展期 HL 则要参考另一个预后标准，即预后指数。1990 年在哥伦比亚研究机构对 711 例 HL 患者进行研究，制订了 7 个风险因素：①男性。②Ⅳ期。③年龄≥45 岁。④Hb <105g/L。⑤WBC≥15 × 10^9/L。⑥淋巴细胞绝对计数 <0.6 × 10^9/L，或淋巴细胞比例 <8%。⑦血浆蛋白 <40g/L。虽然发现进展期患者复发或难治的发生率较早期高，但含有 0 ~1 个风险因素的进展期患者，复发难治的风险小于 20%；而有 4 个或更多风险因素的进展期患者，复发和难治的风险大于 50%。根据这一观点，Moskowitz 等进行了相关研究，1998 年报道了 76 例 HL 病例，将全组病例进行了分组，化疗方案采用 ABVD 44 例，Stanford V 方案 32 例，随访 21 个月。结果发现分值越高，疗效越差。这个评分方法在国际国内尚未广泛使用，但是可以研究探讨。

关于 HL 的预后，最近不同的研究者还有新的不同的结论。一线治疗效果不好的难治性 HL 预后较差，长期无病存活率在 0 ~ 10%。

2003 年的美国血液年会（ASH）提出了更简单的预后因素：分期早晚；是否有 B 组症状；是否有巨大肿块（肿瘤直径≥10cm）。一般来说，没有上述不良预后因素者为预后良好组，或低危组；相反，具有上述不良预后因素者为预后不良组，或高危组，两组患者在治疗和预后上有区别。

（孙秋实）

第二节　非霍奇金淋巴瘤

一、概述

（一）定义

非霍奇金淋巴瘤（Non - Hodgkin′s Lymphoma，NHL）是恶性淋巴瘤的一大类型，除来源于中枢神经淋巴瘤组织的原始淋巴细胞淋巴瘤是来源于胸腺内前 T 细胞，以及组织细胞淋巴瘤以外，NHL 均来源于在接触抗原后处于不同转化或发育阶段，属于周围淋巴组织的 T 或 B 淋巴细胞的恶性淋巴瘤。

（二）发病情况

非霍奇金淋巴瘤男性比女性更多见，白人比其他种族也更多见，这种情况的原因不明或部分可能是因为遗传因素种族差异在某些 NHL 亚型中非常明显，如网状组织淋巴瘤它在西方国家占很大比例而在发展中国家很少见。新加坡于1996年对1968—1992年的1988例NHL病例进行了分析：中国人和马来西亚人的NHL发病率都呈增长趋势，每年在美国，约有5万例NHL发病，在所有肿瘤中占4%而且每年在所有肿瘤引起的死亡的比例中NHL占4%。在过去几十年中NHL的发病率呈持续稳定性升高每年约增长3%比大部分肿瘤增长快，部分原因与AIDS流行有关，另外也可能与其他未知的原因有关。

（三）病因

大多数情况下非霍奇金淋巴瘤为散发疾病病因不明。但是，流行病学研究揭示非霍奇金淋巴瘤主要的风险因素与环境因素、化学物质、饮食因素、免疫状态、病毒感染和细菌感染有关。已知EB病毒与高发区Burkitt淋巴瘤和结外T/NK细胞淋巴瘤鼻型有关成人T细胞淋巴瘤/白血病与人类亲T细胞病毒Ⅰ型（HTLVI）感染密切关联；胃黏膜相关淋巴组织淋巴瘤是由幽门螺旋杆菌感染的反应性病变起始而引起的恶性变放射线接触如核爆炸及核反应堆意外的幸存者、接受放疗和化疗的肿瘤患者非霍奇金淋巴瘤发病危险增高；艾滋病某些遗传性获得性免疫缺陷疾病或自家免疫性疾病如共济失调－毛细血管扩张症联合免疫缺损综合征、类风湿性关节炎系统性红斑狼疮、低γ球蛋白血症以及长期接受免疫抑制药治疗（如器官移植等疾病）所致免疫功能异常均与非霍奇金淋巴瘤发病有关。

（四）病理

非霍奇金淋巴瘤病变淋巴结其切面外观呈鱼肉样。镜下正常淋巴结构破坏，淋巴滤泡和淋巴窦可以消失。增生或浸润的淋巴瘤细胞成分单一排列紧密，大部分为B细胞性。NHL常原发累及结外淋巴组织，往往跳跃性播散，越过邻近淋巴结向远处淋巴结转移。大部分NHL为侵袭性，发展迅速，易发生早期远处扩散。有多中心起源倾向，有的病例在临床确诊时已播散全身。

1982年美国国立肿瘤研究所制订了NHL国际工作分型（IWF），依据HE染色的形态学特征将NHL分为10个型。在相当一段时间内，被各国学者认同与采纳。但IWF未能反映淋巴瘤细胞的免疫表型（T细胞或B细胞来源），也未能将近年来运用单克隆抗体、细胞遗传和基因探针等新技术而发现的新病种包括在内。

民较公认的分类标准是WHO制订的分型方案。WHO未将淋巴瘤单独分类，而按肿瘤的细胞来源确定类型，淋巴组织肿瘤中包括淋巴瘤和其他淋巴组织来源的肿瘤，为保持完整一并列出。

WHO（2001年）分型方案中较常见的非霍奇金淋巴瘤亚型包括以下几种。

（1）边缘带淋巴瘤：边缘带淋巴瘤（MarginalZone lymphoma，MZL）为发生部位在边缘带，即淋巴滤泡及滤泡外套（mantlc）之间结构的淋巴瘤。边缘带淋巴瘤系B细胞来源，$CD5^+$，表达bcl－2，在IWF往往被列入小淋巴细胞型或小裂细胞型，临床经过较缓，属于“惰性淋巴瘤”的范畴。

1）淋巴结边缘带B细胞淋巴瘤（MZL）：系发生在淋巴结边缘带的淋巴瘤，由于其细胞形态类似单核细胞，亦称为“单核细胞样B细胞淋巴瘤”（monocytoid B－cell lymphoma）。

2）脾边缘带细胞淋巴瘤（SMZL）：可伴随绒毛状淋巴细胞。

3）黏膜相关性淋巴样组织结外边缘带B细胞淋巴瘤（MALT－MZL）：系发生在结外淋巴组织边缘带的淋巴瘤，可有t（11；18），亦被称为“黏膜相关性淋巴样组织淋巴瘤”

(mucosa - associated lymphoid tissue lymphoma, MALT lymphoma)。包括甲状腺的桥本甲状腺炎（Hashimoto's thyroiditis），涎腺的干燥综合征（Sjogren syndrome）以及幽门螺杆菌相关的胃淋巴瘤。

（2）滤泡性淋巴瘤：滤泡性淋巴瘤（follicular Iymphoma，FL）指发生在生发中心的淋巴瘤，为 B 细胞来源，CD5（+），BCL-2（+），伴 t（14；18）。为“惰性淋巴瘤”，化疗反应好，但不能治愈，病程长，反复复发或转成侵袭性。

（3）套细胞淋巴瘤：套细胞淋巴瘤（mantle cell lymphoma，MCL）曾称为外套带淋巴瘤（mantle zone lymphoma）或中介淋巴细胞淋巴瘤（intermediate cell lymphocytic lymphoma）。在 IWF 常被列入弥漫性小裂细胞型。来源于滤泡外套的 B 细胞，$CD5^+$，常有 t（11；14），表达 BCL-2。临床上老年男性多见，占 NHL 的 8%。本型发展迅速，中位存活期 2~3 年，属侵袭性淋巴瘤，化疗完全缓解率较低。

（4）弥漫性大 B 细胞淋巴瘤：弥漫性大 B 细胞淋巴瘤（diffuse large B cell lymphoma，DL-BCL）是最常见的侵袭性 NHL，常有 t（3；14），与 BCL-2 表达有关，其 BCL-2 表达者治疗较困难，5 年生存率在 25% 左右，而低危者可达 70% 左右。

（5）伯基特淋巴瘤：伯基特淋巴瘤（Burkitt lymphoma，BL）由形态一致的小无裂细胞组成。细胞大小介于大淋巴细胞和小淋巴细胞之间，胞质有空泡，核仁圆，侵犯血液和骨髓时即为急性淋巴细胞白血病 L3 型。$CD20^+$，$CD22^+$，$CD5^-$，伴 t（5；14），与 MYC 基因表达有关，增生极快，是严重的侵袭性 NHL。流行区儿童多见，颌骨累及是特点。非流行区，病变主要累及回肠末端和腹部脏器。

（6）血管免疫母细胞性 T 细胞淋巴瘤：血管免疫母细胞性 T 细胞淋巴瘤（angio - immunoblas - tic T cell lymphoma，AITCL）过去认为系一种非恶性免疫性疾患，称做“血管免疫母细胞性淋巴结病”（angio - immunoblastic lymphadenopathy disease，AILD），近年来研究确定为侵袭性 T 细胞型淋巴瘤的一种，应使用含阿霉素的化疗方案治疗。

（7）间变性大细胞淋巴瘤：间变性大细胞淋巴瘤（anaplastic large cell lymPHoma，ALCL）亦称 Ki-1 淋巴瘤，细胞形态特殊，类似 Reed - Sternberg 细胞，有时可与霍奇金淋巴瘤和恶性组织细胞病混淆。细胞呈 $CD30^+$，亦即 Ki-1（+），常有 t（2；5）染色体异常，临床常有皮肤侵犯，伴或不伴淋巴结及其他结外部位病变。免疫表型可为 T 细胞型或 NK 细胞型。临床发展迅速，治疗同大细胞性淋巴瘤。

（8）周围 T 细胞淋巴瘤：周围 T 细胞淋巴瘤（periPHeral T - cell lymphoma，PTCL）所谓“周围性”，指 T 细胞已向辅助 T 或抑制 T 分化，可表现为 $CD4^+$ 或 $CD8^+$，而未分化的胸腺 T 细胞 CD4，CD8 均呈阳性。本型为侵袭性淋巴瘤的一种，化疗效果可能比大 B 细胞淋巴瘤较差。本型通常表现为大、小混合的不典型淋巴细胞，在工作分型中可能被列入弥漫性混合细胞型或大细胞型。本型日本多见，在欧美约占淋巴瘤中的 15% 左右，我国也较多见。

成人 T 细胞白血病/淋巴瘤是周围 T 细胞淋巴瘤的一个特殊类型，与 HTLV-1 病毒感染有关，主要见于日本及加勒比海地区。肿瘤或白血病细胞具有特殊形态。临床常有皮肤、肺及中枢神经系统受累，伴血钙升高，通常伴有免疫缺陷。预后恶劣，化疗后往往死于感染。中位存活期不足一年，本型我国很少见。

（9）蕈样肉芽肿/赛塞里综合征：蕈样肉芽肿/赛塞里综合征（mycosis fungoides/Sezary svndrome，MF/SS）常见为蕈样肉芽肿，侵及末梢血液为 Sezary 综合征。临床属惰性淋巴瘤类型。增生的细胞为成熟的辅助性 T 细胞，呈 $CD3^+$、$CD4^+$、$CD8^+$。MF 系皮肤淋巴瘤，发展缓慢，临床分三期：红斑期，皮损无特异性；斑块期；最后进入肿瘤期。皮肤病变的病理特点为表皮性浸润，具有 Pautrier 微脓疡。Sezary 综合征罕见，见于成人，是 MF 的白血病期，可有全身红皮病、瘙痒、外周血有大量脑回状核的 Sezarv 细胞（白血病细胞）。后期可侵犯淋巴结和内脏，为侵袭性皮肤 T 细胞淋巴瘤。

二、临床表现

（一）症状

（1）以淋巴结肿大为首发症状：多数见于浅表淋巴结，NHL 较 HL 少见。受累淋巴结以颈部最多见，其次是腋窝、腹股沟。一般多表现为无痛性，进行性淋巴结肿大，早期可活动，晚期多个肿大淋巴结，易发生粘连并融合成块。

部分 NHL 患者为深部淋巴结起病，以纵隔淋巴结肿大较常见，如纵隔大 B 细胞淋巴瘤。肿大的淋巴结可压迫上腔静脉，引起上腔静脉综合征；也可压迫气管、食管、喉返神经产生相应的症状如呼吸困难、吞咽困难和声音嘶哑等原发于腹膜后淋巴结的恶性淋巴瘤亦以 NHL 多见，可引起长期不明原因发热，临床诊断比较困难。

韦氏环也是发生结外淋巴瘤的常见部位，NHL 多见，发生部位最多在软腭、扁桃体，其次为鼻腔、鼻窦，鼻咽部和舌根较少见，常伴随膈下侵犯，患者可表现为咽痛、咽部异物感、呼吸不畅和声音嘶哑等。原发于脾和肝脏的 NHL 较少见，但 NHL 合并肝、脾浸润者较常见，尤以脾脏受累更为多见，临床表现为肝脾肿大、黄疸等，少数患者可发生门脉高压，需与肝硬化鉴别。

（2）器官受累的表现：除淋巴组织外，NHL 可发生于身体任何部位，其中以原发于胃肠道 NHL 最为常见，累及胃、十二指肠时患者可表现为上腹痛、呕吐等；发生于小肠、结肠等部位时患者常伴有慢性腹泻、脂肪泻、肠梗阻等表现；累及肾脏导致肾炎。

原发于皮肤的 NHL 并不常见（如蕈样真菌病），但 NHL 累及皮肤较常见，包括特异性和非特异性两种表现。特异性表现有皮肤肿块、结节、浸润斑块、溃疡、丘疹等；非特异性表现有酒精痛、皮肤瘙痒、带状疱疹、获得性鱼鳞癣、干皮症、剥脱性红皮病、结节性红斑、皮肤异色病等。

（3）全身症状：淋巴瘤患者常有全身无力、消瘦、食欲减退、盗汗及不规则发热等全身症状。临床上也有少数患者仅表现为持续性发热，较难诊断。

（二）体征

非霍奇金淋巴瘤体征早期不明显，中晚期常有不明原因浅表淋巴结，持续性体温等体征。

（三）检查

（1）实验室检查：①外周血，早期患者血象多正常继发自身免疫性溶血或肿瘤累及骨髓可发生贫血、血小板减少及出血。9% ~16% 的患者可出现白血病转化，常见于弥漫型小淋巴细胞性淋巴瘤、滤泡型淋巴瘤淋巴母细胞性淋巴瘤及弥漫型大细胞淋巴瘤等。②生化检查；可有血沉血清乳酸脱氢酶、β_2 - 微球蛋白及碱性磷酸酶升高，单克隆或多克隆免疫球蛋白升高，以上改变常可作为肿瘤负荷及病情检测指标。③血沉；血沉在活动期增快缓解期正常，为测定缓解期和活动期较为简单的方法。④骨髓象，早期正常晚期浸润骨髓时骨髓象可发生变化如找到淋巴瘤细胞，此时可称为淋巴瘤白血病。

（2）病理活检：是诊断 NHL 及病理类型的主要依据。

（3）免疫学表型检测：①单克隆抗体免疫表型检查可识别淋巴瘤细胞的细胞谱系及分化水平用于诊断及分型常用的单克隆抗体标记物包括 CD45（白细胞共同抗原）用于鉴定其白细胞来源。②CD_{19}、CD_{20}、CD_{22}、CD_{45} RA、CD_{5}、CD_{10}、CD_{23}免疫球蛋白轻链 κ 及 γ 等用于鉴定 B 淋巴细胞表型。③CD_{2}、$CD_{3}CD_{5}$、CD_{7}、CD_{45} RO、CD_{4}、CD_{8} 等鉴定 T 淋巴细胞表型。④CD_{30}和 CD_{56}分别用于识别间变性大细胞淋巴瘤及 NK 细胞淋巴瘤 CD_{34}及 TdT 常见于淋巴母细胞淋巴瘤表型。

（4）遗传学：90% 的非霍奇金淋巴瘤存在非随机性染色体核型异常，常见为染色体易位部分缺失和扩增等。不同类型（entity）的非霍奇金淋巴瘤多有各自的细胞遗传学特征。非霍奇金淋巴瘤是发生于单一亲本细胞的单克隆恶性增殖，瘤细胞的基因重排高度一致。IgH 基因重排常作为 B 细胞淋巴瘤的基因标志 TCRγ 或 β 基因重排常作为 T 细胞淋巴瘤的基因标志，阳性率均可达 70% ~80% 细胞遗传学及基因标志可用于非霍奇金淋巴瘤的诊断、分型及肿瘤微小病变的检测。

（5）影像学检查：胸正侧位片、腹盆腔 CT 扫描、胸部 CT 扫描、全消化道造影、胸腹部 MRI、脑、脊髓 MRI。胸腹部彩超、淋巴结彩超、骨扫描、淋巴造影术和胃肠镜检查。

三、诊断与鉴别诊断

（一）诊断

本病的确诊有赖于组织学活检（包括免疫组化检查及分子细胞遗传学检查）。这些组织学免疫学和细胞遗传学检查不仅可确诊，还可做出分型诊断这对了解该病的恶性程度、估计预后及选择正确的治疗方案都至关重要。凡无明显原因淋巴结肿大，应考虑到本病，有的患者浅表淋巴结不大但较长期有发热盗汗体重下降等症状也应考虑到本病。

（二）鉴别诊断

不少正常健康人也可在颈部、腹股沟及某些浅表部位触肿大的淋巴结，应注意鉴别。但应以下具体疾病相鉴别：

（1）慢性淋巴结炎：一般的慢性淋巴结炎多有感染灶。在急性期感染如足癣感染可致同侧腹股沟淋巴结肿大，或伴红肿、热痛等急性期表现或只有淋巴结肿大伴疼痛，急性期过后，淋巴结缩小，疼痛消失。通常慢性淋巴结炎的淋巴结肿大较小，0.5 ~1.0cm，质地较软、扁多活动而恶性淋巴瘤的淋巴结肿大具有较大丰满、质韧的特点必要时切除活检。

（2）淋巴结结核：为特殊性慢性淋巴结炎，肿大的淋巴结以颈部多见，多伴有肺结核，如果伴有结核性全身中毒症状，如低热盗汗、消瘦乏力等则与恶性淋巴瘤不易区别；淋巴结结核之淋巴结肿大，质较硬、表面不光滑质地不均匀或因干酪样坏死而呈囊性，或与皮肤粘连，活动度差 PPD 试验呈阳性反应。但要注意恶性淋巴瘤患者可以患有结核病，可能是由于较长期抗肿瘤治疗机体免疫力下降从而罹患结核等疾患，因此临床上应提高警惕，凡病情发生改变时，应尽可能再次取得病理或细胞学证据以免误诊误治。

（3）结节病：多见于青少年及中年人多侵及淋巴结，可以多处淋巴结肿大，常见于肺门淋巴结对称性肿大或有气管旁及锁骨上淋巴结受累淋巴结多在2cm直径以内，质地一般较硬，也可伴有长期低热结节病的确诊需取活检可找到上皮样结节，Kvein试验在结节病90%呈阳性反应，血管紧张素转换酶在结节病患者的淋巴结及血清中均升高。

（4）急性化脓性扁桃体炎：除有不同程度的发热外，扁桃体多为双侧肿大红、肿、痛且其上附有脓苔扪之质地较软炎症控制后扁桃体可缩小。而恶性淋巴瘤侵及扁桃体可双侧也可单侧，也可不对称地肿大，扪之质地较硬韧，稍晚则累及周围组织，有可疑时可行扁桃体切除或活检行病理组织学检查。

（5）组织细胞性坏死性淋巴结炎：该病在中国多见，多为青壮年临床表现为持续高热，但周围血白细胞数不高，用抗生素治疗无效酷似恶性网织细胞增生症组织细胞性坏死性淋巴结炎的淋巴结肿大，以颈部多见直径多在1～2cm。质中或较软。不同于恶性淋巴瘤的淋巴结确诊需行淋巴结活检本病经过数周后退热而愈。

（6）中央型肺癌侵犯纵隔、胸腺肿瘤：有时可与恶性淋巴瘤混淆，诊断有赖于肿块活检。

（7）与霍奇金淋巴瘤相鉴别：非霍奇金淋巴瘤的临床表现与霍奇金淋巴瘤十分相似，只有组织病理学检查才能将两者明确区别诊断。

四、治疗

非霍奇金淋巴瘤的治疗目前崇尚个体化治疗。

（一）前T淋巴母细胞淋巴瘤/白血病

1. 病理学特征

（1）组织学：前T淋巴母细胞淋巴瘤/白血病（T-LBL/ALL）其组织学表现与多数淋巴瘤不同，淋巴结多有完整的滤泡结构和生发中心。T-LBUALL有淋巴母细胞的特点，形态上很难与BLBL区别，主要依据免疫表型进行鉴别。镜下常累及被膜或周围组织，瘤细胞中等大小，核质比高，细胞核为圆形、类圆形或不规则形，核膜清楚而薄，染色质细，核仁常不明显，核分裂象多见，胞质稀少，嗜碱性。约有10%的病例瘤细胞体积大，胞质相对丰富，核仁明显，细胞酸性磷酸酶染色核旁灶性强阳性，α-萘酚醋酸酯酶阳性，β-葡萄糖苷酶阳性。瘤细胞呈弥漫性生长，常致密、浸润单一。

（2）免疫组织化学：T-LBL/ALL表达T细胞抗原，如CD_{1a}、CD_2、CD_3、CD_4、CD_5、CD_7和CD_8等，不同程度表达CD_4、CD_8、CD_{1a}。CD_3为T-LBL-ALL的特异性抗原，CD_{45}和CD_{34}为非特异性抗原。末端脱氧核糖核酸转移酶（terminal deoxynucleocide transferase，TdT）和CD_{99}是T-LBL/ALL的重要标记，对诊断淋巴母细胞淋巴瘤有特异性，TdT也可用于微小残留病的检测。根据影像学特点将T-ALL/LBL分为胸腺型与非胸腺型，其中胸腺型免疫表现常为CD_8^+/CD_{56}^-，非胸腺型多为CD_{56}^+/CD_8^+。部分病例不表达TdT和CD_{99}，可以增加CD_{34}协助。

T-LBL可分为普通型（57%）、成熟型（28%）和不成熟型（15%），还有部分为异质的免疫表型。普通型和成熟型表达CD_7、CD_2、CD_5和胞质或胞膜CD_3，也可表达CD_{1a}及CD_4和（或）CD_8。60% T-LBL表达CD_3和TCR的β链；75% T-LBL可表达CD_{34}，43%表达HLADR，15%～40%表达CD_{10}。T-LBL偶尔可表达自然杀伤细胞的标志物如CD_{57}或

CD_{16}，如有此表达则恶性度较高。TdT 是 T－LBL 和外周 T 细胞淋巴瘤的鉴别点，淋巴母细胞淋巴瘤/白血病特异地表达 TdT，而外周 T 则不表达。BLBL 也表达 TdT、HLA－DR；但同时常表达 B 细胞表面的标记如 CD_{10}，CD_{19}，CD_{99}（MIC2），CD_{43}。PAX_5，CD_{20}，CD_{79a}；如少部分 B－LBL 表面标记中 CD_{20}（－），CD_{43}（＋），则易与 T－LBL 相混淆，可根据其是否表达 CD_3 和 CD_5 相鉴别。

（3）分子生物学及细胞遗传学

1）基因重排：95% 的 T－ALL/LBL 可检测到 TCR 基因的重排，染色体断裂也可以累及 T 细胞受体基因（TCR）：TCRa/8（14q11）、TCRp（7q34～35）、TCR7（7p15）；在部分病例中也可见到 IgH 基因的重排，克隆性 IgH 基因重排发生率为 10%～25%，IgL 基因重排罕见。因此，IgL 可作为 T－LBL/ALL 的一个排除性诊断指标。

2）14q11～13 染色体畸变：发生率最高，在 T－ALL 和 T－LBL 中分别为 47% 和 36%，常见易位有：t（11；14）、t（10；14）、t（1；14）、t（8；14）和 t（9；14），易位导致不同伙伴染色体上的转录因子与 TCR 融合，使转录因子高表达。t（11；14）（p15；q11）、t（11；14）（p13；q11）均累及 14 号染色体上 TCR 基因，11p15 区域内的 TTGl 基因的开放式阅读框和 RHOM 基因编码 LIM 结构域蛋白，11p13 区域包括 RHOM2/TTG2，这些易位使 T 细胞异常表达 RHOM1/RHOM2，引起 T 细胞的异常增殖。在儿童 T－ALL 中，t（1；14）（p32；q11）的发生率为 3%～7%，该染色体异常常伴有外周血细胞数增高、纵隔肿块等临床不利因素。HOX 家族基因与血液系统恶性肿瘤的发生密切相关，t（10；14）的易位使得 HOXⅡ在胸腺中表达，引起 T 细胞生长失控。HOXⅡ基因位于 10 号染色体，t（10；14）导致 HOXⅡ高表达与胸腺 T 有关，是 T－ALL 中预后良好亚型。HOXⅡL2 基因位于 5 号染色体，t（5；14）时被活化，为预后不良因素。4%～6% T－ALL 存在 NUP214－ABLI 融合基因，是伊马替尼的靶标。

3）47% 的 T－LBL 有染色体 9、染色体 10 和染色体 11 的缺失和易位：其中有 t（9；17）（q34；q23）易位的患者病情进展迅速，预后较差；在极少数有 t（8；13）（p11；q11）易位的可见到嗜酸粒细胞数增高、浸润和髓系增生，部分常发展为髓系肿瘤如 AML、MDS 等。

4）与 7 号染色体相关的易位：t（7；9）易位可使 TANI 基因缩短，导致其在淋巴样组织中过度表达；t（7；19）易位可使 19 号染色体上的 LYLI 基因缩短，DNA 结合能力发生改变；LCK 基因编码一种 SRC 家族蛋白激酶，与 CD4 介导的信号传导有关，t（1；7）（p34；q34）使得 TCR 恒定区增强了上游与 LCK 基因连接，LCK 过度表达，导致胸腺瘤的发生，有时还合并其他外周淋巴组织恶性肿瘤。

5）STAT 在 ZNF198 基因和 8p11 上成成纤维细胞生长因子受体 1 基因融合中有至关重要的作用。13q14 上的 RBI 基因的缺失或失活在 T－ALL 中的发生率约为 6%。

6）p16 基因在 T 细胞肿瘤中发生率较高，提示 p16 可能在 T 细胞肿瘤的发生发展中有重要作用。p16 是一个重要的抑癌基因，编码 16kd 的蛋白。在细胞的增殖周期中，它一方面通过直接抑制 CDK4 而抑制细胞生长；另一方面 p16 和 Cyclin D 竞争结合 CDK4 而抑制细胞增殖。若 p16 基因发生突变，则会丧失上述功能，使细胞过度增殖导致肿瘤的发生。

2. 治疗

（1）一般治疗：在 1970 年以前，T－LBL 单纯用纵隔放疗的长期生存率小于 10%，大部分患者很快出现中枢神经系统的浸润，最终发展为 T－ALL。近 20 年来，随着人们对淋巴细胞生物学和淋巴瘤的发病机制的深入研究，治疗也有了显著的进步。在应用 CHOP 或 CHOP 样方案后患者的 CR 为 53% ~71%；应用调整的 CHOP 方案、CNS 的预防治疗、维持治疗后，CR 提高到 79% ~100%。T－LBL/ALL 总的治疗原则同 B－LBL/ALL。在本病的治疗中大剂量化疗、维持治疗及 CNS 白血病的预防性治疗越来越受到重视。

T－ALL 诱导化疗以 VDIP/D 四药联合为基本方案。A Reiter 等人对 105 例儿童 T－LBL 患者应用 T－ALL 的方案进行了报道：应用高强度的 ALL 化疗方案（包括环磷酰胺 cyclophosphamide $3g/m^2$），中等强度的颅内照射（12Gy），但无局部放疗，患者的缓解率可达到 90%。随后对病变局限（Ⅰ、Ⅱ期）患者应用类似 T－ALL 的 VDP 方案，总体生存率达到 80% ~85%；但由于治疗相关毒性较大，对 VDP 的治疗强度和疗程相应缩短后，总体疗效可达到 85% ~90%。但某些局限期的 T－LBL 尽管应用类似于 ALL 的治疗方案，仍会因病情复发或进展导致治疗失败。美国 CALGB 8811 方案和意大利 GIMEMA 0288 方案将 CTX 加入诱导治疗方案中，并证实对 T－ALL 产生良好效果。LASP 也是重要的药物之一。L－ASP 通过水解耗竭血清门冬氨酸影响肿瘤蛋白合成，持续的门冬氨酸耗竭是治疗成功的关键，其不但受 L－ASP 药物浓度和持续时间的影响，白血病细胞合成门冬氨酸的能力也直接影响 L－ASP 的疗效。与 B－ALL 相比，T－ALL 细胞的门冬氨酸合成酶表达增高，因此 L－ASP 给药必须持续足量且达到 PK/PD 要求。MTX 在 T－ALL 应用时需更大剂量（$>3g/m^2$）方能显效，因体外研究显示 T－ALL 细胞长链多聚谷氨酸盐合成酶（FPGs）低表达，从而使 MTX 活性代谢产物 MTXPG（甲氨蝶呤长链多聚谷氨酸盐）减少，T－ALL 细胞要达到 MTX-PC 95% 饱和所需 MTX 胞外浓度为 48μmol/L，而 BALL 只需 34μmol/L，因此必须大剂量应用。

应用类似 ALL 的治疗方案明显提高了Ⅰ、Ⅱ期 T－LBL 患者的生存率，但进展期（Ⅲ期或Ⅳ期）儿童患者的生存率仍不到 50%，因此很多学者对进展期病例提出了新的化疗方案。其中影响较大的是 LSA2L2 化疗方案，Woliner 等人对 17 例进展期患者进行此方案的治疗，即诱导缓解后进行 3 年的循环巩固化疗及 MTX 鞘内注射预防 CNS 侵犯，取得了令人鼓舞的结果，明显提高了 CR 率、长期生存率：40 个月的实际生存率为 88%，5 年无病生存率为 61%。随后，M. D Anderson 对 175 例儿童患者进行了 LSA2L2 和 COMP 的随机临床试验，结果 LSA2 L2 和 COMP 的总体生存率（OS）分别为 67% 和 45%（$P=0.008$），5 年无病生存率分别 64% 和 32%（$P<0.01$），CR 率达到 96%。目前国际上公认 BFM 方案为最佳方案，5 年生存率达 90%。

对于 T－ALL 的巩固强化治疗通常采用大剂量 Ara－C（HDAC）+ HDMTX。由 M. DAnderson 的 Murphy 教授设计的 Hyper－CVAD 方案是采用多个无交叉耐药的联合化疗方案，该方案针对 T－LBL 肿瘤细胞增殖分裂快的特点，加大了 CTX 的用量，更快地杀伤肿瘤细胞，使患者尽快达到缓解，减少耐药的发生，降低复发率。该方案用地塞米松代替泼尼松，利用后者在 CNS 中半衰期长的特点，更好地预防 CNS 侵犯，Thomas 等报道了 33 例 LBL 应用 8 个周期 Hyper－CVAD/MTX－Ara－C 方案治疗的结果：OS 为 70%，预计 3 年 DFS 为 66%，CR 率为 91%。由大剂量 Ara－C 造成的骨髓抑制是该方案的主要不良反应。

无白血病生存率（leukemia free survival，LFS）分别为早期 T（eealy－T）25%，胸腺/皮质 T（cortical－T）63%，成熟 T（mature T）28%，因此，早期 T 和成熟 T 可于 CRI 时选择 Allo－SCT。Hyper－CVAD 方案对外周血干细胞有持续毒性，因此应在治疗的早期进行外周血干细胞动员和采集。

DeAngelo DJ 等人对用奈拉滨（Nelarabine）治疗的 26 例 T－ALL 和 13 例 T－LBL 的结果进行了报道：所有患者均为原发耐药或 CR 后复发患者，奈拉滨按照 1.5g/（m^2·d）的剂量在第 1、第 3、第 5 天使用，22d 为 1 个周期，CR 为 31%，OR 为 41%，主要不良反应为 3～4 级的中性粒细胞和血小板减少，发生率分别为 37% 和 26%；中位 DFS 为 20 周，一年总体生存率为 28%，且患者有较好的耐受性，因此奈拉滨在复发或难治性 T－ALL/T－LBL 的抗肿瘤活性较高。

近年来，靶向治疗也成为 T－ALL 治疗的一种新方法。①NUP 214ABL1 阳性 T－ALL 具有酪氨酸激酶活性，可用伊马替尼及二代 TKIs 治疗。②Nelarabine：嘌呤类似物，对 T－ALL 具有高度选择性，有望作为巩固阶段的一线治疗。③阿仑单抗（Alemtuzumab）靶向 CD52 抗原。④50% T－ALL 有 Notchl 受体突变，Notchl 是一种跨膜蛋白，是造血干细胞自我更新和 T 细胞生长发育所必需，突变导致 Notchl 活化增加，继而 c－myc 等原癌基因活化使 T 细胞过度增殖，通过关闭 Notch 信号传导通路就可以关闭 c－myc 基因，切断肿瘤细胞生长。Notchl 有两种类型突变，一种通过蛋白酶复合体 γ－secretase 切割 Notch 蛋白使其进入细胞核活化下游基因，针对 γ－secreIase 的抑制剂 MK－0742 正在进行难治复发性 T－ALL 的临床试验。

尽管 TLBL 的治疗取得了显著的进步，治疗过程中的一些问题还未得到解决，且这些问题一直是研究的热点：诱导缓解的最优化、维持治疗的持续时间、CNS 预防性照射的作用、局部放疗特别是纵隔放疗的疗效等。

（二）CNS 和纵隔疾病的处理

CNS－L 预防是 T－ALL 治疗的重要组成部分，约 20% 的 T－LBL 患者有 CNS 受累；未进行 CNS 预防的患者，CNS 是复发的常见部位。由于骨髓受累与 CNS 和（或）睾丸受累有较强的相关性，因此在开始治疗时须进行脑脊液细胞学的评估和 CNS 的预防性治疗。

Coleman 等人的研究中加用 MTX 鞘内注射和预防性头颅照射使复发率由 29% 降低到 3%，但患者的生存率却没有明显的改善。单独应用鞘内注射进行预防时，CNS 的复发率为 3%～42%，联合颅内照射的复发率为 3%～15%；不进行 CNS 预防时其复发率为 42%～100%。儿童肿瘤研究组的研究发现，单独应用鞘内注射和鞘内注射联合头颅照射的复发率是相同的，因此很多研究考虑到长期的神经系统损害和鞘内注射的有效预防作用，已放弃了头颅照射。

但以后的研究发现，单纯鞘内化疗预防 CNS－L 仅在白细胞不高的患者取得与颅脑照射同样的疗效，而白细胞 $>100\times10^9$/L 的患者，3 年 EFS 仅 17.9%，经颅脑照射者 3 年 EFS 可达 81.97%。如已有中枢神经系统侵犯，可应用以大剂量 MTX、Ara－C 为主的化疗方案，两药可通过血脑屏障，达到治疗目的并减少放疗导致的脑细胞损伤。但与联合颅脑照射相比，单纯高剂量化疗者复发率高于联合颅脑照射组。

纵隔是肿瘤复发的另一重要部位。最近德国进行了一项多中心的研究 45 例 T－LBL 成人患者，以男性为主，确诊时 91% 存在纵隔肿块，40% 的有腹膜和腹膜周围的浸润，73%

的患者处于Ⅲ、Ⅳ期，骨髓受累的比例为31%，无CNS受累。应用儿童ALL方案包括标准诱导治疗、预防性头颅照射（24Gy）和纵隔照射（24Gy）、巩固强化治疗后，42例（93%）患者达到CR，2例（4%）达到PR，1例（2.2%）在治疗过程中死于肿瘤溶解综合征。Ⅰ～Ⅲ期患者（n=18）的CR率为100%，Ⅳ期患者（n=27）的CR为89%。总的治疗时间的中位数为8个月，远远短于ALL的2.5～3年的治疗时间。12个月内有15例（36%）复发，其中47%的复发患者有纵隔瘤块。根据Murphy分类法，有纵隔受累的儿童NHI，患者至少归为Ⅲ期，如果成年患者采用这种分类法，成人T-LBLⅢ、Ⅳ期患者的比例达到96%。纵隔复发是T-LBL治疗的一大障碍，有学者推荐进一步强化治疗，增加纵隔照射的剂量（36Gy），扩大SCT的适应证。

尽管纵隔放疗是一种有效的局部治疗方法，但这种方法可能会引起严重的并发症如继发心脏疾病、放射性肺炎、乳腺癌和骨肉瘤等继发性恶性肿瘤、AML、骨髓增生不良等。这些并发症对儿童患者有重要的不良影响，因此，儿童患者应慎用纵隔放疗。无放疗的巩固和强化治疗使单独纵隔的复发率为5%～10%。对纵隔受累患者是否应常规进行纵隔放疗仍然有争议。

LBL患者纵隔残留瘤块的处理也是一个有争议的问题。目前，治疗方法包括：局部放疗、手术切除、患者接受维持治疗或SCT后密切观察等。在一组60例患者的研究中，在完成化疗后行残留纵隔瘤块的切除，经病理确诊仍有8%的患者有微小残留病。若残留的纵隔瘤块的体积有增大时（瘤块的高×宽×厚度×0.523），应进行影像学检查。若在第33天，瘤块缩小的体积<70%或骨髓中有>5%的肿瘤细胞，就应根据BFM-90方案进行强化治疗，采用这一方案大大降低纵隔的复发率（7%）；而且成人患者应用这一方案的毒性较低。进一步的研究包括对治疗反应较慢的患者或有其他高危指标的患者在ALL化疗方案中加用阿伦单抗（CD_{52}的单克隆抗体）和奈拉滨等。

尽管LBL的发病率较低，但已经有很多治疗方法。关于治疗小结如下：①高强度的ALL治疗方案比NHL的化疗方案更为有效。②没有维持治疗的短期化疗可能会增加LBL的复发。③应用高强度的颅内预防化疗可以降低CNS的复发，在预防CNS复发时，头颅照射的作用并不清楚。④高强度的ALL方案联合足够剂量的纵隔巩固性放疗，可能会降低纵隔的复发。⑤包括了巩固治疗、SCT/BMT的治疗可能会改善患者的长期预后。

（3）SCT在T-LBL治疗中的作用：高强度的化疗方案（联合或不联合放疗）改善了成人LBL患者的预后，但仍有部分患者疗效不佳，为进一步改善患者的预后，对高危的LBL患者，需联合应用自体/异体干细胞移植。资料表明，自体和异基因SCT可以改善患者的长期预后，但哪些患者可从中受益尚不明确。

一些单中心研究结果显示，与常规化疗相比，成人LBL患者在第一次缓解后应用ASCT有改善患者无复发生存的趋势。最近淋巴瘤委员会的LeVine等人发表了1989—1998年在IBMTR和ABMTR注册过的204例患者进行自体（n=128）或HLA相同的同胞兄妹间（n=76）SCT的结果。这些患者中，年龄≥16岁的成年患者183例，其中118例（64.5%）接受了ASCT，65例（35.5%）接受了异基因SCT。自体移植者的中位年龄为31（2～67）岁，HLA相同的同胞兄妹移植的中位年龄为27（5～53）岁。接受异基因SCT者与接受自体移植者比，6个月的治疗相关死亡率（TRM）分别为18%和3%（P=0.002）；这种情况持续1～5年，GVHD的相关死亡率为7%。自体或异基因移植治疗相关死亡的原因大部分为感染、肺炎、器官衰竭，异基因移植治疗相关死亡是自体移植的6.12倍。两者的早期复发率相似，但异基因SCT的远期复发率明显降低，异基因SCT和自体SCT的累积复发率分别为34%（95%可信区间，23%～45%）和56%（93%可信区间，45%～65%）（P=0.004）。多变量分析显示，供体来源、移植时骨髓受累、移植时疾病状态是SCT后难治或复发淋巴瘤的独立预后因素。

根据上述研究，目前比较公认的成人T-LBL患者的一线疗法包括：提高化疗强度、延长维持治疗的时间（根据分期为1～2年）、瘤块或微小残留病的控制（通过放疗或切除）、扩大SCT的适应证。复发T-LBL患者预后较差，应用异基因SCT可以降低自体SCT晚期复发率（≥1年），因此复发患者应尽快首选异基因SCT。发病时无骨髓受累的患者应首选自体SCT。

总之，应用ALL样方案，LBL患者的疗效已经有很大的改善；有不良预后因素者应考虑更强的治疗方案如大剂量化疗联合SCT。尽管T-LBL患者自体和异基因SCT效果的数据有限，但从总体讲这两种治疗模式对CRI患者，特别是无骨髓受累者疗效相似。但疾病恶性度较高、有骨髓受累、非CRI的患者因GVL效应更适合异基因SCT。

3. 预后　T-LBL/ALL呈高度侵袭性，病程短，治疗困难，复发率高。高危患者即使采用类似高危ALL的治疗方案，5年生存率也仅为20%；无上述不良预后因素者5年生存率可达90%。

预后不良因素包括诱导治疗未达到CR，LDH的水平高于正常的1.5倍，Ⅲ/Ⅳ期、B症状、年龄>30岁、IPI≥2、CNS受累、每高倍视野>50个分裂象，骨髓受累、WBC>50×10^9/L、Hb<100g/L、SCT后仍有CNS受累。2006年美国血液年会Gokbuget报道中认为，T-ALL中的early-T、mature-T、WBC>100×10^9/L、HOXⅡL2者属于高危，预后不良。

Coleman等人根据有无骨髓和CNS的受累、Ann Arbor分期和LDH水平设计了一个危险分层模型，危险度较低的标准包括：Ⅰ～Ⅲ期或Ⅳ期但无骨髓和CNS受累、LDH低于正常的1.5倍，低危患者的5年无复发生存率为94%，而有这些危险因素的患者的5年无复发生存率为19%（P=0.0006）。Coleman模型在临床上得到了广泛的认可，但德国GMALL的研究发现仅LDH大于正常的2倍是患者生存的预后指标。同样，在儿童T-LBL患者中GMALL也未发现显著影响预后的因素。由于T-LBL发病率较低，治疗方案不一致，目前还没有前瞻性研究来证实这一模型；T-LBL患者中没有相应的能够评估对治疗反应的参数。理性的评估应该是以骨髓或外周血MRD的检测为依据，这有助于LBL患者的个体化治疗（包括CRI后进行SCT）。和T-ALL相似，大多数研究表明T-LBL有TCR基因的重排。因此，将来SCT的适应证将以MRD的检测为基础。

（二）B淋巴母细胞淋巴瘤

1. 概述

（1）定义：B淋巴母细胞淋巴瘤（B lymphoblastic lymphoma，B-LBL）是一种较少见的淋巴瘤，仅占淋巴母细胞淋巴瘤的10%～20%。

（2）发病情况：B淋巴母细胞淋巴瘤可发生于任何年龄，以儿童和青少年为主；20岁以下患者占75%，35岁以下患者占88%；3～4岁为高发年龄。男性略多于女性患者。

（3）病因：B淋巴母细胞淋巴瘤病因不明。

（4）病理：B淋巴母细胞淋巴瘤：肿瘤细胞有正常分化阶段的淋巴母细胞的特点。镜下瘤细胞呈弥漫性浸润生长，瘤细胞体积中等大小，介于小淋巴细胞和大B细胞之间，胞质稀少粉染，核圆形、类圆形或不规则形，核膜薄而清楚，染色质细，核仁常不明显，核分裂象多见；细胞组织化学染色显示其核周环状阳性，非特异性酯酶多为灶性点状或高尔基区阳性。

2. 临床表现

（1）症状：B淋巴母细胞淋巴瘤病变最常侵犯皮肤（尤其是头颈部）、骨、软组织和淋巴结等，表现为皮肤多发性结节，骨内孤立性肿块，很少出现纵隔包块。少数年幼儿童（5个月至6岁）表现为原发性皮肤病变，可位于头面部及颈部，往往多发，病变呈红色结节状，质硬。病变的肿瘤细胞可短期内迅速增多并浸润外周血和骨髓，表现出ALL症状。

（2）体征：B淋巴母细胞淋巴瘤体征不明显。

（3）检查

1）实验室检查：实验室检查血常规，侵犯骨髓时，外周血或骨髓中肿瘤细胞增多，外周血白细胞多 $<10\times10^9/L$，可见到幼稚淋巴细胞；血红蛋白可降低，表现为正细胞正色素性贫血；血小板常低于正常。

2）骨髓穿刺：骨髓中可见幼稚淋巴细胞，<25%。

3）彩超检查：B-LBL患者可表现为颈部、锁骨上、腋下等淋巴结肿大，部分患者可表现为肝、脾肿大。

3. 诊断与鉴别诊断

（1）诊断：确诊B-LBL的依据为病理形态学。

（2）鉴别诊断：由于B-LBL较少见，部分病例的形态学和免疫表型与成熟B淋巴细胞肿瘤（如Burkitt淋巴瘤）较为相似而极易误诊，而两类肿瘤的治疗方案完全不同，因此，必须注意鉴别B-LBL和成熟B细胞淋巴瘤。

4. 治疗　治疗原则：根据不同预后选择相应的治疗方案；多药联合化疗应用于诱导缓解，尽快达到完全缓解；缓解后加强巩固，维持治疗，减少肿瘤负荷，降低复发率；早期进行有效的中枢神经系统白血病的预防；加强支持疗法，尽量减少化疗不良反应及并发症。

（1）化学治疗：多药联合的系统治疗［长春新碱（VCR）、强的松（Pred）、6-巯基嘌呤（6MP）、甲氨蝶呤（MTX）］、中枢神经系统预防和侵犯野放疗，使Ⅰ~Ⅱ期患者的长期生存率可达85%~90%，但Ⅲ~Ⅳ期患者的生存率仍小于40%。随方案改进强化，逐渐加用了烷化剂、蒽环类药物、门冬酰胺酶（L-ASP）、阿糖胞苷（Ara-C）等药物联合化疗，即应用COMP、CHOP、LSA2L2方案，疗效得以明显改善，尤其是LSA2 L2方案采用了MTX做CNS预防，将维持治疗延长至3年，使5年无事件生存率（EFS）达64%~74%。近年来，采用类似治疗ALL的强烈化疗方案取得可喜疗效，CR率为77%~100%，5年EFS达70%~90%。

（2）放射治疗：诱导治疗后的纵隔残留病灶是T-LBL未达CR和治疗失败的主要原因，也是最常见的复发部位，这部分患者往往诊断时有巨大纵隔占位，甚至可发生急性气道梗阻等急症。研究结果显示，在儿童患者中巩固性放疗并未获益，相反却增加了治疗的相关毒性。

部分研究表明，病变局部巨大肿块以及诱导治疗后未达完全缓解是预后不良的表现；有纵隔残留病灶的患者也常增加了复发风险。故除强化系统化疗外，能否对有纵隔巨大占位的患者及诱导治疗后仍有残留病灶的患者应用纵隔巩固性放疗以预防复发，仍需探讨。

（3）综合治疗：综合治疗，诱导缓解、巩固治疗、再诱导和维持治疗，去除了局部放疗，其中Ⅰ、Ⅱ期患者无再诱导治疗，Ⅲ、Ⅳ期患者于再诱导治疗后予预防性颅脑放疗（12Gy），均维持治疗至24个月。5年无事件生存率达90%，是目前报道过的治疗儿童青少年LBL疗效最好的方案。

（4）自体和异基因造血干细胞移植的作用：由于LBL具有复发的高风险，且复发后预后极差，尤其T-LBL，疾病复发后往往迅速进展，对补救化疗反应率很低，故多组研究于化疗首次缓解（CRI）后应用自体或异基因造血干细胞移植（SCT）。

也有研究认为LBL应用ALL样方案化疗，疗效与SCT相当；且目前尚未明确预后不良相关因素，确定高危组患者，故CRI后行SCT的适应证尚未明确，尤其是异基因SCT的治疗相关死亡率较高，更应严格把握。

（5）LBL复发后的补救治疗：10%～20%的进展期T-LBL属难治或复发病例。缓解后一旦复发，往往病情极其凶险，迅速全身多脏器转移，即使应用二线化疗药物也可能不敏感，尤其是应用ALL样方案化疗后再次缓解困难，预后极差；而最初应用CHOP方案、B-NHL短疗程方案的患者复发后再应用ALL样方案仍可获得缓解。

补救治疗主要包括再次诱导和造血干细胞支持的强化治疗。补救的目标是如何尽快达到稳定的CR2，尽早行SCT。目前常用的可以作为二线治疗的细胞毒类药物有异环磷酰胺、去甲氧柔红霉素、卡铂。

5. 预后　在治疗早期根据预后不良因素，确定危险分组，尽早发现高危患者，是各研究组长期探讨的问题，但各组统计学分析结果不一。预后相关因素主要包括：诱导结束时未达完全缓解（PR）、临床Ⅲ、Ⅳ期、免疫表型、骨髓侵犯、纵隔病变、巨大瘤块、中枢神经系统侵犯、血清LDH增高等，但虽经国内外多组研究，目前尚无明确统一的预后不良相关因素。

（三）MALT型结外边缘区B细胞淋巴瘤（MALT-MZL）

1. 病理学特征　尽管黏膜相关淋巴组织淋巴瘤发生部位不同，但它们的组织学形态却类似。瘤细胞通常为小到中等大小的淋巴细胞，带有中等丰富程度的胞质和不规则的核，相似于滤泡中心细胞，故而被称为中心细胞样细胞。虽然瘤细胞相似于中心细胞是一般规律，但也可有多种变化形式。在一些病例，它们可呈单核细胞样，即胞质丰富、淡染，细胞界限清晰，也可呈小淋巴细胞样或相似于淋巴浆细胞样细胞。以上细胞形态可单独存在，也可不同程度地混合出现。此外，散在的转化性母细胞（免疫母细胞、中心母细胞样的大细胞）及浆细胞分化亦可见到。淋巴瘤细胞多沿反应性淋巴滤泡周围生长，后期也可侵入并取代滤泡而形成滤泡植入（follicular-colonisation）现象。通常，瘤组织中还有数量不等的非肿瘤性反应性T细胞散在分布。

MALT淋巴瘤的一个重要病理学特征是淋巴上皮病变，即簇状的肿瘤细胞浸润并部分破坏黏膜腺体的现象。此时，腺上皮细胞呈嗜酸性变，腺体扭曲、变形，细胞角蛋白免疫组化染色可很好地显示这一病变。淋巴上皮病变在胃、甲状腺、唾液腺及肺的MALT淋巴瘤中经常见到，并为诊断所必需。在其他部位如泪腺及皮肤的MALT淋巴瘤中，淋巴上皮病变则数量较少或很少见到。然而，由于边缘区B细胞本身就有可以进入上皮内而形成相似于淋巴上皮病变的特点，因此，对MALT淋巴瘤的诊断一定要根据以上形态学特点进行综合判断。

在 MALT 淋巴瘤的病理诊断中，isaacson 建议不应再使用高恶性 MALT 淋巴瘤（high - grade MALT lymphoma）这一术语。MALT 淋巴瘤的术语只限用于小细胞为主的淋巴瘤而不能应用于大细胞淋巴瘤，即使这些大细胞淋巴瘤是继发于 MALT 淋巴瘤。随着病程的进展，肿瘤组织中转化型母细胞可明显增加，并成簇、片状，最终相互融合而使以前的 MALT 淋巴瘤形态完全消失，当 MALT 淋巴瘤中转化的免疫母细胞及中心母细胞样大细胞呈实体样或片状增生时，应诊断为弥漫性大 B 细胞淋巴瘤（diffuse large B - cellIymphoma，DLBCL）（伴或不伴 MALT 淋巴瘤成分）。MALT 淋巴瘤细胞与边缘区 B 细胞具有几乎相同的免疫表型，即表达全 B 细胞标记物（CD_{19}、CD_{20}、CD_{79a}），而不表达 CD_5、CD_{10}、CD_{23} 和 Cy - clin D_1，从而说明了瘤细胞乃源于边缘带 B 细胞。CD_{35} 和 CD_{21}（染滤泡树突状细胞）的免疫组化染色可显示残余滤泡的存在及瘤细胞植入滤泡现象。瘤细胞同时表达 IgM，并表现为轻链限制（K ：λ > 10 ：1，或相反）。

2. 治疗　MALT 淋巴瘤属惰性淋巴瘤，病程进展缓慢，治疗无论是手术切除、化疗还是放疗，5 年存活率可达 80% ~95% 但随着对其病因及分子遗传学研究的进展，其治疗方法也有了很大改变。国内北京大学第三医院的研究提示，其 3 年生存率也已达到 93. 8%，与国外的结果相似。

（1）抗 H. pylori 治疗：随着国内外对 H. pylori 在胃 MALT 淋巴瘤发生发展中作用的研究，越来越多的证据表明 H. pylori 根除疗法可以作为早期低度恶性胃 MALT 淋巴瘤的一线治疗。根除 H. pylon 治疗在低、中度恶性胃 MALT 淋巴瘤的治疗中占有重要地位；在高度恶性胃淋巴瘤应采用常规化疗、放疗或手术治疗，抗生素治疗不是首选，但可以作为辅助治疗，因其可以消除肿瘤组织中对 H. pylori 抗原刺激有反应部分肿瘤的复发。2006 年 NCCN 指南明确指出，H. pylori 阳性的 IE 期患者应采用含有质子泵抑制剂的三联治疗，推荐的一线药物包括质子泵抑制剂、克拉霉素和阿莫西林或甲硝唑。国内对抗生素治疗肿瘤尚无经验，北京大学第三医院血液科选择了 10 例无 API2 - MALTl 融合基因的 Ⅰ 期和 Ⅱ 期 H. pylon 阳性患者进行了单纯的抗 H. pylori 治疗。经胃镜证实 5 例 CR，5 例 PR，PR 患者经化疗 3 例达到 CR，现仍在随访中。

（2）放射治疗：对伴有 t（11；18）、t（1；14）等分子遗传学异常、肿瘤细胞侵及肌层以下以及 H. pylori 阴性的胃 MALT 淋巴癌病例，单纯抗 H. pylon 治疗效果可能不好，治疗失败的病例可以选择局部放疗。国外报道，对 H. pylori 阴性的 Ⅰ ~ Ⅱ 期患者应用单纯胃的低剂量放疗，经过 27 个月的随访，达到了 100% 的完全缓解率且无严重的不良反应。在多伦多大学放疗肿瘤学系进行的研究中，61 例接受放疗（单独或联合化疗）的患者的中位放射剂量为 30Gy。目前国内仅有少数病例接受过胃的单纯低剂量照射治疗，尚无大样本报道，照射后 X 射线的影像学改变明显滞后，部分患者放射治疗后几次胃镜病理检查未见肿瘤细胞，但影像学尚未见明显好转。原发于甲状腺的 MALT 淋巴瘤，Ⅰ 期可以采用体外放疗，局限性的 Ⅱ 期采用放疗联合 CVP 化疗也可取得较好疗效。

（3）化学治疗：由于 MALT 淋巴瘤是低恶度的肿瘤，所以不建议使用强烈的化疗方案，常用的传统方案 COP、CVP、CHOP 等，其他如含氟达拉滨的 FC、FMD 也有报道；对原发甲状腺或转化型 MALT 淋巴瘤常采用 BA - COP、ESHAP 等更积极的化疗方案。国际结外淋巴瘤研究组对 CD20 抗体利妥昔单抗治疗 MALT 淋巴瘤尤为关注，认为利妥昔单抗联合上述化疗方案可以明显提高疗效，故 NCCN 推荐将 RCHOP 方案作为一线方案。

也有报道认为由于 MALT 肿瘤的胃泌素水平高于正常，而在早期胃泌素与肿瘤细胞是相互促进的，所以可以使用胃泌素抗体来治疗。

（4）手术治疗：手术治疗对早期、病情局限的胃和胃外 MALT 淋巴瘤是有效的治疗措施。Cogliatti 等报道了 69 例低度 MALT 的治疗，其中 48 例处于 IE 期，21 例处于ⅡE 期：45 例只接受手术治疗，12 例接受手术和化疗，11 例接受手术和放疗，1 例接受了手术、化疗和放疗，结果 5 年存活率为 91%（IE 期为 95%，ⅡE 期为 82%），且对接受单独的手术治疗组和手术与其他治疗的联合治疗组间进行比较没有显著性差异。

但因胃 MALT 淋巴瘤常呈多灶性分布，手术常需进行全胃切除，严重影响了患者生活质量，而进行胃大部切除又有残胃肿瘤复发或肠道及远处转移的报道。近年，由于抗生素治疗和局部放疗能使大多数早期胃 MALT 淋巴瘤患者获得治愈，因此手术除了明确诊断外只用于那些有出血、溃疡的患者，手术治疗在国外已基本放弃，但肺局限性 MALT 淋巴瘤手术治疗效果很好。

（5）综合治疗：抗 H. pylori 治疗、放射治疗、化学治疗、手术治疗都不能对所有病例达到最好的治疗效果，但是国际上普遍认为抗 H. pylori 治疗应作为基本的初治手段，同时可根据组织学分型、免疫学表型、分子遗传学特点、临床分期、国际预后指数以及患者情况进行个性化综合治疗，以期达到最好的治疗效果。

3. 预后　MALT 淋巴瘤的 5 年 OS 率为 86% ~95%，且在Ⅰ期患者伴或不伴远处转移的患者中无显著性差异。小于 10% 的病例在疾病晚期其组织病理可以转化为大细胞淋巴瘤。肿瘤大小、血 β_2 - MG 和 LDH 及血清白蛋白水平对预后有一定的影响，大瘤块、血 β_2 - MG 和 LDH 升高者预后较差。诊断时组织学上存在大细胞成分者预后较差。存在 t（11；18）（q21；q21）易位的病例对于抗 H. pylori 及烷化剂治疗效果差，而对于利妥昔单抗治疗有效。Taji 等人进行了一系列关于第三染色体三体化的研究，研究结果提示第三染色体三体化的出现预示抗生素根治 H. pylori 效果不佳。另外也有人报道，NF - KB 与 bcl - 10 是感染 H. pylori 的胃 MALT 淋巴瘤的独立预后因素，Ki - 67 高表达者预后较差。

（四）脾边缘区淋巴瘤，+/－绒毛状淋巴细胞（SMZL）

1. 病理学特征

（1）组织学

1）肉眼观：脾通常增大呈典型的微小结节状。多数患者的脾重超过 400g，甚至超过 2 000g。

2）组织学：早期病变累及白髓，滤泡增大，并且大小不等，表现为滤泡周围围绕着浅染的边缘区样结构，此区内的细胞中等大小，胞质丰富、浅染，核椭圆形，似单校样 B 细胞形态。滤泡的中心或呈现由于小的中心细胞样细胞取代套区及生发中心。

小而圆的淋巴细胞围绕或取代转化性生发中心，同时正常滤泡套区消失。其外周细胞小到中等大小，染色质较分散，并有丰富的淡染胞质，形态相似于边缘区细胞，其中有分散的转化性母细胞。肿瘤细胞可有浆细胞分化。病变进一步发展，红髓也可受累。红髓中聚集成结节状的较大细胞与成片分布的小淋巴细胞常侵犯髓窦。

（2）免疫表型：肿瘤细胞表达表面 IgM 和 IgD，表达 B 细胞抗原 CD20 和 CD79a，并表达 bcl - 2。不表达 CD5、CD10、CD23、CD43 和 Cyclin Dl。Ki - 67 的表达少于 5%。

2. 治疗　目前仍无统一的首选治疗方案，具体治疗取决于患者的临床表现。

（1）随诊观察：如果淋巴细胞增多不明显且较稳定及无血细胞减少、无脾亢的患者并不需要积极治疗，可随诊观察。这些患者的5年存活率可以达到88%，疾病多可稳定存在至少10年。

（2）放射治疗：El Weshi 等人报道小剂量（4Gy）放疗就可以有效，可以显著减少外周循环的绒毛淋巴细胞，使脾缩小，且显著改善血细胞的减少。当不允许进行切脾手术或化疗的不良反应太大时，放疗是一种有效的替代治疗。

（3）化学治疗：对于初发患者化疗很少带来益处，但是对于进展期的患者，尤其是切脾以后病情进展的患者，烷化剂是有益的，但是很少能达到CR，这类患者的5年存活率为64%。嘌呤类似物是一种更有前景的药物，但直到目前为止，仅少量患者应用氟达拉滨治疗。无论是一线还是二线治疗都有一些CR病例。

（4）手术治疗：脾切除可以有效改善脾亢、腹胀等不适，而且有助于确诊，但有报道脾切除可能会改变骨髓的侵犯方式，从而增加肿瘤负荷。

脾切除不适用于高度侵袭性的肿瘤，单纯切脾不能控制脾外浸润。

（5）综合治疗：单克隆抗体，如CD20单抗及CD22单抗，目前已经或即将给临床治疗带来更大进展。另有报道对于HCV感染的病例，干扰素的抗病毒治疗有效。

3. 预后　目前多数报道认为SMZL的预后较好，5年生存率可以超过50%。有发热等全身症状、LDH升高、全身一般情况差者预后较差，中位生存时间仅为26个月。其余不利的预后因素包括：白细胞总数 $>20\times10^9$/L、淋巴细胞总数 $<4\times10^9$/L 或 $>20\times10^9$/L、血 β_2－MG升高、血中有单克隆免疫球蛋白等。出现淋巴结或其他结外组织转移的中位时间为3.7年，非SVCL和SCVL病例没有差异，极少数转化为DLBCL。

（五）淋巴结边缘区B细胞淋巴瘤（NMZL）

1. 病理学特征

（1）组织学：大多数淋巴结边缘区淋巴瘤在低倍镜下即可引起注意。此时，界清或不清的斑片状淡染区存在于淋巴结滤泡间区及滤泡边缘区，80%的病例可见到或多或少的残存滤泡。斑片状淡染区的肿瘤细胞为中等大小、胞质丰富淡染的单核样B细胞，核圆形或不规则形，核染色质略粗，通常有小而孤立的核仁。有些病例中可见转化的母细胞（母细胞样大细胞）散在分布于单核样B细胞中，并可见数量不等的浆细胞（肿瘤细胞的浆细胞样分化）。少量的中性粒细胞通常可找到，少数情况下也可见到一些上皮样细胞。当母细胞样大细胞增多时，可能转化为弥漫性大B细胞样淋巴瘤。鉴于生长方式及免疫表型的不同，淋巴结边缘区淋巴瘤可分为两个不同的类型：①MALT型：此型占多数，显示MALT淋巴瘤的形态学及免疫表型特征。带有单核样B细胞/边缘区分化，生长多呈窦周和血管周围浸润方式，残存生发中心带有相对完好的套区。肿瘤细胞IgD阴性，44%的患者临床上有结外受累情况。②脾型：相似于脾边缘带淋巴瘤的形态学及免疫表型特征。多形性肿瘤细胞围绕残留生发中心生长，缺乏或仅有微小（attenuated）的套区，肿瘤细胞IgD阳性，诊断时通常处于早期（Ⅰ、Ⅱ期），没有脾脏的受累。

（2）免疫表型：肿瘤细胞 CD_5、CD_{10}、CD_{23} 阴性，80%的病例bcl－2弱表达。大多数病例与MALT淋巴瘤的免疫表型相似，IgD阴性；一些病例则与脾边缘带淋巴瘤者相似，IgD阳性。

（3）遗传学：淋巴结边缘区淋巴瘤的遗传学异常部分与脾边缘带淋巴瘤及 MALT 淋巴瘤一致，如部分或整个 3 号染色体三体等，表明三者组织起源的相似性。但淋巴结边缘区淋巴瘤不存在 MALT 淋巴瘤特异性染色体易位，如 t（11，18）/API2MALTI、t（14；18）（q32；q21）/IgH - MALTI 等。

2. 治疗　早期患者可采取手术切除、局部放疗、联合化疗或几种方法的联合治疗。化疗一般是根据患者的疾病进展分期来选择化疗药物的，目前认为嘌呤类似物可能是一种有效的治疗方法，而联合利妥昔单抗的治疗可能更好。

3. 预后　本病临床呈惰性进展，预后与 SMZI，相似，但是较 MALT 为差。5 年总生存率为50% ~70%，但是中位进展期仅 1 ~2 年。大约有 20% 的病例因存在大细胞成分而转化为 DLBCL。这与其他低恶度淋巴瘤相似，然而随着疾病的进展，不同分期患者的预后不同。早期患者即使只进行局部治疗也会有好的预后及较长的生存期，进展期患者预后差，而且复发的危险性大，生存期短。

（六）弥漫性大 B 细胞淋巴瘤

1. 病理学特征

（1）组织学：大体标本多为均一的新鲜鱼肉状肿物，可侵及全部或绝大多数的淋巴结，偶见淋巴结部分受累。结外受累通常表现为肿块，可伴有或不伴有纤维化。

形态学上，典型的肿瘤细胞弥漫性增生取代受累的淋巴结或结外组织。淋巴结的受累可为完全性、部分性、滤泡内、窦样或几种形式混合。结外软组织及血管浸润常见，可观察到广泛或清晰的硬化带。坏死常见，偶尔出现整个病灶梗死，而影响诊断。一些病例由于反应性组织细胞增生明显，呈现“星空”现象。背景中有时可见上皮样细胞、浆细胞和嗜酸粒细胞。

肿瘤细胞为大的转化淋巴细胞，体积在不同的病例或同一病例中可有很大差异，但核都较大，一般大于反应性组织细胞的核。部分病例中，核中等大小，可造成与 Burkitt 淋巴瘤鉴别困难。核呈圆形、锯齿状或不规则折叠，染色质空泡状或粗颗粒状，常有核仁，大小不等、嗜碱或嗜酸性、1 个或多个。胞质中等量或丰富，可透明、淡染或嗜双色。一些病例中的瘤细胞呈浆细胞样：嗜碱性、嗜派洛宁，伴有淡染的核周高尔基空晕。可有嗜碱性胞质碎片，与炎症反应中的“浆细胞小体”不易区分。可见类似于 RS 细胞的多叶核细胞或奇异细胞。核分裂象易见。

从细胞学的角度，肿瘤细胞形态多样，可进一步进行形态学分类—中心母细胞型、免疫母细胞型、富于 T 细胞/组织细胞型以及间变型 4 种变异型，但治疗和预后差别不大，故统一名词在 DLBCL 下。另外还有 2 类特殊少见的亚型：纵隔硬化性大 B 细胞淋巴瘤和血管内大 B 细胞淋巴瘤，其发病部位、临床还是有些特点，故作为亚型提出。

（2）免疫组织化学：肿瘤细胞可表达多种 B 细胞抗原，如 CD19、CD20、CD22、CD79a，但也可缺少其中的一项或几项。大多数研究用 3 个标记 CD10、BCL6 和 MUMI 来区别 GC 和 ABC 样 DLBCL。但近来的研究发现增加 GCET - I 和 FoxP1 对明确细胞起源更有帮助。50% ~70% 的病例表达表面和（或）胞质 Ig（IgM > IgG > IgA）。胞质型 Ig 常见于有浆样分化的病例。CD30 最常表达于间变型。10% DLBCL 表达 CD5。hcl - 6 表达在生发中心起源的 B 细胞 NHL 上，阳性率为 70%。30% ~50% 的病例 bcl - 2 阳性，少数病例 p53 阳性，很少的病倒可有浆细胞相关抗原（CD138）表达。Cyclin D1 阴性。核增殖指数（Ki -

67）>40%，有的甚至>90%。

（3）分子生物学及细胞遗传学：约50%的病例有染色体的易位，67%的患者存在DNA的失衡，其中比较常见的失控基因包括bcl－6、bcl－2和c－mve基因等。

1）多数病例有IgH和IgL基因重排及可变区自发突变。

2）bcl－2：是一种原癌基因，位于18q21，抑制凋亡。bcl－2的失调常常和t（14；18）相关，t（14；18）见于20%～30%的DLBCL中。bcl－2蛋白的表达可以出现在至少50%的DLBCL中，而不与t（14；18）相关。有趣的是，bcl－2蛋白表达和DLBCL的良好预后相关，而独立的t（14；18）与预后无关。另有研究显示其与患者对化疗的耐药有关，是一项不依赖于IPl的独立的预后因素。

3）bcl－6：涉及3q27的bcl－6基因，发生率为35%～40%。bcl－6是锌指蛋白转录抑制因子，在生发中心形成反应中起重要作用，正常情况下只表达在GC－B细胞上。bcl－6的下调可能对GCB细胞进一步分化为记忆性B细胞和浆细胞起关键作用，同时bcl－6还可能抑制GC反应中由于DNA损伤引起的、由p53介导的GCB细胞的凋亡，bcl－6在DLBCL中表达可能抑制凋亡，使恶性克隆持续存在。

4）c－myc：是与Burkitt淋巴癌相关的一种转录因子。15%的DLBCL中存在c－mvc的下调。下调最常见于t（14；18），使8q24上的c－myc基因置于免疫球蛋白启动子的控制下。c－myc重排与DLBCL的预后无明确的相关性。

5）Fas（CD95）：是一种表达在GC中的原凋亡蛋白。Fas配体与跨膜的Fas死亡受体交联，导致诱导死亡的信号复合体装配和启动凋亡。Fas突变见于约20%的DLBCL中。

6）p53：位于染色体17p上，属于肿瘤抑制基因，它的突变出现在一少部分DLBCL中，与DLBCL的不良预后有关。p53很少作为独立的表现出现在DLBCL中。

7）其他：GCB－DLBCL染色体的改变常见12q12扩增，3q扩增，18q21～q22扩增（bcl－2），6q21～q22缺失，t（8；14）；ABC－DLBCL染色体改变常见为3号染色体三体。其他染色体失衡包括：lq，5号、7号和14号染色体异常，与DLBCL的不良预后有关，Xq、7q、12p和6q对预后没有明显的影响。

（4）DLBCL的预后分型

1）应用DNA microarray技术：随着DNA microarray技术的出现，通过对肿瘤细胞基因表达图谱的分析，将DLBCL分为2个亚型：①生发中心B细胞性DLBCL（germinalcenter B－cell like DLBCL）。②活化B细胞性DLBCL（activated B－cell like DLBCL）。前者的预后明显优于后者。近年研究发现存在第3型：基因表达图谱介于生发中心B细胞和活化B细胞之间，预后与活化B细胞性DLBCL相似，约占DLBCL的40%，其临床意义尚不明确。但DNA microarray需要大量的新鲜组织，且成本昂贵，难以应用于日常诊断工作。

2）应用免疫组化技术：目前可综合使用CD10、bcl－6以及MUMI免疫组化染色将DLBCL分为生发中心细胞来源和非生发中心细胞来源两型，与DNA microarray分型结果对比显示吻合率达到70%以上，且研究表明免疫组化分类更符合临床生物学行为，具有广泛的应用价值。大部分研究用CD10、bcl－6作为GC B细胞的标志，用MUMl/干扰素调节因子4（IRF）作为活化（ABC）或非GCB细胞标志。但用免疫组化法无法区别第3种类型，只能将DLBCL分为生发中心B细胞性DLBCL和非生发中心B细胞性DLBCL。

A. CD10：是一种蛋白水解酶，表达在GCB细胞和各种其他细胞表面，包括淋巴前体细胞和许多上皮细胞的表面。它的确切功能还不清楚，CD10 是淋巴母细胞淋巴瘤、Burkitt 淋巴瘤和滤泡性淋巴瘤的特征性标记物。CD10 表达在 30% ~40% 的 DLBCL 病例中，通常被认为是生发中心来源的标志。许多报道发现 CD10 的表达对 DFS 和 CR 是良好的预后指标。

B. bcl -6：被认为在生发中心的形成中起了核心的作用，表达在 GC 反应的起始阶段，在凋亡或分化选择过程中下调。bcl -6 蛋白表达严格局限在核内，通常表达在正常 GCB 细胞中（中心母细胞及中心细胞）和 50% ~70% 的 DLBCL 肿瘤细胞中。它的预后意义还不清楚。

C. MUMI/IRF4（multiple myeloma oncogenel/干扰素调节因子 4）蛋白：是转录因子 IRF 家族的一员。它们在调节一些基因的表达中起重要的作用，这些基因对有干扰素和其他细胞因子参与的信号传导起反应。MUMI/IRF4 只表达在淋巴细胞中，可能对浆细胞的发育起了关键的作用。在浆细胞中，MUMI 单克隆抗体显示核染色，一小部分 GCB 细胞表现一定程度的浆细胞分化。大部分 GCB 和套细胞 MUMI 阴性。MUMI 表达在 40% ~50% 的 DLBCL 病例中。正常情况下的 GCB 细胞中，bcl -6 和 MUMI 不共同表达，而 DLBCL 肿瘤细胞中可以共同表达这两个蛋白。

目前大部分文献将 DLBCL 按照上述 3 个指标将原发 DLBCL 分为 2 个亚群：①GCB：$CD10^+$ 或 $CD10^-$，$MUMI^-$。②非 GCB：$CD10^-$，$MUMI^+$。

3）应用 consensus clusters 技术将 DLBCL 分为 3 种类型

A. 氧化磷酸化（oxdative phosphorylation，OX phos）DLBCls：表现更多基因缺陷而影响凋亡通路，包括 t（14；18）和 Fas 死亡功能区的缺失。

B. B 细胞受体/增殖（B -cell receptor/proliferation，BCR）DLBCLs：更依赖 bcl -6 信号通路，并对 bcl -6 抑制剂敏感。

C. 宿主反应（host response，HR）DLBCLs：显示活跃的宿主免疫和炎症反应，伴有大量炎症和 DC 细胞，临床表现类似富于 T/组织细胞的 B 细胞淋巴瘤（T/HRBCL），多见于青年，更易伴肝、脾、骨髓浸润，细胞遗传学异常少见。

2. 治疗

（1）治疗原则

1）局限期：目前局限期标准治疗为：化学治疗加或不加局部放射治疗，即 R -CHOP（4 ~8 周期）；R -CHOP（3 ~8 周期）+局部放疗。目前对早期患者的化疗周期没有较好的对照试验加以比较。

3 周 CHOP + RT 最初由英国哥伦比亚肿瘤中心的研究人员提出，对于局限病变的患者在第 10 年约 90% 可被治愈，局限的病例在第 10 年约 70% 可被治愈。对于早期患者是否放疗目前还存在争议。

Miller TP 等前瞻性随机研究了 401 例局限期中、高度恶性 NHL，201 例接受 3 周期 CHOP + RT，200 例接受单纯 8 周期 CHOP，发现 9 年 OS 没有差异。单纯化疗组有 7 例心功能下降，而放疗组没有心脏事件，提示对于局限期患者 3 周期 CHOP + RT 优于单纯 8 周期化疗。Reyes F 等研究了 631 例年龄小于 60 岁的局限期患者，329 例接受 3 周期 CHOP + RT，318 例以 BCHOP 为主的化疗。7 年的随访结果，无病和 OS 在单纯化疗组明显高于加放疗组。近期，Laurie H 等提出采用 PDF -PET 的方法可以有助于区分适宜放疗的患者，他们研究了局限期患者 3 周期 CHOP 联合利妥昔单抗，后若 PET 阴性可单纯使用化学免疫治疗，不加放疗。PET 阴性组/阳性组 2 年的预计无疾病进展率 91%、75%（P=0.09），2 年的预计总体生存率 97%、69%（P=0.1）。

GELA 试验中，Reyes 等人将Ⅱ期伴有大包块的病例分为采用 3 周期 CHOP+RT 方案与采用进展期方案（ACVBD，CTx，VCR，阿霉素，博来霉素和激素，2 周间歇后加高剂量 MTX，依托泊苷，阿糖胞苷巩固）2 组进行比较，后者 5 年预期生存优于前者（82% 对 50%，P=0.03），提示 3 周 CHOP+RT 不足以清除由于巨大肿块引起的远处微小的转移，Ⅱ期伴有大包块应该选择更积极的进展期方案。

2）进展期：Ⅲ~Ⅳ期 DLBCL 标准治疗的选择为 CHOP 加利妥昔单抗；或单纯 CHOP 化疗。

（2）化学治疗

1）标准方案：1972 年，Levitt M 首次报道了用联合化疗治愈进展性 DLBCL（网状细胞肉瘤）。1978 年，Elias L 报道用 CHOP 方案治疗 DLBCL（弥漫性组织细胞淋巴瘤）治愈率 35%。西南肿瘤协作组（SWOG）和东部肿瘤协作组（ECOG）进行了一项组间研究，将初发Ⅱ期伴大包块、Ⅲ、Ⅳ期中高度恶性患者随机分入 CHOP、m-BACOD、ProMACE-CytaBOM 或 MACOP-B 4 组，患者平均年龄 54 岁，5 年无病生存期和总体生存期在各组间没有差异。CHOP 和 ProMACE-CytaBOM 的致命性不良反应明显低于 m-BACOD 和 MACOPB（P<0.001）。以后的学者如 Gordon 和 Cooper 等分别比较了 m-BACOD 和 CHOP、MACOP-B 与 CHOP 方案的疗效，到治疗失败的时间（TTF）和总体生存期（OS）及无病生存期（FFS）没有差异。

CHOP 方案最经济和方便，且不良反应的发生率较少，是治疗 DLBCL 的金标准，14d 或 21d 为 1 个疗程，对 60%~70% 患者有效，但 DLBCL 属于侵袭性淋巴瘤，CHOP 方案只有 40% 治愈的可能性。2005 年美国血液学年会将 6 周期的 R-CHOP 方案作为老年弥漫大 B 细胞淋巴瘤的标准治疗。R-CHOP 方案为 CHOP 方案合用利妥昔单抗（抗 CD20 嵌合型单克隆抗体），$375mg/m^2$，50ml/h，开始，逐渐增加至 100ml/h，是有经济条件者的一线治疗方案。若乳酸脱氢酶（LDH）增高 ±β_2-微球蛋白（β_2-MG）增高 ± 明显胸腔内病变（甚至 >10cm）则 CHOP 方案应用 8 个疗程。在某些病例（累及睾丸、鼻旁窦、硬膜外、骨髓），要考虑预防中枢神经系统受累。治疗可包括大剂量治疗。

2）强化化疗：2004 年，德国 Pfreundschuh 等人采用析因分析的方法研究了 CHOP-14、CHOP21 和 CHEOP-14、CHEOP21 4 个方案对 NHL 的疗效，710 例年龄 <60 岁，LDH 正常的患者（60% 为 DLBCL），5 年 EFSCHO（E）P-14 与 CHO（E）P-21 组没有差异，分别为 65% 和 62%，而 5 年的 OS 前者优于后者，分别为 85% 和 58%（P=0.004）。接受依托泊苷（E）治疗的患者 EFS 提高（69% 对 58%，P=0.004），OS 无变化（84% 对 80%）。一项有 689 例（71% 为 DLBCL）、年龄 >60 岁的老年患者参加的研究指出，相对于 CHOP-21 方案，CHOP-14 的 EFS（44% 对 33%，P=0.003）和 OS（53% 对 42%，P<0.001）均有显著提高，而加入 E 没有显示对 EFS 和 OS 有提高，且毒性增加。

3）难治复发性患者的治疗：任何患者经 3 个连续治疗方案仍进展，则不可能从现有的联合化疗中获益。挽救性的方案常常加入顺铂、异环磷酰胺、依托泊苷和阿糖胞苷，同时加用利妥昔单抗。常见的解救方案有：B-CHOP（博来霉素、环磷酰胺、阿霉素、长春新碱、泼尼松），DICE（地塞米松、异环磷酰胺、顺铂、依托泊苷），DICE 中的异环磷酰胺、依托泊苷和顺铂联合对 NHL 或其他复发耐药肿瘤（如睾丸肿瘤）的疗效相对较好。DICE 方案可将中、高度恶性 NHL 的有效率提高到 60% ~73%，CR 率 23% ~41%。在 T 细胞淋巴瘤中 DICE 组缓解率和生存率均优于 CHOP 组，主要不良反应为骨髓抑制和消化道反应，表现为粒细胞、血小板减少及恶心、呕吐等。少数病例有肝功能损害，均为轻度。偶发膀胱炎或肉眼血尿。VAEP（长春新碱、阿糖胞苷、依托泊苷、泼尼松），ICE（异环磷酰胺、阿糖胞苷、VP－16），ESHAP（VP－16、甲泼尼龙、阿糖胞苷、顺铂或卡铂），MOEP（米托蒽醌、长春新碱、VP－16、泼尼松），HOAPBLEO（阿霉素、长春新碱、阿糖胞苷、泼尼松、博来霉素），pro－MACE/MOPP（阿霉素、环磷酰胺、VP－16、氮芥、长春新碱、甲氨蝶呤、泼尼松），proMACE/CytaBOM（阿霉素、环磷酰胺、VP－16、阿糖胞苷、博来霉素、长春新碱、甲氨蝶呤、泼尼松），MIME［Methyl－guazone（Methly－GAG）、异环磷酰胺、甲氨蝶呤、VP－16］，m－BACOD（长春新碱、阿霉素、环磷酰胺、博来霉素、地塞米松、甲氨蝶呤），HD－MTX，CAEP－BLEO（环磷酰胺、VM－26、博来霉素、阿糖胞苷、泼尼松），CEAP（卡铂、VP－16、阿霉素、泼尼松），COEP（卡铂、VP－16、环磷酰胺、泼尼松）等。

近年来多选择不含蒽环类药物的方案作为常规解救方案，铂类为主的方案最为常用，有效率达 30% ~70%，患者长期生存率在 10% 以下。

（3）综合治疗

1）大剂量化疗（HDT）和造血干细胞移植（SCT）：异基因移植复发率低，但有较高的移植相关死亡率大部分学者倾向于进行自体于细胞移植（ASCT），而对高危患者非清髓异基因移植的效果正在评价中。

Haioun 等回顾性地比较了 236 例年龄 <55 岁的患者缓解后选用常规量 CMTX、异环磷酰胺及左旋门冬酰胺、阿糖胞苷化疗与自体干细胞移植的结果，高危组 8 年的无病生存率（DFS）在 ASCT 和化疗组分别为 55% 和 39%（P=0.02）；8 年的总体生存率（OS）分别为 64% 和 490r4（P=0.04），ASCT 组在 DFS 和 OS 上均有提高。Cissebrecht 等报道 370 例患者，其中 DLBCL 占 61%，5 年无事件生存率（EFS）在 ASCT 和化疗组分别为 52% 和 39%（P=0.01），5 年的 OS 分别为 46% 和 60%（P=0.007），因移植组的生存缩短，研究提前终止；Milpied 等回顾性分析了 197 例年龄 15 ~60 岁 NHL（其中 DLBCL 占 55%），缓解后 4 周期化疗和 HDT/HASCT 比较，5 年的 EFS 在 ASCT 和 CHOP 组分别为 55% 和 37%（P=0.037），5 年 OS 分别为 71% 和 56%；对于 IPI 高危组患者其 5 年的 EFS 在 ASCT 和 CHOP 组分别为 56% 和 28%（P=0.003），5 年 OS 分别为 74% 和 44%（P=0.001）。法国 VIvanov 等研究了 27 例 60 岁以上（平均年龄 63 岁）DLBCL 患者，采用 BEAM 联合自体外周血干细胞移植，3 年 EFS66%，5 年 EFS49.4%，但仍有复发（1 例相关死亡，7 例复发）。Imothy S 等采用加利妥昔单抗的预处理方案，1 年和 3 年的 EFS（62%/49%，P=0.002；49%/38%，P=0.010），OS 利妥昔单抗组提高（1 年 68%/60%，P=0.032；3 年 57%/45%，P=0.003）。但目前大部分研究认为 HDT/ASCT 作为 DLBCL 的首选治疗与传统的化疗相比并没有优势，且存在移植相关死亡，因此不建议作为初发 DLBCL 的首选治疗方案，欧美国家也只建议在临床试验中进行，高复发危险的患者采用自体或异基因外周血或骨髓移植也尚在临床评价中。

2）放射免疫治疗方法（RIT）：对于复发难治性 DLBCL 还可以采用放射免疫治疗方法

（RIT），将单克隆抗体连接到放射性核素上形成放射免疫复合体。RIT 的目的是使放射性核素到达与单抗相连的细胞，破坏肿瘤细胞和肿瘤局部的微环境，增强细胞毒作用。目前已被美国 FDA 批准的药物为 Ibritumomab tiuxetan（Zevalin，Biogen - IDEC）和 Tositumomab（Bexxar，Glaxo Smjth Kline），这是两个鼠的 CD20 单抗，分别与放射性核素 tiuxetin 和 io - dine - 131 连接，90Y - ibntumomabtiuxetan 发出纯的 β 射线，照射范围 5mm，iodine - 131 发射 β 和 γ 射线。欧洲的 Morschhauser F 等学者的一项Ⅱ期 90Y - ibritumomabtiuxetan 临床试验研究了 76 例单纯化疗的难治复发性 DLBCL，诱导失败组的 ORR 52%，复发组为 ORR 53%，无疾病进展生存期（PFS）分别为 5.9 个月和 3.5 个月，因 4 级血小板减少引起脑出血 2 例。另一项早期的 90Y - ibntumomab tiuxetan 研究中，中度恶性患者的 ORR 为 43%，7 例（58%）有效 DLBCL 患者平均持续缓解 49.8（1.3 ~ 67.6）个月。

（4）免疫治疗：利妥昔单抗（Ritu xman，R）是针对全 B 细胞标志 CD20 的重组人单克隆抗体，它的作用机制包括：抗体依赖细胞介导的细胞毒作用，补体介导的细胞溶解和诱导凋亡。Coiffier 等研究了 399 例老年 NHL（其中 DL - BCL 占 84%），年龄 60 ~ 80 岁；R - CHOP 和 CHOP 比较，5 年 EFS 分别为 47% 和 29%（$P < 0.001$），5 年 OS 分别为 58% 和 45%（$P = 0.007$），不良反应无明显增加，显示了利妥昔单抗联合化疗治疗老年 DLBCL 的优势，尤其是化疗耐受能力差者。GELA 协作组中，Pfreundschuh 等的 MinT 实验研究了 326 例 18 ~ 60 岁患者，IPI 低危者选择 R - CHOP 与 CHOP 方案的效果，其 TrF 分别为 76% 和 60%（$P < 0.001$），2 年 OS 分别为 94% 和 84%（$P = 0.001$），提示利妥昔单抗对各年龄段的患者均有益处。在一项早期分析中发现，在 bcl - 2 阳性患者中 R - CHOP 方案比 CHOP 方案更有效，提示利妥昔单抗可能可以克服 bcl - 2 引起的化疗耐药。基于 GE - LA 的大量相关报道，CHOP 加利妥昔单抗逐渐成为进展期 DLBCL 的标准初始治疗方案。

Halaas 儿等单中心报道 49 例初发 DLBCL 患者采用 6 ~ 8 周期 R - CHOP - 14，辅以粒系集落刺激因子和预防性抗生素，平均随访 24 个月，EFS 80%，OS 90%，毒性反应为血液毒性，无治疗相关死亡。意大利 Brusamolino E 等进行的Ⅱ期临床研究入组 50 例患者（22 ~ 70 岁），采用 R - CHOP - 14，第一天使用利妥昔单抗（$375mg/m^2$），第 3 天使用 PEG 粒细胞集落刺激因子（每周期 6mg），10% 的患者未完成试验，原因为间质性肺炎、疾病进展、严重粒细胞缺乏和败血症，该研究 CR 74%，2 年的 EFS 72%，OS 68%。西班牙淋巴瘤协作组（GEUTAMO）Eva Gonzalez - Barca 等研究了 6 周期 R - CHOP - 14 加 PEG 粒细胞集落刺激因子治疗低危 DLBCL，这是一项开放性多中心临床研究，患者 16 ~ 65 岁，IPI 0 ~ 2 分，每疗程第二天予 PEG - G - CSF 共 6mg。

化疗发生率 5.5%，显示这一方案在大部分 DLBCL 患者中的可耐受性和有效性。人们在对利妥昔单抗联合其他化疗方案的有效性进行研究。对于应用利妥昔单抗作为 DLBCL 患者的维持治疗（MR），由于它的费用和有效性，目前存在争议。一些学者认为，对于已用利妥昔单抗联合诱导的患者维持单抗治疗没有益处，MR 治疗仅对单纯化疗的患者有益。

（5）治疗新进展：虽然现在有很多方法治疗 DLBCL，但仍有部分患者不能治愈，还需要一些新药。目前可能治疗进展期 DLBCL 的药物有蛋白激酶 C（PKC）- β 抑制剂，Epratuzumab，Galliumnitrate，Genasense 和 anti - VEGF 药等，这些药物不仅可以增加疗效而且可以降低毒性。

1）Genasense：是一种新型反义药物，目前正研究将其用于骨髓瘤、淋巴瘤和多种实体瘤。在肿瘤细胞中，对化疗药物的耐药是由于 bcl - 2 蛋白的产生，Genasense 可以特异性结合 mRNA，从而抑制 bcl - 2 蛋白的产生，提高化疗对肿瘤细胞的敏感性，引起肿瘤细胞死亡，减少对正常细胞的不良反应。2003 年 ASH 的报道指出 Genasense 可以增强蛋白酶体抑制剂硼替佐米的作用。Genasense 目前主要用于复发难治多发性骨髓瘤的治疗，对 DLBCL 的研究还处在临床研究阶段，常见不良反应为低度发热、血液性毒性。

2）Enzastaurin：是一种蛋白激酶 C - β（protein kinase C - heLa，PKC - β）的抑制剂。PKC - β 是一种丝氨酸/苏氨酸激酶，可以调节 B 细胞中 B 细胞受体（BCR）的信号传导和肿瘤微血管中血管内皮生长因子信号，对于 BCR 介导的 NF - KB 活化是特别需要的。而 NF - KB 对于维持正常的 B 细胞是必需的，NF - KB 活化失调有助于淋巴瘤的产生，因此，PKC - β 的抑制可以促 B 淋巴瘤的细胞死亡，提示 PKC - β 可以作为 B 系淋巴瘤的关键靶位。体外实验已经证实其靶向作用，PKcp 抑制剂已在临床试验中用于难治/复发性 DLBCL 患者。

Michael J 报道了 Enzastaurin 用于治疗难治复发性 DLBCL 的Ⅱ期临床试验。共入组 55 例患者，年龄 31 ~ 87 岁，平均 68 岁，均为既往接受过以 CHOP 方案为主治疗的难治复发性 DLBCL 淋巴瘤患者。15 例患者因疾病进展，疗程不足 1 周期（500 ~ 525mg，口服，每天 1 次，28d 1 周期），6 例完成 6 周期或 6 周期以上的治疗，其中 4 例持续用药超过 20 周期。最常见的毒性是乏力（8/55）、腹泻（7/55）、恶心呕吐（5/55），严重的 3 级毒性分别为乏力（2/55）、水肿（1/55）、高钾（1/55）、头痛（1/55）、血小板减少（1/55）、运动神经病（1/55），4 级毒性为低镁血症（1/55）。无 3 ~ 4 级血液毒性和治疗相关死亡。值得注意的是，22%（12/55）（95% CI，13% ~ 46%）患者无疾病进展（FFP）超过 2 个周期，150/（8/55）（950/CI，6% ~ 27%）患者 FFP 超过 4 周期，70/（4/55）（95% CI，2% ~ 18%）持续 FFP 超过 20 ~ 50 个月。这项试验显示了 Enzastaurin 的良好耐受性，延长了一小部分复发 DLBCL 患者的 FFP。

3）Epratuzumah：是一种单克隆免疫球蛋白 G1 抗体，可以对抗表达在前 B 细胞和成熟、正常 B 细胞上的 B 细胞特异性抗原 CD22。CD22 表达在约 85% DLBCL 中。Immunomedics 公司生产的 Epratuzumab（H112 或 LymphoCide）可以与 CD22 结合，主要通过抗体依赖的细胞毒性作用（antibody dependent cellular cytotoxicity，ADCC）发挥抗肿瘤作用。通过放射性核素标记后证实其具有抗淋巴瘤活性。目前已经将非标记的抗体应用于复发难治性 NHL 以评价其安全性和疗效。Micallef IN 等进行的一项 Epratuzumab 和利妥昔单抗联合 CHOP 方案治疗初发 DLBCL 的研究，方法为 Epratuzumab 360mg/m^2，利妥昔单抗 375mg/m^2，标准剂量 CHOP，每 3 周 1 个疗程，共 6 ~ 8 周期。15 例平均年龄 63 岁（42 ~ 78 岁）DLBCL 患者入组，60% 为Ⅲ期或Ⅳ期。14 例（93%）出现 3 ~ 4 级中性粒细胞缺乏。3 例出现 3 级以上的感染或发热。11 例（73%）患者需要减量。10 例（67%）达 CR，3（20 ~ 6）例 PR，1 例病情稳定，1 例进展。平均随访 30 个月，1 年 PFS 93%，OS 100%，2 年 PFS 和 OS 均为 86% Leonard JP 等报道了 Epratuzumab 治疗进展期非霍奇金淋巴瘤的Ⅰ/Ⅱ期临床试验的结果，采用单中心、剂量递增型的方法。共入组 56 例患者，35 例为 DLBCL，所有患者之前均有积极的治疗，其中包括自体干细胞移植。每周 1 次用 Epratuzumab，150 ~ 1 000mg/m^2，未出现剂量限制性的毒性，3 例 CR。DLBCL 患者中 15% 出现客观反应，20% 患者肿块缩小，到疾病进展的时间平均 35 周。提出治疗进展期 NHL 的适宜剂量为 240mg/m^2。Leonard JP 等报道了另一项有关Epratuzumab治疗惰性NHLI/Ⅱ期临床试验的结果。患者每周1次Epratuzumab，剂量递增，120～1 000mg/m^2，共4周。55例患者中，9例（18%）出现客观反应，均为滤泡型NHL，其中3例CR。平均客观反应时间79.3周（11.11～143.3周），平均无疾病进展时间86.6周。

4）抗CD40抗体：SGN－40是重组人抗CD40抗体。CD40是肿瘤坏死因子（tumornecrosis factor，TNF）受体家族的一员，具有效应细胞的功能，广泛表达在B细胞恶性肿瘤上。Ranj－ana Advani等报道了单药治疗复发进展期NHL Ⅰ期临床试验的结果，入组患者为14例DLBCL，9例FCL，9例MCL，2例MZL和1例SLL。8例DLBCL患者完成1个疗程并接受了最大剂量至少为3mg/kg SGN－40的治疗，客观反应率37.5%（1例CR，2倒PR），2例疾病稳定。最常见的不良反应是疲乏（31%）、头痛（26%）、寒战（17%）、发热（17%）、肝转氨酶升高（11%）和低血压（11%）。3级药物相关的不良反应为结膜炎和单侧视敏度缺失，贫血和肝转氨酶升高，均为短暂可恢复，提示SGN－40的安全性和良好的抗肿瘤活性。一项单药治疗复发性DLBCL的Ⅱ期临床试验正在进行。

5）其他单抗：体外实验，更强的CD20单抗已经证实对利妥昔单抗耐药的CD20细胞系有效，将最终用于临床。其他单抗CD22，HLA－DR和CD80也正在研究中。

6）Suberoylanilide hydroxamic acid（SAHA）：是最具代表性的HDAC抑制剂。组蛋白乙酰基转移酶（hisloneacetylase，HAT）或组蛋白去乙酰基转移酶（HDAC）均能与对某些造血细胞分化、发育十分关键的信号转导途径（RAS/MAPK、JAK－STAT等）和一系列影响造血细胞发育分化的转录因子相互作用。组蛋白去乙酰化酶（histone deacetvlase. HDAC）和silent information regulaIor 2（SIR2）可以使组蛋白去乙酰化，其抑制剂可以诱导组蛋白高度乙酰化，下调bcl－6，抑制细胞增殖，促进细胞的分化和凋亡。

7）硼替佐米（Bortezomib，P5341，VELCADE，万珂）：是首个进行临床研究的蛋白酶体抑制剂。蛋白酶体是泛素－蛋白酶体通路的一部分，负责细胞内90%以上的胞质蛋白的降解。蛋白酶体由两部分组成，20S蛋白酶体和19S调节亚基，共同组成26S蛋白酶体，可以降解蛋白质成为较小的碎片。研究显示蛋白酶体抑制剂可以：①导致细胞的死亡和细胞周期的停滞。②导致一些细胞周期调节蛋白的堆积，包括细胞色素、细胞色素依赖激酶抑制因子p21和p27。③通过对bax和bik抗凋亡及促凋亡蛋白的调节直接诱导凋亡。④抑制NF－KB，蛋白酶体抑制剂能够通过抑制它的自然抑制因子，IκB的降解，阻断转录因子NF－κB的活化。在正常静止期的细胞中，NF－κB和IκB结合以没有活性的状态存在。在恶性细胞中或受到刺激，暴露于各种细胞因子，细胞毒性药物、病毒、氧化剂或其他有丝分裂因素的刺激，IκB被IκB激酶磷酸化，导致最终降解，释放出游离的NF－κB。Leonard JP等报道用剂量递增法硼替佐米加标准R－CHOP治疗DLBCL的Ⅰ/Ⅱ期临床试验，方法为初治的DLBCL患者40例，患者分为3组，分别接受0.7mg/m^2、1.0mg/m^2和1.3mg/m^2 3个剂量组的硼替佐米，患者平均年龄58岁（21～86岁），其中35例患者（88%）疾病处于Ⅲ/Ⅳ期，意向性治疗组（intent to treat，ITT）总体反应率为90%，CR和CRu为68%，2年的无进展生存为72%，不良反应为外周神经病变55%（450/为Ⅰ级）。

3. 预后

（1）国际预后指数（international prognostic index，IPI）：有许多因素可以影响DLBCL对治疗的反应，包括年龄、一般状况、病变的范围、LDH水平等。国际上有2种评估预后的模型：国际预后指数（IPI）和年龄调整的 IPI。IPI 有 5 个预后因子（年龄 >60 岁、血清 LDH > 正常值、PS 评分为 2 ~4、Ⅲ或Ⅳ期、结外累及部位 >1 个，有 2 个或 2 个以上危险因素的患者 5 年无病生存和 OS 不足 50%），而这 5 个因素又是 DI，BCL 预后的 5 个独立危险因素。年龄调整的 IPI 根据 3 个预后因素（Ⅲ期或Ⅳ期、PS 评分为 2 ~4、血清 LDH >1 × 正常值）将 60 岁以下患者分为低、低中、中高和高危 4 组。在这两种预后测算模型中，患者死亡危险的增加常与完全缓解率低及复发率较高有关。

（2）其他影响预后的因素：目前已有研究显示，采用标准化疗，GCBDLBCL 的预后显著好于 ABC－DLBCL，5 年 OS 分别为 59% 和 30%，是独立于 IPI 的预后因素。近期有学者指出，ABC－DLBCL 的 OS 较低可能和有些文献中将第三型 DLBCL 与 ABC－DLBCL 通称为 Non－GCB DLBCL 有关，因为第三型 DLBCL 的预后很差。也有学者认为采用含有利妥昔单抗的免疫化学疗法，二者的长期生存没有差异。肿瘤增殖率（Ki－67）高，则预后较差；bcl－6 易位者预后较好。日本学者最近提出 sFas 可以作为预后不良的指标，以 3.0ng/ml 为界，大于和小于 3.0ng/ml 的 CR 分别为 51.5%、81.6%（P <0.000 5）；5 年 OS 为 19.8%、61.9%（P <0.000 5）。bcl－2、p53 阳性是预后不好的指标。

（七）慢性淋巴细胞性白血病

1. 概述

（1）定义：慢性淋巴细胞性白血病（chronic lymphocytic leukemia，CLL）是一种发生在外周血、骨髓和淋巴结的形态单一的小圆 B 细胞淋巴瘤，伴有前淋巴细胞和副免疫母细胞（假滤泡），通常表达 CD5 和 CD23。CLL 是肿瘤性疾病，病因不明，其发生发展可能与基因有关。约 50% CLL 患者的白血病细胞有染色体的异常，其中 13q14 基因缺失是最常见的染色体异常，其后依次是 12 三体型。17q13 的 p53 肿瘤抑制基因的突变常见。

（2）发病情况：本病在西方国家是最常见的成人白血病，占 65 岁以上白血病患者的 65%。中位发病年龄 65 ~70 岁。30 岁以下极为罕见，但 20% ~30% 的病例于 55 岁前发病，年发病率约 3/10 万。欧洲、澳大利亚、北美白人以及黑人的发病率是印度、中国、日本的 20 ~30 倍。美国每年的新发病例约为 17 000 人，发病率为 2.7/10 万人，约占所有白血病的 30%，发病年龄一般大于 50 岁（平均 65 岁），并且随着年龄的增加发病率也呈上升趋势，50 岁以下仅占 10%。男性多于女性，男女比例约为 2 ∶ 1。一般来说，这种肿瘤性淋巴细胞属于 B 细胞系，而 T 细胞来源小于 2%，称为 T 淋巴细胞白血病。CLL 在东方人中少见，在日本仅占 2.6%，我国亦较少见，仅占 1.1%。

（3）病因：慢性淋巴细胞性白血病病因不明。至今尚无明确的证据提示化学物质和放射接触史、饮食、吸烟、病毒感染以及自身免疫性疾病等因素能够引起 CLL，但本病具有家族聚集的特点。CLL 的 B 细胞表面免疫球蛋白呈弱阳性，主要为 IgM 和 IgG，为单一的轻链型（κ 或 λ）。血清中常产生自身抗体。单克隆性 B 淋巴细胞的增殖可能同抗原的持续刺激，T、B 细胞的调节异常，细胞因子调控异常以及细胞及分子遗传学的改变有关。约 80% 的病例伴有染色体的异常，常见的为 13q14 缺失，11q 缺失和三体 12，少见的有涉及 p53 基因的 17p 的缺失和 6q 的缺失。在伴有异常核型的患者中，65% 为单－核型异常，部分可有两种以上的染色体变异。

（4）病理：过去曾把细胞形态和临床表现与本病相似，但免疫表型带有明显 T 细胞特征的淋巴细胞增殖性疾病也归于 CLL，作为 CLL 的一种变异型，或称为 T 细胞性慢性淋巴细胞性白血病（T-CLL）。根据世界卫生组织对造血组织和淋巴组织肿瘤的分类方案，已经将本病归类于慢性淋巴细胞性白血病/小淋巴细胞性淋巴瘤（CLL/SLL），而T-CLL则被归类于T细胞幼淋巴细胞性白血病（T-PLL）和T细胞大颗粒淋巴细胞白血病（T-LGLL），而经典者均为B细胞性淋巴细胞白血病。

2. 临床表现

（1）症状：大多数患者诊断时年龄在60岁以上，且90% >50岁。男女发病率为2 ：1。80%的CLL患者表现为无痛性淋巴结肿大，大多见于颈部和锁骨上腋窝。50%的患者有轻到中度脾肿大，少部分因脾功能亢引起，起继发性贫血和血小板减少。多数情况下因骨髓浸润和（或）自身抗体间断表达引起血细胞减少。肝脏肿大少见，多因白血病细胞浸润所致。

1）起病：起病比慢粒更缓慢，常拖延数月至数年才就诊，不少病例因其他疾病检查血常规时才被发现，首发症状以淋巴结肿大为最常见，也可因乏力、消瘦、贫血、出血、脾肿大、感染而就诊。

2）全身症状：可有乏力、发热、出汗、瘙痒、体重减轻等。

3）其他局部表现：50%病例有皮肤病变。非特异性改变包括瘙痒、荨麻疹、湿疹、丘疹、疱疹、带状疱疹等；特异性皮肤损害，则包括结节和红皮病。肺部表现为肺浸润和胸膜渗出，可引起呼吸道症状。胃肠道表现为厌食、上腹饱胀、腹痛、腹泻及黑便等，偶有肠梗阻或肠穿孔。骨骼系统可有骨痛、溶骨性改变及骨硬化。20%病例有蛋白尿、血尿，并可发生肾结石。

（2）体征：淋巴结、肝、脾肿大淋巴结肿大为全身性，最常见于颈部、腋下、腹股沟等处。淋巴结常呈中等度肿大，表面光滑，质地中等硬度，无压痛或粘连。纵隔淋巴结肿大可压迫支气管而引起刺激性咳嗽及反复的肺炎发作等，也可压迫上腔静脉而引起上腔静脉综合征。后腹膜淋巴肿大可致下背痛、下肢水肿，也可引起输尿管梗阻，从而反复并发肾盂肾炎，甚至发生肾功能损害、尿毒症。扁桃体和胸腺也可明显肿大。

脾大不如慢粒显著，亦有少数病例只有脾大而无淋巴结肿大。肝大不如脾大多见，但至晚期，肝脏可有明显肿大，伴肝功能损害，表现为黄疸、右上腹疼痛、低蛋白血症，血清碱性磷酸酶、谷丙转氨酶及乳酸脱氢酶值升高。本病还可因胆管浸润而发生梗阻性黄疸。并发慢性溶血者还可继发胆色素结石，从而出现胆管疾病的表现。

（3）检查

1）实验室检查：外周血淋巴细胞比例和计数均明显增高，细胞形态表现为成熟型小淋巴细胞。部分病例可伴有贫血和血小板减少，多数与脾脏肿大伴有脾功能亢进以及骨髓浸润有关。部分患者Combs试验阳性，但有溶血表现的不多见。骨髓中淋巴细胞比例可达到30%～100%，骨髓活检可见淋巴细胞浸润。

A. 血象：白细胞增多，一般为（30～200）$\times 10^9$/L（3万～20万/mm^3），偶见高达（500～1 000）$\times 10^9$/L（50万～100万/mm^3），分类中多数为成熟小淋巴细胞（可达80%～99%），血片中破碎细胞较多，偶可找到原淋细胞。有时可见幼粒细胞，为骨髓受白细胞浸润所“刺激”的表现。

贫血和血小板减少为晚期表现，除由于白血病细胞浸润骨髓外，本病易并发自身免疫性溶血性贫血及血小板减少症，还可能由脾功能亢进引起。

B. 骨髓象：疾病早期，白血病细胞仅在少数骨髓腔出现。以后侵犯全身骨髓。骨髓象显示增生明显至极度活跃，主要是淋巴系增生。50%以上为小淋巴细胞，并Ⅲ见相当数量的大淋巴细胞，原始淋巴细胞和幼稚淋巴细胞较少见（5%～10%）；红系一般增生低下，有溶血反应时，幼红细胞增生；巨核细胞到晚期才减少。骨髓活检示淋巴细胞浸润呈弥漫性、间质性或局灶性，在后两种情况下常保留有残余的正常造血。

2）淋巴结检查：典型的淋巴结结构因小淋巴细胞的浸润而丧失，这些小的淋巴细胞和循环的白血病细胞形态相同，淋巴结组织学和低分化的小淋巴细胞性淋巴瘤相同。在疾病进展期，淋巴结融合形成大而固定的团块。

3）免疫表型95%以上的CLL呈B淋巴细胞标志。瘤细胞表面IgM弱（+）或IgM和IgD弱（+），CD_5^+，CD_{19}^+，CD_{20}弱（+），CD_{79a}^+，CD_{23}^+，CD_{43}^+，CD_{11c}弱（+）。并且CD_{10}和cyclin D_1（-）；FMC7和CD_{79a}通常（-）或弱（+）。

4）遗传学：80%患者存在异常核型。50%的患者有13q14基因缺失，20%的患者12号染色体出现三倍体的情况，11q22-23基因缺失见于20%的病例，10%的患者有17q13（p53位点）基因缺失，5%的患者有6q21基因缺失。

（4）分期：CLL分期对预后有意义，以Rai分期系统和Binet分期系统应用较广。

Rai分期系统，由Rai等于1975年提出。

0期：仅有外周血和骨髓中淋巴细胞增多，为低危；Ⅰ期：淋巴细胞增多和淋巴结肿大，为中危；Ⅱ期：淋巴细胞增多合并肝和（或）脾肿大，为中危；Ⅲ期：淋巴细胞增多和贫血（血红蛋白<110g/L），为高危；Ⅳ期：淋巴细胞增多和血小板减少（100×10^9/L），为高危。

其平均生存期依期别增加而递减，分别如下：0期，150个月；Ⅰ期，101个月；Ⅱ期，72个月；Ⅲ期，30个月；Ⅳ期，30个月。

Binet分期系统，由Binet于1981年提出，除淋巴细胞增多外，将身体淋巴组织分为5个区域即颈淋巴结区、腋下淋巴结区、腹股沟淋巴结区、脾脏和肝脏。

A期：血红蛋白≥100g/L，血小板≥100×10^9/L，小于3个淋巴结区受累。B期：血红蛋白≥100g/L，血小板>100×10^9/L，≥3个淋巴结区受累。C期：血红蛋白<100g/L和（或）血小板<100×10^9/L，不论累及部位多少。

3. 诊断与鉴别诊断

（1）诊断：临床表现结合实验室检查做出诊断。

（2）鉴别诊断：CLL应与下列疾病相鉴别。

1）幼淋巴细胞白血病：幼淋巴细胞白血病是CLL亚急性型，该病50%以上的血液白细胞是大淋巴细胞，其大小和形态可以和CLL的白血病细胞区别。幼淋巴细胞直径10～15μm，而CLL细胞一般是小的静止的淋巴细胞，直径为7～10μm。血液或骨髓中的幼淋巴细胞为圆形或分叶核，每一核有单突厚边缘的核仁，染色质的密度高于原始淋巴细胞，而低于成熟淋巴细胞或CLLB细胞。胞浆一般呈淡蓝色，无颗粒，有时光镜下可见胞浆包涵体。这些细胞侵犯淋巴结，一般产生浸润假结节，它与典型CLL弥漫型明显不同。与CLL白血病B细胞不同，幼淋巴细胞高表达表面免疫球蛋白SN8染色亮，表面抗体为特异性CD79b。

2）毛细胞白血病：毛细胞白血病肿瘤B细胞比CLL细胞大（MCV 400fl），胞浆丰富，常有较好的丝状“毛发”影。这些细胞对酸性磷酸酶抗酒石酸同工酶呈强阳性反应。与CLLB细胞不同的是毛细胞白血病的肿瘤细胞高表达CD11c和CD25。

3）淋巴瘤：淋巴瘤有循环瘤细胞，这种瘤细胞有时引起血液淋巴细胞增多症，它可能被误认为CLL。

A. 小淋巴细胞白血病：低分化小B淋巴细胞淋巴瘤在生物学和临床特点方面与B－CLL密切相关，外周血小淋巴细胞淋巴瘤的肿瘤细胞与CLL白血病细胞形态相同，故需首先鉴别。CLL常常有血液淋巴细胞增多，而小淋巴细胞淋巴瘤常常有淋巴结浸润，CLL常常有骨髓淋巴细胞增多，而小淋巴细胞淋巴瘤骨髓未受浸润。当小淋巴细胞淋巴瘤浸润骨髓时，呈典型的结节型，而不是间质型及弥漫型。

B. 套细胞淋巴瘤：套细胞淋巴瘤是一种中－度分化B细淋巴瘤。与弥漫性淋巴结受累典型CLL不同，套细胞淋巴瘤的淋巴结组织学特征之一是套带单克隆B细胞围绕反应生发中心。而且与CLLB细胞不同的是套细胞淋巴病一般不表达CD23。

C. 滤泡性淋巴瘤：起源于滤泡中心细胞低恶度淋巴瘤能够侵犯血液，常以淋巴结肿大，偶尔巨脾为特征，这些白血病细胞体积小，典型的是胞核清晰，核仁清楚，滤泡中心小细胞淋巴瘤常表达CD10（CALLA）抗原。与CLL不同，这些细胞常高表达表面免疫球蛋白，而不表达鼠的玫瑰形受体和CD5抗原，这种细胞FMC7阳性。淋巴结活检可证实为结节状或弥漫小细胞淋巴瘤。

4. 治疗　目前临床上使用Rai和Binet分期评估预后。早期的患者（Rai 0～Ⅱ，Binet A）一般不需治疗，仅需“观察和等待”。只有出现和疾病进展相关的症状（肝、脾、淋巴结肿大的症状或并发症）时，才必须治疗。NCCN（美国国家综合肿瘤中心联盟）治疗指征：有症状；反复感染；就诊时巨大瘤负荷；重要脏器功能受累；血细胞减少（红细胞、血小板）；自身免疫性血细胞减少（AIHA，ITP，纯红再障）；疾病持续缓慢进展至少6个月；患者要求治疗。BCSH（英国血液学标准委员会）治疗指征：全身症状：6个月内体重下降＞10%，发热＞38℃两周，乏力，盗汗；淋巴结肿大＞10cm或进行性增大；脾脏肿大＞6cm或进行性增大；淋巴细胞进行性升高：2个月内升高＞50%，淋巴细胞倍增时间＜6个月；进行性造血衰竭：出现贫血，血小板减少或加重；自身免疫性血细胞减少。

（1）化学治疗

1）烷化剂：苯丁酸氮芥（CLB）应用最广，延缓疾病进展，但不延长总生存期；苯丁酸氮芥＋泼尼松或蒽环类药物并不延长10年生存期。用法为：①0.1～0.2mg/（kg·d），口服，连用6～12d，2周后减至2～4mg/d，长期维持。②间歇疗法，0.2mg/（kg·d），口服，连用10～14d，休息2周重复给药。亦可用联合化疗，用CLB＋PDN（泼尼松），CLB 0.1～0.2mg/（kg·d）与PDN 10～20mg/d，连用4d，每3周1次。亦可用M2方案，即BCUN（卡莫司汀）0.5～1mg/kg，静脉注射，第1天；CTX（环磷酰胺）10mg/kg静脉注射，第2天；L－PAM（美法仑）0.25mg/（kg·d），口服，第1～14天；VCR（长春新碱）0.03mg/kg静注，第21天；PDN 1mg/（kg·d），口服，第1～14天。停药4周后可重复。苯丁酸氮芥的主要不良反应是骨髓抑制。

2）嘌呤类似物

A. 嘌呤类似物单药治疗：目前治疗CLL主要使用3种嘌呤类似物：氟达拉滨、喷妥司汀（Pentostatin）和克拉屈滨（Cladrihine）。氟达拉滨单药治疗相比于其他的包含烷化剂或糖皮质激素的治疗方案具有更出众的总体缓解率，但并未证实总体生存时间延长。

氟达拉滨25～30mg/m^{2}静脉注射（30min滴注），第1～5天，每3～4周重复。适用于患者对首次治疗无效或首次治疗后12个月内复发。

克拉屈滨0.1mg/（kg·d）静脉注射（连续滴注），第1~7天，每3~4周重复。

B. 嘌呤类似物联合化疗：CLL联合化疗是氟达拉滨加环磷酰胺（FC）。在一项前瞻性研究中比较氟达拉滨和FC，研究结果表明联合治疗具有更高的缓解率。FC联合化疗具有明显更高的完全缓解率（16%）和总体缓解率（94%），相比于氟达拉滨单药治疗（分别是5%和83%），FC治疗也具有更长的中位缓解持续时间（48个月：20个月）和更长的无病生存时间（49个月：33个月）。FC相比于氟达拉滨引起更显著的血小板减少和白细胞减少，但贫血不显著。FC没有增加严重感染的数量。目前认为FC是CLL的一线治疗方案。

（2）综合治疗

1）美罗华为基础的化学-免疫治疗：美罗华（Rituximab），一种CD20单克隆抗体，在CLL治疗中令人鼓舞，Rituximab可以下调抗凋亡因子的表达。联合美罗华的化疗被证实是CLL。非常有效的治疗。在MD Anderson肿瘤中心进行的实验中224位初治的CLL患者，使用美罗华加氟达拉滨/环磷酰胺（FC）取得95%的缓解率，71%完全缓解，提示美罗华加以氟达拉滨为基础的化疗是CLL治疗的较好选择。但复发患者应用FCR方案疗效还有待研究。177名复治患者，无论患者既往曾应用单药或联合化疗，FCR方案缓解率73%，其中25%达CR。氟达拉滨耐药患者缓解率也可达58%，但CR率仅6%。

2）阿仑单抗（Alemtuzumab）为基础的化学-免疫治疗：阿仑单抗（Alemtuzumab）是一种重组人源化的CD52的单克隆抗体。在使用过烷化剂并且使用氟达拉滨治疗失败或复发的进展期患者中，阿仑单抗单药治疗已经产生33%~53%的缓解率，中位缓解持续时间为8.7~15.4个月。Alemtuzumab对于存在p53基因突变或缺失、对化疗无效的患者亦有一定疗效。Alemtuzumab对多发淋巴结肿大患者效果欠佳，但对清除外周血及骨髓中肿瘤组织有一定作用。对自体干细胞移植的干细胞采集有一定作用。

（3）造血干细胞移植：CLL患者的中位发病年龄为65岁，其中小于60岁的患者占40%，因此对于高危组及低危组部分年轻患者也可行造血干细胞移植。

1）自体造血干细胞移植：研究表明自体造血干细胞移植疗效优于传统化疗。有研究表明移植后仅1名患者死于移植早期并发症，CR率74%，5年生存率77.5%，5年无病生存率51.5%。未发现能够预测患者生存期及无病生存期的治疗前因素。可检测的20名患者中16名在移植后6个月内达到分子学完全缓解。8%的患者发生移植后急性髓性白血病/骨髓异常综合征。目前研究认为，自体移植早期治疗相关病死率较低，但移植后机会感染发生率较其他疾病高。

与其他疾病相似，早期治疗和移植时肿瘤负荷低的患者预后较好，故认为患者应在第一次完全或部分缓解后尽早行造血干细胞移植。造血干细胞的采集时机和是否应该在第一次缓解时采集后保留至治疗终末期再应用，仍有待进一步探讨。此外，部分患者采集不到足够的CD34细胞，尤其对于接受大剂量前驱治疗的患者，推荐在最后一次应用氟达拉滨或白细胞减除术后至少3个月后再采集。复发是自体造血干细胞移植的主要问题。

2）异基因造血干细胞移植：CLL患者行异基因造血干细胞移植有较高治疗相关病死率，包括治疗相关毒性、移植物抗宿主病（graft-versus-host disease，GVHD）及感染。但存活患者疾病能够得到长期控制。据骨髓移植登记处资料统计，CLL患者异基因造血干细胞移植治疗相关病死率为46%，其中GVHD病死率20%。CLL患者自体造血干细胞移植与异基因干细胞移植的疗效比较至今尚无定论。异基因移植的最主要优点在于存在移植物抗白血病效应，移植后供者淋巴细胞输注或停用免疫抑制剂可诱导该效应产生。研究者正在对 CLL 及其他血液恶性肿瘤患者应用供者淋巴细胞输注时的淋巴细胞用量及移植后的应用时机进行研究，希望能够达到最大的移植物抗白血病效应而不引起 GVHD。

3）非清髓造血干细胞移植：非清髓或降低预处理剂量的移植能够降低移植后短期病死率，通常被称为“小移植”。主要的抗白血病效应是移植物抗白血病作用而非化疗。在预处理时应用 Alemtuzumab 可能降低 GVHD 发生率，但却能够增加复发率，进而需要应用供者淋巴细胞输注。

降低预处理强度能够降低移植相关病死率，使老年患者造血干细胞移植成为可能，使更多的 CLL 患者能够获得移植机会。虽然进行该类移植的患者多为反复化疗或难治性患者，但患者的植入率及 CR 率均较高，移植后患者生存期延长。这说明移植物抗白血病效应在 CLL 患者治疗中可能得到广泛应用；今后的研究重点在于移植前或移植后维持适当的免疫抑制状态使嵌合状态能够呈稳态存在。值得强调的是这项治疗正在研究过程中，尽管与大剂量预处理相比其急性病死率明显降低，但慢性 GVHD 相关死亡及疾病控制情况仍不清楚。

总之，对于低危组年轻患者可应用大剂量化疗或自体干细胞移植治疗，但其最终疗效仍有待评价。微小残留病变的检测可用于指导上述治疗的应用。清髓性移植治疗相关病死率高，应该被限制应用于预后较差患者。虽然没有进行清髓性及非清髓性移植在 CLL 患者疗效的比较，但是考虑到 CLL 患者年龄偏大，选择非清髓移植似乎更合理。

5. 预后　尽管大剂量治疗能够获得高 CR 率，一部分患者能够达到长期无病生存，但目前 CLL 仍被认为是不可治愈的。与传统治疗相比自体移植能够延长患者的生存期及无病生存期。然而，随着非清髓移植的不断成熟，其可能最终取代自体移植。

（李志刚）

第三节　急性淋巴细胞白血病

急性白血病（acute leukemia）是早期造血干/祖细胞在分化过程中出现分化阻滞，凋亡障碍，大量的原始及幼稚细胞在造血组织中异常增殖，从而引起一组造血系统的恶性疾病。由于造血干/祖细胞的恶变，生成的白血病细胞逐步取代骨髓组织，抑制了正常红细胞、白细胞和血小板的增生，患者出现贫血、感染和出血等正常血细胞减少症候群。大量积聚的白血病细胞随着血流全身播散，逐渐侵犯淋巴结、肝、脾及其他重要的组织器官。急性淋巴细胞白血病（acute lymphocytic leukemia，ALL）儿童多见。国外资料显示，在 1～15 岁儿童中 ALL 占所有恶性肿瘤的 15%，在 15～19 岁人群中占 5%，而 20 岁以上人群中 <10%。

一、流行病学

ALL 的发病率具有种族、性别和年龄分布的特点。根据 1996 年 IARC 登记的世界 166 个地区的白血病发病率情况来看，淋巴细胞白血病男性最高为 8.1/10 万，最低为 0.5/10 万；女性最高为 4.2/10 万，最低为 0.3/10 万。在美国，白人儿童的 ALL 发病率为（2.0～2.6）/10 万，黑人儿童为（0.7～1.0）/10 万；ALL 发病率男女之比为（1.2～1.6）：1；在年龄上存在 2 个高峰，<5 岁的儿童（3.8/10 万）和 >70 岁的老人（3.7/10 万）。欧洲也有同样趋势。在中国，ALL 主要见于儿童和青少年。

二、发病机制

白血病与其他肿瘤一样，其基本生物学特性是增殖失控、分化受阻和凋亡异常。导致这些特性的根本原因在于三大类癌基因，即原癌基因、抑癌基因和凋亡基因的结构及功能异常，对白血病的发生、发展及预后具有重要作用。正常干细胞在不断产生祖细胞的同时具有自我更新和自我维持，使自己永不消亡，但不能增殖；祖细胞则有高度增殖力，因此干细胞能够在体内长期或永久地重建造血，而祖细胞在体内只能短期重建造血。急性白血病是多能干/祖细胞肿瘤性病变，并且阻滞于分化特定阶段。近年来研究表明白血病细胞克隆具有异质性，其恶变性质不均一，可发生在造血干细胞定向、分化各个途径中。60% ~85% ALL 可发现克隆性染色体异常，主要为染色体数量和结构异常，染色体的异常改变又常导致特殊融合基因的产生，从而使细胞的生物学特征发生改变，导致白血病的产生。

三、临床表现

急性白血病起病多急骤，临床表现主要为骨髓正常造血功能衰竭和白血病细胞髓外浸润所致。常见症状主要为发热、进行性贫血、出血及组织脏器浸润。但也有些起病缓慢者多以进行性乏力、面色苍白、食欲不振等为首发症状。

1. 发热　发热是急性白血病常见的症状之一，大多为感染所致。感染引起的发热常以弛张热或稽留热为主，病原体以细菌多见。发病初期往往是革兰阳性球菌如粪链球菌、金黄色葡萄球菌；随着疾病进展，后期多以革兰阴性杆菌为主，如铜绿假单胞菌、大肠埃希菌、阴沟杆菌、假单胞杆菌等，少部分为真菌感染，以念珠菌及曲菌多见。发生病毒感染时病情常较凶险。感染可发生在体内任何部位，但以咽峡炎、口腔炎最多见，上呼吸道感染、肛周炎、肺炎、肠炎、耳部炎症、疖亦较常见。感染严重者，尤其是在化疗后，还可发生败血症、脓毒血症，从而危及生命。除感染外，白血病本身亦可引起发热，体温一般在 38℃ ~ 39℃，并对抗感染治疗无效。

2. 出血　约半数患者在诊断时伴有出血症状，以皮肤黏膜出血最为明显，表现为皮肤瘀点、瘀斑、鼻出血、牙龈出血、口腔黏膜出血。少数患者有眼眶出血，女性患者常伴有月经过多。严重时可出现血尿、消化道出血，甚至因颅内出血而危及生命。ALL 出血的主要原因是由于白血病细胞的异常增殖，使骨髓巨核细胞生成受抑，导致血小板减少。此外，白血病细胞对血管壁的浸润使血管脆性增加。

3. 贫血　贫血常是急性白血病的早期表现之一，患者常感到疲乏无力、面色苍白、虚弱、心悸、气短，贫血常呈进行性加重。造成贫血的主要原因为白血病细胞增殖使正常的红系祖细胞生成受到抑制；其次为无效红细胞生成及红细胞寿命缩短；再次为出血后失血使贫血加重。

4. 浸润

（1）骨关节浸润：由于白血病细胞对骨髓的浸润或骨骼坏死引起骨关节疼痛。成人 ALL 骨痛与儿童不同，多发生在肋骨和脊椎，因同时伴有骨质疏松，常表现为钝痛，有时呈剧痛。儿童多发生在四肢长骨，表现为严重的锐痛，行走困难。关节疼痛多发生在大关节，呈对称性、游走性疼痛，往往无红肿现象，易被误诊为风湿病。胸骨下端局限性压痛是急性白血病最常见的骨骼浸润表现，对诊断有重要意义。少数 ALL 患者因骨髓坏死，常出现全身骨骼剧痛。

（2）肝、脾、淋巴结肿大：半数以上患者有肝、脾、淋巴结肿大，ALL 较急性非淋巴细胞白血病多见。淋巴结肿大常表现为全身浅表淋巴结轻至中度肿大，质地中等，无压痛。ALL 患者有时也有深部淋巴结肿大，如纵隔、后腹膜、脊柱旁，通常 <3cm。肝脾肿大一般为轻至中度，质地中等。

（3）中枢神经系统浸润：白血病中枢神经系统浸润有脑脊膜浸润（脑脊膜白血病）、脑实质浸润（脑实质白血病）、脊髓浸润（脊髓白血病），统称为中枢神经系统白血病（central nervoussystem leukemia，CNS －L）。CNS－L 可发生在疾病的任何阶段，ALL 发生 CNS－L 比急性非淋巴细胞白血病高，大多数发生在疾病的缓解期，约 3% ALL 患儿在确诊 ALL 时即可发生，成人 ALL 在确诊时约 10% 伴 CNS －L。最常见为脑脊膜白血病，临床主要表现为头痛、头晕、恶性、呕吐，严重者有抽搐、昏迷；可有颈项抵抗感；脑脊液检查示压力增高，白细胞及蛋白含量上升，可找到白血病细胞。脑实质白血病类似脑瘤的表现，可有脑神经受压相应的临床症状，有时伴癫痫样发作。脊髓白血病可表现为截瘫及大小便障碍。凡白血病有不明原因头痛、恶心或呕吐，即使神经系统体征阴性，亦应做腰椎穿刺，以排除是否有 CNS－L。

（4）其他组织浸润：皮肤浸润可表现为皮下结节、丘疹、红斑、牙龈肿胀等。ALL 除成人 T 细胞白血病有皮肤结节、红皮病外，其他类型 ALL 皮肤浸润极为少见。此外，急性白血病有时可伴有肺实质、胸膜、心包浸润，出现胸腔及心包积液，临床出现相应的症状。男性 ALL 患者可有睾丸浸润，常出现在缓解期，表现为单侧或双侧睾丸无痛性肿大，质地坚硬，无触痛。女性极少数伴有卵巢浸润，肾脏浸润极为罕见。

四、辅助检查

1. 血象　红细胞和血小板常减少，一般为中等度的正细胞正色素性贫血，血涂片可见少量有核红细胞。血小板早期轻度减少，晚期明显减少，同时常伴有血小板功能异常。白细胞计数高低不一，ALL 患者约 2/3 诊断时白细胞计数是增高的，大多在（10～100）$\times 10^9$/L 之间，少数可 >100 $\times 10^9$/L，高白细胞以 T－ ALL 和早期 B－ALL 较多见。外周血涂片中大多数患者可见到原始和幼稚细胞，但少数患者外周血中未见原始、幼稚细胞，同时白细胞计数也不高，这种类型的白血病常称为“非白血病性白血病”。

2. 骨髓象　骨髓中常显示有核细胞增生明显活跃或极度活跃，主要为原始及幼稚淋巴细胞的大量增生，原始细胞 >10%，原始＋幼稚细胞 >30%。偶尔有患者起病时外周血全血细胞减少，骨髓增生低下。红系和巨核系细胞因受白血病细胞增殖的影响，均有一定程度的抑制。有骨髓坏死者则呈现“干抽”现象，或骨髓液呈“冻样”改变，涂片中可见破碎细胞及篮细胞。

3. 形态学分型　按 FAB 分类，ALL 可分为 L1、L2、L3。

（1）L1 型：原始及幼稚细胞以小细胞为主。核为圆形，核染色质较粗、结构一致，核仁小且不清楚；胞质少，呈轻或中度嗜碱性，极少有空泡。以儿童多见。

（2）L2 型：原始和幼稚细胞以大细胞为主。核形不规则，核染色质较疏松、结构较不一致，核仁较清楚、1 个或多个；胞质较多，呈轻或中度嗜碱性，空泡极少。以成人多见。

（3）L3 型：以大细胞为主。细胞大小较一致；核形较规则，核染色质细而致密，核仁清晰、1 个或多个、泡沫状；胞质为深蓝色，呈蜂窝状。

细胞形态学分型中，细胞化学染色有助于区分 ALL 和 AML。ALL 细胞化学染色的特点为：原始细胞过氧化物酶（POX）和苏丹黑 B（SBB）染色阳性率≤3%；过碘酸 - 席夫（PAS）反应呈块状或粗颗粒状；特异性酯酶和非特异性酯酶染色均为阴性；中性粒细胞碱性磷酸酶增高。

4. 免疫学分型　细胞免疫学检查对 ALL 的分型诊断具有重要意义。采用单克隆抗体检测细胞表面（Sm）或细胞质（Cy）内的分化抗原，依据抗原表达将 ALL 分为若干亚型。按照免疫学标记 85% 的 ALL 为 B - ALL，15% 属 T - ALL。目前根据 8 种单克隆抗体将 T - ALL 分为与正常胸腺发育阶段相对应的 3 个亚型：Ⅰ型为幼稚胸腺细胞型（immature T - ALL）；Ⅱ型为普通胸腺细胞型（common T - ALL）；Ⅲ型为成熟胸腺细胞型（mature T - ALL）（表 12 - 1）。非 T 细胞型可再分早期前 B - ALL（B - Ⅰ）、普通 B 细胞（common ALL，B - Ⅱ）、前 B - ALL（B - Ⅲ）和成熟 B - ALL（B - Ⅳ）（表 12 - 2）。

表 12 - 1　T - ALL 亚型

亚型	CD7	CD5	CD2	CyCD3	SmCD3	CD4	CD8	CD1a
Ⅰ	+	-/+	-/+	-/+	-	-	-	-
Ⅱ	+	+	+	+	-/+	+	+	+
Ⅲ	+	+	+	+/-	+	+/-	-/+	-

表 12 - 2　B - ALL 亚型

亚型	HLA - DR	CD10	CD19	CD20	CD22	CyIgM	SmIg
B - Ⅰ	+	-	+/-	-	-	-	
B - Ⅱ	+	+	+	-/+	-/+	-	
B - Ⅲ	+	+	+	+	+	+	-
B - Ⅳ	+	+/-	+	+	+	-	+

WHO 分类法更注重于免疫分型并将 ALL 与淋巴母细胞淋巴瘤合并。WHO 分类中的前体淋巴母细胞白血病/淋巴瘤（又分为 B 细胞型及 T 细胞型）相当于 FAB 分型中的 L1 及 L2 型。WHO 分类中的 Burkitt 淋巴瘤/白血病相当于 FAB 分型中的 L3 型。

5. 细胞遗传学和分子生物学特征　随着细胞遗传学技术的不断发展，急性白血病染色体的变化不仅与诊断有关，而且与方案选择及预后有关。约 60% 以上 ALL 有染色体异常，包括染色体数目及结构异常，从而导致基因发生变化。

（1）染色体数目异常：主要分为 4 种：①假二倍体：染色体数目正常，但有结构异常。此型缓解期短，预后较差。②低二倍体：染色体数目在 44 ~ 45 之间，伴有微小的结构变化，预后较差。③临界超二倍体，染色体数目在 47 ~ 50 之间，儿童 ALL 如出现这种染色体异常，对预后影响不大，成人相对预后较差一些，应尽早使用有效的化疗。④超二倍体：染色体数目 > 50（50 ~ 65 之间），儿童中 20% ~ 30%、成人 5% ~ 12% 有超二倍体，其预后较好，中位生存时间较长。

（2）染色体结构异常和基因的变化

1）B－ ALL 相关的染色体的异常：如：①t（9；22）（q34；q11）：ph1 染色体在成人ALL 中约占25%，在儿童中占3%，在40~50 岁年龄组 ALL 中可高达50%，并且可检测到bcr/abl 融合基因，其融合蛋白约75%为p190，25%为p210。这些患者在诊断时往往白细胞升高，老年人及男性多见，FAB 分型呈 L2 型。此型完全缓解率低，复发率高，预后差。②t（4；11）（q21；q23）：3% ~5%成人 ALL 可见此易位，形成 MLL/AF4 融合基因。伴有该异常的 ALL 免疫表型为前 B 细胞。临床上白细胞往往升高，有脾肿大和 CNS －L，对常规化疗反应欠佳，缓解期短，预后较差。③t（1；19）（q23；q13）：此型约占儿童 ALL 的5%和成人 ALL 的3%，免疫表型为前 B－ ALL。这种易位产生 F2A/PBXl 融合基因，可阻断HOX 基因和 E2A 靶基因的表达。临床常见白细胞增高，对标准治疗方案效果欠佳，预后较差（儿童更明显），而强烈化疗后预后良好。④t（12；21）（pl3；q22）：在儿童 B－ ALL 中最为常见，约为20%，成人约2%，主要累及 TEL 和 AML1 基因，产生 TEL/AML1 融合基因，免疫表型为早期前 B－ ALL。此型为 ALL 中预后较好的一种亚型。⑤t（8；14）（q24；q32）：是 B－ ALL 中最常见的易位，和 Burkit 淋巴瘤的细胞特点相似，属 L3 型。此外也可以是 t（2；8）（p12；q24）或 t（8；22）（q24；q11）易位。这些易位使 8q24 上 c－Myc 癌基因易位到14 号染色体上和免疫球蛋白重链 IgH 并列，或于2p12 和22q11 免疫球蛋白轻链基因 IgK 和 Igγ 并列，形成 IgH － Myc、Myc － Igκ，c 和 Igγ －Myc 融合基因，使 Myc 基因调控失常而过度表达，导致细胞的恶性转化，此种患者对化疗药物易产生耐药，中位生存期<1 年。

2）T－ ALL 相关的染色体异常：T－ ALL 的遗传学异常主要是以一些转录因子的过表达为主要特点。T－ ALL 患者最常见的是累及 lp32 上的 TALl 基因重排，其中3% ALL 患者可见 t（1；14）（p32；q11）易位，形成 TCRaa － TALl 融合基因。T－ ALL 也可存在位于10q24 的 HOX11 基因的过表达，t（10；14）（q24；q11）易位，形成 TCRaa － HOX11 融合基因，而使 HOX11 基因活化。另一个 HOX11L2 基因位于5q35，可通过 t（5；14）（q35；q32）或 t（5；14）（q35；q11）而活化。此外，25% T－ ALL 有 t（11；14）（p13；q11）易位，并形成 TCRaa － TTG2 融合基因。另外，4% 儿童 T－ ALL 有 del（11），可以是11p12 和11p13，该基因异常导致 LMO_2 基因上游自身负调控区域丢失，从而使得邻近 LMO_2 基因启动子被激活。

6. 血液生化检查　急性白血病，特别是在化疗期间，因白细胞破坏过多，血尿酸增高，尿中尿酸的排泄量增加，可出现尿酸结晶，若不及时处理，可引起尿酸性肾病。ALL 患者末端脱氧核糖核酸转移酶（TdT）大多增高，血清乳酸脱氢酶（LDH）可升高。

五、诊断

ALL 的诊断通常并不困难，一般临床上往往有贫血、发热或骨痛和肝、脾、淋巴结肿大。大多数患者外周血白细胞显著增高，并可见大量白血病细胞。骨髓检查即可确诊，即骨髓中原始＋幼淋巴细胞≥30%。ALL 诊断确定后，还必须通过细胞化学染色和免疫单克隆抗体方法进一步明确其类型和亚型。

六、鉴别诊断

一些疾病可产生与 ALL 相似的症状和血象，但只要详细询问病史，仔细检查和观察，比较容易鉴别。

1. 再障　再障和急性白血病都可以出现发热、出血、贫血和全血细胞减少，但再障患者的外周血涂片中找不到白血病细胞，肝、脾一般不肿大，骨髓检查可给予明确。

2. 传染性单核细胞增多症　传染性单核细胞增多症的患者外周血涂片中可见异常淋巴细胞，有时可能被误认为白血病细胞，一般来说做嗜异体凝聚试验和骨髓检查即可鉴别。

3. 骨髓病性贫血　癌肿骨髓转移时，外周血中常出现幼粒细胞和有核红细胞，骨髓涂片中的肿瘤细胞有时也会被误认为白血病细胞，如神经母纤维瘤细胞尤其容易被误认为原淋细胞，但骨髓中肿瘤细胞常聚集成堆，体积较大，细胞化学染色反应与白血病细胞或正常骨髓造血细胞也不一样。一般通过询问病史，全面分析患者的情况，不难做出正确诊断。

七、治疗

（一）支持治疗

大多数急性白血病都因发热、出血、贫血和（或）肝、脾、淋巴结肿大求治而确诊。因此对这些患者，在尽早进行化疗的同时，还应积极支持治疗，尤其是对化疗后白细胞减少或粒细胞缺乏的治疗，因其常合并严重感染，是死亡的主要原因。

1. 感染的处理　急性白血病在发病和治疗过程中易出现感染，故首先应加强预防措施。有条件者应安置在无菌层流病房进行化疗，降低感染率，强调口腔、鼻腔、皮肤、肛门周围的清洁卫生。化疗前如有局灶性感染，有条件者应予去除。有资料显示，当化疗后中性粒细胞绝对计数（ANC）$<0.5\times10^9/L$，且持续 1 周以上者，几乎 100% 发生严重感染；当 ANC $<0.1\times10^9/L$ 而未能纠正者，80% 死于感染；若 ANC $<1.0\times10^9/L$ 而未能纠正者，60% 左右死于感染；当 ANC $<1.0\times10^9/L$ 但能纠正而恢复到 $1.0\times10^9/L$ 以上者，仅 1/4 死于感染。当患者体温升高达 38.5℃以上，且在停止输液、输血等 2.5h 后高热仍不退时，应首先考虑感染。ALL 患者一旦感染，常来势凶猛、进展迅速，尤其是革兰阴性杆菌感染。当粒细胞减少患者合并铜绿假单胞菌败血症时，若未予以及时治疗，死亡率甚高。经验性抗生素的早期应用大大降低了粒细胞减少患者感染的死亡率。故一旦出现发热，应尽早寻找感染源，详细询问病史及做全面体格检查，反复做血、痰、咽拭、尿、肛周等分泌物的细菌培养及药敏试验，行肺部 X 线检查，同时开始经验性抗炎治疗，选用广谱抗生素。对于粒细胞减少的白血病患者，则应侧重于选择抗革兰阴性杆菌的药物。最常用的方案为氨基糖苷类加抗铜绿假单胞菌的 β 内酰胺类。对于肾功能不全患者，特别是老年人或有明显听力障碍的患者，主张以第三代头孢菌素类代替氨基糖苷类抗生素。经验性抗生素治疗 3～4d 后若体温下降，再继续治疗 3d；若体温不退，此时可参照病原菌的阳性结果和药敏情况调整用药。若各种培养阴性，患者仍有持续发热，则应考虑患者是否有真菌感染，可加用抗真菌药物。由于患者化疗后细胞免疫和体液免疫功能显著缺陷，故合并病毒感染的机会相对较多，尤其是巨细胞病毒和带状疱疹病毒感染，在正常人可呈良性且有自限性，在 ALL 患者病情可能较严重。有病毒感染时可采用阿昔洛韦、大蒜制剂及 IFN－α 或 β。对体液免疫功能降低的患者，可用 IVIG 0.2～0.4g/（kg·d），在一定程度上可帮助控制感染。

2. 出血的处理　出血是化疗前或化疗后常见的严重的临床表现。患者起病时由于血循环中白血病细胞数过高，脑部血管白细胞淤积，故颅内出血常是致命的并发症，因此对白细胞过高的患者应积极设法降低白细胞，如用白细胞分离术等。其次化疗后骨髓抑制、血小板计数明显降低，易发生出血。ALL 出血若是血小板减少所致，可输注单采血小板，并加用一些止血药物如卡洛柳钠（安络血）、酚磺乙胺（止血敏）等；若为凝血因子减少所致，可输注相应的血浆制品如凝血酶原复合物、纤维蛋白原等。

3. 贫血的处理　贫血可引起全身各组织器官的缺氧，导致功能衰竭，因此贫血患者伴有心悸、心动过速、气急、气短或血红蛋白 $<60g/L$ 时可输入红细胞悬液，以改善机体缺氧状况。纠正贫血的最根本方法是尽快使白血病缓解。

4. 高尿酸血症的处理　急性白血病最常见的代谢异常是高尿酸血症。对已有血尿酸增高者，在化疗期间随白细胞破坏过多，高尿酸血症可能加重，应及早给予别嘌醇 0.1g，每日 3 次口服，防止尿酸性肾病的发生。同时补充足量的液体，使患者保持足够的尿液，以加速尿酸的排泄，并给一些碱性药物如碳酸氢钠，防止尿酸在肾小管沉淀。对白细胞计数 $>20\times10^9/L$ 的患者，在急性白血病诱导化疗期间也采用上述治疗原则，以减少尿酸形成。

（二）化学治疗

随着医学的不断发展，急性白血病已由不治之症成为可以治愈的恶性疾病之一。骨髓和外周血干细胞移植开展是治愈白血病的方法之一，但却受到供体、年龄、设备诸多条件的限制，尚不能普及，因此化疗仍是目前临床治疗白血病最常用的手段。通过化疗大量杀灭白血病细胞，以减少肿瘤负荷。一次足量的化疗可以杀灭体内 2～5 个对数的白血病细胞，骨髓抑制越明显，越早获得完全缓解，持续完全缓解就越长，长期无病生存率越高。但遗憾的是化疗作用是全身性的，有很大毒性，它既作用于白血病细胞，也影响正常细胞。

1. 化疗策略　应用化疗的目的是杀灭肿瘤细胞，故在化疗时应注意：①初治诱导缓解的重要性：因为初治患者存在肿瘤原发耐药的概率较低，骨髓内保留的正常 CFU－GEMM 相对要多一些，患者整体情况好，如有感染，较易控制。②强调一疗程缓解率：此与缓解时残留细胞群数有关。③采取联合方案，加大剂量：这与缓解率有关，亦与一疗程缓解率有关。④缓解后治疗：其目的是消灭残存白血病细胞，阻止耐药细胞生长，防止复发，延长生存期。缓解后强化治疗无疑对治愈白血病起决定作用。

2. 化疗治疗原则　联合化疗至今仍是急性白血病治疗的主要方法。强烈诱导、及早巩固、大剂量强化、酌情维持及个体化治疗是白血病化疗的重要原则。此外，髓外白血病的防治（中枢神经系统、睾丸等），支持治疗的进一步加强，生物反应的调控治疗，免疫、分子靶向治疗及多药耐药逆转治疗，都应十分注意。

3. ALL 化疗　ALL 一旦被确诊，应立即进行化疗。首先是诱导缓解，目的是杀死患者体内的白血病细胞，从而使患者临床症状和体征完全消失，骨髓恢复正常造血。然后是缓解后治疗，包括巩固强化治疗、维持治疗及 CNS－L 的防治等。近来资料显示，儿童 ALL 的完全缓解（CR）率可达 98%，5 年无病生存（DFS）达 70%～80%。成人 ALL 的 CR 率在 74%～93%，5 年 DFS 为 33%～48%。

（1）诱导缓解治疗：成人 ALL 标准的诱导化疗方案以长春新碱、泼尼松和蒽环类药物（柔红霉素或多柔比星）组成的 DVP 方案或加门冬酰胺酶（L－ASP）组成的 VDLP 方案最常用，CR 率一般在 75%～90%，中位缓解时间为 18 个月左右。有报道认为在 DVP 方案基础上加用 L－ ASP 不影响 CR 率，但可以改善 DFS。在诱导缓解治疗中 L－ ASP 可用，也可不用，但缓解后巩固治疗中最好能用。另外，诱导缓解中可提高蒽环类的药物剂量，如柔红霉素（DNR）45～60mg/（m^2·d），用 2～3d。地塞米松代替泼尼松，因为地塞米松在脑脊液中浓度高，维持的半衰期长，有更好地预防 CNS－L 的复发和提高 DFS 的作用。

为了提高 CR 率，继而改善 DFS，在成人 ALL 中诱导缓解治疗中加环磷酰胺（CTX）可提高 T－ ALL 的疗效，加用大剂量阿糖胞苷（HD － AraC）主要在于提高 DFS 以及有效预防 CNS 的复发。MD Anderson 癌症中心尝试 Hyper － CVAD 与甲氨蝶呤（MTX）联合 HD －AraC 方案交替使用，其 CR 率可达 92%。此外，替尼泊苷（VM26）、大剂量 MTX、米托蒽醌也被广泛应用于 ALL 患者的诱导缓解治疗。

成人 ALL 患者经诱导治疗，约 20% 未能达 CR，约 10% 成人患者在确诊和治疗开始后最初 8 周内死亡。死亡率与年龄相关，患者年龄 >60 岁，约 2/3 死于感染，尤其在中性粒细胞减少期，各种广谱抗生素的大量使用使真菌感染机会明显增加。正规的标准剂量联合化疗 1～2 个疗程，未 CR 者属于难治性白血病，应改变化疗方案。

（2）缓解后治疗：ALL 在取得 CR 后应及时给予缓解后的强化治疗，进一步清除体内残留白血病细胞，防止复发，延长缓解期，使患者能长期存活。缓解后治疗可以采用大剂量化疗，应用诱导缓解时未曾应用的新的化疗药物，也可应用原诱导缓解或序贯的巩固化疗方案。如 CAM（CTX）1 000mg/m^2，第 1 日，静滴；Ara －C 1 000mg/m^2，每 12h 一次，第 1～3 日，静滴，用 6 次；巯嘌呤（6 － MP）50mg/m^2，第 1～7 日，晚上顿服）、VDL、VDLP 方案也可作为缓解后的巩固治疗。

大剂量化疗——主要是 HD－AraC 或 HD－MTX，已越来越多地应用于成人 ALL 的巩固治疗。HD－AraC 常用剂量为每次 1～3g/m^2（每 12h 1 次，一般用 6 次），HD－MTX 为 2～3g/m^2，对于预防全身和睾丸复发、治疗 CNS－L 具有肯定价值。MD Anderson 癌症中心 Hyper－CVAD 治疗方案是典型的 HD－AraC、HD－MTX、HD－CTX、大剂量糖皮质激素相结合的方案：Hyper－CVAD（第 1、3、5、7 疗程），CTX 300mg/m^2，每 12h 1 次，第 1～3 日（美司钠等量解救）；VCR 2mg，第 4、11 日；多柔比星 50mg/m^2，第 4 日；地塞米松 40mg/d，第 1～4、11～14 日。HD MTX－AraC（第 2、4、6、8 疗程），MTX 1.0g/m^2，第 1 日；AraC 3.0g/m^2，每 12h 1 次，第 2、3 日；甲泼尼龙 50mg，每 12h 1 次，第 1～3 日。中位随访时间为 63 个月，5 年生存率为 38%，5 年持续 CR 率为 38%。

ALL 患者强化巩固治疗后，继续进行维持治疗对于延长患者缓解期及 DFS 是十分重要的。目前成人 ALL 维持治疗的方法是参考儿童 ALL，基本方案是：6－ MP 75～100mg/m^2，晚上顿服；MTX 20mg/m^2，每周 1 次，口服或静注。此外，成人 ALL 的维持治疗也可间歇使用联合化疗方案，或单药持续给药与联合化疗间歇序贯应用，维持治疗期间的强化治疗多选用 COAD、VDLP、VDL＋HD － AraC 方案。强化化疗的间隔则根据不同的危险度，高危患者维持治疗开始每 3 个月需强化 1 次；中危患者每半年强化 1 次；而标危患者在 CR 后 12 个月强化 1 次即可。维持治疗的持续时间往往为 2～3 年，至少不应少于 1 年。

（3）髓外白血病的防治：髓外白血病是指骨髓以外部位所发生的白血病，这些部位在常规化疗时化疗药物不能达到有效的杀伤浓度。除了 CNS 外，尚有睾丸、卵巢等。这些部位残留的白血病细胞是造成临床复发的主要原因。因此加强对髓外白血病的防治是使 ALL 患者持续缓解、避免复发甚至治愈的重要环节。

成人ALL初治时脑膜白血病的发生率<10%，但如不接受CNS预防措施，30%～50%成人ALL可发展为CNS－L。发生CNS－L的相关因素主要是外周血白细胞增高，特别是处于增殖周期的白血病细胞比例较高。其次B－ALL，尤其是L3型CNS－L的发生率高。

1）CNS－L的预防和治疗：包括：①鞘内化疗：预防性治疗通常在诱导缓解期，外周血中原始细胞基本消失，血小板回升即可开始鞘内注射MTX 10mg＋地塞米松2.5mg（每周1～2次，连用4～6次）。如出现CNS－L，则MTX＋地塞米松隔日鞘内注射至脑脊液生化、常规达正常为止，以后每4～6周1次，随全身化疗结束而停用。若MTX效果不佳，也可使用或加用AraC 30～50mg/次。②全脑照射＋鞘内注射MTX：全脑预防性照射剂量，标危组为18Gy，高危组或已发生CNS－L者为24Gy。因全脑照射后长期生存者的随访发现有智力降低、神经内分泌功能降低和继发性脑肿瘤，故目前全脑预防性照射只应用于高危患者。③全身化疗：CNS－L是全身白血病的一部分，由于血脑屏障的存在，常规全身用药大多不能在脑脊液中达到足够浓度，无法起预防和治疗作用，故应使用能通过血脑屏障的药物，并大剂量给药，如中、大剂量MTX或大剂量Ara－C。当中剂量MTX（500～1 500mg/m^2）或大剂量MTX（1 500～2 500mg/m^2）静脉用药时，脑脊液内浓度达10^{-7}～10^{-5}mol/L。一般认为10^6mol/L浓度有杀灭白血病细胞的作用。临床上可以用大剂量MTX静注＋MTX（10mg/m^2）鞘内注射预防CNS－L。大剂量Ara－C静脉给药能很快到达脑脊液，渗入脑脊液的比例较高，约为血清浓度的40%，使其在脑脊液中的浓度与血浆达到平衡，以预防脑膜白血病。

2）睾丸白血病：睾丸白血病的发生率仅次于CNS－L，也是ALL细胞最易浸润的“庇护所”之一。5%～10%长期生存的男性患者可发生睾丸浸润。生存越久，发生率越高，且多累及双侧睾丸，可根据临床表现和睾丸穿刺活检确诊。对睾丸白血病的治疗主要用局部放射治疗，同时加全身化疗，特别是大剂量化疗可明显提高疗效，还可用类固醇激素治疗。

3）卵巢白血病卵巢白血病十分罕见。在可能情况下以手术全切除为主，可配合全身化疗或局部放疗。

（4）Ph/bcr－abl阳性ALL治疗：Ph/bcr－abl阳性ALL（在成人ALL中总的发病率为25%，且随年龄增长而有所增加，50岁以上患者发病率在40%以上）是一个预后最差的亚型。Ph/bcr－abl阳性ALL的CR率加权平均值为66%，然而只有不到10%患者在强烈诱导治疗后可达到分子遗传学的缓解，传统化疗甚至是包括大剂量化疗（如HD－AraC）后中位缓解期很短（9个月），2～3年的LFS为0～15%，非常差。目前最好的结果是在CR1时进行干细胞移植，最好是来源于HLA相合的同胞供者，也可以是无关供体或自体干细胞移植。

最近出现了一些新的分子靶向治疗手段，可直接选择性抑制bcr－abl基因。伊马替尼作为Ph（＋）ALL的一线治疗的研究已逐渐开展。现一般认为：①在诱导和巩固阶段用化疗与伊马替尼联合有协同作用，CR率达95%，并有助于防止继发耐药。②化疗与伊马替尼同时使用有更高的PCR转阴率。③老年Ph（＋）ALL的患者采用伊马替尼600mg/d和泼尼松诱导，也可获90%的CR率。④使用伊马替尼能更好地维持细胞和分子遗传学的缓解，减少复发。⑤CD20－ALL可加用抗CD20单抗。

（三）造血干细胞移植

ALL患者用化疗能够获得长期DFS，尤其是儿童ALL，CR率高，长期生存率也较高，这些并不急需在 CRI 时就进行干细胞移植。成人标危 ALL 在 CRI 时也不主张进行干细胞移植。目前欧洲骨髓移植协作组公布的 allo - HSCT 在 ALL 治疗中的适应证为：CR1 的高危/极高危患者（PH^+、诱导缓解化疗无效、T - ALL 且泼尼松反应不良、诱导化疗 6 周后 MRD $>10^{-2}$等）；CR2 患者（CRI 持续时间 <30 个月或 CR1 期 MRD 持续高水平）。

（许馨月）

第四节　急性髓细胞白血病

急性髓细胞白血病（acute myeloid leukemia，AML）是造血系统的一类恶性肿瘤，白血病细胞在骨髓和血液中大量积聚，浸润全身器官和组织。AML 是一个具有明显异质性的疾病群，它可以由正常髓细胞分化发育过程中不同阶段的祖细胞恶性增殖而产生，不同阶段祖细胞的 AML 具有不同特征，故 FAB 分型有 $M_0 \sim M_7$ 虽然 AML 有其异质性，但对其分子生物学特征和临床治疗方面除了急性早幼粒细胞白血病有比较深入的了解和针对靶基因采取诱导分化治疗外，其他髓系白血病仍以联合化疗为主。AML 总的缓解率可达 60% ~80%，但 5 年无病生存（DFS）率仍在 25% ~30%。

一、流行病学

美国 AML 每年发病率约为 3.6/10 万，男性略高于女性（1.2 ∶ 1），随年龄增长，发病率逐渐升高，65 岁以下为 1.7/10 万，而 65 岁以上则为 16.2/10 万。过去 10 年间 AML 发病率迅速增加。我国近几年也呈上升趋势，20 世纪 80 年代末我国 22 个省进行了白血病年均发病率调查，总发病率为 2.76/10 万，其中 AML 为 1.85/10 万。与 ALL 不同的是，AML 以成人多见（成人急性白血病中 ALL 占 20%，AML 占 80%），其发病率随年龄增长渐次上升，20 岁以下年轻患者仅占全部 AML 的 5%，一般过 40 岁后发病增加，而 50% 以上 AML 年龄≥60 岁，中位发病年龄为 60 ~65 岁。男性发病率比女性略高，至老年期男性发病率明显高于女性。

二、病因和发病机制

AML 的病因和发病机制类似 ALL，主要为遗传因素、电离辐射、化学药物和某些职业相关因素，但病毒致 AML 还没有直接证据。

1. 遗传因素　体细胞染色体异常如 Down 综合征（21 - 三体）、Patau 综合征（13 - 三体）和 Klinefelter 综合征（XXY 畸形）的患者中，AML 的发生率增加。此外，一些常染色体遗传病如先天性血管扩张红斑病（Bloom 综合征）、先天性再生障碍性贫血（Fanconi 贫血）、先天性丙种球蛋白缺失症和 Kostmann 综合征等，AML 的发病率均较高。

2. 电离辐射　日本遭原子弹袭击后的幸存者中，AML 的发生率明显提高，爆炸 5 ~7 年后是发病高峰。单纯的放疗很少增加 AML 的患病率。

3. 化学因素　苯作为溶剂，应用于化工、塑料、橡皮和制药行业，它的致白血病作用已经肯定。吸烟、接触石油制品、燃料均会增加 AML 的患病率。抗癌药物，尤其是烷化剂可引起继发性白血病，多发生在接触后 4 ~6 年内，5 号和 7 号染色体异常多见。拓扑异构酶Ⅱ抑制剂相关的白血病发生在 1 ~3 年内，染色体异常表现为 11q23。乙双吗啉、氯霉素、保泰松亦可能有致白血病作用。氯喹、甲氧沙林可引起骨髓抑制，继而发展为AML。

AML的恶性克隆性增殖累及造血细胞的水平不一，可以是多能干细胞，也可以是粒－单核细胞祖细胞，白血病细胞失去进一步分化成熟的能力，阻滞在较早阶段。髓系造血细胞发生白血病变的机制可能还与染色体断裂、易位有关，使癌基因的位置发生移动和被激活，染色体内基因结构的改变可导致细胞发生突变。

三、临床表现

AML的临床表型与ALL大致相同，但各有其特点。

1. 贫血　AML患者起病急缓不一，有些自感乏力、心悸、气短、食欲下降和体重减轻，多数为轻至中度贫血。老年患者贫血更为多见，甚至为严重贫血，可能少数在确诊前数月或数年先有难治性贫血，以后再发展为AML。

2. 出血　AML患者起病时血小板减少极为常见，约1/3患者血小板数 $<20\times10^9/L$，60%初发患者有不同程度的出血，临床主要表现为皮肤瘀点和瘀斑、鼻出血、牙龈出血、口腔黏膜出血，少数患者有眼球结膜出血，女性患者常伴有月经过多。出血的主要原因是由于白血病细胞的异常增殖，使骨髓巨核细胞生成受抑，导致血小板减少；也可能是继发于DIC所致，这通常见于急性早幼粒细胞白血病患者，其表现为广泛皮肤、黏膜或注射部位、穿刺部位大片出血，甚至因颅内和消化道大出血而死亡。

3. 感染　10%的AML患者，发热是首发症状，而感染是发热最常见的原因。几乎所有AML患者发病时中性粒细胞绝对值是下降的，同时伴粒细胞功能的缺陷。感染可发生在体内任何部位，约25%出现严重的软组织或下呼吸道感染，多数为细菌感染，极少数为真菌感染。

4. 白血病细胞浸润　AML髓外浸润主要以 M_4 和 M_5 多见，白血病细胞可侵及牙龈，出现牙龈增生和肿胀，甚至表面破溃出血。皮肤浸润表现为斑丘疹、结节状或肿块。眼部浸润一般出现在原始细胞极度升高的患者，以视网膜浸润为主，有时在眼球后部位可见绿色瘤，主要是因瘤细胞内含大量髓过氧化物酶，使瘤体切面呈绿色。肝、脾、淋巴结肿大比ALL少，肝、脾通常肋下刚及，明显的肝、脾、淋巴结肿大者≤10%。中枢神经系统浸润方面，AML明显低于ALL，包括初发和复发患者，成人CNS－L发生率大约为15%。极少数患者（2%～14%）首先发现有肿块，可出现在软组织、乳房、子宫、卵巢、硬脑（脊）膜、胃肠道、肺、纵隔、前列腺、骨骼或全身其他部位。肿块是由白血病细胞积聚而成，称为粒细胞肉瘤。肿块可以于AML诊断时被发现，亦可在AML诊断确立前即出现。这种粒细胞肉瘤多见于伴有t（8；21）染色体易位的患者。

四、辅助检查

1. 血象　AML患者的白细胞均值约为 $15\times10^9/L$，约半数AML患者白细胞在（10～100）$\times10^9/L$，而20%患者的白细胞 $>100\times10^9/L$，25%～40%患者白细胞计数 $<5.0\times10^9/L$，少数患者白细胞数 $<4\times10^9/L$，常为 M_3 型和老年患者。外周血分类中可见不同数量的白血病细胞，大约有5%患者外周血中很难找到原始细胞。外周血中性粒细胞吞噬和趋化功能削弱，形态有异常改变（核呈分叶状，缺乏正常的嗜天青颗粒）。大多数患者有不同程度的正细胞正色素性贫血，有些甚至出现严重贫血，网织红细胞常减少。75%患者血小板计

数 < 100 × 10^9/L，而 25% 患者 < 25 × 10^9/L，尤其是 M_3 型。血小板的形态和功能异常，巨大畸形含异常颗粒，失去正常的聚合、黏附功能。

2. 骨髓象　急性白血病的诊断依赖于骨髓穿刺和活检。多数患者骨髓象示细胞显著增多，白血病原始和（或）幼稚细胞占骨髓细胞的 30% ~100%，取代了正常的骨髓组织。白血病细胞常有形态异常和核质发育不平衡，如胞质内出现 Auer 小体，则可确诊 AML 而排除 ALL。偶尔可见骨髓纤维化（M_7 多见）和骨髓坏死。

3. 其他实验室检查　在出现 DIC 时，除血小板减少外，可有血浆凝血酶原时间（PT）和活化部分凝血活酶时间（APTT）延长，血浆纤维蛋白原降低，纤维蛋白降解产物增加和 D－二聚体升高。高尿酸血症常见于白细胞数增高和诱导化疗期的患者，往往与肿瘤溶解有关，表现为高钙血症、高钾血症、高尿酸血症、高磷酸血症和肾功能不全，这些症状往往出现在治疗开始后不久，不予适当治疗将危及生命，但 AML 的高尿酸血症发生率比 ALL 低。血清乳酸脱氢酶（LDH）可升高，在 M_4 和 M_5 中多见，但也比 ALL 轻。血清溶菌酶在 AML 患者中增高，以 M_4 和 M_5 型多见。

五、分型

根据白血病细胞的形态学、细胞化学、免疫表型、细胞遗传学及分子生物学的特点，可以将 AML 进行多种分类。

1. 形态学　典型 AML 白血病细胞直径在 12 ~20μm 之间，形态有异常改变，如染色质粗糙、排列紊乱，核的形态异常（切迹、分叶），核仁明显，胞质中常含有嗜天青颗粒。AML 的一个重要特征是胞质中可见 Auer 小体，经 Wright －Giemsa 染色呈红色。法国、美国、英国协作组（FAB 协作组）根据形态学和组织化学将 AML 分为 8 个亚型：M_0、M_1、M_2 和 M_3 型是原粒细胞分化停滞在不同阶段，M_4 和 M_5 型白血病未成熟细胞为粒（单核）系，M_6 型为红系，M_7 型为巨核系（表 12－3）。

表 12－3　AML 的 FAB 分类

亚型	形态	POX	NSE	PAS	染色体改变
M_0，急性未分化型白血病	大小一致，未分化的原粒细胞	－	－	－	多样
M_1，急粒白血病未分化型	未分化的原粒细胞，无嗜天青颗粒	+/－	+/－	－	多样
M_2，急粒白血病部分分化型	含颗粒的细胞占主体，可见 Auer 小体	+ + +	+/－	+	多样；t（8；21）
M_3，急性早幼粒细胞白血病	以多颗粒的早幼粒细胞为主	+ + +	+	+	t（15；17）
M_4，急性粒－单核细胞白血病	原粒细胞和原单核细胞为主	+ +	+ + +	+ +	多样；Inv/del（16）
M_{4EO} 急粒－单核伴嗜酸性粒细胞增多	除 M_4 型特点外，含有嗜酸性粒细胞				
M_5，急性单核细胞白血病	原单核细胞为主	+/－	+ + +	+ +	多样 11q23 异常
M_{5a}，未分化型	原单核细胞≥80%				

续表

亚型	形态	POX	NSE	PAS	染色体改变
M_{5b}，部分分化型	原单核细胞 >20%				
M_6，急性红白血病	原红细胞为主，巨大畸形红细胞可见	−	−	++	多样
M_7，急性巨核细胞白血病	原巨核细胞为主	−	+/−	+	多样

2. 免疫表型　根据细胞表面抗原对单克隆抗体的免疫反应，在一定程度上有助于 AML 进行分型。在 AML 的单克隆抗体检测中，未成熟的粒－单核细胞表面抗原可以与抗 CD_{13}、抗 CD_{14}、CD_{15}、抗 CD_{33}和抗 CD_{34}结合，这种反应出现在 AML 患者的白血病细胞中。而 M_6、M_7 型表达红系、巨核系的免疫表型，M_6 型为抗血型糖蛋白 A，M_7 型表达抗血小板糖蛋白 CD_{41}、CD_{42b}、CD_{61}。AML 同时表达 HLA － DR 抗原，但通常缺乏 T 细胞、B 细胞和其他淋巴细胞抗原。仅 10% ~20% AML 患者可表达 T、B 细胞等淋巴细胞抗原，这些患者淋巴细胞抗原的表达并不改变疾病的发展，但对化疗的反应可能较差。

3. 细胞遗传学和分子生物学　在 AML 中，不同的形态学表现和临床亚型往往有特征性的染色体异常。染色体异常包括数目异常、染色体多或少；更多见的是染色体易位、缺失和倒置。在诊断 AML 时进行细胞遗传学的检测成为预测患者预后及治疗方案选择的依据。50% ~60% 的初发成人 AML 骨髓可检测到染色体克隆的异常（至少 2 个细胞分裂中期的细胞有染色体结构异常或染色体三体，至少 3 个细胞分裂中期的细胞发现染色体单体）；10% ~20% 患者存在复杂核型，即至少有 3 种染色体异常；另有 40% ~50% 患者通过常规染色体显带技术检测不到细胞遗传学异常。一些协作研究已经提出在根据诊断时的核型变化，将 AML 分为预后良好、中等和不良三组。而且有资料证实，在诊断时即使只有 1 个中期细胞存在核型异常，但只要这种核型持续存在，就会导致更高的累积复发率及更低的 DFS 和总生存（OS）。当急性白血病患者经过化疗达完全缓解（CR）期，染色体异常消失；而当疾病复发后，染色体异常将又出现。

在所有细胞遗传学分类中，正常核型的患者比例最高，为中等预后。但发现对此类患者采取相同的治疗方案，其效果并非相同，可能原因是正常核型的 AML 患者在分子水平上存在异质性。目前影响正常核型 AML 患者最重要的因子是 FLT_3 基因的内部串联重复（FLT_3 － ITD），大约发生在 1/3 的患者中，提示预后不良，尤其是伴有不表达 FLT_3 野生型等位基因或高度突变的 FLT_3 基因的患者，预后更差。另外，在正常核型 AML 中有 5% ~10% 的 MLL－PTD 突变，另一些有 BAALC 和 ERG 的过度表达，这些突变和过度表达均提示其预后不良。相反，如出现 NPMI 和 CEBPA 突变，则提示其预后较好。

六、诊断

根据 AML 临床表型、外周血象及骨髓检查，一般均能给予明确诊断。随后结合骨髓涂片中的细胞化学、免疫学、染色体及分子生物学的检测，按照 FAB 或 WHO 分型进一步确立其分型。

七、鉴别诊断

1. 再障　白血病和再障都可表现为外周全血细胞减少，但再障的骨髓象示细胞增生低下或极度低下，无原幼细胞发现，淋巴细胞相对增多。

2. MDS　表现为外周血细胞减少，出现病态造血，骨髓中可见一系或多系病态造血，原始细胞＜20%。

3. 类白血病反应　严重感染可出现类白血病反应，外周血中可见幼稚粒细胞，但骨髓和外周血中以后期幼粒细胞为主，原始和（或）幼稚细胞增多不明显，一般＜10%，细胞化学染色 NAP 积分升高，经抗感染治疗后白细胞逐渐下降。

八、治疗

AML 诊断确立后，应迅速对患者病情作一评估，然后给予适当的治疗。除了判断 AML 的亚型，还应对患者的全身整体情况做出评判，包括心血管系统、呼吸系统和肝肾功能等。还应评定与预后有关的某些因素，这些将影响患者能否达到 CR 和维持缓解的时间。如患者同时伴有感染，因寻找原因，积极抗感染处理。某些患者存在严重的贫血和血小板减少，应及时给予输注红细胞和血小板。尤其是急性早幼粒细胞白血病，若并发 DIC，除积极治疗原发病外，可使用低分子量肝素，24h 内肝素剂量为 3 000～6 000U；若同时伴有凝血因子减少包括纤维蛋白溶解亢进所致，可输注相应的血浆制品如凝血酶原复合物、纤维蛋白原等。

约 50% 患者血清尿酸浓度轻度或中度升高，仅 10% 有严重升高。尿酸在肾内形成结晶引起严重的肾病是较少见的并发症。化疗将加重高尿酸血症，应立即给予患者别嘌醇，并嘱咐其多饮水并碱化尿液。

多年来成人 AML 的总体疗效逐步改善，目前仍以细胞毒化学药物治疗为主。AML 的化疗一般分为诱导缓解治疗和缓解后治疗两个阶段。诱导缓解治疗的目的是达到临床和血液学的 CR，而缓解后的治疗则是尽可能地减少机体亚临床的白血病细胞负荷，达到真正的治愈。

1. 诱导缓解治疗　目前非 APL 的 AML 诱导缓解经典方案为 DA“3＋7”方案：柔红霉素（DNR）45mg/m^2 静注，用 3d；阿糖胞苷（AraC）100mg/（m^2·d）静滴，用 7d，最好 24h 内持续静滴。小于 55～60 岁患者的 CR 率为 60%～75%，遗传学特征不良组（即核型差的成人 AML）CR 率在 55%～58%。有许多随机研究在 AraC 用量不变的基础上比较了盐酸柔红霉素与伊达比星（idarubicin）、安吖啶（amsacrine）、阿柔比星、米托蒽醌，结果显示这些药物均优于 DNR（45 mg/m^2）。因此，目前主张采用比 45mg/m^2 更大剂量的柔红霉素，或换用其他蒽环类，如伊达比星或米托蒽醌。伊达比星替代 DNR，组成伊达比星加 AraC 的“3＋7”方案，伊达比星 12mg/（m^2·d）静滴，每日 1 次，连续 3d，而 Ara－C 的用法同上。此方案比“DA 3＋7”方案有较高的长期 DFS 率。研究表明，此结果可能与伊达比星比 DNR 具有更好的中枢渗透性和在细胞内积蓄，以至不易被 P 糖蛋白（Pgp）泵出和与不易耐药有关。

近几年来有许多在“3＋7”方案基础上的改良方案，通过增加 AraC 的剂量或加用依托泊苷来提高诱导化疗强度，对初始缓解率虽无明显提高，但 DFS 率得到改善，尤其对于 50 岁以下的患者。最近几年广泛的临床试验结果表明，在 AML 中具有潜在应用价值的其他新药包括以下 4 类：①核苷类似物：氟达拉滨（fludarabine）。②拓扑异构酶Ⅰ抑制剂：托泊替康（topotecan）和一氨基喜树碱（9－amino camptothecin）。③去甲基化制剂：氮杂胞苷（5－azacytidine）相地西他滨（decitabine）。④铂和烷化剂类似物：卡铂（carboplatin）和 tablimustine。这些新药目前主要被用于难治性 AML 和复发 AML 的诱导缓解治疗。

2. 缓解后治疗　20 世纪 80 年代以前 AML 的缓解后治疗主要是长期的维持治疗。维持治疗的方案很多，多数由 2 种以上的药物构成，但总的细胞毒杀伤程度通常低于诱导缓解治疗，复发率比较高。近来缓解后治疗方案的选择主要依据细胞遗传学特征而定。

（1）预后好的遗传学特征组：这组患者对诱导缓解的初始反应率在 85% 左右，经过强烈缓解后治疗 5 年生存率 >50%。缓解后治疗的化疗方案有很多，但大多数认为年龄在 55 岁以下者，大剂量阿糖胞苷（HD - AraC）是缓解后治疗的有效方案。HD - AraC 的具体用法为：AraC 2.0 ~ 3.0g/m^2，每 12h 一次，每次持续静滴 3h，第 1 ~ 3 日，共 6 次，根据骨髓造血功能恢复的快慢，每 35 ~ 42 日为一疗程，共 4 ~ 5 个疗程。主要毒副作用为皮疹、充血性结膜炎、胃肠道反应和中枢神经系统（常为小脑共济失调）毒性。CALGB 报道称对那些有 t（8；21）易位的患者，3 ~ 4 个疗程的 HD - AraC 是最合适的，这组患者 3 年 DFS 约为 60%。对本组患者缓解后是否需要进行自体造血干细胞移植尚有争议。自体造血干细胞移植后复发率明显下降，但移植相关死亡率为 18%，故总生存率无差别。而异基因干细胞移植治疗相关死亡率高，对这组患者不作为标准方案。

（2）预后中等的遗传学特征组：对 55 ~ 65 岁的患者，建议行 HLA 相合同胞的异基因移植，3 年生存率达 65%，3 年复发率为 18%。至于初次缓解期何时行异基因干细胞移植为宜，尚无前瞻性研究，IBMTR 的回顾性资料提示缓解后继续化疗无特别优点，如果有 HLA 相配的供体，应当尽快实施移植。无合适同胞供者，可接受 HD - AraC 方案，HD - AraC 的剂量为 1.5 ~ 3g/m^2。有关核型中等 AML 患者的自体造血干细胞移植有相当多的报道。MRC 研究报道，接受自体移植的患者复发率为 35%，而接受强化疗的患者复发率为 55%，5 年生存率分别为 56% 和 48%。提倡移植前给予几个疗程强烈化疗以达到体内净化，或移植前加用抗 CD33 单抗。

（3）预后不良的遗传学特征组：含 3 种以上异常的复杂核型，这组患者长期以来被认为是 AML 中治疗效果最差的，虽然初始治疗反应可能 >50%，但无论缓解后治疗采用什么方案，总的长期生存很差。目前治疗趋势是，如果有 HLA 相合同胞供者，应当在诱导缓解后尽快行异基因造血干细胞移植，5 年生存率达 44%，而接受化疗组仅 15%。如无 HLA 相合同胞，可在第一次缓解后就接受 HLA 相合的无关供者或半相合同胞供者，长期生存仍可达 40% ~ 50%。无合适供者，则接受 2 ~ 3 个疗程 HD - AraC 或类似方案，再行自体造血干细胞移植。

3. 老年 AML 的治疗　老年 AML 的治疗仍是一个具有很大挑战的问题，因为细胞遗传学的预后分组主要是以年轻患者（年龄 <60 岁）的研究结果而定，某些染色体的异常对老年和中青年 AML 临床预后的影响是不同的。如 MDR 的表达，<56 岁的为 33%，而 >75 岁的为 57%；预后良好的核型在 <56 岁为 17%，>75 岁则降至 4%；而年龄 <56 岁和 >75 岁 AML 患者核型不良的分别为 35% 和 51%。且老年患者体能状态差，某些有 MDS 的病史，骨髓中伴有多系分化异常，因此要寻求新的治疗措施，以改善老年患者的生存。

有研究显示，化疗比单纯支持治疗的生存率有增加的趋势，但是年龄 >80 岁的老年患者不会从标准化疗中受益。多中心研究显示，老年患者用标准方案治疗后的 CR 率达 45% ~ 55%，但 3 年 DFS 率 <15%；尤其是对 60 岁以上患者，在诱导治疗和缓解后治疗中采用 HD - AraC，并不优于标准剂量 AraC。将依托泊苷、巯嘌呤等其他药物加到诱导化疗方案中，缓解率略有提高，但并不改善患者的 DFS。目前尚无随机对照显示缓解后的治疗能够改

善老年患者的预后，但有研究表明，老年 AML 患者进行诱导缓解和缓解后治疗可获得较长的 DFS，因此给予缓解后治疗是合理的。可以采用重复诱导缓解方案、减弱的诱导方案（DA：“2 +5”）或 AraC 单药治疗。

九、预后

AML 的预后因素主要与年龄、外周血白细胞和原始细胞数的高低，以及患者的全身状况、细胞遗传学改变及治疗疗效有关。

患病时的年龄是影响预后最重要的因素，因为年龄较大的患者对化疗耐受性差，难以达到 CR。同时老年患者的 AML 生物学特征与年轻患者不同。老年患者的白血病细胞常有 MDRI（多药耐药基因）的表达，对化疗药物有抗药性。随着年龄增加，对药物的抗药性也增加。老年 AML 患者合并慢性疾病或并发症，对治疗的耐受性下降，如果治疗前有其他急性疾病，也会降低生存率。同时老年患者的一般情况将影响其对化疗的反应和预后，白细胞计数较高是影响预后的又一独立因素，维持 CR 的时间与外周血白细胞计数、外周血白血病细胞绝对值呈负相关。患者白细胞数 $>100\times10^9/L$，则早期中枢神经系统出血及治疗后复发比例较高，均会影响预后。FAB 分类诊断也会影响预后，其中 M_4 及 M_5 的预后较差，M_7 的预后最差。染色体异常是影响预后的一个独立因素（前面已述）。骨髓有多系细胞异常造血者，或在 AML 诊断前已有一段时间存在贫血、白细胞减少和血小板减少者，预后较差。此类患者可能由 MDS 演变而来。应用细胞毒性药物治疗其他恶性疾病而引起的继发性白血病预后亦差。

除了治疗前的因素，一些治疗时的因素也关系到能否达到 CR，如治疗后多久白血病细胞在外周血中消失。患者经过一个疗程即达到 CR，预后要好于通过几个疗程才能达到 CR。

（王　琼）

第五节　慢性淋巴细胞性白血病

慢性淋巴细胞性白血病（chronic lymphocytic leukemia，CLL）是一种发生在外周血、骨髓和淋巴结的形态单一的小圆 B 细胞淋巴瘤，伴有前淋巴细胞和副免疫母细胞（假滤泡），通常表达 CD5 和 CD23。CLL 是肿瘤性疾病，病因不明，其发生发展可能与基因有关。约 50% CLL 患者的白血病细胞有染色体的异常，其中 13q14 基因缺失是最常见的染色体异常，其后依次是 12 三体型。17q13 的 p53 肿瘤抑制基因的突变常见。

一、流行病学

本病在西方国家是最常见的成人白血病，占 65 岁以上白血病患者的 65%。中位发病年龄 65 ~70 岁。30 岁以下极为罕见，但 20% ~30% 的病例于 55 岁前发病，年发病率约 3/10 万。欧洲、澳大利亚、北美白人以及黑人的发病率是印度、中国、日本的 20 ~30 倍。美国每年的新发病例约为 17 000 人，发病率为 2.7/10 万人，约占所有白血病的 30%，发病年龄一般大于 50 岁（平均 65 岁），并且随着年龄的增加发病率也呈上升趋势，50 岁以下仅占 10%。男性多于女性，男女比例约为 2 ∶ 1。一般来说，这种肿瘤性淋巴细胞属于 B 细胞系，而 T 细胞来源小于 2%，称为 T 淋巴细胞白血病。CLL 在东方人中少见，在日本仅占

2.6%，我国亦较少见，仅占1.1%（1977年）。

二、病因和发病机制

CLL的病因和发病机制目前还不清楚。至今尚无明确的证据提示化学物质和放射接触史、饮食、吸烟、病毒感染以及自身免疫性疾病等因素能够引起CLL，但本病具有家族聚集的特点。CLL的B细胞表面免疫球蛋白呈弱阳性，主要为IgM和IgG，为单一的轻链型（χ或λ）。血清中常产生自身抗体。单克隆性B淋巴细胞的增殖可能同抗原的持续刺激，T、B细胞的调节异常，细胞因子调控异常以及细胞及分子遗传学的改变有关。约80%的病例伴有染色体的异常，常见的为13q14缺失，11q缺失和三体12，少见的有涉及到p53基因的17p的缺失和6q的缺失。在伴有异常核型的患者中，65%为单－核型异常，部分可有两种以上的染色体变异。

三、分类与分型

过去曾把细胞形态和临床表现与本病相似，但免疫表型带有明显T细胞特征的淋巴细胞增殖性疾病也归于CLL，作为CLL的一种变异型，或称为T细胞性慢性淋巴细胞性白血病（T－CLL）。根据世界卫生组织对造血组织和淋巴组织肿瘤的分类方案，已经将本病归类于慢性淋巴细胞性白血病/小淋巴细胞性淋巴瘤（CLL/SLL），而T－CLL则被归类于T细胞幼淋巴细胞性白血病（T－PLL）和T细胞大颗粒淋巴细胞白血病（T－LGLL），而经典者均为B细胞性淋巴细胞白血病。

四、临床表现

大多数患者诊断时年龄在60岁以上，且90%大于50岁。男女发病率为2∶1。80%的CLL患者表现为无痛性淋巴结肿大，大多见于颈部和锁骨上腋窝。50%的患者有轻到中度脾肿大，少部分因脾功能亢进引起继发性贫血和血小板减少。多数情况下因骨髓浸润和（或）自身抗体间断表达引起血细胞减少。肝脏肿大少见，多因白血病细胞浸润所致。

1. 起病　起病比慢粒更缓慢，常拖延数月至数年才就诊，不少病例因其他疾病检查血常规时才被发现，首发症状以淋巴结肿大为最常见，也可因乏力、消瘦、贫血、出血、脾肿大、感染而就诊。

2. 全身症状　可有乏力、发热、出汗、瘙痒、体重减轻等。

3. 淋巴结、肝、脾肿大　淋巴结肿大为全身性，最常见于颈部、腋下、腹股沟等处。淋巴结常呈中等度肿大，表面光滑，质地中等硬度，无压痛或粘连。纵隔淋巴结肿大可压迫支气管而引起刺激性咳嗽及反复的肺炎发作等，也可压迫上腔静脉而引起上腔静脉综合征。后腹膜淋巴肿大可致下背痛、下肢水肿，也可引起输尿管梗阻，从而反复并发肾盂肾炎，甚至发生肾功能损害、尿毒症。扁桃体和胸腺也可明显肿大。

脾肿大不如慢粒显著，亦有少数病例只有脾肿大而无淋巴结肿大。肝肿大不如脾肿大多见，但至晚期，肝脏可有明显肿大，伴肝功能损害，表现为黄疸、右上腹疼痛、低蛋白血症，血清碱性磷酸酶、谷丙转氨酶及乳酸脱氢酶值升高。本病还可因胆道浸润而发生梗阻性黄疸。并发慢性溶血者还可继发胆色素结石，从而出现胆道疾病的表现。

4. 其他局部表现　50%病例有皮肤病变。非特异性改变包括瘙痒、荨麻疹、湿疹、丘疹、疱疹带状疱疹等；特异性皮肤损害，则包括结节和红皮病。肺部表现为肺浸润和胸膜渗出，可引起呼吸道症状。胃肠道表现为厌食，上腹饱胀、腹痛、腹泻及黑便等，偶有肠梗阻或肠穿孔。骨骼系统可有骨痛、溶骨性改变及骨硬化。20%病例有蛋白尿、血尿，并可发生肾结石。

五、实验室检查

外周血淋巴细胞比例和计数均明显增高，细胞形态表现为成熟型小淋巴细胞。部分病例可伴有贫血和血小板减少，多数与脾脏肿大伴有脾功能亢进以及骨髓浸润有关。部分患者Combs试验阳性，但有溶血表现的不多见。骨髓中淋巴细胞比例可达到30%~100%，骨髓活检可见淋巴细胞浸润。

1. 血象　白细胞增多，一般为（30~200）$\times 10^9$/L（3万~20万/mm^3），偶见高达（500~1 000）$\times 10^9$/L（50万~100万mm^3），分类中多数为成熟小淋巴细胞（可达80%~99%），血片中破碎细胞较多，偶可找到原淋细胞。有时可见幼粒细胞，为骨髓受白细胞浸润所“刺激”的表现。

贫血和血小板减少为晚期表现，除由于白血病细胞浸润骨髓外，本病易并发自身免疫性溶血性贫血及血小板减少症，还可能由脾功能亢进引起。

2. 骨髓象　疾病早期，白血病细胞仅在少数骨髓腔出现。以后侵犯全身骨髓。骨髓象显示增生明显至极度活跃，主要是淋巴系增生。50%以上为小淋巴细胞，并可见相当数量的大淋巴细胞，原始淋巴细胞和幼稚淋巴细胞较少见（5%~10%）；红系一般增生低下，有溶血反应时，幼红细胞增生；巨核细胞到晚期才减少。骨髓活检示淋巴细胞浸润呈弥漫性、间质性或局灶性，在后两种情况下常保留有残余的正常造血。

3. 淋巴结检查　典型的淋巴结结构因小淋巴细胞的浸润而丧失，这些小的淋巴细胞和循环的白血病细胞形态相同，淋巴结组织学和低分化的小淋巴细胞性淋巴瘤相同。在疾病进展期，淋巴结融合形成大而固定的团块。

4. 免疫表型　95%以上的CLL呈B淋巴细胞标志。瘤细胞表面IgM弱（+）或IgM和IgD弱（+），$CD5^+$，$CD19^+$，CD20弱（+），$CD79a^+$，$CD23^+$，$CD43^+$，CD11e弱（+）。并且CD10和cyclin D1（-）；FMC7和CD79a通常（-）或弱（+）。有些具有典型CLL形态的病例可出现免疫表型分离，即$CD5^-$或$CD23^+$，$FMC7^+$或$CD11c^+$，或表面Ig强（+），或$CD79b^+$。

5. 遗传学　80%患者存在异常核型。50%的患者有13q14基因缺失，20%的患者12号染色体出现三倍体的情况，11q22-23基因缺失见于20%的病例，10%的患者有17q13（p53位点）基因缺失，5%的患者有6q21基因缺失。

六、分期

CLL分期对预后有意义，以Rai分期系统和Binet分期系统应用较广。

Rai分期系统，由Rai等于1975年提出。

0期：仅有外周血和骨髓中淋巴细胞增多，为低危；Ⅰ期：淋巴细胞增多和淋巴结肿大，为中危；Ⅱ期：淋巴细胞增多合并肝和（或）脾肿大，为中危；Ⅲ期：淋巴细胞增多和贫血（血红蛋白<110g/L），为高危；Ⅳ期：淋巴细胞增多和血小板减（$<100\times 10^9$/L），

为高危。

其平均生存期依期别增加而递减，分别如下：0 期，150 个月；Ⅰ期，101 个月；Ⅱ期，72 个月；Ⅲ期，30 个月；Ⅳ期，30 个月。

Binet 分期系统，由 Binet 等于 1981 年提出。除淋巴细胞增多外，将身体淋巴组织分为 5 个区域即颈淋巴结区、腋下淋巴结区、腹股沟淋巴结区、脾脏和肝脏。

A 期：血红蛋白≥100g/L，血小板≥100×10^9/L，小于 3 个淋巴结区受累；B 期：血红蛋白≥100g/L，血小板≥100×10^9/L，≥3 个淋巴结区受累；C 期：血红蛋白＜100g/L 和（或）血小板＜100×10^9/L，不论累及部位多少。

七、鉴别诊断

CLL 应与下列疾病相鉴别：

（一）幼淋巴细胞白血病

幼淋巴细胞白血病是 CLL 亚急性型，该病 50% 以上的血液白细胞是大淋巴细胞，其大小和形态可以和 CLL 的白血病细胞区别。幼淋巴细胞直径 10～15μm，而 CLL 细胞一般是小的静止的淋巴细胞，直径为 7～10μm。血液或骨髓中的幼淋巴细胞为圆形或分叶核，每一核有单突厚边缘的核仁，染色质的密度高于原始淋巴细胞，而低于成熟淋巴细胞或 CLLB 细胞。胞浆一般呈淡蓝色，无颗粒，有时光镜下可见胞浆包涵体。这些细胞侵犯淋巴结，一般产生浸润假结节，它与典型 CLL 弥漫型明显不同。与 CLL 白血病 B 细胞不同，幼淋巴细胞高表达表面免疫球蛋白，SN8 染色亮，表面抗体为特异性 CD79b。

（二）毛细胞白血病

毛细胞白血病肿瘤 B 细胞比 CLL 细胞大（MCV 400fl），胞浆丰富，常有较好的丝状"毛发"影。这些细胞对酸性磷酸酶抗酒石酸同工酶呈强阳性反应。与 CLLB 细胞不同的是毛细胞白血病的肿瘤细胞高表达 CD11c 和 CD25。

（三）淋巴瘤

淋巴瘤有循环瘤细胞，这种瘤细胞有时引起血液淋巴细胞增多症，它可能被误认为 CLL。

1. 小淋巴细胞白血病　低分化小 B 淋巴细胞淋巴瘤在生物学和临床特点方面与 B－CLL 密切相关，外周血小淋巴细胞淋巴瘤的肿瘤细胞与 CLL 白血病细胞形态相同，故需首先鉴别。CLL 常常有血液淋巴细胞增多，而小淋巴细胞淋巴瘤常常有淋巴结浸润，CLL 常常有骨髓淋巴细胞增多，而小淋巴细胞淋巴瘤骨髓未受浸润。当小淋巴细胞淋巴瘤浸润骨髓时，呈典型的结节型，而不是间质型及弥漫型。

2. 套细胞淋巴瘤　套细胞淋巴瘤是一种中度分化 B 细淋巴瘤。与弥漫性淋巴结受累典型 CLL 不同，套细胞淋巴瘤的淋巴结组织学特征之一是套带单克隆 B 细胞围绕反应生发中心。而且与 CLLB 细胞不同的是套细胞淋巴病一般不表达 CD23。

3. 滤泡性淋巴瘤　起源于滤泡中心细胞低恶度淋巴瘤能够侵犯血液，常以淋巴结肿大，偶尔巨脾为特征，这些白血病细胞体积小，典型的是胞核清晰，核仁清楚，滤泡中心小细胞淋巴瘤常表达 CD10（CALLA）抗原。与 CLL 不同，这些细胞常高表达表面免疫球蛋白，而不表达鼠的玫瑰形受体和 CD5 抗原，这种细胞 FMC7 阳性。淋巴结活检可证实为结节状或弥漫小细胞淋巴瘤。

八、治疗

目前临床上使用 Rai 和 Binet 分期评估预后。早期的患者（Rai 0 ~ Ⅱ，Binet A）一般不需治疗，仅需“观察和等待”。只有出现和疾病进展相关的症状（肝、脾、淋巴结肿大的症状或并发症）时，才必须治疗。NCCN（美国国家综合癌症中心联盟）治疗指征：有症状；反复感染；就诊时巨大瘤负荷；重要脏器功能受累；血细胞减少（红细胞、血小板）；自身免疫性血细胞减少（AIHA，ITP，纯红再障）；疾病持续缓慢进展至少 6 个月；患者要求治疗。BCSH（英国血液学标准委员会）治疗指征：全身症状：6 个月内体重下降 >10%，发热 >38℃ 2 周，乏力，盗汗；淋巴结肿大 >10cm 或进行性增大；脾脏肿大 >6cm 或进行性增大；淋巴细胞进行性升高：2 个月内升高 >50%，淋巴细胞倍增时间 <6 个月；进行性造血衰竭：出现贫血，血小板减少或加重；自身免疫性血细胞减少。

（一）烷化剂

苯丁酸氮芥（CLB）应用最广，延缓疾病进展，但不延长总生存期；苯丁酸氮芥 + 泼尼松或蒽环类药物并不延长 10 年生存期。用法为：①0. 1 ~0. 2mg/（kg · d），口服，连用 6 ~12 天，2 周后减至 2 ~4mg/d，长期维持。②间歇疗法，0. 2mg/（kg · d），口服，连用 10 ~14 天，休息 2 周重复给药。亦可用联合化疗，用 CLB + PDN（泼尼松），CLB 0. 1 ~0. 2mg/（kg · d）与 PDN 10 ~20mg/d，连用 4 天，每 3 周一次。亦可用 M_2 方案，即 BCUN（卡莫司汀）0. 5 ~1mg/kg，静注，第 1 天；CTX（环磷酰胺）10mg/kg 静注，第 2 天；L - PAM（美法仑）0. 25mg/（kg · d），口服，第 1 ~14 天；VCR（长春新碱）0. 03mg/kg 静注，第 21 天；PDN 1mg/（kg · d），口服，第 1 ~14 天。停药 4 周后可重复。苯丁酸氮芥的主要不良反应是骨髓抑制。

（二）嘌呤类似物

1. 嘌呤类似物单药治疗　目前治疗 CLL 主要使用 3 种嘌呤类似物：氟达拉滨、喷妥司汀（Pentostatin）和克拉屈滨（Cladribine）。氟达拉滨单药治疗相比于其他的包含烷化剂或糖皮质激素的治疗方案具有更出众的总体缓解率，但并未证实总体生存时间延长。

氟达拉滨 25 ~30mg/m^2 iV.（30 分钟滴注），d1 ~5，每 3 ~4 周重复。适用于患者对首次治疗无效或首次治疗后 12 个月内复发。

克拉屈滨 0. 1mg/（kg · d）iV.（连续滴注），d1 ~7，每 3 ~4 周重复。

2. 嘌呤类似物联合化疗　CLL 联合化疗是氟达拉滨加环磷酰胺（FC）。在一项前瞻性研究中比较氟达拉滨和 FC，研究结果表明联合治疗具有更高的缓解率。FC 联合化疗具有明显更高的完全缓解率（16%）和总体缓解率（94%），相比于氟达拉滨单药治疗（分别是 5% 和 83%），FC 治疗也具有更长的中位缓解持续时间（48 个月：20 个月）和更长的无病生存时间（49 个月：33 个月）。FC 相比于氟达拉滨引起更显著的血小板减少和白细胞减少，但贫血不显著。FC 没有增加严重感染的数量。目前认为 FC 是 CLL 的一线治疗方案。

（三）美罗华为基础的化学 - 免疫治疗

美罗华（Rituximab），一种 CD20 单克隆抗体，在 CLL 治疗中令人鼓舞，Rituximab 可以下调抗凋亡因子的表达。联合美罗华的化疗被证实是 CLL 非常有效的治疗。在 MD Anderson

肿瘤中心进行的实验中224位初治的CLL患者，使用美罗华加氟达拉滨/环磷酰胺（FC）取得95%的缓解率，71%完全缓解，提示美罗华加以氟达拉滨为基础的化疗是CLL治疗的较好选择。但复发患者应用FCR方案疗效还有待研究。177名复治患者，无论患者既往曾应用单药或联合化疗，FCR方案缓解率73%，其中25%达CR。氟达拉滨耐药患者缓解率也可达58%，但CR率仅6%。

（四）阿仑单抗（Alemtuzumab）为基础的化学-免疫治疗

阿仑单抗（Alemtuzumab）是一种重组人源化的CD52的单克隆抗体。在使用过烷化剂并且使用氟达拉滨治疗失败或复发的进展期患者中，阿仑单抗单药治疗已经产生33%～53%的缓解率，中位缓解持续时间为8.7～15.4个月。Alemtuzumab对于存在p53基因突变或缺失、对化疗无效的患者亦有一定疗效。Alemtuzumah对多发淋巴结肿大患者效果欠佳，但对清除外周血及骨髓中肿瘤组织有一定作用。对自体干细胞移植的干细胞采集有一定作用。

（五）造血干细胞移植

CLL患者的中位发病年龄为65岁，其中小于60岁的患者占40%，因此对于高危组及低危组部分年轻患者也可行造血干细胞移植。

1. 自体造血干细胞移植　研究表明自体造血干细胞移植疗效优于传统化疗。有研究表明移植后仅1名患者死于移植早期合并症，CR率74%，5年生存率77.5%，5年无病生存率51.5%。未发现能够预测患者生存期及无病生存期的治疗前因素。可检测的20名患者中16名在移植后6个月内达到分子学完全缓解。8%的患者发生移植后急性髓性白血病/骨髓异常综合征。目前研究认为，自体移植早期治疗相关病死率较低，但移植后机会感染发生率较其他疾病高。

与其他疾病相似，早期治疗和移植时肿瘤负荷低的患者预后较好，故认为患者应在第一次完全或部分缓解后尽早行造血干细胞移植。造血干细胞的采集时机和是否应该在第一次缓解时采集后保留至治疗终末期再应用，仍有待进一步探讨。此外，部分患者采集不到足够的$CD34^+$细胞，尤其对于接受大剂量前驱治疗的患者，推荐在最后一次应用氟达拉滨或白细胞减除术后至少3个月后再采集。复发是自体造血干细胞移植的主要问题。

2. 异基因造血干细胞移植　CLL患者行异基因造血干细胞移植有较高治疗相关病死率，包括治疗相关毒性、移植物抗宿主病（graft-versus-host disease，GVHD）及感染。但存活患者疾病能够得到长期控制。据骨髓移植登记处资料统计，CLL患者异基因造血干细胞移植治疗相关病死率为46%，其中GVHD病死率20%。CLL患者自体造血干细胞移植与异基因干细胞移植的疗效比较至今尚无定论。异基因移植的最主要优点在于存在移植物抗白血病效应，移植后供者淋巴细胞输注或停用免疫抑制剂可诱导该效应产生。研究者正在对CLL及其他血液恶性肿瘤患者应用供者淋巴细胞输注时的淋巴细胞用量及移植后的应用时机进行研究，希望能够达到最大的移植物抗白血病效应而不引起GVHD。

3. 非清髓造血干细胞移植　非清髓或降低预处理剂量的移植能够降低移植后短期病死率，通常被称为“小移植”。主要的抗白血病效应是移植物抗白血病作用而非化疗。在预处理时应用Alemtuzumab可能降低GVHD发生率，但却能够增加复发率，进而需要应用供者淋巴细胞输注。

降低预处理强度能够降低移植相关病死率，使老年患者造血干细胞移植成为可能，使更多的 CLL 患者能够获得移植机会。虽然进行该类移植的患者多为反复化疗或难治性患者，但患者的植入率及 CR 率均较高，移植后患者生存期延长。这说明移植物抗白血病效应在 CLL 患者治疗中可能得到广泛应用；今后的研究重点在于移植前或移植后维持适当的免疫抑制状态使嵌合状态能够呈稳态存在。值得强调的是这项治疗正在研究过程中，尽管与大剂量预处理相比其急性病死率明显降低，但慢性 GVHD 相关死亡及疾病控制情况仍不清楚。

总之，对于低危组年轻患者可应用大剂量化疗或自体干细胞移植治疗，但其最终疗效仍有待评价。微小残留病变的检测可用于指导上述治疗的应用。清髓性移植治疗相关病死率高，应该被限制应用于预后较差患者。虽然没有进行清髓性及非清髓性移植在 CLL 患者疗效的比较，但是考虑到 CLL 患者年龄偏大，选择非清髓移植似乎更合理。

尽管大剂量治疗能够获得高 CR 率，一部分患者能够达到长期无病生存，但目前 CLL 仍被认为是不可治愈的。与传统治疗相比自体移植能够延长患者的生存期及无病生存期。然而，随着非清髓移植的不断成熟，其可能最终取代自体移植。

（王　琼）

第六节　慢性粒细胞白血病

慢性粒细胞白血病（chronic myelogenous leukaemia，CML），又称慢粒白血病，慢性髓系白血病。CML 是起源于造血多能干细胞的克隆性疾病，以贫血、外周血粒细胞增多和出现各阶段幼稚粒细胞、嗜碱性粒细胞增多、常有血小板增多和脾肿大为特点。病程中 90% 以上患者始终伴有 Ph 染色体和（或）BCR/ABL 融合基因，这些异常融合基因见于所有髓系细胞以及部分淋巴细胞。临床分 3 期：早期为髓性的慢性期（CML－CP），随后转化为侵袭性的加速期（CML－AP）和急变期（CML－BP）。

一、流行病学

CML 是最常见的 MPD，占成人白血病的 15% ～20% 。全世界年发病率 1 ～1. 5/10 万。各年龄组均可发病，高峰发病年龄为 50 ～60 岁。男女之比为 1. 4 ：1。

二、病因学

1. 电离辐射　一次大剂量和多次小剂量照射可使 CML 发生率增高。日本广岛和长崎原子弹爆炸后幸存者、接受脊椎放疗的强直性脊柱炎患者和接受放疗的宫颈癌患者中 CML 发生率与其他人群相比明显增高，表明发病与电离辐射有关。

2. 化学因素　长期接触苯和接受化疗的各种肿瘤患者可导致 CML 发生，提示某些化学物质亦与 CML 发病相关。

3. 其他　CML 患者人类白细胞相容性抗原（HLA）CW3 和 CW4 频率增高，表明其可能是 CML 的易感基因。

尽管有家族性 CML 的报道，但 CML 家族性聚集非常罕见，此外单合子双胞胎的其他成员家族性发病无增高趋势，CML 患者的父母及子女均无 CMI。特征性 Ph 染色体，说明 CML 是一种获得性疾病，与遗传因素无关。

三、发病机制

（一）起源于造血干细胞

CML是一种起源于造血干细胞的获得性克隆性疾病，主要证据有：①CML－CP可有红细胞、中性粒细胞、嗜酸/嗜碱性粒细胞、单核细胞和血小板增多。②CML患者的红系细胞、中性粒细胞、嗜酸/嗜碱性粒细胞、巨噬细胞和巨核细胞均有Ph染色体。③在G－6PD杂合子女性CML患者中，红细胞、中性粒细胞、嗜酸/嗜碱性粒细胞、单核细胞和血小板表达同一种G－6PD同工酶，而纤维母细胞或其他体细胞则可检测到两种G－6PD同工酶。④每个被分析的细胞其9或22号染色体结构异常都一致。⑤分子生物学研究表明22号染色体断裂点变异仅存在于不同CML患者；而在同一个患者的不同细胞中其断裂点是一致的。⑥应用X－连锁基因位点多态性及灭活式样分析亦证实了CML为单克隆造血。

（二）祖细胞功能异常

相对成熟的髓系祖细胞存在有明显的细胞动力学异常；分裂指数低、处于DNA合成期的细胞少，细胞周期延长、核浆发育不平衡，成熟粒细胞半衰期比正常粒细胞延长。采用3H自杀实验证实仅有20%的CML集落处于DNA合成期，而正常人为40%，CML原粒、早幼粒细胞标记指数比正常人低，而中、晚幼粒细胞标记指数与正常对照相比无明显差别。造血祖细胞集落培养发现CML骨髓祖细胞与外周血祖细胞增殖能力不同，骨髓CFU－GM和BFU－E数与正常对照相比通常增高，但也可正常或减低，而外周血可升高至正常对照的100倍。Ph阳性CML患者骨髓细胞长期培养发现，经几周培养后在培养基中可检测到Ph阴性的祖细胞，现已证实这主要为CML造血祖细胞黏附功能异常所致。

（三）分子病理学

1. ABL基因　原癌基因C－ab1位于9q34，在物种发育过程中高度保守，编码在所有哺乳动物组织和各种类型细胞中均普遍表达的一个蛋白质，C－ab1长约230kb，含有11个外显子，走向为5’端至着丝粒。该基因第一个外显子有两种形式，外显子1a和1b，因而有两种不同的c－ablmRNA，第一种称为1a－11，长6kb，包括外显子1a－11；另一种称为1b，自外显子1b开始、跨越外显子1a和第一个内含子，同外显子2－11相接，长为6kb，这两种ABL的RNA转录编码两种不同的分子量均为145 000的ABL蛋白。其N末端有3个SRC同源结构域（SH）：SH1为酪氨酸激酶区，可使酪氨酸激酶残基磷酸化；SH2、SH3是ABL蛋白与其他蛋白相互作用的结构基础。ABL是细胞生长的负性调节因子。正常的p145ABL穿梭于细胞核和胞浆之间，主要定位于细胞核，具有较低的酪氨酸激酶活性。p145ABL的活性和细胞内定位受连接细胞骨架与细胞外间质的整合素调控，ABL可能通过将整合素信号传递至细胞核从而充当黏附和细胞周期信号之间的桥梁，参与细胞生长和分化控制。

2. BCR基因　定位于22q11，长130kb，有21个外显子，起始方向5’端至中心粒。有4.5kb和6.7kb两种不同的BCR mRNA转录方式，编码一分子量为160 000的蛋白p160BCR，该蛋白有激酶活性，其N末端有二聚体区、SH2结合区、丝氨酸－苏氨酸激酶激活区，C端有GTP酶活性蛋白同源区（GAP），结构中心的Ph（pleckstrin－homology）结构域为Rho鸟苷酸交换因子（Rho－GEF）同源区，可促使Ras－GTP交换，提高Ras活性，激活转录因子如 NF-kB 等。BCR 蛋白能使许多蛋白质中的酪氨酸激酶残基磷酸化，其上的第 177 位酪氨酸与 Grb-2 有关。

3. BCR-ABL 基因　在病理状态下，9 号和 22 号染色体发生断裂，平行交互移位形成 Ph 染色体 t（9；22）（q34；q11），继而产生 BCR-ABL 融合基因，编码 210kD 蛋白（p210BCR-ABL），该蛋白具有很强的酪氨酸激酶活性，可激活下游一系列信号持续磷酸化，导致造血干细胞增殖失控、凋亡受阻，因此认为，BCR-ABL 是 CML 的分子发病基础。这种活性异常升高的肿瘤性酪氨酸激酶（TK）是所有 CML 发病的共同机制，即使在 BCR-ABL 阴性的 CML 中，也有其他酪氨酸激酶的异常活化，如纤维母细胞生长因子受体、血小板源性生长因子受体。

4. BCR-ABL 蛋白的结构

（1）结合配体的结构域：酪氨酸激酶（TK）与相应配体结合，继而 TK 单体发生二聚体化，两个单体的基因相互催化，使酪氨酸激酶残基发生自身磷酸化反应，生成 SH2 结构域结合位点，TK 被激活。需要强调的是，热休克蛋白（HSP90）对于正常蛋白、肿瘤蛋白的稳定存在具有重要作用。

（2）SH2 结合位点：位于酪氨酸激酶结合结构域中，能识别细胞浆衔接蛋白的 SH2 结构域，使衔接蛋白与 TK 结合。

（3）ATP 结合位点：蛋白激酶水解结合在该位点的 ATP，为靶蛋白磷酸化提供所需的磷酸根。

（4）靶蛋白结合区域：催化靶蛋白磷酸化反应。

5. BCR-ABL 蛋白激酶的作用底物分 3 类

（1）衔接蛋白：如 Crkl、p62DOK。

（2）与细胞骨架、细胞膜有关的蛋白：如 paxillin、talin。

（3）有催化功能的蛋白：如非受体酪氨酸激酶 Fes、磷酸酶 Syp。

6. BCR-ABL 导致细胞恶性转化的主要机制

（1）CML 祖细胞与基质、基质细胞黏附减弱，从而减弱了黏附对细胞生长的抑制作用。

（2）激活促有丝分裂信号传导通路。此通路的各个环节如下：

1）衔接蛋白：衔接蛋白是连接 TK 与 Ras 信号传导通路蛋白的桥梁。如衔接蛋白 Grb-2 的作用如下：BCR-ABL 中的第 177 位酪氨酸自身磷酸化后可与衔接蛋白 Grb-2 的 SH2 结构域结合，Grb-2 被活化；Grb-2 的 SH3 结合位点与 SOS 蛋白结合，SOS 激活。SOS 是鸟苷酸交换因子（GEF），促使 Ras-GDP 转化为 Ras-GTP，从而激活 Ras 蛋白。Ras 蛋白还可由另外两种衔接蛋白 Shc、crkl 激活。

2）Ras 信号传导途径：该途径在 BCR-ABL 介导 CML 发生方面有重要作用，大部分 CML 有 Ras 途径的异常活化。H-Ras、K-Ras、N-Ras 基因编码产生小分子鸟嘌呤核苷酸连接蛋白（G-protein，p21ras），可与 GTP 结合而活化。Ras 蛋白的作用就像一个分子开关，在失活状态和活化状态间转变。在失活状态，Ras 的结合位点被鸟嘌呤二磷酸（GDP）占据，若 GTP 代替 GDP 的位置，Ras 即被激活。活化状态下的 Ras 与多种信号分子相互作用，触发一系列激酶蛋白激活，从而对细胞周期、凋亡、分化等多个过程产生影响。Ras 蛋白本身有内源性 GTP 酶活性，可催化 GTP 水解为 GDP，使 Ras 失活。肿瘤性 Ras 丧失了其在生理状态下的具有保护性的自我失活机制。肿瘤性 Ras 的改变为：Ras 发生突变，失去内源性 GTP 酶活性；Ras 处于持续活化状态。

3）Ras 的法尼基化：法尼基转移酶催化一段含有 15 个碳的法尼基共价连接到 Ras 的 C 末端，发生法尼基化使 Ras 与细胞膜的胞质面结合。Ras 在细胞内的定位对其功能有重要影响。正常细胞由类异戊二烯将 Ras 分子锚定在细胞膜的胞质面，而肿瘤源性的 Ras 依赖戊二烯锚定在细胞膜的胞质面；细胞信号通路的关键部分是分裂素活化的蛋白激酶（MAPK）级联反应；Ras 间接激活 Raf－1（丝氨酸－苏氨酸激酶），Raf－1 直接催化 MEK－1/2 磷酸化反应。MEK－1/2 是具有双重活性的特异性激酶，可以激活 ERK－1/2 < 细胞外信号调节激酶，而 ERK－1/2 是细胞信号级联反应的终端 MAPK。MAPK 激酶通路激活的最终结果是使核蛋白磷酸化，激活转录。

（3）抑制细胞凋亡：①JAK－STAT 途径活化，Janus 家族激酶（JAK）是受体和信号传递蛋白，JAK 激活后 STAT 磷酸化，转录活化。BCR－ABL 可激活 STAT 分子。STAT5 的激活抑制细胞凋亡，激活 Bcl－XL（抗凋亡）转录因子。②PI3 激酶途径活化，BCR－ABL 与磷脂酰肌醇 3（PI3）、激酶 cbl、衔接蛋白 Crk、Crkl 组成复合体，活化 PI3 激酶。PI3 激酶的底物是丝氨酸－苏氨酸激酶 Akt。Akt 与抗凋亡信号传导通路有关。③上调抑制凋亡分子表达，通过 Ras 或 PI3 激酶途径上调 bcl－2 表达；BCR－ABL 阳性细胞通过 STAT 活化Bcl－xL 转录因子表达。④促进凋亡因子失活/下调促凋亡分子表达，BCR－ABL 使促凋亡蛋白 Bad 磷酸化、失活，从而抑制细胞凋亡；BCR－ABL 下调 ICSBP（干扰素共同序列结合蛋白），抑制凋亡。⑤BCR－ABL 抑制线粒体释放细胞色素 C，抑制 caspases 活化。

（4）急性变发生机制：对 CML－AP 和 CML－BP 患者进行遗传学检查，发现大多数患者可检测到继发性染色体异常。CML 急粒变的患者中约 80% 有非随机染色体异常，多表现为超 2 倍体，最常见为 +8，且 +8 常与其他染色体异常如 i（17）、+Ph、+19 等同时出现，其次为 +Ph、i（17）和 －Y。30% CML 急淋变的患者有染色体丢失，表现为亚二倍体或结构异常，常见异常为 +Ph 和 －Y。－17、14q+ 与急淋变特异相关。此外 20% ~30% 的急粒变的患者存在有 p53 基因结构和表达异常，CMLp53 基因改变特征为：①主要改变是基因重排和突变。②主要见于急粒变。③常见于有 17p－异常患者。④p53 突变能导致 CML 的急粒变。

四、临床表现

1. CMl－CP　各年龄组均可发病，以壮年男性最多。通常起病隐袭，起病形式多种多样，20% ~40% 的患者在初诊时几乎无症状，只是在常规体检提示白细胞增多或脾大，部分患者左上腹饱满不适，或出现乏力、盗汗、体重减轻。查体：90% 的患者有脾肿大、往往就医时已达脐或脐以下，肿大脾脏质地坚实，平滑，无压痛。如果出现脾梗死，则脾区压痛明显，并有摩擦音。当治疗缓解时，脾往往缩小。肝肿大较少见。部分患者有胸骨中下段压痛。约 15% 的患者由于高白细胞数（白细胞计数超过 $300 \times 10^9/L$）出现“白细胞淤滞症”，表现为肺、中枢神经系统、某些特殊感觉器官和阴茎等循环血管内血流受阻，出现相应的症状和体征，如呼吸急促、呼吸困难、发绀、头晕、言语不清、谵妄、昏迷、视物模糊、复视、耳鸣、听力减退或阴茎异常勃起。CML－CP 一般持续 1 ~4 年。

2. CML－AP　患者有发烧、虚弱、进行性体重下降、骨骼疼痛，逐渐出现贫血和出血。脾持续或进行性肿大。对原来治疗有效的药物无效。CML－AP 可维持几个月到数年；也有患者临床表现不明显，无骨痛、发烧、盗汗，仅有贫血加重，白细胞增高或减低，血小板减少，脾脏进行性肿大，甚至脾梗死。

3. CML－BP　为 CML 的终末期，临床表现与急性白血病相似。多数为急性变，少数为急淋变和急单变，偶有红白血病变等。急性变预后差，往往数月内死亡。CML 的患者出现以下情况提示急性变可能：①持续发烧，体温 38.5℃以上。②进行性贫血、出血类似急性白血病。③脾脏进行性增大。④外周血原＋早幼稚细胞＞20%，骨髓中原＋早幼稚细胞＞50%。⑤中性粒细胞碱性磷酸酶积分升高。⑥原按 CML－CP 治疗有效现在无效。

部位：CML－CP 的白血病细胞侵袭性不强，限于造血组织内增生，主要包括血液、骨髓、脾和肝。CML－BP 除上述部位外，很多髓外组织也受累，包括淋巴结、皮肤、软组织和中枢神经系统的原始细胞浸润。

五、实验室检查

1. 慢性期（CML－CP）

（1）血象：外周血以白细胞计数增多为主，大多超过 $50\times10^9/L$，甚至高达（400～500）$\times10^9$。血涂片可见到各阶段的粒细胞，以中晚幼稚以下各阶段及成熟粒细胞为主，原始粒细胞＜2%，原始细胞＋早幼细胞＜10%，嗜酸嗜碱粒细胞增多，无明显的粒细胞发育异常，血小板正常或增多，可＞$1\,000\times10^9/L$，慢性期血小板减少非常少见。多数患者呈轻度贫血。

（2）骨髓象：骨髓增生明显活跃或极度活跃，粒系增生，中性晚幼粒细胞或中幼粒及杆状粒细胞明显增多，嗜酸嗜碱粒细胞增多，红系减少，巨核系增生，易见到小巨核细胞。骨髓原始细胞计数通常＜5%，如≥10%表明已转化为 CML－AP。巨核细胞小于正常且分叶少是其特征，数量可正常或稍减少，但 40%～50%的患者巨核细胞中度或重度增生。前体红系细胞数量不等。

（3）外周血中性粒细胞碱性磷酸酶阳性率及积分减低。

（4）细胞遗传学：发现阳性的 Ph 染色体即可确诊。若 Ph 染色体阴性，而临床及实验室检查符合 CML，发现有 BCR/ABL 融合基因阳性也可诊断此病。

（5）其他：①血尿酸升高，常为正常人的 2～3 倍。②血清维生素 B_{12} 水平约为正常人的 10 倍，维生素 B_{12} 结合蛋白常增高。③常有血清乳酸脱氢酶升高。④可有电解质紊乱，如高钙血症和低钾血症。

2. 加速期（CMl－AP）

（1）有人提出外周血三联征：①白细胞＞$50\times10^9/L$。②红细胞压积＜0.25（25%）。③血小板＜$100\times10^9/L$，治疗无效，可考虑进入 AP。

（2）Cohen 等认为有下列一项即为 AP：①外周血（PB）和骨髓（BM）中原始细胞＜15%～30%。②PB 或 BM 原粒＋早幼粒细胞≥30%（原粒＜30%）。③PB 嗜碱性粒细胞≥20%。④血小板＜$100\times10^9/L$。

（3）Dwyer 等认为符合下列为 AP：①PB 或 BM 原始细胞≥10%但＜30%。②PB 或 BM 原粒＋早幼粒细胞≥20%。③PB 或 BM 嗜性碱性粒细胞≥20%。④进行性脾肿大，4 周内增至左肋下≥10cm 或较前增大 50%。⑤与治疗无关血小板＜$100\times10^9/L$。⑥除 Ph 染色体外其他染色体畸变。

（4）WHO 规定符合下列一项或一项以上的表现即可诊断 CML－AP：①原始粒细胞占外周血白细胞或骨髓有核细胞的 10%～19%。②外周血嗜碱性粒细胞≥20%。③与治疗无关的血小板持续性减少 $<100\times10^9/L$。④尽管经过充分治疗，血小板仍持续性增多 $>1\ 000\times10^9/L$。⑤白细胞进行性增多和脾进行性肿大对治疗无效。⑥有克隆性演变的证据。此外，粒系显著发育异常或胞体小、发育异常的巨核细胞呈大的簇状或片面状分布伴网状纤维或胶原纤维增生提示 CML－AP，但后述这些改变作为界定加速期的独立意义尚未经大系列的临床研究明确验证过，需与上述要点同存。

3. 急变期（CMl－BP）

（1）血象：①大多数患者有贫血，甚至出现严重贫血，网织红细胞减少。②多数患者血小板减少，少数正常或轻度增高。③白细胞计数多增高，部分患者正常，少数患者白细胞减少；血涂片可见幼稚细胞，原始＋早幼细胞＞30%。

（2）骨髓象：①骨髓中原粒细胞或原淋＋幼淋巴细胞或原单＋幼单核细胞＞20%。②骨髓中原粒＋早幼粒细胞≥50%；③出现髓外细胞浸润。

六、诊断和鉴别诊断

（一）国内诊断及分期标准

1. CML－CP

（1）Phl 染色体阳性和/BCR－ABL 融合基因阳性，并有以下任何一项者可诊断：①外周血白细胞增高，以中性粒细胞为主，不成熟粒细胞＞10%，原始细胞（Ⅰ型＋Ⅱ型）＜5%～10%。②骨髓粒系高度增生，以中性中幼、晚幼粒细胞、杆状粒细胞增多为主，原始细胞（Ⅰ型＋Ⅱ型）10%。

（2）Ph1 染色体阴性和 BCR－ABL 融合基因阴性者，须有以下①～④中的三项加第⑤项即可诊断：①脾大。②外周血：白细胞持续升高 $>30\times10^9/L$，以中性粒细胞为主，不成熟粒细胞＞10%，嗜碱性粒细胞增多，原始细胞（Ⅰ型＋Ⅱ型）＜5%～10%。③骨髓象；增生明显活跃，以中性中幼粒细胞、晚幼粒细胞、杆状粒细胞增多为主，原始细胞（Ⅰ型＋Ⅱ型）＜10%。④中性粒细胞磷酸酶（NAP）积分降低。⑤能排除类白血病反应、CMML 或其他类型的骨髓增生异常综合征（MDS）、其他类型的骨髓增殖性疾病。

2. 分期标准（第二届全国白血病治疗讨论会）

（1）慢性期：①临床表现：无症状或有低热、乏力、多汗、体重减轻等症状。②血象：白细胞计数升高，主要为中性中幼、晚幼和杆状粒细胞，原始细胞（Ⅰ型＋Ⅱ型）＜5%～10%。嗜酸性粒细胞和嗜碱性粒细胞增多，可有少量有核红细胞。③增生明显至极度活跃，以粒系增生为主，中、晚幼和杆状粒细胞增多，原始细胞（Ⅰ型＋Ⅱ型）＜10%。④染色体：有 Ph1 染色体。⑤CFU－GM 培养：集落或集簇较正常明显增加。

（2）加速期：具有下列之二者，考虑为本期。①不明原因的发烧、贫血、出血加重，和（或）骨骼疼痛。②脾脏进行性增大。③非药物引起的血小板进行性降低或增高。④原始细胞（Ⅰ型＋Ⅱ型）在血和（或）骨髓中＞10%。⑤外周血嗜碱性粒细胞＞20%。⑥骨髓中有显著的胶原纤维增生。⑦出现 Ph 染色体以外的其他染色体异常。⑧对传统的抗“慢粒”药物治疗无效。⑨CFU－GM 增生和分化缺陷，集簇增多，集簇与集落的比值增高。

（3）急变期：具有下列之一者可诊断为本期。①原始细胞（Ⅰ型＋Ⅱ型）或原淋巴细胞+幼淋巴细胞，原单+幼单在外周血或骨髓中>20%。②外周血中原始粒细胞+早幼粒细胞>30%。③骨髓中原始粒细胞+早幼粒细胞>30%。④有髓外原始细胞浸润。⑤此期临床症状、体征比加速期更恶化，CFU-GM 培养呈小簇或不生长。

（二）国外诊断及分期标准

1. CMl-CP

（1）Cohen 等诊断 CP 的 5 项标准为：①外周血与骨髓的原始细胞<0.15（15%）。②外周血与骨髓的原始+幼稚细胞<0.30（30%）。③外周血嗜碱性粒细胞<0.2（20%）。④血小板≥100×10^9/L。⑤除肝脾肿大外无其他髓外组织受累。

（2）Silver 等的诊断标准：①Ph1 染色体阳性。②白细胞在 24~96 小时之间两次计数均>40×10^9/L，且无类白血病反应的原因。③外周血粒细胞系>80%。④骨髓或外周血原始粒细胞+早幼粒细胞不同时间两次分类<30%。⑤骨髓涂片或活检示增生明显活跃。⑥中性粒细胞碱性磷酸酶积分<25%。

具备上述 6 条者，诊断成立。如只有②~⑤条者，则要有脾大（应排除肝脏病所致），血清维生素 B_{12}>148pmol/L，方可做出诊断。

2. 分期标准

（1）国际骨髓移植登记组的分期标准

1）慢性期：①无明显的临床症状（治疗后）。②无加速期与急变期的特征［注：骨髓可有粒系增生活跃、Ph1 染色体和（或）其他染色体异常］。

2）加速期：①用常规剂量的药物（羟基脲或马利兰）难以使外周血增高的白细胞计数降低，或治疗疗程间隔不断缩短。②白细胞的倍增时间缩短（<5 天）。③外周血或骨髓中原始细胞计数>10%。④外周血或骨髓中原始细胞加早幼粒细胞计数>20%。⑤外周血中嗜酸性加嗜碱性粒细胞计数>20%。⑥发生非马利兰或羟基脲引起的贫血或血小板减少。⑦持续性血小板升高。⑧附加染色体异常（出现新的克隆性染色体异常）。⑨脾增大。⑩出现绿色瘤或骨髓纤维化。

3）急变期：外周血或骨髓中原始细胞加早幼粒细胞>30%。

（2）意大利慢粒白血病研究协作组的急变期标准：①血或骨髓中原始细胞>20%。②血原始细胞加早幼粒细胞计数>30%或骨髓中原始细胞加早幼粒细胞计数>50%。③髓外原始细胞浸润或白血病瘤块形成。

诊断为本病者，具上述任意一项或一项以上，可诊断急变期。

（三）WHO 诊断及分期标准

（1）慢性期：WHO 对 CML-CP 未提出诊断标准。

（2）急变期：WHO 规定符合下列条件一项或一项以上即可诊断 CML-BP（表 12-4）。

表 12-4 慢性粒细胞白血病急变期

有如下一项或一项以上可诊断急变期：
外周血或骨髓原始细胞≥20%
髓外原始细胞增殖
骨髓活检有大的原始细胞灶（foci）或集簇（dusters）

大约70%为急性髓系变，包括中性、嗜酸性、嗜碱性、单核细胞性、红系或巨核细胞或任意几种的混合急性变。20%～30%为急性淋系变。罕见粒系和淋系同时急性变。原始细胞的形态可以是典型的，但原始细胞常常是很早期的或异质性的，所以，建议做免疫表型分析。

髓外原始细胞增殖最常见于皮肤、淋巴结、脾、骨或中枢神经系统等部位，可以是髓系也可是淋系。如果骨髓原始细胞聚集呈明显的灶性，即使骨髓活检其他区域仍为慢性期改变，也应诊断CML－BP。但是，CML－BP的原始细胞灶必须与慢性期小梁旁和血管周围的早幼粒细胞和中幼粒细胞灶相区别。

（四）鉴别诊断

1. 与反应性白细胞增多、类白血病反应或外周血幼红幼粒细胞反应相鉴别　①常有炎症、骨髓转移癌或实体瘤的副肿瘤综合征等原发病史。②外周血白细胞计数增高，可达$50\times10^9/L$，中性粒细胞胞浆中常有中毒颗粒和空泡，嗜酸嗜碱性粒细胞不增多，血小板和血红蛋白大多正常。③中性粒细胞碱性磷酸酶积分增高。④Ph染色体和BCR－ABL融合基因阴性。⑤骨髓转移癌时骨髓涂片或活检标本有异常细胞团簇，正常造血细胞减少或骨髓坏死等。⑥原发病控制后，反应性白细胞增多、类白血病反应等亦随之消失。

2. 与Ph^+或BCR－ABL融合基因阳性急性白血病（AL）鉴别　3%～5%儿童急淋白血病（ALL），20%成人ALL（40岁以上可高达40%）及2%急性髓系白血病（AML）可有Ph染色体或BCR重排，主要是成人ALL。少数Ph^+CML其慢性期不明显而以急变就诊，造成与Ph^+－AL鉴别困难。Ph^+－AL与CML－BP的鉴别点；①无CML特征如巨脾、嗜碱性粒细胞增多或血小板增多。②无CML－BP常见的染色体异常如Ph、i（17q）、+8、$22q^-$等。③BCR断裂区在m区，编码p190蛋白。④于缓解后Ph染色体常消失。⑤多数Ph^+－AL为杂合，正常核型与异常核型，髓系表型与淋系表型杂合。

3. 与Pb^+或BCR重排血小板增多症相鉴别　Ph^+或BCR^+血小板增多症与经典Ph或BCR－原发性血小板增多症的临床表现无明显差异，均可无症状，偶因查体发现血小板增高，可有反复头晕、头痛、肢体末梢烧灼、麻木感，皮肤黏膜出血、血栓栓塞等，但有以下特点：①几乎均为女性。②多无脾肿大，少数脾轻度肿大。③血红蛋白正常，白细胞计数正常或轻度升高，一般$<20\times10^9/L$，分类常正常，可出现幼稚细胞，但明显少于CML所见，嗜碱性粒细胞多不增多，血小板多$>600\times10^9/L$而$<2\,000\times10^9/L$，形态无明显异常。④中性粒细胞碱性磷酸酶积分多正常，亦可增高、减低或缺乏。⑤骨髓多纯巨核系增生，亦可巨核系/粒系双系增生，增生的巨核细胞形态可正常，多有小巨核或大而畸形巨核细胞，个别有网硬蛋白纤维化。⑥细胞培养显示CFU－GM和BFU－E与CML相似。⑦细胞遗传学无经典原发性血小板增多症常见的$20q^-$，而有Ph染色体或累及X染色体的Ph复合易位t（x；9；22）（q11；q34；q11）。⑧分子水平有与CML一样的M－BCR重排，极少数为m－BCR重排。⑨可向AL转化。

4. 与特发性骨髓纤维化相鉴别　①白细胞计数较CML偏低，很少$>50\times10^9/L$，有幼红幼粒血象，泪滴状红细胞明显增多，而CML幼粒细胞较多，很少有有核红细胞。②嗜酸、嗜碱性细胞不增多。③特发性骨髓纤维化NAP多正常或增高，而CML者NAP多减低或缺乏。④多次骨穿提示有“干抽”。⑤骨髓活检可见纤维组织增生。⑥无Ph染色体或BCR重排。

5. 与慢性中性粒细胞白血病（CNL）鉴别　CNL 曾作为 CML 亚型，WHO 将其列为 CMPD 实体。其特点：①中度非进行性中性粒细胞增高。②外周血中幼稚细胞少，无中幼粒细胞峰，无明显嗜酸、嗜碱性细胞增多。③骨髓成熟粒细胞增多。④NAP 积分正常或增多。⑤无或轻度脾肿大。⑥无引起类白血病反应的病因。⑦有 Ph 染色体，BCR 断裂点在 u 区。

据上述与 CML 鉴别。WHO 认为，此种 Ph^+，BCRu 区重排的 CNL 应诊为 CML，不应诊为 CNL。

七、治疗

CML 一旦急性变，治疗将很难奏效，因此应着重于慢性期的治疗。CML 的疗效判断包括血液学缓解、细胞遗传学缓解（即 Ph^+ 细胞消失率）和分子生物学缓解（即 BCR－ABL 融合基因转阴率），能否达到后两者缓解与患者的长期生存乃至治愈密切相关，因此应力争获得后两者的缓解。

（一）常规治疗

水化、碱化尿液：①减少尿酸形成：别嘌呤醇 100mg，3 次/d，当白细胞明显下降、脾明显缩小、无明显高尿酸血症时停药。②大量补液，使尿量维持在 150ml/h。③5% 碳酸氢钠 100～200ml/d。

（二）化学治疗

1. 羟基脲（Hydroxycarbarnide，HU）　为细胞周期特异性抑制 DNA 合成的药物，起效快，但持续时间短。用药后二三天白细胞即迅速下降，停药后又很快回升。约 80% 患者可选血液学缓解，25% 可有细胞遗传学反应。目前已取代白消安成为治疗 CML－CP 的首选口服药物。常用剂量为 3g/d，分三次服用，待白细胞减至 20×10^9/L 左右时，剂量减半。减至 10×10^9/L 左右时，改为小剂量（0.5～1.0g/d）维持治疗。用药期间需经常检查血象，以便调整药物剂量。不良反应少，耐受性好，与烷化剂无交叉耐药性。对患者以后接受造血干细胞移植也无不良影响。

2. 白消安（Busrrlfan，BUS，马利兰）　为烷化剂，作用于早期祖细胞。起效较慢，但持续时间长。一般用药后 2～3 周外周血白细胞才开始减少，停药后白细胞减少可持续 2～4 周，因此，要正确掌握剂量。初始剂量为 4～6mg/d，分次口服。当白细胞降至 20×10^9/L 左右时，应停药，待稳定后改为小剂量（2mg/1～3 天），使白细胞维持在（7～10）$\times10^9$/L。用药过量甚至常规剂量也可造成严重的骨髓抑制，且恢复较慢，应予注意。长期用药可出现皮肤色素沉着、精液缺乏及停经、肺纤维化等。

3. 靛玉红及其衍生物甲异靛　靛玉红和甲异靛是中国医学科学院研究所经过 20 多年研究首创用于治疗 CML 的新药。与 HU 和 BUS 相比，其缩脾效果明显好于前二者。有报道甲异靛长期疗效与 HU 相似，甲异靛联合 HU 可明显延长患者慢性期，降低患者 5 年急变率。部分患者可有 Ph 染色体阳性率减低。单用靛玉红剂量为 100～300mg/d，分 3～4 次口服。单用甲异靛 75～150mg/d，分 3 次口服。主要的不良反应有不同程度的骨关节疼痛、恶心、纳差、腹痛、腹泻等消化道反应，极少在治疗期间出现骨髓抑制。

4. 其他药物　小剂量 Ara－C、高三尖杉酯碱、二溴卫茅醇、美法仑、苯丁酸氮芥等也有效，但仅在上述药物无效时才考虑应用。最近有长疗程高三尖杉酯碱 2.5mg/（$m^2\cdot d$）

静滴，第1~14天，使6% CML患者获得完全细胞遗传学缓解的报道。

（三）α-干扰素（IFN-α）

1. IFN-α作用 ①直接抑制DNA多聚酶活性和干扰素调节因子（IRF）的基因表达，从而影响自杀因子（Fas）介导的凋亡。②增加Ph阳性细胞HLA分子的表达量，有利于抗原递呈细胞和T细胞更有效地识别。

由于该药起效较慢，因此对白细胞增多显著者，宜在第1~2周并用HU或小剂量Ara-C。IFN-a能使50%~70%的患者获血液学完全缓解（HCR，指血象、骨髓象恢复正常）；10%~26%的患者可获显著的细胞遗传学缓解（MCR，指骨髓Ph阳性细胞<35%），但BCR-ABL融合基因mRNA仍然阳性；获MCR者生存期延长。

IFN-α剂量为300万~900万U/d，皮下或肌肉注射，每周3~7次。常见不良反应为畏寒、发烧、疲劳、厌食、恶心、头疼、肌肉和骨骼疼痛。用对乙酰氨基酚、苯海拉明等可减轻不良反应，大约25%患者因不良反应无法耐受而停药。

2. 迄今为止，关于IFN治疗CML取得了一些共识 ①天然IFN与重组人IFN治疗CML疗效相似。②持续用药比间歇用药好，大剂量比小剂量疗效好，初治病例的血液学完全缓解明显比复治者高，加速期的疗效比慢性期差。③肌肉注射或皮下注射比静脉注射好。

3. 关于IFN治疗CML尚待解决的问题 ①IFN是否可以延长CML患者的生存期，各家报道不一致。②IFN的最适剂量和用药时间，至今仍无统一意见，但多数认为起始剂量应为300万~500万U/（m^2·d），2~3周后剂量增至900万~1 200万U/（m^2·d）或达到获显著血液学疗效［即白细胞计数（2~4）×10^9/L，血小板计数接近50×10^9/L］的最大耐受量及患者出现毒性症状需要减少剂量。可望获得细胞遗传学缓解的最短时间为6个月，一般用至病情进展或出现不耐受的药物毒性。③IFN种类与疗效的关系：不同种类的α-干扰素临床疗效无差别，γ-干扰素疗效不清，α-干扰素和γ-干扰素联合应用不能提高疗效。④IFN联合其他化疗药物如HU、小剂量Ara-C 20mg/（m^2·d）×10d已有Ⅱ期临床观察，表明疗效优于单用IFN。

（四）靶向治疗

1. 甲磺酸伊马替尼（Imatinlb mesylate，STI571，Gleevec） 为苯胺类衍生物，能特异性阻断ATP在ABL酪氨酸激酶上的结合位置，使酪氨酸残基不能磷酸化，从而抑制BCR-ABL阳性细胞的增殖。伊马替尼也能抑制另外两种酪氨酸激酶c-kit和血小板衍化生长因子受体（PDGF-R）的活性。

（1）伊马替尼推荐剂量

1）慢性期：400mg/d。用药3个月后评估血液学疗效；用药6个月后评估遗传学疗效。如Ph染色体未达到细胞遗传学缓解（Ph阳性染色体≤35%），应加大剂量。

2）加速期及急变期：600~800mg/d。如并发全血细胞减少，应在支持治疗下继续用药，应用一年以上。

（2）伊马替尼的疗效

1）CML-CP：对于初治患者，HCR、MCR和完全细胞遗传学缓解（CCR）分别为98%、83%和68%。

2）对于IFN-α治疗失败或不能耐受的CML，其HCR、MCR、CCR分别为95%、60%

和41%。伊马替尼可使7%的CML慢性期患者BCR－ABL融合基因转阴（RT－PCR法）。

（3）伊马替尼的主要不良反应有：骨髓抑制、恶心、肌肉痉挛；骨骼疼痛、关节痛、皮疹、腹泻、水肿、体液潴留和肝功能受损等。

（4）另外已发现有对伊马替尼耐药的病例：目前认为应用伊马替尼治疗6个月无细胞遗传学反应或失去前期的疗效为耐药。

1）耐药机制可能与下列有关：①BCR－ABL基因扩增和表达增加或其酪氨酸激酶活性再激活。②BCR－ABL激酶区点突变，不能与药物结合。③CML－CP对外周血和骨髓都能检出细胞周期G_0静止期的$CD34^+$ Ph^+白血病干细胞，对伊马替尼高度耐药，而且耐药细胞内γ－谷氨酰半胱氨酸合成酶和谷胱甘肽增高。

2）发生耐药时可采取：①伊马替尼增量。②停用或加化疗。③加IFN－α或亚砷酸（三氧化二砷，ATO）以下调BCR－ABL加强伊马替尼作用。④加维生素C（1g/d）可降低谷胱甘肽逆转耐药，且可增加ATO的疗效。⑤热休克蛋白90（Hsp90）能稳定BCR－ABL融合基因，加Hsp90抑制剂Geldanamycin（GA）或17－allylaminogeldanamycin（17－AAG），可介导BCR－ABL蛋白降解。

（5）用伊马替尼时需要注意以下情况：①伊马替尼不能透过血脑屏障，要防治中枢神经系统白血病时仍需鞘注甲氨蝶呤、阿糖胞苷等药物。②伊马替尼配伍禁忌有：地塞米松、利福平、苯巴比妥可降低该药血浓度，而钙拮抗剂、双氢吡啶、对乙酰氨基酚、辛伐他汀、红霉素、环孢素、酮康唑、伊曲康唑等增加伊马替尼血浓度。因此伊马替尼与上述药物配伍时要注意增减剂量。③伊马替尼除CML应用外，对Ph^+ AL、MF、ET等也可应用，对血小板源生长因子受体（PDGFR，c－kit，CD117）也有作用，故可用于治疗$CD117^+$－AML和肥大细胞增生症。c－kit酶位突变者，伊马替尼无效，调节型突变者有效。④与IFN－α、柔红霉素、阿糖胞苷、依托泊苷、ATO合用有协同作用。⑤有效者停药后仍可复发，需维持治疗。⑥有t（9；21）（q34；p1）引起ETV－6－ABL^-融合基因，其信号传导途径与P210BCR－ABLAML相同，伊马替尼治疗也有效。可用于t（9；21）(q34；p1）－AML。

2. Dasatinib（BMS－354825）吡咯嘧啶类物质　一种新型的ABL和Src家族酪氨酸激酶抑制剂。同伊马替尼一样，Dasatinib也是与ABL激酶ATP位点竞争性结合，不同的是该酶与激活、非激活构象的ABL均能结合，亲和力更强。已有研究显示Dasatinib抑制ABL激酶的作用是伊马替尼的100倍；对绝大多数BCR－ABL激酶结构域突变（15种突变中有14种）有作用，仅对T3151突变无效。此外，对c－kit和PDGFRβ有明显抑制作用，推测该药能治疗骨髓增殖性疾病，包括系统性肥大细胞对伊马替尼的耐药。

Ⅰ期临床试验检测Dasatinib的安全性，结果显示每天15～180mg每周给药5～7天，耐受性良好。2003年首次用于临床。39例慢性期患者接受该药治疗，其中31例为伊马替尼耐药，多数有BCR－ABL结构域突变，用药后HCR为84%，主要和完全遗传学缓解分别为35%和52%；另8例为伊马替尼不耐受，用药后100%达HCR，主要和完全遗传学缓解分别为50%和63%；未观察到剂量限制性毒性反应。10例平均病期6年的加速期患者用药后，HCR为50%，40%有主要遗传学缓解。34例平均病期3年的CML急变期患者/ALL用药后，HCR为28%。多数患者出现3～4级血液学毒性。与体外实验一致，T351I突变者，Dasatinib治疗无效。

3. AMN107苯胺嘧啶衍生物　为伊马替尼类的第二代ABL抑制剂。该药也与非激活构象的 ABL 激酶结构域结合，竞争性抑制 ATP。对野生型 BCR - ABL 蛋白和发生点突变的耐伊马替尼类蛋白均有作用，主要通过凋亡使细胞生长受抑。体外实验中，该药对细胞自身磷酸化和增殖的抑制强度是伊马替尼的 10 ~ 25 倍。该药对多种伊马替尼耐药突变有作用，如 M351T、F317L、E255V 突变，但对 T3151 和 G250E 突变无效。此外该药可抑制 PDGFR 和 c - kit但对 Src 家族激酶无作用。人组 AMN107 Ⅰ/Ⅱ期临床实验的患者为耐伊马替尼的加速、急变期 CML 或 Ph^+ ALL，AMN107 治疗后，加速、急粒变、急淋变和 PhALL 的血液学缓解分别为 51%、17%、11% 和 10%，主要遗传学缓解达 38% ~22%。15 例 CML 慢性期、对伊马替尼耐药患者用药后，血液学缓解达 80%，主要和完全缓解分别为 40% 和 13%。初步结论：AMN107 在体内和体外对 BCR - ABL 的抑制作用强于伊马替尼；对多种激酶结构域突变致伊马替尼耐药有效，但即使在高剂量时仍对 Y253H、E225V、T3151 突变无效；在药物的安全性、耐受性、全身毒性方面需进一步观察。

4. ON012380　ON012380 封闭 ABL 激酶底物结合位点，对 ATP 结合位点无影响。由于作用位点不同，耐伊马替尼点突变不会导致 ON012380 耐药。体外研究证实，ON012380 对野生型及所有耐伊马替尼的突变激酶甚至对 T3151 均有抑制作用。ON012380 对 PDG - FR 激酶及 Src 激酶家族成员 Lyn 也有抑制作用，但对 c - kit 抑制作用较弱。ON012380、伊马替尼协同抑制野生型 BCR - ABL 激酶。ON012380 抑制野生型 BCR - ABL 的作用是伊马替尼的 10 倍。细胞及动物实验已经证明，ON012380 对 17 种伊马替尼耐药突变（包括 T3151）均有抑制作用。目前该药尚未进入临床实验阶段。

5. Src 酪氨酸激酶抑制剂　Src 激酶家族在 BCR - ABL 介导 ALL 中有重要作用，但在 CML 中无重要影响。吡咯嘧啶 PD166326 是 FGFI、EGF、PDGF 和 Src 抑制剂。体外实验证明，PD166326 还具有抑制 ABL 的作用，该药抑制 BCR - ABL 的作用比伊马替尼强 100 倍，抑制 c - kit 介导的增殖作用比伊马替尼强 6. 8 倍，对 Lyn 也有很强的抑制作用，但对 T3151 突变无抑制作用。动物实验表明，虽然该药对野生型、突变型 BCR - ABL 均有抑制作用，但不能清除 BCR - ABL 阳性细胞。PPI、CGP76030 在 ABL 的结合位点即伊马替尼的结合位点，两药均能抑制 ABL 激酶活性，还可通过抑制 Src 激酶导致细胞生长停滞、凋亡。目前该药仍在实验室阶段，尚未进入临床试验。

6. ABL 蛋白抑制剂　ABL 蛋白在细胞浆、细胞质之间转运。细胞核 - 细胞质之间的通路需要 3 种细胞核定位信号分子（NLS）及一种细胞核输出信号分子（NES）参与，这些信号分子位于 ABL 蛋白 C 末端。来普霉素 B 是 NES 受体抑制剂，能阻断 ABL 蛋白在细胞核、细胞质间的转运。体外实验表明、先用伊马替尼，然后洗脱该药，再用来普霉素 B，可引起小鼠造血干细胞、TonB210、K562 细胞凋亡。联合使用伊马替尼、来普霉素净化骨髓中 CML，可提高 CML 患者自体移植疗效。

（五）造血干细胞移植

造血干细胞移植是用大剂量的放疗化疗作为预处理，彻底地清除体内残存的白血病细胞，再输入 HLA 相配的骨髓或其他造血干细胞使患者造血功能重建。异基因造血干细胞移植（allo - HSCT）是采用 HLA 相匹配的同胞兄弟姐妹（亲缘）或无关供者（非亲缘）的骨髓或外周血或脐血等其他造血干细胞为患者进行移植，此方法可消除 Ph^+ 克隆而得以根治，是目前被普遍认可的根治性标准治疗。

移植患者的年龄国内多为 50 岁以下。allo - HSCT 的移植相关病是导致死亡的主要原因，且随年龄增大而增多。年龄 <30 岁，慢性期早期，诊断一年内，未用过白消安及 IFN－α 治疗，配型完全相吻合的同胞供者，男供者给女受者是 allo－HSCT 疗效好的因素。因此，对有条件接受移植者，应争取在诊断后一年内移植。为了提高移植效果，给初诊 CML 实施更精细合理的治疗，现多强调移植前风险评估。欧洲血液和骨髓移植组（EBMTG）根据 5 个移植前变量提出了风险评估积分（0～7）系统，以提示移植相关的死亡风险和治愈可能。对≤2 分者，因移植相关的病死率≤31%，allo－HSCT 可作为一线治疗。对≥3 分者，可先行伊马替尼治疗，进行 BCR－ABL 和染色体动态观察，治疗无效再进行 allo－HSCT；也可考虑非清髓造血干细胞移植（NST）。NST 为降低预处理强度的 allo－HSCT，由于其移植相关病死率低，对部分患者、尤其对年龄较大、不适合常规移植者已取得初步较好的效果。自体移植能使少数患者获取短暂的细胞学缓解，移植相关病死率低，且移植者的存活期长于常规化疗者。采用适当方法进行选择性 BCR－ABL 阴性细胞自体移植，值得探讨。

HLA 相合同胞间移植后复发率为 20%～25%，而无关供者移植较同胞间移植复发率低。移植后的主要治疗方法有：①立即停用免疫抑制剂。②DLI，缓解率为 65%～75%，并发症为 GVHD 和骨髓移植。③NST 或二次移植。④药物治疗。

（六）白细胞单采

白细胞单采适合于高白细胞综合征，可快速降低白细胞，减轻白细胞瘀滞症状。妊娠 CML 患者早期进行单采可避免化疗对胎儿的不良作用。单采虽然可快速降低白细胞，但维持时间短暂，需尽快化疗。

（七）脾放射治疗

一般适用于化疗难治，脾脏特别巨大，脾区出现剧痛，有脾脏破裂可能影响胃肠道功能者。患者此时多处于 AF 或 BP，脾放疗为姑息治疗，疗程短。也可作为造血干细胞移植前预处理。

（八）脾脏切除

脾脏切除不能延长患者生存期，不能阻止其向加速期发展，也不能增加对化疗敏感，但对症状性血小板减少，脾急剧增大，可选择性切除。切脾后可发生血栓栓塞综合征，病死率较高，尤其对血小板增多者应谨慎切脾。

（九）血小板增多症的治疗

血小板多随治疗 CML 白细胞下降而下降，但有时白细胞数降至正常而血小板仍持续增高。治疗上可采用：

1. 血小板单采　可快速降低血小板数，但不能降低骨髓中巨核细胞，维持时间短暂。

2. 氯米喹酮　选择性降低血小板，也不能降低骨髓中巨核细胞生成，仅抑制其成熟和血小板形成，对其他血细胞无影响。一般 2mg/d，用药 1 天可使血小板减低 50%，当血小板降至 $<450\times10^9/L$，改用 0.5～1mg/d 维持。不良反应有药物扩血管作用引起头痛、心动过速、腹痛、腹泻、水肿及偶可贫血等。停药后血小板在短期内快速回升。

3. 塞替派　$75mg/m^2$ 静注，每 2～3 周一次，当血小板降至 $<450\times10^9/L$，以 $25mg/m^2$ 静注，每周一次维持。

4. 苯丁酸氮芥　$6mg/(m^2\cdot d)$，用 2～6 周可维持血小板数正常。

（十）CML 晚期的治疗

1. 加速期治疗

（1）AlloSCT：HLA 相合同胞间移植和非亲缘间移植的 DFS 分别为 30% ~40% 和 15% ~35%。

（2）伊马替尼：剂量同上。HCR、MCR、CCR 分别为 34%、24% 和 17%。

（3）其他：干扰素联合化疗或使用联合化疗方案等。

2. 急变期的治疗

（1）化疗：髓系急变者可采用 ANLL 方案化疗，急淋变可按 ALL 方案化疗。

（2）伊马替尼：剂量如上述。HCR MCR CCR 较加速期低分别为 8%、16% 和 17%，且疗效维持短暂。

（3）AlloSCT：疗效差，复发率高达 60%，长期 DFS 仅 15% ~20%；对于重回慢性期后做移植者，其疗效同加速期。

八、预后及预测因素

CML 的自然病程是从 CML－CP 向 CML－AP 和（或）CML－BP 发展。通过近年来治疗手段的提高，中位存活时间已经延长，为 39 ~47 个月。5 年生存率为 25% ~35%，8 年生存率 8% ~17%，个别可生存 10 ~20 年。影响 CML 的主要预后因素有：①初诊时预后风险积分。②治疗方式。③病程演变。

Sokal 积分适用于接受化疗者见表 12 －5。低危（RR <0.8）、中危（RR 0.8 ~1.2）、高危（RR >1.2）者，中位生存期分别为 5、3.5 和 2.5 年。

欧洲 Hasford 新的预后积分适用于接受干扰素治疗者，见表 18 －5。低危（RR≤780）、中危（RR 781 －1 480）、高危（RR >1 480）者，中位生存期分别为 96、65 和 42 个月，5 年生存率分别为 75%、56% 和 28%。近年来，HSCT 和伊马替尼治疗 CML 已经并继续在改变着 CML 的预后和生存。通过细胞和分子遗传学、定性和定量 PCR 技术，分别检测 Ph 染色体和 BCR/ABL 融合基因 mRNA 来进行微小残留病灶的动态检测，并实施相应的治疗，以进一步追求 Ph 染色体和 BCR/ABL 融合基因持续阴性和疾病的根除。

表 12 －5　慢性粒细胞白血病的预后风险积分系统

项目	Sokal（1984）	欧洲（Hasford，1998）
年龄	0.011 6×（年龄 －43.4）	0.666 6（年龄≥50 岁时，否则取 0）
脾大小*（cm）	0.034 5×（脾 －7.51）	0.042×脾
血小板（$\times10^9$/L）	0.188×［血小/700^2 －0.563］	1.095 6（血小板≥1 500 时，否则取 0）
原粒△（%）	0.088 7×（原粒细胞 －2. 10）	0. 058 4×原粒细胞
嗜碱性粒细胞△（%）	－	0.041 3×嗜酸性粒细胞
嗜酸性粒细胞△（%）≥3	－	0.203 9
RR＝	和	和×1 000

注：“*”左肋缘下垂直距离；“△”慢性外周血中的百分数；‘RR’预后风险。

（李金红）

第七节　中性粒细胞白血病

慢性中性粒细胞白血病（chronic neutrophilic leukaemia，CNL）是一种罕见的MPD，其特征为：①外周血中性粒细胞持续增多。②骨髓有核细胞增生明显甚至极度活跃，以中性粒细胞为主。③肝脾肿大。④无Ph染色体或BCR/ABL融合基因。⑤诊断时应排除所有引起中性粒细胞增多的原因，除外其他所有骨髓增殖性疾病。

一、流行病学

确切发病率不清。迄今，国外发病文献报道不足100例，国内自1977年至2001年25年间报道CNL 76例。常累及老年人，中位发病年龄为62.5岁（15～86岁），男女发病无明显差异。

二、病因学

CNL的病因不详。报道高达20%的患者中性粒细胞增多伴有潜在的肿瘤，通常多数为多发性骨髓瘤。至今没有1例伴骨髓瘤的CNL有克隆性染色体异常，或用分子生物学技术证实中性粒细胞中有克隆性的证据。很可能大多数伴骨髓瘤的“CNL”的中性粒细胞不是自主增殖，而是继发于肿瘤性浆细胞或由浆细胞调节的其他细胞释放的异常细胞因子所致。

三、发病机制

目前发病机制仍不清楚。

四、形态学

外周血涂片中性粒细胞增多≥25×10^9/L，中性粒细胞通常为分叶核，但杆状核也可明显增多。几乎所有的病例未成熟粒细胞（早幼粒细胞、中幼粒细胞、晚幼粒细胞）计数<5%，但偶尔可达10%，外周血几乎不见原始粒细胞。中性粒细胞可见异常粗大中毒颗粒，但形态也可正常。无粒细胞发育不良。红细胞和血小板形态通常正常。

骨髓活检示增生极度活跃，中性粒细胞增多，粒红比例高达20∶1或以上。初诊时原始粒细胞和早幼粒细胞不增多，但中幼粒细胞和成熟粒细胞增多。可能还有红系和巨核系增生。各系增生无明显发育不良，如有则须考虑其他诊断如不典型慢性粒细胞白血病。网状纤维增多不常见。

鉴于文献报道CNL常与多发性骨髓瘤相关，应检查有无骨髓浆细胞疾病的证据。如有浆细胞异常，应结合细胞遗传学或分子遗传学技术确定中性粒细胞克隆性增殖才能诊断CNL。中性粒细胞浸润导致脾、肝肿大，脾主要浸润红骨，肝主要浸润肝窦和肝门区，或两者都有浸润。

五、细胞化学/免疫表型

中性粒细胞碱性磷酸酶积分增高，但无其他细胞化学或免疫表型异常。

六、遗传学

几乎90%的患者染色体是正常的，其余的克隆性核型异常有+8，+9，del（20q）和del（11q），无Ph染色体或BCR/ABL融合基因，曾有报道一种Ph^{+}BC R/ABL^{+}的CML变型，其外周血中性粒细胞与CNL相似。这些病例，可查到一种变异蛋白—P230。有这种BCR/ABL融合基因分子变异的病例应考虑CML，而不是CNL。

七、细胞起源

CNL的细胞起源不清楚，很可能是系列分化潜能有限的骨髓造血干细胞。

八、临床表现

1. 症状　可无症状，也可有乏力、消瘦、全身瘙痒等，脾肿大可伴有左上腹胀满不适、疼痛等，查体有脾大、肝肿大，25%～30%患者皮肤、黏膜或胃肠道出血，可有痛风样发作。

2. 部位常累及外周血和骨髓，脾和肝通常呈现白血病浸润。任何组织都可有中性粒细胞浸润。

九、诊断和鉴别诊断

（一）诊断标准

1. Ito诊断标准　①外周血中性粒细胞持续增多。②骨髓粒系增生，无病态造血现象。③中性粒细胞碱性磷酸酶积分增高。④血维生素B_{12}、尿酸增高。⑤无感染、肿瘤、或其他引起类白血病反应等疾病。⑥Ph染色体和BCR－ABL阴性。

2. 慢性中性粒细胞白血病WHO诊断标准

（1）外周血白细胞增多≥25×10^9/L，中性分叶核和杆状核细胞>80%，幼稚粒细胞（早幼粒细胞、中幼粒细胞、晚幼粒细胞）<10%，原始粒细胞<1%。

（2）骨髓活检增生极度活跃，中性粒细胞比例和数量增多，骨髓原始粒细胞<5%，中性粒细胞成熟正常。

（3）肝、脾肿大。

（4）无生理性中性粒细胞增多的原因，无感染或炎症，无明确的肿瘤，如有的话，用细胞或分子遗传学证实是克隆性髓系细胞。

（5）无Ph染色体或BCR/ABL融合基因。

（6）无其他骨髓增殖性疾病的证据，无真性红细胞增多症的证据，即红细胞容量正常，无慢性特发性骨髓纤维化的证据，即无异常巨核细胞增殖，无网状纤维或胶原纤维增生，红细胞无显著异型，无原发性血小板增多症的证据，即血小板<600×10^9/L，无成熟的大巨核细胞增生。

（7）无骨髓增生异常综合征或骨髓增生异常/骨髓增殖性疾病的证据，无粒细胞发育异常，无其他髓系细胞发育异常，单核细胞<1×10^9/L。

（二）鉴别诊断

应与CML、aCML、CMML及其他CMPD鉴别。此外，有的浆细胞病如意义不明的单克隆免疫蛋白病和多发性骨髓瘤有中性粒细胞明显增高，患者体内 G－CSF 水平高可能与瘤细胞分泌 G－CSF 有关，致中性粒细胞反应性增高。综上所述，CNL 为排除性诊断，除外引起反应性中性粒细胞增多的一切病因及其他 CMPD，具有中性粒细胞反应性增高，单核细胞不增多，无病态造血现象，无 Ph 染色体和 BCR－ABL 融合基因才是真正的 CNL。

十、治疗

尚无理想的治疗，凡治疗 CML 的方案均可应用。

十一、预后

虽然一般认为 CNL 是进展缓慢的疾病，但 CNL 的生存期不定，为 6 个月至 20 年以上。通常中性粒细胞增多呈进展性，随后出现贫血和血小板减少。出现骨髓增生异常表现可能是向急性白血病转化的信号已有部分病例报道。还不清楚此类转化的病例是否与曾进行过细胞毒治疗有关。

（李志刚）

第八节 毛细胞白血病

毛细胞白细胞（hairy cell leukemia）是一种罕见的慢性淋巴组织增生性疾病，表现为 B 淋巴细胞有显著的胞浆突起，累及骨髓和脾脏的 B 淋巴细胞肿瘤，反应性骨髓纤维化和血细胞减少是常见的特征。易患人群常常是中年男性，表现为各类血细胞减少，脾肿大，或反复发生感染。用 2’－氯脱氧腺苷治疗可明显改善患者的预后。

一、概述

毛细胞白血病（HCL）是一个小 B 细胞肿瘤，其核圆，胞质丰富，在骨髓和周围血中可见胞质有发丝样突起。它弥漫浸润骨髓和脾红髓，并且 CD103、CD22 和 CD11c 强（+）。本病于 1923 年首次报道，描述为白细胞网状内皮组织增生。1958 年确认此病是一种独特的临床病理疾病，称为白细胞性状网状内皮组织增生症。1966 年命名为毛细胞白血病，异常的单核细胞有不规则的胞浆突起。直到 20 世纪 80 年代，认为此病的主要治疗方法是脾切除。在过去的 10 年中，三种有效的全身治疗是；α－干扰素，喷司他汀（2’－脱氧考福霉素）和 2’－氯脱氧腺苷，能够显著改善患者的预后。目前认为 HCL 是一种有治愈可能的疾病。

二、病因和发病机制

毛细胞白血病是一种罕见的疾病，在美国 HCL 在全部成人白血病中大约占 2%．此病在非裔和亚裔人群中罕见。它主要发生在中年男性，中位年龄 55 岁，男女之比为 5 ：1。本病的病因不详，可能与 T 细胞白血病病毒Ⅱ（HTLV－Ⅱ）感染和暴露于辐射和有机溶剂有关。对 30 例毛细胞白血病患者进行细胞遗传学分析，12 例（40%）患者有 5 号染色体克隆畸变，最常见是 5 号染色体三体型或易位和累及 5q13 的间质缺失。

毛细胞是成熟 B 细胞的克隆增生，有克隆性免疫球蛋白基因重排，表达全部 B 细胞表面分化抗原CD19、CD25、CD22以及单克隆表面免疫球蛋白，这些B细胞分化的免疫标记物通常在B细胞成熟的终末阶段正常丢失，CD20阳性表达，而无早期细胞表面标记物CD10。毛细胞表达早期浆细胞标记物PCA－1，这与B细胞发育至前浆细胞阶段的概念相一致。

毛细胞分泌细胞因子，例如α肿瘤坏死因子。毛细胞产生的细胞因子通过减少红细胞克隆形成单位（CFU－E）损害造血细胞生成。巨噬细胞克隆刺激因子可诱导毛细胞运动，特异性整合素受体αVβ3被认为是运动的标志。

三、临床特征

毛细胞白血病患者通常有全血细胞减少，脾肿大和循环血中毛细胞三联症。50%的患者出现全血细胞减少，另50%的患者常有血细胞减少。最初的表现25%的患者有疲乏和虚弱，25%因血小板减少易青紫，或因白血病易致条件菌感染，25%的患者因脾肿大有早期饱满或腹胀感。

90%的患者脾肿大，可能是巨脾，肝肿大罕见，淋巴结病少见。1/3的毛细胞白血病患者证实有显著的内脏病变。毛细胞白血病可弥漫性浸润骨髓，引发弥漫的骨质疏松，以及局限性或弥漫性骨质硬化。

30%的毛白血病患者血中性粒细胞绝对值低于。$0.5\times10^9/L$，单核细胞减少是其特征之一。这些血细胞减少使患者易感多种典型和条件菌感染。毛细胞白血病因单核细胞产生干扰素功能受损，增加胞内感染危险性。另有少数患者出现肝功能异常，氮质血症和高球蛋白血症。也可伴发自身免疫性疾病，如皮肤血管炎、白细胞分裂性血管炎、麻风结节性红斑、雷诺现象，皮质激素治疗有效。

四、实验室检查

约2/3的患者有中重度全血细胞减少，单核细胞减少是其特征，淋巴细胞比例显著增高。白细胞计数常低于$5\times10^9/L$，高于$10\times10^9/L$者少见。中性粒细胞常低于$1.0\times10^9/L$，90%的患者单核细胞少于$0.1\times10^9/L$。95%的病例在外周血中可以见到毛细胞。血涂片可见到毛细胞，体积约为淋巴细胞的2倍，核为圆形，椭圆形或肾形，胞浆向周围呈放射状毛状凸起。骨髓穿刺常“干抽”，骨髓病理活检可见到毛细胞浸润和纤维化，免疫组化显示CD_{20}或DBA－44以及耐酒石酸酸性磷酸酶（TRAP）阳性，细胞化学染色TRAP阳性。毛细胞具有成熟B细胞的免疫表型，如CD_{19}、CD_{20}、CD_{22}和SmIg以及CD_{11c}、CD_{25}、CD_{103}和HC_2。其中CD_{103}、HC_2和DBA－44具有较强的特异性，特别是CD_{103}，如果与其他全B淋巴细胞标志共表达，强烈提示HCL；而在骨髓病理切片上检测到DBA－44和CD_{20}，则不仅有助于HCL的诊断，而且还能判断骨髓的浸润程度，为治疗提供依据。

五、诊断与鉴别诊断

本病尚无统一的诊断标准，根据临床特点，外周血和骨髓中发现毛细胞，耐酒石酸酸性磷酸酶（TRAP）实验阳性，骨髓干抽，骨髓病理活检证实有毛细胞浸润，HCL的特征性免疫表型诊断一般不难。

变异型HCL约占所有HCL的10%，其胞核与幼淋巴细胞相似，胞浆与毛细胞相似，处于幼淋巴细胞白血病和毛细胞白血病之间杂合体的独特的病理状态。患者有巨脾，常处于白血病阶段，TRAP 染色阴性或弱阳性，不表达 CD25 和 CD103。外周血白细胞计数常大于 $10\times10^9/L$，单核细胞比例和绝对数都不减低。细胞核较大，染色质更加致密，核仁明显。具有成熟 B 细胞的免疫表型，但 CD25 常阴性。对治疗反应差。

本病需与其他淋巴细胞增生性疾病相区别。骨髓纤维化一般通过仔细检查血和骨髓标本可与毛细胞白血病鉴别。

B－PLL 常常易与毛细胞白血病幼淋巴细胞变异体混淆，两种疾病一般都发生在老年男性患者，有明显的脾大，B－PLL 的淋巴细胞仅有局部 TRAP 染色阳性，而毛细胞白血病典型的和变异的毛细胞弥漫性 TRAP 染色体阳性。其他脾淋巴瘤包括累及脾的边缘区淋巴瘤和单核细胞性 B 细胞淋巴瘤也应排除，虽然形态特点均与毛细胞相似，但它们一般 TRAP 染色阴性。

毛细胞白血病还应与肥大细胞疾病鉴别，尤其是浸润细胞呈梭形时。大细胞吉姆萨染色呈染性颗粒，颗粒对氯醋酸酯酶染色也呈阳性。免疫组化分析细胞与巨噬细胞标记物 KPI（CDBP）反应，但无 L26（CD20）染色。B－CLL 患者的血标本由于胞浆扭曲形成假胞浆突起，CD5 呈阳性。CLL 的淋巴细胞显著增多，通常无单核细胞减少。

六、治疗

1. 治疗指征　毛细胞白血病进展缓慢，确诊后不一定立即治疗，治疗的指征如下：①贫血 Hb＜9g/dl。②血小板减少＜（50～100）$\times10^9/L$。③粒细胞减少，白细胞绝对数＜（0.5～1.0）$\times10^9/L$，尤其伴有反复感染，严重感染。其他不常见的指征：脾大出现症状；白细胞增多伴高比例的毛细胞，白细胞数＞$20\times10^9/L$；无痛或疼痛性淋巴结病；血管炎和骨的病变。

2. 治疗方案　脾切除是 HCL 的传统治疗方法，随着核苷类似物药物的应用，HCL 的治疗效果已经得到了极大的改善，多数患者都能获得长期生存。治疗目标在于延长缓解期和无病生存期。

（1）脾切除：直到 20 世纪 80 年代中期，脾切除仍是治疗毛细胞白血病的标准治疗，它能迅速逆转外周血细胞减少症。90% 患者恢复一种以上的血细胞，40%～60% 患者恢复正常的血象。目前切脾的指征：活动性或未控制的感染；血小板减少性出血；巨脾疼痛性和（或）脾破裂；系统化疗失败者。

（2）干扰素（IFN）：IFN－α2b 的标准剂量 200 万 U/m^3，皮下，每周 3 次，12 个月。IFN－α2a，300 万 U/（m^2·d），皮下，6 个月，然后减为每周 3 次，再应用 6 个月。

IFN 常见的不良反应是发热、肌痛、不适，对乙酰氨基酚常常能缓解这些症状，随时间发展可脱敏。IFN－α 对毛细胞白血病有效，但它诱导完全缓解率低。IFN 能治疗活动性感染，适用于应用嘌呤核苷酸类似物无效的患者。

（3）嘌呤类似物

1）喷司他汀（Pentostatin，DCF）：是一种嘌呤类似物，可以抑制腺苷脱氨酶（ADA）的活性。ADA 催化细胞内的腺苷和脱氧腺苷进行不可逆的脱氨基，从而控制体内的腺苷和 dATP 的水平。研究发现过量的 dATP 可以诱发淋巴细胞的凋亡。DCF 通过抑制 ADA 的活性，阻断脱氧腺苷脱氨基的通路，使细胞内脱氧腺苷和 dATP 大量积聚，最终导致细胞的死亡。标准剂量为4mg/m²，静脉注射隔周一次，持续3～6个月直到达最大反应。治疗过程中需监测肾功能，若血清肌酐水平小于1.5mg/dl或24小时肌酐清除率小于50ml/min，不用或停用DCF，直至肾功能的恢复；若24小时肌酐清除率在50～60ml/min，剂量减半。用药前和用药后常规水化，总剂量约为1 500ml。喷司他汀其他毒性作用包括骨髓抑制、发热、恶心、呕吐、光敏、角结膜炎和严重感染，包括播散性带状疱疹病毒、大肠杆菌、肺炎球菌和真菌感染。喷司他汀不可用于活动性难以控制的感染，身体状况差的患者。此药为强免疫抑制剂，在治疗期间或治疗后至少1年内，CD4和CD8淋巴细胞减少到200个/μl，低剂量的喷司他汀也有免疫抑制能力。

2）2’－氯脱氧腺苷（2’－CdA）：也是一种嘌呤类似物，同脱氧腺苷相比，仅在嘌呤环2’位置上以氯原子取代了氢原子，从而使其能够抵抗ADA的脱氨基作用。2’－CdA进入细胞后不能被ADA脱氨基，但是可以被脱氧胞苷激酶（DCK）磷酸化，最终形成2－氯三磷酸脱氧核苷酸（2－CdATP），同时也可被5’－核苷酶（5’－NT）去磷酸化。这样，在具有较高的DCK活性和较低的5’－NT活性的淋巴细胞中，就会导致脱氧核苷酸的积聚，而过量的2－CdATP又能引起DNA双链的断裂和ATP的缺乏，从而引发细胞的凋亡。2’－CdA对静止期和增殖期的淋巴细胞都有作用，确切的机制尚不清楚。2’－CdA治疗毛细胞白血病的主要急性作用为发热，42%患者可发生，发热与毛细胞的消失相关，尤其在脾肿大患者最明显。外周插入中心导管用于释放2’－CdA引起的感染少见，皮肤带状疱疹是常见的晚期感染。2’－CdA也可引起免疫抑制。一项研究显示CD4细胞在治疗后6～12个月恢复，而另一项研究显示该药治疗后较长时间内CD4淋巴细胞减少。

用2’－CdA治疗后达完全缓解的患者25%～50%仍有微小残存病变存在，这种微小残存的病变是通过免疫组化染色骨髓活检标本发现的。应用多聚酶链反应（PCR）和来源于免疫球蛋白重链基因的克隆基因探针检查，发现用2’－CdA治疗后有微小残存病变的所有7例患者都可达完全缓解。

单用2’－CdA注射治疗可诱导大多数患者完全缓解，完全缓解者复发率低，如复发后用2’－CdA治疗仍有效。2’－CdA 0.1mg/（kg·d），静脉输注，连续7天，最佳的给药途径和方法仍有争论，皮下给药及每周静脉给药已有成功的报道。这些方法有待于大量患者检验和长期随访，以确定这些给药方法是否与持续静脉给药同样有效。

（4）美罗华（Rituximab）：是一种针对CD20的人/鼠嵌合的单克隆抗体。Rituximab与B淋巴细胞上CD20结合，通过补体和（或）抗体依赖性细胞毒作用诱导B细胞的凋亡。近年尝试用Rituximab治疗复发和难治性的HCL取得了一定的进展。常用剂量为375mg/m²，每周一次共8个疗程，如未达到完全缓解再加用4个疗程。53%的患者可达完全缓解，平均缓解期为32个月。Rituximab的主要毒副反应是发热、寒战和肌痛，还可见心悸、血压减低及气促等。抗组胺药和皮质激素可以预防和缓解症状。

（5）氟达拉滨：虽然氟达拉滨对CLL疗效好，但仅对少数毛细胞白血病有效。氟达拉滨效果不及其他嘌呤类似物明显，但是对于一些毛细胞变异体的患者可达部分缓解。

（6）支持疗法：粒细胞集落刺激因子（G－CSF），G－CSF能解除一些毛细胞白血病患者由IFN引起的骨髓抑制及中性粒细胞减少，应用G－CSF的作用主要是辅助系统治疗，对毛细胞白血病患者的活动性感染最初治疗有效。4例毛细胞白血病患者应用G－CSF 1～6μg/（kg·d），6周，其中3例1～2周后中性粒细胞恢复正常，仅一例常有急性腺管炎病史的毛细胞患者发生急性中性粒细胞皮肤病。

七、病程和预后

10%的患者，通常脾脏未肿大的，血细胞数正常以及低毛细胞负荷的老年男性患者；因为常不需治疗，可观察一段时间。以前用 IFN 和嘌呤类似物治疗有效的患者，中位生存期仅为 53 个月，现在，用嘌呤核苷类似物治疗，4 年总的生存率超过 95%。但不管嘌呤核苷类似物治疗的潜能如何，毛细胞白血病患者现在可望有更长时间的存活。

（李志刚）

第九节　多发性骨髓瘤

多发性骨髓瘤（Multiple Myeloma，MM）是最常见的恶性浆细胞瘤，我国发病率约为 1/10万，占全部恶性肿瘤的 1%，占血液恶性肿瘤的 10%。临床特征是浆细胞（骨髓瘤细胞）异常增生，大量分泌单克隆免疫球蛋白（M 蛋白），引起骨骼破坏、血清或尿中出现 M 蛋白、贫血、感染、高黏滞血症和肾功能不全。

（一）MM 诊断的最低标准

应为骨髓中的浆细胞多于 10% 出现浆细胞瘤细胞，再加上以下几项中的至少一项：①血清 M 蛋白（通常 >3g/dl）；②尿 M 蛋白；③溶骨性破坏。另外，患者还应有 MM 常见的临床特征。还应排除转移癌、淋巴瘤、白血病和结缔组织病变。

此外，意义未明的单克隆免疫球蛋白病（monoclonal gammopathy of undetermined sig - nificance，MGUS）和隐匿性多发性骨髓瘤（SMM）应被排除。MGUS 的特征为无症状，M 蛋白 <3g/dl，骨髓中浆细胞少于 10%，无溶骨性破坏、贫血、高钙血症或肾功能不全。隐匿性多发性骨髓瘤的特征为 M 蛋白 >3g/dl，骨髓中浆细胞 >10%，患者无溶骨性破坏、贫血或高钙血症。

（二）浆细胞标记指数（PCLI）

有助于 MGUS、SMM 与 MM 的鉴别。浆细胞标记指数升高是活动性 MM 的明显标志。但在有症状的 MM 患者中，40% 患者的 PCLI 正常。80% 的活动性患者的外周血可测到同型的单克隆浆细胞。在 MGUS 和 SMM 中，循环浆细胞或是缺乏，或是以很少的数量存在。大部分研究者使用的 PCLI 临界阳性值为 10%。浆细胞标记指数和 β－2 微球蛋白值是多发性骨髓瘤的最重要预后因素（AJCC，2002）。

（三）疗效判断标准

直接指标：①血清 M 蛋白和（或）尿本周蛋白减少 50% 以上；②浆细胞肿瘤两个最大径乘积缩小 50% 以上；③骨骼溶骨性损害改善。

间接指标：①骨髓中瘤细胞减少至 <5%；②血红蛋白增加 20g/L；③血钙和尿素氮降至正常水平。

CR：M 蛋白消失，其他上述指标均达到正常水平者。PR：至少一项直接指标，和至少两项间接指标者。RR：CR + PR 为总有效率。

一、病理分类

（一）免疫分型

1. IgC 型　最常见，占 55% ~70%，其中 55% ~70% 同时伴有轻链的分泌，k/λ 比例为 2~3 ：1，具有 MM 的典型临床表现，预后最好。

2. IgA 型　占 20% ~27%，50% ~70% 伴有轻链分泌，k/λ 比例为 1~2 ：1。骨髓中有火焰状瘤细胞，高胆固醇血症和髓外骨髓瘤较多见。

3. IgD 型　占 8% ~10%，90% 伴有轻链分泌，k/λ 比例为 1 ：9，由于 IgD 正常含量少，此型需经免疫电泳和 IgD 定量检查才能确诊，常用的蛋白电泳不能见到 M 成分。患者较年轻，髓外骨髓瘤和髓外浸润多见，骨质硬化相对多见。

4. IgE 型　罕见，轻链多为 λ 型，易合并浆细胞性白血病。

5. IgM 型　少见，因 IgM 分子质量大，易引起高黏滞综合征。

6. 轻链型　占 15% ~20%，只分泌轻链，没有重链，尿中有大量的本周蛋白，蛋白电泳无 M 成分。此型骨骼破坏严重，极易出现高钙血症和肾功能不全，病情进展快，病程短，预后差。

7. 双克隆或多克隆型（包括双轻链型）　占 2%，多见为 IgM/IgG 或 IgM/IgA 联合，其轻链多为同一类型：k 或 λ，多克隆型罕见。

8. 不分泌型　占 1%，有 MM 的临床表现，因瘤细胞不分泌免疫球蛋白，故血清中无 M 蛋白，尿中无本周蛋白。可进一步分为不合成型和不分泌型。

（二）特殊类型的多发性骨髓瘤

1. 孤立性浆细胞瘤　包括孤立性骨髓瘤和孤立性髓外浆细胞瘤，须有病理证实。

2. 冒烟型多发性骨髓瘤　符合 MM 的诊断标准，无贫血、高钙血症、肾功能损害等临床表现，也可无骨骼损害，数年间病情稳定无进展。

二、临床分期

有 DS 分期（1975）和 ISS 分期（2003）

（一）DS 分期

国内《血液病诊断及疗效标准》沿用 1975 年多发性骨髓瘤临床分期标准。

（二）ISS 分期

Ⅰ期：β_2 - MG <3. 5mg/L，白蛋白≥35g/L。

Ⅱ期：介于Ⅰ期和Ⅲ期之间。

Ⅲ期：β_2 - MG >5. 5mg/L。

平均生存期为：Ⅰ期 62 个月，Ⅱ期 44 个月，Ⅲ期 29 个月。

三、治疗原则

（一）一般治疗原则

（1）MM 是全身性疾病，化疗是主要治疗手段，支持辅助治疗也很重要，不能忽视。

（2）孤立性浆细胞瘤：放疗或手术治疗。如出现进展，重新分期，按活动性 MM 处理。

（3）冒烟型（无症状）MM 或Ⅰ期 MM 观察 3～6 个月，若病情进展至Ⅱ期或更高阶段，则参照活动性 MM 治疗。

（4）活动性（有症状）MM 初始治疗包括诱导治疗、二磷酸盐治疗和辅助治疗。依据患者是否预备行干细胞移植选择诱导治疗方案。

（5）对初治无反应者实施挽救治疗方案。对初治有反应或对挽救方案有反应的患者，进行干细胞移植。

（6）治疗达到最大反应后化疗持续最多 2 个疗程，（平台期）。

（二）MM 诱导化疗（2009 年 NCCN 指南）

1. 拟干细胞移植者 ①硼替佐米/地塞米松（2B 推荐）；②硼替佐米/阿霉素/地塞米松（2B 推荐）；③硼替佐米/来那度胺/地塞米松（2B 推荐）；④硼替佐米/沙利度胺/地塞米松（2B 推荐）；⑤来那度胺/地塞米松（2B 推荐）；⑥地塞米松（2A 推荐）；⑦脂质体阿霉素/长春新碱/地塞米松（DVD）（2A 推荐）；⑧沙利度胺/地塞米松（2A 推荐）

2. 不做干细胞移植者 ①地塞米松（2A 推荐）；②来那度胺/低剂量地塞米松（2B 推荐）；③DVD（脂质体阿霉素/长春新碱/地塞米松）（2B 推荐）；④美法仑/泼尼松（MP）（2A 推荐）；⑤美法仑/泼尼松/硼替佐米（1 类推荐）；⑥美法仑/泼尼松/沙利度胺（1 类推荐）；⑦沙利度胺/地塞米松（2A 推荐）；⑧长春新碱/阿霉素/地塞米松（VAD）（2A 推荐）。以上适用于移植者的方案同样适用于非移植者。

（三）维持治疗（2009 年 NCCN 指南）

①干扰素（2B 推荐）；②甾体类化合物（2B 推荐）；③沙利度胺（1 类推荐）；④沙利度胺/泼尼松（2B 推荐）

（四）挽救治疗（2009 年 NCCN 指南）

①苯达莫司汀（2A 推荐）；②硼替佐米（2A 推荐）；③硼替米唑/地塞米松（2A 推荐）；④硼替佐米/来那度胺/地塞米松（2B 推荐）；⑤硼替佐米/脂质体阿霉素（1 类推荐）；⑥环磷酰胺－VAD（2A 推荐）；⑦地塞米松（2A 推荐）；⑧地塞米松、环磷酰胺、依托泊苷、顺铂（DCEP）（2A 推荐）；⑨地塞米松、沙利度胺、顺铂、阿霉素、环磷酰胺、依托泊苷（DT－PACE）（2A 推荐）；⑩大剂量环磷酰胺（2A 推荐）；⑪来那度胺/地塞米松（1 类推荐）；⑫来那度胺（2A 推荐）；⑬重复原诱导方案（如缓解期 >6 个月）（2A 推荐）；⑭沙利度胺（2A 推荐）；⑮沙利度胺/地塞米松（2A 推荐）。

（五）综合治疗

初治患者在明确诊断后，进行全面评估以决定将来是否接受造血干细胞移植术。对拟行干细胞移植的患者，应限制使用烷化剂亚硝基脲类等骨髓毒性化合物，以免损害干细胞的保存。临床医生对患者实施化疗的同时，要重视并发症的治疗，如高钙血症、高黏滞血症、贫血、感染、病理性骨折等。对症状明显的高黏滞血症给予血浆置换，避免静脉造影检查。使用沙利度胺和来那度胺者，建议接受预防性抗凝治疗。

四、肿瘤内科治疗和化疗方案

1. VAD 方案

（1）长春新碱 0.4mg/d civ，第 1 ~4 天。

（2）阿霉素 9mg/m^2 civ，第 1 ~4 天。

（3）地塞米松 40mg po，第 1 ~4 天，第 9 ~12 天，第 17 ~20 天。

（4）28 天为 1 周期。有效率为 45% ~70%。

2. LA/VD 方案

（1）脂质体阿霉素 40mg/m^2 iv，第 1 天。

（2）长春新碱 1.4mg/m^2 iv，第 1 天。

（3）地塞米松 40mg po，每日 1 次，第 1 ~4 天。

（4）3 周为 1 周期。RR 率 44%。

3. MP 方案　早期、初治病例，体弱者。

（1）美法仑 8mg/m^2 po，每日 1 次，第 1 ~4 天；或 4mg/m^2（0.1mg/kg）po，每日 1 次，第 1 ~7 天。

（2）泼尼松 60 ~80mg/d po，每日 1 次，第 1 ~7 天。

（3）4 周为 1 周期，4 ~6 周期为 1 疗程。

（4）RR 率 60%，缓解期 18 个月，中位生存期 24 ~30 个月。

4. M2 方案　中晚期，初复治病例，或难治复发病例。

（1）BCNU 0.5mg/kg ivgtt，第 1 天。

（2）CTX10mg/kg iv，第 1 天。

（3）Melphalan 0.25mg/kg po，每日 1 次，第 1 ~4 天。

（4）Prednisone 1mg/kg po，每日 1 次，第 1 ~7 天。

（5）0.5mg/kg po，每日 1 次，第 8 ~14 天。

（6）VCR 0.03mg/kg iv，第 21 天。

（7）每 5 周为 1 周期。

M2 方案（包括 VBMCP 方案）、MP 方案是国内常用一线治疗方案（见上），常规应用至少 2 个疗程，初治无效视为原发难治性 MM；初治有效而后复发，再次使用无效者称为继发性难治性 MM。

5. VBMCP 方案

（1）BCNU 20mg/m^2 ivgtt，第 1 天。

（2）CTX 400mg/m^2 iv，第 1 天。

（3）Melphalan 8mg/m^2 po，每日 1 次，第 1 ~4 天。

（4）Prednisone 40mg/m^2 po，每日 1 次，第 1 ~7 天。

（5）20mg/m^2 po，每日 1 次，第 8 ~14 天。

（6）VCR 1.2mg/m^2 iv，第 1 天。

（7）5 周为 1 周期。

6. VMCP/VBAP 交替方案

（1）VMCP 方案：

2）VCR 1mg/m^2 iv，第 1 天。

3）Melphalan 6mg/m^2 po，每日 1 次，第 1～4 天。

4）CTX 125mg/m^2 po，每日 1 次，第 1～4 天。

5）Prednisone 60mg/m^2 po，每日 1 次，第 1～4 天。

6）3 周 1 周期。

2）VBAP 方案：

1）VCR 1mg/m^2 iv，第 1 天。

2）BCNU 30mg/m^2 ivgtt，第 1 天。

3）ADM 30mg/m^2 iv，第 1 天。

4）Prednisone 60mg/m^2 po，每日 1 次，第 1～4 天，3 周为 1 周期。

VMCP 方案和 VBAP 方案交替使用，共用 4～8 个周期。单用 VBAP 方案用于中晚期病例，有效率为 61%。

7. 地塞米松单药方案　地塞米松 40mg 加 NS 250ml，ivgtt，每日 1 次，第 1～4 天、9～12 天、17～20 天，4 周为 1 周期。地塞米松单药有效率 41%，如地塞米松单药使用 1～2 个月无效，可加用沙利度胺。

8. 干扰素维持治疗　干扰素-α：（3～5）×10^6U 皮下注射，每周 3 次，连续使用 6 周以上或长期使用。可延长缓解期。

五、靶向药加化疗方案

（一）沙利度胺加化疗方案

1. TD 方案

（1）沙利度胺（Thalidomide）200mg/d（分 2～4 次）po，第 1～28 天。

（2）地塞米松 20mg/m^2 po，每日 1 次，第 1～4 天、9～12 天、17～20 天，于第 1 周期。

（3）20mg/m^2 po，每日 1 次，第 1～4 天，于第 2 周期开始后使用。

（4）4 周为 1 周期。RR 率 63%。

2. TP 方案

（1）沙利度胺 200mg/d 分 2～4 次口服，长期服用至复发或病情进展。

（2）泼尼松 60～80mg/d po，每日 1 次，第 1～7 天。

（3）4 周为 1 周期。

3. TMP 方案

（1）沙利度胺 100～200mg/d 分 2～4 次口服，长期服用。

（2）美法仑 4mg/m^2 po，每日 1 次，第 1～7 天。

（3）泼尼松 40～60mg/d po，每日 1 次，第 1～7 天。

（4）4 周为 1 周期。

（5）RR 76%，CR/VGPR 率 27.9%，3 年生存率 80%。

4. 来那度胺（Lenalidomide）单药方案　来那度胺 25mg po，每日 1 次，第 1～21 天，

来那度胺剂量从10mg/d开始，逐渐增加，建议同时辅助抗凝治疗，4周为1周期。

5. LD方案

（1）来那度胺25mg po，每日1次，第1~21天。

（2）地塞米松40mg po，每日1次，第1~4天、9~12天、17~20天，4周为1周期。RR率91%，1年生存率96.5%。

6. ULD-D方案

（1）来那度胺25mg po，每日1次，第1~21天。

（2）地塞米松40mg po，每日1次，第1、8、15、22天，4周为1周期。1年生存率86%。

（二）硼替佐米加化疗方案

1. 硼替佐米单药方案

（1）硼替佐米1.3mg/m^2 iv冲入，第1、4、8、11天，3周为1周期。

（2）RR 40%，持续缓解时间8.5个月，中位进展时间6个月。

2. BD方案

（1）硼替佐米（Bonezomib）1.3mg/m^2 iv冲入，每日1次，第1、4、8、11天。

（2）地塞米松10~20mg，加NS 250ml，ivgtt，每日1次，第1~4、8~11天。

（3）地塞米松10~20mg/d po，每日1次，第17~20天，3周为1周期，4~6周期为1疗程；或硼替佐米1.3mg/m^2 iv冲入，每日1次，第1、4、8、11天。

（4）地塞米松40mg加NS 250ml，ivgtt，每日1次，第1~4天、9~12天，于第1，2周期使用。

（5）地塞米松40mg加NS 250ml，ivgtt，每日1次，第1~4天，于第3，4周期使用，3周为1周期。RR率66%，CR 21%，VGPR（非常良好的部分缓解）10%。

3. BAD方案

（1）硼替佐米1.3mg/m^2 iv冲入，每日1次，第1、4、8、11天。

（2）阿霉素10mg/d iv，每日1次，第1~4天。

（李志刚）

第十三章

妇科肿瘤

第一节　子宫颈癌

子宫颈癌是指发生在子宫阴道部及子宫颈管的恶性肿瘤，是妇女最常见的恶性肿瘤之一。关于子宫颈癌确切的病因尚不清楚，目前认为是多因素综合作用的结果，发病的高危因素包括性生活过早（指小于 18 岁）及早婚、早育者；有多个性伴侣者；生殖道患有性病、梅毒、湿疣等性传播疾病者；性伴侣有疱疹、人乳头瘤病毒（human papilloma virus，HPV）感染及阴茎癌、包茎等疾患；HPV－DNA 阳性（主要指 HPV 的高危型别 16，18 等）；子宫颈糜烂、白斑等；子宫颈不典型增生患者等。子宫颈癌的流行特征为经济不发达国家的发病率高于发达国家，并有明显的地区差别，我国子宫颈癌主要集中在中部地区，且农村高于城市，山区高于平原。我国自 20 世纪 50 年代开展子宫颈癌普查普治以来，子宫颈癌的发病率和死亡率均显著下降，根据 20 世纪 90 年代全国抽样调查，子宫颈癌死亡率降至 3.25/10 万，在妇女癌症死亡原因中从第 2 位降至第 6 位，但仍居妇科恶性肿瘤的首位。

一、诊断

（一）临床症状表现

早期无症状或仅有白带增多，接触性出血。随后出现不规则阴道流血、恶臭白带、下腹胀痛等。

（二）体征

早期无特殊或久治不愈的子宫颈糜烂，随病情进展，子宫颈呈菜花、结节、溃疡等外观，质硬、脆，易出血，累及阴道、子宫旁等处，子宫活动受限等。

（三）子宫颈刮片细胞学检查

准确性 90%～95%，假阳性率 2.4%～5%，单项正常涂片假阴性率 15%～28%。常用巴氏五级分类法。

Ⅰ级　未发现异常细胞

Ⅱ级　发现非典型细胞

Ⅲ级　发现可疑恶性细胞

Ⅳ级　发现不典型癌细胞

Ⅴ级　发现典型癌细胞

子宫颈刮片细胞学检查异常时，并不一定都是子宫颈癌，凡是细胞学检查在巴氏Ⅲ级以上或临床检查可疑者，应重复涂片或行阴道镜检查。凡是涂片发现癌细胞者（相当巴氏Ⅳ~Ⅴ级），都应在阴道镜下多点活检，送病理检查。

（四）液基薄层细胞检测（TCT）

是采用液基薄层细胞检测系统检测子宫颈细胞并进行 TBS 细胞学分类诊断，与传统的子宫颈刮片巴氏涂片检查相比明显提高了标本的满意度及子宫颈异常细胞的检出率，是近年应用于细胞病理学诊断的一种新技术。

（五）碘试验（席勒试验）

将浓度为 2% 的碘溶液直接涂在子宫颈和阴道黏膜上，观察碘染色的情况，不着色处为阳性。帮助提供活检部位。

（六）阴道镜检查

凡是细胞学检查在巴氏Ⅲ级以上或临床检查可疑者，都应行阴道镜检查，目的是协助定位，提高取材的阳性率。

（七）活体组织检查

是诊断子宫颈癌最可靠的依据。应注意在鳞柱状上皮交界处取材。注意绝经后移行带上移。诊断原位癌和早期浸润癌时一定要多点活检、子宫颈管刮取术排除浸润癌。

（八）子宫颈锥形切除术

临床上细胞学检查和子宫颈活检结果不符时或不能排除浸润癌者，可行子宫颈锥切术。现子宫颈环形电切术（loop electrosurgical excisional procedure，LEEP）已取代传统的子宫颈锥切及部分颈管诊刮和子宫颈多点活检术，具有快捷、安全、取材准确等优点。

（九）盆腔 CT 检查

Ⅰb 期以上宜常规检查，协助了解子宫、附件、盆腔淋巴结情况，指导临床治疗。

（十）其他辅助检查

根据每个病例的具体情况还可行膀胱镜、直肠镜、肾图、肾盂造影、胸片、盆腔淋巴结造影等检查。

二、病理学分类及临床分期

（一）病理学分类

根据肿瘤的组织学来源子宫颈癌的病理类型为鳞状细胞癌、腺癌和混合癌。过去鳞状细胞癌多见，占 90% 左右，腺癌次之，占 5% 左右，其余为混合癌，最少。近年子宫颈腺癌和黏液腺癌有上升趋势，从目前的临床诊断来看，鳞状细胞癌仅占 70% 左右，腺癌占 20% 左右，腺鳞癌占 10% 左右。早期子宫颈癌外观正常或呈子宫颈糜烂，浸润型子宫颈癌的大体分型有以下 4 种。

（1）糜烂型：子宫颈外形可见，肉眼看不到肿瘤，表面糜烂样，也可呈颗粒状粗糙不平，质地较硬，触之易出血。

（2）结节型：外生型肿瘤，癌瘤自子宫颈外口向子宫颈表面形成团块状结节，有明显的突起，常常伴有深浅不一的溃疡形成。质地较硬，触之出血明显。

（3）菜花型：同属外生型肿瘤，癌瘤生长像菜花样自子宫颈向阴道内生长，瘤体较大，血管丰富，质地较脆，接触出血明显，常伴有感染或坏死灶。此型癌瘤较少侵犯宫旁组织，预后相对较好。

（4）溃疡型：属内生型肿瘤，癌瘤自子宫颈向子宫腔内呈侵蚀性生长，形成溃疡和空洞，组织坏死，质地较硬，分泌物恶臭。子宫颈癌尤其是腺癌也可向颈管内生长，使子宫颈呈桶状增大，这也是内生型的一种。

子宫颈鳞癌和腺癌的组织学形态根据分化程度可分为3级，以子宫颈鳞癌为例，其组织形态学特征如下。

（1）高分化鳞癌：鳞状细胞癌Ⅰ级：大细胞，有明显的角化珠形成，可见细胞间桥，瘤细胞异型性较轻，核分裂较少，无不正常核分裂。

（2）中分化鳞癌：鳞状细胞癌Ⅱ级：大细胞，细胞异型性明显，核深染，不规则，核浆比例高，核分裂多见，无不正常核分裂。细胞间桥不明显，有少量或无角化珠，有单个角化不良细胞。

（3）低分化鳞癌：鳞状细胞癌Ⅲ级：大细胞或小细胞，无角化珠形成，亦无细胞间桥，偶有散在单个角化不良细胞核深染，细胞异型性明显和核分裂多见。

（二）临床分期

1. 子宫颈癌的临床分期标准　有两种，一种是国际妇产科联盟（FIGO，2000年）分期法，另一种是国际抗癌协会（UICC）的TNM的分期法，两种分期方法各有优点。具体分期如（表13－1）所示。

表13－1　子宫颈癌的临床分期（FIGO 2000修正）

FIGO分期	肿瘤范围	TNM分期
	原发肿瘤未能被估计	Tx
	没有原发肿瘤证据	T_0
0期	原位癌	Tis
Ⅰ期	子宫颈癌局限在子宫	T_1
ⅠA	镜下浸润癌。所有肉眼可见的病灶，包括表浅浸润，均为IB/T_{1b}	T_{1a}
ⅠA_1	间质浸润深度<3mm，宽度≤7mm	T_1a_1
ⅠA_2	间质浸润深度3～5mm，宽度≥7mm	T_1a_2
ⅠB	临床可见癌灶局限于子宫颈，或者镜下病灶>Ⅰa_2/Ta_2期	T_1b_2
ⅠB_1	临床癌灶最大直径≤4cm	T_1b_1
Ⅰb_2	临床癌灶最大直径>4cm	T_1b_2
FIGO分期	肿瘤范围	TNM分期
Ⅱ期	肿瘤超越子宫，但未达骨盆壁或未达阴道下1/3	T_2
ⅡA	无宫旁浸润	T_{2a}
ⅡB	有宫旁浸润	T_{2b}

续 表

FIGO 分期	肿瘤范围	TNM 分期
Ⅲ期	肿瘤扩展到骨盆壁和（或）侵犯到阴道下1/3和（或）引起肾盂积水或肾无功能	T_3
ⅢA	肿瘤累及阴道下1/3，没有侵犯骨盆壁	T_{3a}
ⅢB	肿瘤侵犯到骨盆壁和（或）引起肾盂积水或肾无功能	T_{3b}
ⅣA	肿瘤侵犯膀胱黏膜或直肠黏膜和（或）超出真骨盆	T_4
ⅣB	远处转移	M_1

2. 分期注意事项

（1）子宫颈癌的临床分期需2名有一定经验的妇科肿瘤医师同时检查后确定。

（2）0期包括上皮全层均有非典型细胞，但无间质浸润。

（3）由于临床无法估计子宫颈癌是否已扩散至子宫体，因此在分期中不考虑列入。

（4）ⅠA期应包括最小的镜下间质浸润及可测量的微小癌。

（5）肿瘤固定于盆壁，宫旁组织增厚，使肿瘤与盆壁距离缩短，但宫旁增厚为非结节状者，应定为ⅡB期。

（6）即使其他检查定期为Ⅰ或Ⅱ期，但有癌性输尿管狭窄而产生肾盂积水或肾无功能时，也应列为Ⅲ期。

三、治疗原则、程序和方法选择

子宫颈癌的治疗以手术和放射治疗为主，近年来抗癌药物的迅速发展，使过去认为对子宫颈癌无效的化疗，现已成为子宫颈癌治疗中常用的方法。在手术或放疗前先用化疗，待癌灶萎缩或部分萎缩后再行手术或放疗；或在手术或放疗后辅助化疗，以便提高疗效。

（一）子宫颈原位癌（0期）

子宫颈原位癌的治疗以手术治疗为主，常用的术式有筋膜外全子宫切除术和扩大的筋膜外全子宫切除术。对于要求保留生育功能或器官的患者可行子宫颈锥切术。对有手术禁忌或不愿手术的患者可行单纯腔内放疗。

（二）子宫颈早期浸润癌（IA期）

子宫颈早期浸润癌又称子宫颈微灶性浸润癌（microinvasive carcinoma，MICA），是指只能在显微镜下检出而临床上难以发现的临床前癌。临床上以手术治疗为主，常用的术式有扩大的筋膜外全子宫切除术（ⅠA_1期）和次广泛全子宫切除术（ⅠA_2期）。对于ⅠA_1期要求保留生育功能的年轻患者可考虑行子宫颈锥切术，对于ⅠA_2期伴脉管受侵、病灶融合或细胞分化不良者，行广泛性子宫切除术加盆腔淋巴结清扫术。对有手术禁忌或不愿手术的患者可行单纯腔内放疗。

（三）子宫颈浸润癌（ⅠB～ⅣA）

ⅠB～ⅡA期子宫颈癌以手术治疗为主，术前可行腔内放疗，提高手术切除率。对低分化鳞癌和腺癌考虑行新辅助化疗。常用的术式为子宫颈癌根治术（广泛全子宫切除术+盆腔淋巴结清扫术）。ⅡB～ⅢB期子宫颈癌以放射治疗为主，部分ⅡB～ⅢA期可考虑先行腔内放疗或动脉插管化疗，如癌灶萎缩符合手术条件，亦可行子宫颈癌根治术。子宫颈浸润癌的治疗原则、程序及方法选择具体如（图 13－1）所示。

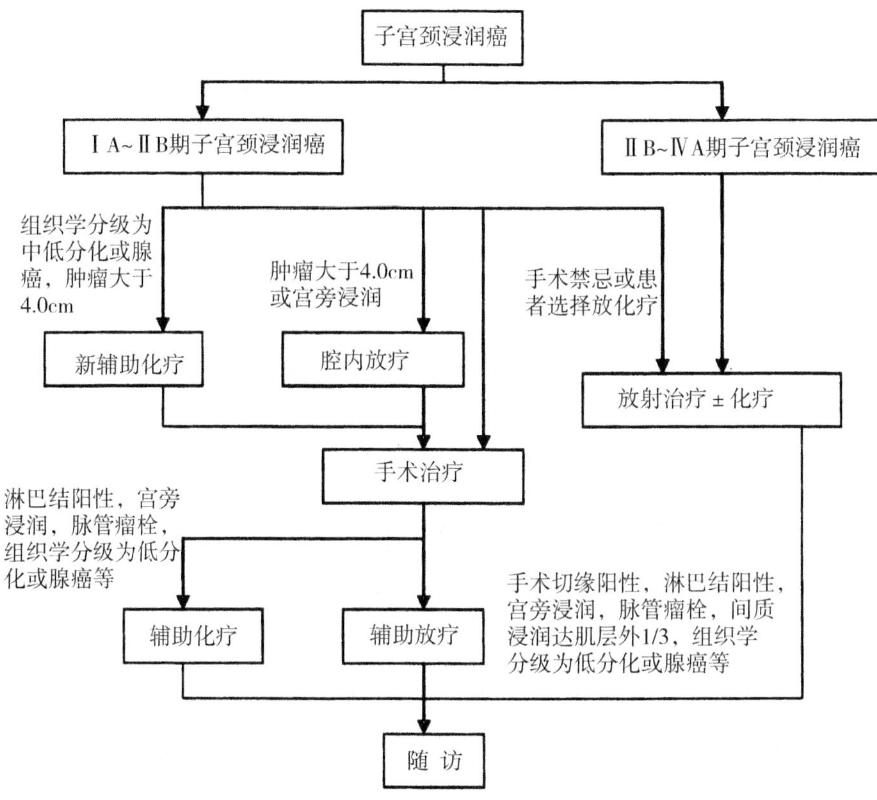

图 13－1 子宫颈浸润癌的治疗方法选择及程序图

（四）转移性及复发性子宫颈癌

转移性子宫颈癌的治疗，对于体能状况较好者，可行姑息性放疗结合化疗。对体能状况不佳者，仅行对症支持治疗。对术后局部复发患者，可考虑行放射治疗，或联合化疗。对放疗后局部复发，一般不再考虑放射治疗，以化疗为主。

四、外科手术治疗

子宫颈癌的手术治疗已有 100 多年的历史，1898 年奥地利的 Wertheim 首创经腹子宫颈癌根治术，其后各国学者坚持开展和不断改良子宫颈手术，现子宫颈癌根治术的经典术式为 Wertheim－Meigs 术式，即广泛子宫切除＋盆腔淋巴结清扫术。在人们日益强调多学科综合治疗的今天，手术治疗仍是早期子宫颈癌首选的治疗方法。综合国内外文献报道，早期子宫颈癌手术治疗 5 年存活率为ⅠA 期 98%～100%，ⅠB 期 80%～90%，ⅡA 期 70% 左右。平均 5 年生存率为 87%～92%，与放射治疗的效果基本相当。

（一）适应证

（1）已有病理学检查确诊为子宫颈癌。

（2）适用于 0～ⅡA 期子宫颈癌患者。

（3）子宫颈残端癌、阴道狭窄的子宫颈癌患者及不宜放疗的子宫颈癌患者。

（4）患者全身情况良好，能耐受麻醉和手术。如有内科并发症，应作相应的治疗，如治疗后仍不能耐受手术，则应改为其他方法治疗。

（5）患者年龄大于70岁及合并早、中期妊娠不是手术的禁忌证，应根据患者的全身情况选择是否手术。

（二）术前准备

（1）术前检查：术前详细询问病史，要全面体格检查及化验检查，了解患者身体健康情况及各种重要器官功能。

（2）常规盆腔B超检查：必要时行盆腔CT或MRI检查，以助了解淋巴结、子宫旁及子宫肌层受侵情况。

（3）阴道准备：术前3d开始阴道冲洗，每日1次。术晨阴道外阴冲洗后子宫颈、阴道上部涂甲紫药液。术前如合并阴道感染，应控制感染后方可手术。

（4）肠道准备：手术前晚清洁灌肠或口服甘露醇溶液200ml。

（5）术前保留导尿。

（6）拟行子宫颈锥切术，手术应在月经干净后3～7天进行。

（三）常用手术方式（表13－2）

表13－2　子宫颈浸润癌不同手术方式的范围和特点

解剖特点	筋膜外全子宫切除术	次广泛全子宫切除术	广泛全子宫切除术
直肠旁及膀胱旁间隙	不需分离	需分离	需分离
主韧带	在子宫颈外侧分离	在子宫颈外侧分离，至少切除全长的1/3～1/2	在子宫颈外侧分离，至少切除全长的以上
子宫骶韧带及阴道	在子宫颈处分离，切除阴道1cm左右	在子宫颈及直肠间分离，切除阴道2～3cm	分离至直肠，切除阴道上1/3～1/2游离输尿管外侧
输尿管	只作辨认和探查	游离输尿管内侧及上方的附着处	从子宫旁组织中全部游离
盆腔淋巴结	一般不行盆腔淋巴结清扫术	根据病情可选择盆腔淋巴结清扫术	需行盆腔淋巴结清扫术
卵巢	需切除双侧卵巢，如年龄≤45岁，高中分化鳞癌，卵巢正常者，可考虑保留一侧卵巢	需切除双侧卵巢，如年龄≤45岁，高中分化鳞癌，卵巢正常者，可考虑保留一侧卵巢	需切除双侧卵巢，如年龄≤45岁，高中分化鳞癌，卵巢正常者，可考虑保留一侧卵巢，如考虑术后需放疗者，行卵巢移位术

1. 子宫颈锥切术　是指将子宫颈阴道部及子宫颈管做圆锥形切除，兼具诊断和治疗功能。子宫颈锥切术的切除范围应包括阴道镜下所见异常病变，整个转化区，全部鳞－柱交界及颈管下段。切除宽度在病灶外0.3～0.5cm，深度在颈管内口以下2.0cm左右。子宫颈锥切术用于子宫颈癌治疗时主要用于子宫颈原位癌的治疗，对于要求保留生育功能或拒绝及不能耐受剖腹手术的微灶性浸润癌可考虑子宫颈锥切术。但子宫颈原位腺癌及颈管原位癌不宜用子宫颈锥切术治疗。

2. 筋膜外全子宫切除术　在接近子宫颈分离侧平面不包括子宫颈间质，在子宫颈附着处切断宫骶韧带，切除阴道壁1.0cm左右。筋膜外全子宫除术适用于子宫颈原位癌及ⅠA_1

期子宫颈癌。

3. 子宫次广泛切除术　在子宫颈及盆壁之间靠近子宫颈外侧 1/3～1/2、2～3cm 的距离处分离及切除主韧带，子宫骶韧带在中部分离，切除阴道壁 2～3cm。子宫次广泛切除术适用于ⅠA_1 期及ⅠA_2 期子宫颈癌。

4. 子宫广泛切除术　在盆壁及肛提肌处切除主韧带，子宫骶韧带在靠近其下外侧附着处切除，阴道必须切除上段的 1/3～1/2，子宫旁组织应根据病灶范围切除 4cm 以上，必要时可达盆壁，同时行盆腔淋巴结清扫术。子宫广泛切除术适用于ⅠB～ⅡA 期子宫颈癌。

5. 子宫扩大根治术　切除更广泛的阴道旁组织和宫旁组织，必要时切除髂内动脉和输尿管壁上的所有组织。与广泛子宫切除术的区别在于输尿管从膀胱子宫韧带完全游离，切除膀胱上动脉周围的组织，切除 3/4 的阴道。适用于放疗后中央型复发的病例。

6. 部分盆腔脏器切除术　包括全盆、前盆和后盆清除术。前盆清除术包括切除子宫、子宫颈、阴道、膀胱。后盆清除术包括切除子宫、子宫颈、阴道、直肠。全盆清除术包括切除子宫、子宫颈、阴道、直肠、膀胱。有些还需切除远端输尿管并进行输尿管膀胱植入等。适用于中央型复发或广泛手术发现肿瘤包绕输尿管远端或合并膀胱阴道瘘或直肠阴道瘘病例。

7. 盆腔淋巴结清扫术　是指将盆腔各组淋巴结整块切除，清除的淋巴结包括髂总、髂外、髂内及各组闭孔淋巴结。盆腔淋巴结清扫术可从腹膜内和腹膜外进行，国内外多数学者采用腹膜内盆腔淋巴结清扫术。

8. 卵巢移位术　是指将保留的卵巢带血管蒂移位至脐水平以上部位。常将卵巢移至结肠旁沟外侧及腹外斜肌筋膜外。固定时注意勿使血管扭曲，防止卵巢坏死。留置银夹标记，以便术后放疗时定位。

（四）手术并发症及处理

1. 脏器损伤　术中最常见的是损伤膀胱及肠曲，其次为输尿管。一旦发生损伤，应根据损伤的部位和范围行修补术，如因癌灶浸润导致损伤，应根据病情考虑膀胱或肠段部分切除后吻合。

2. 尿潴留　是子宫颈癌术后最常见的并发症之一，术后 2 周残余尿超过 100ml 者为尿潴留。其原因为术中处理子宫主韧带及骶韧带时对骨盆内脏神经有不同程度的损伤，以致术后出现神经性膀胱功能障碍，排尿困难。预防和处理措施为术后保留导尿管 7～10 天，测残余尿，当残余尿 <50ml 时，方可拔除导尿管。

3. 盆腔淋巴囊肿　因子宫颈癌术后腹膜后留有无效腔，回流的淋巴液潴留而形成腹膜后淋巴囊肿。多于术后 2～7d 形成，囊肿小者可无症状和体征，囊肿较大时有下腹不适或疼痛，严重者产生下肢水肿及输尿管梗阻等压迫症状。术后留置腹膜外或阴道引流管持续负压引流 3～5d，可使淋巴囊肿发生率明显下降。淋巴囊肿形成后较小者可不做处理，较大者可在 B 超定位下穿刺抽液，或外敷中药（大黄、芒硝等）促进吸收。同时予以抗炎及支持治疗。

4. 下肢静脉血栓　行子宫广泛切除术的患者可能发生下肢静脉血栓，其主要原因为静脉壁受损及静脉血淤积，有 3%～5% 患者可能发生肺栓塞，后果严重，应引起高度重视。术中应尽量减少下肢静脉的压迫、创伤，缩短手术时间。术后鼓励患者早作肢体运动，早日下床活动。

5. 其他并发症　常见的有出血、感染、肠梗阻、人工闭经、阴道缩短等。

五、放射治疗

放射治疗是中晚期子宫颈癌的主要治疗手段，放射治疗前应有明确的治疗目的，即给予根治还是姑息放疗。高剂量率后装加体外照射已成为子宫颈癌放射治疗的常规方法。Yamazaki A 的研究认为 3DCRT 治疗子宫颈癌运用包括侧野在内的 4 个适形野较前后野照射显著降低了下肢水肿、膀胱和直肠并发症，但单纯适形放疗疗效较差，仍需配合腔内后装治疗。超分割放疗子宫颈癌局控率较常规有提高，但生存率无差异，且晚期并发症高。

（一）放疗适应证

1. 术前放疗　用于ⅠA～ⅡB 期患者，目的在于缩小肿瘤，减少手术引起癌细胞播散的机会，便于手术顺利进行。术前放疗主要采用近距离腔内放疗，一般总量不超过 25Gy。术前放疗适应证有：①子宫颈外生型肿瘤，体积较大者；②子宫颈癌浸润阴道上段较明显者；③子宫颈内生型肿瘤，子宫颈管明显增粗者；④肿瘤病理分化较差者，如病理Ⅲ级。

2. 术后放疗　用于补充手术之不足。

（1）术后病理报告阴道残端见癌细胞者或阴道切除长度不足者，需补充阴道腔内放疗 DT 30Gy。

（2）术后病理证实盆腔淋巴结或腹主动脉旁淋巴结有癌转移者，应给予盆腔淋巴结区域或腹主动脉旁淋巴结区域外照射，DT（45～50）Gy/（4.5～5）周。

（3）手术时因各种原因未行盆腔淋巴结清扫者，术后应给予盆腔淋巴结区域外照射，DT（50～60）Gy/（5～6）周。

（4）有高危因素者（病理分化差、肿瘤浸润深肌层、子宫旁组织见癌浸润及血管，淋巴管有癌栓或子宫颈癌合并妊娠等），术后应行盆腔外照射，DT（45～50）Gy/（4.5～5）周。

3. 根治性放疗　0～ⅢB 期患者及部分器官浸润少的ⅣA 期子宫颈癌患者，均可接受根治性放疗。0 期及ⅠA 期患者，可单独使用腔内放疗，A 点总量 40～50Gy。ⅠB～ⅣA 期患者必须腔内放疗配合盆腔体外照射才能获得较好的治疗效果。腔内放疗与体外照射配合的方式如下。

（1）ⅠB～ⅡA 期：腔内 A 点总量（50～60）Gy/（8～10）次；体外照射采用四野盒式照射，DT、40Gy/4～4.5 周。腔内放疗与体外照射可同时进行或先腔内放疗一段时间后再与体外照射同时进行。

（2）ⅡB 期：方法同ⅡA 期，但体外照射剂量为 DT（45～50）Gy/（5～6）周。

（3）ⅢA～ⅣA 期：先全盆放疗，DT（20～30）Gy/（2～3）周后再开始腔内放疗及盆腔四野盒式照射（亦可全盆与腔内同时开始）。由于已行全盆放疗，腔内放疗剂量应减少，A 点总量为（40～50）Gy/（6～8）次，盆腔四野照射 DT（20～25）Gy/（2.5～3）周，盆腔照射总量为 50～55Gy。

4. 姑息性放疗　对于晚期子宫颈癌患者，可行腔内放疗或体外照射，达到缩小肿瘤、止血、止痛、延长生存期的目的。

（二）放疗禁忌证

（1）周围白细胞 $<3.0\times10^9/L$，血小板 $<70\times10^9/L$。

（2）未获控制的盆腔炎症。

（3）肿瘤广泛转移，恶病质，尿毒症者。

（4）急性肝炎，精神病发作期，严重心血管疾患未能控制者。

（三）放射治疗技术

子宫颈癌的放疗包括腔内照射和体外照射。腔内照射主要靶区为原发区域，以 A 点为剂量参考点。体外照射主要靶区为盆腔蔓延及转移区域，以 B 点为剂量参考点。注：A 点为阴道穹窿垂直向上 2cm 与子宫中轴线外 2cm 的交叉点，自 A 点水平向外延伸 3cm 处为 B 点。

1. 体外照射　体外照射主要针对盆腔淋巴结转移区包括子宫旁组织，大部分髂总及髂内、髂外、闭孔、腹股沟深组、骶前各淋巴结群。

（1）照射靶区：子宫颈癌体外照射有 3 种设野方式：全盆大野，盆腔四野以及盆腔侧野。

1）盆腔大野：一般包括下腹及盆腔，上界为腰 4～5 水平，下界为盆底（闭孔下缘），两侧在髋臼外缘内 1cm（股骨头内 1/3）附近。

2）改进后的盆腔大野：上界长 6～8cm，下界长 12cm，两侧真骨盆最宽处间距 15～17cm。

3）盆腔四野：在全盆大野的基础上中间活动挡铅前面挡 3cm，后面挡 4cm。

4）盆腔侧野：从盆腔侧入射，照射范围包括全子宫、子宫旁、直肠和膀胱的一部分，髂外淋巴结的一部分。

（2）剂量：体外照射的组织量 2Gy/次，4～5 次/周（如与腔内放疗同时进行，则腔内放疗当天不进行外照射），B 点总剂量（45～55）Gy/（4.5～6）周。

2. 腔内放疗　腔内照射主要针对原发灶区，有效治疗范围为阴道上段、子宫颈、子宫体及子宫旁三角区（A 点以内）组织。

高剂量率后装治疗方法（目前我国常用）为每周 1～2 次，子宫腔和阴道可同时或分别进行，阴道和子宫腔剂量比为 1 :（1～1.5）。每次 A 点量为 5～7Gy，总量为 50～60Gy。

（四）同期放化疗

对局部晚期（ⅡB～ⅣA 期）和高危的早期病例的治疗原则是同步放化疗。常用以顺铂为基础的化疗方案进行同步放化疗。如 RTOG 9001 的化疗方案是顺铂 75mg/m^2，d_1，d_{22}，d_{42}，5－FU 4g/m^2 连续 4d 静脉滴注，每 3 周 1 次，3 年有效率放化组和单纯放疗组分别为 73% 和 54%（P＝0.004）。

美国放射治疗肿瘤协作组（RTOG）对 403 例ⅡB～Ⅳ期或淋巴结受累的ⅡA 期病例，随机分为单纯放疗组和同期放化疗组，化疗方案为 PF（DDP＋5FU），放疗第 1～5d，第 22～26d，1～2 次低剂量率腔内治疗后，共 3 个周期化疗。放化组与单放组 5 年生存率比较为 73% 与 58%（P＜0.01），5 年无瘤生存率为 67% 与 40%（P＜0.01），局部复发率、远处转移率单放组均高（P＜0.01），副反应几乎相同。说明同期放化疗对于中晚期和早期淋巴结受累的子宫颈癌患者能提高疗效且不增加不良反应。

（五）放疗加热疗

荷兰深部热疗协作组于 1990—1996 年进行了一项前瞻性、多中心、随机性研究，对 385 例局部晚期盆腔肿瘤（包括子宫颈癌ⅡB、ⅢB、Ⅳ期，膀胱癌 T2～4N_0M_0，直肠癌

M_{0-1}），随机分为单纯放疗组 176 例，中位放疗剂量 65Gy；热疗加放疗组 182 例，采用 BSD－2000 热疗，每周 1 次，连续 5 周，瘤体内温度 42℃，每次热疗持续 60～90 分钟，于放疗后1～4h 热疗。结果显示热疗加放疗组无论是 CR 率、局部控制时间、局部控制率方面，均优于单纯放疗组，而且子宫颈癌在 3 年总生存率方面，两组有非常显著的统计学意义。因此，荷兰从 1996 年起即把热疗加放射治疗作为晚期子宫颈癌治疗的标准模式。

（六）放疗并发症与处理

1. 早期放射反应　发生在放疗期间或放疗结束后 3 个月内。

（1）全身反应：主要表现为疲乏、食欲减退、恶心、呕吐及血象改变。应嘱咐患者进食高蛋白、高纤维素、低脂肪饮食，并给予一般的对症处理，多能继续治疗。

（2）直肠放射反应：表现为里急后重、黏液便、血便等。直肠镜检查可见直肠黏膜充血、水肿。可给予消炎、止血、润肠等对症处理，必要时暂停放疗。

（3）膀胱放射反应：表现为尿频、尿急、尿痛、排尿困难等，经消炎、碱化尿液等对症处理后，症状很快消退，必要时暂停放疗。

2. 晚期并发症　多在放疗后 3 个月至 2 年内发生，亦有在 2 年以后发生者。

（1）放射性直肠炎：发生率为 5%～20%。按直肠镜检查所见分为 3 度：①轻度，可见肠壁黏膜充血水肿，临床检查无明显异常；②中度，直肠壁有明显增厚或溃疡；③重度，肠管有明显狭窄、肠梗阻、肠穿孔或直肠阴道瘘形成。发生原因多数和直肠剂量较高有关。轻、中度放射性直肠炎以保守治疗为主，可服消炎、止血、润肠药物或行保留灌肠。重度者症状明显，严重影响生活质量，如全身情况尚好，可考虑行乙状结肠造瘘术。

（2）放射性膀胱炎：多发生在手术 1 年后。按临床表现可分为：①轻度，有尿频、尿急、尿痛等症状，膀胱镜检查可见膀胱充血、水肿；②中度，膀胱黏膜毛细血管扩张出血引起血尿，可反复发作，有时形成溃疡；③重度，膀胱阴道瘘形成。轻、中度者，可予消炎、止痛；重度损伤者，消炎、止血、保留导尿，必要时手术治疗。

（3）放射性小肠炎：表现为腹痛、大便次数增多、稀便、黏液血便等，严重时可出现小肠溃疡、梗阻、穿孔，需要手术治疗。

（4）盆腔纤维化：表现为盆腔组织增厚，可为冰冻状，与盆腔复发难以区分。治疗较为困难，主要在于预防。应避免过高剂量的盆腔照射以及早期使用活血化瘀药物。

（七）放疗中注意事项

（1）并发症的处理，如合并盆腔感染及营养不良者，应纠正贫血、控制感染及补充营养后再行放疗。合并心、肝、肾等重要器官的疾病，在急性发作期应待病情稳定后再行放疗。

（2）放疗完成时，一般子宫颈肿瘤消失，子宫颈萎缩，局部可有白膜，阴道上段可有一定程度狭窄，此时认为肿瘤可获控制，可结束放疗，患者应自行阴道冲洗半年，并定期随诊。

（3）放疗后原发灶仍有肿瘤残存且子宫旁控制满意时，可争取手术治疗。

（八）子宫颈癌合并妊娠的处理

一般认为妊娠会促进子宫颈癌的扩散和转移。对妊娠的处理，除子宫颈癌适于手术者可一并处理外，早期妊娠在放射治疗中自然流产，绝大部分在放疗开始后 2～4 周排出胚胎。

中、晚期妊娠，一般主张刮宫中止妊娠。子宫颈癌的处理在妊娠中止后尽快进行放射治疗，治疗原则和方法与一般子宫颈癌相同。

（九）子宫颈癌复发的治疗

子宫颈癌放射治疗失败的患者中，约60%为盆腔内复发，40%为远处转移。子宫颈、阴道、子宫体复发，可经病理组织学证实，肾盂造影对子宫旁复发的诊断有参考价值，阳性率可达66.7%。对于复发在子宫体、子宫颈、阴道或子宫旁（孤立结节）等部位可以手术者，则以手术为首选，腔内治疗为辅。子宫旁或盆壁复发，可以体外照射。对距首次放疗2~3年以上者，可以全量照射。

（十）预后

早期子宫颈癌无论手术或放射治疗均能达到满意效果，5年生存率分别为Ⅰ期90%~100%，Ⅱ期50%~70%。而晚期子宫颈癌疗效差，Ⅲ期30%~50%，Ⅳ期10%左右。总的5年生存率为50%~55%。

六、化学药物治疗

在以往的子宫颈癌的治疗中，化疗多用作中晚期或复发的姑息治疗，用以改善患者的生存质量，延长存活期。但近年来随着新辅助化疗及同步放化疗的开展，化疗在子宫颈癌的治疗中越来越显示出其重要性。

（一）术后辅助化疗

术后辅助化疗的目的是消灭残余的肿瘤细胞和亚临床微小病灶，降低其复发和远处转移的发生率。

术后辅助化疗的指征有：①肿瘤直径≥4cm；②有子宫旁浸润；③脉管内有癌栓；④盆腔或腹主动脉旁淋巴结转移；⑤腺癌、小细胞癌、透明细胞癌等特殊的病理类型；⑥手术切缘阳性；⑦肿瘤细胞分化差等。

1. 单药化疗（表13-3） 单药化疗目前多用于放疗的增敏化疗，同步放化疗以及术前新辅助化疗。在目前已知的药物中，顺铂被认为是子宫颈癌最有效的单药，其次还有卡铂、氟尿嘧啶、异环磷酰胺等。

表13-3 子宫颈癌常用单药化疗的疗效

药物名称	有效例数/总数	有效率（%）
顺铂	190/815	23
卡铂	50/250	20
氟尿嘧啶	68/348	20
异环磷酰胺	35/157	22
CPT-11	13/55	23
紫杉醇	9/52	17
长春新碱	10/55	18
二溴甜醇	23/102	23

2. 联合化疗 目前在子宫颈癌的术后辅助化疗中，多采用以顺铂为主的联合化疗。常

用的联合化疗方案有 CF 方案（DDP + 5 - FU）（表 13 - 4）、PVB 方案（DDP + VCR + BLM）、BIP 方案（表 13 - 5）（BLM - IFO + DDP）等。

表 13 - 4　CF 方案（每 4 周重复）

药物名称	剂量	给药方式	实施计划
顺铂	30mg/（m^2 · d）	静滴	第 1 ~ 3d
5 - Fu	750mg/（m^2 · d）	静滴	第 1 ~ 5d

表 13 - 5　BIP 方案（每 4 周重复）

药物名称	剂量	给药方式	实施计划
博莱霉素	10mg/（m^2 · d）	静滴	第 1、第 8 天
异环磷酰胺	1.5g/（m^2 · d）	静滴	第 1 ~ 5d
顺铂	30mg/（m^2 · d）	静滴	第 1 ~ 3d

（二）新辅助化疗

新辅助化疗（neoadj uvant chemotherapy）是指在术前行 1 ~ 3 个疗程的化疗，用以消灭或减少亚临床微小病灶，缩小肿瘤体积，降低肿瘤的临床分期，从而降低手术难度，减少术中播散及术后复发、转移的概率。

在子宫颈癌的治疗中，新辅助化疗主要用于ⅠB 和ⅡA 期的患者，另外部分ⅡB 期和局部晚期的患者亦可通过新辅助化疗达到临床降期，从而获得手术的机会。新辅助化疗在子宫颈癌的治疗中的作用已经得到初步的肯定。在 Napolitano 的一项报道中，在ⅠB 和ⅡA 期子宫颈癌患者中采用 PVB 方案（BLM + VCR + DDP）行新辅助化疗的患者，其 5 年无病生存率显著高于单纯手术或放疗的患者。另有报道说在局部晚期的患者中，新辅助化疗加手术治疗与单纯放疗相比，其 5 年生存率高出 14%。

目前用于子宫颈癌的新辅助化疗的常用药物有顺铂、氟尿嘧啶、博莱霉素、长春新碱、紫杉醇等。到目前为止，子宫颈癌的新辅助化疗多采用顺铂单药或顺铂与其他药物联合的化疗方案。常用的新辅助化疗方案有 CF 方案、PVB 方案、DDP + VCR 方案（表 13 - 6 ~ 表 13 - 7）等。

表 13 - 6　单药顺铂方案（每 3 周重复）

药物名称	剂量	给药方式	实施计划
顺铂	20mg/（m^2 · d）	静滴	第 1 ~ 5d

表 13 - 7　PVB 方案（每 3 ~ 4 周重复）

药物名称	剂量	给药方式	实施计划
博莱霉素	10mg/（m^2 · d）	静滴	第 1、第 8 天
长春新碱	1.4mg/（m^2 · d）	静滴	第 1 天
顺铂	30mg/（m^2 · d）	静滴	第 1 ~ 3d

另外目前还有人对肿块较大的局部晚期患者行动脉插管介入化疗的新辅助化疗，并取得了一定的成果，但因临床经验较少，目前还未广泛应用。常用的灌注药物有顺铂、吡喃阿霉

素等。

（三）姑息化疗（表13－8～表13－9）

大多数的ⅡB～Ⅳ期子宫颈癌患者没有手术治疗的机会，一般以放疗为主。但是通过姑息化疗＋放疗序贯治疗或用同步放化疗可使其中的部分患者生存期延长。在复发和有远处转移的子宫颈癌患者中，姑息化疗可以起到延长生存期和改善生活质量的作用。

姑息化疗多以联合化疗为主，常用的联合化疗方案有CF方案（DDP＋5－Fu）、BIP方案（BLM＋IFO＋DDP）、PVB方案（DDP＋VCR＋BLM）、CAP方案（CTX＋ADM＋DDP）、TP方案（Taxol＋DDP）等。

表13－8 CAP方案（每4周重复）

药物名称	剂量	给药方式	实施计划
环磷酰胺	400～600mg/（m^2·d）	静滴	第1天
阿霉素	30～40mg/（m^2·d）	静滴	第1天
或吡柔比星	50mg/（m^2·d）	静滴	第1天
顺铂	30mg/（m^2·d）	静滴	第1～3d

表13－9 TP方案（每4周重复）

药物名称	剂量	给药方式	实施计划
紫杉醇	135～175mg/（m^2·d）	静滴	第1天
或多西紫杉醇	75mg/（m^2·d）	静滴	第1天
顺铂	20mg/（m^2·d）	静滴	第1～5d

另外，还有报道说吉西他滨、草酸铂等对中、晚期子宫颈癌亦有一定的疗效。

（孙秋实）

第二节 输卵管癌

输卵管癌是非常少见的恶性肿瘤，占所有妇科恶性肿瘤的0.1%～1.8%。超过60%的输卵管癌发生于绝经后妇女，平均发病年龄为50多岁。患者的年龄、少生育以及不孕等因素提示它的病因学和卵巢癌、子宫内膜癌的病因相似。有关研究已经证实有相似的基因异常，比如c－crb、B－2、p53、K－ras突变。这些基因异常也常常见于卵巢及子宫内膜的恶性肿瘤。

一、诊断步骤

（一）病史采集要点

（1）询问阴道排液情况，排液增多已有多长时间。阴道排液的颜色、性质、有无臭味，有无阴道流血。

（2）有无腹痛、腹痛的部位、性质及持续时间。阴道排出水样液体后腹痛是否缓解。

（3）患者是否自已在腹部扪及包块。有无腹胀。

（二）体格检查要点

1. 一般检查　患者一般年龄较大，故应特别注意血压、脉搏、心脏情况。

2. 腹部检查

（1）有无腹部肿块，肿块的部位、大小、性质、活动度、表面是否光滑等。

（2）腹部压痛的部位、范围、程度有无压痛及质地，有无肌紧张及反跳痛。

（3）腹部是否隆起，有无移动性浊音，若怀疑有腹水，应测量腹围。

3. 妇科检查

（1）阴道内分泌物或液体的量、性质、颜色，有无特殊臭味。

（2）子宫的位置、大小、活动度、有无压痛及质地。有无盆腔肿块，注意肿块与子宫的关系，肿块的大小，是否规则、表面是否光滑、软硬度、活动度、有无压痛。

（三）辅助检查要点

1. B型超声检查　常用的辅助诊断方法，可确定肿块的部位、大小、性质及有无腹水等。

2. 阴道细胞学检查　涂片中找到癌细胞，特别是腺癌细胞，而宫腔及宫颈管检查均为阴性，则输卵管癌诊断可以成立。

3. 分段诊刮　若宫腔探查未发现异常，刮出内膜检查阴性，排除宫颈癌和子宫内膜癌后，应高度怀疑输卵管癌。若内膜检查发现癌灶，虽然首先考虑子宫内膜癌，但亦不能排除输卵管癌向宫腔转移的可能。

4. 宫腔镜检查　可观察子宫内膜情况，有否肿瘤存在，同时还可通过宫腔镜见到左、右输卵管开口处，以便吸取液体作脱落细胞学检查。

5. 血清CA125测定　80年代发现原发性输卵管癌患者CA125升高，并已用于输卵管癌的诊断和检测，以及治疗疗效的评价。

（四）进一步检查项目

1. 腹腔镜检查　在早期输卵管癌可见到输卵管增粗，外观如输卵管积水呈茄子状。如癌灶已穿破输卵管壁或已转移至周围脏器，可直接见到赘生物。

2. 腹、盆腔CT　可确定肿块的性质、部位、大小、形状，以及种植和转移在腹膜上的肿瘤，并可了解腹膜后淋巴结有无转移。

3. 膀胱镜、直肠镜检查　由于输卵管癌不易早期诊断，因此发现输卵管癌转移至膀胱、直肠的亦不少见。如患者尿血、便血应怀疑膀胱直肠转移，应作相应检查。

二、诊断对策

（一）诊断要点

1. 病史　如慢性输卵管炎史、不育史。

2. 典型的临床表现　阴道大量排液、腹痛、盆腔肿块称为输卵管癌“三联征”。

3. 辅助检查　阴道后穹窿或宫腔内吸液涂片找到癌细胞，而又可排除子宫内膜癌及宫颈癌。CA125升高。影像学检查及腹腔镜检查支持输卵管癌的诊断。

4. 病理学诊断标准

（1）肿瘤来源于输卵管内膜。

（2）组织学类型可以产生输卵管黏膜上皮。

（3）可见由良性上皮向恶性上皮转变的移行区。

（4）卵巢和子宫内膜可以正常，也可以有肿瘤，但肿瘤体积必须小于输卵管肿瘤。

（二）临床分期

输卵管癌的分期是手术－病理分期系统。组织病理学的结果可以修正临床或影像学的估计和肿瘤减灭术前的手术所见。常用FIGO分期（2000年），见（表13－10）。

表13－10　输卵管癌手术－病理分期

期别	肿瘤范围
0	原位癌（浸润前癌）
Ⅰ	肿瘤局限于输卵管
ⅠA	肿瘤局限于一侧输卵管，浆膜表面无穿破；无腹水
ⅠB	肿瘤局限于双侧输卵管，浆膜表面无穿破；无腹水
ⅠC	IA或IB伴癌达到或穿破浆膜表面，或腹水中或腹腔冲洗液有癌细胞
Ⅱ	肿瘤累及一侧或双侧输卵管并有盆腔内扩散
ⅡA	扩散和（或）转移到子宫和（或）卵巢
ⅡB	扩散到其他盆腔脏器
ⅡC	ⅡA或ⅡB，腹水或腹腔冲洗液中有癌细胞
Ⅲ	肿瘤累及一侧或双侧输卵管并有盆腔以外腹膜种植和（或）区域淋巴结阳性
ⅢA	显微镜下见盆腔外腹膜转移
ⅢB	肉眼见盆腔外腹膜转移，转移灶最大径线≤2cm
ⅢC	腹膜转移最大直径>2cm和（或）区域淋巴结阳性
Ⅳ	腹腔外远处转移（腹膜转移除外）

（三）鉴别诊断要点

1. 附件炎性肿物　原发性输卵管癌与附件炎性肿块在盆腔检查时很难区分，均为活动受限的包块。两者均有不孕史，如患者年龄偏大，且有阴道排液，量多，要考虑输卵管癌，但必须进一步作各项辅助检查，以协助诊断。

2. 卵巢恶性肿瘤　输卵管癌与卵巢癌不易区分，在症状方面输卵管癌多偏于阴道排液，而卵巢癌常为不规则阴道流血，如伴腹水者多考虑卵巢癌，也可辅以B超及CT等检查。

三、治疗对策

（一）治疗原则

（1）以手术为主，辅以化疗、放疗的综合治疗，应强调首次治疗的彻底性和计划性。

（2）手术切除范围包括全子宫、双侧附件及大网膜，若癌肿已向腹腔、盆腔转移，应进一步扩大手术范围，可行肿瘤减灭术及盆腔淋巴结清扫术。

（3）放疗常用于术后作为辅助治疗。

（4）化疗可选用顺铂、环磷酰胺、塞替哌、阿霉素等。

（5）剖腹探查是有必要的，可切除原发肿瘤，确定分期以及切除转移病灶。

（二）输卵管腺癌的处理

（1）早期输卵管癌的处理。

1）原位癌的处理：手术治疗如前所述范围切除肿瘤，术后不提倡辅助治疗。

2）FIGO Ⅰ期及FIGO Ⅱ期：早期输卵管癌患者应该进行手术分期。术后组织学诊断为腺癌原位癌或Ⅰ期，分化Ⅰ级，手术后不必辅助化疗。其他患者，应该考虑以铂类为基础的化疗。偶然发现的输卵管癌（如患者术前诊断为良性疾病，术后组织学诊断含有恶性成分）应该再次手术分期，若有残留病灶，要尽可能行细胞减灭术，术后接受以铂类为基础的化疗。

（2）晚期输卵管癌的处理。

1）FIGO Ⅲ期：进行减灭术后应行以铂类为基础的化疗。若患者初次诊断时未行理想的减灭术，应该接受以铂类为基础的化疗，然后再重新评估。化疗3个周期以后，再次评估时可以考虑二次探查，如有残留病灶，应该行二次细胞减灭术。

2）FIGO Ⅳ期：诊断远处转移必须有原发病灶的组织学证据。手术时应尽可能切除肿瘤病灶，如果有胸膜渗出的症状，术前要抽胸水，送胸水找癌细胞。若一般情况好，应该接受以铂类为基础的化疗。若患者情况不能耐受化疗，应该对症治疗。

（三）其他少见输卵管恶性肿瘤的处理

1. 输卵管绒癌的处理　本病十分罕见，据报道可见于输卵管妊娠患者，和体外受精胚胎移植有关。治疗与可以治愈的子宫绒癌一样，先采用手术治疗，然后根据预后因素采用化疗。如果疾病较局限，希望保留生育功能者可以考虑保守性手术。

2. 输卵管生殖细胞肿瘤的处理　输卵管生殖细胞肿瘤相当罕见。可是本病却可以发生在有生育潜能的年轻女性，虽然治愈率高，但是本病进展较快。因此本病的早期诊断早期治疗十分重要。治疗采用手术治疗，然后根据相关预后因素采用化疗。如果要保留生育功能，任何期别的患者均可以行保守性手术。化疗方案采用卵巢生殖细胞肿瘤的化疗方案。

3. 输卵管肉瘤的处理　输卵管肉瘤非常罕见。多数肉瘤的组织学类型是混合苗勒管瘤。治疗先手术，再化疗。

4. 输卵管淋巴瘤　本病治疗方案是先手术，再化疗。化疗方案根据具体的组织学类型而定。

四、出院后随访

目前还没有证据表明密切监护对于改善输卵管癌无症状患者的预后、提高生活质量有积极意义。然而，对于治疗后长期无瘤生存患者复发时早期诊断被认为可以提供最好的预后。

（一）随访的目的

（1）观察患者对治疗后的近期反应。

（2）及早认识，妥善处理治疗相关的并发症，包括心理紊乱。

（3）早期发现持续存在的病灶或者疾病的复发。

（4）收集有关治疗效果的资料。

（5）早期患者，提供乳腺癌筛查的机会；保守性手术的患者，提供筛查宫颈癌的机会。

（二）随访的时间

随访的第一年，每3个月复查一次；随访间隔逐渐延长，到5年后每4～6个月复查一次。

（三）随访的内容

详细复习病史，仔细体格检查（包括乳房、盆腔和直肠检查）排除任何复发的征象。虽然文献报道CA125对预后的影响仍不清楚，但仍应定期检查血CA125，特别是初次诊断发现CA125升高的患者。影像学检查例如盆腔超声检查、CT、MRI应当只在有临床发现或者肿瘤标记物升高提示肿瘤复发时才进行检查（D级证据）。所有宫颈完整的患者要定期行宫颈脱落细胞检查。所有40岁以上或有乳腺癌家族史的年轻患者，每年都要行乳房检查。

五、预后

经积极治疗，5年生存率20%～30%。影响预后的因素主要是临床分期及术后肿瘤残余量。临床期别愈高，预后愈差；肉眼肿瘤残余量愈多，5年生存率愈低。据报道，肿瘤残余量≥2cm，5年生存率仅7%。

（张　翼）

第三节　卵巢癌

卵巢恶性肿瘤是女性生殖器常见的恶性肿瘤之一。由于卵巢位于盆腔深部，早期病变不易发现，一旦出现症状多属晚期。近20年来，由于有效化疗方案的应用，使卵巢恶性生殖细胞肿瘤的治疗效果有了明显的提高，死亡率从90%降至10%。但卵巢上皮性癌的治疗却一直未能根本改善，5年生存率徘徊于30%～40%。死亡率居妇科恶性肿瘤首位，其主要原因是70%的卵巢上皮癌患者在就诊时已为晚期，治疗后70%的患者将会复发，难以治愈。卵巢上皮癌已成为严重威胁妇女生命和健康的主要肿瘤，对其早期诊治、手术、化疗和放疗等方面也存在颇多等问题和争论，这是当今妇科肿瘤界面临的严重挑战。

一、诊断

（一）病史

（1）危险因素：卵巢癌的病因未明。年龄的增长、未产或排卵年增加、促排卵药物的应用等，以及乳腺癌、结肠癌或子宫内膜癌等个人史及卵巢癌家族史，被视为危险因素。

（2）遗传卵巢癌综合征（HOCS）：尤其是BRCA1或BRCA2基因表达阳性者，其患病的危险率高达50%，并随年龄增长，危险增加。

（3）“卵巢癌三联征”：即年龄40～60岁、卵巢功能障碍、胃肠道症状，可提高对卵巢癌的警戒。

（二）症状

卵巢恶性肿瘤早期常无症状，可在妇科检查时发现。晚期主要临床表现为腹胀、腹部肿块及腹水，症状的轻重决定于：①肿瘤的大小、位置、侵犯邻近器官的程度；②肿瘤的组织学类型；③有无并发症。

（1）压迫症状：由于肿瘤生长较大或浸润邻近组织所致。

（2）播散及转移症状：由于腹膜种植引起的腹水、肠道转移引起的消化道症状等。

（3）内分泌症状：由于某些卵巢肿瘤所分泌的雌激素、睾酮的刺激，可发生性早熟、男性化、闭经、月经紊乱及绝经后出血等。

（4）急腹症症状：由于肿瘤破裂、扭转等所致。

（三）体征

（1）全身检查：特别注意乳腺、区域淋巴结、腹部膨隆、肿块、腹水及肝、脾、直肠检查。

（2）盆腔检查：双合诊和三合诊检查子宫及附件，注意附件肿块的位置、侧别、大小、形状、边界、质地、表面状况、活动度、触痛及子宫窝结节等。

应强调盆腔肿块的鉴别，以下情况应注意为恶性：①实性；②双侧；③肿瘤不规则，表面有结节；④粘连、固定、不活动；⑤腹水，特别是血性腹水；⑥子宫直肠窝结节；⑦生长迅速。恶病质，晚期可有大网膜肿块、肝脾肿大及消化道梗阻表现。

（四）辅助检查

（1）腹水或腹腔冲洗液细胞学：腹水明显者，可直接从腹部穿刺，若腹水少或不明显，可从后穹隆穿刺。所得腹水经离心浓缩，固定涂片。

（2）肿瘤标记物

1）CA125：80%的卵巢上皮性癌患者CA125水平高于35kIU/L，90%以上患者CA125水平的消长与病情缓解或恶化相一致，尤其对浆液性腺癌更有特异性。

2）AFP：对卵巢内胚窦瘤有特异性价值，或者未成熟畸胎瘤、混合性无性细胞瘤中含卵黄囊成分者均有诊断意义。其正常值为$<25\mu g/L$。

3）HCG：对于原发性卵巢绒癌有特异性。

4）性激素：颗粒细胞瘤、卵泡膜细胞瘤产生较高水平的雌激素。黄素化时，亦可有睾酮分泌。浆液性、黏液性或纤维上皮瘤有时也可分泌一定的雌激素。

（3）影像学检查

1）超声扫描：对于盆腔肿块的检测有重要意义，可描述肿物大小、部位、质地等。良恶性的判定依经验而定，可达80%～90%，也可显示腹水。通过彩色多普勒超声扫描，能测定卵巢及其新生组织血流变化，有助诊断。

2）盆腔或（和）腹部CT及MRI：对判断卵巢周围脏器的浸润、有无淋巴转移、有无肝脾转移和确定手术方式有参考价值。

3）胸部、腹部X线摄片：对判断有无胸腔积液、肺转移和肠梗阻有意义。

（4）必要时选择以下检查

1）系统胃肠摄片（GI）或乙状结肠镜观察，必要时行胃镜检查，提供是否有卵巢癌转移或胃肠道原发性癌瘤的证据。

2）肾图、静脉肾盂造影：观察肾脏的分泌及排泄功能，了解泌尿系统压迫梗阻情况。

3）肝脏扫描或γ照像：了解肝转移或肝脏肿物。

4）放射免疫显像或PET检查：有助于对卵巢肿瘤进行定性和定位诊断。

5）腹腔镜检查：对盆腔肿块、腹水、腹胀等可疑卵巢恶性肿瘤患者行腹腔镜检查可明确诊断。若肿块过大或达脐耻中点以上、腹膜炎及肿块粘连于腹壁，则不宜进行此检查。腹腔镜检查的作用：①明确诊断，作初步临床分期；②取得腹水或腹腔冲洗液进行细胞学检查；③取得活体组织，进行组织学诊断；④术前放腹水或腹腔化疗，进行术前准备：

（五）确诊卵巢癌的依据

明确卵巢癌诊断的依据是肿瘤的组织病理学，而腹水细胞学、影像学和肿瘤标记物检查结果不能作为卵巢癌的诊断依据。

卵巢恶性肿瘤的诊断需与如下疾病鉴别：①子宫内膜异位症；②结核性腹膜炎；③生殖道以外的肿瘤；④转移性卵巢肿瘤；⑤慢性盆腔炎。

二、病理组织学分类与临床分期

（一）卵巢肿瘤组织学分类，见（图 13－2）。

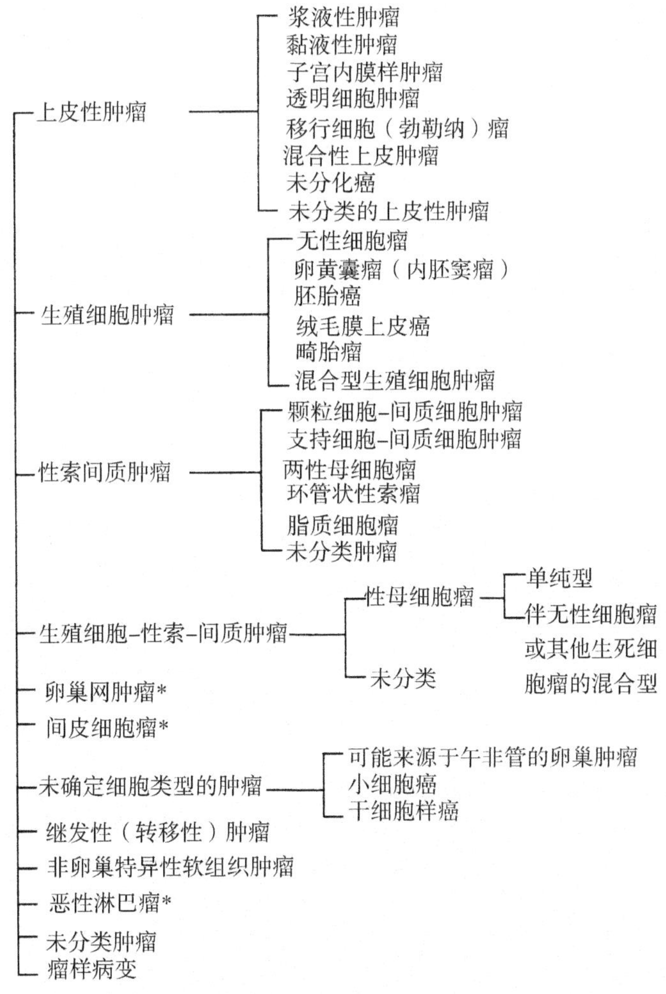

图 13－2 卵巢肿瘤组织学分类

＊为 1973 WHO 分类所没有

（二）卵巢恶性肿瘤分期（2000，FIGO）

卵巢恶性肿瘤 FIGO 分期，见（表 13－11）。

表 13－11　卵巢恶性肿瘤 FIGO 分期（引自 Cancer Committee，1986 年）

FIGO 分期	肿瘤范围
Ⅰ期	病变局限于卵巢
Ⅰa	病变局限于一侧卵巢，包膜完整，表面无肿瘤，无腹水
Ⅰb	病变局限于双侧卵巢，包膜完整，表面无肿瘤，无腹水
Ⅰc*	Ⅰa 或Ⅰb 期病变已穿出卵巢表面；或包膜破裂；或在腹水或腹腔冲洗液中找到恶性细胞
Ⅱ期	病变累及一侧或双侧卵巢，伴盆腔转移
Ⅱa	病变扩展或转移至子宫或输卵管
Ⅱb	病变扩展至其他盆腔组织
Ⅱc*	Ⅱa 或Ⅱb 期病变，肿瘤已穿出卵巢表面；或包膜破裂；或在腹水或腹腔冲洗液中找到恶性细胞
Ⅲ期	病变累及一侧或双侧卵巢，伴盆腔以外种植或腹膜后淋巴结或腹股沟淋巴结转移，肝浅表转移
Ⅲa	病变大体所见局限于盆腔，淋巴结阴性，但镜下腹腔腹膜面有种植瘤
Ⅲb	腹腔腹膜种植瘤直径 <2cm，淋巴结阴性
Ⅲc	腹腔腹膜种植瘤直径 ≥2cm，或伴有腹膜后或腹股沟淋巴结转移
Ⅳ期	远处转移，腹水存在时需找到恶性细胞；肝转移累及肝实质

注：如细胞学检查阳性，应注明是腹水或腹腔冲洗液；如包膜破裂，应注明是自然破裂或手术操作时破裂。

三、卵巢恶性肿瘤的处理原则

一经发现卵巢肿瘤，应行手术。手术目的：①明确诊断；②切除肿瘤；③恶性肿瘤进行手术－病理分期。术中不能明确诊断者，应将切下的卵巢肿瘤送快速冷冻组织病理学检查，进行确诊。手术可通过腹腔镜和（或）剖腹进行，腹腔镜大多用来进行卵巢肿瘤的诊断，而卵巢恶性肿瘤手术治疗则多使用剖腹手术。应根据卵巢肿瘤的性质、组织学类型、手术－病理分期和患者的年龄等因素来决定治疗的目的和是否进行手术后的辅助治疗。

治疗的目的和原则：对卵巢上皮癌治疗目标是早期争取治愈；晚期控制复发，延长生存期及提高患者生活质量。主要的治疗方式为手术加紫杉醇和铂类药物的联合化疗。对卵巢生殖细胞恶性肿瘤治疗的目标是治愈，主要的治疗方式为手术和以 PEB/PVB 为主要方案的化疗，保留生育功能是该类肿瘤治疗的原则。对性索间质肿瘤的目标也是治愈，手术是主要的治疗手段，对年轻的早期患者可实施单侧卵巢切除术，保留生育功能。对发生转移的患者还没确定最佳的治疗方案。要强调治疗医生的资格论证，最好是由经过正规训练的妇科肿瘤专科医生实施卵巢癌的治疗。

（一）卵巢上皮癌

1. Ⅰ期　经过仔细的手术分期之后，Ⅰ期患者最好的治疗无疑是经腹全子宫切除术和双侧附件切除术，Ⅰc 期患者还应行大网膜切除术。由于在外观上判断为Ⅰ期的患者中，大网膜是一个非常容易存在显微镜下转移的器官，而且它还对放射性胶体物质如 ^{32}P 有良好的反应性，所以切除大网膜在理论上可用于允许放射性物质均匀分布于腹腔，与腹腔脏层和壁腹膜表面有更大程度的接触，因此对计划术后给予腹腔内灌注放射性胶体磷治疗的病例。但大网膜切除术本身作为Ⅰ期病例的一种治疗方式的价值还有待进一步论证。

作为一种诊断和治疗方法，淋巴结切除术在外观上判断为Ⅰ期卵巢癌患者中的应用价值正在进一步研究之中。有研究表明，外观局限于卵巢的患者中盆腔和（或）主动脉旁淋巴结的转移率为10%～20%。在Ⅰ期盆腔淋巴结阴性的患者中，也可能出现腹主动脉旁淋巴结的转移。卵巢癌能够转移至盆腔和腹主动脉旁淋巴结，因此必须对这些部位进行评价，尽可能地明确病灶的范围，从而准确诊断和治疗Ⅰ期患者。

2. Ⅱ期　目前，对Ⅱ期患者的手术治疗包括全子宫加双附件切除术，网膜切除术及盆腔扩散病灶切除，即尽量切除肉眼可见病灶。关于Ⅱ期卵巢上皮性癌的术后辅助治疗，目前有4种方案尚在进一步研究中：第1种是放射性胶体物质^{32}P的腹腔内灌注；第2种是腹、盆腔放疗；第3种是盆腔放疗联合系统化疗；第4种是以铂类为基础的联合化疗。每一种方案都有相关的成功经验的报道，但是哪一种方案更优，尚缺乏大样本的前瞻性随机化研究。我国大多数学者采用第4种方案。

3. Ⅲ期　尽管几十年的努力旨在提高早期的监测和诊断方法，但是大部分卵巢癌患者直到病灶超过卵巢范围才被诊断。根据国内外统计资料，卵巢癌初次就诊时，Ⅲ、Ⅳ期患者所占的比例高达70%～80%，在目前的治疗条件下，这些病例的生存率仍然很低。对于Ⅲ期卵巢癌的治疗方法基本统一，即理想的肿瘤细胞减灭术加上有效的化疗，可达较满意的效果。关于理想的肿瘤细胞减灭术的含义有不同的说法，大多数以残余癌中每一个单个病灶直径都小于2cm为界限。目前已有大量的临床经验的报道，说明晚期卵巢癌初次手术是否彻底以及残存癌的大小是影响预后的重要因素。只有减灭术达到理想手术标准才能提高疗效，若达不到标准则不能改善生存率，因此尽最大努力做到成功地肿瘤细胞减灭术是很重要的。但是，也有一些临床实践的总结，对创伤性太大的肿瘤细胞减灭术的长期效果持怀疑态度，他们认为对晚期卵巢癌行创伤性极大的手术，并不能带来肿瘤的治愈，只是可能延长生存期。因此，在尚无肯定的结论之前，应根据患者的具体情况，包括年龄、病理分级、肿瘤大小、转移部位等这些影响预后的重要因素，综合现有的条件，具体患者具体对待。

有资料表明腹膜后淋巴结清扫术可以起到改善生存率的效果。但由于缺乏大样本的前瞻性对照研究，不能充分说明淋巴结清扫术的积极效果，还待进一步研究后做出更有科学性的结论。

近年来发现腹、盆腔放疗作为辅助治疗的效果越来越不佳，除非腹内任一残留病灶的直径均不大于2cm，否则放疗不可能有效，所以对于晚期卵巢癌术后的辅助治疗，几乎为术后化疗所代替。辅助化疗不仅能在术后巩固或提高手术的效果，而且在术前化疗可使肿瘤局限、缩小、松动、腹水减少，利于手术的完成，并能有助于减少术中出血，增加手术切除肿瘤的机会。但是，术前化疗的时间不宜太长，疗程不宜太多，以免副反应不能缓解，贻误了手术时机。术后化疗应该建立在肿瘤细胞减缩或基本满意切除的基础上，才能发挥作用。目前绝大多数卵巢癌患者采用的是以铂类为基础的联合化疗方案。由于卵巢上皮性癌的转移主要以暴露在腹腔各脏器表面的弥散性种植为主，很少远处转移，结合这一特点，腹腔化疗继全身化疗之后受到广泛的重视，并已有关于此方案在晚期卵巢癌治疗中取得良好效果的报道。此外，目前还有与免疫治疗联合的化疗方案，在自身骨髓移植或用周围血干细胞支持下行超大剂量化疗方案，但是，由于仍处于初期阶段，有待于进一步的探索与提高。

4. Ⅳ期　Ⅳ期卵巢癌患者是否有必要施行肿瘤细胞减灭术仍有很大争议。目前Ⅳ期卵巢上皮性癌肿瘤细胞减灭术的范围尚无统一模式，应根据患者情况和医疗技术水平来决定手术范围，大致为全子宫、双附件及盆腔肿块切除，大网膜切除，阑尾切除，肝、脾、肠道等转移灶切除，腹主动脉旁及盆腔淋巴结清扫。有不少学者认为Ⅳ期卵巢癌的肿瘤细胞减灭术对患者已经是创伤较大的手术，最好避免腹膜后淋巴结清扫这种难度大、创伤也较大的操作，故对Ⅳ期卵巢上皮性癌患者是否行腹膜后淋巴结清扫术要结合患者情况具体对待。

Ⅳ期卵巢上皮性癌的辅助治疗推荐的是化疗，除了常规的全身系统化疗还可以采用系统化疗与腹腔化疗联合的方法，以及目前正在探索的其他方法。有资料表明对Ⅳ期卵巢癌患者在术前进行以铂类为基础的化疗2～4个疗程可能会成功地进行肿瘤细胞减灭术。在术后化疗中，有不少资料报道紫杉醇和顺铂联合的方案有较为满意的效果。

（二）卵巢恶性生殖细胞肿瘤

恶性生殖细胞肿瘤仍以手术为主，化疗、放疗为辅。保留生育功能是治疗的原则。至今手术治疗的地位不能为其他治疗所代替，仍然是治疗的关键，可根据病变范围、年龄及生育要求采用单侧附件切除术，单侧附件加全子宫切除术以及肿瘤细胞减灭术等。

化疗是极其重要的辅助治疗。对于那些恶性程度高的生殖细胞肿瘤，近年来肿瘤化疗进展在改善患者预后方面取得令人瞩目的成绩，为保守治疗和保留生育功能创造了条件。

放疗是无性细胞瘤的主要辅助治疗，对晚期和复发癌有明显的疗效。

四、外科手术治疗

卵巢癌以手术治疗为主，对晚期卵巢癌施行最大限度手术是近代晚期卵巢癌治疗的总趋势。

（一）早期上皮性卵巢癌（Ⅰ、Ⅱ期）手术治疗

1. 手术探查及手术－病理分期

（1）手术分期的意义：对早期卵巢癌利用手术探查来确定疾病的扩散范围已成为强制性的手术，是早期卵巢癌手术的重要组成部分。通过手术探查，进行仔细的临床分期，对于手术方案的选择，指导术后辅助治疗，提高疗效，以及估计预后是很重要的，必须十分重视。

（2）手术探查的指征

1）临床检查诊断的卵巢肿瘤，特别是恶性肿瘤或可疑患者。

2）青春前期及绝经后有附件肿块。

3）绝经后可触及卵巢综合征。

4）任何年龄的妇女实性附件肿块。

5）生育年龄妇女大于6cm直径的附件囊性肿块或4～6cm持续3个月以上或观察中增大者。

6）其他附件包块不能排除卵巢恶性肿瘤者。

需要手术探查者，术前可作血清标志物测定，如CA125、HCG、AFP等，这些标志物对卵巢肿瘤诊断有一定意义；B超、X线、CT及MRI等对于术前判断有重要作用，而腹腔镜

检具有决定性的作用。

（3）手术探查的方法及技巧

1）术前必须进行彻底的肠道准备，口服甲硝唑、清洁灌肠、口服泻药，同时预防性使用抗生素。给予对症、支持治疗。

2）探查切口：为了确定病灶的范围，可采用下腹正中切口。开腹后经初步检查如为恶性或可疑恶性，为了暴露上腹部，切口须绕脐延长至脐上5cm，甚至延至全腹。

3）取腹水或腹腔冲洗液做细胞学检查：打开腹腔后，一经发现有腹水，须吸出送细胞学检查。如无腹水，需取4个部位腹膜表面冲洗液标本。膈表面为第一标本。升结肠和降结肠为第二和第三标本，盆腔腹膜表面为第四标本。其方法是用50～70ml生理盐水分别冲洗盆腔和左右结肠旁沟等处，并加以回收做细胞学检查。注意不要用高渗液冲洗，如为明显的血性腹水，可加用肝素抗凝。

4）探查原发瘤：先检查内生殖器，确定是否有卵巢肿瘤，原发还是继发，单侧还是双侧，实性、囊性还是半囊性。包膜是否完整，表面有无肿瘤，有无破裂，与周围组织器官，如输卵管、子宫、膀胱、直肠等有无粘连，是否受侵犯。

5）探查转移情况：即使是早期，也有亚临床转移的可能。这些病灶在探查时不易直接识别，多在活检时才发现。应该仔细地探查高危区，特别是右半膈、大网膜、腹膜、腹主动脉旁淋巴结，盆腔淋巴结。腹腔检查尤应注意子宫直肠窝、子宫膀胱陷窝、结肠侧沟、两侧盆腔等处的腹膜。可疑处分别取两块活体组织送病理检查。

6）确定分期：根据探查结果，按FIGO标准严格分期，并选择合适的手术方案。

2. 手术方式及适应证

（1）保守性手术：保守性手术是指对儿童或有生育要求的卵巢癌患者行单侧附件切除。

1）适应证：①Ⅰ期；②分化良好（高中分化）；③年轻渴望保留生育功能；④肿瘤包膜完整、无粘连；⑤包膜、淋巴结、卵巢系膜无浸润；⑥腹腔冲洗液阴性；⑦充分评估对侧卵巢，必要时做楔行切除活检，结果阴性；⑧横结肠下大网膜切除活检阴性，横膈组织学或细胞学阴性；⑨能严密随访。生育后切除余下的卵巢。

单侧卵巢、输卵管切除对年轻希望保留生育功能的患者，其疗效是肯定的。对渴望生育的Ⅰa期上皮性卵巢癌患者行保守性手术是安全的、有效的。生育后需切除保留的附件（卵巢），但对浆液性癌（Ⅰa期）患者的保守性治疗需慎重对待。对Ⅰb、Ⅰc及Ⅱ期患者行保守性手术的安全性需进一步观察、证实。

2）手术范围：传统的保守性手术为单纯切除患侧附件。这样可能会造成某些手术分期的错误，所以当代的观点主张按完整手术分期的要求探查和确定分期。手术范围应该包括：①盆、腹腔腹膜多处活检；②患侧卵巢或附件切除，对侧卵巢剖视或不剖视，或行一侧或双侧囊肿切除（Ⅰb期）；③大网膜切除；④阑尾切除；⑤腹膜后淋巴结取样。

3）手术程序：步骤如下。①取腹水或盆腔冲洗液行细胞学检查；②切除患侧附件或完整摘除肿瘤；③触摸和直视下检查对侧卵巢，如大小、外观、形状正常不必剖视，如可疑存在病变，须剖视，必要时行楔行切除活检；④盆、腹腔可疑病灶活检，包括粘连部位；⑤左右结肠旁沟、子宫直肠窝、子宫膀胱窝、盆腔两侧壁腹膜随机活检；⑥右横膈活检；⑦盆腔淋巴结活检；⑧横结肠下大网膜切除；⑨腹主动脉旁淋巴结取样；⑩阑尾切除。

（2）全子宫加双附件切除术：毫无疑问，经腹全子宫加双侧卵巢、输卵管切除术是早期卵巢上皮性癌最基本的术式，是最有效的治疗方法。

1）手术范围：①双侧卵巢、输卵管切除；②子宫切除；③大网膜切除；④腹膜后淋巴结切除（取样）；⑤阑尾切除。

2）手术程序：①开腹；②取腹水或盆、腹腔冲洗液细胞学检查；③连同卵巢原发肿瘤切除一侧或双侧附件；④盆、腹腔可疑病灶活检，右横膈活检或搔刮做细胞学检查；⑤左右结肠旁沟、子宫直肠窝、子宫膀胱窝、两侧盆壁腹膜随意活检；⑥行保守性子宫切除术。⑦常规或选择性盆腔淋巴结切除；⑧沿横结肠切除大网膜；⑨选择性切除主动脉旁淋巴结或取样；⑩切除阑尾；⑪冲洗腹腔，缝合或不缝合后腹膜；⑫腹腔内化疗药物；⑬关腹。

（3）肿瘤细胞减灭术：Ⅱ期卵巢癌有盆腔腹膜种植转移和（或）累及直肠、乙状结肠者，需施行肿瘤细胞减灭术，力争将肿瘤切净。

（二）晚期（Ⅲ、Ⅳ期）上皮性卵巢癌首次细胞减灭术

1. 肿瘤细胞减灭术的定义及其标准　Ⅲ、Ⅳ期卵巢癌是一种全腹性疾病，有些（Ⅳ期）已有远处转移。治疗原则仍然以手术治疗为主。只要患者一般情况许可，应进行肿瘤细胞减灭术，尽量切除原发病灶及转移病灶，必要时还可切除部分肠道、胆囊或脾脏等。术后再辅以化疗或放疗，以改善患者一般情况，延长生命，提高生存率。

设计能逆转肿瘤自然发展过程的手术称“肿瘤细胞减灭术”，或者说，当肿瘤切除达到残余肿瘤能为辅助治疗所根治的程度时称“肿瘤细胞减灭术”。

患者残余肿瘤直径低于2cm时，对辅助治疗效果最佳。能达到此标准的肿瘤细胞减灭术称“最大限度缩瘤术”、“最佳肿瘤细胞减灭术”。将肿瘤细胞减灭术分为3类：术后肉眼观无残余肿瘤者称“最佳”手术；残余肿瘤直径小于或等于2cm者称次最佳手术；残余肿瘤直径大于2cm者称大面积残余瘤手术。但多数学者把它们分为两类：术后残余瘤直径小于或等于2cm者称最佳减灭术，残余瘤直径大于2cm者称非最佳减灭术。

2. 肿瘤细胞减灭术的机理及其临床意义

（1）机理：关于肿瘤细胞减灭术的机理，Griffiths提出以下3点：①以减少肿瘤负荷的直接作用来减轻肿瘤对宿主的直接损害，通过逆转肿瘤自然发展的过程来延长患者的生存时间；②根据一级动力学的概念，经手术切除能使肿瘤（体积）大小呈指数下降，再借助辅助治疗杀灭残余肿瘤，使肿瘤根治成为可能；③切除对辅助治疗相对不敏感的大肿瘤，而余下对辅助治疗相对较敏感的微小或显微小或显微水平的癌细胞群体。

（2）临床意义：肿瘤生物学特性与减灭术对卵巢癌的反应率，无进展期及生存率的影响哪一个更重要，一直是人们争论的问题。偏向于减灭术者利用大量的临床试验证实最大残余肿瘤直径大小影响预后。毫无疑问，这些研究清楚地表明，残余瘤小的比残余瘤大的患者的预后好。切除大块卵巢肿瘤和受累的大网膜，常常可减少80%～90%的肿瘤负荷。缩减术的理论价值在于明显减少肿瘤细胞数目和为辅助治疗提供有利条件，这在卵巢癌中特别有意义。

3. 手术范围　妇科肿瘤医生遇到最大的难题之一是决定实行多大范围肿瘤细胞减灭术才是合适的，判断一个患者能否耐受广泛性手术是困难的。如果不能做出正确的决定，可能会减少治愈的机会，或增加并发症。

尽管肿瘤细胞减灭术没有统一的模式，但按手术部位大致可分为3部分：①盆腔肿瘤细胞减灭术；②腹腔内肿瘤细胞减灭术；③腹膜后淋巴结切除术。

4. 手术并发症　文献报道肿瘤细胞减灭术后发病率，仅有一定的临床意义，因为患者的特征和手术范围差异很大，并缺乏群体对照观察。然而综合同年代关于卵巢癌接受理想的或次理想肿瘤细胞减灭术的一系列文献，介绍了所有风险的一般征象。手术比较彻底的患者并发症较多，占的比例较大，可以出现肠梗阻、心肺功能衰竭、脑血管意外、末端肠管坏死继发败血症、切口裂开，或需要重新手术。

5. 手术前化疗（新辅助化疗）　除了多发性肝转移及严重并发症外，首次细胞减灭术对大多数患者有益。但是有内科疾患不适合于首次手术者，新辅助化疗可能起作用，然而这些患者十分少。胸腔积液对于手术并不是绝对禁忌证。年老患者合并其他疾病的概率增加，因此并非所有患者都能进行最佳减灭术，但应尽可能实施这种手术。总之，尽管有许多患者在首次手术中不能完成最佳缩瘤，但至今仍然没有一种好方法，包括 CT 检查能预示患者先作化疗而不是首先手术。但有些相对适应证可以参考，包括患者有大量胸腹水，重度营养不良（血清蛋白小于 2. 8g/dl，体重下降超过 10% ~15%）以及同时存在重要的医疗问题，如慢性阻塞性肺疾病、心肌缺血或年龄超过 75 岁，这些患者有发生肺、肾、心及肠诸多并发症及术中、术后发生凝血疾病的高度危险性。此外，锁骨上淋巴结转移、腹主动脉旁大的转移灶患者，手术前最好给予 2 ~3 个疗程化疗。

在化疗开始之前，通过胸腹水的检查或针抽吸锁骨上、腹股沟淋巴结或腹部肿块，或经腹腔检查取活检确定诊断，或经 CT 检查证实腹膜后淋巴结及肝门、肾蒂有转移。这种新辅助化疗，不仅使患者身体状况得到改善，缩小肿瘤，有利于完成最佳肿瘤细胞减灭术，而且可以减少并发症。

6. 影响首次细胞减灭术成功的因素

（1）不能获得手术成功的因素：哪些因素会影响首次细胞减灭术获得成功呢？主要有以下因素。

1）有些部位的转移灶，如肝门、肾血管以上间隙转移病灶，横结肠、网膜囊大的转移病灶，肝多发性转移灶，妇科肿瘤医师和普通外科医师在技术上不能予以切除，残余肿瘤直径大于 2cm。

2）有些医师，如普通妇科医师、普外科医师不熟悉手术操作，无法完成最佳肿瘤细胞减灭术。

3）手术前准备不足，如需肠切除而未作肠道准备，术前未纠正水、电解质不平衡，高度营养不良未予以纠正等。

4）因某些原因，患者不能耐受长时间手术。

上述因素致使 50% ~70% 的晚期卵巢癌患者不能完成最佳肿瘤细胞减灭术。

（2）手术成功的必要条件

1）严格选择患者：通过临床检查及各项辅助检查，明确诊断，了解转移瘤所在位置，特别是腹膜后转移病灶的部位，肝肺转移情况，估计手术获得成功的可能性；通过患者的全身检查，肝、肾功能检查，血气分析，血生化检查，估计患者承受广泛手术的可能性等。如果暂时不能接受手术者，可对症治疗，术前化疗，待身体情况改善，并发症得以控制，肿瘤缩小，有利于减灭术的成功。

2）充分的手术准备：晚期患者在出现明显恶病质前都存在营养不良状况，常有贫血、低血清蛋白，氧合能力差，维生素缺乏，凝血酶原时间缩短，体重下降，体质减弱。如果这些情况未能改善而匆忙手术，可因患者不能耐受而使手术无法进行，或因术后严重并发症而使手术失败，或因术后迟迟不能恢复而使手术成果因肿瘤迅速再生而抵消。因此，在术前必须对患者进行全面了解，对其体质进行详细估计，做好充分的术前准备。

3）手术医师具有坚韧不拔的精神和熟练的技术：晚期卵巢癌患者行肿瘤细胞缩减术，手术范围广，难度大，手术时间长，失血较多，手术医生必须有高度的责任感和坚韧不拔的精神。

4）积极而适时的辅助治疗：手术的彻底性直接影响化疗和放疗的最终结果，但术后如不配合化疗或放疗对残余癌组织进行持续的治疗，可因肿瘤的迅速再生而使手术效果化为乌有。根据我国的情况，术后行化疗者居多。

（三）二次肿瘤细胞减灭术

二次细胞减灭术的定义：是指患者在完成全疗程的化疗之后仍存在持续性或复发性病变而施行的手术。上皮性卵巢癌二次手术与二次细胞减灭术有些不同点。卵巢癌二次手术泛指第一次手术后检查的任何二次手术，包括：

（1）再次分期手术：卵巢癌首次手术时未能充分探查，手术分期可能不准确而再次手术探查，明确手术分期和再次“缩瘤”。

（2）二次细胞减灭术：患者在完成全疗程的化疗时仍有持续性疾病存在或随后出现临床复发而施行的手术。

（3）间歇性细胞减灭术：患者首次手术残留大块肿瘤，经短期的诱导化疗之后（通常为2~3个周期）而施行的手术，尽量切除原发和转移病灶，以提高随后化疗的反应，改善生存期。

（4）二次探查术：在完成了规定的化疗（典型是6个疗程）之后临床上无病灶存在而行手术探查。

（5）姑息性二次手术：患者因疾病进展有明显的症状和体征（如胃肠梗阻）而施行的手术，其目的是在最短时间内缓解症状。

（四）卵巢恶性生殖细胞肿瘤的手术治疗

主要的治疗方式：手术（剖腹探查进行手术分期、保守性单侧卵巢切除、切除容易切除的转移灶）和化疗（Ⅰa期的无性细胞瘤和Ⅰa期1级的未成熟畸胎瘤除外）。保留生育功能是治疗的原则。

由于绝大部分恶性生殖细胞肿瘤患者是希望生育的年轻女性，常为单侧卵巢发病，即使复发也很少累及对侧卵巢和子宫，更为重要的是卵巢恶性生殖细胞肿瘤对化疗十分敏感。因此，手术的基本原则是无论期别早晚，只要对侧卵巢和子宫未受肿瘤累及，均应行保留生育功能手术，即仅切除患侧附件，同时行全面分期探查术。对于复发的卵巢生殖细胞肿瘤仍主张积极手术。

五、放射治疗

谨慎地应用放射治疗，选择性地治疗卵巢癌患者如盆腔内残余肿瘤、孤立的转移灶或姑息治疗等，仍不失为有效的治疗，对放射线高度敏感的无性细胞瘤、颗粒细胞瘤的放疗效果较好。

（一）放疗适应证

主要用于术后及化疗后的放疗，术前放疗很少应用。

术后放疗：应根据手术后病理类型及术后临床分期选择。

无性细胞瘤除早期外，对放射线高度敏感，盆腔放疗可作为常规。颗粒细胞瘤一般也给予盆腔放疗，对于术后盆腔内有残余病灶者，应补充腹部照射。

卵巢上皮癌：Ⅰ期放疗意义不大。Ⅱ期手术基本切除或盆腔残余灶直径 <2cm 者，给予盆腔照射；残余病灶 >2cm 者，应在化疗的基础上给予盆腔照射。Ⅲ期，手术基本切除或腔内残余灶直径在 1cm 以下，化疗配合盆腹放疗。二次手术后的残余灶，以局部小野放疗为宜，如需大野照射，应适当减少放疗量。

对其他类型的卵巢癌，由于对放射线不敏感，手术后的残余灶仅作为局部小野放疗，并配以化疗。

（二）放疗技术

1. 照射野

（1）全腹照射：常适应于卵巢癌腹腔内广泛转移的病例。

照射范围：包括整下盆、腹腔脏器，上至横膈，下达盆底（闭孔下缘）。

照射方式：前后大野或分为二野或四野垂直照射，腹部移动条形野照射。

（2）盆腔照射：照射范围包括下腹及盆腔，上界脐水平（第 5 腰椎上缘），下达盆底。

（3）盆腔加腹主动脉旁照射：腹主动脉照射野上界达剑突下，下界第 4 腰椎下缘，右侧界腹中线右 2cm，左侧界腹中线左 4cm。

（4）全腹移动条形野照射技术：从耻骨联合至膈肌顶部，每隔 2.5cm 为野界，自下至上 2.5cm × 25cm，5cm × 25cm，7.5cm × 25cm，10cm × 25cm，10cm × 25cm，…，10cm × 25cm，7.5cm ×25cm，5cm × 25cm，2.5cm × 25cm 进行照射，前后野同照，每野连续照射 2d，每天 300cGy，剂量不超过 3 000cGy/6 ~7 周。

2. 照射剂量

（1）全腹照射：全腹大野照射（2 200 ~ 3 000）cGy/（6 ~ 8）周，最大耐受量 3 000cGy/6 ~7 周，肾脏耐受不超过 1 400 ~1 800cGy，肝脏不超过 2 500 ~3 000cGy。

（2）盆腹照射：（4 000 ~5 000）cGy/（6 ~8）周，目前多数患者肿瘤量给予 5 000 ~ 5 500cGy，对较大肿瘤姑息放疗可缩野追量至 6 000cGy。

（3）全腹 + 盆腔野：全腹大野（2 200 ~2 500）cGy/（4 ~6）周，盆腔照射 2 000 ~ 2 500cGy/2周；全腹移动条形野照射 2 600 ~2 800cGy，每次 300cGy。盆腔 2 000Gy/2 周。

（4）盆腔 + 腹主动脉照射：盆腔野（4 500 ~5 500）cGy/（5 ~7）周，腹主动脉旁 2 500 ~3 000cGy。

（三）放疗并发症及处理

全腹和盆腔照射的不良反应主要是恶心、呕吐、腹泻、大便次数增多等消化道反应和骨髓抑制，其远期并发症主要是肠粘连、肠梗阻，应及时对症支持治疗，控制照射剂量。

（四）同时放化疗

放疗与化疗同时进行，副作用大，疗效无明显改善，临床较少应用。

（五）疗效（表13－12）

表13－12 Coppleson有关卵巢癌各期的5年生存率

分期	手术	手术＋放疗
Ⅰ	67.7%	60.6%
Ⅱ	23.5%	37%
Ⅲ、Ⅳ	4.0%	11.1%

六、化学药物治疗

化疗是晚期卵巢癌的重要治疗措施，一定要及时、足量、规范。对于进行了最大限度的肿瘤细胞减灭术，或瘤体很小的患者更为有效。上皮性卵巢癌的化疗以TP（紫杉醇、卡铂/顺铂）、PC（顺铂、环磷酰胺）、PAC（顺铂、阿霉素、环磷酰胺）方案作一线方案（表13－13）。二线化疗药物较多，但并没有首选的化疗方案，可选用的药物有：紫杉醇、健泽、多西紫杉醇、拓扑替康、六甲嘧胺、异环磷酰胺等。恶性生殖细胞肿瘤及性索间质肿瘤可用PEB（顺铂、依托泊苷、博莱霉素）、PVB（顺铂、长春新碱、博莱霉素）、VAC（长春新碱、放线菌素D、环磷酰胺）方案作一线方案。

表13－13 晚期卵巢上皮癌单药治疗疗效

药物名称	例数	有效率（%）
米尔法兰	494	47
苯丁酸氮芥	280	50
噻替派	144	65
环磷酰胺	126	49
阿霉素	33	36
甲氨蝶呤	16	25
足叶乙甙	22	32
六甲嘧胺	53	41
异环磷酰胺	61	78
顺铂	34	27
卡铂	22	50

（一）卵巢上皮癌的化疗

随着顺铂联合化疗的应用以及积极的肿瘤减灭术的开展，卵巢上皮癌的治疗在近20年来取得了显著的效果。在20世纪60年代，卵巢癌的一线化疗药物主要为烷化剂，其疗效仅为40%。70年代，随着顺铂和顺铂联合方案的应用，中晚期卵巢癌患者的无进展生存期及总生存期获得了显著的延长。到了90年代，随着紫杉醇的问世。其与顺铂的联合化疗方案为更多的卵巢癌患者带来了希望。

1. 单药化疗　单药化疗主要用于早期的卵巢癌患者的预防治疗和年老体弱或有内科并发症患者的治疗。在20世纪70年代以前，烷化剂作为单药治疗被广泛应用，其有效率为33%～65%，中位生存期10～14个月，有效者生存10～20个月，无效者6～13个月，5年生存率<10%。自从顺铂研制成功，使化疗在卵巢癌治疗中的地位发生了根本改变，其单药有效率为25%～40%（表13－14），中位生存期为19个月。

表13－14 常用单药化疗的用法

药物名称	剂量	给药途径	实施计划
米尔法兰	0.2mg/（kg·d）	口服	第1～5d（每4周重复）
苯丁酸氮芥	7.5mg/（m^2·d）	口服	第1～15d（每4周重复）
环磷酰胺	0.2g/（m^2·d）	口服	第1～15d（每4周重复）
六甲嘧胺	250mg/（m^2·d）	口服	第1～15d（每4周重复）
顺铂	100mg/m^2	静滴	第1天或分3～5d用（每4周重复）
卡铂	250～400mg/m^2	静滴	第1天（每4周重复）

国际卵巢癌协作组ICON2大多病例的随机研究指出单药卡铂和CAP两组方案治疗晚期卵巢癌的无癌进展期和总生存期统计学差异，故单药卡铂是治疗卵巢上皮癌既安全又有效的药物。目前，在以往常用的单药中，除卡铂以外，其他单药由于疗效不佳已经被以顺铂为主的联合化疗取代了。单药卡铂主要用于早期患者或年龄超过65岁或有糖尿病等并发症或不能耐受顺铂的患者。早期患者的预防治疗一般用药6～10个疗程。

2. 辅助化疗　一般认为，卵巢上皮癌的术后患者，除Ⅰa期肿瘤分化好者（G_1）外，均需要行术后的辅助化疗。卵巢癌术后的首选治疗是应用足剂量的铂类多疗程化疗，这是目前早已形成的共识。在20世纪70年代后期，治疗卵巢癌已采用联合化疗方案，并比较了有效的非顺铂联合化疗方案，Hexa－CAF（六甲嘧胺＋环磷酰胺＋甲氨蝶呤＋5－Fu）与单药米尔法兰的疗效。结果表明，在肿瘤的完全缓解率与中位生存期方面，非顺铂联合化疗方案均明显优于单药化疗。此后又比较了顺铂联合化疗方案CHAP（环磷酰胺＋六甲嘧胺＋阿霉素＋顺铂）和非顺铂联合化疗方案Hexa－CAF，结果表明铂类联合化疗方案明显优于非铂类联合化疗方案。自80年代起，PAC方案（顺铂＋阿霉素＋环磷酰胺）和PC方案（顺铂＋环磷酰胺）就成为卵巢癌术后治疗的一线方案。国际晚期卵巢癌试验组的研究表明顺铂联合化疗优于非顺铂联合化疗，顺铂联合化疗也优于顺铂单药化疗。卡铂无论作为单药或联合都与顺铂疗效相当。同时研究也表明，PAC方案与同剂量强度的PC方案治疗卵巢癌的疗效相同，但PAC方案的2年及5年生存率均高于PC方案。

20世纪90年代紫杉醇开始应用于卵巢癌的一线治疗。1996年美国妇科肿瘤组（GOG）进行了TP方案（紫杉醇＋顺铂）与PC方案治疗晚期卵巢癌的研究。结果表明，TP方案比PC方案有更高的疗效（73%对66%），较高的完全缓解率（51%对31%）和较长的中位生存期（38个月对24个月），且3年生存率更高。此结果在其他临床研究中亦被证实，故TP方案在90年代亦成为卵巢癌的一线化疗方案。由于紫杉醇的细胞毒性与暴露的持续时间有关，周疗增加了用药密度和暴露时间，因而可减少肿瘤细胞的增殖和耐药，并增加肿瘤细胞的凋亡和抑制肿瘤血管生成，可望提高疗效，故近年来紫杉醇周疗的治疗方法亦得到广泛重视，但目前并未形成明确的结论。目前临床上报道更多的是紫杉醇周疗可降低其毒性。Ferlnelly等研究表明，低剂量周疗可使紫杉醇维持在>0.01μmol/L和<0.05μmol/L的血药浓度，既有有效的抗肿瘤作用，又不引起太重的骨髓抑制。Wong等2001年报道紫杉醇周疗对顺铂耐药患者有效率达42%（60mg/m^2·周）和61.5%（80mg/m^2·周），且无明显毒副

作用。

常用的卵巢癌辅助化疗方案如下（表 13 - 15 ~ 表 13 - 17）。

表 13 - 15　PC 方案

药物名称	剂量	给药方式	实施计划
顺铂	75mg/m^2	静滴	第 1 天或分 3d 用
或卡铂	300mg/m^2	静滴	第 1 天或分 3d 用
环磷酰胺	750mg/m^2	静滴	第 1 天

注：此方案的毒副作用相对较轻，适用于卵巢癌术后残存肿瘤小，或年老体弱及有其他并发症的卵巢癌患者。

表 13 - 16　PAC 方案

药物名称	剂量	给药方式	实施计划
顺铂	75mg/m^2	静滴	第 1 天或分 3d 用
阿霉素	40mg/m^2	静滴	第 1 天
环磷酰胺	750mg/m^2	静滴	第 1 天

注：此方案中的顺铂可用卡铂代替，阿霉素可用表柔比星、表柔比星代替。此方案的毒副作用较大，顺铂的毒副作用主要为肾毒性及神经毒性。总剂量为 800 ~ 880mg/m^2。阿霉素有心脏毒性，总剂量不超过 500mg/m^2。PAC 方案的有效率可达 80%，其 2 年及 5 年生存率亦较 PC 方案高，主要适用手术后残存肿瘤小的卵巢癌患者。

表 13 - 17　TP 方案

药物名称	剂量	给药方式	实施计划
紫杉醇	135 ~ 175mg/m^2	静滴	第 1 天
顺铂	75mg/m^2	静滴	第 2d 或分 3d 用
或卡铂	300mg/m^2	静滴	第 2d 或分 3d 用

注：有少数的患者用紫杉醇后司以出现高敏反应，故在应用前应行预处理，预防过敏反应。另外紫杉醇和卡铂的血液学毒性都较大，故治疗期间应观察血象。此方案开始是作为复发卵巢癌的首选二线化疗，由于其疗效好，完全缓解率高，中位生存期较长，目前已成为常用的一线方案。

3. 姑息化疗　对大多数复发卵巢癌的治疗都是姑息性治疗。大部分复发患者的生存时间不超过 2 年，只有极少数化疗敏感患者经过反复治疗，可以获得更长的生存期，故对于复发的卵巢癌的化疗原则是在重视生存质量的前提下选择适当的治疗方案。目前公认的卵巢癌复发的概念是指肿瘤在治疗后的复发或转移，包括一些在一线化疗中肿瘤未控或进展者，即难治性卵巢癌。复发的指征是指临床或影像学检查发现肿瘤或出现相关症状，以及 CA125 持续升高。肿瘤对铂类一线化疗的敏感性和无化疗间隔期是影响二线治疗的主要因素，故复发的卵巢癌可分顺铂敏感和顺铂耐药两组。

1）顺铂敏感组：肿瘤一线化疗中有效，无化疗间隔期≥6 个月，此复发肿瘤对二线顺铂为基础的化疗仍会敏感。

2）顺铂耐药组：肿瘤在顺铂为基础的一线化疗中无效，或有效但无化疗间隔期 <6 个月，这种复发肿瘤对二线顺铂为基础的化疗耐药。

目前对复发卵巢癌的化疗尚未形成统一的治疗模式和规范，但已明确铂类耐药复发很少对铂类为基础的二线治疗有效，而铂类敏感复发用铂类治疗仍有效，疗效一般随无化疗间隔的延长而增高。故对于复发的卵巢癌患者的治疗是应在重视其生存质量的条件下，尽量积极减轻患者的痛苦，延长患者的寿命，选择适当的治疗。有不少学者主张对复发的卵巢癌患者应用单药化疗，他们认为，顺铂敏感复发的化疗属姑息性治疗，单药序贯治疗可提供相等的有效机遇（有效率和总生存率），而无过多的毒性，至少损伤小。这些患者选择单药化疗是较合理的。同时也指出患者有长的无化疗间隔期者（ >18 个月）例外，因为他们的化疗疗效近似初治晚期癌，这些患者的二线化疗采用联合化疗是有道理的。

（1）顺铂敏感复发卵巢癌的单药化疗（表 13 – 18）。如果把单药作为顺铂敏感复发患者姑息性的标准化疗，可用的药很多，如紫杉醇、多西紫杉醇、卡铂、奥沙利铂、口服足叶乙甙、吉西他滨、拓扑替康、长春瑞滨、异环磷酰胺、CPT – 11 等。但用哪种药及怎样序贯应用，目前尚无标准答案。现在很多学者支持首选卡铂或紫杉醇。用卡铂的原因是；①毒性小，用药方便；②已证明铂类是治疗卵巢癌最有效的药，单药有效率 15% ~80%；③目前尚未证明在顺铂敏感复发的卵巢癌化疗中有优于卡铂的单药或联合化疗。由于有部分患者可出现严重的过敏反应及血小板的累积毒性，使卡铂很难用足剂量，故有人提出应用紫杉醇单药周疗。有研究报道，在用 T/CBP 方案一线化疗复发后，用单药紫杉醇化疗，有效率为 44%，其中顺铂敏感和耐药者的有效率各为 53% 和 33%，表明单药紫杉醇对复发的卵巢癌患者有较好的疗效。有人提出无化疗间隔 18 ~24 个月，可能使耐药逆转，最宜选用单药卡铂、紫杉醇。上述提到的每种二线化疗包括新药的有效率和疗效持续时间无大的差异，临床上应根据每个患者的具体情况如患者体质、化疗间隔、以前用药情况，药物的毒副作用等选择合适的单药和剂量。在选择单药序贯治疗时，应在用第一个单药肿瘤开始进展前立刻改用第二个单药。

表 13 – 18　顺铂敏感复发卵巢癌的单药化疗方案

药物名称	剂量	给药途径	实施计划
多西紫杉醇	60 ~75mg/（m^2 · d）	静滴	第 1 天（每 3 周重复）
口服足叶乙甙	50 ~100mg/（m^2 · d）	口服	第 1 ~21d（每 4 周重复）
紫杉醇	40 ~75g/（m^2 · d）	静滴	第 1、第 8、第 15d（每 4 周重复）
吉西他滨	1 000mg/（m^2 · d）	静滴	第 1、第 8、第 15d（每 4 周重复）
草酸铂	130mg/m^2	静滴	第 1 天（每 3 周重复）
卡铂	AUC 4 ~7（一般为 250 ~400mg/m^2）	静滴	第 1 天或分 3d（每 4 周重复）

（2）顺铂敏感复发卵巢癌的联合化疗：近年来有学者进行了包括新药在内的单药或联合化疗治疗顺铂敏感复发卵巢癌的Ⅱ、Ⅲ期临床试验，结果表明联合化疗可能比单药化疗有更高的有效率和较长的无进展生存期，但总生存期相似。并未发现 T/CBP 联合化疗方案优于其他联合化疗方案。联合化疗有较高的缓解率和较长的无进展生存期，说明联合化疗可能对肿瘤更具杀伤力。如果复发患者是症状姑息性治疗，联合化疗能得到较好的姑息疗效，同时也改善有效者的生存质量，这也是复发患者迫切需要解决的问题，故多数学者主张对顺铂敏感复发的卵巢癌患者选择联合化疗。

常用的顺铂敏感复发卵巢癌的联合化疗方案有：PAC 方案、T/CBP 方案、GP 方案等（表 13 – 19 ~ 表 13 – 24）。

表 13-19　T/CBP 方案（每 4 周重复）

药物名称	剂量	给药方式	实施计划
卡铂	AUC 4~7（一般为 250~400mg/m^2）	静滴	第 2d 或分 3d
紫杉醇	135~175mg/m^2	静滴	第 1 天

表 13-20　GP 方案（每 3~4 周重复）

药物名称	剂量	给药方式	实施计划
吉西他滨	1 000mg/（m^2·d）	静滴	第 1、第 8 天
顺铂	80mg/m^2	静滴	第 1 天或分 3d 用
或卡铂	250~400mg/m^2	静滴	第 1 天或分 3d 用

表 13-21　IFO/VP-16 方案（每 4 周重复）

药物名称	剂量	给药方式	实施计划
异环磷酰胺	1.2g/（m^2·d）	静滴	第 1~3d
足叶乙甙	75mg/（m^2·d）	静滴	第 1~5d

表 13-22　Taxol/OXL（每 4 周重复）方案

药物名称	剂量	给药方式	实施计划
紫杉醇	135~175mg/m^2	静滴	第 1 天
奥沙利铂	130mg/m^2	静滴	第 2d

表 13-23　IFO/Taxol 方案（每 3 周重复）

药物名称	剂量	给药方式	实施计划
异环磷酰胺	1.2g/（m^2·d）	静滴	第 1~3d
紫杉醇	135~175mg/m^2	静滴	第 1 天

表 13-24　Doce/CBP 方案（每 4 周重复）

药物名称	剂量	给药方式	实施计划
多西紫杉醇	75mg/m^2	静滴	第 1 天
卡铂	300mg/m^2	静滴	第 2d 或分 3d

目前在临床上应用的治疗复发卵巢癌的联合化疗方案很多，在实践中可根据患者的实际情况来选择更适合患者的方案。

总之，单药或联合化疗治疗顺铂敏感复发卵巢癌各有优点，单药治疗有毒性较小、患者易耐受、生存期与联合化疗相近的优点，更适合年老、体弱、肿瘤进展较慢、无明显症状或以前化疗有明显毒性不能耐受强化疗的患者。联合化疗更适合肿瘤进展快、有明显症状、有大块肿瘤或晚期复发患者（即无化疗间隔≥18 个月）。

（3）顺铂耐药卵巢癌的化疗：顺铂耐药患者选择一线化疗中的已用药物作为挽救治疗是没有理由和无效的，应选择未用过的，特别是新药的单药或联合化疗作为挽救治疗，因为这些患者疗效差，生存期短。对顺铂耐药复发的治疗主要是症状姑息性治疗，治疗前应全面权衡药物的疗效和毒性、患者的耐受性，特别是关注患者的生存质量，尊重患者的意愿，做出合理的选择。近年来在临床中应用的治疗卵巢癌的新药有：拓扑替康、吉西他滨、脂质体阿霉素、草酸铂、多西紫杉醇等。

4. 新辅助化疗　晚期卵巢癌患者术前予行 2～3 个周期化疗，以减少肿瘤负荷，提高手术切除率，这种方法叫新辅助化疗，包括有严重的内科并发症，大量胸腹水，盆腔肿瘤切除困难等。这些患者手术危险性大，并发症多，手术不会改善生存质量。对这些患者先行 2～3 个周期化疗，多数患者肿瘤肿瘤缩小，胸、腹水消退，一般情况改善，其后再行肿瘤减灭术。其优点在于降低手术风险和手术成本，提高手术切除率，同时改善了患者的生存质量，对于总生存率的影响尚在研究中。

5. 腹腔化疗　对于较晚期的卵巢上皮癌术后患者，有人研究用静脉化疗 + 腹腔化疗的方法治疗（表 13－25）。对比单纯静脉化疗，其二探阴性率和中位生存期均较高，且毒性较小。腹腔化疗有局部药物浓度高、药物与肿瘤直接接触、毒性较低的特点，但药物渗入肿瘤的深度有限，一般 <5mm，故不宜用于有大块肿瘤残存者，特别是术后腹腔脏器粘连，影响药物分布，同时插管穿刺可引起并发症，使其应用受到限制。常用的腹腔化疗药物有顺铂、羟喜树碱等。

表 13－25　腹腔化疗的用药及用法

药物名称	剂量	药物配制	实施计划
顺铂	100mg	加入盐水 1 500～2 000ml	腹腔注入（每 3～4 周 1 次）
羟喜树碱	15mg	加入盐水 1 500～2 000ml	腹腔注入（每 3～4 周 1 次）

（二）卵巢生殖细胞瘤的治疗

卵巢恶性生殖细胞瘤是化疗敏感肿瘤，其化疗主要借鉴于睾丸癌的化疗成果。在早年多用 VAC 方案（长春碱 + 放线菌素 D + 环磷酰胺）及 PVB 方案。1994 年，妇科学者用 BEP 方案治疗术后Ⅰ～Ⅲ期患者，97 例获得全部无瘤存活的好效果。目前认为无论病情早晚，BEP 方案都是治疗卵巢恶性生殖细胞瘤的标准金方案，从 90 年代至今被广泛采用。恶性卵巢生殖细胞瘤患者除Ⅰa 期分化 1 级的未成熟细胞瘤外，其余的均需行术后的辅助化疗。

常用的治疗卵巢恶性生殖细胞瘤的化疗方案如下（表 13－26、表 13－27）。

表 13－26　PVB 方案（每 4 周重复）

药物名称	剂量	给药方式	实施计划
顺铂	20mg/（m^2・d）	静滴	第 1～5d
长春新碱	1.2mg/（m^2・d）	静滴	第 1 天
博莱霉素	30mg	肌注	第 2、第 9、第 16 天

此方案主要用于复发的恶性生殖细胞瘤患者，早期恶性生殖细胞瘤术后化疗一般用 3～4 个周期，晚期 5～6 个周期。

表 13－27 IEP 方案（每 4 周重复）

药物名称	剂量	给药方式	实施计划
异环磷酰胺	1.2mg/（m^2·d）	静滴（用美司那解毒）	第 1～3d
足叶乙甙	75mg/（m^2·d）	静滴	第 1～3d
顺铂	20mg/（m^2·d）	静滴	第 1～5d

目前早期卵巢恶性生殖细胞瘤的治愈率达 95%，晚期为 60%～70%，但复发者为 50%，尤其是铂类耐药复发者更低，目前复发耐药的生殖细胞瘤尚无特别的治疗方案。异环磷酰胺单药有效且与顺铂有协同作用，其他包括紫杉醇、吉西他滨亦有一定的疗效。IEP 方案是目前常用的治疗复发卵巢生殖细胞瘤的方案。

在卵巢癌的治疗中，真正铂类耐药肿瘤极少治愈，有报道称不足 10%，成为难治的焦点。随着一批新药的研制成功，如拓扑替康、吉西他滨、脂质体阿霉素、多西紫杉醇等对难治卵巢癌均有一定的疗效。这些新药的应用以及新药之间或与其他药物的联用，将为治疗耐药性卵巢癌提供新的机遇。

（胡其艳）

第四节 阴道癌

原发阴道癌非常少见，多数文献报道约占女性生殖系统恶性肿瘤的 1%～2%。因其紧邻尿道、膀胱及直肠，阴道不同部位淋巴引流也不同，并且血管及淋巴管丰富，吻合支多，故本病治疗有一定困难，疗效也较差。国外文献报道原发阴道癌多发于老年。国内资料本病发病年龄高峰 40～59 岁，中国医学科学院肿瘤医院的统计，其发病年龄为 26～72 岁，平均为 51.8 岁。

一、病理

（一）病灶部位

阴道癌最常见部位以阴道后壁及其上 1/3 为多，据中国医学科学院肿瘤医院统计，发生在阴道后壁为主占 49.4%，以前壁及侧壁为主的各占 20.7% 及 25.3%，四壁均受侵者仅为 4.6%。阴道下 1/3 者占 16.1%，阴道上 2/3 占 70.1%（上 1/3 占 40.2%），一侧阴道全部受累占 13.8%。

（二）大体所见

该病早期病变为黏膜潮红，表面粗糙，触及易出血，其后可呈结节状，或结节溃疡状，质硬，也可呈菜花样、乳头状、质脆，易出血，个别病例也可呈阴道狭窄，黏膜光滑，僵直，质硬。

（三）镜下所见

原发阴道癌组织学以鳞癌为主，占 90% 以上，腺癌次之。阴道本身无腺体，而发生腺癌可能系迷走腺体所致，但如发生腺癌、首先应排除转移，另外可见恶性黑色素瘤，肉瘤等。

（四）转移

阴道癌在发展过程可向周围组织蔓延，但侵犯直肠和膀胱少见，血行转移也少见，主要为淋巴转移，阴道上段肿瘤淋巴转移似宫颈癌，阴道下段肿瘤淋巴转移似外阴癌，中 1/3 肿瘤则有双向转移之可能。

二、临床症状

早期常无症状，是体检时发现的。阴道癌最常见症状为阴道流血，白带增多，有约 70% 病例表现阴道不规则出血或接触性阴道流血，约 50% 病例表现不同程度阴道排液，可为水样、米汤样或混血白带，合并感染则为脓样、恶臭。有出现肿瘤压迫膀胱、尿道、直肠等症状或其他远处转移症状，则说明疾病已发展到晚期。

三、诊断

原发阴道癌诊断一般不困难，详细病史，仔细地检查，一般可以得到正确诊断。妇检发现阴道肿物，切取送病检即可确诊。但如果阴道充血，浅糜则应涂片送细胞学检查或借助阴道镜下进行活检。在肿瘤接近宫颈或宫颈可疑受侵，应阴道及宫颈分别取活检送病理。应做 B 超或盆腔 CT，以了解盆腔或腹股沟淋巴结是否有转移，也可做 HPV、SCC 或 CA125。

原发阴道癌少见，继发性阴道癌一般多见，故原发性阴道癌诊断原则为：

（1）肿瘤原发部位于阴道，应除外来自妇女生殖器官或生殖器官外的肿瘤转移至阴道的可能。

（2）肿瘤侵犯到宫颈阴道部并达宫颈外口区域应诊断宫颈癌。

（3）肿瘤限于尿道者应诊断尿道癌。

四、分期

FIGO 原发阴道癌分期：

0 期：原位癌，上皮内癌

Ⅰ期：癌限于阴道壁

Ⅱ期：癌侵及阴道旁组织，但未达盆壁

Ⅱa 期：阴道旁浸润，未达盆壁

Ⅱb 期：宫旁浸润，未达盆壁

Ⅲ期：癌扩张达盆壁

Ⅳ期：癌超出真骨盆或侵犯膀胱或直肠黏膜、膀胱黏膜泡样水肿不属Ⅳ期

Ⅳa 期：肿瘤扩散至邻近器官或转移蔓延至真骨盆以外

Ⅳb 期：扩散至远处器官

五、治疗

由于原发阴道癌多为年老患者及解剖原因，绝大多数患者均选择放射治疗，其治疗原则应强调个别对待，阴道癌上段病变可参照宫颈癌，下段病变参照外阴癌。

（一）手术治疗

肿瘤局限于阴道上 1/3 Ⅰ期病例可行广泛子宫附件部分阴道切除术及盆腔淋巴结清扫

术，阴道下 1/3 的早期病例，可行部分阴道外阴切除及腹股沟淋巴清扫术。

（二）放射治疗

这是阴道癌主要治疗手段，它适用范围广，疗效也较好。由于肿瘤部位及范围不同，所以要求精心设计、个别对待，特别应减少直肠及膀胱严重放射损伤。

1. 体外放疗　病变位于阴道上 1/3 者，盆腔照射范围基本同宫颈癌，若肿瘤侵犯达中 1/3，体外照射野下缘可随肿瘤下缘有所变动，可下移 1 ~ 2cm 盆腔中心剂量 40 ~ 45Gy（30Gy 后中央挡铅），若肿瘤侵犯几乎整个阴道，则体外照射前野应包括双侧腹股沟及近似盆腔淋巴结，前野在腹股沟部位向外扩展至髂前上棘，宽约 5 ~ 7cm，下缘则到阴道口，即包括全阴道，野中心剂量仍为 40 ~ 45Gy（30Gy 后仍需中央挡铅）然后增加双侧腹股沟剂量，设常规双侧腹股沟野（7 ~ 8cm ×10 ~ 12cm），腹股沟剂量增加 15 ~ 20Gy，而后野位置同常规盆腔外野照射，腹股沟淋巴结区总剂量 60Gy/6w。

如果肿瘤仅位于阴道下 1/3，则应设常规腹股沟放射野（7 ~ 8cm × 10 ~ 12cm）采用加速器先采用高能 X 线（6 ~ 10MV）完成 40Gy/4w，后再改用不同能量电子线给予 20Gy/2w。如肿瘤位于下 1/3 而疑有盆腔淋巴结转移，则按宫颈癌盆腔前后野体外照射，盆腔中心剂量 40 ~ 45Gy，然后设双侧腹股沟照射野，高能 X 线或电子线 Dm20Gy/3w。对于盆腔淋巴结转移者，也可采用调强适形技术，以增加盆腔淋巴结剂量，减少靶区周围正常组织的受量。

2. 腔内放射治疗　目前仍采用高剂量率的后装施用器，可用 2 ~ 3cm 直径的有机玻璃圆柱体，中心置管状后装施源器（阴道塞子），用步行式源照射，控制放射源的驻留时间及位置，得到适合阴道肿瘤范围的剂量分布，其布源长度一般应超过肿瘤长度 1cm，使用柱形的等剂量分布，若不需要照射阴道部位（无肿瘤部位），应在相应塞子表面贴敷一个半价层的铅片防护，特别应保护直肠黏膜。如果像巨块局限病灶，可先采用组织间插植 1 ~ 2 次（源旁 1cm 10 ~ 20Gy），使肿瘤有所缩小，再用阴道塞子。腔内治疗参考点，如病变表浅，一般采用阴道黏膜下 0.5cm，如阴道肿瘤突出明显或浸润深，则采用阴道黏膜下 1 ~ 1.5cm，布源长度则依肿瘤侵犯阴道长度有所不同，腔内总剂量为 30 ~ 40Gy/5 ~ 6w（肿瘤基底总剂量 70 ~ 80Gy），如果肿瘤位于阴道前壁或阴道后壁，特别是后壁，参考点的设置应特别小心，以避免膀胱三角区和尿道及直肠黏膜受到过量照射剂量，也可将腔内治疗每周 1 次，每次 7Gy 改为 5Gy，以延长腔内治疗时间。近来三维影像技术腔内治疗临床开始应用，但靶区难以确定，故阴道癌三维腔内治疗有一定困难。

早 Ⅰ 期病变，如局部病灶较为浅表，范围为 2 ~ 3cm，可单纯采用腔内治疗，而无需辅加体外放疗，其黏膜表面剂量应为 60 ~ 80Gy 以上。Perez 等报道 Ⅰ 期应首选放疗，无论是单纯腔内放疗或腔内放疗与体外放疗结合均可获得高的生存率，并且后者无明显增加生存率或肿瘤控制。

六、预后

原发阴道癌疗效文献中报道不一，Tialma 总结 1980—2000 年共 21 篇文献，6 138 例阴道癌，5 年生存率 24% ~ 74%，中位数 47%，但临床分期是公认的预后因素。Mock 总结多篇文章，其 5 年生存率 44% ~ 77%（Ⅰ期），34% ~ 48%（Ⅱ期），14% ~ 42%（Ⅲ期），0 ~ 18%（Ⅳ期）。

病理类型与生存率有不同看法，认为鳞癌比腺癌好。Ottan 等报道 Ⅰ 、Ⅱ 期阴道鳞癌 5

年生存率87%，而腺癌22%。也有报道生存率与病理类型无关或鳞癌比腺癌差。Tjalma 等报道肿瘤大小及年龄为预后因素。Stock 报道阴道受侵长度为预后因素。Mock 认为阴道上1/3预后好于其他阴道壁肿物，如肿瘤侵犯大于 1/3 则位于哪一个壁与预后无统计意义。Urbanski报道，病理分级及年龄为预后因素。

总之原发阴道癌的治疗以放疗为主要手段，早期病例可选择手术治疗，独立的预后因素有分期，肿瘤大小、阴道受侵长度。

（王　芳）

第五节　外阴鳞状上皮癌

外阴部位的恶性肿瘤较少见，约占女性恶性肿瘤的 1%，占女性生殖道肿瘤的 3% ~ 5%。外阴恶性肿瘤好发于绝经后妇女，平均发病年龄 65 ~ 70 岁，但约有 40% 发生于 40 岁下的妇女。外阴癌的病因可分为两类，一类和人乳头状瘤病毒（human papilloma virus，HPV）感染无关，占浸润癌的多数，很少与外阴上皮内肿瘤（vulvar intraepithelial neoplasis，VIN）有关，且单中心性；另一类占少数，HPV - DNA 阳性，常见于年轻妇女，与 VIN 有关，呈多中心性病灶，吸烟妇女常见。外阴恶性肿瘤包括：外阴鳞状细胞癌、基底细胞癌、Paget 病、汗腺癌、恶性黑色素瘤、前庭大腺癌、尿道旁腺癌、纤维肉瘤、平滑肌肉瘤、横纹肌肉瘤、血管肉瘤及淋巴肉瘤等。其中以恶性黑色素瘤和肉瘤恶性程度较高，腺癌和鳞癌次之，基底细胞癌罕见转移，恶性程度最低。外阴恶性肿瘤中以鳞状细胞癌最常见，约占外阴恶性肿瘤的 80% ~90%。

一、诊断要点

（一）临床症状表现

常有外阴瘙痒，有近一半的患者有 5 年以上的外阴瘙痒史。瘙痒主要是外阴病灶所引起，如外阴营养不良等，并非由癌瘤本身所引起。由于病灶位置的不同患者也可出现其他的症状，如病灶位于前庭处时，可能出现排尿困难。随着病情的进展患者可出现局部的疼痛、出血和转移灶的相应症状。也有约 10% 的微小浸润癌可无症状。

（二）体征

外阴鳞癌多发生于大小阴唇，尤以右侧大阴唇常见。可呈现不同的形态，如结节状、菜花状、溃疡状，直径大小可从 0.5cm ~ 8cm 不等，颜色可呈白色、灰色、粉红色或黯红色等。表面可能洁净干燥，也可能有分泌物或坏死。

（三）细胞学检查

对可疑病灶行涂片细胞学检查，可见到癌细胞，由于外阴病灶常合并感染，其阳性率仅50% 左右。

（四）病理活检

对一切外阴赘生物，包括菜花灶、溃疡灶、结节灶、白色病灶等均需作活体组织的检查。活检时，对无明显病灶如广泛糜烂灶，为避免取材不准而发生误诊，可采用阴道放大镜或（和）用甲苯胺蓝（toluidine blue）进行外阴染色，定出可疑病灶后再行活检。对合并有坏死的病灶取材应有足够的深度，避免误取坏死组织。

（五）影像学检查

为了在治疗前准确定出临床分期，以利于客观制订治疗方案，可行盆骼、腹主动脉旁淋巴结的 B 超、CT、核磁共振各淋巴造影等检查。

（六）鉴别诊断

外阴鳞状细胞癌应与下列疾病相鉴别。

1. 外阴色素脱失病　包括白癜风、放射后或创伤后的瘢痕。

2. 外阴湿疣　本病常发生于年轻妇女，是一种质地较柔软而无溃疡的乳头状，有时为带蒂的肿块。

3. 外阴营养不良　皮肤病灶广泛且变化多样，既可有角化增厚、变硬，也可呈萎缩，既可有色素沉着，也可呈灰白色。外阴瘙痒可反复发作。

4. 外阴汗腺腺瘤　具有生长缓慢，肿瘤边界清楚的特性。但一旦发生溃烂就不易与癌区别，必须通过组织活检才能鉴别。

二、病理学分类及临床分期

（一）病理学分类

大体的外阴病灶可出现小的浅表、高起的硬溃疡或小的硬结节，也可呈现大片融合伴感染、坏死、出血的大病灶。多数癌灶周围伴有白色病变或可能有糜烂和溃疡。

镜下多数外阴鳞状细胞癌是分化好的，具角化珠和细胞间桥。前庭和阴蒂的病灶倾向于分化差或未分化，常有淋巴管和神经周围的侵犯。在进行镜下观察时应注意：癌灶大小、数量、浸润间质深度、病理分级、有无淋巴管和血管的侵犯和共存的其他外阴疾患。目前虽然对“微小浸润癌”间质浸润深度和测量方法仍有争论，但上述因素对于指导临床治疗和预后的估计均极其重要。

（二）临床分期

外阴鳞状细胞癌的临床分期标准有两种：一种是国际妇产科联盟（international federation of obstetrics and gynecology，FIGO）分期法，另一种是国际抗癌协会（international umon agamst cancer，UICC）的 TNM 的分期法，两种分期方法各有优点。具体分期如（表 13－28）所示。

表 13－28　外阴癌的临床分期

FIGO 分期	肿瘤范围	TNM 分期
0 期	原位癌，表皮内癌	Tis
Ⅰ期	肿瘤局限于外阴和（或）会阴，肿物直径小于 2cm，无淋巴结转移	$T_1N_0M_0$
Ⅰa	肿瘤间质浸润小于 1.0mm	$T_{1a}N_0M_0$
Ⅰb	肿瘤间质浸润超过 1.0mm	$T_{1b}N_0M_0$
Ⅱ期	肿瘤局限于外阴和（或）会阴，肿物直径大于 2cm，无淋巴结转移	$T_2N_0M_0$
Ⅲ期	任何肿瘤大小，但侵犯下尿道/或阴道，或肛门，和（或）有单侧	$T_{1\sim2}N_1M_0$
	区域淋巴结转移（腹股沟淋巴结为阳性）	$T_3N_{0\sim1}M_0$

续 表

FIGO 分期	肿瘤范围	TNM 分期
Ⅳa 期	肿瘤侵犯上尿道，膀胱黏膜，直肠黏膜，骨盆/或有双侧区域淋巴结转移	$T_{1\sim3}N_2M_0$ $T_4N_0M_0$
Ⅳb 期	任一 T 或 N，有 M_1 远处转移，包括盆腔淋巴结的转移	$T_{1\sim4}N_{0\sim2}M_1$

注：T 为原发肿瘤。Tis 浸润前癌（原位癌）；T_{1a}肿瘤小于 2cm，肿瘤间质浸润小于 1.0mm；T_{1b}肿瘤小于 2cm，肿瘤间质浸润超过 1.0mm. T_2 肿瘤大于 2cm；T_3 肿瘤侵犯下尿道/或阴道，或肛门；T_4 肿瘤侵犯上尿道、膀胱黏膜、直肠黏膜，和（或）固定于骨盆；

N 为区域淋巴结。N_0 无淋巴结转移；N_1 单侧淋巴结转移；N_2 双侧淋巴结转移；

M 为远处转移。M_0 无远处转移；M_1 远处转移（包括盆腔淋巴结转移）。

三、治疗原则、程序和方法选择

外阴癌目前的治疗以手术治疗为主，由于外阴癌标准的广泛外阴切除术有许多并发症，给患者带来许多精神及性生活方面的问题，尤其是近年来年轻早期外阴癌患者增多和对癌细胞的生物学行为——淋巴结转移规律的相关危险因素进行了深入的临床研究，目前外阴癌的治疗存在对于早期病例采用缩小手术范围的趋势。对癌灶组织分化较差和中晚期病例，应根据肿瘤的临床及病理情况将手术、放射治疗及化学药物治疗的优势结合而采用综合治疗，并强调外阴癌的治疗应个体化处理原则。

（一）外阴原位癌（0 期）

外阴原位癌的治疗以手术治疗和物理治疗为主，物理治疗包括冷凝、电灼及激光疗法，主要针对单个较小病灶，治疗后应严密随访观察。手术治疗应针对不同病灶选择术式，当病灶局限时，可采用局部切除和植皮；当病灶为多灶性时，选择外阴单纯切除术。不论何种术式，切除的范围应距病灶边缘 3 ~ 4mm，以保证切缘阴性。

（二）外阴浸润癌（Ⅰ ~ Ⅳa 期）

外阴浸润癌的治疗以手术治疗为主。对病灶较广泛者，可考虑行术前放疗或新辅助化疗，可使病灶缩小，增加病变边缘部位手术的彻底性，并有可能保留尿道或肛门。对术后切缘阳性或淋巴结阳性的病例行辅助放射治疗。

（三）转移性及复发性外阴癌

转移性外阴癌的治疗，对于体能状况较好者，可行姑息性放疗或结合化疗；对体能状况不佳者，仅行对症支持治疗。对术后外阴局部复发患者，有条件者仍首选再手术治疗，或行放射治疗联合化疗。而腹股沟的复发，化疗要比单纯手术或单纯放疗效果好。Hottman 曾报道组织间质放疗获得较好效果，但放疗后放射并发症严重。

四、外科手术治疗

手术治疗是外阴癌的主要治疗手段，外阴癌传统的经典术式为全外阴广泛切除及双侧腹股沟淋巴结清扫术，有的还附加盆腔淋巴结清扫术。虽然该术式在治疗各期外阴癌方面取得了较好的效果，但创伤大、并发症多及给患者带来许多精神及性生活等方面的问题。自 1970 年 Ruledge 和 Wharton 发现表浅的小型癌多没有淋巴结转移而予以适当改良后，国际上许多大型医院组成协作组，总结分析了多年治疗的大量病例。并根据其临床病理特点，找出规律，从而形成了近年来对外阴癌术式改进的新建议。

（一）外阴癌的淋巴引流及转移规律

外阴淋巴管极丰富，其区域淋巴引流从大阴唇、小阴唇、阴蒂、后会阴联合及会阴等部位首先进入浅腹股沟淋巴结继而进入深腹股沟淋巴结，再进入盆腔淋巴结。在外阴部左右两侧之间，互相有吻合交通支，但淋巴管主要是通向同侧，仅有少量通向对侧，而处在中线部位的阴蒂、阴道、尿道及会阴体的癌灶，其淋巴引流是通向两侧。1983 年 Iveren 又发现小阴唇内侧上半部两侧之间有丰富的吻合支，故有更多机会引流至对侧，阴蒂部位的淋巴引流主要是通向腹股沟淋巴结，而仅有少量是通向盆腔淋巴结。

局部浸润及淋巴道扩散是外阴癌的主要转移方式，局部以侵犯尿道、阴道、肛周及直肠为常见。淋巴结转移与病灶部位、肿瘤浸润深度、临床分期、淋巴管及血管的浸润和组织的病理分化程度有关。浸润性外阴癌的淋巴结转移率为 26% ~46%，当病灶直径≤1cm，极少有淋巴结转移，转移率约 6%；病灶直径 >2cm，淋巴结转移机会较多；当病灶直径 >8cm，淋巴结转移率达 50%。当外阴癌灶基底浸润深度在 1 ~2mm，无淋巴管侵犯和组织分化好者，腹股沟淋巴结转移率约为 8%；当外阴癌灶基底浸润深度超过 2mm 以上，淋巴结转移率可达 11% ~28%；癌灶周围有淋巴管或血管受累者，淋巴结转移率可达 75%。癌灶组织分化不良者，淋巴转移率亦高，G_1 为 15%，G_2 为 35%，G_3 为 55%。

外阴鳞癌血行转移罕见，一般晚期患者才出现，可转移至肺。

（二）手术处理原则

外阴浸润癌的手术治疗常规包括两部分，外阴原发灶和继发灶的切除，继发灶包括腹股沟淋巴结和髂盆淋巴结的切除。

1. 手术方案的选择必须个体化　根据患者的临床分期、病灶部位及组织学分类的特点，将患者分为高危组及低危组，再制定相应的治疗方案。

（1）低危组：临床Ⅰ、Ⅱ期的侧位型病灶，且组织学无高危因素表现。

（2）高危组：①临床Ⅰ、Ⅱ期的中位型病灶，或组织学有高危因素表现；②临床Ⅲ、Ⅳ期者因已有淋巴结转移，或侵及中线部位的尿道，所以都是高危病例，但局部肿瘤 T_1、T_2 与 T_3、T_4 的处理仍有所不同。

2. 淋巴结手术范围的选择

（1）免行淋巴结切除术：已有临床实践证明在大量肿瘤浸润深度≤1.0mm 的低危组病例中，没有 1 例淋巴结转移，所以可以免行淋巴结切除术。

（2）单侧腹股沟淋巴结切除术：肿瘤浸润深度 >1.0mm 的低危组病例中，若有淋巴结转移，多发生在同侧，所以可行同侧的单侧淋巴结切除术。

（3）完全性腹股沟淋巴结切除术：即浅、深腹股沟淋巴结同时切除，又称鼠蹊股淋巴结切除。自 Bormo 根据尸检腹股沟淋巴结的解剖结果提出仅仅在股静脉内侧有深腹股沟淋巴结的看法后，不少学者缩小了深层淋巴结切除的手术解剖范围，仅切除股静脉内侧的淋巴结，这样，不但手术范围小，也减少了术后伤口裂开，避免晚期下肢淋巴水肿的并发症。

（4）盆腔淋巴结切除术：近年来已有比较一致的看法，认为腹股沟淋巴结阳性者，很少有盆腔内淋巴结的转移。腹股沟淋巴结阳性者，经手术附加放射治疗后，其存活率与盆腔淋巴结清扫手术比较，相差无几，有的学者甚至报道，前者的存活率优于后者。

3. 外阴部手术范围的选择　外阴低危组病例，手术治疗可进行部分外阴根治术．切除范围包括癌灶边缘外 2～3cm 宽的正常皮肤和皮下组脂肪织，对内侧缘组织，则在不少于 1cm 宽以上的正常组织原则下不伤及尿道和肛门。如癌灶紧邻尿道和肛门，则损伤不可避免，可根据具体情况进行更大的手术切除一部分尿道和肛门，或选择术前放疗和化疗综合治疗的手段而缩小对尿道和肛门的切除范围。对于高危组病例，外阴病灶仍以全外阴根治术为宜，但对一些年轻患者为照顾外阴的外形及心理影响，或对老年患者为避免过大的手术造成并发症，仍可考虑部分外阴根治切除，并附加术前或术后的放射治疗和化疗的综合治疗。

以部分外阴根治代替全外阴根治术时，必须保证局部的病灶切除很彻底，不能因为缩小手术范围而残留病灶，影响治疗效果。切下外阴标本时必须在其边缘作连续切片，如发现残留癌细胞，则应再次手术治疗或选择放射治疗和化疗的综合治疗。

（三）外阴癌的手术前准备

1. 术前检查　术前详细询问病史，要全面体格检查及化验检查，了解患者身体健康情况及各种重要器官功能。

2. 妇科检查　详细检查肿瘤的大小、位置、范围、基底活动度及与周围器官的关系。肿瘤和双侧腹股沟淋巴结的情况及和肿瘤的关系，必要时行腹股沟和盆腔彩超、CT 或 MRI 检查。

3. 局部准备　术前外阴剃毛、清洁，入院后应予 0.1% 高锰酸钾液每日坐浴 2～3 次。合并感染者应局部换药，并全身应用抗生素控制感染。

4. 肠道准备　术前 1 周宜进高蛋白、低脂、少渣的食物，术前 2 天宜进流质，以减少肠道积粪。如术中手术范围涉及尿道、肛门及直肠，术前 2 天应服用抗生素，做好肠道灭菌准备。

（四）外阴癌的术式选择

1. Ⅰ期外阴癌的术式选择　Ⅰ期外阴癌的术式选择如（表 13－29）所示。

表 13－29　Ⅰ期外阴癌的术式选择

术式	条件	分期
外阴癌灶局部广泛切除术	癌灶基底浸润深度 $G_1 \leq 2mm$，$G_2 \leq 1mm$，无淋巴管受累	Ⅰa 期低危组
外阴广泛切除及单侧腹股沟淋巴结切除术	癌灶位于外阴一侧，基底浸润深度＞1mm，不论其组织分化程度和有无淋巴管浸润	Ⅰb 期低危组 Ⅰa 期高危组
外阴广泛切除及双侧腹股沟淋巴结切除术	癌灶位于外阴中间，基底浸润深度＞1mm，不论其组织分化程度和有无淋巴管浸润	Ⅰb 期高危组

2. Ⅱ～Ⅳ期外阴癌的术式选择　此类癌灶超过 2cm，淋巴结转移率在 30% 以上，均应行标准的外阴癌联合根治术，即外阴广泛切除及双侧腹股沟淋巴结（有时为髂盆淋巴结）切除术。凡癌灶侵犯尿道者，可将前段部分尿道与外阴一起切除。尿道括约肌功能良好者，前尿道切除在 2cm 以内，不会产生术后尿失禁。

凡癌灶侵犯阴道前下壁、尿道中后段或膀胱者，在作外阴联合根治术时，应行全尿道或（和）膀胱颈的切除及部分阴道切除和尿道重建术。凡癌灶侵犯阴道下后壁、肛管或直肠者，应考虑在作外阴癌联合根治术时，行阴道后壁、肛管或直肠切除术和人工肛门重建术。

外阴癌联合根治术及盆腔内脏切除术的术式应用于晚期患者，手术难度大，创伤面极大，术后并发症多，死亡率高，因此应严格掌握手术指征。

（五）术后处理

1. 补充血浆及电解质　外阴癌根治术范围广、创面大，渗液较多，因此术后必须重视血浆蛋白及液体和电解质的补充。

2. 减少大便污染创面　一般要求术后1周内患者没有大便。除术前肠道准备外，术后应用阿片酊（每次5滴，每日3次），以控制患者术后1周内不排大便。

3. 腹股沟创面持续负压引流　术后腹股沟创面持续负压引流4~6天，根据引流液的量考虑拔除引流管。

4. 外阴创面的处理　外阴创面每日换药1~2次，确保外阴创面的干燥洁净，防止局部感染。换药时认真观察皮片的血运情况。

5. 预防下肢皮肤急性淋巴管炎　外阴癌根治术后，由于双侧腹股沟淋巴结或盆腔淋巴结切除后引起下肢淋巴液的潴留，导致下肢不同程度的水肿，易合并下肢急性淋巴管炎。术后应避免伤及下肢皮肤。如合并脚癣等皮肤疾病，应及时请皮肤科医师治疗，防止术后下肢或下腹部的急性淋巴管炎。如患者采用全尿道切除术或人工肛门等手术，则应采取相应的专科措施。

五、放射治疗

外阴癌以手术治疗为主，可配合术前或术后放射治疗。

（一）放疗适应证

1. 术前放疗　肿瘤巨大（超过5cm），侵犯或接近尿道口、肛门口、阴道。一般采用6~8mv X线垂直照射，总剂量（20~30）Gy/（2~3）周。放疗结束后2~3周进行手术治疗。由于外阴皮肤放射耐受性差，一般采用术前体外放疗。

2. 术后放疗

（1）手术切缘距肿瘤边缘小于1cm。

（2）肿瘤基底不净，血管、淋巴管受累。

（3）肿瘤浸润深度>5cm。

（4）腹股沟淋巴结术后，病理证实阳性者。放疗替代淋巴引流区域清扫术。

放疗设野主要针对病变部位各淋巴结引流区，并在术后2周左右，手术切口愈合后进行放疗。如术前已放疗，术后将总剂量推至（50~60）Gy/（5~6）周。如术前未放疗，术后总剂量为（40~50）Gy/（5~6）周。

3. 姑息放疗

（1）一般情况差，有重要器官严重病变，不适宜行全麻下外阴根治术。

（2）患者拒绝手术治疗或局部肿瘤已超过外阴手术范围或已有远处转移者。

（二）放疗技术

1. 外阴野　多采用6~18mV X线外阴部垂直照射，放射野应超过肿瘤2cm，注意外阴与腹股沟无缝隙，遗漏并尽可能避开肛门尿道口，总剂量（50~60）Gy/（6~8）周。

2. 腹股沟淋巴区照射

（1）因岁数大，重要器官严重病变，未行淋巴结清扫，仅予活检。

（2）淋巴结清扫术后发现多于 1 个淋巴结转移。一照射野采用左右两个腹股沟野，野中轴相当于腹股沟韧带，上下野平行该韧带，内为耻骨结节，二野间隔 1cm，野大小（8～10）cm×（12～14）cm，总剂量 Dm60Gy/6 周。如采用加速器则先采用 6～10mv X 线 40Gy/4 周后再采用电子线照射 20Gy/2 周。

（三）同期放化疗

有些晚期外阴癌手术有一定困难，可先行放疗和化疗。一般采用外阴肿瘤量 40～65Gy，在放疗第 1～2 周开始化疗，化疗药物大多是 5－Fu 和顺铂联合。5－Fu 4g 持续静脉灌注 98 小时，顺铂 30mg/第 1 至第 4 天。

（四）疗效

Manavi 等对 65 例 T_1 至 $N_{0\sim1}$期外阴癌施行局部外阴肿块切除加腹股沟区照射，其5 年生存率达 93.7%。

六、化学药物治疗

由于外阴鳞癌多见于年迈患者，治疗要求不高，兼之化疗药物对鳞癌的治疗效果不理想，故目前对于外阴鳞癌的化疗临床经验十分有限。化疗在外阴鳞癌的治疗中处于辅助地位，多用于复发或较晚期的患者。

目前常用的治疗外阴鳞癌的化疗药物有：博莱霉素（BLM）、阿霉素（ADM）、甲氨蝶呤（MTX）、足叶乙甙（VP－16）、顺铂（DDP）、丝裂霉素（MMC）、5－Fu 及环磷酰胺（CTX）等。其中博莱霉素、甲氨蝶呤、阿霉素的疗效相对较好。

联合化疗在外阴鳞癌中的应用较少。较常见的方案有：博莱霉素＋丝裂霉素、5－Fu＋丝裂霉素、博莱霉素＋长春新碱＋丝裂霉素＋顺铂方案等。其中以前两个方案应用较多，疗效相对较好。

另外，有报道称对晚期外阴鳞癌患者行同步放化疗后，取得一定的疗效。因临床经验较少，尚处于研究中。

（李金红）

第十四章

肾癌的中医治疗

肾癌又称肾细胞癌，起源于肾小管的上皮细胞，可发生于肾实质的任何部位，但以肾上、下极为多见，以无痛性血尿、腰痛、肾区扪及肿块为主要临床症状。肾癌是泌尿系统常见的恶性肿瘤，仅次于膀胱癌，其发病率呈增长趋势，在人类全部癌症中占2%，大多数病人的发病年龄在50岁以上，60～70岁时达到高峰。按肾癌的世界人口标化发病率（ASR）男性为4.7/10万，女性为2.5/10万，世界人口标化病死率男性为2.3/10万，女性为1.2/10万。中国肾癌发病男性ASR为2.0/10万，女性肾癌发病ASR为0.9/10万，肾癌标化病死率男性为0.8/10万，女性为0.4/10万。肾癌的病因学因素至今不很明确，除了与生活习惯因素，如吸烟、饮食、肥胖、饮酒，使用药物等有关以外，还可能与环境因素，如职业暴露于化疗物质、放射线以及肾透析等相关。在肾癌高发国家，40%的病例与吸烟和肥胖有关。

肾癌属于中医学“腰痛”、“血尿”、“肾积”、“癥积”等范畴，中医文献中早有“肾岩”一词，但有别于西医学所指的肾癌，一般是指阴茎癌，临床应注意区分。

第一节　病因病机

（一）中医

肾癌的中医病因主要有素体肾气亏虚、房室不节或久病致肾气亏虚、外邪侵袭等。肾气不足，每致水湿不化，湿毒内生，或外受湿热邪毒，湿热下注，入里蓄毒，气滞血瘀，阻结水道所致。其证候可分为实证、虚证两类，实证以风、寒、暑、湿、热、燥、火等外邪损及肾脏，以尿血、腰痛为主证，多属湿热下注膀胱，外伤气滞血瘀引起；虚证以肾气不足，或气血双亏，血无所统，溢于脉外，下注膀胱则可见无痛性血尿。肾为水脏，肾气虚则气化不利，水湿滞留，瘀结成毒，久而成块，乃至肾癌。

1. 肾虚毒聚　素体肾虚，或房事不节致肾虚，或年老肾精亏虚、阴虚上炎，致气化不利，水湿不化，瘀结成毒，滞留腰部而成块。

2. 湿热瘀毒　外感湿热之邪入里，或脾失健运，湿浊内生，湿毒火热，下注下焦，阻滞经脉，络脉成瘀，或外伤跌仆损及经脉气血，气血不畅，阻滞不通，气滞血瘀，湿热瘀毒，蕴结成块，久结成瘤，侵及腰部而发病。

3. 气血两亏　多因久病不愈，或脾虚则水谷精微化生不足，气血化生之源枯竭致气血亏虚所致。肾气不足，气不摄血，尿血日久导致气血双亏，脏腑功能失调。

4. 阴虚火旺　素体肾亏，或欲念妄动，房事不节，致肾阴亏耗，阴虚不能制阳，虚火内动，或热病后期，耗伤肾阴，阴虚生内热，水亏则火浮，虚火灼伤所致。

其病性属本虚标实，本虚乃肾虚，标实乃湿、热、瘀、毒蕴结，病机关键是肾虚。病位在肾，与肝脾相关。初期多以湿热瘀毒、肾虚毒聚、阴虚火旺表现为主，随病程的延长，本虚之象逐渐加重，渐则气损及血，久则阴损及阳，中晚期病情严重，多为气血两亏为主，又久病入络，故久病多兼夹血瘀。

（二）西医

肾癌的病因学因素至今不很明确，可能与下列因素相关：

1. 吸烟因素　国际癌症研究协会（IARC，International Agency of Research onCancer）已明确烟草是导致肾癌发病的“证据充分”的危险因素。研究发现吸烟者发生肾癌的风险是非吸烟者的1.2～2.3倍；而且存在剂量反应关系，重度吸烟的危险性达到2.0～3.0倍。然而吸烟导致肾癌的发病机制并不十分明确，亚硝基复合物可能起一定作用，动物试验曾发现烟草中的亚硝基二甲胺可能引发大鼠VHL基因突变，从而诱导肾透明细胞癌。

2. 饮食因素　动物研究发现摄食高蛋白可诱发肾小管增生，从而增加肾癌的发病危险。人群研究发现饮食因素可能在肾癌发生发展中起一定作用，然而迄今为止没有找到强有力的证据。分析流行病学研究发现，牛奶、食用油、黄油、糖以及肉类的食物，即蛋白质、脂肪和能量的摄入与肾癌发病呈正相关关系。

3. 肥胖　肾癌流行病学研究最一致的结论是超重肥胖人群和肾癌的发病危险增加有关，女性人群尤其显著，两者之间存在很强的联系。肥胖引起肾癌发病的机制目前并不十分明确，肥胖人群的内源性雌激素水平增加可能是原因之一，不过这只在某些动物实验中得到证实，尚缺乏流行病学证据。

4. 离子辐射　许多类型的离子辐射可能与肾癌风险性增高有关。女性宫颈癌、男性睾丸癌患者放疗后可显著增加肾癌发病风险。研究发现，女性一生中接受的放疗累积时间与肾癌之间存在显著正相关关系。

5. 疾病因素　研究发现，许多疾病可能与肾癌发病相关，其中晚期肾病患者发展为肾癌的概率比普通人群高40倍左右。

根据目前的研究，肾癌是一种具有独特发病机制的恶性肿瘤，发生机制极为复杂。其发病的分子机制涉及VHL肿瘤抑制复合物，由于基因突变导致其功能丧失，使下游缺氧诱导因子（HIF1α、HIF2α）积聚，致使血管内皮生长因子（VEGF）、血小板衍生生长因子（PDGF）等蛋白过度表达。在分别与相应受体结合后，VEGF作用于血管内皮细胞导致血管通透性增加，PDGF作用于外膜细胞、成纤维细胞或血管平滑肌细胞导致血管形成，两者均可促进细胞的存活、增殖和迁移，最终形成肾癌并在转移性肾癌（MRCC）的发病和进展中起重要作用。

（三）病理

根据2004年WHO推出的肾癌分类标准，肾癌病理分为10种类型：肾透明细胞癌、多房囊性肾细胞癌、乳头状肾细胞癌（Ⅰ型和Ⅱ型）、肾嫌色细胞癌、Bellini集合管癌、Xp11.2易位1 TFE3基因融合相关性肾癌、神经母细胞瘤相关性肾细胞癌、黏液性管状及梭形细胞癌、髓样癌及未分类肾细胞癌。肾透明细胞癌、多房囊性肾细胞癌、乳头状肾细胞癌、肾嫌色细胞癌是常见病理类型，其中肾透明细胞癌最常见，约占80%～85%，发病年龄可见于各年龄段，高发年龄50～70岁，无症状肾癌占33%～50%，10%～40%的患者出现副瘤综合征。这4种常见病理类型的恶性程度是有差异的，多房囊性肾细胞癌分级几乎都是Ⅰ级，肿瘤生长缓慢，预后好，至今尚无急速进展、复发和转移的病例报告。肾透明细胞癌的恶性程度高于乳头状肾细胞癌和肾嫌色细胞癌，后两者的5年生存率明显高于前者，且肾嫌色细胞癌预后更好。

（窦莉莉）

第二节　临床表现

由于肾脏位于腹膜后，早期缺乏典型临床表现，而肾脏与外界主要联系的是尿，因此血尿是发现肾癌最常见的症状，但血尿是在肿瘤侵犯肾收集系统后方才有可能出现，因此不是早期症状。多年来，把血尿、腰痛、肿块称为肾癌的“三联征”，大多数病人就诊时已具有1～2个症状，三联征俱全者占15%左右。肾癌可能在有明确临床症状时已有远处转移，甚至先发现转移灶，查找原发肿瘤时才诊断有肾癌。因此过去认为是肾癌典型的三联征，实际上已非早前肾癌的临床表现。

（一）症状与体征

1. 血尿　血尿常为无痛性间歇发作肉眼可见全程血尿，随着病变发展，呈间歇期缩短的发作趋势，部分患者也可表现为持续的镜下血尿。肾癌出血量多时可能伴有肾绞痛，常因血块通过输尿管，引起输尿管痉挛所致。血尿的程度与肾癌体积大小无关，取决于肿瘤有无侵犯肾盂、肾盏。

2. 腰痛　肾癌引起的腰痛多数为钝痛，原因是系肾包膜或肾盂为逐渐增大的肿瘤所牵扯引起，血块通过输尿管亦可引起腰部绞痛。肾癌晚期，肿瘤生长迅速，侵犯周围脏器和腰肌时疼痛较重且为持续性。国内研究机构统计，肾癌有腰痛症状者约占一半。

3. 肿块　肿块亦为常见症状，约20%～30%肾癌患者就诊时可发现肿大的肾脏。肾脏位置较隐蔽，在肾癌达到相当大的体积以前肿块很难发现，一般腹部触到肿块已是晚期症状，而且有时可为唯一症状。触诊时肿块表面光滑，质硬，无明显压痛，可随呼吸活动，当肾癌侵及周围脏器或周围肌肉时，则完全固定，推之不动。

4. 精索静脉曲张　又称症状性或继发性精索静脉曲张，是由于肾肿瘤压迫生殖血管或肾静脉癌栓、腔静脉癌栓引起精索静脉回流受阻所致。继发性精索静脉曲张与原发性精索静脉曲张的区别在于：肾癌出现精索静脉曲张在平卧位不消失；原发性精索静脉曲张往往在较短时间内出现。

5. 下肢水肿　肾癌引起下肢水肿主要有两方面原因，一是肿瘤生长巨大压迫下腔静脉或下腔静脉癌栓所致下肢血液回流障碍，另一方面是肾癌快速生长大量消耗体内蛋白引起低蛋白血症所致。

6. 其他症状及体征　肾癌除以上临床表现外，尚可出现一系列全身异常症状，如发热、高血压、贫血、神经肌肉病变、消瘦无力、食欲不振，以及肿瘤远处转移引起相关症状。

（二）常见并发症

肾癌常见的并发症有重度贫血、严重血尿、尿潴留、高血压、高钙血症等。

（窦莉莉）

第三节　实验室和其他辅助检查

（一）常规检查

尿常规检查见血尿者有患肾癌的可能，肾功能检查对诊断和指导治疗肾癌有帮助。肾癌已侵入肾盂时，尿液脱落细胞学检查可出现阳性。血红细胞沉降率、尿乳酸脱氢酶和尿β-葡萄糖醛酸苷酶等，在肾癌患者均有明显增高，其中血沉增快常提示预后不良。但上述各项指标为非特异性的。

（二）B超检查

由于超声波检查方法简便，无创伤性，可反复进行，因此在肾脏肿瘤的诊断以及普查中被广泛应用。B超表现为不均质的中低回声实性肿块，体积小的肾癌有时表现为高回声。

（三）X线检查

泌尿系平片可见肾外形增大，偶见肿瘤散在钙化。静脉尿路造影可见肾盏肾盂不规则变形、狭窄、拉长、移位或充盈缺损，肿瘤较大、破坏严重时患肾不显影。

（四）CT检查

CT检查能清楚地显示直径1cm以上的肾实质肿块，对肾脏的占位性病变，即囊性和实性占位的鉴别有重要价值，准确率达93%。肾癌的CT表现为肾实质内不均质肿块，平扫时肿瘤密度略低于或与肾实质相似，增强扫描时，肿瘤密度不同程度地强化，但仍低于正常肾组织。

（五）MRI检查

T_1加权像表现为不均质的低信号或等信号，T_2加权像表现为高信号，对显示邻近器官有无侵犯及肾静脉、下腔静脉有无癌栓优于CT。

（六）放射性核素检查

放射性核素肾脏扫描，主要是了解双侧肾脏功能，同时也能用显像技术来显示肾脏形态。此法简便，无痛苦，对一些不能做静脉肾盂造影的病人更为合适。肾肿瘤显像特点是，病变部位灌注相可见放射性充盈，充盈程度取决于肿瘤大小及有无囊性变。肿瘤小、血管丰富者，病变部位呈现放射性过度充盈；肿瘤大伴囊性变时，病灶处充盈减低。

（窦莉莉）

第四节　诊断要点

（一）诊断依据

血尿、肿块、腰痛为肾癌的三联征。肾癌无症状者占40%；三联征同时出现者约15%，且往往已经到了晚期；另有1/3以肾外表现为首发症状。间歇性、无痛性肉眼血尿为肾癌的特点，腰痛以持续性钝痛为主，20%～30%的患者在腰部或上腹部可触及肿块。肾外表现中：约30%的患者出现低热，少数可为高热；约1/3患者出现贫血；约15%的患者出现可逆性肾功能失常；10%～15%的患者出现肾性高血压；少量患者出现红细胞增多症、皮质醇增多症、高钙血症等。肾癌晚期表现有，精索静脉曲张，下肢水肿，肺、软组织、骨、肝、肾上腺、脑及对侧肾转移，恶病质（消瘦、乏力、厌食）等。临床结合尿脱落细胞学检查、活体组织检查可明确诊断。X线造影、B超、CT、IRI等检查可协助诊断。

（二）临床分期

肾癌TNM分期标准（2009年AJCC）。

分期	标准
原发肿瘤（T）	
Tx	原发肿瘤无法评估
T_0	无原发肿瘤的证据
T_1	肿瘤局限于肾脏，最大径≤7cm
T_{1a}	肿瘤最大径≤4cm
T_{1b}	4cm＜肿瘤最大径≤7cm
T_2	肿瘤局限于肾脏，最大径＞7cm
T_{2a}	7cm＜肿瘤最大径≤10cm
T_{2b}	肿瘤局限于肾脏，最大径＞10cm
T3	肿瘤侵及肾静脉或除同侧肾上腺外的肾周围组织，但未超过肾周围筋膜
T_{3a}	肿瘤侵及肾静脉或侵及肾静脉分支的肾段静脉（含肌层的静脉）或侵犯肾周围脂肪和（或）肾窦脂肪（肾盂旁脂肪），但是未超过肾周围筋膜
T_{3b}	肿瘤侵及横隔膜下的下腔静脉
T_{3c}	肿瘤侵及横隔膜上的下腔静脉或侵及下腔静脉壁
T_4	肿瘤侵透肾周筋膜，包括侵及邻近肿瘤的同侧肾上腺
区域淋巴结（N）	
Nx	区域淋巴结无法评估
N_0	没有区域淋巴结转移
N_1	单个区域淋巴结转移
N_2	一个以上的区域淋巴结转移
远处转移（M）	
Mx	远处转移无法评估
M_0	无远处转移
M_1	有远处转移

分期	肿瘤情况		
Ⅰ期	T_1	N_0	M_0
Ⅱ期	T_2	N_0	M_0
Ⅲ期	T_3	N_0 或 N_1	M_0
	T_1，T_2	N_1	M_0
Ⅳ期	T_4	任何 N	M_0
	任何 T	N_2	M_0
	任何 T	任何 N	M_1

（窦莉莉）

第五节　鉴别诊断

（一）肾囊肿

肾囊肿需要与囊性肾癌相鉴别。良性肾囊肿囊壁一般均匀平整，如有分隔则厚度 < 1mm，与肾实质界限清晰。囊性肾癌囊壁厚而不规则，或有不规则结节，多数由肾癌出血、坏死引起，少数有多房囊肿癌变而成。

（二）肾错构瘤

肾错构瘤又称肾血管平滑肌脂肪瘤，具有家族和遗传倾向，在 B 超和 CT 图像上都有特征性表现。典型的错构瘤内由于有脂肪成分的存在，B 超显示肿块内有中—强回声区，CT 显示肿块内有 CT 值为负值的区域，增强仍为负值。

（三）肾嗜铬细胞瘤

肾嗜铬细胞瘤少见，占肾脏上皮肿瘤的 3% ~5%，多无症状，少数可有血尿、腰酸和腹部包块。直径大于 3cm 的应做肿瘤剜除术。

（四）肾脏转移癌

肾转移癌必有原发恶性肿瘤史，尤其肺癌、乳腺癌、恶性黑色素瘤等易发生肾转移。B 超或 CT 可见多发的小结节影，常侵犯双侧肾，血供不丰富。

（五）肾脏炎性假瘤

肾脏炎性假瘤临床表现主要为腰痛、低热和血尿，腰部有时可扪及包块，也可无任何症状，和肾癌的临床表现极为相似。临床上较为少见，有以下情况值得注意：肿块边界不整齐，包膜不完整，形态不规则；肿块与相邻的肾周围有炎症图像或肾周有血肿、积液等，提示有非恶性肿瘤的可能性。

（六）肾脏淋巴瘤

肾脏淋巴瘤少见但并不罕见，肾脏淋巴瘤在影像学上缺乏特点，呈多发结节状或弥漫性浸润肾脏，使肾脏外形增大，腹膜后淋巴结多受累。

（七）肾盂癌

肾盂癌早期即有肉眼血尿，而肾癌须肿瘤侵犯肾盂、肾盏以后才见血尿；肾盂癌通常位于肾中部，可向肾皮质内侵袭，而肾癌往往位于肾外周向内侵袭肾窦；在CT上肾癌的典型表现为多血管病灶，增强时病灶强化的比肾盂癌更为明显；肾盂癌肿瘤细胞学临床诊断检查有可能呈阳性，并有可能有输尿管、膀胱病变，而肾癌通常肿瘤细胞学临床诊断检查呈阴性，病理变化局限于肾部。

（窦莉莉）

第六节　治疗

手术切除是肾癌的主要治疗方法，中晚期可配合化疗、放疗、免疫治疗、靶向治疗等。具体原则如下：Ⅰ期：根治性肾切除术；Ⅱ期、Ⅲ期：尽可能行根治性肾切除术，酌情配合术前、术后辅助化疗或放疗＋中药；Ⅳ期：主要采用免疫治疗、靶向治疗、化疗＋中药，如有可能，可行姑息性肾切除术，远处转移灶也可放疗；肾癌的孤立性远处转移灶也可手术切除。中医认为，肾癌属本虚标实，治疗宜扶正与祛邪并举。扶正尤重气血，调理脾肾宜贯穿治疗全程；祛邪亦针对痰湿瘀毒之结聚，酌用化痰除湿解毒或活血化瘀解毒之法。

（一）辨证治疗

中医认为肾癌多由肾气不足，水湿不化，湿毒内蕴，或外感湿热毒邪，搏结气血，结于少阴。肾癌早期多为本虚标实，肾气不足，湿毒蕴结，气血瘀阻为主，中晚期以本虚为主，气血亏虚，毒热瘀结。根据2008年中华中医药学会《肿瘤中医诊疗指南》制定，肾癌的中医证型定为4型，肾虚毒聚、湿热瘀毒、气血双亏、阴虚火旺。辨证用药同时，适当加入辨病抗癌中草药，并配合对症药物。

1. 肾虚毒聚

证候特点：症见腰部酸痛，神疲乏力，血尿，或午后低热，舌淡红，苔薄白，脉沉细。

治法：补肾解毒。

推荐方剂：六味地黄丸加减。

基本处方：熟地黄24g，山茱萸12g，怀山药12g，泽泻9g，牡丹皮9g，茯苓9g，枸杞子10g，仙鹤草20g，半枝莲30g，蛇舌草30g，甘草10g。每日1剂，水煎服。

加减法：血尿重者，加白茅根30g、大小蓟15g、藕节炭30g以凉血止血、收敛止血；疼痛甚者，加元胡15g、白芍15g以行气散瘀、缓急止痛；低热盗汗阴虚者，加旱莲草15g、地骨皮15g以滋肾阴、清虚热；神疲乏力，气虚甚者，加西洋参5g、黄芪15g以益气扶正。

2. 湿热瘀毒

证候特点：症见腰部或上腹部包块，腰部酸痛，血尿，口干苦，渴喜冷饮，纳呆，恶心呕吐，低热，舌黯红，苔白或黄腻，脉弦滑。

治法：清热利湿，化瘀解毒。

推荐方剂：小蓟饮子加减。

基本处方：生地黄30g，小蓟15g，滑石15g，淡竹叶10g，木通6g，藕节10g，山栀子10g，薏苡仁30g，半边莲30g，龙葵30g，半枝莲30g，蛇舌草30g，甘草10g。每日1剂，水煎服。

加减法：尿血不止者，加仙鹤草15g、白茅根30g、侧柏叶15g、茜草15g以凉血止血；纳呆者，加陈皮10g、神曲15g、炒谷芽30g以健胃消食；恶心呕吐者，加法半夏15g、竹茹

15g 以降逆止呕；咽干，手足心热者，加女贞子 15g、旱莲草 15g、地骨皮 15g 以养阴退热。

3. 气血两亏

证候特点：症见腰部肿块疼痛，血尿，消瘦，神疲乏力，面色无华，心悸气短，头晕纳呆，口干低热，舌淡红，苔薄白，脉细弱。

治法：益气养血解毒。

推荐方剂：八珍汤加减。

基本处方：人参 10g，白术 15g，茯苓 15g，当归 10g，熟地黄 10g，枸杞子 15g，赤芍 15g，白芍 10g，大枣 5 枚，猫爪草 30g，白英 30g，甘草 10g。每日 1 剂，水煎服。

加减法：兼肾阴虚者，加山茱萸 15g、龟甲 30g 以补肾阴；兼肾阳虚者，加熟附子 15g、菟丝子 15g、鹿角胶 30g 以补肾阳；血尿不止者，加仙鹤草 15g、血余炭 15g 以收敛止血；腰痛甚者，加元胡 15g、乳香 15g 行气散瘀、活血止痛。

4. 阴虚火旺

证候特点：症见腰部酸痛，血尿，消瘦，低热，五心烦热，腰膝酸软，口干，头晕耳鸣，舌红，苔少或花剥，脉细数。

治法：滋阴清热解毒。

推荐方剂：知柏地黄丸加减。

基础处方：知母 10g，黄柏 10g，牡丹皮 10g，生地黄 15g，山茱萸 15g，女贞子 15g，旱莲草 15g，鳖甲 15g，青蒿 10g，半枝莲 30g，白英 30g，甘草 10g。每日 1 剂，水煎服。

加减法：头晕耳鸣者，加桑椹 15g、枸杞子 15g、黄精 15g 以加强补肾填精生髓；津亏便秘者，加玄参 15g、肉苁蓉 20g、黑芝麻 15g 润肠通便；烦热口干甚者，加玉竹 15g、石斛 15g 以养阴清热，生津止渴。

（二）其他治疗

1. 中成药

（1）六味地黄丸：滋阴补肾。适用于肝肾阴虚型肾癌。口服，每次 9g，每日 3 次。2 个月为 1 疗程。

（2）金匮肾气丸：温补肾阳，化气行水；适用于肾癌各期肾阳亏虚者。口服，每次 4g（20 粒）~5g（25 粒），每日 2 次。4 周为 1 疗程。

（3）知柏地黄丸：滋阴清热；适用于肾癌各期阴虚火旺者。口服，每次 8 丸，每日 3 次。4 周为 1 疗程。

（4）鳖甲煎丸：活血化瘀，软坚散结；适用于肾癌各期血瘀证者。口服，每次 3g，每日 2~3 次。2 周为 1 疗程。

（5）大黄䗪虫丸：祛瘀生新，缓中补虚；适用于肾癌气结血瘀兼有热毒者。口服，每次 3~6g，每日 2 次。1 月为 1 疗程。

（6）健脾益肾颗粒：健脾益肾；适用于肾癌术后或放、化疗后正气亏虚者。口服，每次 10g，每日 2 次。8 周为 1 疗程。

（7）平消胶囊：活血化瘀，止痛散结，清热解毒，扶正祛邪；适用于肾癌各期辅助抗肿瘤药。口服，每次 4~8 粒，每日 3 次。8 周为 1 疗程。

（8）复方斑蝥胶囊：破血消瘀，攻毒蚀疮；适用于肾癌瘀毒壅滞者。口服，每次 3 粒，每日 2 次。8 周为 1 疗程。

(9) 加味西黄丸：解毒散结，消肿止痛；适用于肾癌各期毒邪壅盛，疼痛较显者。口服，每次3～6g，每日1次。1周为1疗程。

(10) 参麦注射液：益气养阴；适用于肾癌气阴两虚者，并能提高肿瘤病人的免疫功能，与化疗药物合用时有一定的增效减毒作用。静脉滴注，每次20～100ml加入5% GS 250～500ml，每日1次。15天为1疗程。

(11) 参芪扶正注射液：益气扶正；适用于肾癌气虚者，作为化疗的辅助用药，有增效减毒作用。静脉滴注，每次250ml，每日1次。15天为1疗程。

(12) 参附注射液：益气回阳；适用于肾癌气虚阳衰者，与化疗联合应用，有增效减毒作用。静脉滴注，每次20～100ml加入5% GS 250～500ml，每日1次。15天为1疗程。

(13) 艾迪注射液：清热解毒，消瘀散结，扶正抑瘤；适用于肾癌各期本虚邪实者。静脉滴注，每次50～100ml加入9% NS或5% GS 400～450ml，每日1次。30天为1疗程。

(14) 苦参注射液：清热利湿，解毒散结；适用于肾癌早中期湿热瘀毒证者。静脉滴注，每次12ml加入9% NS 200ml，每日1次。15天为1疗程。

(15) 鸦胆子油乳注射液：解毒抑瘤；适用于肾癌各期邪实者，特别适用于肾癌伴脑转移者。静脉滴注，每次10～30ml加入9% NS 250ml，每日1次。10天为1疗程。

(16) 康艾注射液：益气扶正，清热解毒；适用于肾癌各期本虚邪实者，邪实以热毒壅盛为主。静脉滴注，每次40～60ml加入9% NS或5% GS 250～500ml，每日1次。30天为1疗程。

(17) 康莱特注射液：益气渗湿，消癥散结；适用于肾癌各期气虚湿困者，作为化、放疗的辅助用药，有增效减毒作用。静脉滴注，每次200ml，每日1次。21天为1疗程。

(18) 榄香烯注射液：活血解毒，散结止痛。适用于癌性胸、腹水及某些恶性实体瘤，与放化疗同步治疗，可增强疗效，可用于介入、腔内化疗及癌性胸腹水的辅助治疗。静脉滴注，每次0.4～0.6g，加入5% GS或0.9% NS 250ml中，每日1次。2～3周为1疗程。

(19) 其他可用于肾癌晚期或有虚证表现的扶正中药注射液有：生脉注射液、黄芪注射液、香菇多糖注射液和猪苓多糖注射液等。

2. 针灸、穴位注射、推拿疗法

(1) 体针

1) 肾癌各期本虚标实者

取穴：实证主穴：膀胱俞、中极、阴陵泉；配穴：昆仑；虚证主穴：肾俞、命门、腰阳关、足三里、三阴交，配穴：关元、气海。

操作：实证主、配穴用泻法，虚证主、配穴用补法；留针时间：30min，疗程：7～14天为1疗程。

2) 尿血

取穴：实证：中极、太冲、膀胱俞；虚证：肾俞、脾俞、气海、三阴交、足三里。

操作：实证穴用泻法，虚证穴用补法加灸，三阴交可平补平泻；留针时间：20～30min，疗程：7～10天为1疗程。

3) 腰痛

取穴：实证：肾俞、腰阳关、跗阳、阿是穴；虚证：命门、志室、太溪、三阴交、委中。

操作：实证穴用平补平泻，虚证穴用平补平泻或加灸；留针时间：20～30min，疗程：隔日1次，10天为1疗程。

4）针刺配合穴位注射

适应证：肾癌疼痛和血尿有条索血块，排尿困难者。

取穴：三阴交、昆仑、足三里。

操作：复方丹参注射液2ml稀释在5ml生理盐水中，在上述穴位每次分别注入1ml；疗程：每1～2日1次，连续10天为1疗程。

（2）艾灸

适应证：肾癌虚证或肾癌术后、化疗后、放疗后虚证者。

取穴：神阙、关元、气海、足三里、肾俞。

操作：每次用艾条悬灸20分钟，每日1～2次，连续10～15天为1疗程。

（3）推拿疗法

适应证：肾癌气机不畅之腰痛、尿血。

取穴：曲池、合谷、肾俞、三阴交。

操作：采用擦、拿、抹、摇、攘、拍、击等手法。每个穴位按摩时间为5min，每日1～2次，连续10～15天为1疗程。

3. 外治法　肾癌的外治法中最常用的是贴敷法。

（1）癌痛散

适应证：肾癌血瘀之疼痛。

组成：冰片3g、姜黄10g、生南星20g、乳香20g、没药20g、小茴香15g、丁香15g、麝香0.3g。

操作：上药共研细末，酒、醋各半调成糊状，涂布于腰部瘤块处，药干则另换之。

（2）三生散加味

适应证：肾癌疼痛。

组成：生川乌20g、生南星20g、生半夏20g、冰片20g、生马钱子10g。

操作：上药共研细末，加生芙蓉叶适量，捣烂混合，调成糊状，敷贴疼痛部位体表区域，再贴油纸固定，每日1次。

（3）金黄散

适应证：肾癌热毒壅滞之疼痛。

组成：大黄50g、姜黄50g、黄柏50g、皮硝50g、芙蓉叶50g、冰片20g、生南星20g、乳香20g、没药20g、雄黄30g、天花粉100g。

操作：上药研成极细末，和匀，加水调成糊状，摊于油纸上，敷贴于腰部肿痛处，每日1次。

（4）桂椒外敷散

适应证：肾癌术后肾虚腰部冷痛。

组成：肉桂30g、吴茱萸90g、生姜120g、葱白30g、花椒60g。

操作：上药共炒热，以布包裹，熨腰痛处，冷则再炒热，每日1～2次。

（5）新蟾蜍皮

适应证：肾癌。

组成：新蟾蜍皮；具有攻毒散结之功。

操作：将新蟾蜍皮外敷肿瘤患处皮肤，每日1次，7天后1疗程。

（6）独角莲三七膏

适应证：肾癌。

组成：独角莲1 500g、核桃枝1 500g、参三七1 500g、甘遂2 500g、生甘草1 500g；具有活血化瘀、消肿散结、解毒逐水之功。

操作：上药加水适量，中火煎熬，煎至药渣无味，滤液去渣，浓缩收膏，盛陶瓷器内，加冰片少许，密封高压消毒。用时在纱布上涂药膏贴于患处部位，胶布固定。每2日换1次。

（三）西医治疗

综合影像学检查结果进行临床分期（clinical stage grouping，cTNM），根据cTNM分期初步制订治疗原则，按pTNM分期结果修订术后治疗方案。对局限性及局部进展性肾癌采用以外科手术为主要治疗方式，对转移性肾癌应采用以内科为主的治疗方式。

1. 手术治疗

（1）局限性肾癌：外科手术是局限性肾癌首选治疗方法。手术方式包括：根治性肾切除手术、保留肾单位手术、腹腔镜手术等。根治性肾切除术时，不推荐加区域或扩大淋巴结清扫。

（2）局部进展性肾癌：局部进展期肾癌首选治疗方法为根治性肾切除术，而对转移的淋巴结或血管癌栓需根据病变程度、患者的身体状况等因素选择区域或扩大淋巴结清扫术或肾静脉或（和）腔静脉癌栓清除术。

（3）转移性肾癌：外科手术主要为转移性肾癌辅助性治疗手段，对体能状态良好、低危险因素的患者应首选外科手术，行减瘤性肾切除；根治性肾切除术后出现的孤立性转移瘤以及肾癌伴发孤立性转移、体能状态良好的患者可选择外科手术治疗。

2. 西药治疗　对于局限性肾癌及局部进展性肾癌，无标准的可推荐的辅助治疗方案，推荐服用中药及积极参与临床试验。对于转移性肾癌，可选用生物免疫治疗、分子靶向治疗、化疗等。

（1）生物免疫治疗：常用药物有干扰素（Interferon，IFN）、白细胞介素-2（IL-2）、淋巴因子激活的杀伤细胞（cytokine activated killer cells，LAK）、树突状细胞（dendriticcell，DC）等。尽管生物免疫治疗对肾癌的有效反应仅为15%～25%，但生物免疫治疗对提高晚期肾癌或转移癌患者的生存率或延长其生存时间已被认为是新的有效治疗手段。

（2）分子靶向治疗：美国FDA已经批准了6种药物用于晚期肾癌：舒尼替尼、索拉非尼、帕唑帕尼、替西罗莫司、依维莫司和贝伐珠单抗联合IFN-α。肾癌靶向治疗快速走向了稳定和成熟，目前肾癌的靶向治疗在疗效上已进入了一个平台期，优化靶向药物的治疗方案和正确处理不良反应仍可在一定程度上提高治疗疗效。

（3）化学治疗：肾癌对多种化疗药物耐药，对化疗的反应低（大约10%），常用的化疗药物有：吉西他滨、表柔比星、长春新碱、阿霉素、环磷酰胺、5-FU等。联合用药治疗优于单药，2种或2种以上联合用药，虽有效率有所提高，但药物毒副作用明显增加。常用化疗方案为吉西他滨+表柔比星。

（4）放射治疗：肾癌对放射治疗不敏感，不能改善肾癌患者的生存率。对局部瘤床复发、区域或远处淋巴结转移、骨骼或肺转移患者，姑息放疗可达到缓解疼痛、改善生存质量的目的。

（5）激素治疗：正常肾和肾癌组织含有雄激素和孕激素受体，体内激素失调和肾癌的发生有关。晚期肾癌患者使用激素治疗可减轻症状，延长生存期。常用药物有甲羟孕酮、羟基孕酮、泼尼松、丙酸睾酮。

3. 其他疗法　对于不适合开放性外科手术者、需尽可能保留肾单位功能者、有全身麻醉禁忌者、肾功能不全者、肿瘤最大径 <4cm 且位于肾周边的肾癌患者，可采用射频消融、冷冻消融、高强度聚焦超声。对于不能耐受手术治疗的患者肾动脉栓塞可作为缓解症状的一种姑息性治疗方法。

（四）名家名医经验方

1. 郁仁存——黄芪双莲汤治疗气阴两虚，邪毒内结之肾癌

组方：黄芪、半边莲各 30g，茯苓、当归、赤芍、白芍、干蟾皮、僵蚕各 10g，猪苓、生地、女贞子各 20g，半枝莲 60g。

用法：每日 1 剂，水煎分 2 次服。

主治：身重无力，体重减轻，腰酸疼痛，下腹坠痛，尿有余沥，或颜色发红，或排尿困难，尿潴留，腹部肿块，舌淡红，苔薄少，脉细数。

2. 段凤舞——肾癌扶正汤治疗肾虚脾弱，邪毒蕴结之肾癌

组方：生地黄、熟地黄各 6g，山药、山茱萸各 12g，牡丹皮、茯苓、泽泻、骨碎补、女贞子、怀牛膝、萹蓄、阿胶各 10g，桂枝 7g，猪苓、龙葵、白英各 15g，黄芪、枸杞子各 30g。

用法：每日 1 剂，水煎分 2 次服。

主治：腰部酸痛不解，下腹肿块，小便淋沥不畅或尿中血块，头晕耳鸣，形体消瘦，或有广泛转移。

3. 胡安邦——蛇英汤治气滞血瘀之肾癌

组方：白花蛇舌草、白英各 20g，牡蛎、穿山甲各 12g，全蝎、青皮各 6g，木香 4.5g，五灵脂、桃仁、杏仁各 9g，鳖甲煎丸 12g（吞服）。头晕耳鸣加首乌、白蒺藜、菊花；腹部肿块胀痛加丹参、红花、川楝子、大腹皮。

用法：每日 1 剂，水煎分 2 次服。

主治：腰部刺痛，拒按，下腹肿块，或伴胀痛不适，小便难解，或头晕耳鸣，舌淡黯，脉涩。

4. 段凤舞——炮甲石见穿汤（亦称肾癌功邪方）治热毒结聚，瘀血停滞之肾癌

组方：小蓟草 30～60g、瞿麦、菝葜、石见穿、白花蛇舌草、薜荔果、牛膝、续断各 30g，尿赤芍、炮山甲各 15g，补骨脂 10g。

用法：每日 1 剂，水煎分 2 次服。

主治：身热不解，小便热痛，或间有尿血，大便干结，腰痛如折，或刺痛，舌质红而少津，舌苔黄或腻，脉数。

5. 张代钊——加减八正散治疗下焦热毒，湿热下注之肾癌

组方：生地黄、白术各 12g，小蓟、滑石、太子参各 15g，蒲黄、木通、竹叶、炒山栀、猪苓各 10g，藕节 30g，当归、金银花各 9g，生甘草 3g。

用法：每日1剂，水煎分2次服。

主治：腹部积块，肉眼血尿或镜下血尿，伴尿急、尿痛，或淋沥不尽，发热口渴，舌红，苔薄黄，脉数。

（五）单方验方

1. 野葡萄根汤（野葡萄根30g，黄药子9g，半边莲、白茅根、薏苡仁各15g），每日1剂，水煎服。适用于肾癌下焦湿热毒盛者。

2. 薏苡三豆汤（刀豆子30～60g，薏苡仁、赤小豆、黑豆各60g），每日1剂，水煎分2次服，适用于肾癌肾虚水泛者。

3. 蛹虫草4只（约5g），水煎或研末分2次服，30天为1疗程。明显改善肾癌患者的症状或可使肿瘤缩小。

4. 淫羊藿15g，补骨脂10g，枸杞子15g，人参10g，当归10g，黄芪20g，鸡血藤30g，炮山甲15g，甘草10g。每日1剂，水煎服，3天为1疗程。治疗肾癌放疗、化疗后的白细胞减少、贫血。

5. 党参、炒白术、补骨脂、菟丝子各10g，女贞子、枸杞子各15g。每日1剂，水煎服。治疗肾癌放疗、化疗后的全身及胃肠道反应、造血及免疫功能抑制。

（窦莉莉）

第七节　医案精选

（一）周仲瑛医案——应用复法大方辨治肾癌一则

患者，男性，27岁。

2009年4月30日初诊：患者：2002年因胆结石行胆囊切除术，2009年3月初因左侧腰背不舒在南京军区总医院诊断为“左肾乳头状肾细胞癌”，于3月5日行“左肾切除术”。术后常觉胃中嘈杂，胀痛时作，疲劳乏力，食少，晨起口苦，胆区不舒，大便不实，日2次，舌苔黄薄腻质红，脉细滑。胃镜示：慢性胃炎，胆汁反流，Hp阳性，经抗菌治疗后转阴。

［辨证］　肝胃不和，脾肾两虚，胃肠湿热。

［治法］　理气和胃，健脾渗湿，补益脾肾，祛湿泄浊。

［方药］　潞党参10g，焦白术10g，茯苓10g，炙甘草3g，黄连3g，吴茱萸3g，炒白芍10g，陈皮6g，法半夏10g，藿香10g，紫苏叶10g，防风6g，炙乌贼骨20g，竹茹6g，炙香附10g，砂仁4g（后下），地枯萝12g，山药12g，炒神曲10g，炒延胡索12g，九香虫5g。每日1剂，水煎服。

2009年5月14日二诊：药后胃胀减轻，嘈心好转，稍有恶心，昨日餐后脘痞，胆区有不适感，大便不实，腰酸，舌苔黄，质黯红，脉细弦。治守原意加减，上方去防风加厚朴5g，郁金10g，炮姜5g。服法同上。

2009年12月3日三诊：患者坚持服药半年余，期间多次复查多项肿瘤标志物基本正常。目前偶有胃嘈，腰酸，口干，矢气多，舌苔黄，中后薄腻，质红，脉细滑。处方：潞党参12g，焦白术10g，茯苓10g，炙甘草3g，山药12g，桑寄生15g，杜仲10g，鸡血藤15g，续断 15g，法半夏 10g，炙乌贼骨 10g，藿香 10g，紫苏叶 10g，白芷 10g，陈皮 6g，竹茹 6g，砂仁 3g（后下），豆蔻仁 3g（后下），制香附 10g，炒枳壳 10g，炒神曲 10g，南沙参 10g，北沙参 10g，佩兰 10g，仙鹤草 15g，生薏苡仁 10g，炒薏苡仁 10g。服法同上。

本例患者经过多年随诊，基本以上方为主根据出现的兼夹症状，加减调理。现患者纳食如常，无明显不适，精神状态良好，多次复查多项肿瘤标志物正常。现患者仍间断复诊，已能正常上班工作。

[按语] 中医学认为肿瘤与患者正气虚弱密切相关，《活法机要》认为“壮人无积，虚人则有之”，所以正气虚损是形成肿瘤的重要条件之一。本例患者先天禀赋不足，后又行胆囊切除术手术易伤正气脾肾受损。脾虚中气不升，肝木生发之性受遏。肝脾之气不升则胆胃之气不降，故见口苦，胆区不适，嗳气泛酸，胃嘈杂且胀痛不舒。肝木克伐脾土，脾虚胃弱，故无力运化水谷精微，津液不能输布，故见大便不实，食少，疲劳无力。脾肾虚弱，湿浊内蕴，久郁化热，耗伤津液，故见苔黄薄腻质红，脉细滑。本病虚实夹杂，以脾肾亏虚为本，湿热瘀毒互结为标。周老治疗肿瘤善用复法大方。所谓复法大方指的是针对疾病的多重复杂病机，组合运用数种治法，处方药味数目超过常规的一种特别的治疗方法。它不是简单的堆砌多种药物，而是通过辨证论治，将具体治法和方药有机结合。在运用过程中仍然需注意主次本末，药尽其能，顾护脾胃。本案前后诸诊中主要以左金丸、六君子汤、痛泻要方、藿朴夏苓汤、紫苏叶黄连汤、参苓白术散、温胆汤为主加减，小方复合，复法组方。方中黄连、吴茱萸清泄肝火，降逆止呕；党参、白术、茯苓、甘草益气健脾，化湿和中；陈皮、半夏、砂仁、香附理气和胃，降逆止呕；防风、紫苏叶、白芷祛风胜湿，散寒止痛；炮姜温中散寒；藿香、砂仁、白豆蔻、厚朴芳香化湿，理气和胃；竹茹清热化痰，除烦止呕；炒延胡索、九香虫、郁金活血止痛，行气解郁；续断、杜仲、骨碎补补益肝肾，强筋健骨。诸药合用，共奏理气和胃、健脾渗湿、补益脾肾、祛湿泄浊之效。善用对药是周老特色诊疗方法之一。如黄连与吴茱萸，其中黄连清胃热，吴茱萸则从热药反佐，以制黄连之寒，能入肝降逆，使肝胃调和，两者相合，为苦降辛开法，有开郁散火，泄肝和胃，止吐制酸作用。加白芍（戊己丸）治疗腹痛。其中白芍平肝柔肝，和胃降逆；干姜、半夏与黄连合用苦辛开痞，治寒热互结，脘痞胀痛，有半夏泻心汤之意；再者白芍、甘草合用以缓急止痛，酸甘和营。

（二）何任医案——肾癌术后肺肾两虚证

杨某，女性，53 岁。

2006 年 4 月 24 日初诊。2005 年底感到腰部酸痛 3 月余，未予留意。2006 年 3 月检查 CT 示左肾占位，行左肾根治性切除术，病理示左肾透明细胞癌。曾用干扰素治疗，未做化疗。现症见：气促，咳嗽，尿频，纳差，无尿急尿痛，无血尿，面色萎悴，语声低微，咳声低下，舌淡苔白满，脉虚而弦。

[辨证] 肺肾两虚，痰湿蕴结。

[治疗] 益肺补肾，益气养阴，除湿化痰。

[方药] 自拟参芪苓蛇汤加减治疗。党参 20g，黄芪 30g，女贞子 15g，猪苓 30g，茯苓 30g，干地黄 20g，枸杞子 20g，焦三仙各 10g，佛耳草 15g，碧桃干 10g，老鹳草 15g，旋覆花 10g（包），五味子 10g，薏苡仁 15g，夜交藤 30g。每日 1 剂，水煎服。

2006 年 5 月 12 日二诊：患者咳嗽气喘仍时好时坏，舌红苔薄，脉弦而虚，为痰湿较重，并有化热之象，以原方加用鱼腥草 15g、冬瓜子 15g 等清热化痰宣肺之品治疗。每日 1

剂，水煎服。

2006年5月26日三诊：患者咳嗽气喘见瘥，尿频仍有，以六味地黄丸加减治疗。

一直用药至今，未见肿瘤转移复发，精神状态良好。

［按语］ 肾癌为肾脏的恶性肿块，可系外邪侵入或毒物长久刺激，损伤肾络，伤阴耗气，逐渐恶变而成。本例患者以左肾透明细胞癌根治术后伴尿频、气促、咳嗽等为主症，属腰痛病兼喘病痰湿壅肺兼气阴两虚证，故在自拟参芪苓蛇汤基础上，加用化痰止咳、降气平喘之药治疗。待喘促平后，再以六味地黄丸加减治疗防止转移复发，疗效肯定。

（三）李辅仁医案——自拟化浊消瘤汤治疗肾癌一则

马某，男性，83岁。

1998年1月15日初诊。患者肾癌术后有2年，现发现局部复发，考虑年事已高，患者及家属放弃再次手术及放、化疗治疗。刻下症：浮肿，尿频，乏力，薄白，脉细。

［辨证］ 湿浊瘀滞，脾肾亏虚。

［治疗］ 利湿化浊祛瘀，健脾益气扶正。

［方药］ 龙葵30g，通草5g，泽泻20g，石韦20g，茯苓15g，荔枝核15g，半枝莲30g，萆薢20g，山萸肉10g，枸杞子10g，炒薏苡仁15g，黄芪20g。

［加减］ 湿重时，减枸杞子、山萸肉，加土茯苓30g；肾虚时，减通草、石韦、萆薢，加菟丝子15g、旱莲草15g、覆盆子15g；偏于气虚时，减通草、泽泻、石韦、山萸肉，加炒白术15g、黄精10g；血虚时，加鹿角霜10g、当归10g。

该患者一直坚持以上中药加减治疗，达6年之久，肾癌一直未恶化。最后死于肺炎，心力衰竭。

［按语］ 龙葵、半枝莲均有清热解毒、活血消肿、止血、定痛等作用，多用于治疗衄血、血淋、赤痢、疔疮、瘰疬、癌肿、跌打损伤等，现代临床多用于治疗各种肿瘤。炒薏苡仁有健脾、利湿、排脓、消痈、舒筋等功效，其扶正，排脓消痈的作用，是治疗肿瘤的佳品，另其利湿作用，更适合治疗泌尿系肿瘤。荔枝核有理下焦气机，散结止痛作用。而茯苓、石韦、通草、泽泻、萆薢、炒薏苡仁等具有利湿分清祛浊功效，茯苓、炒薏苡仁、黄芪、枸杞子、山萸肉有扶正功效。李老认为，泌尿系肿瘤属于“本虚标实”。所谓“本虚”，即指五脏气化功能虚弱不足，是为根本；“标实”，是指湿浊浸渍瘀滞，结为“肿瘤”。所以治疗上，始终坚持“标本兼治”原则，补肾以助气化或补益脾胃以助运化，是为治本，而通利水湿，可以减轻肾之气化、脾之运化的负担，是为治标，化瘀散结以消瘤，使结去络通，水道通畅，亦为治标。根据长期临床经验，李老自拟了“化浊消瘤汤”，其功效为利湿、化浊、消瘤、扶正。李老指出，过于补益，化热伤津动血。扶正提高免疫力，应辨证用药。对于泌尿系肿瘤的治疗而言，利湿化瘀不可过度，过则伤正。所以，遣方用药，多配合炒白术、炒薏苡仁、黄芪等品。李老认为，这样既可以扶正，又可以防利湿化瘀等药碍胃伤正。

（窦莉莉）

第八节 名家名医论坛

（一）李辅仁治疗肾癌强调标本兼治

1. 病因病机　泌尿系肿瘤的形成，主要与湿浊浸渍瘀滞有关。中医学认为“食气”、“饮”经过五脏的气化，六腑的转输，“精气”、“浊气”各走其道。五脏六腑功能失调，水谷精微难以输布，即化为浊气而为病。五脏六腑皆有气化功能，脾肾之气化功能至关重要。脾为中土，主运化，灌溉四旁，对水谷精微津液之运输、气化（运化）起着决定作用。脾胃功能失调，化为痰而袭上，化为湿浊而注下。肾主藏精“受五脏六腑之精而藏之”，肾精化生肾气，乃人体之根本。肾的气化作用贯彻水液代谢的始终。肾与膀胱相通，两者经脉相互络属，互为表里，关系至密，即“肾合膀胱”。肾主气化，对于水液有升清降浊的作用；膀胱乃洁净之腑，功亦能气化。湿浊的形成，多是因嗜食辛辣厚味，湿热滋生；或脾胃素弱，或过服苦寒之品，戕害脾胃；或房事过劳伤肾或久病及肾，肾的气化功能失常，升清降浊失职，藏泄失调，水湿浸渍化浊。本病病在下焦，湿浊趋下，浸渍瘀滞日久，而成肿瘤。

2. 治则　泌尿系肿瘤属于“本虚标实”，“本虚”指五脏气化功能虚弱不足，是为根本；“标实”指湿浊浸渍瘀滞，结为“肿瘤”。坚持“标本兼治”原则，补肾以助气化或补益脾胃以助运化，是为治本；而通利水湿，可以减轻肾之气化、脾之运化的负担，是为治标；化瘀散结以消瘤，使结去络通，水道通畅，亦为治标。李老始终强调利湿去浊化瘀，洁净膀胱之腑以治标；补益脾肾，助气化以治本，并根据长期临床经验，自拟了化浊消瘤汤。

（二）何任治癌强调扶正为先

1. 学术理念　何老治癌坚持“不断扶正，适时祛邪，随证治之”之学术理念。

2. 癌症的发生，即是人体正气虚衰严重的表现。《素问·评热病论》有：“邪之所凑，其气必虚。”《素问·刺法论》又说：“正气存内，邪不可干。”《灵枢·刺节真邪》中记载：“虚邪之入于身也深，寒与热相搏，久留而内著……邪气居其间而不反，发为筋瘤……肠瘤……昔瘤，以手按之坚。”金元易水学派创始人张元素，在其《活法机要》中有说：“壮人无积，虚人则有之。脾胃怯弱，气血两衰，四时有感，皆能成积。”医学大家李中梓，在其《医宗必读·总论证治》中亦说：“积之成者，正气不足，而后邪气踞之。中医医家认为癥瘕积聚的发生，其根源在于正气虚损，“治病必求于本”，可见何老治癌“不断扶正”的学术理念，是有着极为深厚的传承根基。在“不断扶正”的学术经验框架内，依据辨证论治的原则，何老在临床上又将其细化为三种具体的治疗方法，即益气健脾、养阴生津、温阳补肾。

3. 癌症的形成与演变，虽然正气是决定性因素，然而邪气的存在，会不断销蚀正气，从而影响着病程进展，有时甚至会成为决定性因素。祛邪的关键在于时机，即何老所谓的“适时”，即应根据疾病所处的不同阶段、其他西医治疗方法的运用情况等，采用不同的祛邪方法。正如《医宗必读·积聚》所讲：“初者疾病初起，正气尚强，邪气尚浅，则任受攻；中者受病渐久，邪气较深，正气较弱，任受且攻且补；末者病魔经久，邪气侵凌，正气削残，则任受补。何老在治癌中，中医祛邪之法大致分为清热解毒法、活血化瘀法、化痰散结法、理气解郁法等四种。

4. 由于癌症的种类、所处阶段、先前采用的治疗方法以及病人体质等的不同，求诊时病人的证候表现各不相同，对此，何老非常强调“随证治之”的中医治疗原则。所谓“随证治之”，即是指在综合考虑癌症病情的基础上，在“不断扶正”、“适时祛邪”的原则指导下，依随病人就诊时所出现的各种证候表现及体检指标，针对性地辨证治疗。

（三）周维顺治疗肾癌强调辨证论治

1. 病因病机　肾癌病因病机复杂，病因包括：饮食不节，恣食肥甘，喜食辛辣，嗜烟酒而致酿湿生热毒，湿热内盛，蕴毒结于肾；情志不遂，肝失疏泄条达，气滞血瘀，毒瘀互结，瘀阻于肾；房室不节，恣情纵欲，或劳累过度，损伤脾肾，或年老体弱，或久病及肾，而致脾肾气虚，脾虚不运，肾虚气化失司均可致水湿内停，酿湿生痰，痰湿郁结于肾。诸种因素相混，日久生变，成积成块，发为该病。该病病机虚实夹杂，但以本虚为主。在疾病初始阶段，邪气亢盛明显，故以湿热、气滞、血瘀为主，中晚期则以脾肾气血阴阳虚证为主。

2. 辨证论治　根据辨证论治的原则，将肾癌分为 4 型。湿热蕴毒型：治以清热利湿解毒，方选二妙散加减，常用药有炒苍术、炒白术、黄柏、猪苓、茯苓、半枝莲、生薏苡仁、炒薏苡仁、蛇舌草等；气滞血瘀型：治以疏肝理气，化瘀散结，方选逍遥散合失笑散加减，常用药有柴胡、白术、茯苓、炙甘草、陈皮、五灵脂、蒲黄、莪术、赤芍等；脾肾虚衰型，治以温补脾肾，扶正祛邪，方选金匮肾气丸合四君子汤加减，常用药有生地黄、熟地黄、怀山药、茯苓、川牛膝、人参、白术、炙甘草等；气血亏虚型：治以补益气血，扶正抗癌，方选八珍汤加减，常用药有人参、白术、熟地黄、芍药、川芎、炙甘草、茯苓、当归、杜仲、续断等。

3. 随症加减　根据临床表现与原方配合加减相应药物：尿血加用大小蓟、白茅根、荠菜等；肿块明显加用山慈菇、浙贝母、夏枯草等；便秘加用大黄、枳实、火麻仁、肉苁蓉等；出虚汗者加浮小麦、瘪桃干、鲁豆衣等；失眠加用合欢花、炒酸枣仁、夜交藤等；腰膝酸软加用炙狗脊、炒川断、炒杜仲、怀牛膝等；癌痛明显加用延胡索、香茶菜、炙九香虫等。此外，周教授认为任何证型的患者在用药时，都必须兼顾脾胃之气，故加用炒谷芽、炒麦芽、神曲、鸡内金以助生化之源，提高机体功能。周教授强调，对肾癌患者的诊疗只要根据以上的诊治原则，全面综合分析病情，辨证确切，用药得当，可达到满意的疗效。

（四）王晞星治疗肾癌主张“因虚致瘤”说

1. 病因病机　肿瘤之为病与正气虚弱密切相关，如《活法机要》所述“壮人无积，虚人则有之”。肾为水火之脏，主司阴阳。脾肾阳虚，气化失司，水湿停聚，日久化为热毒，耗伤肾之阴精，痰湿瘀毒缠绵不化，邪毒蕴蓄水道，结于腰府，形成肾癌。故肾癌病位在肾，与脾相关。肾虚是发病之根本，脾肾阳虚，肾阴不足，阴阳失调，湿热毒蕴为病机之关键，治疗当调理脾肾，温补肾阳，滋补肾阴，平衡阴阳，抗癌解毒。其中尤以平衡肾中阴阳为治疗的基础。

2. 选方　二仙汤平补肾中阴阳，其功在于既温而又不燥，既寒而又不凝滞，既补而又不温热，强肾无燥热之偏，益精无凝滞之嫌，故可作为治疗肾癌的基本方。二仙汤全方由六味中药组成：仙茅、淫羊藿为君，巴戟天为臣，黄柏、知母为佐，当归为使。方中辛温与苦寒共用，壮阳与滋阴并举，温补与寒泻同施，尤以温肾阳、补肾精、泻相火、滋肾阴、调理冲任、平衡阴阳等见长。使阴得阳助而泉源不竭，阳得阴助而生化无穷，终达阴阳调和之效，则诸证自除。《本草通玄》谓："知母苦寒，其位俱厚，沉而下降，为肾经本药。"《本草汇》谓："巴戟天，为肾经血分之药。"《本草求真》谓："巴戟天，据书称为补肾要剂，能治五劳七伤，强阴益精，以其体润故耳。然气味辛温，又能祛风除湿，故凡腰膝疼痛，风气脚气水肿等症，服之更益。"《生草药性备要》谓仙茅"补肾，止痛，治白浊，理痰火"。《珍珠囊》谓黄柏"治肾水，膀胱不足，诸痿厥，腰膝无力。"《本经》谓淫羊藿"利小便，益气力，强志"，《别录》谓："消瘰疬，赤痈"。在此基础上，偏肾阳虚则酌加补肾阳之品，如补骨脂、益智仁、杜仲等；偏肾阴虚则酌加补肾阴之品，如女贞子、旱莲草、枸杞子等；兼有脾虚则酌加健脾、补脾之品，如党参、白术、茯苓等；有痰凝、血瘀、毒结则酌加化痰、活血、清热解毒之品，如瓜蒌、穿山甲、三棱、莪术等。王晞星教授在多年治疗肿瘤的实践中主张"因虚致瘤"说，即正气虚损是形成肿瘤的基本病机，因此治疗肿瘤补虚是关键。针对肾癌，结合其病位、病症，王晞星教授认为肾虚是其发病的基础，故补肾即治疗肾癌的关键。而二仙汤集寒热补泻于一方，温而不燥，凉而不寒，双调肾之阴阳，加减用于治疗本病最为精当。

（窦莉莉）

第九节　难点与对策

肾癌是我国泌尿系统肿瘤中发病率仅次于膀胱癌的常见的恶性肿瘤之一，肾癌的治疗有手术、化疗、放疗、免疫治疗、分子靶向治疗及中医药治疗等。虽然手术可治愈大部分早期患者，但约25%的局部进展及20%～30%的局限性肾癌患者发生转移，中位至复发时间为术后1～2年，绝大多数转移出现在术后的3年内。肾癌患者一旦出现远处转移，其中位生存为6～12个月，5年生存率小于10%。近年来，转移性肾癌靶向治疗的新药倍增、捷报频传，提高了晚期肾癌患者的生存时间，然而靶向治疗在疗效上已进入了一个平台期。如何提高肾癌靶向治疗的疗效是本病的难点。

难点一：中医药对肾癌靶向治疗的增敏作用

对策：近年关于肾癌靶向治疗的研究异常活跃。在索拉菲尼于2005年12月20日最早被批准上市后，尚有舒尼替尼、替西莫司、贝伐珠单克隆抗体、依维莫司、帕唑帕尼先后被批准用于转移性肾癌。从第一个靶向药物上市至今，肾癌的靶向治疗在短短的几年时间里快速走向了稳定和成熟。目前转移性肾癌的靶向治疗在疗效上已进入了一个平台期，绝大部分患者在11个月后出现获得性耐药现象，其机制尚未明确。中医药对化疗有增敏、增效作用已在临床上被证实，中草药中存在多药耐药逆转剂，可逆转肿瘤细胞多药耐药，且无毒副作用。如中药单体，人参皂甙、防己甲素、贝母乙素、砒霜、冬凌草甲素、鸦胆子油乳、蝎毒等，中药复方如复方三根制剂、复方拮新康、复方天佛参、十全大补冲剂等，提高肿瘤细胞对药物的敏感性方面，中医中药显示了强劲的生命力。中医药对靶向药物是否也有增敏作用是很多学者关注的问题。已有学者进行相关探索，初步显示靶向药物联合中医药治疗晚期肾癌有更好的疗效，其中可能存在一定的增敏作用。目前肿瘤专科进行临床观察，肾癌靶向治疗联合中医辨证辨病施治，有望探索一种有效的治疗方案。

难点二：靶向治疗肾癌的不良反应直接影响疗效

对策：单药或联合靶向治疗肾癌中，因不良反应而需要中断用药的不占少数。如索拉非尼治疗肾癌中，约30%以上的患者出现腹泻、皮疹、乏力和手足综合征，其中约21%的患者因不良反应需中断用药；再如舒尼替尼治疗肾癌中，约30%以上的患者出现腹泻、恶心和乏力，其中约38%的患者因不良反应需中断用药。中医药可在其中起到有效的减毒作用，使患者很好的耐受靶向治疗，进而提高治疗疗效。中医中药以辨证施治，扶正祛邪，减轻靶向药物的不良反应，临床常用的治法有：补益脾肾、健脾止泻、和胃止呕、清热解毒、化瘀通络等法。除中药汤剂口服治疗以外，现专科有中药外洗治疗靶向药物所致手足综合征，中药外用止呕方治疗靶向药物所致恶心呕吐等。

难点三：控制肾癌复发或转移

对策：①遵循肾癌临床实践指南，制订最佳治疗方案。②去除危险因素，如戒烟、减肥等。③中医药强调“治未病”理念，即“未病先防”、“既病防变”。通过中医药的积极干预，防止肿瘤进展和恶化。研究表明，中药能抑制肿瘤细胞转移，部分活血化瘀药可降低血液黏度，增加血液流速，减少肿瘤细胞与血管壁接触和黏附，有可能阻断肿瘤细胞的侵袭过程，减少肿瘤转移的发生；中药能抑制肿瘤血管形成，干扰肿瘤组织的血管生成，可有效地控制肿瘤的增殖和转移；术后中医调补促进术后恢复，以尽快进入下一阶段免疫治疗或分子靶向治疗，有效减少术后复发和转移几率。

（窦莉莉）

第十节　经验与体会

中医药在肾癌的治疗中有其优势与特色，其作用不容忽视。临床实践中发现，中医药治疗作为肾癌综合治疗的一部分，与其他各种治疗措施相结合，能最大程度发挥各自的优势，提高了治疗疗效。

（一）长期扶正，适时攻邪，随证治之

由于肾癌本虚标实的特征，正气不足在其发病中的重要性以及在癌瘤进展中的重要性，因此，自始至终强调调整正气，培益本元，提高病人的抗癌活力。扶正则从培补脾肾入手，调养气血阴阳。肾癌者，其病位在肾，肾者先天之本，脾者后天之本，脾肾乃元气强盛的根基，气血滋生之母体。在扶正的同时，不忘适时攻邪，即善于把握攻邪的最佳时机，恰当地应用中药抗癌药。随证治之，则指在治疗过程中如发热、疼痛、尿血、呕吐等，则有针对性地用清、解、和、止等的方法消除标证，减轻症状。即辨证、辨病、随症相结合的中医治疗思路，贯穿于肾癌的整个治疗过程中，提高治疗疗效、减轻不良反应、改善患者症状。

（二）正确对待祛邪与扶正的关系

中医对肿瘤的认识，归结为“正”、“邪”消长方面。“正胜邪退”，“邪盛病进”，在肿瘤治疗上始终存在“扶正”与“祛邪”之争。《素问·评热病论》有述“邪之所凑，其气必虚”，《灵枢·百病始生》亦述“壮人无积，虚则有之”，故在中晚期肾癌的治疗中倡用“扶正以祛邪”。以祛邪法治疗肿瘤，在《素问·至真要大论》中已有论述，如“坚者削

之”、“留者攻之”、“结者散之”等，《儒门事亲·推原补法利害非轻说》中指出“先论攻邪，邪去而元气自复也”，“医之道，损有余乃所以补其不足”，故而“不补之中有真补焉”，这正是“祛邪以安正”之说。对于肿瘤是采取祛邪抑或扶正的法则，要根据肾脏肿瘤的具体表现，所处肿瘤阶段，以及有无手术、化疗、放疗、免疫治疗、靶向治疗等来综合考虑。早期肾癌患者，一般正气充足，而癌毒已渐形成，但毒性未炽，此时但宜祛邪为务，如有虚象可酌加扶正之品。中晚期肾癌如癌瘤已大，癌毒壅盛而正气尚任攻者，则以祛邪为主，兼顾扶正；如毒盛而正也虚，则扶正祛邪并重。癌瘤已广泛转移者，正气虚衰，治以扶正为主，旨在改善机体状态，改善症状，提高生存质量。如已进行放疗、化疗者，或正进行靶向、免疫治疗者，则中医药的治疗原则当以针对其相关治疗反应，例如化疗药物所致脾胃受损，湿浊壅盛，则先以顾护胃气，和胃止呕，健脾化湿。中医治疗时或先攻后补，或先补后攻，或攻补兼施，强调动态、阶段辨证，辨证辨病相结合的治疗原则。

（三）中医药治疗肾癌急症

1. 腰痛　腰痛是肾癌的主要症状之一，临床中常常以此为就诊的主诉。临床实践中，腰痛辨为瘀血腰痛、肾虚腰痛。瘀血腰痛，方用桃红四物汤加减，肾虚腰痛，偏阳虚者，方用金匮肾气丸加减，偏阴虚者，方用六味地黄丸加减。除了内服，结合外治疗法，疗效显著。瘀血腰痛，局部刺络放血拔罐，或涂五生酊（生附子 50g，生半夏 50g，生南星 50g，生川乌 50g，生草乌 50g，冰片 50g，没药 50g，乳香 50g，延胡索 50g，将上述中药研磨成粉末，浸泡于 75% 酒精 1 500ml 中，密闭置阴凉处 3 天，倾取上清液）、中药外用止痛药水（元胡 80g，血竭 8g，丹参 80g，红花 80g，乌药 80g，土鳖虫 20g，蚤休 80g，冰片 10g，将上诉药物混合，加入 75% 酒精至高出药物表面 10cm。浸泡 30 天后，以纱布过滤，取滤液备用）疏通局部气血；肾虚腰痛，吴茱萸粗盐炒热热服局部、艾箱灸穴位（肾俞、命门）温补肾阳。

2. 尿血　肾癌大部分患者都有肉眼或镜下血尿，最常见的表现为间歇性、全程性、无痛性肉眼血尿。由于尿血的主要中医病机是热伤脉络及脾肾不固，故在临证中常将尿血辨为湿热下注型、阴虚火旺型、脾肾气虚型，相应予以小蓟饮子、六味地黄丸、归脾汤加减。

（窦莉莉）

第十一节　预后与转归

肾癌的预后主要取决于形态分级及临床分期。研究显示，低级肾癌（G1、G2）多为局限性肿瘤，预后较好，5 年生存率达 90%，10 年生存率达 60%，而高级肾癌（G3、G4）常伴有浸润和转移，预后较差，5 年生存率小于 30%，10 生存率低于 15%。Ⅰ期肾癌手术切除后，预后良好，5 年生存率在 90% 以上，Ⅱ期肾癌因其无周围及远处转移，根治性手术切除术后，预后尚可，5 年生存率在 50% 以上，Ⅲ期肾癌属中晚期，手术切除后，预后不佳，肿瘤侵犯肾周脂肪和筋膜，即便手术彻底清除，5 年生存率也小于 40%，Ⅳ期肾癌大多数失去了手术机会，预后极差，生存时间很难超过 1 年。此外，肾癌病人的身体状态、精神状态、治疗方法等也直接影响到预后。注重心理治疗与中西医结合治疗可使肾癌的预后向好的方向转变。

（窦莉莉）

第十二节　预防与调护

（一）预防

尚无确切的方法可以预防肾癌，但可加强防癌科普宣传，充分认识肾癌的危害性、常见病因及诱因；戒除不良的饮食及生活习惯，如戒烟酒，忌食高脂肪、高胆固醇食物等；增强体质，积极预防和治疗病毒感染，积极治疗肾脏疾病；减少与化学工业药品的接触，多呼吸新鲜空气等，是可以减少肾癌发病率。

（二）调护

1. 生活调护　治疗期间应避免剧烈运动，注意休息，改善生活环境，保持室内空气新鲜，保持心情舒畅，避免情绪受到刺激。

2. 饮食调养　平素饮食避免偏食，忌烟、酒、咖啡等，忌辛辣刺激性食物，忌食发霉、熏焦食物及不洁净的水，饮食要注意低盐饮食，食用清淡而富含维生素的食物。

（1）水肿重者及高血压者，应忌盐，限制蛋白食物的入量，少饮水。

（2）下血尿者及宜上火者，多饮水，多食苹果、白糖、黑芝麻、木耳等滋阴降火的食品。

（3）肾病综合征和其他肾病大量蛋白尿者，限量入食、高质量蛋白质，如牛奶、鲤鱼、成人每天摄入量约60g左右，而且以高生物蛋白为主。

（4）多食能抗肾肿瘤的食物，如龟、甲鱼、海马、沙虫、眼镜王蛇、抹香鲸油、海蜇、海参、猪牛骨髓、莼菜、无花果、苦菜、黄瓜、木瓜、薏苡仁、僵蚕、柚、槐米。

（5）腰痛者，宜食蛤蟆、余甘子、薏苡仁、芫荽、猪牛骨髓、刀豆、核桃、猪腰、鲍鱼、鲎、海蛇、淡菜。

（6）尿血者，宜食甲鱼、乌龟、穿山甲肉、无花果、乌梅、柿子、莲肉、藕、金针菜、芹菜、冬瓜、茅根、甘蔗、荠菜、桑椹。

（7）水肿者，宜食羊肺、海蜇、田螺、文蛤、海带、紫菜、鲤鱼、墨鱼、青鱼、蛤蜊、鲫鱼、芹菜、绿豆、黄花菜、香菇。

药膳治疗方推荐如下：

（1）香菇虫草炖鸡：香菇20g，冬虫夏草15g，未下蛋母鸡1只（约1 000g）。香菇去蒂，并去鸡毛及头脚和内脏，纳香菇、冬虫夏草入鸡腹，竹签缝口，加水适量慢火炖2小时，调味服食，可分2～3次服完。适用于肾癌气血不足者。

（2）枸杞海参瘦肉煎：枸杞子15g，海参250g，猪瘦肉100g。先将海参浸透，剖洗干净，后与猪瘦肉均切成片状，加水适量共煮至烂熟，调味食用，分次服完。适用于肾癌肾阴不足者。

（3）枸杞甲鱼瘦肉汤：枸杞子30g，甲鱼1只（约500g），猪瘦肉150g。先放甲鱼在热水中游动，使其排尿后，杀死切开，去内脏，洗净切块，加清水适量，与枸杞子、猪瘦肉共炖烂熟，分2～3次服完。适用于肾癌肾阴亏虚者。

（4）内金谷姜兔肉汤：鸡内金12g，谷芽30g，生姜3片，兔肉100g。加水适量共煲汤，少量盐调味，喝汤吃肉。每日或隔日1次。适用于肾癌化疗后脾胃虚弱者。

（5）砂仁怀山炖猪肚：砂仁 15g，怀山药 50g，猪肚 1 只。砂仁打破，猪肚洗净并去除脂肪。将砂仁、怀山药纳入猪肚内，加水适量，慢火炖至猪肚烂熟，少量盐调味，喝汤或佐膳。适用于肾癌化疗后脾胃虚弱者。

（6）梨汁蔗浆荸荠露：雪梨汁 1 份，甘蔗汁 2 份，荸荠 1 份。三者和匀冷服，或加热后温服。适用于肾癌放疗后热毒炽盛者。

3. 精神调理　肾癌病人的精神调理非常重要，医护人员应帮助患者克服精神上和情绪上的紧张，避免血压升高及情绪导致激素分泌失调引起内分泌紊乱症状，调整心理状态，正确对待所患疾病，鼓励病人树立未来的生活目标，做好为实现生活目标而承受治疗的心理准备。

（窦莉莉）

第十三节　现代研究

（一）基础研究

1. 中医病因病机研究　肾位于腰部脊柱两侧，主藏精，主水，主纳气。肾藏先天之精，主生殖，为人体生命之本原，故称肾为“先天之本”。肾精化肾气，肾气分阴阳，肾阴肾阳能资助、促进、协调全身脏腑之阴阳，故肾又称为“五脏阴阳之本”。《素问·气厥论》曰：“胞移热于膀胱，则癃溺血”，《素问·脉要精微论》曰：“腰者肾之府，转摇不能，肾将惫矣”。《灵枢·四时刺逆从论》中叙述：“少阴……涩则病积溲血”。《金匮要略·五脏风寒积聚》中说：“热在下焦者则，尿血，亦令淋秘不通”。《诸病源候论·淋病诸候》指出：“血淋者，是热淋之甚则尿血，则小肠气秘，气秘则小便难，痛则为淋，不痛则为尿血。”《类证治裁·溺》指出：“溺血与血淋异，痛为血淋，不痛为溺血，痛属大盛，不痛属虚。”《三因极一病证方论·尿血证治》所述：“病者小便出血，多因心肾气结所致，或因忧劳，房室过度。”《丹溪心法·腰痛》记载：“腰痛主湿热，肾虚，瘀血，挫闪，有痰积。”《景岳全书·腰痛》认为：“腰痛之虚证十居八九，但察其既无表邪，又无湿热，而或以年衰，或以劳苦，或以酒色斫伤，或七情忧郁所致者，则悉属真阴虚证。”《证治汇补·腰痛》中治疗腰痛方面指出：“惟补肾为先，而后随邪之所见者以施治，标急则治标，本急则治本，初痛宜疏邪滞，理经隧，久痛则宜补真元，养血气。”以上论述了肾癌的病因及血尿、腰痛等临床症状。肾癌多为饮食不节，恣食肥甘，或脾胃素虚，致使脾失健运，水湿不化，酿湿生热，湿热蕴结于肾；或外阴不洁，感受秽浊之气入侵肾脉，酿成湿热；或外受湿热邪毒入里蓄积于肾；素体湿盛，或外感湿邪，郁久化热，湿热之邪蕴结肾；肺失通调水道的功能，湿邪内盛，郁久化热，湿热之邪蓄积于肾；情志不遂，肝失疏泄条达，气滞血瘀，毒瘀互结瘀阻于肾；恣情纵欲，或劳累过度，损伤脾肾，或年老体弱，或久病及肾，而致脾肾气虚，脾虚不运，肾虚气化失司，均可致水湿内停，酿湿生痰，痰湿郁结于肾；素体阴虚，或热病伤阴，或房室不节，或喜食辛辣，嗜烟酒而致热盛阴伤，使肝肾阴液亏虚，虚热内盛，邪毒入侵，毒热互结于肾所致。病机可分为虚实两类，实证多为湿热、气滞、血瘀、痰凝等，虚证为肾阴虚、肾阳虚。虚实之证可互为因果，因虚致实，或因实致虚。

现代名老中医李辅仁教授认为泌尿系肿瘤的形成，主要与湿浊浸渍瘀滞有关。中医学认为“食气”、“饮”经过五脏的气化．六腑的转输，“精气”、“浊气”各走其道。五脏六腑功能失调，水谷精微难以输布，即化为浊气而为病。湿浊的形成，多是因嗜食辛辣厚味，湿热滋生；或脾胃素弱，或过服苦寒之品，戕害脾胃；或房事过劳伤肾或久病及肾，肾的气化功能失常，升清降浊失职，藏泄失调，水湿浸渍化浊。本病病在下焦，湿浊趋下，浸渍瘀滞日久，而成肿瘤。王晞星教授认为肿瘤为病与正气虚弱密切相关，古人认为"壮人无积，虚人则有之"（《活法机要》）。肾虚是发病之根本，脾肾阳虚，肾阴不足，阴阳失调，湿热毒蕴为病机之关键。周维顺教授认为肾癌病因病机复杂，病因包括：饮食不节，恣食肥甘，喜食辛辣，嗜烟酒而致酿湿生热毒，湿热内盛，蕴毒结于肾；情志不遂，肝失疏泄条达，气滞血瘀，毒瘀互结，瘀阻于肾；房室不节，恣情纵欲，或劳累过度，损伤脾肾，或年老体弱，或久病及肾，而致脾肾气虚，脾虚不运，肾虚气化失司均可致水湿内停，酿湿生痰，痰湿郁结于肾。诸种因素相混，日久生变，成积成块，发为肾癌。肾癌病机虚实夹杂，但以本虚为主。在疾病初始阶段，邪气亢盛明显，故以湿热、气滞、血瘀为主，中晚期则以脾肾气血阴阳虚证为主。《灵枢·百病始生》指出："风雨寒热，不得虚，邪不能独伤人。卒然逢疾风暴雨而不病者，盖无虚，故邪不能独伤人。此必因虚邪之风，与其身形，两虚相得，乃克其形"。郁仁存教授的肿瘤发病"内虚学说"指出，外邪、饮食、七情等均与肿瘤的发病密切相关，而脏腑亏虚则是肿瘤发生发展的根本原因，尤以脾肾不足为主。如《景岳全书·积聚》所说："凡脾肾不足及虚弱失调之人，多有积聚之病。"

综上所述，多数医家认为肾癌的病机属本虚标实，本虚乃肾虚，标实乃湿、热、毒、瘀蕴结，病机关键是在肾虚。

2. 西医发病机制研究　肿瘤是一类以多基因改变、多通路调节发生的全身性疾病，是先天因素与后天因素综合作用的结果。癌基因的突变或表达所引起促细胞增殖通路的过度活化、抑癌基因失活所导致的细胞周期调控紊乱、细胞凋亡受阻、端粒酶活化引起细胞生物钟的失调、DNA 错配、修复基因功能失常引起的基因组不稳定性，皆与肿瘤的发生密切有关。上述现象的本质是基因本身的异常（如突变、缺失、易位、扩增）及遗传的改变（不适当的甲基化及去乙酰化）。从分子水平而言，肿瘤是一种多基因改变的分子疾病。多种基因的改变导致了细胞水平上细胞周期失常所引起的增殖过度或凋亡受阻，因此，肿瘤也称为细胞周期病。最近几年，遗传学研究表明肾癌是基因相关肿瘤，发病机制极其复杂，病程发生、发展的分子生物学基础迄今尚未阐明。肾癌发生的分子机制和相关基因的表达变化，论述如下：

（1）肾癌发生相关基因

1）VHL 基因：研究发现，VHL 基因失活（包括基因突变、杂合性缺失 LOH、基因甲基化）是肾透明细胞癌发生的主要基因机制。抑癌基因编码的蛋白质广泛存在于各种细胞中，主要有：诱导细胞终末分化；维持基因稳定；触发衰老，诱导细胞程序性死亡；控制细胞增殖；抑制蛋白酶活性；改变 DNA 甲基化酶活化；调节组织相容性抗原；调节血管生成；促进细胞间联系。在肾癌中普遍存在 3 号染色体短臂（3p）的 LOH 高发现象，发生率高达 90%。肾癌不同亚型之间 VHL 基因突变差异很大，其中透明细胞癌最为多见，乳头状癌极少。Hamano 首次进行了肾癌的 VHL 基因突变和 3pLOH 双基因失活分析，发现肾癌中 42.4% 存在 VHL 突变，73.5% 存在 VHL 的 LOH，44.1% 同时存在以上 2 种突变。

2）G250 - JN7CAⅨ（简称 G250）：G250 具有以下生物特点：①调节细胞内外的 pH；②缺氧诱导因子 - α（hyJoxia - inducible factor - l，HIF - α）可以介导 G250 - MN/CAⅨ的过

度表达，其过度表达能导致一个酸性的肿瘤微环境，这种环境能使癌细胞进展转移；③G250内存在氨基酸 254 ~262 形成的多肽是一种天然形成的 HLA - A2.1 限制性 T 淋巴细胞多肽，这种限制性抗原决定簇具有免疫原性，能被细胞毒性 T 淋巴结细胞识别，产生免疫应答；④T 淋巴细胞免疫应答的激活由 T 淋巴细胞表面嵌合受体表达和 G250 抗原表达共同决定。当 G250 抗原密度在较大范围波动时，细胞毒性 T 淋巴细胞能发挥溶解肿瘤细胞的作用。研究发现，用 G250 单克隆抗体进行免疫组化学染色，显示所有的肾透明细胞癌和大多数其他类型肾细胞癌的癌细胞中几乎都可以发现 G250 的表达。

3）钙黏蛋白 - 6（cadherin - 6，CAD6）：钙黏蛋白是一种多基因家族的跨膜蛋白，CAM 介导 Ca^{2+} 依赖的细胞间黏附、细胞骨架固定与信号传递及控制形态遗传性过程，钙黏蛋白介导的细胞间粘连紧密而稳定，从而保护组织的完整性。细胞间粘连的改变可能会导致细胞更具攻击性。Shimazu1 等采用 RT - PCR 技术分析了 121 例标本的外周血，发现cadherin - 6 特异性表达于肾癌细胞系中，大多数健康者不存在 cadherin - 6 的表达（32/34），而全部的 SKRC - 33RCC 患者均表达。其中，转移性肾癌患者的外周血中 cadherin - 6 的表达率为 70.4%（19/327），未转移患者中为 45.0%（27/60）。

此外，Met、FH、BHD、WTH、GYLZ - RCC18、RCC Ma、HLA - G、KIT（CD117）、FHIT、RGS5、calponin h1、IL - 6、PTEN 等均与肾癌的发生有关。

（2）肾癌分子信号的传导通路

1）VHL/HIF 通路：VHL 基因通过介导降解 HIF - 1，间接地对各因子的转录起到抑制的作用。通过对细胞因子的抑制，VHL 蛋白可行使抑制肿瘤细胞生长、抑制肿瘤血管生成、调节细胞周期等功能，VHL 基因的失活导致这些功能的丧失，有利于肿瘤的发生、发展。

2）VEGF 通道：血管内皮生长受体（VEGF）通过和相应受体结合导致血管通透性增加，刺激血管内皮细胞增殖，淋巴管的形成，肿瘤的生长以及侵袭转移。研究发现，VEGF mRNA 及蛋白在 VHL 疾病肿瘤、散发性肾细胞癌及 VHL 基因失活的肾细胞系中表达增加。

3）EGFR 通路：表皮生长因子受体（EGFR）在调节细胞生长、分化和存活上有重要作用，85% 以上的肾癌组织过度表达 EGFR。研究表明，VHL 功能丧失导致 RCC 表达 TGF - a 增加，TGF - α 能与 EGFR 结合，EGFR 二聚后发生自体磷酸化从而激活下游信号通路。最常见通路为 Ras - Raf - mitogen 通路和 PI3K/Akt 通路，前者促细胞分裂增殖，后者主要刺激肿瘤血管形成和侵袭。

4）PD - ECGF 通路：血小板衍化内皮生长因子（PD - ECGF）作为刺激内皮细胞分裂增殖的一种血管生长因子，在体内与体外都证实有血管新生作用。王沈阳等应用免疫组化化学技术检测 43 例肾透明细胞癌（RCCC）标本中 PD - ECGF 的表达，结果发现 43 例 RCCC 中 PD - ECGF 的阳性表达率为 67.4%（29/43），对照组 12 例正常肾组织未能发现阳性表达。

5）PI3/Akt/mTOR 信号传导通路：Akt/mTOR 信号传导通路处于生长调节的中心环节，能够调节肾细胞癌的 HIFs 表达。PI3/Akt/mTOR 信号通路在细胞增殖等方面起重要作用。

细胞的重要生理活动都是通过信号传导进行的，如细胞的增殖、凋亡、分化、迁移及物质的分泌，均有赖于相应的信号传导，肿瘤生长在一定意义上是细胞增殖大于细胞死亡的过程，其分子基础是调节细胞增殖或凋亡的信号通路的分子异常。信号通路的异常将引起细胞的生长失调，在肿瘤形成过程中，在细胞水平表现为促细胞增殖通路的信号过强或抑制细胞增殖和促进细胞凋亡通路的信号过弱，其原因是癌基因的活化和抑制基因的失活。在诸多的信号传导通路中，与肾癌发生关系最密切的是 VHL/HIF 通路和促细胞增殖为主的酪氨酸激酶（RTK）活化的信号通路，大部分的癌基因产物均参与通路的活化。

（3）肾癌细胞增殖和周期调控的相关基因

1）细胞周期素（Cyclin）：Cyclin 是一组控制和调节哺乳动物细胞周期的蛋白质。其中 Cyclin D1 被证实为原癌基因，参与控制细胞由 G1 期至 S 期，抑制其功能可阻止细胞进入 S 期，而该基因的过度表达可以缩短 G1 期，从而导致细胞增殖失控而导致肿瘤发生。在肾癌细胞中，Cyclin D1 表达阳性率高于正常组织，能在一半的肾透明细胞癌和嗜酸细胞瘤中表达，在乳头状肾细胞癌和嫌色细胞癌中表达不常见。

2）p27：p27 具有抑制 cyclin e－CDK2 复合物的活性，对细胞周期具有负调控作用，被公认具有抑癌基因活性。p27 作为细胞周期的负调控因子，具有阻止细胞通过 G1/S 期转换的“关卡”作用，从而抑制细胞的增殖，使细胞有机会修复损伤的 DNA 或纠正 DNA 复制中产生的错误。

3）p53：p53 基因有野生型和突变型两种类型。野生型 p53 基因的生化功能为转录因子。生物学功能也可作为细胞周期 G1 期的 DNA 损坏检查点。如果 DNA 遭受破坏，p53 蛋白的累积致复制停止，以便有足够的时间使损坏的 DNA 得到修复。如果修复失败，则 p53 能够通过程序性细胞死亡引发细胞自杀，阻止具有癌变倾向基因突变细胞的产生。p53 突变是人类各种肿瘤中最常见的基因改变，有研究表明 92 例肾癌中 p53 突变表达为 35.9%，且 p53 突变表达在单病灶肾癌中比在多病灶中多见，与肾癌分级和淋巴结转移显著相关，与分子无关。

4）p16：抑癌基因 p16 的蛋白产物 p16 蛋白是最重要的一种抑制物。p16 蛋白主要与 CDK4（细胞内周期素依赖激酶）结合而使之失活，由于 CDK4 可以与细胞周期素结合成复合物使 Rb 磷酸化从而启动转录，因此 CDK4 的失活在很大程度上影响了 cyclins－CDKs 复合物的活性，Rb 蛋白的磷酸化也就受到了抑制。

5）端粒酶：端粒酶（telomere，TLM）是真核生物染色体线性 DNA 分子末端的特殊结构，对维持染色体稳定性和 DNA 完整复制具有重要作用，端粒酶活性的表达是恶性肿瘤细胞无限增生的重要分子基础。1994 年 Kim 等以端粒重复序列扩增（TRAP）的酶测定方法，证明了代表 12 种人类肿瘤 101 份活检标本的 90 份端粒酶活性为阳性，其中肾癌中端粒酶阳性检出高比率（89.3%），提示端粒酶的激活是肾癌发生的共同步骤，是人类移行细胞癌的显著特征。

6）bcl－2：对凋亡相关基因研究较多的是 bcl－2，bcl－2 被认为是哺乳动物细胞凋亡发生的关键基因之一。bcl－2 主要通过与 Bax 形成二聚体而发挥作用，当 bcl－2 表达量较高则形成异二聚体而发挥抗凋亡作用，从而延长细胞生存，促使肿瘤发生。研究证实，bcl－2、bcl－xl 高表达的肾癌组织罕见凋亡现象，而 Bax 高表达组织却常见凋亡现象，并与肾癌的进展和远处转移有关，抑制 bcl－2 可增加凋亡基因 Fas 和 p53 诱导人肾癌细胞凋亡的作用。研究表明，正常肾远曲小管细胞胞质 bcl－2 表达阳性，而近曲小管细胞 bcl－2 蛋白染色极弱，甚至几乎阴性，而近曲小管细胞恰恰是肾细胞癌起源处。

细胞周期是细胞增殖分化的最后共同通路，在细胞周期的各个间期中，以 G1 期最为重要，许多细胞外及细胞内的增殖调控物质主要作用于该期。

肾癌的发病机制尚未完全阐明。根据目前的研究，肾癌是一种具有独特发病机制的恶性肿瘤，发生机制极为复杂，有众多基因及信号通路参与。

（二）临床研究

1. 辨证论治研究　各家学者对肾癌病因病机认识的侧重不同，在证类划分及治则确立上亦各有发挥。

周维顺教授认为肾癌为湿、热、毒、气、血互结于肾而成，临床将其分为4型：湿热蕴毒型，治以清热利湿解毒，方选二妙散加减；气滞血瘀型，治以疏肝理气，化瘀散结，方选逍遥散合失笑散加减；脾肾虚衰型，治以温补脾肾，扶正祛邪，方选金匮肾气丸合四君子汤加减；气血亏虚型，治以补益气血，扶正抗癌，方选八珍汤加减。

周仲瑛教授认为泌尿系统肿瘤当责之为癌毒伤肾，本虚标实，治疗权衡标本缓急，辨证结合辨病。临床将其分为3型：肾虚湿热型，治以滋肾清利，化湿通淋，方选知柏地黄丸加减；痰瘀内阻型，治以化痰通络，活血消癥，方选鳖甲煎丸加减；水瘀互结型，治以活血祛瘀，化气利水，方选桃红四物汤合五苓散加减。

王俊茹等辨证治疗肾癌，将其分为5型：湿热蕴结型，治以清热利湿，方选八正散加减；瘀血内阻型，治以活血化瘀，兼以补虚，方选桃红四物汤加味；脾肾气虚型，治以温补脾肾，方选肾气丸合四君子汤加减；肝肾阴虚型，治以滋补肝肾，方选左归丸化裁；气血两虚型，治以补气养血，方选八珍汤加减。

2008年中华中医药学会发布的《肿瘤中医诊疗指南》中，肾癌的中医证型定位4个：肾虚毒聚、湿热瘀毒、气血双亏、阴虚火旺。

2. 专病专方研究　李真喜以自拟“肾癌方”［黄芪30g，白术15g，鹿角霜20g，鳖甲15g，菟丝子15g，女贞子15g，莪术12g，田七末3g（冲），赤芍15g，全蝎8g，大黄6g，生甘草3g。加减法：腰疼剧加元胡、乳香、土鳖；血尿明显去全蝎，加仙鹤草、山楂炭；肿物巨大硬实加三棱、穿山甲；腹水去鳖甲，加大腹皮、半边莲。寒湿重去女贞子，加台乌、益智仁］治疗5例晚期肾癌患者，5例患者疼痛、出血等症明显改善，生存质量有较大提高，1例患者癌灶缩小明显。

李辅仁教授自拟“化浊消瘤汤”（龙葵20～30g，通草5g，泽泻20g，石韦20g，茯苓15g，荔枝核15g，半枝莲30g，萆薢20g，山萸肉10g，枸杞子10g，炒薏苡仁15g，黄芪15～20g）治疗泌尿系肿瘤，治疗上强调利湿去浊化瘀，洁净膀胱之腑以治标，补益脾肾，助气化以治本。

王钢认为对于肾脏肿瘤宜采用手术配合放射、化学、中医中药综合疗法。中药治疗分3阶段进行，早期治疗阶段：中药的治疗原则是通过辨证论治减轻手术、放疗、化疗的副反应，确保患者完成放疗、化疗的疗程。主要治法：①调脾胃，常用香砂六君子汤加减谷麦芽、焦楂曲；②补气血，常用十全大补丸加紫河车、阿胶等血肉有情之品。中期治疗阶段：中药的治疗原则是在辨证基础上结合辨病加入中药的抗癌之品，对于肾脏肿瘤在辨证基础上常选加猪苓、龙葵、蛇莓、山慈菇、半枝莲、半边莲、白花蛇舌草等药。后期治疗阶段：中药的治疗原则是通过辨证论治延长肾脏肿瘤患者的生存期和提高生存质量。对于稳定期患者，宜辨证基础上结合辨病巩固治疗，对于肿瘤已转移、全身衰竭的患者，宜调脾胃、补益气血阴阳。

（窦莉莉）

第十四节　评述与展望

肾癌是泌尿系系统常见的恶性肿瘤，最近20年我国肾癌的发病率呈现明显上升趋势。肾癌的病因学因素至今不很明确，除了与生活习惯因素，如吸烟、饮食、肥胖、饮酒、使用药物等有关以外，还可能与环境危险因素，如职业暴露于化学物质、放射线以及肾透析等相关。肾癌的发病机制极为复杂，病程发生、发展的分子生物学基础迄今尚未阐明。对于局限性及局部进展性肾癌采用以外科手术为主要治疗方式，术后1~2年内约20%~30%的局限期或局部进展期患者出现远处转移，转移性肾癌患者生存期很难超过1年。针对转移性肾癌以内科为主的治疗方式，如化疗、放疗、生物免疫治疗、分子靶向治疗等。化疗、放疗对肾癌不敏感，生物治疗疗效有限，近年来多种靶向药物临床应用，明显改善了转移性肾癌的治疗疗效，然而疗效上进入了一个平台期，优化靶向药物的治疗方案和正确处理不良反应是现阶段提高肾癌治疗疗效的关键。索拉非尼开创转移性肾癌靶向治疗的先河以来，多个Ⅲ期随机对照的临床研究证明，舒尼替尼、帕唑帕尼、贝伐珠单抗联合IFN-a对于转移性肾癌疗效优于传统的IFN-α，而对于中高危的转移性肾癌替西罗莫司的疗效优于IFN-α，明显改善了转移性肾癌的PFS和（或）OS，已经成为转移性肾癌一线、二线治疗的标准手段。临床实践中如何合理、有序地使用上述靶向药物，以保障患者获得最大的生存益处和良好的生存质量是现阶段必须思考和探索的问题。

肾癌的中医病机，多数名老中医认为“本虚标实”，肾虚为本，湿、热、毒、瘀蕴结为标，病机关键是在肾虚。中医辨证分型及论治各家分说，尚无统一的标准，多数主张动态、阶段辨证，治疗权衡标本缓解，辨证结合辨病。突出中医药的独特特性，治疗应在满意的生活质量和较长的生存时间基础上，取得最大限度的瘤体缩小。

因此，未来中医药治疗肾癌面临的主要任务有：①制订出肾癌中医辨证分型、论治标准及疗效标准，以使临床观察治疗总结规范化、标准化。重点应是术后抗复发转移研究以及晚期肾癌中药治疗的价值。②加强中医中药对肾癌预防作用疗效观察及机制探讨。③进行中医药对靶向药物增敏减毒的临床及基础研究，在肾癌靶向治疗中明确中医药的具体作用点。

（窦莉莉）

第十五章

肿瘤专科操作技术的护理配合

第一节　外周静脉置入中心静脉导管的护理

外周置入静脉中心静脉导管（peripherally inserted central catheter，PICC）是经外周静脉（贵要静脉、肘正中静脉和头静脉）穿刺置入的中心静脉导管，其导管最佳的尖端位置应在上腔静脉的中下1/3。PICC由于其穿刺成功率高，留置时间长，安全性佳，感染率低等优点，目前已广泛应用于临床，尤以化疗患者及全胃肠外营养者居多。

PICC导管总长度通常为50～65cm，导管柔软而有弹性，具有全长放射显影，可通过放射影像确认导管及其尖端位置。

一、外周静脉置入中心静脉导管的置管

（一）PICC导管应用指征

1. 适应证

（1）有缺乏外周静脉通道的倾向。

（2）有锁骨下或颈内静脉插管禁忌。

（3）需输注 $pH>9$ 或 $pH<5$，渗透压 >600mOsmol/L 的药物。

（4）全胃肠外营养等。

（5）需反复输血或血制品，或反复采血。

（6）需要长期静脉治疗，如补液治疗或疼痛治疗。

2. 禁忌证

（1）插管途径有感染源。

（2）插管途径有外伤史、血管外科手术史、放射治疗史、静脉血栓形成史、乳腺癌术后患侧上肢、动静脉瘘，肢体肿胀者。

（3）肘部血管条件差，无法确定穿刺部位。

（4）有严重的出血性疾病、严重凝血障碍者（血小板 $<20\times10^9/L$，白细胞 $<1.5\times10^9/L$）。

（5）穿刺侧有其他导管者。

（6）患者顺应性差。

（二）穿刺部位与导管选择

1. 一般情况评估　置管前应由专业护士与医师一起评估患者的病情和血常规检查结果、静脉条件，严格掌握置管的禁忌证。评估后符合条件者再进行置管。

2. 合理选择静脉　在肘正中 10cm 的范围内选择穿刺的最佳静脉。首选静脉贵要静脉，其次为肘正中静脉和头静脉。贵要静脉比较粗大且通向中央静脉的路径较直；而头静脉管径细，有分支，静脉瓣相对较多，在肩部有一个较大的角度，可能造成送管困难，因此尽量避免在头静脉穿刺。

3. 合理选择穿刺部位　一般选择肘下 2～3cm 处作为穿刺进针点，应避开红肿、硬结、局部感染等部位。

4. 合理选择导管　在保证输液速度的情况下，应尽量选择短而细的 PICC 导管。对于某些使用特殊药物的患者，如全胃肠外营养、脂肪乳剂、高渗性液体、血制品或血浆制剂等，建议使用 4F 或 5F 型号的 PICC 导管。

（三）操作准备

1. 患者准备

（1）签署知情同意书。

（2）做好置管配合宣教。

（3）正确测量预插入导管的长度及臂围：患者取仰卧位，手臂外展至 90°，一般成人导管插入长度的测量方法是从穿刺点至右胸锁关节再垂直向下到胸骨右缘第三肋间；新生儿或儿童插入长度则按以上方法测定至第二肋间的长度；测量左右上臂肘上四横指处臂围并记录，视为判断可能出现渗出或栓塞时的基础值。

2. 用物准备　PICC 导管 1 副、静脉穿刺包 1 只［治疗巾、镊子 ×1、剪刀 ×1、纱布、皮肤消毒剂、无菌透明敷料（10cm × 12cm）、10ml 或 20ml 注射器数只］、无菌胶带、无菌手套 2 副、止血带 1 根，纸尺 1 副、0.9% 氯化钠注射液、无菌衣、必要时备局麻药物。

3. 环境准备　治疗室或病房内先用紫外线照射 30 分钟，请家属离开，拉好分隔帘。

4. 工作人员准备　服装鞋帽整洁，洗手、戴口罩并确认医嘱。

（四）操作关键步骤与要点

1. 皮肤消毒

（1）用含有效碘 5 000mg/L 以上的消毒液，以穿刺点为中心直径大于 20cm 的范围进行皮肤消毒，充分待干。

（2）消毒时顺时针逆时针交替，且用力擦拭。

2. 建立无菌区　在穿刺手臂下、穿刺点上下各 6cm 处、穿刺点左右各铺 1 块无菌治疗巾，也可用洞巾代替。

3. 穿刺

（1）静脉穿刺：以一手固定皮肤，另一手持针穿刺，进针角度 15°～30°。穿刺见回血后将穿刺针与血管平行，继续推进 1～2mm，然后保持针芯位置，单独向前推进插管鞘，此时保持止血带结扎状态，避免由于推进钢针造成血管壁穿透。

（2）取出穿刺针：松开止血带，以一手拇指固定插管鞘，示指或中指压住插管鞘末端的血管，防止出血，从插管鞘中撤出穿刺针。

4. 送管 固定插管鞘，将导管自插管鞘内缓慢、匀速地推进，每次1~2cm，动作要轻柔，遇到阻力，先将导管回撤，再边推生理盐水边送入。

5. 撤回插管鞘、撤除导丝

（1）当导管置入预测长度时，在鞘的前端静脉上加压止血并固定导管，然后撤出插管鞘。

（2）轻压穿刺点以保持导管的位置，缓慢地将导丝撤出。

6. 修正导管长度、安装连接器

（1）保留体外5cm以上导管以便于安装连接器与固定翼，用无菌剪刀垂直修剪导管，注意不要剪出斜面或修剪端不平整。注意：至少要剪去导管原来与导丝连接的长度。

（2）先将减压套筒套到导管上，再将导管连接到连接器翼形部分的金属柄上，注意一定要推进到底，导管不能起褶，将翼形部分的倒钩和减压套筒上的沟槽对齐，锁定两部分。

（3）用注射器抽吸至有回血，然后用20ml生理盐水以脉冲方式冲管、正压封管，最后连接肝素帽或正压接头。

7. 压迫止血、固定

（1）将导管远端盘绕成一流畅的“s”弯，在准备粘贴蝶型固定器下的皮肤上，涂抹皮肤保护剂，充分待干。

（2）将导管与固定器相扣，注意固定器的箭头要对向穿刺点方向。

（3）在穿刺点处垫以纱布或明胶海绵以吸收渗血，其上用透明敷料固定。

（五）PICC穿刺过程的难点问题

1. 血管穿刺困难的处理方法

（1）选择导管时要对患者的血管状况作充分的评估。

（2）使用微插管器、超声引导等其他辅助技术可增加穿刺成功率。

2. 导管推进困难的处理方法

（1）置管前先了解患者既往史：胸腔内是否有肿瘤或肿块、已有的血管内留置器材、使用器材的既往史，手臂、肩膀、胸部的手术外伤史，血管手术史等。

（2）尽量选择贵要静脉进行穿刺。

（3）固定好穿刺鞘，在送管过程中使之不脱出血管。

（4）协助患者摆好体位，使之舒适放松。

（5）边推进边冲管，强调推进时动作必须轻柔。

（6）借用血管扩张器、超声、放射显影等方法确认导管是否推进到所需位置。

二、外周静脉置入中心静脉导管的维护

PICC维护是保证导管正常使用的重要方法之一，可有效地防止导管相关性感染，早期发现并发症，并给予及时处理。导管的维护至少每周一次，应告知患者，若发现异常情况，应及时就诊。PICC的维护必须在专业医疗机构进行，不可随意操作，以免造成不良后果。

（一）操作准备

1. 患者准备 落实相关健康教育，充分暴露导管。

2. 用物准备 免洗手消毒剂、PICC换药包（药碗、血管钳、弯盘各一只）、含有效碘

5 000mg/L以上的消毒棉球、75%乙醇棉球、透明敷料（10cm×12cm以上）、固定器、无菌手套、10ml以上注射器、生理盐水、松节油、肝素帽、无菌巾、胶带等。

3. 环境准备　请家属离开，拉好分隔帘并注意保暖。

4. 工作人员准备　服装鞋帽整洁，洗手、戴口罩并确认医嘱。

（二）操作关键步骤与要点

1. 揭除旧敷料及固定器　揭敷料时应注意顺着穿刺方向，以免将导管带出。检查穿刺点周围皮肤有否发红、肿胀，有否渗出物。观察外露导管的长度，注意导管有否滑出或回缩。

2. 消毒穿刺点　先用乙醇棉球三遍脱脂（去除皮肤表面的脂质物质，消毒效果更佳），擦拭时应避开穿刺点；再用碘消毒剂消毒穿刺点三遍，消毒导管两遍。消毒皮肤时，应由内向外呈螺旋式，顺时针逆时针交替，消毒范围达直径20cm以上，大于敷料的尺寸。

3. 消毒更换肝素帽　应用乙醇棉球用力旋转擦拭肝素帽，时间10秒左右。

4. 安置固定器　粘贴固定器前先涂抹皮肤保护剂，充分待干后再使用固定器，注意固定器的箭头朝向穿刺点，并锁紧搭扣。

5. 粘贴敷料　将体外导管放置呈“S”形，注意透明敷料中央应正对穿刺点，无张力粘贴。用指腹轻轻按压整片透明敷料，并轻捏敷料下导管接头突出部位，使透明敷料与皮肤和接头充分粘合。

（三）并发症的预防及处理

PICC留置期间会发生静脉炎、导管相关性感染、导管堵塞、导管内自发回血、穿刺点渗液和渗血、导管损伤、局部皮疹等并发症，具体的预防措施如下：

1. 预防静脉炎的措施

（1）正确评估静脉炎的分级：

0级：无临床表现。

1级：输液部位伴有或不伴有疼痛的发红。

2级：输液部位疼痛伴有发红和（或）水肿。

3级：输液部位疼痛伴有发红和（或）水肿，有条索状物形成，可能摸到条索状静脉。

4级：输液部位疼痛伴有发红和（或）水肿，有条索状物形成，可触及条索状静脉，长度>2.5cm，且有脓性渗出。

（2）选择合适型号的导管：尽量选择贵要静脉穿刺。

（3）选用无粉手套或在接触导管前冲洗附于手套上的滑石粉。

（4）送管中动作轻柔。

（5）抬高患肢，适当增加手部活动度，加快血流速度，促进静脉回流，以缓解症状。

2. 预防导管相关性感染的措施

（1）接触患者导管前后应洗手，并注意无菌操作。

（2）使用适当免缝固定技术。

（3）按时按要求更换敷料，感染严重时应增加更换敷料的次数。

（4）遵医嘱给予局部药物如莫匹罗星、利凡诺等治疗，并对症处理。

（5）若血培养呈阳性，且找不到其他感染源，而患者感染症状持续时，应遵医嘱拔除

PICC 导管。

3. 预防导管堵塞的措施

（1）导管置入后行胸片检查，确认导管有无打折、盘绕或其他受损的迹象，并定期复查胸片。

（2）给以脉冲方式冲洗导管，选择正确的溶液、冲管容量以及冲管频率的规定，正压封管。

（3）经常观察有无导管内回血，如有应及时处理，连接正压接头可有效预防导管堵塞。

（4）血凝性堵塞的溶栓方法：①去除肝素帽，换上预冲好的三通开关，三通开关的一直臂连接导管，另一直臂接尿激酶溶液（5 000 ~ 10 000U/ml），侧臂接 20ml 注射器。②先使导管与侧臂相通，回抽注射器活塞 3 ~ 5ml，然后迅速使三通开关两直臂相通，导管内的负压会使尿激酶溶液进入管内约 0. 5ml。③15 分钟后回抽将导管中的药物和已溶解的血液。④用 20ml 生理盐水，以脉冲方式彻底冲洗导管。⑤可重复几次上述的操作，使导管通畅。

（5）如果仍然不能溶解堵塞物，可行放射检查，以便排除导管异位、导管损伤。

4. 预防导管内自发回血的措施

（1）安装正压接头。

（2）去除患者导致患者胸腔压力增高的相关症状，如慢性咳嗽等。

（3）在发现回血时，应先回抽并丢弃 1 ~ 2ml 血液（可能已凝固形成血栓），再用 20ml 生理盐水，以脉冲方式彻底冲洗导管。

5. 预防穿刺点渗液和渗血的措施

（1）选择肘关节下两横指或肘上的位置进针，导管在皮下潜行一段再进血管，有助于减少渗血。

（2）渗血量少（1cm 范围以内）：应保持伤口干净，并重新更换敷料。

（3）渗血量多且持续渗血：可选用明胶海绵吸收渗血，用弹力绷带加压包扎伤口处以压迫止血，并暂时不做手臂弯曲的动作，24 小时须更换敷料并观察伤口有无再渗血。

6. 预防导管损伤的措施

（1）禁止在导管上贴胶布，防止导管老化破裂。

（2）妥善固定导管，避免出现导管折痕破裂。

（3）除特殊耐高压 PICC 外，其余导管均要求使用容量 10ml 以上的注射器进行操作。

（4）体外部分导管损伤时，可用配件修复。

（5）导管断裂脱落的处理：①在怀疑导管断裂处稍靠上的位置结扎止血带；②止血带松紧适宜，以能阻止静脉回流同时不影响动脉血供为宜；③随时检查桡动脉脉搏；④同时通知医师；⑤限制患者活动；⑥摄 X 线片确认导管断端的位置；⑦静脉切开取出断裂的导管或在导管室通过介入方法用抓捕器取出断裂的导管。

7. 预防局部皮疹的措施

（1）注意消毒液充分待干后方可粘贴敷料。

（2）操作前询问患者是否存在对所使用的消毒剂过敏，如有此类情况，需及时更换消毒剂。

（3）避免穿刺点附近的皮肤长时间处于闷热潮湿环境下，保持干燥为宜。

（4）发生皮疹时，可换用透气性更好的静脉敷贴，局部使用抗过敏药膏。

（四）健康教育

（1）保持穿刺处局部皮肤的清洁干燥。无菌透明敷料有固定导管和保护穿刺点的作用，不要擅自揭下敷料，如发现敷料有卷边，脱落或敷料因有汗液而松动时，应及时更换敷料。

（2）携带 PICC 导管可以进行适当的锻炼。但应避免游泳，避免置管侧手臂提过重的物品，不能用此手臂做托举哑铃等持重的锻炼。

（3）注意不要在置管侧手臂上方扎止血带、测血压。

（4）注意保护 PICC 导管外露的接头，防止导管损伤和将导管拉出体外。

（5）注意衣服的袖口不宜过紧，在穿脱衣服时要防止把导管带出。

（6）携带 PICC 导管可以进行淋浴，但应避免盆浴及泡浴。在淋浴前用塑料保鲜膜在肘部缠绕两至三圈，保鲜膜内可放置小毛巾一块，上下边缘分别用胶布贴紧。淋浴后检查敷料有否受潮松动，如有应及时更换。

（7）观察穿刺点周围有否发红，肿胀，疼痛，有否脓性分泌物等异常情况。如有应及时来院就诊。

（8）教学患者掌握发生异常情况，如导管断裂、敷料脱落、导管移位、导管中有血液反流等时的应急处理方法，具体如下：

1）当透明敷料因洗澡后、出汗等原因潮湿后，发生不完全性脱落时，可用无菌纱布覆盖包裹，并及时就诊。

2）如果患者不慎将 PICC 导管带出较长一段时，请不能盲目插入导管，应先用无菌透明敷料将带出的导管固定，并及时到医院就诊，由 PICC 专业护士根据情况对外露的导管修剪或更换。

3）当导管的接口处出现渗液、渗血时应检查导管是否有破裂，一旦证实已发生导管破裂时，应不要再用力扯拉导管，保持导管的原来位，并用无菌透明敷料固定，及时到医院进行修复。

4）当发现 PICC 导管中有暗红色的血液时，应到医院请专业人员先将导管中的积血抽出（避免将血栓冲入），然后再彻底冲管。

（9）PICC 导管休疗期每周进行一次冲管、更换敷料和肝素帽的基本维护。

（10）PICC 导管在使用和维护时，除特殊耐高压导管外，禁止连接容量 10ml 以下的注射器推注药液，特别注意在做 CT 和 MRI 检查时禁止使用高压注射泵推注造影剂。

（11）长时间留置 PICC 导管后，由于长期使用粘胶类敷料，皮肤可能会因为角质层被破坏而出现红肿、皮疹等损伤现象。若无并发感染，可在消毒完毕后涂抹无痛保护膜，使皮肤与粘胶类敷料隔离，从而达到保护皮肤的作用；若皮肤破损，应尽量暴露受损部分或使用皮肤保护剂。

三、外周静脉置入中心静脉导管的拔管

（一）操作准备

1. 患者准备　落实相关健康教育，充分暴露导管。

2. 用物准备　免洗手消毒剂、无菌手套、止血带（备用）、无菌纱布、胶布、PICC 换药包（药碗、血管钳、弯盘各一只）、含有效碘（5 000mg/L 以上）的消毒棉球、乙醇

棉球。

3. 环境准备　治疗室或病房内先用紫外线照射30分钟，请家属离开，拉好分隔帘。

4. 工作人员准备　服装鞋帽整洁，洗手、戴口罩并确认医嘱。

（二）操作关键步骤与要点

1. 揭除旧敷料及固定器　揭敷料时应注意顺着穿刺方向，以免将导管带出。

2. 消毒穿刺点　先用乙醇棉球三遍脱脂，擦拭时应避开穿刺点；再用碘消毒剂消毒穿刺点三遍，消毒导管两遍。消毒皮肤应由内向外呈螺旋式，顺时针逆时针交替，消毒范围达直径20cm以上，大于敷料的尺寸。

3. 拔除导管　拔出导管时一手拔管，每次2cm左右；另一手用纱布或棉球封闭穿刺点。动作轻柔，不可用蛮力。为防止拔管过程中发生导管断裂，应事先准备好止血带一条，一旦发生导管断裂，用止血带及时结扎患者上臂后，通知医师做进一步处置。

4. 覆盖纱布并粘贴　嘱患者拔管后24小时内勿去除纱布，以后可随时更换，但更换时动作要快，1～2周后可取下纱布。

（三）操作中的难点问题及处理

PICC导管拔出过程中的难点问题包括导管拔除困难，具体处理方法如下：

（1）将导管末端保持在适宜位置，防止血栓形成。

（2）拔除导管做到逐渐拔除、动作轻柔和缓慢，感觉有阻力时应停止撤管。

（3）嘱咐患者保持平静、耐心的心情。

（4）局部热敷20～30分钟，减轻血管痉挛，再慢慢拔除。

（5）持续性的拔除阻力应考虑行放射检查，排除感染、血栓形成或导管打结。

（李文玉）

第二节　中心静脉导管的护理

中心静脉导管（非隧道式）（central venous catheter，CVC）是将导管通过皮肤穿刺送入上、下腔静脉并保留，使用中心静脉导管的患者治疗周期一般为数天至数周。

中心静脉导管置管的适应证：①危重及大手术患者；②全胃肠外营养患者；③输注高渗、刺激性或腐蚀性液体；④监测中心静脉压。

中心静脉导管置管的禁忌证：①局部皮肤有破损或感染；②有出血倾向者。

一、中心静脉导管的维护

（一）操作准备

1. 患者准备　落实相关健康教育，充分暴露导管。

2. 用物准备　治疗盘、换药包（药碗、血管钳、弯盘各一只）、含有效碘皮肤消毒剂（5 000mg/L以上）、乙醇棉球、透明敷料（10cm×12cm以上）、胶带、无菌手套、免洗手消毒剂、松节油。

3. 环境准备　请家属离开，拉好分隔帘并注意保暖。

4. 工作人员准备　服装鞋帽整洁，洗手、戴口罩并确认医嘱。

（二）操作关键步骤与要点

1. 揭除旧敷料　更换敷料前先评估穿刺点，有否触痛及感染征象。揭敷料时，注意应顺着穿刺方向，切勿沿导管反向揭除，以免导管移位。

2. 消毒穿刺点　先用乙醇棉球三遍脱脂，擦拭时应避开穿刺点；再用碘消毒剂消毒穿刺点三遍，消毒导管两遍。消毒皮肤应由内向外呈螺旋式，顺时针逆时针交替，消毒范围达直径20cm以上，大于敷料的尺寸。

3. 粘贴敷料　注意透明敷料中央应正对穿刺点，无张力粘贴。用指腹轻轻按压整片透明敷料，并轻捏敷料下导管接头突出部位，使透明敷料与皮肤和接头充分粘合。每7天至少更换一次敷料；如敷料有潮湿、污染或敷料一旦被揭开，立即更换。

（三）并发症的预防及处理

中心静脉置管期间的常见并发症主要有中心静脉导管的滑脱和穿刺点渗血，具体的处理方法包括：

1. 中心静脉导管的滑脱

（1）立即通知医师拔除中心静脉导管。

（2）用无菌纱布按压穿刺点。

2. 穿刺点渗血的处理

（1）对渗血严重的患者，应使用纱布敷料。

（2）纱布敷料必须每24小时更换，如有渗血污染时，必须立即更换。

（3）有凝血功能障碍的患者要给予对症治疗。

（四）健康教育

针对中心静脉导管留置的患者，应该做好如下健康宣教：

（1）中心静脉留置期间避免淋浴，以防水渗入敷料引起感染。

（2）翻身移动时，注意保护导管，以防导管滑脱。

（3）局部穿刺点有疼痛、发痒等不适，及时与医护人员联系。

（4）不可随意调节输液滴注速度。

二、中心静脉导管的使用

（一）操作准备

1. 患者准备　落实相关健康教育，充分暴露导管。

2. 用物准备　无菌纱布、乙醇棉球、0.9%生理盐水；20ml注射器、治疗盘。

3. 环境准备　请家属离开，拉好分隔帘并注意保暖。

4. 工作人员准备　服装鞋帽整洁，洗手、戴口罩并确认医嘱。

（二）操作关键步骤与要点

1. 消毒肝素帽　每次使用导管前均应消毒肝素帽，应用乙醇棉球用力旋转擦拭，时间10秒左右。

2. 开放静脉　输液前，必须先抽回血，确定导管在血管内，才输注药物时，严禁用力推注药液，以防发生血栓栓塞的意外。

3. 冲洗导管　输液前后均应冲洗导管，冲洗时要采用脉冲方式冲洗。

（三）并发症的预防及处理

常见并发症主要有中心静脉导管的堵管和中心静脉导管相关性感染，具体的处理措施如下：

1. 中心静脉导管堵管的处理

（1）对过于稠厚的液体例如脂肪乳剂等，应用生理盐水冲管，应注意重力输注不能代替脉冲式冲管。

（2）发生血凝性堵管时，为防止发生血栓栓塞，严禁用力推注。应先用带有生理盐水的注射器回抽血块，并弃去，再用生理盐水冲导管。如经上述操作导管无法再通畅应立即拔除导管。

（3）患者如处于高凝状态则应给予相应的对症治疗。

2. 中心静脉导管相关性感染的处理

（1）立即拔除中心静脉导管。

（2）遵医嘱正确使用抗生素。

（3）拔除的导管须做培养，以指导临床用药。

（李文玉）

第三节　静脉输液港的护理

皮下埋置式静脉导管输注系统（subcutaneous port，简称静脉输液港），是一种完全植入皮下供长期留置在体内的静脉输液装置。其导管末端位于上腔静脉，可直接放射显影。一般可放置 5 年左右。它主要适用于化疗、全胃肠外营养、输血等需长期或间断静脉输液治疗的患者。Port 的植入增加了导管留置的时间，降低了感染的发生率。由于 Port 是植入皮下的装置，对患者的日常活动影响也相应减少，现已广泛应用于临床。

静脉输液港植入的适应证：①需要长期或反复静脉输注药物的患者；②需要进行输血、抽血、全胃肠外营养、化疗药物输注的患者。

静脉输液港植入的禁忌证：①确诊或疑似感染、菌血症或败血症；②体型与输液港尺寸不匹配；③对输液港材质有过敏者。

一、静脉输液港的使用

（一）操作准备

1. 患者准备　落实相关健康教育，充分暴露泵体。

2. 用物准备　治疗盘、静脉输液港专用针头（无损伤针），换药包（药碗、血管钳、弯盘各一只）、皮肤消毒剂（含 5 000mg/L 以上有效碘）、乙醇棉球、透明敷料（10cm × 12cm 范围以上）、无菌胶带、无菌手套、无菌纱布、0.9% 生理盐水若干支，肝素稀释液（浓度 10 ~ 100U/ml）、胶布、10ml 一次性注射器若干、肝素帽。

3. 环境准备　请家属离开，拉好分隔帘并注意保暖。

4. 工作人员准备　服装鞋帽整洁，洗手、戴口罩并确认医嘱。

（二）操作关键步骤与要点

1. 鼓励患者洗澡　不能洗澡的，局部用肥皂温水清洁，以保持穿刺局部皮肤的清洁。

2. 暴露穿刺部位　评估局部皮肤有无红肿、皮疹、疼痛、渗液等现象。

3. 针头排气

（1）必须使用10ml或以上的一次性注射器，抽吸生理盐水5～7ml，并接静脉输液港针头延长管，排去空气。

（2）延长管内必须先排除空气，以预防空气栓塞的发生。

4. 皮肤消毒　先用乙醇棉球三遍脱脂，再用碘消毒剂消毒穿刺点三遍。皮肤消毒应由内向外呈螺旋式，顺时针逆时针交替，消毒范围达直径20cm以上，大于敷料的尺寸。

5. 针刺输液港

（1）必须使用静脉输液港专用针头（直角针头，T型延长管），忌用一般针头作穿刺。

（2）插针前再次检查是否已排尽空气。

（3）触诊后，左手以拇指、示指、中指固定静脉输液港（勿过度绷紧皮肤），右手持输液针头，穿刺入静脉输液港的中心部位，直到针头触及储液槽的底部。

（4）穿刺后不要移动针头，以免损伤泵体。

6. 固定针头

（1）针头下垫无菌开口纱布，确保针头平稳；先用无菌胶带固定针翼再用无菌透明敷料固定针头。

（2）使用无菌透明敷料覆盖纱布、针头及部分延长管，保持输液港的无菌封闭状态。

7. 输液港使用

（1）如需静脉用药则换接静脉输液器。

（2）如无需静脉用药，则换接含浓度为10～100U/ml肝素液的一次性注射器，冲洗3～5ml，夹管并换接肝素帽。

（3）静脉给予两种不同药物之间应用10ml生理盐水冲洗，避免药物间的相互作用产生沉淀。

（4）使用时常规每7天更换敷料、肝素帽和静脉输液港针头。休疗期每月用肝素稀释液冲管维护。

（三）并发症的预防及处理

静脉输液港的主要并发症有感染、输液港阻塞、泵体及导管损伤等，具体预防和处理措施如下：

1. 感染

（1）严格无菌操作，以预防感染的发生。

（2）输液港的感染因发生的部分不同，可分为皮肤感染和导管感染二类，应针对不同的感染采取对症处理：

1）皮肤感染：①停止使用静脉输液港；②局部外涂抗生素药膏直至局部皮肤红、肿、热、痛消失。

2）导管感染：①根据医嘱，经导管使用抗生素直至血培养连续两次（－），并且无发热症状；②如果抗生素使用后血培养连续两次（＋），或不稳定者，应及时进行外科手术拔除输液港。

2. 输液港阻塞

（1）预防措施：①输液港留置期间至少每月冲洗静脉输液港一次；②通过输液港进行静脉给药时，在给药前后均应实施“生理盐水－给药－生理盐水－肝素液”的冲洗模式；③通过输液港输注两种及两种以上药物时，两种药物之间必须用生理盐水 10ml 冲洗。

（2）输液港的阻塞包括机械性阻塞、血栓性阻塞和非血栓性阻塞三类，针对不同的阻塞类型，应采取不同的处理措施，具体如下：

1）机械性阻塞的处理：一旦确诊发生输液港机械性阻塞时，应立刻通过外科手术取出输液港。

2）非血栓性（药物性）阻塞的处理：①咨询药剂师，根据不同药物的酸碱度等化学特性，针对性使用相关溶栓剂；②经上述方法不能解决非血栓性阻塞时，需通过外科手术取出输液港。

3）血栓性阻塞的处理：①使用尿激酶注射以缓解因血块所导致的静脉输液港阻塞，剂量为 5 000U/ml 或 10 000U/ml。②用法：使用 10ml 注射器抽取尿激酶，使用温和的推入及抽取方式缓慢地将药物推人，推入后使药物留在管道内维持 1 小时，随后以 5ml 注射器将尿激酶抽出，如管道仍然不通畅，可使用第二剂尿激酶。③经上述方法不能解决血栓性阻塞时，需通过外科手术取出输液港。

3. 泵体及导管损伤

（1）预防措施：①使用静脉输液港专用针。②勿使用小于 10ml 以下的注射器连接输液港。③勿用力推入液体，以预防静脉输液港导管的破裂或使血块松动。④静脉用药或插针前后，密切观察患者局部是否有红、肿、痛等药物外渗的现象，并观察是否有胸闷、胸痛及呼吸急促等症状。⑤使用静脉输液港输注 2 种及 2 种以上药物时，在 2 种药物之间以生理盐水冲洗管道，以避免药物相互作用导致导管损害。⑥注射前检查回血，如回血不畅，或输液速度随体位变化而改变，要警惕有夹壁综合征的存在。可通过 X 线片明确诊断，一旦确诊需通过外科手术取出输液港。

（2）一发生输液港泵体及导管损伤，应立刻通过外科手术取出输液港。

（四）健康教育

医护人员对安置静脉输液港的患者应做好相应的健康宣教，具体包括：

（1）放置导管的部位可能会出现青紫，约需 1～2 个星期青紫会自行消失。

（2）待伤口痊愈，患者可洗澡，不受静脉输液港的影响，日常生活亦可如常。

（3）安置静脉输液港的患者出院后，请每月至医院接受肝素稀释液冲洗导管一次，避免导管阻塞。

（4）静脉输液港处的皮肤若出现红、肿、热、痛，则提示有皮下感染或渗漏，必须返回医院就诊。

（5）冲洗静脉输液港管道时，若遇阻力，应立即停止操作。切不可用强力冲洗导管，以免产生高压破坏导管。

二、静脉输液港敷料的更换

（一）操作准备

1. 患者准备　落实相关健康教育，充分暴露泵体。

2. 用物准备　治疗盘、换药包（药碗、血管钳、弯盘各一只）、皮肤消毒剂（含5 000mg/L以上有效碘）、乙醇棉球、透明敷料（10cm×12cm范围以上）、无菌手套、0.9%生理盐水，胶布。

3. 环境准备　请家属离开，拉好分隔帘并注意保暖。

4. 工作人员的准备　服装鞋帽整洁，洗手、戴口罩并确认医嘱。

（二）操作关键步骤与要点

1. 揭除旧敷料

（1）用生理盐水边擦拭边揭除敷料，避免局部皮肤受损。

（2）观察局部皮肤是否有红、肿、热、痛、皮疹，以及有否分泌物等感染、过敏症状；如有异常应及时通知医师。

2. 皮肤消毒

（1）先用乙醇棉球三遍脱脂，再用碘消毒剂消毒穿刺点三遍。皮肤消毒应由内向外呈螺旋式，顺时针逆时针交替，消毒范围达直径20cm以上，大于敷料的尺寸。

（2）应从近端皮肤（穿刺处）擦至远端皮肤（延长管接口处）。

（3）用乙醇棉球擦拭凸出于皮肤的针头、延长管。

3. 更换敷料

（1）无菌敷料须覆盖住针头及部分延长管，以保持局部无菌状态。

（2）胶布妥善固定延长管及静脉输液管道。

（三）并发症的预防及处理

主要并发症为皮肤破损和针头脱出，具体预防和处理措施如下：

1. 皮肤破损

（1）预防措施：用生理盐水边擦拭边去除敷料，避免局部皮肤受损。动作要轻柔，注意皮肤保护。

（2）处理：一旦出现皮肤破损应注意新敷料粘贴时要尽量避开皮肤破损处，使其自行愈合。如无法避开破损处，可使用皮肤保护剂，减轻损伤。

2. 针头脱出的预防措施　揭除敷料及皮肤消毒时要注意一手固定针头，动作仔细，不可过度牵拉。

三、静脉输液港的拔针

（一）操作准备

1. 患者准备　落实相关健康教育，充分暴露泵体。

2. 用物准备　换药包（药碗、血管钳、弯盘各一只）、0.9%生理盐水、肝素稀释液（浓度10～100U/ml）、10ml一次性注射器、75%乙醇棉球、含5 000mg/L以上有效碘消毒棉球、清洁手套、无菌纱布、胶布。

3. 环境准备　请家属离开，拉好分隔帘并注意保暖。

4. 工作人员的准备　服装鞋帽整洁，洗手、戴口罩并确认医嘱。

（二）操作关键步骤与要点

1. 揭除旧敷料

（1）用生理盐水边擦拭边去除敷料，避免局部皮肤受损。

（2）观察局部皮肤有否红、肿、热、痛、皮疹，以及有否分泌物等感染，过敏症状，如有异常应及时通知医师。

2. 皮肤消毒　先用乙醇棉球三遍脱脂，再用碘消毒剂消毒穿刺点三遍。皮肤消毒应由内向外呈螺旋式，顺时针逆时针交替，消毒范围达直径20cm以上，大于敷料的尺寸。

3. 冲洗导管

（1）必须使用10ml或更大的针筒，用脉冲法缓慢冲洗10ml生理盐水。

（2）确保正压夹管。

（3）冲洗的整个过程中，密切观察患者有否胸闷、胸痛、药物外渗的现象。

4. 肝素封管　接含有浓度为10～100U/ml肝素液的一次性注射器，冲洗3～5ml，夹管，确保正压封管。

5. 拔针

（1）用无菌纱布按压住穿刺部位的同时拔除针头，检查针头是否完整。

（2）如果患者能配合，在拔除针头的同时，让患者做深呼吸并屏住。

（3）拔针后，仍密切观察患者的呼吸、面色等情况约5分钟。

6. 拔针后消毒

（1）止血后用有效碘消毒棉球消毒拔针部位。

（2）无菌纱布覆盖穿刺部位，用胶布固定24小时。

（三）并发症的预防及处理

主要包括穿刺点渗血和穿刺针的破坏，具体的预防及处理措施包括：

1. 穿刺点渗血　拔针后稍加压止血，无菌纱布覆盖穿刺部位，用胶布固定24小时。

2. 穿刺针破损　插针时要选用静脉输液港专用针头，拔针时动作要轻柔，规范操作，不可使用蛮力。

（李文玉）

第四节　各类引流管的护理

一、胃肠减压护理

胃肠减压可有效减少胃肠道穿孔者胃内容物流入腹腔，并可抽出肠梗阻患者梗阻近端的气体和液体，以减轻对肠壁的压力，缓解腹胀症状。对于胃肠道手术的术后患者，术前放置胃肠减压有利于手术野的暴露，术后有利于减轻吻合口张力，促进愈合，在外科应用广泛。

（一）操作准备

1. 患者准备　落实相关健康教育，充分暴露导管，尽量靠左侧平卧。

2. 用物准备　弯盘、棉签、治疗巾、石蜡油、别针、橡皮筋、血管钳、胃肠减压装置、松节油、清水。

3. 环境准备　请家属离开，拉好分隔帘。

4. 工作人员准备　服装鞋帽整洁，洗手、戴口罩并确认医嘱。

（二）操作关键步骤及要点

1. 夹管、铺巾、置弯盘　夹管时血管钳夹于胃管开口处上方5cm处，治疗巾铺于接口下方，弯盘凹面朝向患者。

2. 更换、固定胶布　撕除胶布时应先撕脸颊处，后撕鼻翼处，并用松节油擦除胶布痕迹。固定时应先固定鼻翼处，后固定脸颊处。注意整个过程中一手应扶住胃管，防胃管意外脱出。

3. 清洁润滑鼻腔　用棉签蘸水清洁双侧鼻腔，先清洁对侧后清洁近侧，用石蜡油润滑留置胃管侧鼻腔。

4. 观察胃管是否通畅　置管后应观察是否有胃液流出，如未见胃液流出可做离心方向挤压。操作中需注意避免橡胶管扭曲、受压，胃管与引流管衔接处玻璃管口径要大。

5. 妥善固定　用橡皮筋和别针双固定于床单上，防止胃管上下移动与衔接处脱落。固定时注意留给患者足够的活动长度。

6. 处理用物及胃液　治疗盘用含1 000mg/L有效氯的消毒剂擦拭，血管钳及弯盘浸泡于含2 000mg/L的消毒剂中1小时。如医院有污水处理系统可将胃液直接弃去，如无污水处理系统则需将胃液配置成含2 000mg/L有效氯的消毒剂，静置1小时后弃去。

7. 胃管留置期间的其他注意点

（1）每天用生理盐水10～20ml冲洗胃管，但胃大部切除术后，冲洗液量最好在10ml以下，并且回抽冲洗液，防止因吻合口张力过大所导致的吻合口瘘的发生。

（2）观察胃液的色、质、量，并准确记录24小时引流总量。如短时间内引流出鲜红色液体，每小时超过200ml者，提示有活动性出血，应停止吸引，立即报告医师及时处理。

（3）胃管内如需要注入药物，注入药物后应停止吸引1小时，以免将药物吸出。

（三）并发症的预防及处理

1. 声音嘶哑

（1）根据年龄、性别、个体差异选择型号适宜的胃管，减少对局部的刺激。

（2）发现有声音嘶哑发生，应嘱咐患者少说话，保证声带的休息。并加强口腔护理，保持局部湿润，必要时遵医嘱给予雾化吸入等治疗促进康复。

（3）病情允许的情况下应尽早拔除胃管。

2. 恶心

（1）留置胃管期间每天要做好口腔护理，操作时动作要轻柔，血管钳不可放入过深，以免引起刺激。

（2）固定胃管在最舒适位置，不要频繁移动胃管，以减少对咽部的刺激。

3. 咽、食管黏膜损伤与出血

（1）对长期留置胃管者，选用质地软，管径小的胃管，可减少置管过程对黏膜的刺激。

（2）向患者做好解释说明，以取得患者的充分合作。

（3）置管时动作要轻柔、快捷，以减少患者的不舒适过程。

（4）长期留置胃管者，应每天用石蜡油滴鼻，防止鼻黏膜干燥糜烂。每日做好口腔清洁，以保持口腔湿润、清洁。

（5）必要时，遵医嘱使用适宜的药物予以对症处理。

二、T 管护理

T 管可减轻胆道压力，防止胆汁外漏、感染及胆道狭窄的发生，并可通过 T 管做胆道造影，也可通过其形成的窦道处理胆道内残余的结石等。

（一）操作准备

1. 患者准备　落实相关健康教育，充分暴露导管，右手上举，保证无菌区域。

2. 用物准备　治疗盘、弯盘、治疗巾、引流袋、血管钳、小药杯内放乙醇棉球数只、别针、橡皮筋。

3. 环境准备　请家属离开，拉好分隔帘并注意保暖。

4. 工作人员准备　服装鞋帽整洁，洗手、戴口罩并确认医嘱。

（二）操作关键步骤与要点

1. 摆放体位、暴露 T 管　注意保护患者隐私，要拉分隔帘或放置屏风。将患者身体移向左侧，嘱其右手抬高，暴露 T 管，使操作范围足够大，以保证无菌要求。

2. 乙醇棉球消毒　乙醇棉球消毒接口处，第一遍消毒后弃去棉球，第二遍消毒时，边擦棉球边松接口，消毒完毕用另一棉球垫于接口下。

3. 更换引流装置　在更换引流装置的过程中，保证污染引流袋接口始终处于清洁引流袋接口下方。

4. 妥善固定　引流袋双固定于床单上，下床时可固定于衣服上，长度要合适，保证患者活动舒适。

5. 处理用物及胆汁　治疗盘用含有 1 000mg/L 有效氯的消毒液擦拭，血管钳及弯盘浸泡于含有 2 000mg/L 有效氯的消毒液内 1 小时。如医院有污水处理系统可将胆汁直接弃去，如无污水处理系统则需将胆汁配置成含 2 000mg/L 有效氯的消毒液，静置 1 小时后弃去。

6. T 管留置期间的其他注意点

（1）避免引流管弯曲、受压、扭曲或被血块堵塞，必要时用无菌生理盐水低压冲洗。

（2）引流袋位置要低于胆道，防止逆行感染，更换引流袋时严格执行无菌操作。

（3）引流管周围皮肤用凡士林纱布保护，防止皮炎。

（4）鼓励患者进食适量蛋白质、维生素，低脂肪饮食，以免发生脂肪泻。

（5）夹管方法：遵医嘱在饭前、饭后各夹管 30 分钟开始，如未出现夏柯三联症，也无不适主诉，则可逐渐至全天夹管。

（6）T 管拔除前需通过胆道造影可观察胆总管下端是否通畅。造影后应嘱咐患者开放 T 管引流 1 ~ 2 天，以利造影剂及时排出体外，预防碘剂过敏反应的发生。

（7）拔除 T 管后观察有无胆汁外漏，若有反应及时通知医师处理。

（三）并发症的预防及处理

1. T管瘘口周围的感染

（1）注意T管周围皮肤的清洁与消毒，并保持干燥。

（2）局部有红肿者，加强换药，一旦有渗出应立即通知医师处理瘘口。

（3）对长期带管者，应告知其需定期随访，始终保持瘘口周围皮肤的干燥，如不慎弄湿，要用软毛巾或纱布擦拭。

2. T管破损

（1）减少器械对T管的损伤，更换引流袋时所用的血管钳要用保护套保护。

（2）减少药物或化学物质对T管的腐蚀。

3. 胆汁性腹膜炎

（1）妥善固定导管，防止因T管滑脱造成胆漏，从而引起胆汁性腹膜炎的发生。

（2）一旦患者出现胆汁性腹膜炎的临床表现，除加强对患者生命体征和腹部体征的监测外，还需遵医嘱予以处理。一旦患者出现感染性休克，立即抗休克治疗，并做好急诊手术的准备。

三、腹部引流管护理

腹部引流管可有效引流出腹腔内的液体，预防或减轻腹腔内感染，是治疗方法之一。临床使用的腹腔引流管可分为单腔引流管、双腔负吸管、三腔冲洗管等。

（一）操作准备

1. 患者准备　落实相关健康教育，充分暴露导管，右手尽量上举，保证无菌区域。

2. 用物准备　治疗盘、弯盘、治疗巾、引流袋（瓶）、血管钳、小药杯内放乙醇棉球数只、别针、橡皮筋。

3. 环境准备　请家属离开，拉好分隔帘并注意保暖。

4. 工作人员准备　服装鞋帽整洁，洗手、戴口罩并确认医嘱。

（二）操作关键步骤与要点

1. 摆放体位、暴露引流管　注意保护患者隐私，要拉分隔帘或放置屏风。将患者身体移向左（右）侧，嘱其右（左）手抬高，以暴露引流管，使操作范围足够大，以保证无菌要求。

2. 乙醇棉球消毒　乙醇棉球消毒接口处，第一遍消毒弃去棉球，第二遍消毒时边用棉球擦边松接口，消毒完毕用另一棉球垫于接口下。

3. 更换引流装置　在更换引流装置的过程中，保证污染引流袋（瓶）接口始终处于清洁引流袋（瓶）接口下方，且更换引流装置的过程中应先关闭负吸。

4. 妥善固定　引流袋（瓶）双固定于床单上，下床时可固定于衣服上，长度要合适，保证患者活动舒适。

5. 记量　三腔冲洗管除记录引流瓶中吸出液体量外，还需同时记录冲入的液体量，两者数值上要保持平衡，如数据相差较多则应及时查找原因，并通知医师处理。

6. 处理用物及引流液　治疗盘用含1 000mg/L有效氯的消毒液擦拭，血管钳及弯盘浸泡于含2 000mg/L有效氯的消毒液内1小时。如医院有污水处理系统可将引流液直接弃去，如无污水处理系统则需将引流液配置成含 2 000mg/L 有效氯的消毒液，静置 1 小时后弃去。

（三）并发症的预防及处理

1. 引流管瘘口周围的感染

（1）注意引流管周围皮肤的清洁与消毒，并保持干燥。

（2）局部有红肿者，加强换药，一旦渗出应立即通知医师处理瘘口。

（3）对长期带管者，要定期随访，始终保持瘘口周围皮肤的干燥，如不慎弄湿，要用软毛巾或纱布擦拭。

2. 引流管破损

（1）减少器械对引流管的损伤，更换引流袋（瓶）时所用的血管钳要用保护套保护。

（2）减少药物或化学物质对引流管的腐蚀。

3. 出血

（1）要注意勿用力牵拉引流管，以免损伤腹腔小血管。

（2）更换床单时翻身动作要缓慢轻柔，以减少摩擦损伤。

（3）一旦发生出血，应立即停止负吸（冲洗），通知医师，遵医嘱予止血药或压迫血，必要时做好急症手术准备。

4. 腹腔感染

（1）保持引流管的通畅，避免液体及坏死组织积聚于腹腔，造成感染。三腔冲洗管冲洗皮条应每日更换。

（2）引流管接口勿高于瘘口位置，防止逆行性的感染。

（3）严格遵守无菌操作技术。

四、胸腔闭式引流管护理

胸腔闭式引流管可以引流出胸腔内的渗液、渗血以及气体。保持胸腔内负压环境，维持纵隔的位置正常，并能促进肺的膨胀。

（一）操作准备

1. 患者准备　落实相关健康教育，充分暴露导管，右手上举，保证无菌区域。

2. 用物准备　治疗盘、弯盘、治疗巾、一次性胸腔引流瓶、血管钳 2 把、小药杯内放乙醇棉球数只、别针、橡皮筋、负压连接管一根（根据医嘱增加负压时需要）。

3. 环境准备　请家属离开，拉好分隔帘并注意保暖。

4. 工作人员准备　服装鞋帽整洁，洗手、戴口罩并确认医嘱。

（二）操作关键步骤与要点

1. 摆放体位、暴露胸引管　注意保护患者隐私，要拉分隔帘或放置屏风。将患者身体移向左（右）侧，嘱其右（左）手抬高，暴露胸引管，使操作范围足够大，以保证无菌要求。

2. 乙醇棉球消毒　乙醇棉球消毒接口处，第一遍消毒后弃去棉球，第二遍消毒边擦棉球边松接口，消毒完毕用另一棉球垫于接口下。

3. 夹管　更换引流装置或搬运患者前，必须用两把血管钳交叉夹住胸引管近患者端，以防止空气进入。

4. 更换引流装置　更换引流装置的过程中，保证污染引流瓶接口始终处于清洁引流瓶接口下方。

5. 松钳、观察是否通畅　松开血管钳，观察水柱是否有波动，引流管开口处是否有液体流出，保证有效引流。

6. 妥善固定　引流管双固定于床单上，引流瓶两侧挂钩挂于床档（低于胸腔穿刺点60cm）。

7. 记量　对使用一次性胸引瓶的患者，护士只需每日在引流平面做标记，记录患者的引流液量外，无需将液体倒出，待引流瓶引流满时再更换新的胸引瓶。

8. 处理用物及引流液　治疗盘用含1 000mg/L有效氯的消毒液擦拭，血管钳及弯盘浸泡于含2 000mg/L有效氯的消毒液内1小时。如医院有污水处理系统可将引流液直接弃去，如无此系统则需将引流液配置成含2 000mg/L有效氯的消毒液，静置1小时后弃去。胸引瓶作为一次性医疗废弃物需按要求集中处理。

9. 胸引管留置期间的其他注意点

（1）保持管道的封闭，引流管周围要用凡士林纱布包裹严密。搬动患者时要用2把血管钳双重夹闭引流管，若引流管意外脱出，立即用手捏闭皮肤伤口，消毒后用无菌纱布遮盖。

（2）保持引流的通畅，注意水柱的波动应在4～6cm之间，若无波动应立即通知医师，并协助医师沿着离心方向挤压胸引管，防止引流管被血块堵塞；并鼓励患者进行深呼吸、咳嗽等以利于胸腔内液体排出，促进肺扩张。

（3）护士在协助医师拔除胸腔引流管时，应嘱患者深吸气，在吸气末拔管，并立即用凡士林纱布和无菌纱布封闭伤口，外加包扎固定。在拔管后注意观察有否胸闷、呼吸困难、皮下气肿、出血等情况，如有异常及时通知医师处理。

（三）并发症的预防及处理

1. 皮下气肿

（1）引流管粗细适宜，切口大小适当。

（2）局限性皮下气肿者，不需特殊处理可自行吸收。

（3）广泛性皮下气肿者，会出现疼痛，呼吸困难等症状，需即刻通知医师行皮下切开引流，或粗针头穿刺，以排出气体减轻症状。

2. 胸腔内感染

（1）胸腔闭式引流瓶放置位置应低于胸腔60cm。

（2）搬动患者时，切勿将引流瓶提至高于引流管的胸腔出口水平面；应先用2把血管钳夹闭引流管，再搬动患者，待搬运完毕后，再松开血管钳以防引流液倒流入胸膜腔。

（3）更换引流瓶时应严格无菌操作，引流管如有脱落或污染应及时更换。引流管一旦脱落，绝不能将原引流管再次插入，应通知医师，根据患者的病情决定是否需要再次置管。

（4）在胸腔引流管置管期间，需密切观察患者体温，一旦出现体温升高，胸痛加剧等症状时，应及时报告医师，并予以处理。

（郭德芬）

第五节　造口护理

消化系统或泌尿系统的疾病通过外科手术将肠管移至腹壁所形成的开口，以利肠道或尿道的排泄物输出，促进疾病的痊愈，挽救患者的生命。

一、操作准备

1. 患者准备　落实相关健康教育，充分暴露造口。

2. 用物准备　合适的造口袋（一件式或二件式），剪刀，温水，擦手纸，手套，小毛巾，造口量尺，如有需要可备防漏膏与护肤粉。

3. 环境准备　室温适宜，注意保护隐私，防止患者受凉感冒。

4. 工作人员准备　服装鞋帽整洁，洗手、戴口罩并确认医嘱。

二、操作关键步骤与要点

1. 揭除旧造口袋　揭撕造口袋时必须做到动作轻柔，注意皮肤的保护，一手用纸巾按压皮肤，另一手揭除底板。如有困难时可边撕边用生理盐水棉球湿润。

2. 清洗造口　清洁时可先用擦手纸或温毛巾擦拭，顺序必须先外后内，不可使用乙醇等刺激皮肤的消毒液，一旦出血可用棉球或软纸轻压。

3. 观察和测量造口

（1）观察造口血运状况：造口为肠黏膜，应为粉红色，平滑而湿润。如造口色泽苍白，则可能患者存在贫血；如造口色暗红或淡紫色，则说明有缺血情况；如造口发黑，则提示肠管有缺血坏死的存在。

（2）观察造口高度：应维持造口高度为 1 ~ 2cm，方便造口袋的粘贴，造口高度过低，造口袋容易发生渗漏；造口高度过高，容易因摩擦而导致糜烂，对美观也有影响。

（3）测量造口大小：可用皮尺或造口测量板测量，以方便比较造口的大小。

（4）观察造口周围皮肤：观察造口周围皮肤是否完好，如有过敏反应需要及时处理。

4. 裁剪造口袋　一般造口袋底板开口比造口的实际尺寸大 2mm，如造口的开口过小，会影响造口的血运；如造口的开口过大，消化液易漏出而损伤皮肤。

5. 粘贴新造口袋

（1）如造口周围皮肤有损伤时，可在擦干造口周围皮肤后再撒上护肤粉。

（2）如造口周围皮肤不够平整时，可使用防漏膏，将防漏膏涂于底板或可直接涂于不平整的皮肤上。防止发生渗漏。

（3）粘贴底板时要做到由下而上，先轻压内侧周围，再由内向外压。

三、并发症的预防与处理

1. 造口狭窄　指造口紧缩至直径小于 1.5cm，具体预防与处理措施如下：

（1）将润滑剂涂于小手指后，轻轻插入造口，深度为 2 ~ 3cm，保留 5 ~ 10 分钟，每周一次，如小指无法进入则可考虑手术。

（2）注意保持大便通畅，避免不易消化的食物。

（3）如造口狭窄合并肠梗阻，应禁食就诊。

2. 造口回缩　指造口内陷低于皮肤，具体预防与处理措施如下：

（1）造口回缩者可选用凸面的底板，以抬高造口基底部。

（2）可选用护肤粉、防漏膏等以保护造口周围的皮肤。

（3）如患者过度肥胖，可考虑减轻体重。

3. 造口水肿　指造口肿大，呈淡粉色，质地结实。具体预防与处理措施如下：

（1）轻度水肿时卧床休息，重度水肿时可用硫酸镁湿敷。

（2）造口袋底板开口要略大于造口尺寸。

（3）使用腹带的患者不可过紧。

4. 缺血坏死　指由于造口部位肠血液的血液循环障碍，48 小时内黏膜缺血坏死。具体预防与处理措施如下：

（1）轻度坏死：指坏死组织的范围不超过造口外中 1/3，可等坏死组织自行脱落愈合。

（2）中度坏死：指坏死组织的范围不超过造口外中 2/3，如不再扩展，可清除坏死组织，待肉芽生长。

（3）重度坏死：指造口黏膜全部漆黑，需行急诊手术，重建造口。

5. 造口出血　指术后 72 小时内，造口黏膜与皮肤连接处的毛细血管及小静脉出血。具体预防与处理措施如下：

（1）清洁造口时需选用软质布料。

（2）一旦发生造口出血，可用纱布压迫止血，出血量大时可缝扎止血。

6. 造口脱垂　指造口肠袢自腹部皮肤过度突出，超过 3cm。具体预防与处理措施如下：

（1）患者可戴手套平卧，用生理盐水纱布盖住造口，将脱垂的造口缓缓回纳入腹腔。

（2）避免剧烈运动及提重物。

7. 粪水样皮肤炎　造口周围的皮肤因接触粪水导致发红、破溃、有渗液，常伴有疼痛。具体预防与处理措施如下：

（1）造口黏膜要高出皮肤，有回缩者选用凸面底板，减少粪水的渗漏。

（2）底板内圈大小要适宜，不可过大，以免导致造口周围的皮肤暴露和损伤。

（3）如造口下方皮肤不平坦，粘贴造口袋后保持 10～15 分钟，并用手轻压，利用体温增加粘贴的牢固度。

（4）底板的使用一般不要超过 7 天。

8. 造口旁疝　由于各种原因使小肠或结肠经造口旁脱出，造口旁出现肿胀，站立可见，平卧消失。具体预防与处理措施如下：

（1）可用造口腹带加强支持，佩戴时可将旁疝回纳，进餐时及餐后 1 小时可除去不用，以减轻饱胀感。

（2）治疗慢性咳嗽，咳嗽时可用手按压造口进行保护。

（3）避免提重物等增加腹压的动作。

9. 尿酸结晶　为泌尿造口所特有，指造口周围皮肤形成褐色或灰色的结晶附着，可伴轻微的出血。具体预防与处理措施如下：

（1）更换底板时先用白醋与水 1 ∶ 1 的溶液擦洗，后用清水清洗干净。

（2）让患者摄入充足水分，每天饮水 2 000～2 500ml。

（3）可服用维生素 C（每天 4g），酸化尿液。

四、健康教育

1. 饮食　均衡饮食，补充适量的膳食纤维和水分，避免高脂饮食。尝试某种新的食物时应先少吃些，无腹泻等不适再加量。不吃易产生气味及产气的食物，进食时做到细嚼慢咽，避免进食太快而吞入大量空气。回肠造口患者由于水分丢失严重，故饮食上要注意水的摄入，每天饮用 8 ~ 12 杯水，粗纤维食物要煮烂。泌尿造口患者要注意每日饮水量≥2 000ml，并多喝红莓汁、牛奶以减少异味。

2. 穿着　建议穿着柔软舒适的衣物，避免穿紧身衣裤，腰带不能紧压造口。

3. 淋浴　最好选择淋浴，若年老体弱者可考虑坐着淋浴。粘贴造口袋者或去除造口袋者均可淋浴，但最好安排在更换造口袋之前沐浴。

4. 社交活动　造口患者可正常社交，但参加社交活动前避免进食产气及有臭味的食物，准备好充足的造口用品，也可使用带碳片的造口袋。

5. 工作　造口患者体力恢复后可重返工作岗位，但应避免提举重物，预防造口旁疝或造口脱垂的发生。

6. 运动　可选择相对轻松的运动方式，散步、游泳等。避免摔跤、举重等活动。

7. 旅游　旅途中要备足造口用品，并放在随身行李内；注意饮食卫生，防止腹泻。随身还应携带矿泉水，可补充水分，也可冲洗造口用。

8. 泌尿造口　患者应选择防逆流的造口袋，以防止逆行性感染。晚上睡觉时应用引流袋，以保证睡眠质量。

（郭德芬）

第六节　便携式化疗泵给药操作

便携式化疗泵（portable chemotherapy pump，以下简称化疗泵）为长期持续化疗提供了一个很好的途径，不仅可以避免化疗药物的毒性蓄积，使毒性降低，还可以延长药物与肿瘤的接触时间，增强药物的疗效，加上其易于随身携带，可适当活动，使得患者在各种场合都能接受持续化疗。目前已于临床广泛开展，尤其是应用于氟尿嘧啶（5 - FU）的化疗中。

一、化疗泵应用指征

1. 适应证

（1）持续化疗：需要长时间保持一定的血药浓度，才能达到最佳疗效的化疗药物。

（2）精确化疗：需要准确地维持恒定的滴注速度的药物。

2. 禁忌证

（1）同化疗禁忌证（详见相关章节）。

（2）患者依从性差。

二、化疗泵的原理及特点

1. 化疗泵工作原理　便携式化疗泵由压力泵和流量控制系统两部分组成，主要由无菌保护装置（帽子）、过滤器、弹性贮药囊、外壳、连接管及流速感应器组成。压力泵有一硅胶球囊，当药液从加药口注入球囊后，球囊膨胀，使药液充满球体，弹性球囊利用本身的弹性收缩力“推动”药液通过带有流速限制器的延长管，延长管接静脉留置针的开口端进入患者体内，流速限制器准确地维持恒定的滴注速度，有利于维持药物在血管里的有效浓度。

2. 化疗泵的特点

（1）高效：使药物在体内保持一定的血药浓度，持续杀灭肿瘤细胞，增强化疗药物的疗效。如氟尿嘧啶为细胞周期特异性毒性药物，半衰期短，约 10 ~ 20 分钟，适合采用高浓度、小剂量、长时间静脉持续给药，通过维持恒定的血药浓度增加药物与肿瘤细胞的接触时间，从而增强抗癌活性，获得最佳疗效。

（2）低毒：由于化疗药物呈小剂量、持续泵入体内，减少了因大剂量、短时间输注化疗药物对静脉的损伤，减少化疗药物的并发症。

（3）轻便：化疗泵小型、可携带，患者在输液时也能自由活动，睡眠无影响，日常生活不受限制，减轻了护士的工作量，降低了治疗和护理成本。

三、化疗泵的操作规范

1. 操作前准备

（1）患者准备

1）向患者介绍化疗药物可能产生的副作用及注意事项，并签署化疗知情同意书。

2）向患者解释运用化疗泵的原因及使用注意事项，取得患者的配合。

3）建立输注化疗药物的患者的静脉通路。

（2）用物准备：便携式化疗泵 1 个（根据化疗要求选择不同流速的化疗泵）、50ml 注射器 1 个、化疗药液、0.9% 氯化钠注射液 10ml 数支、乙醇棉球数只、砂轮 1 个、无菌纱布、弯盘、笔、输液卡。

（3）护士准备：护士应按六部洗手法洗手后穿隔离衣，戴口罩、手套（聚乙烯手套及乳胶手套）及防护目镜。

（4）环境准备：治疗室和生物安全柜先用紫外线照射 30 分钟，并预热生物安全柜。

2. 操作关键步骤与要点

（1）核对：化疗药物输注前应该由 2 名护士进行交叉核对。

（2）检查：按三查七对的要求检查化疗泵、0.9% 氯化钠注射液、化疗药液、注射器、安尔碘棉签等。

（3）加药

1）将化疗药物、0.9% 氯化钠注射液、注射器、乙醇棉球、无菌纱布放置于生物安全柜中，在化疗泵外壳上贴上标记有患者姓名、床号、药名、剂量、浓度、时间、方法等信息的粘贴单。

2）取下加药口保护帽，置于无菌纱布上，保存备用。

3）用一次性 50ml 注射器抽取所需的药液，彻底排空加药注射器中的气体，拧下针头，连接化疗泵加药口，不要使用针头加药，否则将破坏加药口，加药时如果要使用稀释液，请先加稀释液后加药。

4）轻轻地将注射器顶端套进加药口，然后顺时针旋转锁紧。

5）将注射器置于工作台平面。在注射器凸缘上施加稳定的压力，灌注储药囊。用稳定的压力（不要施加在活塞顶部）推进注射器活塞，灌注化疗泵至所需的容量。如有需要，可重复多次用50ml注射器将药液注入化疗泵，直至病患者治疗所需的化疗药物的用量。

6）逆时针轻轻地将注射器从化疗泵上取下。

7）按顺时针方向，将加药口保护帽轻轻地拧紧到注药口上，此时见弹性球囊均匀充盈成球形，无漏液、无气泡。

（4）排气

1）拧去延长管末端的翼状保护帽，保存好备用。药液即从系统中流出，并将系统内的空气排除。

2）见持续两滴以上药液从系统流出，延长管内无气泡则出药口的蓝色翼状帽必须拧紧，以免因药液渗出而产生结晶。

（5）化疗泵的使用

1）将化疗泵连接到患者的静脉通路上，接入前确认静脉通路在血管内，最好选择中心静脉导管，以预防静脉炎的发生。

2）将流量限速器用胶布固定于患者皮肤，保持温度的恒定以保证药液输注速度的精确。

3）将化疗泵放于专用袋中，并与接入点持平，记录开始输注的时间。

4）交班。

3. 并发症预防及处理

（1）流速过慢或过快

1）避免管道扭曲、打折、脱出：注意观察药液泵入情况，及时发现因化疗泵各连接管扭曲、脱管，患者翻身活动造成夹子夹管而影响导致流速的减慢。尽量使用三通旋塞连接化疗泵与静脉通路，尽量避免选用头皮针进行连接，因头皮针延长管的硅胶较软，容易反折影响流速。

2）选择合适的稀释液类型：稀释液的类型可影响化疗药物的流速，如用生理盐水代替5%葡萄糖溶液，则流速可增加10%，反之则流速减慢10%。

3）确保溶液温度：溶液温度可影响流速，如在校准温度（31℃）的基础上温度每升高1℃流速可增加2.3%，反之则降低2.3%。

4）保证弹力储液囊和远端鲁尔接头的位置处于同一高度：如果弹力储液囊的位置低于远端鲁尔接头，每降低2.54cm（1英寸）流速约降低0.5%，反之流速则增加0.5%。

5）确保合适的弹力储液囊的灌注容量：一般情况下，化疗泵的充填量低于储液囊的灌注容量可使流速增快，反之则流速减慢。

（2）药液不流

1）判断：由于化疗泵输注速度缓慢，药液不能顺利注入患者体内往往不容易发现，此时应拆除输注装置，如果鲁尔（Luer）锁定接头处没有药液流出，说明处于不流的状态。

2）压力排气技术：检查延长管内有无气泡，如有气泡将阻止药液的正常流动，需及时采用压力排气技术：①将一个三通旋塞与化疗泵延长管远端的接头连接。②将一个10ml注射器连接三通旋塞的另一个端口，将三通旋塞旋至注射器与延长管接头开放的位置。③将注射器活塞向下拉产生负压，持续抽吸，直至观察到注射器内有药液出现。

3）确保导管通畅。

（3）储液囊破裂：一旦发生储液囊破裂则患者的化疗无法继续进行，必须以预防为主。除确保化疗泵的质量之外，加药时严禁注入空气，以免空气输入储液囊内以至容量过量，使囊内压力增加引起爆裂。同时储存过程中还需避免阳光或者紫外线的直接照射。

（4）排气困难：当化疗泵延长管不能正常排气，延长管远端接头处无药液排除，应采用压力排气技术。

（5）药液渗漏

1）判断是否为药液渗漏：当注入药液后，化疗泵的加药口有药液漏出，或者旋紧蓝色翼状保护帽后，仍有药液从接口处漏出称为药液渗漏。有时正常的加药口残余液会被认为是漏液。

2）预防措施：①必须旋紧蓝色翼状保护帽，以防止渗漏；②抽取药液时，使用针头时不可将针头伸至药瓶瓶底，以免加药口残留的玻璃碎渣，导致单向阀失灵，产生药液倒流。

（6）化疗并发症：由于化疗泵内注入的是化疗药物，所以会产生骨髓抑制、恶性呕吐等胃肠道毒副作用（详见相关章节）。

5. 健康教育

（1）化疗前需为患者及家属讲解使用化疗泵的意义、作用原理、特点、注意事项。

1）告知患者通过外周静脉针留置或中心静脉置管（如 PICC），用化疗泵持续输注氟尿嘧啶等化疗药物的，可避免液体渗出所致的并发症需保证化疗疗程的顺利完成。

2）应向患者解释化疗泵的流速精度是在标准条件下测得的，即：标准浓度，标准温度，标准灌注容量和标准的操作。其中任何一项出现偏差都会影响化疗泵的流速，时间误差 ±10% 以内都是允许范围内的，请患者放心。

（2）向患者讲述携带化疗泵时日常活动注意事项。

1）持续输液期间，患者可自由行走及活动，但尽量使药囊与静脉穿刺处保持在同一水平线，以保证流速精确。可以将化疗泵放入上衣口袋，也可以将泵放入专用袋内挂于身上。

2）嘱患者保持留置针周围清洁、干燥，穿脱衣服时一定要小心，防止导管脱出。

3）嘱咐患者在使用化疗泵期间不要洗澡，以免影响化疗。

（3）告知患者化疗泵使用期间需要密切观察的内容。

1）告诉患者如出现渗漏及静脉炎现象，应立即报告，以便及时处理。

2）嘱患者观察皮囊缩小情况，如未见球囊缩小、输液管反折时需及时通知护士。

（郭德芬）

第七节　诊断性穿刺的护理

一、肝穿刺术

通过肝穿刺可以进行肝组织活检留取标本（明确临床诊断），进行肝微波、射频消融治疗。超声引导下的穿刺方法具有简便、安全、定位准确、可靠的特点。

（一）适应证与禁忌证

1. 适应证　①肝脏内局限性或弥散性占位性病变，性质不明者；②临床疑诊肝癌，拟行化疗、介入或 HIFU、射频、微波治疗前须明确病理诊断者；③肝声像图不典型含液性低回声病变；④原发部位不明的肝转移肿瘤；⑤临床疑为各型肝炎、肝硬化或脂肪肝、肝血吸虫等需要确诊，或了解、评价其衍变过程、治疗效果和预后时。

2. 禁忌证 ①一般情况差，有严重出血倾向者；②有明显腹水，尤其是肝前腹水者；③重度梗阻性黄疸，肝内胆管明显扩张者；④位于或接近肝包膜下的巨大肿瘤且内部声学界面较复杂者或肝脏血管瘤；⑤穿刺路径无法避开肺、胆囊及大血管等重要器官。

（二）检查前准备

（1）向患者进行健康宣教，并嘱患者沐浴，更换休养服。

（2）穿刺前禁食、禁水 6～8h。

（3）进行屏气训练。

（4）物品准备：2%碘酊、75%乙醇、麻醉包 1 个、利多卡因 1 支（40mg）、5ml 注射器 1 个、肝穿刺包 1 个、超声向导设备 1 台、穿刺针（活检针）1 根。若选择粗针穿刺，备尖头手术刀 1 把。留标本需准备标本容器 1 个。

（三）穿刺配合

（1）嘱患者仰卧位或侧卧位，不可随意改变体位。

（2）左上臂留置套管针。

（3）安慰、鼓励患者，使患者保持镇静，取得配合。

（4）术中密切观察病情变化，随时报告医生。

（四）穿刺后护理

（1）穿刺完毕，患者需在恢复室观察 30min，如无不适，用平车送回病房。

（2）返回病房后，绝对卧床休息 6h，并密切观察血压、脉搏、呼吸及穿刺处的变化，询问患者有无疼痛或疼痛加剧，以监测有无出血征象，遇有异常及时通知医生，给予对症处理。

（3）穿刺处的护理注意观察穿刺点敷料有无渗血、渗液，如次日穿刺点愈合好，可给予拆除敷料。

（4）饮食方面遵医嘱穿刺后禁食 4～6h，第 1 餐以清淡食物为主。

（5）心理护理给予患者适时的心理疏导，关心患者，使其保持心情舒畅，积极配合治疗；治疗期间配合音乐疗法，转移患者对疾病的关注，缓解其紧张情绪，以利于疾病恢复。

（五）注意事项

（1）穿刺过程中，嘱患者不可活动身体，避免咳嗽等可造成胸腹壁大幅度活动的动作。

（2）避免反复穿刺，以免造成肿瘤细胞的针道种植。

（3）密切观察病情变化，特别是术中变化，备好急救设备。

二、胸腔穿刺术

胸腔穿刺术是一种常用的诊疗技术，目的是：①抽取胸腔积液送检，明确其性质，协助诊断；②大量胸腔积液，可引起呼吸困难，胸腔穿刺以排除胸腔内积液或气体，缓解压迫症状，避免胸膜粘连增厚；③胸腔内注射药物，协助治疗。

（一）适应证与禁忌证

1. 适应证　①胸腔积液性质不明者；②胸腔大量积液或气胸者；③脓胸抽脓灌洗治疗或恶性胸腔积液，需胸腔内注入药物者。

2. 禁忌证　病情危重，有严重的出血倾向、大咯血，严重肺结核、肺气肿者。

（二）术前准备

（1）胸腔穿刺前向患者说明穿刺目的和术中注意事项，以取得患者配合。

（2）协助患者反坐于靠背椅，双手平放于椅背上，前额伏于前臂；不能起床者可取半卧位，患者前臂上举抱于枕部，使肋间隙增宽。

（3）用物准备：①胸腔穿刺盘：备无菌持物钳、无菌纱布、棉签各 1 包、中心静脉导管 1 套、胸腔穿刺包 1 个、无菌手套 2 副、孔巾 1 包、50ml 注射器 1 个、2ml 注射器 1 个、无菌试管 4 支（留送常规、生化、细菌、病理标本、必要时加抗凝药）；备胶布、透明敷料、75% 乙醇、2% 碘酊、弯盘 1 个、靠背椅或靠背架 1 个。②药品准备：2% 利多卡因 10ml 或按医嘱准备；治疗气胸者准备人工气胸抽气箱；需胸腔闭式引流者准备胸腔闭式引流储液装置。

（三）操作步骤及术中配合

（1）穿刺部位宜取呼吸音消失的实音处，穿刺部位一般在肩胛角下第 7～9 肋间或腋中线第 6～7 肋间，凡包裹性积液，宜在 X 线透视或超声检查引导下决定穿刺部位；穿刺点用甲紫液标记。

（2）术者洗手、戴口罩及无菌手套；配合者应戴口罩并显露患者穿刺部位，打开胸腔穿刺包；术者以碘酊、乙醇消毒穿刺部位，在穿刺处铺以无菌孔巾后局部注射麻醉药，经胸壁达胸膜。

（3）术者左手示指和拇指固定穿刺部位的皮肤和肋间，右手将针尾套有橡皮管（用血管钳夹闭）的穿刺针缓慢刺入，进针时沿下位肋骨的上缘经皮后垂直缓慢刺入，当针头穿过胸腔壁层时，针尖突然感抵抗消失，然后将注射器接于橡皮管上，放开止血钳即可抽液，护士用止血钳协助固定穿刺针。术者取开注射器时，护士随时夹闭乳胶管，以防空气进入胸腔内。

（4）抽液完毕，拔出穿刺针，用碘酊棉签消毒穿刺点，上盖无菌纱布止血，并将透明无菌敷料以穿刺点为中心固定好，注明粘贴敷料的时间，嘱患者卧床休息。

（四）穿刺后护理

（1）穿刺完毕，注意观察有无胸痛、憋气等症状，特别要防止发生气胸。

（2）胸腔内注入药物者，应嘱患者卧床 2～4h，并反复转动体位，以便药液在胸腔内均匀涂布，并观察注药后的反应，如发热、胸痛等。

（3）观察穿刺处处敷料是否包扎固定，有无渗血渗液。穿刺处敷料注明日期，观察穿刺处皮肤有无发红、破溃等。穿刺处敷料因出汗或揉蹭、卷边时，根据情况随时更换，更换敷料时注意避免导管脱出。

（4）导管及引流瓶：置管成功后，应保持引流通畅，固定时导管不能打折弯曲，胸腔穿刺引流时保持引流瓶处于负压状态，引流至瓶满或需要量后及时夹闭，请医生更换或封管；引流过程中，引流瓶盖应拧紧密闭，需要再次给负压时，要先将瓶子上端的塑料导管反折夹闭，引流瓶注明更换时间；经常主动巡视患者，发现置管后不适应随时报告医生。

（5）记录抽出液体的颜色、性质和量，及时送检标本。

（五）注意事项

（1）严格无菌操作，避免胸腔感染。

（2）穿刺中患者应避免咳嗽及转动身体，必要时可事先服用可待因，以免穿刺过程中因咳嗽而使针头上下移动，刺破肺组织和血管；术中如发生连续咳嗽或出现头晕、胸闷、面色苍白、出汗，甚至昏厥等胸膜反应时应立即停止抽液，给予患者平卧头低位，必要时遵医嘱皮下注射肾上腺素。

（3）抽液量：以诊断为目的患者，可抽液 50～200ml；以减压为目的者，第 1 次不超过 600ml，以后每次不超过 1 000ml，并准确记录引流量。

（4）向胸腔内注入药物时，抽液完毕后接上抽有药液的注射器，抽积液少许与药液混合，再行注入，以确保药液注入胸腔，注入药物后嘱患者稍活动，以使药液在胸腔内混匀。

（5）留取抽出液标本，仔细观察其性状，置入有抗凝剂的容器中，立即送检。

三、腹腔穿刺术

腹腔穿刺术是借助穿刺针直接从腹前壁刺入腹膜腔的一项诊疗技术。用于腹水的诊断，各种腹腔给药以及腹腔减压治疗。

（一）适应证与禁忌证

1. 适应证　①诊断未明的腹部损伤、腹水，可做诊断性穿刺；②大量腹水导致腹部胀痛或呼吸困难时，可穿刺放液以缓解症状；③某些疾病，如腹腔感染、肿瘤、结核等可以腹腔给药治疗；④行人工气腹作为诊断和治疗手段。

2. 禁忌证　①严重肠胀气；②妊娠；③既往手术或炎症腹腔内有广泛粘连者；④躁动、不能合作或肝性脑病先兆者。

（二）术前准备

1. 健康宣教　向患者做好解释工作，消除顾虑，告知检查的内容、目的、可能发生的危险、配合方法等，取得患者同意及配合。

2. 患者准备　协助患者取半坐卧位、平卧位或侧卧位，嘱患者放松，并排尿，以免刺伤膀胱。如放腹水，背部先垫好腹带。

3. 物品准备　①腹腔穿刺盘：备无菌持物钳、无菌纱布、棉签各 1 包，中心静脉导管 1 套、腹腔穿刺包 1 个、无菌手套 2 副、孔巾 1 包、50ml 注射器 1 个、2ml 注射器 1 个、无菌试管数支（留送常规、生化、细菌、病理标本，必要时加抗凝药）；备胶布、透明敷料、75% 乙醇、2% 碘酊、弯盘 1 个、靠背椅或靠背架 1 个。②药品准备：2% 利多卡因 10ml 或按医嘱准备。

（三）操作步骤及术中配合

（1）穿刺部位多取脐与髂前上棘连线的中外 1/3 处或两髂前上棘的中外 1/3 处，此穿刺部位不易伤及内脏和血管，也利于取液，非游离性腹水可在超声定位下穿刺。

（2）术者洗手，戴口罩、无菌手套，配合者应戴口罩并显露患者穿刺部位，打开腹腔穿刺包。术者以碘酊、乙醇消毒穿刺部位，在穿刺处铺以无菌孔巾后局部逐层麻醉，以左手固定穿刺部位皮肤，右手持针经麻醉部位垂直刺入腹壁；针锋抵抗感突然消失提示针头已刺入腹腔，如果腹水多时，即可见液体流出，积液少时，可用注射器抽吸取样。术者取开注射器时，护士随时夹闭乳胶管，以防空气进入腹腔内。

（3）抽液完毕，拔出穿刺针，用碘酊棉签消毒穿刺点，上盖无菌纱布止血，并将透明无菌敷料以穿刺点为中心固定好，注明敷料的使用时间。大量放液后，需束多头腹带，以防腹压骤降，引起休克。嘱患者卧床休息。

（4）术中询问患者有无头晕、恶心、心悸等症状，注意观察患者的面色、心率、血压及腹痛情况，如出现出冷汗、面色苍白，应立即停止放液，并做相应处理。

（5）记录抽出液体的颜色、性质和量，及时送检标本。

（四）穿刺后护理

（1）腹腔穿刺术后嘱患者平卧4h，应经常巡视患者，询问有无不适，一旦发现病情变化，及时报告医生，并给予对症处理。

（2）随时观察穿刺部位有无渗液、渗血情况；观察穿刺部位及周围皮肤有无发红、发痒等感染。如有渗液，给予更换敷料，并用纱布加压或用蝶形胶布固定。

（3）加强健康宣教，嘱患者注意休息，限制钠盐摄入，配合医生的各项治疗，以达到检查或治疗的最佳效果。

（五）注意事项

（1）严格按照无菌技术操作规程，防止感染。

（2）穿刺点应视病情及需要而定，急腹症时穿刺点最好选择在压痛点及肌紧张最明显的部位。

（3）勿在腹部手术瘢痕部位或肠襻明显处穿刺，妊娠时应在距子宫外缘1cm处穿刺。

（4）少量腹水进行诊断性穿刺时，穿刺前患者先侧身于拟穿刺侧3～5min。对腹水量多者，进行腹腔穿刺时，穿刺针应自穿刺点附近先斜行刺入皮下，再将穿刺针在穿刺点处与腹壁成垂直方向刺入腹腔，以防腹水自穿刺点外溢。

（5）大量放腹水可能引起电解质紊乱、血浆蛋白大量丢失，除特殊情况外一般不予大量放液。初次放液不宜超过3 000ml（如有腹水回输设备则不在此限）。血性腹水留取标本后应停止放液。

（6）腹带不宜过紧，以免造成呼吸困难。

（7）大量放液者，应卧床休息8～12h，并密切观察病情变化。

四、骨髓穿刺术

骨髓穿刺术是一种常用诊疗技术，目的是：①采取骨髓液做骨髓象检查，用以观察骨髓内细胞形态及分类，以协助诊断血液病；②做骨髓涂片或细菌培养，用以检查某些传染病和寄生虫病；③采集供者骨髓，以备骨髓移植。

（一）适应证与禁忌证

1. 适应证　①各类白血病、再生障碍性贫血、恶性组织细胞病、多发性骨髓瘤、骨髓转移瘤等诊断；②化疗和免疫抑制药治疗效果和不良反应的观察；③骨髓给药或骨髓移植。

2. 禁忌证　①有出血倾向者，慎做骨髓穿刺；②血友病患者和穿刺局部感染。

（二）术前准备

1. 用物准备　常规消毒治疗盘1套；无菌骨髓穿刺包1个（内有弯盘1个、14cm止血钳1把、骨髓穿刺针1枚、洞巾1条、纱球3个、纱布2块等）；其他用物（无菌5ml注射器1个、20ml注射器1个、消毒棉签1包、2%利多卡因、无菌手套2副、载玻片及推玻片若干、培养基、酒精灯等）。

2. 患者准备　向患者解释穿刺目的及注意事项，并简要说明穿刺过程，以消除顾虑，取得合作。①告知患者骨髓穿刺是一种微小的有创性的检查操作，医师在局麻下操作，全过程约数分钟；②正常人体的骨髓总量约为2 600g，骨髓穿刺仅抽取0.2g，不足总量的1/10 000，不会影响健康；③骨髓穿刺后，穿刺局部有轻微疼痛，属正常情况，很快即可恢复；④操作过程中应保持体位不变。

3. 辅助检查和药敏试验　术前做血小板、出血时间、凝血时间检查。了解患者有无相关麻醉药过敏史，必要时做药敏试验或改用其他麻醉药，以免发生意外。

（三）穿刺术的配合

（1）选择穿刺部位：髂前上棘穿刺点、髂后上棘穿刺点、胸骨穿刺点、腰椎棘突穿刺点。

（2）采取适当的体位：选用髂前上棘穿刺者取仰卧位；选用胸骨部位穿刺者，取仰卧位且于后背垫以枕头；选用髂后上棘穿刺者，取侧卧位或俯卧位；选用腰椎棘突穿刺者，则取坐位，尽量弯腰，头俯屈于胸前使棘突显露。

（3）常规消毒局部皮肤，术者戴无菌手套、铺无菌洞巾，用1%普鲁卡因或2%利多卡因行局部皮肤、皮下及骨膜麻醉。

（4）将骨髓穿刺针的固定器固定于距针尖1.5cm处（胸骨穿刺者固定于距针尖1cm处），用左手拇指和示指固定穿刺部位，以右手持穿刺针垂直刺入，当针尖接触骨膜后则将骨刺针左右旋转缓缓钻刺骨质，当阻力突然消失，穿刺针固定在骨内不再晃动时，表明针尖已进入骨髓腔，此时可拔出针芯，以20ml无菌干燥注射器接穿刺针座吸取骨髓液0.1～0.2ml滴于玻片上，立即制成均匀薄片。如需做细菌培养，可再抽取骨髓液1.5ml，并应将注射器针座及培养基开启处通过酒精灯火焰灭菌。

（5）标本取得后，套入针芯，拔出穿刺针，消毒穿刺部位，覆盖无菌纱布，局部按压1～2min，用无菌敷料覆盖穿刺点。

（四）护理

（1）穿刺时应严格执行无菌操作，以免发生骨髓炎。

（2）穿刺后平卧休息4h。

（3）拔针后局部加压，血小板减少者至少按压3～5min，并观察穿刺部位有无出血。

（4）穿刺后局部覆盖无菌纱布，并保持局部干燥，若纱布被血液或汗液浸湿，要及时更换。

（5）穿刺后3d内禁沐浴，以免污染创口。

（五）注意事项

（1）注射器和穿刺针必须干燥，以免发生溶血。

（2）吸出骨髓液应立即涂片，以免发生凝固。

（3）抽出骨髓时，抽吸压力不应过大，抽取骨髓液量不应过多（除细菌培养外），以免混入太多的周围血，影响结果判断。

（4）胸骨部位穿刺时，应注意力度适当，刺入不能过深，以免伤及纵隔器官。

（5）注意皮肤消毒和无菌操作，严防骨髓感染。

（6）在骨髓中造血组织不是绝对均匀分布，有时需要多次、多部位穿刺抽取骨髓液才能明确诊断。

五、腰椎穿刺术

腰椎穿刺术是一种常用的诊疗技术，目的是：①通过检查脑脊液的性质，协助诊断是否有血液及非血液系统疾病的中枢损害，如出血、中枢神经系统白血病等；②测定颅内压力，了解蛛网膜下腔有无阻塞，进行鞘内注射化疗药物，以预防或治疗恶性血液病对中枢神经系统的损害。

（一）适应证与禁忌证

1. 适应证　①中枢神经系统炎性病变，包括各种原因引起的脑膜炎和脑炎。临床怀疑蛛网膜下腔出血而头颅 CT 尚不能证实时或与脑膜炎等疾病鉴别有困难时。②脑膜瘤病的诊断。③中枢神经系统血管炎、脱髓鞘疾病及颅内转移瘤的诊断和鉴别诊断。④脊髓病变和多发神经根病变的诊断及鉴别诊断。⑤脊髓造影和鞘内药物治疗等。⑥怀疑颅内压异常者。

2. 禁忌证　①颅内压升高伴有明显的视盘水肿者和怀疑颅后窝肿瘤者；②穿刺部位有化脓性感染灶或脊椎结核者、脊髓压迫症的脊髓功能已处于即将丧失的临床状态者；③血液系统疾病有出血倾向者、使用肝素等药物导致的出血倾向者，以及血小板 $<50\ 000/mm^3$ 者；④开放性颅脑损伤等。

（二）术前准备

（1）做好解释工作，消除患者顾虑，嘱患者排空大小便。

（2）患者取侧卧位，躯体及下肢向前弯曲，使腰椎后凸。

（3）按步骤配合医生穿刺。

（三）操作过程

（1）选择穿刺部位。取第 3～4 腰椎间隙或第 4～5 腰椎间隙。

（2）采取适当的体位。患者去枕侧卧，背部齐床沿，铺好治疗巾，头向胸前弯曲，双手抱膝，双膝向腹部弯曲，腰背尽量向后弓起，使椎间隙增宽，有利穿刺。

（3）常规消毒局部皮肤。术者戴无菌手套、铺无菌洞巾，用 1% 普鲁卡因或 2% 利多卡因行局部皮肤、皮下及骨膜麻醉。

（4）术者以左手固定皮肤，右手持腰穿针，沿腰椎间隙垂直进针，推进 4～6cm 深度时，或感到阻力突然消失，表明针头已进入脊膜腔。拔出针芯，脑脊液自动流出，接上压力管，可见液面缓缓上升，到一定平面后可见液平面随呼吸而波动，此读数为脑脊液压力，正常为 80～180cmH_2O；然后用无菌标本瓶收集脑脊液 1～2ml，做细胞计数和球蛋白试验，再用另一无菌瓶收集 3ml 脑脊液，做生化检查或病理、细菌学检查。如果压力明显增高，针芯则不能完全拔出，使脑脊液缓慢滴出，以防止脑疝形成。

（5）收集完标本，插入针芯，然后将要注入椎管内的药物用无菌生理盐水 2～3ml 溶解稀释，并与地塞米松 5mg 混合均匀后，缓慢注入蛛网膜下腔，整个推注过程的时间不得少于 10min。药物推注完毕后，取下针管，插入针芯，拔出穿刺针，局部以复合碘消毒，以无菌敷料覆盖。

（四）护理措施

（1）术前向患者详细介绍腰椎穿刺术的目的和操作过程，减轻患者的恐惧与不安，取得其合作，并减少人员流动。为防止出现脑疝并发症，如颅内压高者必须腰穿才能明确诊断时，一定遵医嘱在穿刺前先用脱水药。

（2）术中监督操作者严格遵守无菌原则。

（3）术后为防止并发症采取以下措施。①头痛：通常是脑脊液放出过多造成颅内压减低，牵拉三叉神经感觉支支配的脑膜及血管组织所致。故术后嘱患者去枕平卧，鼓励患者大量饮水，必要时遵医嘱静脉输入生理盐水。②出血：通常量少，一般不引起明显的临床症状，需多观察。③感染：较少见，故嘱患者禁止沐浴 3d，避免污染穿刺处。

（4）术后护理：嘱患者去枕平卧 4～6h，高颅内压者可不去枕；患者多饮水，遇有腰痛或局部不适者多卧床休息；腰穿后注意患者排尿情况及原发病有无加重；将呼叫器交给患者，有事与医护人员联系。

（五）注意事项

（1）严格掌握禁忌证，凡疑有颅内压升高者必须先做眼底检查，如有明显视盘水肿或有脑疝先兆者，禁忌穿刺；凡患者处于休克、衰竭或濒危状态以及局部皮肤有炎症、颅后窝有占位性病变者均禁忌穿刺。

（2）穿刺时患者如出现呼吸、脉搏、面色异常等症状时，应立即停止操作，并做相应处理。

（3）穿刺针进入椎间隙后，如有阻力不可强行再进，需将针尖退至皮下，再调整进针方向。

（4）穿刺用力应适当，用力过猛易损伤组织，并且体会不到阻力消失感。

（5）如用粗针头穿刺，需注意有无脑脊液外漏所引起的低颅压综合征。如发生低颅压综合征可嘱患者多饮水或静脉滴注 0.5% 氯化钠低渗溶液。

（6）鞘内给药时，应先放出等量脑脊液，然后再等量转换注入药液。

（7）如患者颅内压增高，术前可静脉滴注甘露醇脱水，减轻水肿，降低颅内压。

（8）有躁动不安不能配合者，术前应给予镇静药。

六、肺穿刺术

医学影像设备和技术的发展，尤其是高分辨率电子计算机断层扫描（CT）的应用，对胸部病变的显示越来越精细，但有些病变仍然不能确定其性质，需作进一步的组织病理学检查证实。CT 导引下经皮肺穿刺活体组织检查（活检）在很大程度上满足了病理学诊断的需求，对常规检查不能确诊的周围型肺占位病变正确诊断率达 74%～99%，恶性病变的敏感性在 90% 以上。自 1976 年首次应用 CT 引导下经皮肺穿刺活检术以来，该技术已广泛应用于临床，并有极高的临床诊断价值。采用 CT 导向经皮肺穿刺活检对肺内占位性病变的病理诊断及鉴别诊断是目前最有效的方法之一。做好此项活检的护理配合，是提高穿刺成功率、减少并发症的重要因素。

（一）适应证与禁忌证

1. 肺穿刺活检的适应证　包括：①肺部结节尤其是痰细胞学检查阴性者；②支气管外中央型肺部占位；③胸膜或胸壁肿块；④肺部弥漫型病灶；⑤放、化疗前取得病理学诊断。

2. 肺穿刺活检的禁忌证　包括：①患者不能控制咳嗽或不配合者；②有出血倾向的患者；③穿刺针经过的部位有大疱性肺气肿者；④患有严重的肺动脉高压者；⑤一侧已经做过全肺切除或一侧为无功能肺，而另一侧肺内病变做穿刺活检者；⑥肺内阴影怀疑棘球囊肿、动脉瘤或动静脉畸形者；⑦其他，如心肺储备功能极差的垂危患者等。

（二）操作方法

（1）患者携带已有的检查资料，如 X 线平片、体层摄影片、CT 片等。酌情让患者取仰卧位、侧卧位或俯卧位。扫描定位片，确认定位准确后，在皮肤上用色笔做标记，确认穿刺点。测量穿刺点的原则是皮肤至病变的最短距离，设计最安全的进针路线（避开肋骨、大血管和重要脏器）和最佳进针角度。再次将体表进针部位置于扫描中心确认定位是否准确（图 15－1～图 15－4）。

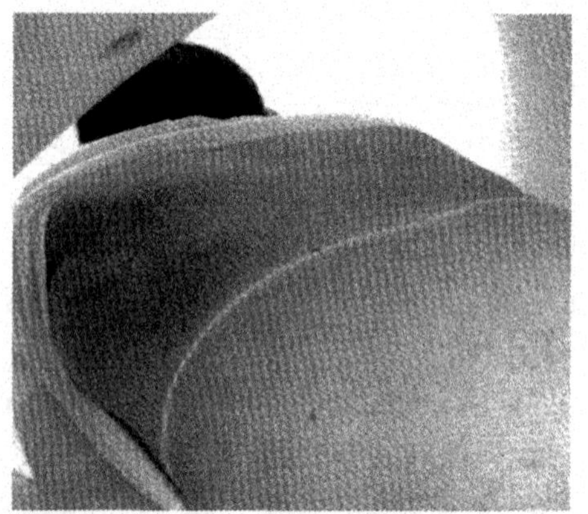

图 15－1　预定位：以病变范围上下 1cm，预选择穿刺层面，选择穿刺点、穿刺道

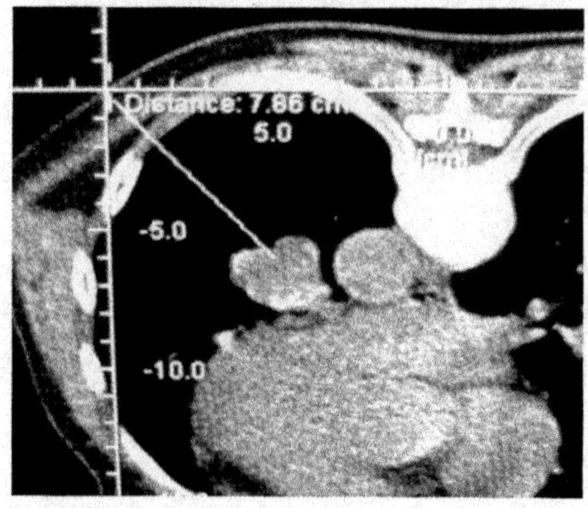

图 15－2　定位：常规消毒、铺巾，局麻后留置针头。CT 扫描野同上，选择穿刺道

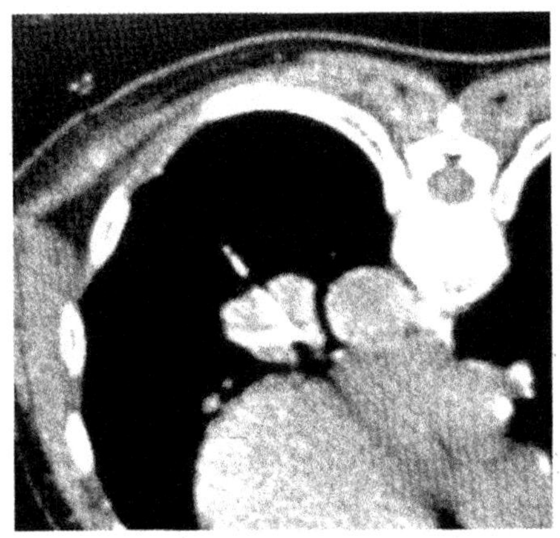

图 15－3　按穿刺道进针，行 CT 扫描，确定穿刺针头端

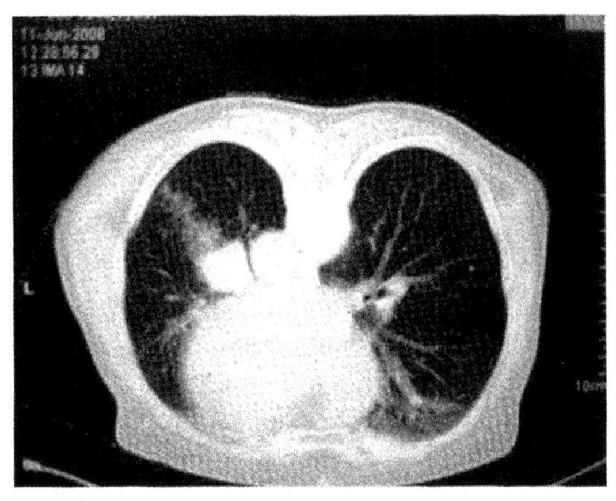

图 15－4　术后全肺扫描

（2）穿刺方法：常规消毒、铺巾、2%利多卡因局部麻醉，令患者屏住呼吸进行穿刺，进入病灶后，活检针按确定穿刺角度和进针距离迅速进针至病灶内，然后放枪、切取活检组织，活检标本以1%甲醛溶液固定后行组织学检查并细胞学涂片。患者术后立即行一次平扫检查，了解有无气胸发生。让其卧床休息 24 小时，减少活动，严密观察呼吸、脉搏、血压，避免剧烈咳嗽。

（三）并发症

虽然 CT 引导下经皮穿刺肺活检相当安全，但仍为有创检查。其并发症的发生多与病灶大小、病灶与胸壁距离、肺功能相关。最常见的并发症是气胸，国外文献报道气胸发生率为 11.7% ~ 40%，绝大多数气胸在术后 2 天左右便可完全自愈。其次为肺出血。纵隔气肿较少见，但后果严重，需引起注意。空气栓塞很少见，在穿刺时应避免剧烈咳嗽，防止刺入肺静脉。

（四）术前护理

1. 心理护理　大多数患者对此项技术不很了解，存有不同程度的疑虑、恐惧和紧张等负性心理。术前应向患者说明穿刺的目的和注意事项。

2. 呼吸训练　术前需训练患者呼吸，要求呼吸平稳，每次呼吸幅度基本相同，并特别要求在术前每次行扫描及进针穿刺病变组织时需嘱患者屏息，目的是使病灶定位及穿刺时均处于相对固定位置，以免因受呼吸运动的影响而造成胸膜划伤或一次进针穿刺失败，进而导致并发症尤其是气胸的发生。指导患者术中配合，教会患者在穿刺中保持呼吸均匀、体位制动，禁咳嗽及运动。稳定患者情绪，积极配合治疗。

3. 常规护理　常规行血液学检查（包括乙肝五项、丙肝抗原抗体、艾滋病抗体、梅毒抗体、出凝血功能检测、肝肾功能、血常规及心电图检查）以确定适应证及禁忌证。指导患者做好屏气训练，即深吸一口气后，停止呼吸 10～15 秒，然后缓慢呼出。备好一切物品和药品。

（五）术中配合

（1）准备手术中所需药品及心电监护仪，提前 30 分钟进入手术间，将各种仪器、抢救药品配备妥当。

（2）患者进入手术室后，应立即建立静脉补液通路，连接好心电监护仪，密切观察患者生命体征。

（3）根据病灶大小、部位协助患者取合适体位（仰卧、侧卧或俯卧），既要方便治疗，又要使患者舒适安全，嘱患者保持呼吸均匀、体位制动，禁咳嗽及运动。

（4）手术治疗中应询问患者有无不适之处，鼓励患者，增强其对治疗的信心，消除其焦虑情绪，以便能够顺利完成手术。

（5）加强病情观察，积极对症处理术中并发症。

（六）术后护理

1. 常规护理　术后患者平静休息 2 小时，尽量保持平静呼吸，禁用力咳嗽及激烈运动或走动。

2. 病情观察　监测生命体征的变化，尤其是在术后 4～6 小时，每 1～2 小时测一次。注意观察早期有无胸闷、气急、胸痛情况，穿刺部位有无出血症状，避免剧烈活动。一旦发生胸痛、呼吸困难等，立即给氧，配合医生积极处理。注意观察呼吸频率和幅度，必要时行胸腔闭式引流术。

3. 并发症的观察及护理

（1）气胸：气胸的临床表现有突然出现的胸闷、胸痛、气促，不能平卧，烦躁。特别注意在术后 24 小时内密切观察患者的呼吸频率和深浅度的变化，随时了解患者的自觉症状。根据患者肺压缩的程度结合临床症状给予相应的处理。如肺压缩在 20% 以下，可予低流量吸氧 2～3L/min，并绝对卧床 4～6 小时。如肺压缩在 50% 或以上时可在无菌操作下行胸腔闭式引流术。

（2）出血：一般痰中带血或少量咳血。可予吸氧、镇静、止血治疗。护理上注意对患者进行耐心解释，消除紧张情绪，认真观察咯出血的色、质、量。中度咯血可以内科保守治疗，如肌内注射巴曲酶或静脉滴注垂体后叶素等。严重出血要考虑大血管损伤，必要时应紧急手术止血

（七）健康教育

指导患者注意休息。避免劳累，适当地进行体育锻炼，增强体质，加强营养，促进身体康复。饮食以高热量、高蛋白、高维生素为宜，如鱼类、蛋类、肉类及新鲜蔬菜、水果等，少量多餐。

七、乳腺穿刺术

乳腺癌是女性最常见的恶性肿瘤之一。检查方法包括钼靶乳腺摄影、超声、CT 和 MRI 等，有时仅靠影像诊断仍十分困难，需依靠乳腺活检来确诊。

（一）适应证与禁忌证

1. 乳腺穿刺活检的适应证　①乳腺肿块良性、恶性的鉴别；②提供乳腺病变的进一步其他情况，供制订治疗方案时参考；③对临床上未能触及的乳腺病变，做细针穿刺定位。

2. 乳腺穿刺活检的禁忌证　①乳腺炎症；②有出血倾向的患者。

（二）操作方法

1. 患者携带已有的检查资料，如 X 线平片、体层摄影片、CT 片等。

2. 穿刺方法　患者取坐位或俯卧位，矩形框压迫乳腺平片上的病变部位，分别自上而下进行正位、左右 24 度扫描共 3 次。根据以上图像，选择穿刺活检部位并输入计算机，自动活检装置根据此数据在 X、Y、Z 轴方向调整进针位置及深度，根据需要可选 14 号（外径 2.1mm）、16 号（外径 1.7mm）乳腺专用穿刺核心针。皮肤消毒、局麻，用自动活检枪将乳腺检针通过穿刺孔刺入病灶后立即进行扫描，以确定针尖位置是否位于设定穿刺点，快速开枪取出活体组织标本，用甲醛或 95% 乙醇溶液固定做病理检查。根据需要可多次多点取材。对可触及的乳腺肿块，穿刺前对照 X 线片，选择距皮肤最近处为进针点，常规消毒、局麻，将穿刺针直接刺入肿块，穿刺取出组织块，根据需要可不同方向取 3～8 块。穿刺后，局部常规加压止血，包扎，隔天检查伤口，术后常规口服抗生素 3 天。当穿刺活检未能触及乳腺病变时，则依 CT 扫描定位测出皮肤进针点，允许进针的最大深度和进针角度采取标本即可。

（三）并发症

乳腺活检的并发症有血肿、感染和局部疼痛等，气胸较少见。

（四）术前护理

1. 心理护理　大多数患者对此项技术不很了解，存有不同程度的疑虑、恐惧和紧张等负性心理。术前应向患者说明穿刺的目的和注意事项。稳定患者情绪，积极配合治疗。

2. 常规护理　常规行血液学检查（包括乙肝五项、丙肝抗原抗体、艾滋病抗体、梅毒抗体、出凝血功能检测、肝肾功能、血常规及心电图检查）以确定适应证及禁忌证。

3. 备好一切物品和药品。

（五）术中配合

（1）根据病灶部位协助患者取合适体位，既要方便治疗，又要使患者舒适安全，嘱患者保持呼吸均匀、体位制动，禁咳嗽及运动。

（2）手术治疗中应询问患者有无不适之处，并不断与患者沟通，鼓励患者，增强其对治疗的信心，消除其焦虑情绪，以便能够顺利完成手术。

（3）加强病情观察，积极对症处理术中并发症。

（六）术后护理

1. 常规护理

（1）穿刺点的护理：穿刺完毕后无菌纱布包扎穿刺伤口，并加压 10 分钟，严密观察穿刺部位有无出血和渗血，并保持敷料清洁干燥。

（2）预防感染：操作过程中要严格执行无菌操作，避免感染。

2. 不良反应的观察及护理

（1）血肿：观察穿刺部位皮肤情况，穿刺完毕后纱布包扎穿刺伤口，并加压 10 分钟，以防止出血。

（2）疼痛：做好心理疏导，消除忧虑；密切观察疼痛的部位、性质、程度以及伴随症状；必要时使用止痛药物。

（3）气胸：操作过程中要严格控制穿刺方向和深度，尽可能与胸壁平行，以免发生气胸等并发症。

（七）健康教育

指导患者应注意休息，避免劳累，适当地进行体育锻炼，增强体质，加强营养，促进身体康复。饮食以高热量、高蛋白、高维生素为宜，如鱼类、蛋类、肉类及新鲜蔬菜、水果等，少量多餐。

八、胰腺穿刺术

胰腺癌是消化道常见肿瘤之一，其发病率近年来在国内外都有上升趋势，在美国其发病率近 30 年间上升了 3 倍。而我国根据上海 2003 年统计资料，胰腺癌已从过去恶性肿瘤发病率的第 20 位上升到第 8 位。由于早期诊断比较困难，确诊时 75% 以上患者已属晚期，而且病情进展迅速，手术切除率低，病死率居高不下。近年来随着介入超声学的快速发展，对胰腺癌早期诊断的方法也在不断地深入研究，超声或 CT 导引穿刺活检是诊断和鉴别诊断胰腺病变的重要手段之一。CT 扫描可清楚显示病变大小、位置以及病变与相邻结构的空间关系，又可精确地确定进针点、进针路径、角度和深度，具有明显优点。做好胰腺穿刺术的护理配合，对提高穿刺成功率和安全性，避免并发症的发生具有重要意义。

（一）适应证与禁忌证

1. 胰腺穿刺的适应证　①超声或其他检查发现的胰腺实质性、囊性或囊实性肿块；②胰腺囊实性病变的定性诊断；③总胆管下段壶腹区梗阻的良、恶性鉴别诊断。

2. 胰腺穿刺的禁忌证　①合并急性胰腺炎或慢性胰腺炎急性发作者；②有严重出血倾向者；③伴有中等量以上腹水者；④全身衰竭、腹胀明显和不能合作者。

（二）操作方法

穿刺时令患者取仰卧位，取剑突下作为穿刺部位，患者取仰卧位，常规 CT 扫描，结合活检术前的胰腺 CT 增强扫描，选择最佳穿刺路径后，常规消毒，铺洞巾，局麻后，把穿刺针沿探头引导槽刺入腹壁，嘱患者屏气，在 CT 扫描监控下核实针尖位置和方向，确认针尖到达靶区。拔除针芯接 20ml 注射器负压下反复提插 3 次后退针，穿刺物涂片，病理科医生在场确定有肿瘤细胞颗粒，无颗粒者将进行再次穿刺。涂片后乙醇固定，行 HE 染色镜检。

（三）并发症

胰腺穿刺的主要并发症有疼痛、出血、化学性腹膜炎、胰腺炎、穿刺道肿瘤种植等。

（四）术前护理

1. 心理护理　穿刺前心理护理能有效改善患者紧张情绪。向患者及家属介绍穿刺的方法及优点，并根据患者的个性、职业、文化修养的不同，向其讲解成功的经验。讲明该方法安全简单，痛苦少，使患者和家属充分了解本穿刺的安全性和优势，消除其心中疑虑和紧张情绪，提高患者主动配合意识，必要时请已穿刺后的患者现身说法。向患者及家属既要说明有利的一面，如经过此穿刺可以为临床诊断提供依据，明确诊断后可制订正确的治疗方案，也应指出穿刺后可能出现的不适及并发症，使患者有心理准备。

2. 环境及物品的准备　穿刺前手术室紫外线空气消毒 2 小时，保证环境清洁，操作空间宽阔。准备好穿刺操作所用物品，备好 21G 抽吸活检针，中性甲醛组织固定液 5ml 和 2 张玻片。准备好急救器材和物品。

3. 穿刺前应行相关检查　如患者出凝血时间、血小板计数、胰腺 CT、肝功能及心电图和血压等。

4. 嘱咐患者穿刺当天禁食 4 小时以上，指导患者术中控制呼吸，配合穿刺的进行。对于情绪紧张焦虑的患者可以肌内注射地西泮 5mg，可使患者安静，有利于检查顺利进行。

5. 术前局部区域准备　局部清洗，更换衣物。

（五）术中配合

（1）协助患者取平卧位，面向术者，嘱患者深呼吸，以减轻紧张情绪，指导患者调整呼吸配合穿刺。

（2）帮助患者暴露穿刺部位，协助医生进行局部消毒，严格无菌操作，积极配合医生传送术中用物。

（3）应严密观察患者的生命体征，包括血压、脉搏、呼吸；观察患者意识状态，一旦出现异常立即停止操作进行抢救。

（4）穿刺结束后用砂袋压迫穿刺点，并且用多条长胶布固定好。

（六）术后护理

1. 常规护理

（1）检查完后将患者用平车推入病房，协助平卧休息 24 小时，腹部砂袋加压时间不少于 6 小时。

（2）术后 4 小时内密切观察生命体征并做好监测记录，观察有无腹痛、呕吐、出血等情况。

（3）向患者交待术后的注意事项，如术后 3 天之内不可洗澡，24 小时之内不做剧烈活动，尽量减少咳嗽，保持大便通畅等避免用力增加腹压的动作。禁食 24 小时，如血尿淀粉酶结果无异常可进流质。患者自觉症状缓解后，逐渐过渡到高热量高维生素、适量蛋白、低脂肪的半流质或普食。

（4）根据医嘱用药。

（5）整个穿刺过程做好护理记录和交班。

2. 并发症的观察与护理

（1）疼痛：穿刺后部分患者有不同程度的穿刺点疼痛和活动时腹部不适、疼痛。绝大多数患者在 1 ~2 天内自行消失，无需特殊处理，疼痛剧烈者观察有无其他异常情况。必要时给予镇痛剂。

（2）出血：应密切观察患者生命体征，如出现腹痛、心慌、出冷汗等情况，应建立静脉通路，积极配合抢救。

（3）化学性腹膜炎、胰腺炎：穿刺时可能造成胰液外漏到腹膜腔导致化学性腹膜炎和医源性胰腺炎。观察患者有无腹痛以及疼痛的性质和程度，有无局部或全腹压痛、反跳痛、肌紧张等症状。必要时行血常规、血尿淀粉酶检查。予生长抑素持续静脉滴注 12 小时，以预防急性胰腺炎的发生。

（七）健康教育

指导患者注意休息，饮食以清淡、易消化、少刺激、低脂肪、适量蛋白为宜，避免吸烟、饮酒、暴饮暴食。

九、肾脏穿刺术

经皮肾穿刺活检术（简称肾穿刺）是目前国内外普及的肾活检方法，对原发性疾病、继发或遗传性肾脏疾病的诊断具有重要意义，具有明确诊断、指导治疗、判断预后、节约经费等重要作用。做好肾脏穿刺活检的护理对减少并发症起着至关重要的作用。

（一）适应证、禁忌证

1. 肾脏穿刺活检的适应证　①肾脏实质性和囊肿性肿块的鉴别诊断；②腹部肿块不排除来自肾脏者；③肾良、恶性肿瘤的诊断；④肾转移瘤，原发灶不明者；⑤肾病的诊断、分型和鉴别诊断；⑥取活检组织做组织培养，研究免疫、化学药物和放射性敏感度。

2. 肾脏穿刺活检的禁忌证　①明显出血倾向或正在应用抗凝药物治疗的患者；②肾功能不全患者；③孤立肾，老年人有严重动脉硬化、高血压者；④全身状况不允许者．如妊娠、大量腹水、过度肥胖、衰弱、精神异常不能合作者。

（二）操作方法

根据病变部位，患者取俯卧位。结合术前 CT 增强扫描选好穿刺层面和进针点，穿刺行径区最短垂直线。穿刺时嘱患者屏住呼吸。穿刺行径和深度要避开肾窦和肾门。因肾门处有肾动脉和肾静脉。（图 15－5，图 15－6）。

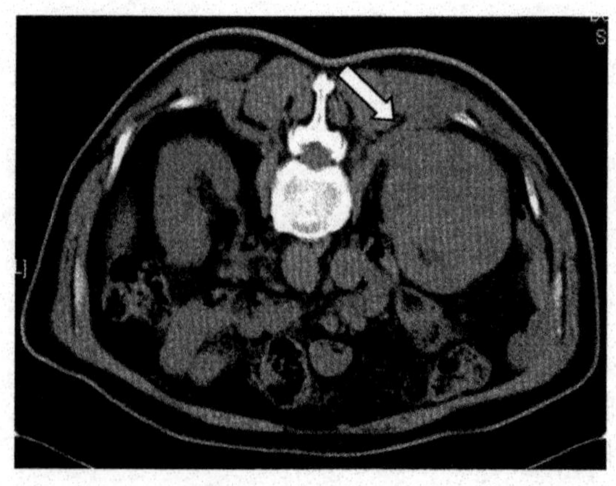

图 15－5　右侧肾脏巨大肿块（箭头），性质不明

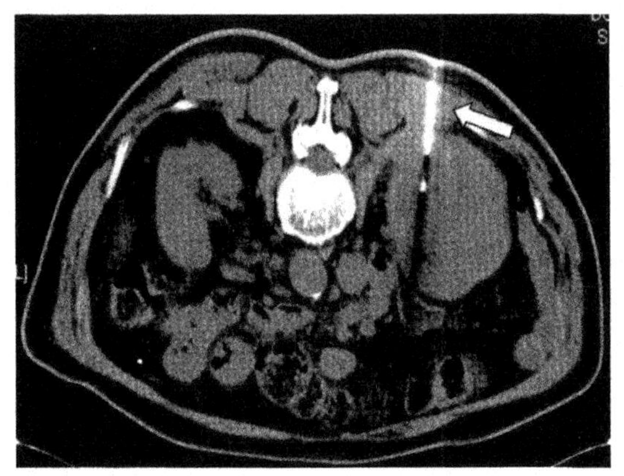

图 15－6　CT 引导下经皮穿刺肾脏肿块，可见穿刺针（箭头）位于肾脏肿瘤内

（三）并发症

肾脏穿刺活检并发症有血尿、尿潴留、肾周围血肿、腰痛和气胸等。肾脏活检发生严重并发症不到1%。

（四）术前护理

1. 心理护理　肾穿刺术是一种有创性诊断方法，患者及家属对穿刺术会有一定的顾虑，对穿刺能否成功表示怀疑，对术后并发症不了解。因此必须向患者及家属解释穿刺的必要性，穿刺的优点及可能出现的并发症，减轻患者对穿刺的紧张和焦虑情绪。

2. 呼吸训练　指导患者俯卧位，进行深呼吸及屏气动作的训练，以使肾脏下移并固定，减少肾脏的损伤。

3. 准备好便器，训练床上排尿。

4. 常规行血液学检查（包括乙肝五项、丙肝抗原抗体、艾滋病抗体、梅毒抗体、出凝血功能检测、肝肾功能、血常规及心电图检查）以确定适应证及禁忌证。

5. 备齐所有用物和止血用物，床边注射止血药物。

（五）术中配合

（1）协助患者俯卧于操作台上，腹下垫一枕，以便肾脏顶向背部并固定，并做好患者心理护理，以减轻患者紧张情绪。

（2）配合医师消毒，充分麻醉后，嘱患者深呼吸，屏气。

（3）密切观察患者意识、呼吸、脉搏、血压、面色，认真倾听患者主诉。

（4）术后穿刺点敷无菌纱布并按压 15 分钟，胶布固定，协助医生固定腹带。协助患者取平卧位，平车推至病房。

（六）术后护理

1. 常规护理

（1）术后俯卧于硬板床上，绝对卧床 8 小时，卧床休息 24 小时。目的是利用身体的压力压迫穿刺点，无肉眼血尿可取下腹带，下床活动，否则应延长卧床时间，至肉眼血尿消失，近期内限制剧烈运动及上下楼梯，避免剧烈咳嗽、打喷嚏。

（2）每半小时测血压、脉搏一次，4小时后血压平稳可停止测量。若患者血压波动大或偏低应测至平稳，并给予对症处理。

（3）平卧24小时后，若病情平稳、无肉眼血尿，可下地活动。若患者出现肉眼血尿，应延长卧床时间至肉眼血尿消失或明显减轻。必要时给静脉输入止血药或输血。

（4）术后嘱患者多饮水，以尽快排出少量凝血块。同时留取尿标本3次常规送检。

（5）卧床期间，嘱患者安静休息，减少躯体的移动，避免引起伤口出血，同时应仔细观察患者伤口有无渗血并加强生活护理。

（6）应密切观察患者生命体征的变化，询问有无不适主诉，发现异常及时处理。

2. 并发症的观察及护理

（1）血尿：有60%～80%的患者出现不同程度的镜下血尿，部分患者可出现肉眼血尿，为了使少量出血尽快从肾脏排出，除绝对卧床外，应嘱患者大量饮水，应观察每次尿颜色的变化以判断血尿是逐渐加重还是减轻。血尿明显者，应延长卧床时间，并及时静脉输入止血药，必要时输血。

（2）尿潴留：肾穿刺术后尿潴留常与平卧位肢体制动所致的排尿姿势改变、担心穿刺处出血、不习惯床上小便等多种因素有关。护理措施：术前3天开始指导患者在床上练习平卧位排尿，3次/天，直到患者自己感觉排尿自然、顺利、舒适为止；术后做好心理护理，消除其紧张心理；排尿时应用屏风遮挡，提供独处的环境；出现尿潴留时用温水冲洗会阴部以诱导排尿；患者诱导排尿无效，在无菌技术操作下给予留置导尿，次日拔除导尿管，自行排尿。

（3）肾周围血肿：肾活检后24小时内应绝对卧床，若患者不能耐受，应及时向患者讲解清楚绝对卧床的重要性及剧烈活动可能出现的并发症，以求得患者的配合。在无肉眼血尿且卧床24小时后，开始逐渐活动，切不可突然增加活动量，以避免没有完全愈合的伤口再出血。此时应限制患者的活动，生活上给予适当的照顾。术后超声检查发现肾周围血肿的患者应延长卧床时间。

（4）腰痛及腰部不适：多数患者有轻微的同侧腰痛或腰部不适，一般持续1周左右。多数患者服用一般止痛药可减轻疼痛，但合并有肾周围血肿的患者腰痛剧烈，可给予麻醉性止痛药止痛。

（5）腹痛、腹胀：个别患者肾活检后出现腹痛，持续1～7日，少数患者可有压痛及反跳痛。由于生活习惯的改变加之腹带的压迫，患者大量饮水或可出现腹胀，一般无需特殊处理，对腹胀、腹痛明显者可给予乳酶生及解痉药等以缓解症状。

（6）发热：伴有肾周围血肿的患者，由于血肿的吸收，可有中等度发热，应按发热患者护理，并给予适当的药物处理。

（七）健康教育

术后1周内避免重体力劳动或剧烈运动，禁洗热水澡，以防出血。

（郭德芬）

第十六章

肿瘤患者的治疗护理

第一节　肿瘤患者围术期的护理

根据肿瘤外科的特点——切除范围广，手术时间长，一般患者年龄较大，全身营养差等，因而手术的危险性较其他外科领域为高。所以肿瘤外科护理除包括一般外科手术及各专科手术前后护理外，还需做好相应的护理。

一、术前护理

1. 术前常规准备工作　手术前的准备工作，直接关系到手术能否顺利进行，伤口愈合的好坏及术后并发症的预防等，具体内容包括：

（1）肿瘤患者全身情况的评估：包括：①正确估计患者是否伴有其他严重的疾病，如心、肺、肝、肾等功能，是否耐受手术治疗。②手术对患者正常生理功能的扰乱程度及患者是否能够耐受，还需要考虑到手术后患者的生活质量。③手术的复杂程度及手术本身的死亡率。护士需要协助医师做好体格检查、常规化验检查及各科的一些特殊检查：各种化验标本的采集，血压、体温、脉搏、呼吸等的测量及记录，均需准确及时，以提供全面评价患者对手术的耐受性。

（2）增加对手术的耐受性：除胃肠道出血、梗阻等患者，术前均应给予高热量、高蛋白、富含纤维素易消化饮食，以提高机体的抵抗力；且术前要全面评估患者的全身情况，尤其是营养状态和进食情况，以评估患者对手术的耐受力。肿瘤患者由于情绪波动，疾病消耗，常合并不同程度的营养不良或因慢性失血所致贫血，有的患者由于消化道梗阻引起水、电解质紊乱。故需要结合体格检查及化验结果，于手术前纠正和改善营养不良或水、电解质失调，必要时给予输液、输血要素饮食或肠外营养支持，以保证手术安全进行，缩短疗程。

（3）结合病情需要帮助患者建立良好的卫生习惯：特别是口腔、消化道肿瘤患者应早、午、晚漱口刷牙；有牙龈炎或蛀牙的患者应及时治疗，手术前应进行清洁牙齿；对有吸烟嗜好的患者，应劝其戒烟，并告知其吸烟的危害及对手术的影响；对外阴、肛门部病变的患者，手术前应每日用 1 ∶ 5 000 高锰酸钾溶液浸泡，保持局部清洁，预防感染。

（4）不同手术部位的特殊准备

1）对食管梗阻患者：术前 3 日起每晚用温盐水或 1% ~2% 碳酸氢钠溶液冲洗食管，以清除积存的食物和黏液，减轻食管黏膜感染和水肿。手术早晨再次冲洗，抽尽胃液并留置胃管。对食管上段恶性肿瘤患者，则不宜冲洗，以防误吸。

2）胃癌合并幽门梗阻患者：自术前3日起，每晚用温盐水洗胃，以减轻胃黏膜水肿，便于术后切口愈合。

3）大肠手术前进行肠道准备的患者：清洁灌肠时，应用较细的肛管，涂润滑油，轻轻将肛管插入直至通过肿瘤部位，进行低压灌肠，拔出肛管后，嘱患者用纸垫堵住肛门，使溶液在肠内保留时间长一些，以取得满意效果。避免多次灌肠，增加患者的痛苦。

4）阴道手术或子宫肌瘤合并感染的患者：术前3～5日，每日用1：5 000的高锰酸钾溶液进行阴道灌洗，以减少术后并发症。

（5）皮肤的准备：皮肤准备是手术前准备工作的重要环节，良好的皮肤准备是预防手术后切口感染的一个重要措施。手术前患者应做好全身清洁，如理发、洗头、洗澡、剪指（趾）甲，然后手术野区剃毛、消毒。

备皮范围原则上应超过手术范围，四肢手术备皮范围须超过手术部位的上下两个关节。但备皮过程中需要注意：①皮肤应无破损、抓痕，无毛囊炎或皮肤病，否则不宜手术；②剃毛不可划伤皮肤；③手、足部位手术时指（趾）缝、甲沟等处宜用热水浸泡，毛刷刷洗；④脐部用松节油擦净；⑤行椎管内麻醉者还须准备脊椎部皮肤；⑥骨手术或植皮手术的供皮区，除剃毛外应用75%乙醇消毒，无菌巾包裹；⑦如手术部位有伤口，应手术日晨换药，更换清洁敷料，用松节油将黏膏痕迹擦净。

2. 术前宣教　术后需要患者配合的护理工作，应于术前做指导，护士应鼓励和指导使患者主动配合，有利于加速患者的恢复及减少并发症的发生；此外，术前还应教会患者如何进行深呼吸、咳痰、活动肢体和功能锻炼等。

医护人员应尊重患者的知情权，据实告知患者手术对日后生活的影响，要告知患者的预后，使患者对手术、预后及手术相关的并发症有理性的认识，减少术后的心理问题。对术后可能造成功能受损或丧失的患者，术前应给予指导，使其尽快适应；对需要截肢的患者术前指导其使用拐杖、锻炼臂力；对术后会造成失语的患者，术前学习和练习哑语，并在术后准备笔纸，以利交流；对拟行人工造口术的患者术前应向其解释人工造口的作用及自我管理注意点，以减轻患者的焦虑和不安情绪，并指导患者及家属正确使用人工造口袋。

3. 环境准备　为患者创造一个较为舒适、宽松的休息环境，可以从病房、床单位、病员服的颜色着手，减轻患者对医院环境而产生的紧张；且病房的设施应有助于患者能尽可能起床活动、促进部分或完全生活自理，保持机体的正常功能。

二、术中护理

1. 环境　有研究显示患者对手术室播放背景音乐持赞赏态度，音乐能够降低患者对疼痛的敏感性，促进疾病康复。

2. 合并症的监护　对合并有心血管等疾病的手术患者应事先准备好抢救药品及物品；对合并有糖尿病的手术患者在术中应加强环境的管理，减少手术室人员流动，预防感染；并加强生命体征的监测，发现异常，及时处理和抢救。

三、术后近期护理

1. 麻醉后护理　全麻术后患者应平卧、头偏向一侧，保持呼吸道通畅；对有痰液积聚者，应及时吸痰；对舌根后坠者，应托起下颌；对缺氧者，应及时吸氧；对呕吐者，应及时清除口腔内呕吐物，以防误吸。密切观察血压、脉搏、呼吸，并注意观察麻醉平面消失情况和下肢活动情况，腰麻后患者需注意有否头疼、恶心、呕吐等。

2. 术后体位　椎管麻醉后去枕平卧位 6 小时，麻醉清醒后，根据手术部位取适当卧位：颈、胸、腹、盆等部位手术，均应取半卧位以利引流；外阴部肛门手术，可取低半坐卧位；四肢手术一般平卧位或应抬高患肢；颅脑手术后，取头高脚低位，有利于头部静脉回流，防止颅内压增高和脑水肿；甲状腺手术后亦应采取半卧位，可预防颈部血肿压迫气管导致窒息的发生。行喉再造术者术后，需固定头部于前倾 25°～30°，以减少吻合口的张力。为患者选择术后体位时，需客观评估患者的病情，权衡利弊，根据病情随时调整体位，应注意无论何种体位都需注意患者的舒适和安全。

3. 术后各种引流管的护理　引流是外科处理的基本技术之一，肿瘤根治性手术切除范围广，术后均需放置引流管，如胸腔引流、腹腔引流、淋巴结清扫术后的引流、乳腺根治术后的负压吸引、胃肠减压、T 管引流、留置导尿管等。正确实施引流，可减少感染的发生和扩散，有利于切口的愈合，因此术后对各种引流管的护理极为重要。引流管的护理要点：

（1）妥善固定引流管，长短适中，过长妨碍引流，过短影响患者床上活动且易被拉出，引流管的适宜长度以患者在床上能自由翻身活动不易拉出为标准。

（2）保持引流通畅，定期沿离心方向挤压引流管，防止导管阻塞，防止引流管受压和扭曲。

（3）观察并准确记录引流液的颜色、性质及量。胸腔密闭式引流还要观察其水面波动情况；食管癌术后需记录鼻肠管及胃管的深度。

（4）在进行引流管护理时，应严格无菌操作原则；防止反流引起感染，如有异常，及时遵医嘱处理。

（5）胃肠减压及各种负压吸引，要注意经常保持负压状态，达到有效吸引。

（6）对各引流管均应做好交接班，并让患者及家属认识到安置引流管的重要性、注意事项和应急措施，如胸管一旦脱开应及时用手夹闭导管，并寻求护士帮助。

4. 术后镇痛药的应用　手术后随着麻醉作用的消失或因疲劳、体位不适、引流管的刺激等，使患者自感切口疼痛逐渐加剧，晚间尤甚。疼痛会扰乱患者身心安静，妨碍其睡眠，影响其康复；护士及时评估并遵医嘱使用止痛药，绝不可过于强调怕用药成瘾而让患者忍耐。

5. 术后切口的护理　术后患者的切口在院内发生的感染比例在 10%～15%，污染及感染会阻碍切口修复的过程。因此必须维持切口的清洁及无菌，才能促进伤口的愈合。

（1）面部手术后：切口多暴露，需经常用乙醇棉球轻轻擦拭，保持局部清洁、干燥，促使切口愈合。

（2）口腔手术后：定时清洁口腔，张口困难者可用压舌板暴露口腔，以 1.5% H_2O_2 棉球擦洗后，再予冲洗和吸引。注洗器头不可直接冲洗切口，以免引起出血。

（3）对行皮瓣移植术的患者，需密切观察皮瓣的颜色、温度，如皮瓣颜色苍白或青紫、局部皮温变冷应及时处理。

（4）一般无菌切口应保持清洁干燥，并注意观察敷料有无渗血、脱落等。

（5）直肠癌术后，应观察会阴部切口渗血、渗液情况，随时更换敷料，保持干燥；腹部切口应用大块胶布封闭，如结肠造口在左侧，应嘱患者尽量左侧卧位，以免造口处因粪便流出而污染切口。

6. 术后饮食护理　术后禁食期间多从静脉补充营养。能经口进食者，要多鼓励早进食，以给予易消化且富有营养的饮食，消化功能差者可少量多餐。

（1）对口腔及头颈部手术患者：为预防感染和吻合口瘘，术后多用鼻饲法进食。要特别防止胃管堵塞或脱出，以免再行插管时损伤吻合口。

（2）对非胃肠道手术者：术后从次日晨即可给予高热量、高蛋白、富含维生素的易消化普通饮食（普食）。

（3）对胃肠道手术者：术后待肛门排气后，给予少量饮水，第二日可进半量流质，第三日进全量流质。指导患者按“流质－半流质－软食－普食”的原则逐渐增加饮食，并注意依照患者年龄、术前饮食状况，少量多餐，以患者无任何不适为原则。

（4）对结肠造瘘者：瘘口开放后即可进半流质饮食或少渣饮食，应避免食入过多的纤维素和导泻的食物，少食易产气味和易产气的食物，同时协助患者摸索饮食规律，养成定时排便的习惯。

（5）对食管癌者：术后常行鼻肠管或空肠造瘘补充营养，一般可给予要素饮食或自行配置的肠内营养液，在滴注营养液时应注意营养液的浓度、温度和滴注速度，以免引起腹泻或其他不适反应。

7. 活动　术后如无禁忌，应鼓励患者早期取半卧位，一般手术后 1～2 日即可鼓励患者在床边活动，注意引流管不可拉扯，引流瓶低于身体引流部位，特别是胸腔闭式引流患者应保持引流瓶低于胸腔出口平面 60cm。早期活动，有利于促进胃肠道术后患者排气、防止肠粘连；促进血液循环，促进切口愈合，避免静脉血栓等并发症；对于肺部手术的患者也可预防肺不张，改善呼吸功能。活动量要根据年龄、术前身体状况、有无慢性疾病对疼痛的耐受力等状况因人而异，根据个体情况制定个体化的活动措施。

8. 老年人的护理　癌症患者以老年人居多，由于老年人组织器官及其功能逐渐衰老，组织修复及机体恢复能力差，且多伴有各种慢性疾病，故应根据老年人特点，给以细致的护理，术后应加强对患者病情的观察，做好皮肤护理、口腔护理、加强营养支持，重点预防各种并发症的发生。

9. 密切观察病情，预防并发症　手术后由于正常活动受限、禁食、伤口疼痛、组织损伤等可以发生多种并发症。各种并发症的严重程度可有很大差别，但都可延迟患者康复的时间，给患者带来精神和肉体的痛苦，甚至造成手术失败或患者死亡，所以护士应了解各种并发症的症状和体征，手术后密切观察病情，对手术后并发症的预防、早期发现、早期诊断和早期治疗起积极作用。术后常见并发症有：肺不张、肺部感染，出血吻合口瘘，吻合口梗阻，切口感染，切口裂开，尿潴留等。术后为预防肺部并发症的发生，应协助患者翻身、拍背；鼓励患者深呼吸、咳嗽、咳痰等，特别对术前有吸烟史的老年患者。对年老体弱的患者术后应定时翻身，预防压疮。晚期肿瘤患者体质虚弱、营养状况差，需注意预防感染等并发症。对不同部位的肿瘤患者，虽然术后会有不同的并发症，但应根据患者的基础疾病、病情状况、手术及术后恢复情况给予适当的护理。

四、术后恢复期的护理

此阶段护理重点是指导患者锻炼恢复机体功能及建立和适应新的生活习惯。

1. 功能锻炼　功能锻炼是提高手术效果，促进机体和器官功能恢复。护士需要向患者解释功能锻炼的意义，以增强其主动性和自觉性；并且责任护士协同医师和患者根据每位患者的恢复情况制定个体化锻炼计划，并负责指导和监督。

（1）乳癌根治术：术后24小时内麻醉清醒后，即可开始进行手指和腕部屈曲和伸展运动，术后三天，从肘部逐渐到肩部进行功能锻炼，尽可能用患肢进行正常生理活动，待引流管拔除后可逐渐开始肩关节全范围运动。

（2）开胸手术后：由于切口长，肋骨被切除，患者常因怕疼痛不敢活动患侧上肢，以致肩关节活动受限，造成肩下垂，术后应指导患者尽可能进行肩关节活动，主要为上举和外展动作，并练习术侧手扶墙抬高和拉绳运动。

（3）颈淋巴结清扫术：由于手术造成颈部肌肉缺损，并因神经被切断造成斜方肌不同程度的麻痹而导致肩下垂，肩胛扭转，及上臂外展受限，影响术后生活及劳动能力，因此当切口愈合后即开始练习肩关节及颈部活动。

（4）截肢术后：对截除下肢者手术前应教会患者正确使用临时拐杖的方法，同时进行双臂拉力锻炼及用健肢站立平衡的训练，以便术后尽早功能锻炼，防止失用性萎缩，不仅练习使用拐杖行走，也应练习上下楼梯，做好装义肢的准备。

（5）全喉切除及喉成形术后：全喉切除术后患者通过永久性气管造口进行呼吸，并失去发音功能，故术后护士应向患者讲解食管发音的方法，并耐心帮助患者进行食管发音的练习，或使用人工喉部或电子喉。

2. 培训自我护理能力　护士在患者出院前指导其在力所能及的基础上做到自我护理，使其尽早恢复生活自理能力和必要的劳动能力，能乐观地面对生活。

（1）指导患者自行处理气管造口：全喉切除术后，患者失去发声能力，永久性依赖气管造口呼吸，应指导和训练患者在出院前做到能对着镜子吸痰，清洗导管，更换喉垫；并向患者讲解应注意的事项，如告诉患者为避免误吸，气管套管不可随意拔出，不可沐浴及游泳，并避免接触粉尘以及有毒气体；注意保暖，预防感冒等。

（2）指导患者做好永久性人工造口的护理：鼓励患者养成定时、定量进餐及定时排便等习惯；训练患者自行处理人工肛门的方法；保持瘘口周围皮肤的清洁；注意饮食卫生，预防腹泻及定期扩张造口的方法等。

（3）对胃手术后患者做好饮食指导：胃大部分切除术后，尤其是毕Ⅱ式手术后，患者会因吸收不良易出现维生素B_{12}缺乏和贫血，故护士需要指导患者合理饮食的方法和种类等。

（4）指导膀胱或结肠造瘘术后患者的护理：帮助患者学会正确选择用具；自行做好造瘘的处理；及时消除不良气味和保护瘘口周围皮肤的方法，最终达到不影响社交生活的目的。

3. 健康教育　对于肿瘤手术者，实行健康教育的目的是使患者出院后尽快、尽早适应社会及身体器官功能和外观的改变，指导患者学会新的自我照顾方法，进行适当的功能锻炼，并有计划有步骤地向患者进行宣教及操作示范，以使其尽快恢复器官、肢体的功能。此外，还可给予患者行一定的心理咨询，使其加快适应手术后机体功能和外观的改变，提高的生命质量。

五、出院指导

目的是指导和帮助患者重新恢复生活和工作，尽快适应社会。出院指导一般在出院前1～2天内进行，教育方式应尽量符合个体化需要，可采取口头讲解、文字卡片等多种方式相结合，使患者真正理解教育的内容，并正确落实。包括：

1. 休息与活动　告知患者适当活动和锻炼的重要性，鼓励进行可耐受的活动。生活规律，劳逸结合，避免劳累。指导患者或家属联系社会支持组织，如癌症俱乐部，病友团体等。

2. 饮食　根据病情指导患者制定合理的食谱，注意饮食卫生及饮食类型的多样性，养成良好的生活习惯。

3. 用药　对出院带药的患者应指导其正确服药，告知其了解用药的注意事项，自我监护药物的副作用，如出现不适，及时就医。

4. 定期随访　肿瘤是一个易复发和转移的疾病，故定期随访是肿瘤治疗过程中的一个必要措施。护士应告知患者定期随访的意义，保证治疗的彻底性；对出院后复发的患者，可通过随访尽早发现病灶，早期治疗。

5. 功能锻炼　指导患者回家后继续依照功能锻炼计划和方法进行持之以恒地锻炼，以利于功能的尽快恢复。

6. 对家属的教育　肿瘤是一个难治愈、经济费用支出较大的疾病，许多家属陪伴患者在进行抗肿瘤治疗的过程中，随着时间的推移，在精神、心理和经济上多会产生难以承受，甚至厌恶、遗弃的想法，故在患者出院后易放松对其各方面的关心，将不利于患者的康复。故护士应告知家属其在患者康复阶段所承担的重要角色，指导家属学会在家护理和照看患者的方法，学会有效向患者提供支持的方法；必要时对家属也需给予必要的心理支持。

（郭德芬）

第二节　肿瘤患者化学治疗护理

一、化疗前的护理

1. 化疗前患者的准备　作为“以毒攻毒”的全身性治疗方法，化疗对于患者存在着各种显性和隐性的损害。面对身体形象的改变、即将出现的各种不良反应、经济负担的加重等，患者需在治疗开始前做好充分的准备。护士也应针对不同的个体特点，作好相应的评估、宣教和护理工作。

（1）身体准备：指导患者充分休息、合理饮食、适当运动，鼓励患者进食高热量、高蛋白、富有维生素、易消化的食物，多食水果、蔬菜，少吃油煎食物，注意饮食调配。针对体质较弱的患者，可根据医嘱适当以静脉途径补充一些氨基酸、脂肪乳剂等，从而改善其全身状况，以便接受治疗。治疗前还需控制原有一些基础疾病，如糖尿病、高血压等；如有口腔溃疡、牙周炎、不合适的义齿等口腔疾患，亦需在化疗前进行检查和治疗。

(2) 心理准备：鼓励患者通过各种有效途径缓解由于疾病及治疗而产生的焦虑、恐惧等不良情绪反应。如提供疾病和治疗信息，以帮助患者预防并积极应对不良反应的发生；鼓励患者参加病友组织及活动，帮助其获得更有效的社会支持等。可嘱患者结合自身情况，通过练气功、听音乐等各种形式放松身心；鼓励家属给予更多的心理支持。针对癌症复发转移者、小儿或年轻患者、临终患者等特殊人群，需给予更多的个体化心理关怀。如有严重的精神心理问题则需求助于相关专业人员。

(3) 知识准备：护士需结合患者需求与疾病治疗等情况，给予针对性的健康宣教。如通过一对一的宣教、提供宣传资料、组织集体讲座等方式，让患者及家属了解治疗的程序及可能出现的不良反应，并指导其采取积极的应对方式。对于选择新辅助化疗或进入临床试验的患者，应给予针对性的宣教，以缓解其因知识缺乏而产生的焦虑。

(4) 治疗配合：遵医嘱完善相关检查，如血常规、肝功能、肾功能、心电图、B 超、胸片等，必要时做 CT 或磁共振等。根据患者实际情况及治疗方法，选择建立合理的静脉通路，如 PICC 置管、Port 埋置、深静脉穿刺置管等，并作好相应导管的护理。

2. 化疗前护士的准备

(1) 建立良好的护患关系：通过恰当的工作方式取得患者及家属的信任，随时了解患者的需求并予以解决，提供各种治疗相关信息及知识。

(2) 了解化疗方案：护理人员应了解患者的病情及其化疗方案。同时，熟悉化疗药物的剂量、方法、治疗作用、并发症、药物间的关系、配伍禁忌、有效期、避光注意事项等，对治疗中可能出现的情况要有预见性。

(3) 掌握各种给药方式：根据所选治疗方案，护士需熟练掌握各种给药方式，尤其是静脉给药及其不良反应的处理，以及局部给药的配合等。

二、化疗实施中的护理

1. 选择正确的给药途径　化学治疗可经多种方法给药，需根据药物的药代动力学、溶解后的稳定性、酸碱值；肿瘤的大小、部位、是否转移以及患者的一般生理状况及血管情况等酌情选择。大体而言，给药方式包括系统性全身给药和局部给药。全身给药方式包括口服给药、肌内注射和静脉注射；局部给药方式包括腔内给药、鞘内给药和动脉内给药。化疗的常用给药途径及护理要点（表 16－1）。无论何种方式的给药途径，在化疗药物配制、给药等过程中，护理人员均须做好自身防护。

表 16－1　化疗常用给药方式及护理要点

给药方式	特点	护理要点
A 系统性给药		
口服给药	适用于胃肠道吸收较完全的药物；药物毒性低、作用持久、平缓、用药便捷	让患者了解用药注意事项；了解患者的治疗依从性；观察药物不良反应
肌内注射	适用于对组织刺激性小的药物	注意患者出血凝血时间是否异常；注意药物对局部组织的刺激或损害；长针头深部肌内注射并轮换注射部位

续 表

给药方式	特点	护理要点
静脉注射	可经周围或中央静脉快速给药；便于给予准确剂量，且易于随时调整或撤出药物；但不良反应可能也较严重，且费用较高	需由训练有素的专业人员选择合适的静脉进行注射；联合化疗时需注意配伍禁忌；有效预防并能及时处理药物外渗
B 局部给药		
腔内给药 胸腔内化疗 腹腔内化疗 心包内化疗 膀胱内灌注	药物可直接与局部肿瘤细胞接触，可减轻全身毒副反应；需经介入治疗置管或穿刺（膀胱内灌注可置导尿管）；每次注药前需抽尽积液	须严格无菌操作；相应导管的护理；预防感染；指导患者取合理体位，使药物与腔壁充分接触以更好地发挥疗效
鞘内给药	可通过血脑屏障达到有效治疗浓度；但每次给药需进行腰椎穿刺，患者痛苦较大且增加了髓内感染机会	须严格执行无菌操作；观察患者有无头痛、颈项强直、发热或意识改变
动脉内给药	用于局部肿瘤或单一器官受侵犯；可使药物在靶器官或组织达到最高浓度	导管护理；生命体征监测；观察有无腹痛、栓塞、感染及出血现象

2. 化疗不良反应的护理

（1）局部不良反应：多数抗肿瘤药物对血管刺激性较大，静脉注射时易造成静脉炎，表现为从注射部位沿静脉走向的皮肤血管发红、疼痛、色素沉着及血管变硬等。如药物不慎外渗至血管旁或皮下组织，则可引起疼痛、肿胀，甚至局部组织溃疡、坏死。具体护理措施包括：①根据患者情况选择合适的注射部位，避开关节、瘢痕及术侧患肢，避免同一部位多次注射。有条件者建议患者建立保留性静脉通路，如 PICC、Port、深静脉导管等。②输注药液时严格按照浓度、剂量要求，禁忌过浓、过快给药。③做好患者宣教工作，活动中防止针头及管道滑出，用药过程中如有不适及时告知护士。④化疗前后应用 0.9% 生理盐水充分冲洗管道，且化疗前须确认针头在血管内，化疗后应确保输液管及针头内的药液完全进入体内，以减少拔针时药物渗出造成局部组织损害。⑤疑有药物外渗或已发生外渗时，应立即停药，保留针头，尽量回抽药物以减少药物存留，若有可用的解毒剂立即从原静脉通路注入，并用解毒剂加利多卡因溶液进行局部皮下注射达到封闭的作用。拔出针头后避免加压于注射处以防药物扩散，抬高患肢并行局部冷敷（部分药物不可冷敷，如奥沙利铂等，详见药物说明书），每次 15～20 分钟，每天至少 4 次，持续 24～48 小时。之后可用 50% 硫酸镁溶液湿敷或遵医嘱应用外用药膏。严重组织破坏或溃疡可能在数天或数周后出现，必要时需行外科扩创及植皮手术。

（2）急性变态反应：在常用的化疗药物中，门冬酰胺酶、博来霉素及紫杉醇等可引起速发型变态反应。表现为哮喘、皮疹、低血压、寒战、发热等。具体护理措施包括：①用药前做好急救准备，遵医嘱给予预防性用药。②用药过程中进行心电监护，密切观察患者反应及主诉，关注高危人群患者，如老年人、营养状态不良者、曾有过敏史者。③怀疑出现过敏反应须立即停药，给予急救药物，并同时报告医师。

（3）疲劳：癌因性疲劳（cancer-related fatigue）的机制至今仍不明确，患者表现为身心无力，其程度和出现时间因人而异。具体可表现为劳累、嗜睡、精疲力竭、兴趣及活动减少、敏感或易怒、注意力减弱等。疲劳不仅降低了患者的活动量、自我管理能力及社交活动的机会，更导致其情绪低落和焦虑，对患者生活质量产生了较大的负面影响。具体护理措施包括：①告知患者及家属疲劳出现的可能性；②排除由其他病理原因导致疲劳的可能，如贫血等；③找出可能加剧或减轻疲劳的因素，协助其制订生活计划，如适当的锻炼及日常活动，调整活动及休息时间；④通过看电视、收听广播等方式寻找信息刺激。

（4）胃肠道反应：人体消化系统因其细胞生长及代谢旺盛，而对化学药物异常敏感。大多数化疗药物均会产生胃肠道毒副作用，出现恶心、呕吐、口腔炎、胃肠道溃疡、腹痛、腹泻、便秘等一系列不良反应。其中，恶心、呕吐依其出现时间又可分为急性呕吐、迟发性呕吐和预期性呕吐。具体护理措施包括：①做好宣教工作，化疗时创造良好的环境，减少不良刺激，指导患者通过听音乐、聊天等方式转移注意力。②随时听取患者主诉，观察不良反应情况。③化疗期间应指导患者少食多餐、多饮水，以加快化疗药物的排泄，减少毒副反应。④对患有黏膜炎的患者：指导其戒烟、戒酒，保持口腔清洁；避免食用刺激性较强或较粗糙生硬的食物，且食物温度要适宜；使用软毛牙刷，可用盐水或20%利多卡因含漱，或遵医嘱外敷锡类散及相应外用药。⑤对恶心、呕吐的患者：化疗前遵医嘱给予止吐药。指导患者清淡易消化饮食，避免刺激性食物。化疗日晨可进食少量营养丰富的早餐，化疗后4～6小时内最好不进食。呕吐、腹泻者防止脱水、水电解质失衡等，严重者遵医嘱予以补液。⑥对腹泻的患者：指导其多饮水、食少渣易消化饮食；无严重肾功能损害者，可适当补充电解质，特别是富含钾离子的食物，如香蕉、橘子等。注意大便的次数和颜色，必要时留取标本并及时就医。⑦对便秘患者：指导其多饮水、吃富含水分及纤维素的食物；适当运动，养成定时排便的习惯。可服用液体石蜡等软化大便或酌情应用缓泻剂。

（5）骨髓抑制：由于化疗药物对于体内血液系统的影响，尤其是引起白细胞减少，常成为导致感染、降低药物剂量或停药的主要原因。化疗药物对骨髓细胞产生的影响多为暂时性。一般在治疗后数天便可出现骨髓抑制反应，10～14天反应达到峰值，大约隔周可恢复。抗肿瘤药物中除博来霉素、门冬酰胺酶、激素类等对骨髓影响较小外，多数化疗药物常会引起不同程度的骨髓抑制。具体护理措施包括：①化疗前后应监测血象及肝、肾功能，若有明显贫血，或白细胞、血小板减少者慎用化疗药。必要时遵医嘱应用升高白细胞药物。②指导患者进食高蛋白、高热量食物，多食新鲜水果蔬菜，补充维生素C以增加抵抗力。③避免到人多的公共场所，保持手和口腔卫生，注意保暖，避免劳累或受寒；如有感染、发炎等现象及时就医。

（6）心脏毒性：蒽环类、紫杉醇、氟尿嘧啶等均对心肌有一定的毒性，轻者可无症状，仅表现为心电图异常；重者则表现为各种心律失常甚至心力衰竭。具体护理措施包括：①治疗前评估患者有无心脏病史；②指导患者戒除可能导致心脏疾患的生活习惯，如吸烟、饮酒、高胆固醇饮食等；③指导患者注意休息、少食多餐，以减少心肌耗氧量及心脏负担，避免引起反射性心律失常；④依照体表面积严格执行给药剂量，避免药物累积剂量超过危险剂量，必要时遵医嘱降低药量或停药；⑤给药初期密切观察患者是否有任何与心脏功能异常有关的症状，必要时心电监护，检测生化相关指标，防止电解质紊乱；⑥适当延长静脉给药时间以减少心脏毒性；⑦一旦出现心功能损害，遵医嘱给予相应强心、利尿、扩血管等治疗。

（7）肺毒性：因化学药物造成的肺功能异常可分为肺纤维化、过敏性肺炎和心源性肺水肿，其中以肺纤维化最常见。抗肿瘤药物中博来霉素、白消安、甲氨蝶呤等均可致肺毒性。主要表现为疲劳、干咳、呼吸困难等，可伴有发热、胸痛等，胸片及肺功能检查异常。具体护理措施包括：①评估患者是否具有相关危险因素，有无胸部放射治疗史、肺部疾患或其他器官功能异常等；②指导患者进行呼吸运动、调整生活习惯以适应肺功能变化；③注意观察病情，必要时吸氧，一旦出现肺毒性，可遵医嘱给予激素、抗生素等治疗。

（8）肝毒性：抗癌药物及其代谢产物可引起肝细胞变性，甚至坏死及胆汁淤积，导致急性或慢性肝损害。表现为乏力、食欲不振、肝区疼痛、黄疸，严重者意识不清。常见易引起肝损害的药物有大剂量甲氨蝶呤、阿糖胞苷、阿霉素、环磷酰胺等。具体护理措施包括：①治疗前评估患者肝功能，必要时进行保肝治疗；②指导患者形成良好的生活习惯，戒酒、清淡饮食、适当增加蛋白质与维生素摄入，若因合并症，化疗期间同时进行其他药物治疗，需告知医护人员；③用药过程中加强病情观察，定期监测肝功能，如有异常遵医嘱调整剂量或停药，并给予保肝治疗和对症处理。

（9）肾及膀胱毒性：因化疗药及其代谢产物需经泌尿系统排泄，故许多药物均会产生泌尿系统毒性。如顺铂、甲氨蝶呤等可造成肾脏损伤和电解质异常；环磷酰胺则可导致出血性膀胱炎。具体护理措施包括：①告知患者可能出现的不良反应，如接受蒽环类化疗药时，可致24小时内尿色红染，并带有药物的味道；②嘱患者在化疗前及化疗过程中多饮水，使尿量维持在每日2 000～3 000ml以上；③使用顺铂前需输注生理盐水充分水化，并合理补充电解质；④定期监测肾功能，必要时遵医嘱碱化尿液；⑤防止尿酸性肾病，指导患者低嘌呤饮食，减少肉类、动物内脏、花生、瓜子等摄入，多使用新鲜蔬菜水果。

（10）神经毒性：长春碱类、秋水仙碱类、铂类等一些化疗药物可通过破坏神经轴索的再生能力及神经脊髓鞘，而造成周围及中枢神经功能损害。以末梢神经损害较多见，引起手足麻木、自主神经障碍等症状。严重者可出现感觉异常、共济失调、精神异常等。具体护理措施包括：①评估患者有无相关危险因素，如是否曾有神经疾患、服用对神经损害的药物等；②用药过程中注意观察病情，定期监测神经功能，如有异常，遵医嘱给予营养神经的药物。

（11）脱发和皮肤反应：脱发是由于化疗药物损伤毛囊的结果，其程度常与药物的选择、剂量及个体因素等有关。抗肿瘤药物中烷化剂、环磷酰胺、多柔比星等较常引起脱发，停药后可再生。高剂量或长期化疗还可能造成皮肤色素沉着、皮肤完整性受损、汗腺分泌改变等，随着治疗结束会逐渐改善恢复。具体护理措施包括：①随时评估患者脱发情况及皮肤完整性；②指导患者可在治疗前先剪短头发，以免引起太多的心理不适；③指导患者选择柔软的梳子及性质温和的洗护用品，注意皮肤清洁、避免抓挠，避免长期暴露于紫外线；④指导患者根据自己的喜好，选择合适的假发、头巾、帽子等装饰品；⑤严重的皮肤反应可请皮肤科医师会诊。

（12）远期毒性：化疗药物的远期毒性主要表现为生殖系统毒性、致畸胎作用及第二恶性肿瘤的发生。以烷化剂、亚硝脲类较为常见。其中，生殖系统毒性表现为不孕不育和妇女闭经。化疗引起的第二肿瘤以急性非淋巴细胞白血病最为常见。具体护理措施包括：①治疗前及早与患者及其配偶讨论可能出现的远期毒性及处理方式。②指导患者化疗期间做好避孕、有生育计划者可咨询性及生殖方面专家。③正确掌握化疗的适应证，严格按照规定剂量及疗程给药。

三、化疗后的护理

化疗间歇期需指导患者调整身心，以应对下一新疗程的治疗。指导患者少食多餐、清淡饮食、加强营养。定期复查血常规、血生化及肝肾功能。注意安全，防止跌倒、坠床。避免到人多的公共场所，预防感冒、防止交叉感染。鼓励患者从事力所能及的日常事务及工作，获得有效的社会支持，以进一步促进身心康复。

（郭德芬）

第三节　肿瘤患者放射治疗的护理

一、放疗前的护理

1. 治疗准备

（1）指导患者增加营养摄入，以高热量、高蛋白、易消化饮食为主，充分休息、适当锻炼以增强体质。忌食辛辣、生硬、过冷过热的刺激粗糙的食物。

（2）全身状况差、不能耐受放疗者需给予支持对症治疗。

（3）合并肝炎、活动性肺结核、糖尿病等疾病者，需控制疾病后再行放疗。

（4）注意口腔卫生，如有龋齿或口腔疾病应于治疗前就医。

（5）照射部位有切口者需待愈合后再行放疗。有全身或局部感染者需先控制感染。

（6）头部放疗患者需在治疗前剃去所有头发。

2. 治疗配合

（1）进入放射治疗室时，不可带入金属物品，如手表、首饰等。

（2）因洗澡、出汗、衣物摩擦等使放射定位线模糊不清时，需及时请医师重新标记。

（3）嘱患者每次照射时都要与定位时的治疗体位一致。

（4）胸部肿瘤照射时要保持呼吸平稳，胃部放疗前需禁食，腹腔放疗前应排空小便，盆腔放疗前留有适量小便。

3. 心理护理　了解患者心理状态及情绪反应，分析其产生原因，并给予针对性心理支持，如介绍疾病及治疗相关知识、不良反应应对指导等。

二、放疗实施中的护理

放射治疗过程中，可使正常组织器官发生不同程度的反应，导致可逆的放射反应和不可逆的放射损伤。后者自治疗开始后三个月为界限，又分为急性放射损伤和后期放射损伤。急性放射损伤主要表现为消化道和黏膜反应，以及骨髓抑制和局部渗出炎性改变等；后期放射损伤主要是血管和间质组织的损伤。在放疗实施中，护士应做好治疗配合及不良反应的宣教和指导，以确保治疗的顺利实施。常见放疗不良反应有：

1. 全身反应　经放射治疗后，一方面肿瘤组织被破坏、毒素吸收，另一方面一些快速生长的正常组织细胞对射线高度敏感，如造血系统细胞等。因此患者在照射数小时或1～2天后可出现全身反应，表现为虚弱、乏力、头晕、头痛、厌食，个别有恶心、呕吐等症状，行腹部照射和大面积照射时全身反应更为严重。对症护理措施包括：①照射前少量进食，以免形成条件反射性厌食；放疗期间进清淡饮食，多食蔬菜和水果及富含营养的食物，鼓励患者多饮水，促进毒素排出；②照射后可完全静卧休息 30 分钟；放疗期间保证充分的休息与睡眠，酌情适当锻炼；③保持室内空气新鲜，嘱患者少去人多的公共场所，防止呼吸道感染；④通过收听音乐、练气功等方式转移注意力；⑤每周检查血象 1 次，遵医嘱给予升高白细胞及提高免疫力的药物或暂停放疗。

2. 皮肤反应 包括急性皮炎和慢性皮肤反应。反应程度与放射源、照射面积和部位，以及有否其他合并症等因素有关。急性皮肤反应分为三度：

（1）Ⅰ度反应：红斑、有烧灼和刺痒感，继续照射时皮肤由鲜红渐变为暗红色，以后有脱屑，称干反应。

（2）Ⅱ度反应：高度充血，水肿、水疱形成，有渗出液、糜烂，称湿反应。

（3）Ⅲ度反应：溃疡形成或坏死，侵犯至真皮，造成放射性损伤，难以愈合。

放疗后 2 个月后或更长时间，照射部位可出现皮肤萎缩，毛细血管扩张、淋巴引流障碍、水肿及深棕色斑点、色素沉着，称后期反应。对症护理措施包括：①指导患者穿着柔软、宽大、吸湿性强的内衣。②保持皮肤褶皱处皮肤清洁干燥，如乳房下、腋窝、腹股沟及会阴部等；头颈部放疗者需防止日光照晒。③指导患者使用温和的洗浴用品，照射野皮肤宜用温水和柔软的毛巾轻轻蘸洗，忌用肥皂，不可随意涂抹药物及护肤品，包括乙醇、碘酒等，并避免冷热刺激。④避免照射野皮肤受到各种硬物摩擦和损伤，如首饰、剃须刀等。勤洗手、勤剪指甲，皮肤脱屑期切勿用手撕剥。保持床面整洁干燥，避免不良刺激。⑤照射野不可贴胶布，以免所含氧化锌产生二次射线，加重皮肤损伤。⑥脱发者可佩戴合适的假发、头巾、帽子等。⑦发生干反应，可涂薄荷淀粉或羊毛脂止痒；湿反应需暴露创面，可涂甲紫或氢化可的松；如有水疱形成，涂硼酸软膏包扎 1 ~ 2 天，待渗液吸收后再暴露。放射性溃疡可用维生素 B_{12} 中成药外用，合并感染者需合理使用抗生素。

3. 黏膜反应 放射治疗会使高度敏感的黏膜细胞充血、水肿，继而出现疼痛、溃疡等，严重者引起出血、穿孔。可引起口腔炎、放射性胃肠炎、膀胱损伤、角膜损伤等，出现味觉改变，张口困难、食管狭窄梗阻、恶心、呕吐、腹泻、食欲减退以及膀胱刺激征等。此外，放疗可使得唾液腺中浆液细胞快速凋亡、腮腺的唾液分泌急剧减少，引起口干等症状。对症护理措施包括：①指导患者保持口腔清洁，使用软毛牙刷刷牙，遵医嘱使用漱口液含漱。②指导患者少量多餐，高热量、高蛋白饮食，可酌情进少渣饮食或流食；避免进食生硬、刺激性以及过冷过热的食物；鼓励多饮水，以促进毒物排泄。③腹泻者避免高纤维素饮食，通过进食饮料、水果等及时补充水分和电解质，并注意保护肛周皮肤。④反应严重至营养不良者，可给予静脉补液并遵医嘱给予相应治疗。⑤指导患者进行张口运动、叩齿等功能锻炼，预防口干、味觉减退、牙龈萎缩、张口困难等并发症。⑥口干者可嚼口香糖，并避免抽烟、饮酒等加重口干症状。⑦口腔炎剧烈疼痛者，可遵医嘱在饭前喷涂利多卡因等，或用中草药决明子、生甘草煎水当茶饮。⑧眼睛在照射野内时，注意保护角膜和晶体，照射时可使用鱼肝油或可的松眼药膏滴眼。⑨倾听患者主诉、注意病情观察。及时处理穿孔、出血等并发症。⑩为预防放射性骨髓炎，建议患者 3 年内不拔牙。

4. 放射性肺炎和肺纤维变 胸部照射后可发生放射性肺炎。常由上呼吸道感染诱发，轻者可无症状，急性放射性肺炎可于放疗后 2 ~ 6 个月出现，多伴有高热、胸痛、咳嗽、气急等，严重者可至死亡。慢性放射性肺炎表现为放疗后数月至数年内缓慢进展的肺纤维化。

对症护理措施包括：①嘱患者治疗期间保证充分的休息、注意保暖防寒，防止感冒；②患者出现呼吸急促等急性反应时，立即给予吸氧，并遵医嘱静滴氢化可的松和抗生素；③如放疗后期出现气短、干咳等进行性肺纤维变症状时，需对症处理。

5. 其他　包括造血系统不良反应、生殖系统损伤、肝肾功能损害等。脊髓受较大剂量照射后也可能出现放射性脊髓炎，多发生于放疗后数月至数年内，开始表现为渐进性、上行性感觉减退，行走或持续乏力，低头时如触电感，逐渐发展为四肢运动障碍，反射亢进、痉挛，以至瘫痪。对症护理措施包括：①定期监测血象及肝肾功能，白细胞过低者应谨防感染，血小板过低者防止外伤，必要时使用药物或成分输血。②放射时，注意保护睾丸或卵巢，对年轻、有生育计划的患者提前讨论治疗方案以及可采取的措施，如体外受精等。③注意观察患者反应，如有中枢系统损伤，及时给予维生素 B、激素、扩血管药物等治疗。

三、放疗后的护理

放疗后的护理应主要针对近期不良反应的处理、远期不良反应预防，以及协助患者建立良好的生活方式、促进其提高生活质量。

（1）指导患者均衡营养、清淡饮食，注意口腔及皮肤卫生。充分休息、适当运动，增强机体免疫力。

（2）注意照射野皮肤的保护，皮肤破溃者及时就医、换药等。

（3）结合疾病治疗情况，指导患者进行功能锻炼。如头面部放疗患者的口腔锻炼；乳腺癌术后患者的患肢功能锻炼等。

（4）嘱患者定期复查、随访，一般在放疗后 1～2 个月应进行第一次随访，2 年内每 3 个月随访一次，2 年后 3～6 个月随访一次，及时了解肿瘤控制情况及有无放疗反应。

（郭德芬）

第四节　肿瘤患者的生物学治疗的护理

一、肿瘤患者的生物学治疗

（一）概述

肿瘤的生物治疗主要通过调动宿主天然防御机制或给予机体某些外源性生物活性物质来获得抗肿瘤治疗的效应。生物制剂或生物方法所产生作用包括：①增强、修饰或恢复宿主的免疫反应；②直接的细胞毒性或抗增殖作用；③产生某些生物学作用，如促进细胞分化或干扰肿瘤转移等。相对于放疗与化疗而言，生物治疗依据肿瘤细胞在基因和蛋白质表达水平上的差别，通过调节肿瘤生长、分化、凋亡、侵袭、转移等生物学行为，从而实现了肿瘤的特异性治疗。

（二）肿瘤的免疫治疗

1. 免疫治疗概述　肿瘤免疫治疗是生物治疗的基础，指通过调动宿主的天然防御机制或给予某些生物制剂以取得抗肿瘤效应。传统的免疫治疗可分为主动免疫（也称肿瘤免疫）和被动免疫（过继性免疫），各自又有特异性与非特异性之分（表 16－2）。

表 16－2　肿瘤免疫治疗分类

分类		举例
主动免疫	特异性	肿瘤疫苗、肿瘤抗独特型单克隆抗体等
	非特异性	细胞因子、化学刺激剂、化学药物等
被动免疫	特异性	单克隆抗体及其交联物、T 淋巴细胞、异体免疫抗血清、同种骨髓移植等
	非特异性	LAK 细胞、激活的巨噬细胞等

2. 主要免疫治疗方法简介

（1）细胞因子：是由免疫细胞（淋巴细胞、单核巨噬细胞等）及其相关细胞产生的调节其他免疫细胞或靶细胞功能的可溶性蛋白。目前应用于肿瘤治疗且取得较好疗效的细胞因子主要有 IL－2、IFN－α、TNF－α 等。

（2）肿瘤疫苗：是利用肿瘤细胞或肿瘤抗原物质诱导机体的特异性细胞免疫和体液免疫反应，以增加机体抗肿瘤能力，阻止肿瘤生长、扩散和复发，属于肿瘤的特异性主动免疫治疗。根据疫苗来源不同，可分为活疫苗、灭活疫苗、修饰或改变的瘤细胞以及亚细胞成分疫苗。目前，常用的肿瘤疫苗包括：肿瘤细胞疫苗、胚胎抗原疫苗、人工合成的多肽疫苗、树突状细胞疫苗等。

（3）过继免疫：是将自身或异体的抗肿瘤效应细胞的前体细胞，经体外诱导、激活或扩增后，转输给肿瘤患者，以提高患者抗肿瘤免疫力，达到治疗和预防复发的目的。包括过继性免疫细胞治疗和以肿瘤抗原为靶点的抗体治疗。

（三）肿瘤的基因治疗

1. 基因治疗概述　基因治疗（gene therapy）是将限定的遗传物质通过一定方式导入机体靶细胞，用正常或野生型基因矫正或置换致病基因，或引入有治疗价值的其他来源基因，通过转基因高水平表达，获得治疗效应的一种生物学手段。近年来，随着人们对肿瘤免疫、分子生物学等研究的深入，肿瘤基因治疗获得了突飞猛进的发展，已成为目前攻克和治愈肿瘤最具希望，也是最活跃的领域。

2. 基因治疗分类　依据基因导入方式不同可分为：

（1）离体（ex vivo）基因治疗：将目的基因在体外导入自体或异体来源的肿瘤细胞、免疫细胞或其他细胞，再将这些修饰过的靶细胞转入体内。

（2）原位（in situ）基因治疗：指将目的基因载体直接注射或导人体内的肿瘤组织，进行局部性基因治疗。

（3）体内（in vivo）基因治疗：将目的基因载体注射到血液系统进行全身性基因治疗，尤其适用于免疫基因治疗。

3. 基因治疗的途径　肿瘤基因治疗的主要途径包括：抑癌基因治疗、癌基因治疗、免疫基因治疗、药物敏感基因（自杀基因）治疗、反义基因治疗、多药耐药基因治疗，以及肿瘤血管基因治疗等。

（四）肿瘤的分子靶向治疗

所谓靶向治疗，即药物有针对性地瞄准预期靶位，而不伤及其他正常细胞、组织或器官，故又被称为“生物导弹”。靶向治疗针对可能导致细胞癌变的环节，如细胞信号传导通路、原癌基因和抑癌基因、细胞因子受体、自杀基因等。其治疗可分为三个层次：器官靶向、细胞靶向和分子靶向。肿瘤分子靶向治疗（moleculartargeted therapy），指在分子水平上，针对已明确的致癌靶点（如某一蛋白家族的某部分分子、核酸片段或基因产物等）进行治疗，是靶向治疗中特异性最高的层次。

二、肿瘤患者生物学治疗的护理

（一）一般护理

创造良好的治疗环境，指导患者健康饮食、充分休息。根据患者需求向其解释生物治疗的方法和机制，解除其疑虑。

（二）给药护理

1. 生物制剂管理　详细阅读说明书，了解生物制剂如抗体、细胞、细胞因子等的使用和保存方法。妥善管理药品，一般生物制剂需贮存于 2 ~ 8℃，现配现用。生物制剂稀释后应立即注射，且不得与其他药物配伍注射。

2. 输注要求　注射生物制剂时，须严格执行无菌操作原则，检查药物有无浑浊沉淀，确保静脉通路通畅，避免药液渗漏引起静脉炎。肌内或皮下注射时，应防止注射时进针过浅影响药物吸收而造成局部疼痛、出血或硬结。首次注射前后应询问患者有无该类药物过敏史，必要时做过敏试验，一旦发生不良反应，立即报告医师并采取急救措施。

（三）常见不良反应的观察及护理

1. 皮疹

（1）临床表现：以 EGFR 为靶点的药物如厄洛替尼、吉非替尼等常会导致皮肤黏膜损害，如皮肤丘疹、脓疱、甲沟炎、皮肤干燥、皮肤过敏、口腔炎、胃炎等。轻度皮疹为无症状的斑点、红斑。中度皮疹常伴有瘙痒，影响日常生活和工作，重度皮疹为严重、广泛的红皮病、斑点、水疱样皮损或广泛溃疡、脱屑。

（2）护理措施：①指导患者选择温和的洗护用品，避免物理及化学因素产生的皮肤刺激。②轻度及中度皮疹可继续治疗。轻度皮疹者可遵医嘱，用氢化可的松或庆大霉素乳液涂抹患处。中度皮疹者可口服四环素类抗生素，局部使用氢化可的松软膏或免疫抑制剂，合并感染时可使用克林霉素软膏。

2. 手足皮肤改变

（1）临床表现：索拉菲尼等治疗中，患者可出现皮肤麻木、烧灼感、红斑、肿胀、皮肤干燥和皲裂等。通常为双侧，且以脚底受力区最为明显。

（2）护理措施：①建议患者穿软底鞋、棉袜，不宜长时间站立。②将 25% 硫酸镁溶于温水浸泡患处，每日 2 ~ 3 次，每次 15 分钟；或用芦荟汁或尿素软膏涂抹。

3. 心血管毒性

（1）临床表现：部分激酶抑制剂会导致心脏毒性，临床表现包括心律失常、QT 间期延长、T 波抬高、心肌酶学改变、左心射血分数下降、心力衰竭等。但分子靶点药物诱导的心脏损害不同于化疗药物，一般是可逆的，无剂量累加效应，亦无心肌细胞超微结构变化及心肌细胞数量的减少。此外，除内皮抑制素外，与抗血管生成有关的分子靶点药物常会诱导高血压，如贝伐单抗、索拉菲尼等。不同药物引发高血压的频率有差异，常与药物剂量有关。

（2）护理措施：①治疗前及治疗过程中密切观察心脏功能变化，除常规体检外，应及时控制高血压，随访心电图、LVEF 和心肌酶谱。②指导患者养成良好的生活习惯，避免增加心脏负担，如戒烟、限酒、控制高胆固醇饮食等。

4. 其他方面　不良反应如肝肾功能损害、血栓形成、腹泻、出血、穿孔、伤口愈合缓慢等。护理措施与放、化疗不良反应类似，不再赘述。

（李文玉）

第五节　肿瘤患者的介入治疗护理

一、肿瘤患者的介入治疗

（一）概述

介入医学是指在医学影像设备的引导下，将穿刺针直接插入人体病变区，或将特制的导管、导丝等精密器械引入人体，对体内病灶进行诊断和局部治疗的一门学科。随着医学影像学、血管造影、细胞病理学等技术的不断发展，介入医学已成为继内科学和外科学之后的又一大学科领域，肿瘤介入治疗作为介入医学的重要内容也随之发展起来。介入治疗具有不开刀、针对性强、全身毒副作用小等优点，对很多肿瘤患者，尤其是不能耐受手术或不愿行手术治疗的患者提供了又一个可供选择的有效治疗途径。恶性肿瘤的介入治疗依据操作途径不同可分为血管性介入治疗和非血管性介入治疗两类。

（二）肿瘤介入治疗基本原理

1. 血管性介入治疗　包括经动脉灌注化疗和动脉栓塞疗法。即经导管直接向肿瘤供血动脉内灌注抗癌药物或血管堵塞性物质，通过药物直接作用于病灶，或阻断肿瘤的营养供应，而达到杀灭肿瘤的目的。治疗中也可行双介入，即将抗癌药物和栓塞剂有机结合在一起注入靶动脉，既阻断供血又起到局部化疗作用。

2. 非血管性介入治疗　包括两个主要方面，一是经皮穿刺直接瘤内注药、消融或放射粒子植入，达到直接杀灭肿瘤的目的；二是通过人体与外界相通的腔道或穿刺技术，对肿瘤引起的腔道狭窄或闭塞进行治疗，包括内外引流、管腔扩张和内支架成形术等。其中，经皮肿瘤消融又分为物理消融和化学消融。前者是将化学物质直接注入瘤体内，通过化学作用使肿瘤细胞灭活。常用化学物质包括无水乙醇及常用化疗药物。后者则通过穿刺针传递微波、电磁波、激光等，通过热效应使肿瘤组织细胞凋亡坏死。

（三）肿瘤介入治疗的临床应用

1. 肿瘤介入治疗的适应证与禁忌证

（1）介入治疗的适应证：介入治疗可用于不能或不适行手术治疗者，以及术前局部化疗、术后预防性治疗以及晚期肿瘤的姑息性治疗等。具体而言，①介入穿刺活检术用于未能明确病理类型肿瘤的穿刺诊断。②介入化疗及介入栓塞术，可治疗全身各部位血供丰富的肿瘤。③原发肿瘤或转移性病灶所导致的管道的狭窄或梗阻，可行球囊扩张或支架置入术。

（2）介入治疗的禁忌证：①经过适当治疗难以逆转的心、肝、肾功能障碍者。②体质虚弱难以耐受治疗及术后反应者。③高热、严重感染，白细胞明显低于正常值者。④严重出、凝血功能障碍者。⑤碘造影剂过敏者。

2. 肿瘤介入治疗常用药物

（1）抗肿瘤药物：各种类型的化疗药物。

（2）辅助用药：主要为局部麻醉药物、止吐药、抗过敏抗休克药、防止血栓形成药物、镇痛药、抗感染药以及急救用药等。常用药有利多卡因、地塞米松、异丙嗪、甲氧氯普胺、肝素、吲哚美辛等。

（3）造影剂：血管内介入治疗行血管造影用以明确诊断、观察导管位置、判断疗效等。造影剂可分为离子型和非离子型造影剂，均为含碘的水溶剂造影剂。离子型造影剂溶于水后发生电离，主要有复方泛影葡胺、碘化油。常用的非离子造影剂有阿米培克（甲泛葡胺）、碘帕醇、优维显、碘曲仑等。

3. 肿瘤介入治疗常用材料

（1）一般材料：包括穿刺针、导管、导丝、导管鞘、支架等，需根据介入手术类型及患者情况选择不同种类或规格。

（2）栓塞剂：理想栓塞剂应具备易经导管注入、无毒、无抗原性、生物相容性好、易消毒、不透 X 线等特性。临床常用栓塞剂有碘化油、吸收性明胶海绵、无水乙醇、聚乙烯醇、不锈钢弹簧圈等。

（3）其他：根据不同治疗方法和不同病变部位等进行选择，如引流装置、射频装置、放射性粒子等。

4. Seldinger 技术　Seldinger 技术为肿瘤介入治疗基本技术，于 1953 年由瑞典放射学家 Seldinger 首先采用，取代了以往直接穿刺血管造影或切开暴露血管插管造影的方法。Seldinger 技术分为经典法和改良法。经典法是用带针芯的穿刺针穿透血管前后壁，退出针芯，缓慢向外拔针，直至血液从针尾喷出，迅速插入导丝，拔出针，通过导丝引入导管，将导管置入动脉。改良法由 Driscoll 于 1974 年提出，其方法为，用不带针芯的穿刺针直接经皮穿刺血管，当穿刺针穿破血管前壁进入血管内时，即可见血液从针尾喷出，再引入导丝导管即可。因穿刺时不用穿透血管后壁，改良法较经典法成功率高、并发症少。

（四）肿瘤介入治疗的常见并发症

1. 常见放化疗反应　通过介入治疗灌注化疗药物或植入放射性粒子，亦可产生与常规放化疗类似的全身系统不良反应。

2. 发热　介入治疗后，由于机体对坏死肿瘤组织的重吸收，及栓塞剂的刺激，可引起不同程度的发热。

3. 过敏反应　可见于碘造影剂过敏，表现为过敏试验后或治疗过程中，患者突然出现胸闷、心悸、呼吸困难、烦躁不安等。

4. 疼痛　多由局部注射药物后导致组织水肿、脏器被膜张力增大，或药物刺激引起。

5. 栓塞后综合征　可发生于大多数肿瘤栓塞术后，常因器官缺血、水肿及肿瘤组织坏死引起。主要表现为恶心、呕吐、发热、疼痛和麻痹性肠淤胀。

6. 血栓和栓塞　导管置入时间过长将增加血栓形成机会，尤其对于血液高凝状态患者。

7. 异位栓塞和误栓　由于栓塞剂选择不当、注射造影剂压力过高等原因，引起栓塞剂反流而误栓或异位栓塞至其他脏器。如脑、肺梗死，皮肤、胆囊、神经和肢体等部位缺血坏死等。

8. 气胸　多发生于经皮穿刺介入诊疗过程中，其严重程度与穿刺路径、病灶大小、肺损伤程度等有关，少量气胸可自行吸收，严重者需行胸腔闭式引流。

9. 感染和脓肿形成　较少见，由于栓塞后肿瘤组织坏死液化引起。

10. 脊髓损伤　罕见但是严重的并发症之一。可见于食管癌、肺癌的介入治疗。由于脊髓血供大多来自肋间动脉等节段性动脉，吻合支少，介入治疗时，由于药物毒性作用及导管刺激可致血管痉挛导致脊髓损伤，或者由于造影剂或抗肿瘤药物误入脊髓动脉所致。严重者可发展为横断性脊髓炎、截瘫。

11. 其他　如出血和血肿，以及由于操作过程中损伤邻近器官、血管及神经等引起的相应症状。

二、肿瘤患者介入治疗的护理

（一）介入治疗前的护理

（1）向患者介绍治疗目的、方法及注意事项，解释手术操作中可能出现的反应，消除其疑虑，增强信心。鼓励其表达自身感受，并给予针对性心理护理。

（2）嘱患者充分休息，必要时应用镇静催眠药物。注意保暖，防止上呼吸道感染。

（3）指导患者训练床上大小便，避免术后肢体制动时由于大小便污染穿刺部位。

（4）协助患者做好血常规、肝肾功能、出凝血时间等常规检查，必要时给予维生素 K，缩短凝血时间。

（5）穿刺部位做好常规皮肤准备，并注意观察局部皮肤有无破损及感染。经腋动脉穿刺者，需备皮左侧腋窝；经股动脉穿刺者备皮范围从脐下至大腿上 1/3。

（6）术前 1 日行抗生素及碘过敏试验。

（7）术前 4 小时禁食，可适当饮水，必要时给予静脉补液。

（8）术前 30 分钟遵医嘱应用镇静剂和止痛药。

（9）根据治疗需要准备术中所需药品及栓塞剂，如化疗药物、止吐药物、造影剂、肝素、利多卡因、明胶海绵等。

（二）介入治疗中的护理

（1）了解患者有无高血压、心脑血管疾病及出血倾向等，对病情较重者需建立静脉通道，备好抢救物品。

（2）调节治疗室内温度，注意患者保暖。

（3）协助患者取正确体位、暴露手术野，并配合医师皮肤消毒。

（4）密切观察术中病情变化注意术侧足背动脉搏动情况，以及皮肤温度、颜色等变化，如有过敏反应、心律失常、休克等严重并发症，立即停药并及时处理。碘过敏者可遵医嘱给予肾上腺皮质激素或抗组胺药物。如有肢体远端缺血，应配合医师及时调整导管位置，输注扩血管药物。

（5）如有恶心、呕吐等抗肿瘤药物常见毒副反应，可予以甲氧氯普胺、昂丹司琼等对症处理。

（6）导管治疗结束后，迅速拔管并局部加压止血。动脉穿刺者一般手压穿刺点 5 ~ 15 分钟后，加压包扎 12 ~ 24 小时或沙袋压迫 8 小时，以免引起穿刺部位出血或血肿。

（三）介入治疗后的护理

（1）术后4～6小时严密观察生命体征变化及术侧肢远端血液循环情况。如发现肢体发冷、苍白、脉搏细弱可能有血栓形成，及时通知医师进行处理。

（2）注意观察穿刺部位有无出血、血肿。小血肿可不必处理等待其自行吸收，较大血肿24小时后可热敷，必要时在血肿内注入透明质酸酶1 500～3 000U，以减轻疼痛、促进吸收。出现神经压迫症状或血肿持续增大者，应及时手术清楚血肿并止血。

（3）行股动脉穿刺者，嘱患者卧床，患肢制动8～12小时，穿刺部位沙袋压迫，术后24小时内避免剧烈运动。

（4）非血管介入手术者，术后需保持各种引流通畅，做好引流管及周围皮肤的护理，防止继发感染。

（5）如无不适，术后当日可进食少量流食，次日进食清淡易消化饮食。鼓励患者多饮水，减轻化疗药物对肾脏的损害。

（6）观察尿量、颜色，鼓励患者多饮水，每日尿量应在2 000ml以上。如出现少尿、血尿，应立即报告医师，并遵医嘱补液利尿、碱化尿液。

（7）注意观察术后并发症，及时发现并处理肝、肾衰竭，心律失常，脊髓损伤等严重并发症。

（李文玉）

第六节　肿瘤患者的姑息治疗护理

姑息治疗作为临床肿瘤学的重要组成部分，已与肿瘤预防、早期诊断及综合治疗一起成为WHO全球癌症预防和控制策略的四大战略目标。随着社会老龄化进程的加速、癌症发病率及死亡率的增加，姑息治疗在肿瘤治疗中的地位日益突显。如何合理利用有限的医疗资源、避免过度治疗，如何有效缓解患者痛苦、改善和提高其生活质量成为越来越多医护人员及病患所关心的问题。

一、肿瘤患者的姑息治疗

（一）概述

1. 姑息治疗的概念　姑息治疗（palliative care）源于临终关怀（hospice care），指针对那些伴有致命性疾病的患者及家属，全面提高其生活质量，通过早期的认识、准确地评估，以及对疾病及其他躯体、社会、心理及精神等各种问题的治疗，达到预防和缓解痛苦的目的。姑息治疗是对疾病不能根治患者的一种积极而全面的治疗，强调尊重生命和全身心的关怀，以帮助患者达到和维持躯体、感情、精神、职业和社会行为能力的最佳状态，从而使患者及其家人得到最大安慰，获得尽可能好的生活质量，因此姑息治疗应贯穿于癌症治疗的始终。

2. 肿瘤姑息治疗的伦理原则　临终关怀是姑息治疗的重要内容。面对临终状态，无论患者、家属还是医护人员都有很多矛盾、挣扎和无奈。“不惜一切代价”地去维护生命并非是对临终患者的最好选择。对此，西方国家所广泛认可的伦理学框架可作为有益参考。

（1）尊重患者的自主权与知情权：医护人员有义务与患者及家属讨论治疗的选择，并征询他们的意见。

（2）有益无害原则：治疗中需平衡可能的受益与潜在的危险及负担。

（3）公正性原则：权衡个人的需求与社会所能提供的资源限度。在尽力满足患者基本需求的前提下，注意节约卫生资源，而不将其作为盈利手段。

（二）肿瘤姑息治疗的方法

1. 缓解症状及支持治疗　通过药物及非药物手段缓解疼痛、控制消化系统、呼吸系统、血液系统等症状，改善患者的精神心理状态。

2. 姑息性抗肿瘤治疗　包括姑息手术、姑息放疗及姑息性抗肿瘤药物治疗。姑息手术主要针对出血、穿孔、梗阻等癌症危重急症的解救治疗。姑息性放疗多用于缓解疼痛、止血及控制局部肿瘤进展等。姑息性药物治疗包括化疗、内分泌治疗、靶向治疗等，可改善患者带瘤生存状况。

3. 姑息性康复治疗　包括姑息性物理治疗、职业治疗、作业疗法、言语疗法及各种心理治疗。

（三）癌症三阶梯止痛原则

疼痛处理是姑息治疗的重点和难点。在总结经验和大量研究的基础上，WHO 提出了癌症止痛的三阶梯治疗原则。

1. 首选无创途径给药　口服给药作为首选的给药方法，具有简单、经济、安全、易于调整剂量等优点。目前，随着止痛药物及给药途径的不断研究，除口服给药外，一些其他无创性给药途径的应用日益广泛，如芬太尼透皮贴剂等。

2. 按阶梯用药　选择镇痛药应根据疼痛程度从低级向高级顺序用药。轻度疼痛首选第一阶梯以阿司匹林为代表的非甾体消炎药；中度疼痛：首选以可待因为代表的弱阿片类药；重度疼痛首选以吗啡为代表的强阿片类药，并可同时合用非甾体类消炎药。

3. 按时用药　按规定时间间隔给药，而非按需给药，以保证疼痛持续缓解。

4. 个体化给药　个体对麻醉药品的敏感度存在差异，所以阿片类药物并无标准用量，凡能使疼痛得到缓解且副作用最低的剂量就是最佳剂量。

5. 注意具体细节　对使用止痛药物的患者要注意监护，密切观察疼痛缓解程度及身体反应。

二、肿瘤患者姑息治疗的护理

（一）一般护理

保持病室环境安静、整洁，温湿度适宜。认真落实口腔护理、皮肤护理、鼻饲等基础护理措施，防止压疮和感染的发生。对于机械辅助通气、留置导尿及连结其他管路者，应做好相应的导管护理。

（二）症状护理

肿瘤患者尤其在晚期，因疾病、治疗及情绪心理因素等影响，常会导致各种症状的加重，护理人员应及时评估和干预。对于较多出现的疼痛、排便失禁、睡眠障碍、口干、恶心呕吐、呼吸困难等症状给予针对性护理。

（三）心理护理

通过语言和非语言的方式，与患者及家属交流，传递鼓励、接受、尊重、陪伴等积极信息。掌握沟通交流的技巧，避免欺骗患者或承诺虚假的希望，也不以不假思索的坦诚伤害患者。使用开放式的问题，鼓励患者及家属表达其内心想法，允许患者以愤怒、哭泣等方式表达情感。促进患者家属度过危机，帮助其正确面对死亡。

（四）居丧护理

因为一个亲密人的去世，悲哀在所难免，且每个人表现不同，包括躯体、认知、行为和情感等方面，表现出震惊、麻木、颓丧、罪恶感等多种反应。护理人员应尊重病患的宗教及文化信仰，通过陪伴与聆听分担家属的痛苦，指导并协助其处理后续事宜。帮助家属尽快接受失去的现实，尽快恢复正常的社会活动。

（李文玉）

第十七章

肿瘤专科护理

第一节　鼻咽癌

鼻咽癌（carcinoma of nasopharynx，NPC）是原发于鼻咽黏膜上皮的恶性肿瘤，占头颈部恶性肿瘤的78%，是耳鼻咽喉科最常见的恶性肿瘤。发病年龄为30～49岁。95%以上属低分化癌和未分化癌类型，恶性程度高，生长快，易出现浸润性生长及早期转移。以鳞状细胞癌最为多见。

一、常见病因

鼻咽癌的病因可能与下列因素有关：EB病毒感染、环境与饮食、遗传因素。鼻咽癌的发病机制还不清楚，但诸多研究表明鼻咽癌高发区的华人子女染色体的不稳定性与鼻咽癌的发生有关。淋巴结转移是鼻咽癌最主要的转移途径和部位。远处转移是血行转移的结果，是晚期的表现。

二、临床表现

1. 症状　以回吸性涕血、耳鸣、听力减退、耳内闭塞感、头痛、面麻、复视、鼻塞为主要症状。

2. 体征　颈部淋巴结肿大、舌肌萎缩和伸舌偏斜、眼睑下垂、远处转移、伴发皮肌炎，女性可有停经表现。

三、辅助检查

鼻咽镜检查、鼻咽活检、脱落细胞学检查、X线检查、B型超声检查、CT检查、磁共振成像（MRI）检查、放射性核素检查、血清学诊断。

鼻咽癌确诊依据是病理学诊断。

四、治疗原则

鼻咽癌早期治疗，效果较佳。

1. 放射治疗　为目前治疗鼻咽癌的主要方法，包括深部X线照射、^{60}Co放射治疗或加速器，亦可并用腔内放疗。

2. 化疗 ①主要用于临床Ⅲ期、Ⅳ期已有明确淋巴结转移或远处转移患者，放疗前后的辅助性治疗。多采用联合化疗，可以使肿瘤缩小或消灭微小病灶，提高治疗效果，降低药物不良反应。②常用化疗药物有环磷酰胺 + 博来霉素 + 氟尿嘧啶（CBF 方案）、氟尿嘧啶 + 顺铂（DF 方案）等。

3. 中医药治疗 中医药治疗作为鼻咽癌的辅助治疗手段，可提高机体免疫力，并有一定的抗肿瘤作用，可减轻放、化疗的毒性反应，达到协助西药抗癌、提高疗效的目的。

五、护理

1. 护理评估

（1）病因：患者有无 EB 病毒感染、有无食用咸鱼及腌制食物的饮食习惯，有无家族史、居住在高发区等。

（2）临床表现：出血症状及生命体征改变，如鼻涕中或痰中带血，头痛、面部麻木，耳鸣、听力减退、耳内闭塞感，复视、鼻塞等。

（3）查体：有无舌肌萎缩和伸舌偏斜、眼睑下垂、眼球固定及对进食、视力、活动等的影响。

（4）辅助检查：阳性检查结果、营养指标及有无复发或远处转移症状。

（5）精神心理状况：患者的压力源、压力应对方式及社会支持系统。

（6）其他：评估患者放、化疗的作用及不良反应，观察胃肠道反应，如恶心、呕吐、腹泻、便秘；骨髓抑制情况，如血常规，以及肝肾功能、发热等的发生及程度。

2. 护理要点及措施

（1）鼻腔出血的护理

1）放疗开始 1 周左右，给予鼻腔冲洗，保持鼻咽部清洁，每日用生理盐水 250ml 加庆大霉素 16 万 U 冲洗鼻腔 1 次。

2）对鼻咽分泌物多且无出血倾向的患者，可每日冲洗 2 次，预防误吸脓涕及脱落的坏死组织引起肺部感染，有防臭、消炎和收敛作用。

3）对鼻腔干燥的患者，可使用液状石蜡、芝麻油、鱼肝油滴鼻剂等润滑、湿润鼻腔，防止干燥出血。

4）并发症：鼻出血，由于肿瘤侵犯血管破裂引起。如出血量少者，给予止血药局部应用，出血点烧灼、冷冻、激光、射频等治疗。出血中等量时，用 1% 麻黄碱、0.1% 肾上腺素浸润纱条或凡士林油纱条填塞前鼻孔或后鼻孔，止血效果好。

5）大出血时，保持呼吸道通畅，立即让患者平卧、头偏向一侧，嘱患者及时将血吐出，防止误吸引起窒息，密切观察生命体征的变化。鼻上部置冰袋或用手指压迫颈外动脉止血。即刻建立 2 条以上静脉通道，备血、查血常规、出凝血时间等，给予快速扩容抗休克治疗，必要时输血，及外科手术血管结扎或栓塞介入止血治疗。

（2）跌倒的护理

1）对复视、视力下降或丧失的患者要防止摔倒。

2）对放化疗后疲乏、胃肠道反应大、进食少的患者，也要防止摔倒，尤其老年体弱者。可适当加床档保护，减少活动范围。定时巡视，给予及时协助，做好预见性护理。

协助患者进行生活护理，尤其是晨晚间护理。

（3）心理护理

1）做好疾病及治疗相关知识的健康教育，增强患者的信心，减轻压力源。

2）鼓励患者选用积极地应对方式，避免消极情绪。

3）听力下降者，与其耐心交流，必要时借助纸、笔，减轻听力障碍的影响及避免增加口咽部不适，影响交流。

4）对焦虑的患者，注意四轻，保持环境的安静、整洁、舒适，避免不良刺激。

5）运用系统脱敏疗法，建立焦虑等级量表，进行放松练习，用放松对抗焦虑，逐渐减轻或缓解焦虑。

6）对抑郁的患者，适量的运动，家人陪伴，促进与他人交流，增加愉快感。

7）对抑郁症状明显者，严格防止自杀行为，逐级上报，做到班班交接、人人知晓，按时巡视。室内避免锐器，家属陪伴，请心理专科治疗，服用抗抑郁药物等。

（4）营养失调护理

1）放疗期间应给患者补充足够的水分，可口含话梅、橄榄、无花果等，刺激唾液分泌，减轻口干不适。

2）对食欲减退者，适量增加一些调味品，如甜食、酸食、新鲜蔬菜及水果以刺激食欲。

3）胃肠道反应明显者，可根据情况酌情进食流质、半流质，甚至普通饮食，宜进清淡、少油腻、高热量、高蛋白质、高维生素、易消化的食物，少量多餐，避免进食过冷过热食物，避免酸性或辛辣等刺激性食物。避免低血糖的发生。

4）不强迫患者进食，以减轻胃肠道及心理负担，使其更快恢复。

5）监测血红蛋白、血清清蛋白、电解质等指标，观察有无营养失调，必要时口服专用营养剂甚至遵医嘱给予肠内、外营养支持。

（5）舒适改变的护理

1）如有头痛等不适，观察疼痛的程度，按三阶梯止痛原则给予镇痛治疗，并做好疼痛护理。

2）如有面部麻木，避免冷刺激，减轻局部症状。

（6）口（鼻）腔黏膜、皮肤及放疗不良反应的护理

1）口腔护理：放疗期间餐前、餐后、睡前含漱1：5 000呋喃西林溶液，避免口腔感染，定时观察患者口腔黏膜变化。吞咽困难或口腔溃疡者给予吸管吸入，避免食物刺激黏膜；进食前给予1%利多卡因喷雾以减轻进食时的疼痛。给予康复新液以利于溃疡组织黏膜的修复。

2）照射野皮肤护理：按国际抗癌联盟（UICC）急性放射反应评分标准评定放射性皮肤损伤程度。0度：无变化；Ⅰ度：滤疱、轻度红斑、干性脱皮、出汗减少；Ⅱ度：明显红斑、斑状湿性皮炎、中度水肿；Ⅲ度：融合性湿性皮炎、凹陷性水肿；Ⅳ度：坏死、溃疡、出血。从放疗开始即教育患者保持放射野皮肤清洁、干燥，防止外伤，勿用肥皂水擦洗或搓洗，勿随意涂抹药膏或润肤霜，避免阳光暴晒放射野皮肤，勿受过冷过热刺激。Ⅰ度皮炎可外用冰片滑石粉或喜疗妥喷涂；Ⅱ度皮炎片状湿性脱皮时可用喜疗妥湿敷，Ⅲ度融合性湿性脱皮时必须先用湿敷，每天3～4次，一般1～2d渗出消失，肉芽生长，4～5d即可愈合。

3）练习张闭口：张口受限为鼻咽癌患者远期放疗反应，重在预防，无特殊治疗措施，患者放疗后应经常做张口运动，防止咀嚼肌及周围组织的纤维化。一旦发生张口受限，应指导患者进行功能锻炼。

（7）化疗不良反应的护理

1）给予中心静脉置管或静脉留置针，首选经外周静脉的中心静脉导管（PICC），因保留时间长，避免化疗药物对外周静脉的刺激。

2）遵医嘱预防或治疗性使用止吐、抑酸、保肝、水化、退热等药物。

3）观察药物不良反应，观察尿液的颜色及有无尿路刺激征，嘱患者多饮水，每日2 000ml以上，减轻肾及膀胱的毒性、促进药物的代谢。

4）Ⅳ度骨髓抑制者，住隔离病房、谢绝探视、避免感冒，预防性使用抗生素，严格无菌操作及加强各种管道护理等；紫外线消毒房间，每天2次，每次30min，避免感染的可能；用软毛刷刷牙，避免磕碰，减少出血的可能。观察有无头晕、耳鸣、腹痛等颅内及内脏出血的可能。遵医嘱使用集落刺激因子，给予升白细胞及血小板的药物并观察药物的效果。

3. 健康教育

（1）告知患者保持鼻腔的湿润清洁，不能抠鼻孔，尤其鼻腔填塞及鼻出血停止以后，防止血痂脱落、引起再出血。

（2）告知房间内需保持适宜的温度及湿度，室温18℃～22℃，湿度50%～60%。

（3）向患者说明出现咳痰咯血时不要食燥热性食物，如韭菜、葱蒜、桂皮及油煎食物，多饮水，可食用化痰止咳、润肺的食物，如甘草、梨。

（4）嘱患者变换体位时要慢，防止摔倒，增强安全意识。

（5）向患者说明在放疗期间需保持皮肤放射野标记的清晰，不能私自涂改，以免照射部位有误，影响疗效及造成其他部位的损伤。

（6）说明可服用益气补虚、扶正抗癌的中药，以利于增强机体免疫力，巩固疗效，减少复发的可能。

（7）向患者说明饮食的重要性，嘱患者多食新鲜蔬菜、水果、大豆及其制品、花生、香菇、西红柿、柑橘等，可以滋阴润肺，提高人体免疫力；少食用咸、熏、烤、腌制品。

（8）告知健康的生活方式：戒烟戒酒，生活起居有规律，劳逸结合，适当有氧运动，增强免疫力，促进康复。

（9）重视健康查体、知识宣教，早发现、早治疗。如生活在我国鼻咽癌高发地区或经常接触油烟、化学毒物，经常吸烟、饮酒或家人、亲属患有鼻咽癌，建议定期查体，每1～2年1次。如年龄30～49岁，有血涕、鼻塞、头痛、耳鸣、耳聋、颈部肿块等，首先考虑鼻咽癌的可能性，应积极进行全面检查。

（10）向患者说明放化疗疗程结束后，仍需定期复查，按医生说明的时间复查，如有不适，要随时到医院专科就诊。

（李文玉）

第二节　甲状腺癌

甲状腺癌是由数种不同生物学行为以及不同病理类型的癌肿组成，主要包括乳头状腺癌、滤泡状癌、未分化癌、髓样癌4种类型。甲状腺癌约占所有癌症的1%，各国甲状腺癌的发病率逐年增加。甲状腺癌以女性发病较多，其平均发病年龄为40岁左右。

一、常见病因

具体确切的病因目前尚难肯定，但从流行病学调查、肿瘤实验性研究和临床观察，甲状腺癌的发生可能与下列因素有关：电离辐射；饮食因素，如缺碘地区甲状腺癌发病率高；性别和激素；遗传和癌基因；部分甲状腺良性病变。发病机制目前尚不清楚。

二、临床表现

1. 症状　颈前肿物缓慢或迅速增大、声音嘶哑、呼吸困难等压迫症状、颈前肿物伴腹泻或阵发性高血压。

2. 体征　甲状腺结节、颈淋巴结肿大。

三、辅助检查

1. 影像学检查　PET检查对甲状腺良、恶性病变的诊断准确率较高。

2. 血清学检查　包括甲状腺功能检查、血清降钙素等。

3. 病理学检查　细胞学检查和组织学检查，确诊应由病理切片检查来确定。

四、治疗原则

1. 手术治疗　外科手术治疗为主，如确诊为甲状腺癌，应及时行根治手术。

2. 放射治疗　外放射治疗：未分化癌临床以外放射治疗为主，放疗通常宜早进行；内放射治疗：临床上常用^{131}I来治疗分化型甲状腺癌。

3. 化疗　甲状腺癌对化疗敏感性差。化疗主要用于不可手术或远处转移的晚期癌，常用药物为紫杉醇+顺铂等。

4. 内分泌治疗　主要是长期服用甲状腺素片。

五、护理

1. 护理评估

（1）病史：有无吸烟、喝酒等嗜好，有无长期接触放射性物质，有无营养不良、感染及其他局部刺激因素等。

（2）身体评估：生命体征，尤其是体温的变化。

（3）评估各项辅助检查结果。

（4）评估有无出血倾向。

2. 护理要点及措施

（1）心理护理：高度重视肿瘤患者的心理活动、情绪变化及生活态度等。具体包括谨慎告知诊断、协助行为矫正、积极心理暗示、实施心理疏导、引导有效应对、强化社会支持、榜样示范、归属感、保护患者自尊、具备预见性。

（2）饮食护理：饮食营养应均衡，宜进食高蛋白质、低脂肪、低糖、高维生素，无刺激性软食，多吃新鲜蔬菜、水果以及海带、紫菜等，禁烟、酒，少吃多餐。

（3）并发症的观察与护理：如出血、乳糜瘘、呼吸困难、低钙血症等。

（4）静脉化疗的护理

1）熟悉该病常用化疗药物的作用、给药途径和毒性反应。了解化疗方案及患者病情、给药顺序及时间，准确执行医嘱。有针对性的护理，将毒性反应降到最低。

2）静脉通道护理：首次化疗患者进行 PICC 置管的宣教，未置管者按化疗选用血管原则进行。拒绝行 PICC 置管术患者，给予留置套管针。经研究表明，微量利多卡因联合适当心理暗示有利于缓解留置针穿刺的疼痛。

3）化疗期间护理：随时观察其表情、精神状态等情况。由于癌症是慢性消耗性疾病，患者需要摄取足够的营养，故化疗期间应加强营养，根据患者口味给予高蛋白质、高热量及多种维生素等清淡易消化饮食。注意病房干净整洁，安静舒适，减少不良刺激。减少探视人员，防止交叉感染。消化道反应严重时进干的食物如面包片、馒头。一旦发现异常及时汇报。

4）严密观察用药反应：如恶心、呕吐、腹痛、腹泻等情况。化疗期间注意观察患者生命体征，及早发现心肌损害。注意观察尿量，鼓励患者多饮水，24h 尿量应 >2 000ml。

5）骨髓抑制及护理：当白细胞低于 $2.5\times10^9/L$，血小板计数下降至 $75\times10^9/L$ 时，除停止化疗外，应予以保护性护理，并采取预防并发症的措施。为患者创造空气清新、整洁的环境，禁止患者与传染性患者接触，防止交叉感染。严格无菌操作，患者的用物经消毒灭菌处理后方可使用。预防呼吸道感染，病房空气用紫外线消毒，每日 1 次，0.5% 巴氏消毒液湿式拖地每日 2 次。观察患者皮肤黏膜有无出血倾向，如牙龈、鼻腔出血、皮肤瘀斑、血尿及便血等。保持室内适宜的温度及湿度，患者的鼻黏膜和口唇部可涂液状石蜡防止干裂。静脉穿刺时慎用止血带，注射完毕时压迫针眼 >5min，严防利器损伤患者皮肤。

（5）癌痛护理：及时发现患者的疼痛情况，同时运用适宜方法评估疼痛，并遵医嘱按照三阶梯原则用药，观察镇痛药的疗效及不良反应等，并积极运用其他非药物治疗方法，使患者达到无痛睡眠、无痛休息、无痛活动，提高患者的生活质量。

3. 健康教育

（1）服药指导：向患者说明服药的必要性，行甲状腺癌次全切或全切者，指导患者应遵医嘱终身服用甲状腺素片，防止甲状腺功能减退和抑制 TSH 增高。所有甲状腺癌术后患者服用适量的甲状腺素片可在一定程度上预防甲状腺癌的复发。

（2）讲解功能锻炼的意义及方法：①卧床期间鼓励患者床上活动，促进血液循环和切口愈合。头颈部在制动一段时间后，可逐步练习活动以促进颈部功能恢复。②颈淋巴结清扫术者，斜方肌不同程度受损，因此，切口愈合后应开始肩关节和颈部的功能锻炼，随时注意保持患肢高于健侧，以纠正肩下垂的趋势。特别注意加强双上肢的活动，应至少持续至出院后 3 个月。

（3）向患者讲解生活起居应注意的问题。注意保持卧室空气清新，通风良好，保持一定的湿度。嘱患者尽量少去公共场所和人群集中的地方，及时增减衣服，防止感冒。

（4）教会患者自行体检的方法，若发现结节、肿块或异常应及时就诊。

（李文玉）

第三节　脑胶质瘤

脑胶质瘤是一种最常见的颅内肿瘤，发病率占颅内肿瘤的44.69%。肿瘤多呈浸润性生长，手术不易全切，对治疗敏感性极差，5年生存率不足5%。

一、常见病因

病因可能与以下因素有关：放射线、职业因素、饮食因素。目前脑胶质瘤发病机制尚未完全阐明，已知其发生发展的根本原因是细胞的增殖和凋亡紊乱，尚未发现哪些因素可直接导致胶质瘤的发生。

二、临床表现

根据细胞分化情况可分为：多形性胶质母细胞瘤、星形细胞瘤、髓母细胞瘤、少突胶质细胞瘤、室管膜瘤等，其临床表现如下。

1. 多形性胶质母细胞瘤　以头痛、颅内压增高、中枢神经系统功能障碍为主要症状。

2. 星形细胞瘤　为脑胶质瘤中最常见的一种，恶性程度较低，约占40%，患者可有癫痫、头痛、偏瘫、视力障碍和智力改变。

3. 少突胶质细胞瘤　临床表现与星形细胞瘤类似。

4. 室管膜瘤　约占胶质瘤的12%，恶性程度较高，起源于脑室壁或脑室外部位胚胎期残留的室管膜细胞。第4脑室的阻塞导致脑积水、视盘水肿、小脑受压、共济失调，以及小脑扁桃体向枕骨大孔移位产生颈部的疼痛和僵硬。

三、治疗原则

手术是最直接的治疗方式，但因脑胶质瘤呈侵袭性生长，手术很难将肿瘤彻底切除，术后必须尽快进行其他治疗，包括化疗和放疗。

1. 脑胶质瘤化学治疗常用药物　洛莫司汀（环己亚硝脲、CCNU）、卡铂、顺铂、甲氨蝶呤、依托泊苷、伊立替康等。

2. 替莫唑胺（temozolomide，TMZ）　是目前胶质瘤化疗单药口服疗效最好的药物，有助于克服耐药的化疗方案，使化疗有效率和生存率提高。

3. 术后联合放疗　可有效缓解患者的症状和体征。

四、护理

1. 护理评估

（1）详细询问病史，观察了解患者目前的身体、心理状况和肢体功能状况。

（2）评估患者是否有头痛、恶心、呕吐等颅内压增高的表现及神经功能缺失，如偏瘫、失语、情感障碍等。

（3）评估患者有无潜在并发症、脑功能障碍和脑疝。

（4）评估患者生活自理能力。

2. 护理要点及措施

（1）病情观察

1）严密观察神志、瞳孔及生命体征变化。

2）观察有无头痛、恶心、呕吐等颅内压增高表现。

3）患者有无癫痫、偏瘫、失语、记忆和智力损害、视野缺失等神经功能缺失表现。

4）注意有无生活自理能力和认知力下降，有无恐惧、焦虑、烦躁、易怒等心理问题。

5）放、化疗期间患者是否有乏力、出血、头晕及皮肤、黏膜色泽改变。

（2）症状护理

1）潜在并发症：严密观察颅内压增高的表现。保持出入量平衡。按医嘱给予脱水、利尿治疗。警惕脑疝的发生。一旦出现头痛剧烈，瞳孔忽大忽小或双瞳孔不等大，避免搬动患者，立即遵医嘱给予甘露醇等快速静脉滴注。

2）保持呼吸道通畅：经常翻身、叩背，促进有效排痰。肿瘤侵犯脑干，易出现呼吸障碍，表现为呼吸浅慢、不规则，最后导致呼吸停止。因此，密切观察患者呼吸频率及节律的变化，必要时给予气管插管。

3）放、化疗期间常出现恶心、呕吐，食欲缺乏、便秘等消化系统症状，治疗结束后可自行缓解，期间应酌情给予止吐治疗［5－HT3 受体阻断药、激素、NK－1 拮抗药、甲氧氯普胺（胃复安）、中枢神经系统镇静药等］，积极处理迟发性反应，并给予高能量、高蛋白质、高维生素及易消化饮食，少食多餐。不能经口进食者，给予肠外营养及其他对症处理，便秘者适当用缓泻药物、灌肠等。

4）放、化疗期间勤于复查血常规，每周 2～3 次，必要时给予输血及集落刺激因子（G－CSF）、白介素－11（IL－11）、促红细胞生成素（EPO）支持，根据骨髓情况调整放、化疗时间、方案、剂量等。

5）放疗期间保持放射野的皮肤清洁、干燥，避免搔抓及用肥皂、碘酊等刺激性化学药品涂搽。局部出现瘙痒、脱屑时可用复方鱼肝油软膏涂搽。

6）加强基础护理，指导和帮助视力障碍、无力或肢体瘫痪等患者完成日常生活料理。意识不清或躁动患者加用床档保护，防止坠床、摔伤等意外损伤。

（3）心理护理：积极的应对方式和心理干预可以提高肿瘤患者的免疫功能。护理人员应主动关心患者，建立良好的护患关系，为患者讲解有关疾病治疗知识，使其坚定战胜疾病的信心和勇气，取得家属配合，使用阳性强化法，使焦虑情绪得以减轻。

3. 健康教育

（1）嘱患者勿用力咳嗽、打喷嚏，避免颅内压增高。

（2）嘱患者养成健康的饮食习惯，忌食辛辣、油炸、烟熏等食品。

（3）向患者及家属讲解预防便秘的重要性及方法。

（4）指导患者适量有氧运动及功能锻炼，出门戴口罩，避免到人多的地方去。

（5）讲解定期复查的重要性，出院后在医师的指导下按时服药。

（李文玉）

第四节 肺癌

原发性支气管肺癌简称肺癌（lung cancer），是指原发于支气管黏膜和肺泡的恶性肿瘤。肺癌是最常见的恶性肿瘤之一。根据病理类型和治疗方法不同，可以把肺癌分为小细胞肺癌（SCLC）和非小细胞肺癌（NSCLC）两种主要类型。非小细胞肺癌占所有肺癌病例的80% ~85%。

一、常见病因

病因和发病机制迄今尚未明确。一般认为肺癌的发病与下列因素有关：吸烟；职业致癌因子；空气污染与烹调烟尘；饮食与营养；机体免疫力低下；非肿瘤性肺疾病如肺结核、肺纤化、慢性支气管炎和肺气肿等人群患肺癌风险增高。目前有研究提示雌激素及雌激素受体（ER），尤其是ER在肺癌的发生发展中起作用。同时，内分泌功能紊乱、病毒感染、遗传等因素也可以与肺癌的发生有关。

二、临床表现

肺癌的临床表现与其发生部位、大小、类型、发展的阶段、有无并发症或转移有密切关系。大多数患者因呼吸系统症状就医，有5% ~15%患者在发现肺癌时无症状。

1. 症状

（1）由原发肿瘤引起的症状：咳嗽、咯血、喘鸣、胸闷、气急、发热。

（2）肿瘤局部扩展引起的症状：胸痛、呼吸困难、咽下困难、声音嘶哑、上腔静脉阻塞综合征、Horner综合征（同侧额纹消失、上睑下垂、眼球下陷、瞳孔缩小和同侧无汗症）。

（3）由肿瘤远处转移引起的症状：①脑转移，表现头痛、呕吐、复视、眩晕、共济失调、半身不遂、颅内高压等；②肝转移，表现黄疸、肝大、肝区疼痛、腹水等；③骨转移，常见肋骨、脊椎骨、骨盆等，表现局部疼痛和压痛；④皮下转移，可触及皮下结节。

2. 体征　早期可无阳性体征。肿瘤致部分支气管阻塞时，有局限性哮鸣音，随病情进展患者出现消瘦，有气管移位、肺不张、肺炎及胸腔积液体征。肺癌晚期患者可有声音嘶哑、前胸浅静脉怒张、锁骨上及腋下淋巴结肿大，部分患者有杵状指（趾）、Cushing综合征等体征。

三、辅助检查

1. 实验室检查　血清肿瘤标志物（TM）。
2. 影像学检查　摄胸部X线片、胸部CT扫描、MRI检查。
3. 病理学检查　纤维支气管镜行活检、经皮肺穿刺活检和抽吸细胞学检查。
4. 其他检查　肾上腺活组织检查。

四、治疗原则

肺癌的治疗是根据患者的机体状况、肿瘤的病理类型、病变的范围和发展趋向，考虑合理地、有效地最佳治疗方案。肺癌综合治疗的方案是：小细胞肺癌多选用化疗、放疗加手术；非小细胞肺癌则首选手术，然后是放疗和化疗。治疗方案在综合治疗的原则下体现个体化。

1. 非小细胞肺癌　临床上ⅠA、ⅠB、ⅡA 期及ⅡB 期 NSCLC 患者应行手术治疗。ⅢA 期患者可根据具体情况行多学科综合治疗。对于ⅢB 期和Ⅳ期患者，建议行非手术治疗。

（1）可切除的Ⅰ～ⅢA 期病灶：外科手术、辅助化疗、辅助放疗。

（2）不宜手术的临床Ⅰ/Ⅱ期患者：部分可切除的Ⅰ期或Ⅱ期 NSCLC 患者由于不可耐受或拒绝手术，可选择：①放射疗法；②射频消融（RFA）。

（3）不可切除的ⅢA/ⅢB 期肺癌：同步放化疗优于序贯放化疗，是标准治疗方法。

（4）Ⅳ期患者处理：到目前为止，关于Ⅳ期 NSCLC 患者化疗的价值已无争议。①化疗：进展期 NSCLC 的一线化疗。②分子靶向治疗：近年来针对细胞受体、关键基因和调控分子为靶点的“靶向治疗”取得了较好的疗效。如特罗凯、易瑞沙以及抗血管生成因子等靶向治疗药物。③二膦酸盐：进展期肺癌患者有 30%～65% 会出现骨转移。使用二膦酸盐治疗可减少骨骼相关并发症、延缓疾病进展及缓解骨痛。二膦酸盐如氯膦酸盐、帕米膦酸盐钠、唑来膦酸等。

2. 小细胞肺癌

（1）手术治疗：Ⅰ期的小细胞肺癌，实行手术切除并辅以化疗，其 5 年生存率为 70%。

（2）肿瘤广泛转移的治疗，联合化疗：顺铂或者卡铂联合依托泊苷（PE 方案）是目前最标准的联合化疗方案，一般连用 4～6 个疗程，间隔 21d 重复。

（3）局部和全身症状的姑息治疗：放疗，用于缓解症状。放疗是初次化疗患者伴有脊柱压迫症状的脑转移标准治疗方案。

五、护理

1. 护理评估

（1）病因：仔细询问患者有无吸烟史；生活和职业环境是否长期接触铀、镭等放射性物质及致癌性物质等；有无肺癌家族遗传史。

（2）临床表现：评估咳嗽、咳痰情况；是否咯血及咯血量；有无胸痛及类型，为间歇性隐痛还是闷痛；是否存在发热等。

（3）精神－心理状况：评估患者心理状态和对治疗的理解情况，是否有足够的支持力量，有无恐惧的表现，如高血压、失眠、沉思、紧张、烦躁不安、心悸等。

（4）疼痛：评估内容包括以下方面。①疼痛的部位、性质和程度；②疼痛加重或减轻的因素；③影响患者表达疼痛的因素，如性别、年龄、文化背景、教育程度、性格等；④疼痛持续、缓解、再发的时间等。

（5）营养评估：评估患者身高、体重、饮食习惯、营养状态和饮食摄入情况，必要时与营养师一起评估患者所需要的营养、并制订饮食计划。

（6）心理评估：评估患者心理状态，根据其年龄、职业、文化、性格等情况，鼓励患者表达自己的心理感受，耐心倾听患者诉说，表示同情和理解。

2. 护理要点及措施

（1）咯血护理

1）评估患者发生咯血的风险，备好急救药品及设备，如负压吸引器、急救药物如升压药、止血药，补充血容量的药物如羟乙基淀粉（706 代血浆）等。检查血型、出凝血时间、血清四项等，以便出血时能及时交叉配血，或及时行介入治疗。

2）做好患者及家属有关咯血风险的教育，使其有心理准备，尤其中央型肺癌患者，即肿瘤靠近肺门处，邻近肺动脉、肺静脉的患者等。

3）观察咯血的颜色、性状、量及伴随症状，如喉咙发痒、发腥、咳嗽等。根据咯血量分为痰中带血、少量咯血（<100ml/d）、中等量咯血（100～500ml/d）或大咯血（>500ml/d，或 1 次 300～500ml）。咯血量的估计应考虑患者吞咽、呼吸道残留以及混合的唾液、痰、容器内的水分等因素。

4）做好患者的心理护理，嘱患者安静卧床，取平卧位。

5）一旦发生咯血，立即头偏向一侧，避免发生误吸。保持呼吸道通畅，必要时予负压吸引。迅速建立 2 条以上静脉通道。遵医嘱抽取血标本做交叉配血、血常规、凝血功能检查。

6）遵医嘱快速静脉输液，补充血容量，必要时测定中心静脉压作为调整输液量和速度的依据，防止因输血、输液过多、过快引起急性肺水肿。遵医嘱给予止血治疗。给予吸氧、保暖。

7）严密观察病情变化（咯血、神志、脉搏、呼吸、血压、肢体温度、皮肤及甲床色泽、周围静脉特别是颈静脉充盈情况、每小时尿量、血象变化及中心静脉压等），做好护理记录。

8）经内科治疗不能控制的出血可请介入导管室或外科协助手术治疗。

9）注意观察疗效。

10）根据病情嘱患者禁食、禁水。出血停止后改为易消化、无刺激性半流质饮食，加强口腔护理。

（2）疼痛护理

1）疼痛评估：注意倾听患者对疼痛的诉说，观察其非语言表达，做出准确评估。如疼痛的部位、性质和程度。

2）减轻患者心理压力：由于对疾病的忧虑，对死亡的恐惧而影响患者情绪使疼痛加剧。应理解患者的痛苦，以同情安慰和鼓励的语言与举止支持患者，以减轻心理压力，提高痛阈值。

3）分散患者注意力：指导患者转移注意力，如阅读书报、听音乐、看电视、与病友家人交谈等，减轻疼痛的感受强度。

4）舒适的护理：提供安静的环境，调整舒适的体位，保证充分的休息。

5）物理镇痛：如按摩、局部冷敷、针灸、经皮肤电刺激等，可降低疼痛。

6）药物镇痛：按医嘱用药，严格掌握好用药的时间和剂量，密切观察病情和镇痛效果，警惕药物不良反应的出现。

（3）呼吸道护理

1）评估呼吸频率、节律、型态、深度、有无呼吸困难，有无皮肤色泽和意识状态改变。监测血白细胞总数和分类计数、动脉血气分析值，注意有无异常改变。

2）病室应阳光充足、空气新鲜，室内通风每日 3 次，每次 30min，但避免受到直接吹风，以免受凉。环境保持整齐、清洁、安静和舒适。室温保持 18℃～20℃，相对湿度在

55%～60%为宜，因为空气干燥会降低气管纤毛运动的功能，使痰液更黏稠不易咳出。

3）协助患者取半卧位，以增强肺通气量，减轻呼吸困难。指导有效的咳嗽技巧，协助排痰，如拍背、雾化吸入、应用祛痰药。

4）气急发绀者应给予氧气吸入，每分钟4～6L，以提高血氧饱和度，纠正组织缺氧，改善呼吸困难。

（4）营养失调护理

1）监测和记录患者进食量，评估进食情况和营养状况。

2）与营养师一起评估患者所需要的营养，制订饮食计划。如：注意动、植物蛋白的合理搭配；氨基酸的平衡有助于减缓癌症的发展；锌和镁对癌细胞有直接抑制作用；高膳食纤维的饮食可刺激胃肠蠕动，加强消化、吸收和排泄功能；提供高热量、高蛋白质、高维生素的饮食，满足机体营养所需。

3）向患者及家属宣传增加营养与促进健康的关系，安排品种多样化饮食，并增加食物的色、香、味，以刺激食欲，满足患者饮食习惯，促进主动摄取食物，同时应提供良好的进食环境，尽可能与他人共同进餐，以调整心情，促进食欲。

4）保持患者口腔清洁，卫生，以增加食欲。

5）有吞咽困难者应给予流质饮食，进食宜慢，取半卧位以免发生吸入性感染和窒息。病情危重者应采取喂食、鼻饲，保证营养的供给。

6）必要时酌情输血、血浆、复方氨基酸等，以增加抵抗疾病的能力。

（5）皮肤护理

1）向患者说明放疗的目的、方法，以及照射后可出现红斑、表皮脱屑、色素沉着、瘙痒感等，应注意有效保护，防止进一步损伤。

2）皮肤放射部位标记在照射后切勿擦去，皮肤照射部位忌贴胶布，不用红汞、碘酊涂搽。照射时协助患者取一定体位，不能随意移动，以免影响照射效果及损伤其他部位皮肤。

3）告知患者皮肤损伤部位应避免搔抓、压迫和衣服摩擦，洗澡时不用肥皂或搓擦，避免阳光照射或冷热刺激。如有渗出性皮炎可暴露，局部涂用具有收敛、保护作用的鱼肝油软膏等。

4）协助患者采取舒适体位，保持床单位洁净、平整，至少每2小时变换体位1次，以防局部组织长期受压而致压疮或发生感染，必要时给予应用气垫床，使用安普贴等保护受压部位皮肤。

（6）心理护理

1）评估患者心理状态：根据其年龄、职业、文化、性格等情况，鼓励患者表达自己的心理感受，要耐心倾听患者诉说，表示同情和理解。

2）多与患者沟通，建立良好的护患关系，尽量解答患者提出的问题和提供有益的信息：在未确诊前，劝说患者接受各种检查；确诊后根据患者的心理承受能力采用恰当的语言将诊断告知患者，以缩短患者期待诊断焦虑期，不失时机地给予心理援助，引导患者面对现实，正确认识和对待疾病；对于不愿意或害怕知道诊断的患者，应协同家属采取保护性医疗方式，合理隐瞒病情，以防患者精神压力过大。

3）精神上给予安慰：帮助患者正确评价目前面临的情况，鼓励患者及家属参与疾病的治疗和护理计划的决策制定过程，引导患者及时体验治疗的效果，增强治疗的信心。

4）帮助患者建立良好的社会支持网：鼓励家庭成员和亲朋好友定期探视患者，使之感受到家庭、亲友的关爱，激发其珍惜生命热爱生活的热情，克服恐惧绝望心理，保持积极、乐观情绪，调动机体潜能，与疾病作斗争。

（7）并发症的预防及护理

1）化疗前对患者解释化疗的目的、方法及可能产生的毒性反应，使其有充分的思想准备，树立信心和勇气配合化疗。

2）化疗期间饮食宜少食多餐，避免过热、粗糙、酸、辣刺激性食物，以防损伤胃肠黏膜。化疗前、后2h内避免进餐。若有恶心、呕吐时可减慢药物滴注速度或遵医嘱给予口服或肌内注射甲氧氯普胺10～20mg。如化疗明显影响进食，出现口干、皮肤干燥等脱水表现，须静脉输液，补充水、电解质和机体所需营养。

3）严密观察血常规变化，每周检查1～2次血白细胞总数，当白细胞总数降至$3.5\times10^9/L$时应及时报告医生并暂停化疗药物，遵医嘱给予利血升、鲨肝醇等药物，以促进机体造血功能；当白细胞总数降至$1.0\times10^9/L$时，遵医嘱输白细胞及使用抗生素以预防感染，并进行保护性隔离。

4）化疗后患者涎腺分泌常减少，出现口干、口腔pH下降，易致牙周病和口腔真菌感染。口腔护理可用盐水或复方硼砂溶液漱口；若为真菌感染时可选用碳酸氢钠溶液漱口并局部涂敷制霉菌素。

5）注意保护和合理使用静脉血管。静脉给药时应在输注化疗药物前、后输注无药物液体，或者给予大静脉置管，以防药液外漏使组织坏死，并可减少对血管壁的刺激。若化疗药液不慎外漏，应立即停止输注，迅速用0.5%普鲁卡因或者0.1%的利多卡因溶液10～20ml局部封闭，并用冰袋冷敷，局部外敷氟轻松或氢化可的松软膏，以减轻组织损伤。切忌热敷，以免加重组织损伤。

6）对由于药物毒性作用使皮肤干燥、色素沉着、脱发和甲床变形者，应做好解释和安慰，向患者说明停药后可使毛发再生，以消除其思想顾虑。

7）鼓励患者多饮水，既可补充机体需要，又可稀释尿内药物浓度，防止肾功能损害。

3. 健康教育

（1）讲解宣传如何预防肺癌

1）不吸烟，并注意避免被动吸烟。

2）进高蛋白质、高维生素、高纤维素、适当脂肪和热量的饮食，多吃富含维生素C的新鲜蔬菜和水果。不饮酒，不吃煎、炸、熏、烤食物。不食发霉变质的食物，不偏食、暴食。

3）避免和尽量少吸油烟等异常气体。注意厨房中的油烟污染，因此炒菜时最好将油烟机同时打开，同时油温不宜太高。

4）避免接触各种致癌化学药物或杀虫剂。

5）注意个人卫生，加强体育锻炼。

6）保持心情舒畅或平静，生活起居有规律，避免忧虑或过度劳累。

7）注意电离辐射。体内和体外的放射线照射都可以引起肺癌，尤其在开采放射性矿石的矿区，应尽量减少工作人员受辐射的量。

8）注意和重视慢性病与癌前病变的防治，防微杜渐。如慢性气管炎患者应重视预防感冒，患感冒应及时治疗等。

9）谨慎用药，尤其不要滥用性激素类药剂、有细胞毒性的药物，防止药物致癌危险。

10）早期发现、早期诊断与早期治疗，对高危人群要定期进行体检。

（2）告知肺癌康复期护理

1）首先保持良好的心情，乐观的情绪，做好自我心理调节，树立乐观向上、坚决与疾病作斗争的精神。

2）保持室内空气新鲜，每日定时通风。尽可能保持日常生活的规律性，按时起床、进食及活动。

3）注意劳逸结合，逐渐增加活动量，并适当做力所能及的家务劳务，为重新投入工作和社会生活做积极的准备。适当参加室外活动，包括散步及练气功、养花、钓鱼、打拳、体操等锻炼，避免疲劳，避免去人员密集的公共场所，以防感冒。

4）继续进行呼吸功能锻炼，做恢复肺功能及肺活量的练习，腹式呼吸、有效咳嗽及咳痰。

5）多进食营养丰富的食品及新鲜的蔬菜、水果，以清淡、新鲜、容易消化、富含维生素及蛋白质为宜。戒烟酒，避免刺激性食物，保持大便通畅。

6）做好患侧上肢的功能锻炼，防止因长期不活动患肢而造成的功能受限。

7）若出现胸闷、憋气、咳嗽、痰中带血、胸痛等症状持续不缓解，应及时就诊。

8）定时复查，6 个月内每个月 1 次，以后 3 个月至半年复查 1 次，应严格遵医嘱。

（3）说明饮食护理的必要性：营养在肺癌的综合治疗中起着十分重要的作用，良好的营养支持有助于治疗和康复的顺利进行。如果在临床治疗之前或之中，营养补充充足，对化疗、放疗、手术治疗的耐受性较好，效果亦较好，恢复也较快。人体的营养来源可分为 3 个方面：膳食营养、肠内营养、肠外营养（静脉营养）。应该以膳食营养为主，膳食营养不足时，再辅以肠内、肠外营养。

1）创造清洁、舒适、愉快的进餐环境，尽可能安排患者与他人共进餐，以调整心情，促进食欲。

2）给予高蛋白质、高热量、高维生素、易消化饮食，动、植物蛋白应合理搭配，如鸡蛋、鸡肉、大豆等。调配好食物的色、香、味，以刺激食欲。安排品种多样化饮食，尽量增加病者的进食量和进食次数。①早、中期肺癌患者消化系统功能是健全的。应抓紧时间补充全面的营养，以提高抵抗力，防止或延缓恶病质的发生。肉鱼蛋奶豆、米面粗杂粮、新鲜的蔬菜水果均应选用，以提供丰富的蛋白质、充足的热量、足够的维生素。选用蔬菜时，应多选用营养丰富的红色、橙色、深绿色的蔬菜，叶类菜要有一定分量，多搭配使用能增加免疫力的食用菌类，如香菇炖鸭、云耳煨鸡等。烹饪宜采用炖、煮、蒸、炒等易消化的方法。膳食宜多样化，少食多餐制有利于增加食欲、食量，促进消化吸收。②针对肺癌患者咳嗽、咯血等症状，除注意给予“补血饮食”之外，亦多选用养阴润肺即止咳、收敛和止血作用好的食物，如百合、杏仁、鸭梨、白木耳、海带、山药、藕、龟肉、水鱼、水鸭等。③在肺癌患者放疗和化疗，影响到白细胞下降时，饮食上应全面补充营养，多食肉、鱼、蛋、奶、豆以及新鲜的蔬菜水果，可搭配多食乌骨鸡、脊骨、排骨、肝脏、动物血、阿胶、花生米（连皮）、大枣等补血食物。④有吞咽困难者应给予流质饮食，进食宜慢，取半卧位以免发生吸入性肺炎或呛咳，甚至窒息。病情危重者应采取喂食、鼻饲或静脉输入脂肪乳剂、复方氨基酸注射液和含电解质的液体。氨基酸的平衡有助于抑制癌症的发展；锌和镁对癌细胞有直接抑制作用。

3）肺癌患者应避免刺激性的食物，以免刺激咳嗽、咯血。应禁食烟、酒、辣椒、花椒、芥末，少量使用姜、蒜；少喝浓汤；放疗期间不食狗、羊肉。少吃腌制的、熏制的、烧焦的、发霉的食物。除正在服用中药需遵医嘱忌口外，食物的禁忌不宜太多，以免影响热量及营养素的摄取。饮食应营养均衡，粗细搭配合理。注意合并疾病，如糖尿病、肾病等。

4）高纤维膳食可刺激肠蠕动，有助于消化、吸收和排泄功能。如患者易疲劳或食欲缺乏，应少量多餐，进食前休息片刻，尽量减少餐中疲劳。

5）预防肺癌的膳食主要有：高蛋白质、高纤维素、低脂肪、低热量饮食，含有胡萝卜素的蔬菜（如胡萝卜、花菜、卷心菜、黄芽菜、水果等），食物中的维生素 A、维生素 C、维生素 E 有提高免疫功能的作用。同时还要补充微量元素，如硒、铁、镁、碘、锌，对防癌、抗癌有一定意义。禁忌高脂肪、高胆固醇饮食以及霉变食物、腌制及熏烤食品、农药污染食品等。宜在营养师、医务人员的指导下，酌情使用膳食补充剂，如维生素制剂、矿物质制剂、蛋白粉等。

（4）给予患者心理援助：介绍肺癌的治疗方法及前景，使之摆脱痛苦，正确认识疾病，增强治疗信心，提高生命质量。

（5）督促患者按时用药：如化疗间歇期的免疫治疗及中药治疗；继续化疗的患者，要交待下次化疗时间及注意事项，并做好必要的准备；晚期癌症转移患者要交待患者及家属对症处理的措施，坚持出院后定期到医院复诊。

（6）其他：告知合理安排休息，补充足够营养，调整生活规律和生活习惯，保持良好的精神状态，进行适当运动，避免呼吸道感染，以利提高机体免疫力，促使疾病康复。

肺癌的预防主要是减少或避免诱发因素，加强对高发群体进行重点普查，早发现、早治疗。其预后取决于能否早期诊断及早期综合性、多学科的治疗。隐性肺癌早期治疗可获痊愈。一般认为鳞癌预后较好，腺癌次之，小细胞未分化癌较差。

（郭德芬）

第五节　原发性肝癌

原发性肝癌（priwaryliver cancer）和肝硬化是严重危害人类健康的常见病和多发病。我国属于高发区，每年新发病例约有 26 万，其中 11 万人死亡（男性 8 万，女性 3 万）。

一、常见病因

原发性肝癌的发病原因主要与病毒性肝炎，黄曲霉素，饮用六氯苯、氯仿、二溴乙烷等污染的塘水、河水、浅井水，酒精损害，口服避孕药，寄生虫感染等因素有关。

二、临床表现

1. 症状　肝区疼痛、食欲缺乏、消瘦、乏力、发热、黄疸、消化道出血、腹泻。
2. 体征　主要有肝大、脾大、腹水和其他慢性肝病的体征。

三、辅助检查

可发现甲胎蛋白（AFP）增高，一般在200ng/ml以上；丙氨酸氨基转移酶、天冬氨酸氨基转酶等升高外，90%以上的患者谷氨酰转肽酶（γ-GT）升高。谷氨酰转肽酶越高，手术切除率越低，术后生存期越短。B超、CT、肝动脉造影等可发现肝占位性病变。胃镜检查有无食管、胃底静脉曲张。

四、治疗原则

1. 手术治疗　手术切除仍然占主导地位。

2. 肝动脉化疗栓塞术（transcatheter arterial chemoembolization，TACE）　其是20世纪80年代发展的一种非手术治疗肿瘤的方法，是非手术治疗的首选方案，反复多次治疗，效果较好，多用碘油混合化疗药栓塞肿瘤远端血供，再用可吸收性明胶海绵栓塞近端肝动脉，致使难以建立侧支循环，肿瘤病灶缺血坏死。TACE是肝癌的微创治疗，可重复进行，但术后患者可不同程度发热、肝区疼痛、腹胀、恶心、呕吐、黄疸、转氨酶升高等肝癌化疗栓塞术后综合征的表现，由于治疗所诱发的上消化道出血等并发症，可能会危及患者生命。

3. 超声介入治疗　超声介入治疗主要用于肝功能基本正常，无重要脏器器质性病变，无严重凝血障碍或出血倾向，无明显黄疸、大量腹水、发热及远处转移，肿瘤直径<3cm，结节数不超过3个的肝癌患者。超声引导下经皮穿刺瘤内局部注射治疗，包括无水乙醇注射、醋酸注射、热盐水注射或热蒸馏水注射等，也包括门脉穿刺治疗。超声引导下的经皮穿刺肿瘤间质毁损治疗近年来迅速发展，主要包括射频消融、微波固化、高强度聚焦超声、激光治疗、冷冻治疗等方法，利用局部产生的高温或低温，导致肿瘤组织的凝固坏死。这类疗法安全简便，疗效确切。

4. 其他治疗　放射治疗、靶向治疗、免疫治疗、中医药治疗等。

五、护理

1. 护理评估

（1）病因：有无肝炎史、饮酒史、用药史及饮食习惯。

（2）主要临床表现：有无疼痛、发热、腹泻和消化道出血症状及营养状况。

（3）精神心理状况：肝癌患者的4个心理反应阶段是：否认-愤怒-忧伤-接受。

（4）查体：肝大、黄疸、腹水表现等。

（5）其他：评估各项辅助检查结果。

2. 护理要点及措施

（1）肝破裂的护理：①对有潜在肝破裂危险的患者加强知识宣教，避免诱因。嘱患者卧床休息，取平卧位和健侧卧位，减少活动，尤其是避免剧烈活动；防止腹部受撞击和挤压；保持排便通畅，避免用力排便；咳嗽、呃逆时注意保护肝脏，及时治疗控制咳嗽、呃逆症状；查体时，手法轻柔，避免做深部触诊和挤压肝脏，以防诱发肝破裂发生。②严密观察病情，及时发现早期肝破裂征象。对有潜在肝破裂危险的患者，重视其主诉。患者主诉疼痛时，询问疼痛的部位、性质及与既往疼痛区别，并注意观察患者的伴随症状、腹膜刺激征，避免做深部触诊，发现异常及时通知医师。对持续存在和应用镇痛药物仍无效的疼痛更要警惕肝破裂的发生。部分肝破裂患者无疼痛突然加剧病史，仅有腹胀加剧主诉，这类患者不易被及时发现肝破裂，护理上应加强病情观察，严密监测生命体征变化，通过护理查体了解有无腹膜刺激征，必要时提醒医师进行诊断性腹穿，以便及时发现肝破裂的发生，为救治争取时机。

（2）监测生命体征，观察呕吐物和大便的颜色、性状，谨防上消化道出血的发生。

（3）加强心理护理。根据不同心理阶段反应给予针对性的心理护理，严防意外事件发生。

（4）肝破裂的急救护理：①一旦发生肝破裂，患者绝对卧床休息，迅速建立 2 条以上的静脉通道，快速补充血容量、吸氧、查血型和配血。②遵医嘱做碘过敏试验、备皮、备好药物、沙袋等肝动脉栓塞用物，准备行急诊肝动脉栓塞治疗。③肝动脉栓塞术后，嘱患者卧床 1 周以上，严密观察病情，以防再次肝破裂发生。④注意防止因肝功能衰竭而发生肝性脑病、肝肾综合征和上消化道出血等并发症。⑤重视肝破裂患者的心理护理，紧张、恐惧心理会加重病情，鼓励患者要增强战胜疾病的信心，以达到延长生命和生活质量的目的。

3. 健康教育

（1）告知患者治疗和切断病因来源：抗病毒治疗，禁烟酒，不食霉变食物，注意饮水卫生。

（2）讲明保持健康的生活规律，情绪稳定，适当休息，养成一种积极向上的精神。

（3）告知调节饮食，加强营养，提高机体免疫力。

（4）告知患者如何预防并发症：①有食管静脉曲张史，有出血史者，要谨防消化道出血，饮食上注意避免坚硬及刺激性食物，稳定情绪，避免诱因。②肿瘤大，靠近周边，防止肿瘤破裂，避免挤压肝区，避免剧烈活动和用力过猛，有剧烈的肝区疼痛症状，要及时就医。③预防感染。注意饮食卫生，不到公共场所，有发热、腹痛、腹泻等症状，要谨防腹膜炎的发生，及时就医。

（5）讲明遵医嘱用药。介入治疗后一般有肝功能的损害，应遵医嘱应用保肝药，使肝功能尽快恢复，有利于下一步治疗。

（6）告知复查时间。肝癌介入治疗一般都要动态观察疗效而反复进行，要求患者治疗后 1 个月要复查 CT、B 超、肝功能、血常规、凝血机制，决定下一步治疗方案。

（郭德芬）

第六节　乳腺癌

乳腺癌是发生在乳房腺上皮组织的恶性肿瘤，是一种严重影响女性身心健康甚至危及生命的最常见的恶性肿瘤之一。乳腺癌男性罕见。

一、常见病因

乳腺癌病因尚不明确，可能与遗传因素、放射线照射、内分泌激素水平有关。乳腺癌转移与扩散途径有直接浸润、淋巴转移、血行转移。

二、临床表现

乳腺皮肤改变、乳头凹陷或抬高或偏向一侧、无痛性肿块、乳头溢液及乳晕有湿疹样改变，甚至结痂、溃烂。炎性乳腺癌：乳房肿大、发红、变硬，伴疼痛及皮肤水肿，开始比较局限，短时间内扩大到大部分乳腺，触及时可感觉皮肤温度升高。

三、辅助检查

乳腺钼靶摄片；活组织病理检查方法：肿块切除、切取活检、细针穿刺、涂片细胞学检查；雌激素和孕激素受体测定；B 超、乳腺导管内镜检查。

四、治疗原则

1. 外科手术治疗　手术方式有乳腺癌扩大根治术、改良根治术、乳房单纯切除术、全乳切除合并淋巴结清扫术。

2. 激素治疗

（1）卵巢去势疗法：绝经前患者可采用卵巢切除或卵巢局部放疗，从而降低或阻断雌激素对肿瘤的作用。

（2）内分泌治疗：①雌激素受体抑制药：雌激素受体（ER）检测阳性的乳腺癌患者，应用雌激素拮抗药，可有较好的抑癌作用。②三苯氧胺：绝经前一般每天口服 20mg，绝经后分 2 次服用，至少服用 3 年，一般服用 5 年，该药安全有效，长期应用后少数病例可能发生子宫内膜癌，但发病率较低，预后良好。③黄体酮类药物：大剂量的黄体酮有拮抗雌激素的作用。④雌激素合成抑制剂：雄烯二酮，经芳香化酶转化为雌酮。而芳香化酶抑制剂可阻断此过程，从而发挥抗肿瘤的作用。

3. 化学治疗　对于乳腺癌化疗分为辅助化疗和新辅助化疗。辅助化疗用于术后或放疗后，主要针对可能存在的微转移癌灶，为防止复发转移而进行的化疗。新辅助化疗指对临床表现为局限性肿瘤，可用局部治疗手段者，在手术或放疗前先进行化疗。

五、乳腺癌术后化疗注意事项

（1）化疗宜尽早开始，一般于术后 2 周，不宜超过 4 周。

（2）剂量要足够，以期尽可能杀灭残存肿瘤细胞。

（3）化疗期限以 6～12 个月为宜，延长用药期不能改善生存率。

（4）联合化疗优于单药化疗。

六、护理

1. 护理评估

（1）病因：是否有遗传因素、放射性照射史、激素水平、机体免疫功能、心理状态等。

（2）主要症状、体征：乳腺皮肤“橘皮样”改变、乳头病变、乳头溢液、炎性样表现（红、肿、热、痛）、乳头和乳晕皮肤发红、糜烂、潮湿等。

（3）查体：无痛性肿块、腋窝淋巴结肿大。

（4）评估心理状态及社会支持系统：患者有无恐惧，焦虑、抑郁等。

2. 护理要点及措施

（1）心理护理

1）恐惧：①100%的患者都有恐惧心理。患者的恐惧心理主要来自两个方面，一是受社会上“癌症 = 死亡”错误认识的影响。大多数人错误地认为，癌症是不治之症，得了癌症就等于是被判了死刑或死缓，这种对癌症的恐惧主要来自于对死亡的恐惧。二是对化疗不良反应的恐惧。由于化疗可能引起呕吐、脱发、局部皮肤坏死等不良反应，大多数患者错误地认为化疗药物是一种毒药，这种恐惧主要来自于化疗相关知识的缺乏及对化疗后自我形象的担心。②消除患者对癌症的恐惧：坦诚地解答将患者的疑问，耐心地给患者讲解癌症的有关知识，告诉患者癌症不是不治之症。随着医学的发展，有许多癌症可以治愈，甚至可以根治，恢复正常生活。根据患者的理解及承受能力适当解释病情，告诉患者不良情绪对疾病及预后的影响，给患者讲述成功病例，使患者消除恐惧心理，树立战胜疾病的信心，积极配合治疗。另外还应适当对患者进行死亡教育，以减轻患者对死亡的恐惧。③消除患者对化疗不良反应的恐惧：根据患者的理解及承受能力给患者讲解化疗药物的作用机制及可能出现的不良反应。应讲究谈话艺术性，多与患者交谈，耐心倾听患者倾诉，对于患者提出的疑问，做耐心细致的解释。告诉患者，应用化疗药物会伴随不良反应，但应用化疗药前，会应用预防性药物及措施，如果仍有不适，医护人员会想办法给予处理，使患者消除思想顾虑，有必要的心理准备，积极配合治疗。

2）焦虑：①患者的焦虑主要来源于知识缺乏。由于大多数患者错误地认为，手术是治疗疾病的唯一方法，手术越快越好，而术前化疗使等待手术的时间延长，患者焦虑的情绪会随之增加。②消除患者对化疗的焦虑情绪。耐心细致地给患者讲解术前化疗的意义及其必要性，告诉患者手术并不是唯一的治疗方法，医生会采取最佳治疗方案，使其愉快的接受治疗。

3）忧郁：这种情绪主要来自于对自我形象紊乱担忧及家庭条件较困难的患者。对自我形象紊乱者，可做好患者及家属对术后或激素治疗导致的第二性征缺失、化疗致脱发等的正确认识，增强患者的自信及家属的支持。对家庭经济的担忧及强烈的责任感，会使患者产生忧虑。由于术前化疗使等待手术的时间延长，住院费用会增加，患者焦急忧虑的情绪也会随之增加，加强健康教育及社会支持，包括心理支持及经济支持，使患者安心治疗。

（2）功能锻炼：是提高手术效果，促进机体器官功能恢复和预防畸形的重要手段。功能锻炼原则：①术侧上臂活动应循序渐进，10d 内不能做肩关节外展运动，上肢持重不能超过 5kg。②术后 10～14d：可练习肩关节。双手放置颈后，由低度头位练至抬头挺胸位，进而练习手越过头顶摸到对侧耳，练习手指爬墙及患肢梳头，并每日记录爬墙高度，加强患侧肢体抬高功能。③继续练习爬墙运动，并逐渐以肩关节为中心，做向前、向后旋转运动及适当的后伸和负重锻炼。

（3）化疗护理

1）医学资料准备：化疗前，应测量患者的身高、体重，完成血常规、心电图、肝功能、肾功能等检验，充分了解各种化疗药物的毒性不良反应，以便出现不良反应时做出相应的处理。

2）掌握操作技巧：保护小静脉，熟练的操作技术和无痛注射技巧可减轻患者对化疗的恐惧。护理人员应熟练掌握操作技术及丰富的专业知识，有计划地选用患侧肢体表浅静脉。

因乳腺癌术后应避免患侧上肢静脉输液，故术后输液只能在健侧进行，为保护健侧静脉，术前化疗应选择患侧上肢浅静脉。

3）化疗不良反应的预防及处理

胃肠道反应：是患者主诉的最严重且最忧虑的化疗不良反应，可导致营养不良而影响治疗效果，故应做好充分的准备工作。护理：①创造良好的治疗环境，消除房间异味，指导合理饮食，不宜在饱餐后或空腹时行化疗，在饭后 2 ~3h 应用化疗药物最佳；饮食宜少量多餐，化疗期间不宜进食过饱及油腻食物；鼓励进营养丰富的食物，多饮水及富含钾离子的鲜果汁，协助患者制订合理食谱。②化疗前 30min 遵医嘱肌内注射异丙嗪（非那根）25mg，甲氧氯普胺（胃复安）20mg，或静脉应用止吐药物。③化疗中勤巡视病房，多与患者交谈，分散其注意力，有条件者，可在听音乐、看电视中接受化疗。④保持排便通畅，必要时可给缓泻药。⑤化疗中出现恶心、呕吐应及时处理，呕吐严重者，应给静脉营养。

骨髓抑制：是化疗药物最常见的不良反应。化疗的同时应定期复查血常规，白细胞低于 $3.0\times10^9/L$，应遵医嘱给予升白细胞药物，预防性应用抗生素，实施保护性隔离，限制探视，以避免交叉感染。

脱发：由于脱发所致的“化疗特殊形象”是影响患者自尊的严重问题，因此，化疗前应进行相关知识宣教，使其有充分的思想准备。可在化疗过程中佩以冰帽或在发际下用橡皮条扎紧头皮予以预防。采用戴假发、帽子、头巾等方式，进行自我形象完善，减轻焦虑。

化疗药物外渗的预防：化疗药物外渗可致局部组织坏死，一旦形成溃疡，经久不愈，缺乏有效的治疗办法，因此，重在预防。化疗药物应按要求配制，先以不含化疗药物的液体穿刺血管，待穿刺成功，确认无液体外渗后再更换含有化疗药物的液体。静脉注射时，应先回抽，见回血后方可推注。注射过程中，反复回抽观察，注射速度不宜过快，亦不宜过慢，以免发生渗出及静脉炎，注射时间以 10 ~15min 为宜。静脉滴注时，应定时巡回观察。化疗药物注射或滴注结束后，再换上不含化疗药物的液体冲洗静脉通路后拔针或封管。

化疗药物外渗的处理：化疗药物一旦发生外渗，应立即停止注射，抽吸外渗药液，给予局部封闭，24h 内冷敷，局部已明显坏死、溃疡者，需外科清创处理。

（4）湿疹样乳腺癌护理

1）局部护理：保持病变局部清洁、干燥，尤其是胸壁及腋部的皮褶处，告诉患者穿宽大、柔软、纯棉（或真丝）开身内衣，穿套头衫，免戴胸罩，保持局部干燥，局部忌用肥皂或粗毛巾擦拭，瘙痒时不可涂乙醇或刺激性油膏止痒，以免刺激皮肤，加重皮肤反应。可用手轻轻拍打，不可用手或其他物品抓挠。局部不可使用热水袋或热敷、冰敷及理疗。

2）特殊护理：①在患者初次就诊及根据治疗周期、定期测量并记录局部皮肤转移的部位、范围、性质等，如皮疹外观区或溃疡区域大小、是否有转移性皮肤结节、是否伴瘙痒、病变区域皮温是否伴有红、肿、热、痛继发感染表现，以便给医生疗效评估提供客观依据。②创面换药与疼痛护理。溃烂处清创换药，每日 1 次，方法是：用过氧化氢溶液反复冲洗或 2% 碘伏擦拭，将创面渗出及分泌物清洗干净后，给予金霉素眼药膏适量涂抹，再用无菌纱布覆盖。遵医嘱给予氨酚羟考酮或硫酸吗啡等药物镇痛治疗。

3. 健康教育

（1）治疗过程中，做好心理护理，使患者保持乐观情绪，做好充分思想准备，使整个治疗计划得以顺利完成，为战胜疾病创造良好条件。

（2）讲解饮食注意事项，良好的营养和身体状态，有助于增强抵抗力，手术前后和化疗间歇期应加强营养，保证治疗顺利完成。部分患者在化疗过程中会出现消化系统不良反应，如恶心、味觉不敏感、食欲下降而影响进食量，导致营养缺乏、抵抗力下降，不利于组织修复，因此要合理调整饮食，避免单一饮食，保持营养均衡。忌食过冷、过热、油腻、辛辣等刺激性强的食物。进食不宜过饱、过快，宜缓慢进食，使食物得到充分咀嚼，以利于消化吸收，防止快速进食而引起腹痛、腹胀，同时还要保证机体得到充分的水分。

（3）保障适宜的环境，定期开窗通风，保持空气清新；嘱患者注意休息，减少外出，家人尽量少探视；保持个人清洁卫生，定期检查白细胞，预防感染。

（4）告知患肢注意事项，禁止提重物，禁止用力甩动上肢。禁止患肢采血、静脉输液、肌内注射、测量血压等。避免患肢皮肤破损和感染。

（5）讲解功能锻炼的必要性，乳腺癌术后，为防止术后因活动少、皮肤瘢痕牵扯所致的上肢抬举受限，患者应尽早活动患侧上肢，进行患肢的爬墙锻炼。每天早、中、晚各 1 次，直至患肢与健肢爬的高度一致。每次爬墙之后，前后活动上肢，并以健侧手对患肢进行按摩，患肢功能恢复时，应坚持打太极拳等锻炼。

（6）指导患者出院后应保持心情舒畅，情绪稳定，注意休息，不要疲劳，注意饮食调节，适当锻炼身体，教会患者对健侧乳腺每月的自查方法，发现异常及时就诊，定期到医院复查。

（7）讲解乳腺保健知识，术后 5 年内需避孕，因妊娠常促使乳癌复发。

（郭德芬）

第七节　胃癌

胃癌是消化道最常见的恶性肿瘤，发病率在我国居消化道肿瘤第 1 位，好发年龄在 50 岁以上，男性多于女性，比例约为 3 ∶ 1。不同人种、国家、地区胃癌的发病率与病死率有明显区别。

一、常见病因

胃癌病因尚不明确，可能与以下因素有关：环境因素、遗传因素、免疫因素、癌前病变。胃癌的转移途径有直接播散、淋巴结转移、血行转移。

二、临床表现

早期胃癌可无任何症状和体征，常在查体时被发现。一旦出现临床症状，大多属于中、晚期，它的症状常与发生部位、肿瘤大小和组织类型有关。

1. 症状　上腹部不适、疼痛、食欲减退、消瘦、乏力、恶心、呕吐，可有呕血、黑粪。呕血和黑粪与出血量相关，出血量少呈黑粪、出血量大可呕血与黑粪共存。

2. 体征　可有消瘦，贫血貌、腹部压痛，约 1/3 的患者上腹部可扪及质地坚硬、形状不规则、固定的肿块。晚期有恶病质、黄疸、腹水、左锁骨上淋巴结肿大。

三、辅助检查

1. 实验室检查　早期可疑胃癌，游离胃酸低度或缺乏，如血细胞比容、血红蛋白、红细胞下降，粪隐血（+）。水电解质紊乱、酸碱平衡失调等。

2. X线钡剂检查、纤维内镜检查　是诊断胃癌最直接、准确有效的诊断方法。

3. 其他检查　脱落细胞学检查、B超、CT检查、PET－CT。

四、治疗原则

（1）无远处转移的患者，临床评估为可手术切除的，首选手术治疗。

（2）无远处转移的患者，临床评估为不可手术切除的，可行放疗的同时进行氟尿嘧啶增敏，治疗结束后进行疗效评价，如肿瘤完全或大部分缓解，可观察，或合适的患者行手术切除。如肿瘤残存或出现远处转移，考虑全身化疗。

（3）有远处转移的患者，以全身化疗为主。不能耐受化疗的给予最佳支持治疗。

（4）中、晚期患者可辅以中药、免疫治疗。

五、护理

1. 护理评估

（1）病因：患者有无家族史、免疫功能低下及饮食习惯，有无癌前病变如慢性萎缩性胃炎、恶性贫血、胃息肉、残胃、胃溃疡、巨大胃黏膜皱襞症及异形增生与间变、肠化生。

（2）临床表现：有无上腹部不适如饱胀、烧灼感、嗳气，疼痛的强度、部位、性质、加重或减轻的因素，有无食欲减退、恶心、呕吐，消瘦，呕血、黑粪。

（3）查体：贫血貌、体重减轻、上腹部压痛、腹部肿块，恶病质、黄疸、腹水、左锁骨上淋巴结肿大。

（4）有无并发症：出血、穿孔、贲门或幽门梗阻、胃肠瘘管、胃周围粘连及脓肿形成。

（5）其他：评估各辅助检查结果。

2. 护理要点及措施

（1）出血的护理

1）预防出血的发生：给予高热量易消化饮食，避免过冷、过热、粗糙坚硬、辛辣食物及刺激性饮料，如浓茶、咖啡等。

2）及时发现出血征象：如黑粪、呕血等，监测生命体征、尿量、血红蛋白、血细胞比容等指标。

3）若患者出现出血症状：安慰患者保持镇静，及时清理床旁血迹，倾倒呕吐物或排泄物，避免不良刺激，消除紧张情绪。

4）出血量大时，给予暂时禁食水。观察呕血、黑粪的性质、颜色、量、次数及出血时间。监测血压、脉搏、呼吸、尿量、血红蛋白值等指标。迅速建立2条以上静脉通路，遵医嘱测定血型、交叉配血，输液、输血，以补充血容量，给予抑酸药和止血药，如奥美拉唑（洛赛克）、巴曲酶（立止血）等。观察有无休克指征，给予抗休克、保暖等措施。必要时给予硬化治疗或介入栓塞止血治疗。

（2）营养失调护理：由肿瘤慢性消耗、纳差、食欲下降，化疗所致恶心、呕吐引起。

主要表现为消瘦、体重进行性下降，皮肤弹性差、黏膜干燥。

1）给予高蛋白质、高糖类、富含维生素及易消化的饮食。

2）提供清洁、安静的就餐环境，增加食物的色、香、味，增进食欲。

3）让患者了解充足的营养对疾病的治疗和机体康复的重要作用，鼓励患者进食。

4）对进食困难者，给予少食多餐或采用鼻饲，给予胃肠内营养；必要时静脉补充营养，如人血白蛋白、脂肪乳剂等。准确记录出入量，保持出入量平衡。

5）监测体重、尿量、白蛋白及血红蛋白水平及皮肤、黏膜温度、湿度及弹性的变化。

（3）疼痛护理：主要由肿瘤浸润性或膨胀性生长、慢性消耗等引起。表现为开始仅有上腹部饱胀不适，进食后加重，继之有隐痛不适，偶呈节律性溃疡样胃痛，最后疼痛持续而不能缓解。肿瘤穿透入胰腺可出现剧烈而持续性上腹放射性疼痛。

护理措施：①提供安静的休养环境，给予舒适体位，保证患者得到充足休息；②评估疼痛的强度；③观察患者疼痛部位、性质、持续时间及伴随症状；④分散患者的注意力，如听音乐、看书报等；⑤对急性、剧烈疼痛，在未明确病因前慎用镇痛药物，以免穿孔或出血等急腹症时延误病情观察及治疗；⑥对慢性痛遵循三阶梯止痛原则遵医嘱给予镇痛治疗；⑦观察镇痛药物的疗效及不良反应，针对副作用给予对症处理。

（4）活动无耐力的护理：由疲乏、营养失调、疼痛等引起。主要表现：眩晕、眼花、四肢无力。活动后感气促、呼吸困难、胸闷、胸痛、出汗多等。活动量减少，活动持续时间缩短。日常生活自理能力下降，表现为下床活动、如厕等行动困难。

护理措施：①嘱患者减少活动，卧床休息，尤其是在下床活动前或进食前以保存体力；②根据患者需要，把常用的日常用品置于患者容易取放的位置；③在患者如厕或外出检查时有人陪同，并协助其生活护理；④根据病情与患者共同制订适宜的活动计划，以患者的耐受性为标准，逐渐增加活动量；⑤教会患者对活动反应的自我监测：生命体征的变化，有无头晕、眼花、疲乏、晕厥等，有无气促、呼吸困难、胸闷、胸痛、出汗等；⑥活动量以患者在交替进行活动和休息时不感到疲倦，甚至感到精神较好为佳。避免摔伤等不安全因素。

（5）心理护理：由疾病晚期、预感绝望引起。主要表现：沉默寡言，拒绝进食，伤心哭泣。有自杀念头，拒绝与人交谈和交往。不能配合治疗和护理。

1）给予耐心、细致的护理，关心体贴患者，取得患者的信赖。

2）经常与患者交谈，提供安全、舒适和独立的环境，让患者充分表达悲哀情绪。

3）在患者悲哀时，应表示理解，维护并尊重患者的尊严。

4）以临床上一些成功的病例，鼓励患者重新鼓起生活的勇气，能够配合治疗与护理。

5）鼓励患者或家属参与治疗和护理计划的决策制定过程。寻求合适的支持系统。

6）鼓励家属成员间进行交流、沟通，陪伴患者，提供必要的家庭与心理支持。

7）与其工作单位合作，提供社会支持。

8）鼓励与病友的交流，使获得更多的支持。

9）做好安全防护及预见性护理，警惕意外事件发生。

10）评价效果，必要时请心理科干预或药物治疗。

3. 健康教育

（1）告知患者如何预防胃癌的相关知识，保持心情舒畅，避免精神刺激，进行适量运动与体育锻炼，增强体质。鼓励患者树立战胜疾病的信心。

（2）督促患者积极治疗与胃癌发病有关的疾病，尤其是对高危人群需定期随访。

（3）向患者宣教良好的生活方式，正确的饮食方法，如术后 1 个月内应少食多餐，必要时补充一些必需的营养素（如铁、维生素 B_{12} 等），之后视身体恢复情况逐渐过渡到正常饮食。指导患者合理饮食，少吃腌、熏食品，防止高盐饮食，戒烟酒，多食含维生素 C 的新鲜蔬菜、瓜果，多吃肉类、乳品。食物加工得当，储存适宜，注意卫生，不食霉变食物，避免刺激性食物，防止暴饮暴食。

（4）嘱患者出院后 1 个月内注意休息，2 个月后参加轻微劳动，3 个月后可根据自己的恢复情况从事力所能及的工作。

（5）说明复查时间，如有不适及时就诊。

（郭德芬）

第八节　结、直肠癌

结、直肠癌（colorectal carcinoma）是常见的恶性肿瘤，好发部位依次为直肠、乙状结肠、盲肠、升结肠、降结肠和横结肠。

一、常见病因

结、直肠癌的病因虽未明确，但与以下高危因素有关：高脂肪、低纤维素饮食，慢性溃疡性结肠炎。慢性溃疡性结肠炎发生结、直肠癌的风险较正常人高 4～20 倍，出血性者风险更大，病程超过 10 年有 50% 发展为癌；结、直肠腺瘤与癌之间的基因变化相近，发病率较高，约占自然人群的 10%，恶变率 20% 以上。有结、直肠癌家族史者，死于结、直肠癌的风险比正常人高 4 倍。其他因素：血吸虫病、盆腔放射史、环境因素、吸烟等。

二、临床表现

1. 结肠癌　最早出现的症状是排便习惯及粪便形状的改变，多表现为排便次数增加、腹泻、便秘、粪便中带有脓血或黏液。右半结肠肠腔较大，粪便稀薄，肿瘤以肿块多见，故临床上以全身症状、贫血、腹部肿块等为主要表现。左半结肠肠腔较小，肿瘤多为浸润型，引起环状狭窄，左半结肠癌以肠梗阻、便秘、腹泻、便血等为主要表现。

2. 直肠癌　早期直肠癌主要表现为排便习惯改变和少量便血，患者便意频繁、便前肛门下坠感、里急后重、排便不尽感等。待癌肿表面破溃继发感染时，大便表面带血及黏液，严重时出现脓血便。癌肿增大可使肠管狭窄，初时大便变形、变细。随着癌肿增大出现不完全性肠梗阻征象。晚期癌肿侵犯膀胱，可有尿频、尿痛、血尿、排尿困难；癌肿侵及骶前神经时，出现骶尾部持续性剧烈疼痛。肝转移可引起肝大、黄疸、腹水等。

三、辅助检查

粪隐血检查、直肠指检、内镜检查、X 线气钡双重造影检查、腔内 B 超检查、CT 检查、PET－CT。

四、治疗原则

目前对结、直肠癌患者采取手术治疗为主，辅以适当的化疗、放疗、免疫治疗，以提高结、直肠癌的治疗效果。

1. 结肠癌

（1）0 期：手术切除，术后定期观察，不需要辅助治疗。

（2）Ⅰ期：手术切除，有脉管癌栓者行辅助化疗。

（3）Ⅱ期：有下列因素之一者行术后辅助化疗：淋巴结取样不足 14 枚、肿瘤分期为 T_4、脉管癌栓、病理分化程度低、分子生物学检测有预后不良因素、术前有穿孔或肠梗阻、患者要求辅助治疗。

（4）Ⅲ期：术后常规行辅助化疗。

（5）Ⅳ期：以全身化疗及靶向治疗为主，必要时辅助其他局部治疗手段。

2. 直肠癌

（1）0 期：手术切除，术后定期观察，不需要辅助治疗。

（2）Ⅰ期：手术切除，有脉管癌栓者行辅助化疗，视情况同步放化疗或放疗。

（3）ⅡA 期：有脉管癌栓者行术后同步化放疗或放疗，随后应行辅助化疗。病理分化程度低，分子生物学检测有预后不良因素者应行术后辅助化疗。

（4）ⅡB 及Ⅲ期：可行术前同步放化疗或放疗，术后常规辅助化疗。

（5）Ⅳ期：以全身化疗及靶向治疗为主，必要时辅助其他局部治疗手段。

五、护理

1. 护理评估

（1）病因：患者有无高脂肪、低纤维素饮食、慢性肠道炎症、腺瘤、遗传因素（APC 综合征）、其他因素（血吸虫病、盆腔放射、环境因素、吸烟等）。

（2）临床表现：排便习惯及粪便形状的改变，如大便变形、变细，腹泻、便秘、脓血或黏液便、便血，全身症状、贫血、疼痛。

（3）查体：腹部肿块、肠梗阻，膀胱刺激征、排尿困难；肝大、黄疸、腹水等。

（4）其他：评估各辅助检查结果。

2. 护理要点及措施

（1）下消化道出血的观察及护理

1）观察生命体征变化，观察粪的颜色、形状、性质、量及有无腹泻、便秘，评估有无出血情况。

2）预防出血的发生：保持排便通畅，预防便秘。①多饮水；②饮食调节：多食含纤维素的食物，适量服用酸奶，增加肠道益生菌；③养成规律排便习惯；④遵医嘱应用麻仁润肠丸等缓泻药物；⑤遵医嘱应用乳果糖等强效泻药；⑥必要时灌肠；⑦应用镇痛药者，考虑减少阿片类药物剂量，合用其他镇痛药。

3）及时发现出血征象：如腹痛、黑粪、血便、尿量减少、皮肤湿冷、血象改变等。

4）若患者出现出血症状：安慰患者，坚定治疗的信心，消除恐惧心理，及时清理血迹，避免不良刺激。

5）出血量大时，给予禁食、水；密切观察病情，迅速建立2条以上静脉通路，遵医嘱测定血型、交叉配血，输液、输血，以补充血容量，并给予止血药等治疗；伴休克指征者，给予抗休克、保暖等措施。

（2）肠梗阻的观察及护理

1）观察排便的次数及量，有无呕吐、腹痛、腹胀、排气。

2）经预防便秘的措施后，3d内仍无排便者遵医嘱灌肠。

3）仍无排便者，或伴有腹痛、腹胀等症状，给予摄立位腹部X线片，检查是否存在肠梗阻。

4）一旦出现肠梗阻，给予禁食水、口服蓖麻油或芝麻油、持续胃肠减压、静脉营养支持治疗，必要时外科手术治疗。

（3）营养失调的护理：主要表现：消瘦、体重进行性下降、皮肤弹性差、黏膜干燥。出现面色苍白、头晕、血红蛋白减少等贫血的症状和体征。

1）给予高蛋白质、高热量、富含维生素、易消化饮食。

2）按医嘱予胃肠内营养或补充液体和电解质，维持正常体液平衡。

3）必要时可予静脉营养以保证热量的摄入。

4）出血或贫血严重时，遵医嘱输全血或成分输血。

5）嘱患者多卧床休息或减少活动，以减少体力消耗。必要时吸氧。

6）监测体重、血红蛋白、清蛋白等指标。观察皮肤、黏膜的温度、湿度及弹性。

（4）疼痛护理：右侧大肠癌，表现为右腹钝痛，或同时涉及右上腹、中上腹。左侧大肠癌常并发肠梗阻，有腹绞痛，伴有腹胀、肠鸣音亢进与肠型。晚期常有腰骶部持续性疼痛。护理措施参见胃癌的疼痛护理。

（5）知识宣教及心理护理

1）患者对有关病情、治疗、护理猜疑、多问并寻找有关资料。情绪不稳定、焦虑、忧心忡忡、紧张、失眠。①评估患者对疾病的认识程度，鼓励患者对病情、治疗、护理计划提问；②与患者和家属共同制订适宜的学习计划，并按计划实施；③教会患者有关康复知识：有造瘘口者应告知其平衡膳食的方法，某些食物，如牛奶、蛋、鱼等，可增加肠胀气和粪便臭味，应少食；④教会患者排空和更换人工造口袋的方法；⑤帮助患者掌握臭味管理方法，以增加患者自信心；⑥让患者了解进一步治疗的必要性，如放疗、化疗等。嘱患者定期复查，以保证生活质量；⑦评估患者睡眠时间及质量，采取促进睡眠的方法。

2）患者自信心消失，害怕交际，精神委靡。①让患者了解造口的必要性，使其能正确对待排泄方式的改变；②尊重患者，维护患者自尊，在宣教有关人工造口袋排空和更换等知识时，选择隐蔽场所；③帮助患者重新设计自我形象及生活方式，以恢复其自信心；④寻求支持系统的帮助：取得家属的理解和支持，使患者早日走向社会。

3. 健康教育

（1）向患者讲解并开展结、直肠癌的三级预防，改变生活方式，通过普查筛检使大肠癌能被早期发现、早期诊断、早期治疗。

1）一级预防：①饮食干预：减少高动物蛋白质、高脂肪饮食摄入，不吃或少吃油炸、油煎的食品；增加食物纤维的摄入；在保持主食量不变的前提下，用部分粗粮替代细粮；补充维生素和微量元素，不吃霉变、烟熏、烘烤、腌制、过烫的食物；饮酒要适量，不饮用烈性酒，不饮用浓咖啡和浓茶；适量选用目前被认为有潜在抗癌作用的食物，如香菇、洋葱、大蒜、猕猴桃、芦笋等。②改变生活习惯：增加体力活动，控制体重，不吸烟，减少乙醇摄入量等健康的生活方式，有利于预防结直肠癌。③化学预防：阿司匹林不但能够降低心血管疾病发生率，还可以降低结、直肠癌的发生率，可遵医嘱服用。④治疗癌前病变：结、直肠癌的癌前病变包括大肠腺瘤性息肉、家族性多发性息肉、溃疡性结肠炎、Gardner 综合征、大肠血吸虫性肉芽肿等疾病。通过人群健康教育，普查与随访，尽早切除腺瘤、息肉，治疗溃疡性结肠炎，血吸虫病等疾病，阻断其向结、直肠癌的演变过程，成为预防结、直肠癌的重要手段。

2）二级预防：肿瘤的二级预防是指早发现、早诊断、早治疗。普查及对高危人群进行筛检是二级预防的重要手段。结、直肠癌普查主张在 40 岁以上人群中积极推广，目前普查一般先行粪便隐血试验 2 次，反应阳性者则进一步接受大肠精密检查，包括全结肠镜，乙状结肠镜或钡剂灌肠 X 线造影检查。还应重视肛门指检，我国的直肠癌 70% 发生于中下段，距肛缘不足 8cm 的癌肿直肠指检完全可触及。这些措施不仅可以早期发现结、直肠癌，也可发现结、直肠癌的癌前病变，使之得以及时治疗，以防癌变发生。浙江大学肿瘤研究所通过对嘉善县的研究建立的大肠癌筛检优化方案已被推广使用，即≥40 岁，具有以下一项者可为高危对象：免疫法粪便隐血试验阳性；一级亲属患结、直肠癌史；本人有癌病史或肠息肉史；同时具有下列两项或两项以上者：慢性便秘，慢性腹泻，黏液血便，不良生活事件（如离婚和近亲属死亡）和慢性阑尾炎史。对高危对象做肠镜检查，阳性者根据治疗原则处理，阴性者每年复查一次粪便隐血试验。

3）三级预防：三级预防是对肿瘤患者积极治疗及对症治疗，适当活动，以提高患者生活质量，延长生存期。三级预防的重点在于真正做到“循证医学”“规范治疗”“个体化治疗”。对于确诊的患者，应争取根治性手术，延长患者的生命和改善其生存质量。不适时随诊。定期复查，及时诊断治疗。

（2）告知患者复查时间，遵医嘱行各项治疗，如有不适，及时就诊。

（郭德芬）

第九节　胰腺癌

胰腺癌是胰腺外分泌组织发生的癌。胰腺癌恶性程度高，起病隐匿，较少有特异性症状和体征，一旦发现多为晚期，仅 10% 的患者在确诊时有手术切除机会，术后复发率和转移率极高，预后差。胰腺癌具有较早侵犯血管与淋巴管，播散至肝、腹膜、肺和局部淋巴结的特征。其临床特点为病程短、进展快、病死率高，中位生存期 6 个月左右，被称为“癌中之王”。

一、常见病因

胰腺癌的病因仍不完全明了。除遗传因素外，高蛋白质与高脂肪饮食，环境因素中以吸烟、酗酒、慢性胰腺炎和糖尿病等与胰腺癌有密切关系；过量进食咖啡和高脂饮食亦可能与胰腺癌发生有关；胃切除术后胰腺癌发病率亦比正常人发病率高。胰腺癌发病机制不明，吸烟是最为肯定的因素。

二、临床表现

1. 症状　早期可无任何症状，且癌发展到一定程度出现首发症状时又极易与胃肠、肝胆等相邻器官疾病相混淆。有10%患者在明确诊断之前就已发现不明原因的体重减轻，体重可下降10～20kg。以腹痛、黄疸、发热、消化道症状如恶心、呕吐、便秘、腹泻为主要症状。

2. 体征　临床上可出现肝、胆囊肿大，腹部肿块、腹水体征。这些体征和患病时间长短、癌肿部位、组织细胞种类以及年龄、抵抗力等均有密切关系。

三、辅助检查

B超、腹部CT、螺旋CT、MRI、PET－CT、肿瘤标志物检测、基因检查，MRCP、ER－CP、胰管镜、胰液细胞学及肿瘤定位活检的组织病理学活检最有临床意义。

四、治疗原则

1. 外科治疗　外科治疗目前是唯一对胰腺癌有治愈可能的治疗措施。

2. 化疗　胰腺癌手术切除率较低（约30%），且术后5年生存率不高（5%～29%），就诊时患者多有全身播散，故化疗是综合治疗中重要一环。但此类患者多存在恶病质、营养不良、黄疸，生存期短，化疗耐受性较差。氟尿嘧啶（5－fluorouracil）是最早报道对胰腺癌具有杀癌活性的药物。联合化疗常用FAM（5－FU＋ADM＋MMC）方案。目前随着临床上新化疗药物的出现，联合化疗方案GP（吉西他滨＋顺铂）、GEMOX（吉西他滨＋奥沙利铂）已显示出其独特的抗胰腺癌作用。

3. 放疗　放化疗联合治疗可以提高胰腺癌的疗效，明显延长患者的生存期。主要适用于手术后辅助治疗和晚期无法切除肿瘤的局部治疗，姑息性放疗可以延缓患者严重的腰背痛。

4. 生物治疗　由于近年来肿瘤基因治疗的研究已取得关键性进展，也有用细胞因子和抑癌基因治疗胰腺癌的试验和研究报道。如细胞因子白介素－2（IL－2）、干扰素（IFN）、肿瘤坏死因子（TNF）、厄洛替尼以及单克隆抗体对胰腺癌细胞均有杀伤作用。

5. 介入治疗　介入治疗是胰腺癌治疗的一种重要手段，尤其适用于中、晚期患者。它可有效抑制肿瘤生长，缓解患者症状，使其生存期延长。常用介入治疗有以下几种方法：①区域性动脉灌注介入治疗，其特点是靶器官区域内达到化疗药物的高浓度分布，提高抗癌效果，减少全身化疗引起的不良反应；②瘤内注射治疗，通过化学或物理效应杀灭肿瘤细胞；③动脉内插管栓塞治疗，通过胰腺癌供血动脉内插管灌注栓塞剂，阻断癌肿的血供使其发生缺血、坏死，临床应用具有一定疗效；④内支架置入术，经皮肝穿刺胆管造影及引流术（PTCD）与内镜胆胰管造影（EPCP）行内支架置入术是解除中、晚期胰腺癌所致阻塞性黄疸的重要措施之一。目前该两种技术均已标准化，成功率均在90%以上。

五、护理

1. 护理评估

（1）病因：有无遗传因素，吸烟、酗酒嗜好，有无慢性胰腺炎、糖尿病、胃切除术病史；有无过量饮用咖啡、经常食用腌制食品和高脂肪、高动物蛋白、高胆固醇饮食习惯。

（2）临床表现：有无体重减轻、腹痛、黄疸、发热、厌食或饮食习惯改变、恶心、呕吐、黑粪等消化道症状。

（3）精神心理状况：有无焦虑等表现。

（4）查体：有无肝大、胆囊肿大、腹部肿块、腹水等。

（5）其他：评估各辅助检查结果。

2. 护理要点及措施

（1）并发症的观察及护理

1）消化道出血：①避免暴饮、暴食、酗酒和高脂肪的饮食。胰腺是分泌消化酶的主要器官之一，特别是脂肪酶，主要靠胰腺来分泌。胰腺一旦发生病变，首先脂肪的消化受到严重影响，因此要避免加重胰腺负担，减少胰液分泌，预防出血的发生；避免粗糙饮食，避免剧烈活动，防止肝转移破裂出血甚至休克。②注意劳逸结合，避免劳累，增加机体抵抗力。③有明显黄疸者，需给予维生素 K1 以改善凝血功能。④严密监测生命体征变化，谨防出血的发生。⑤患者如有腹痛、黑粪等，应及时进行问诊及体检，确诊有无腹膜刺激征，慎重使用止痛药物，以免延误病情。⑥一旦发生消化道出血，应保持呼吸道通畅、建立静脉通道等，按消化道出血进行抢救护理。

2）感染：观察体温、脉搏等变化，出现发热时给予降温处理，做好皮肤护理；观察腹痛等症状、腹部体征及腹水等化验指标，有腹腔内感染时遵医嘱给予抗生素等治疗。

（2）皮肤护理：晚期胰腺癌患者大多数有梗阻性黄疸、皮肤黄染，有皮肤瘙痒症。应向患者解释瘙痒的原因。每日用温水擦浴 1～2 次，瘙痒部位尽量不用肥皂等清洁剂，避免刺激皮肤。穿柔软棉、丝织内衣，擦浴后涂止痒药。出现瘙痒时，可用手拍打，切忌用手抓。瘙痒难忍影响睡眠时，按医嘱予以镇静催眠药物。

（3）营养失调护理：晚期胰腺癌患者都有食欲缺乏、厌油腻食物的症状。鼓励患者进食高糖类、高蛋白质、高维生素及低脂肪饮食。观察血常规、生化等化验指标，必要时给予胃肠鼻饲或按医嘱静脉输注营养液、人血白蛋白及全血，以保持水、电解质平衡，并纠正低蛋白血症和贫血，纠正水、电解质、酸碱失衡。

（4）疼痛护理

1）止痛措施。①药物止痛：镇痛药物种类甚多，在诊断未明确前慎用镇痛药，以免掩盖症状，延误病情。对慢性癌症疼痛的患者应掌握疼痛发作的规律，按时给药。②对于胰腺癌疼痛的药物治疗，世界卫生组织推荐的三阶梯止痛法是目前广泛应用的止痛方法，其原则为按药效的强弱阶梯顺序使用，用药剂量个体化。临床应用的具体步骤是：第一阶梯从非阿片类镇痛药开始，如用阿司匹林 30～50mg，每 8 小时 1 次，也可用布桂嗪、奈福泮、吲哚美辛等；若不能缓解进入第二阶段，即在此基础上加用弱阿片类镇痛药，如可卡因 30～60mg，每 6～8 小时 1 次；若疼痛剧烈，第三阶梯使用强阿片类镇痛药，如吗啡，开始 30mg，每 12 小时 1 次。每一阶段观察 24～48h，如止痛效果不理想，可增加剂量或上升一个阶梯。③有研究结果表明药物治疗是缓解疼痛的主要手段，按 WHO 推荐的三阶梯镇痛原则给药，可显著增加癌痛患者的睡眠时间与质量，使之恢复日常活动，提高生活质量。在癌痛治疗中，常采取联合用药的方法，即加用一些辅助药以减少镇痛药物的用量和不良反应。常用辅助药：有非甾体抗炎药，如阿司匹林；弱安定类，如艾司唑仑和地西泮等；强安定类，如氯丙嗪和氟哌啶醇等；抗抑郁药，如阿米替林等。④硬膜外或鞘内给药：有时三阶梯止痛并不能达到理想效果，在患者疼痛无明显缓解、镇痛无效时，可采取镇痛泵连续或间断给药，将药物注入硬膜外或鞘内。护理人员首先熟悉药物的药理作用，随时观察患者呼吸、血压并且在注药过程中及注药后6～24h予以呼吸监测。⑤神经阻滞手术治疗：对晚期癌症患者采用神经阻滞手术治疗，疗效确切，可以减少和防治并发症，提高止痛疗效。⑥物理止痛：冷热疗法、理疗、按摩推拿、皮下电神经刺激。⑦针灸止痛：根据疼痛的部位，选用不同的穴位针刺疗法，使人体经脉疏通、气血调和，达到止痛的目的。

2）以干预技术配合药物治疗

健康教育：把有关疼痛的评估、药物及其他止痛方法告诉患者及家属，纠正患者的错误观念；解除患者对阿片类药物成瘾性或药物耐药性的恐惧，使其能够积极配合治疗，参与自我护理。

心理支持：①建立信赖关系：护理疼痛患者时会遇到各种问题，为了彼此能顺利交流，使患者相信护士可以帮助其控制和处理疼痛问题，应该与患者建立起相互信赖友好关系。②尊重患者对疼痛的反应：有些患者害怕别人对自己在疼痛时的行为反应不理解，不了解他的痛苦或不能接纳他的困境，这些担心会引起患者的不安和焦虑，而加重疼痛程度。因此护士需鼓励患者表达自己疼痛的感受及对适应疼痛所作的努力，护士有责任帮助患者家属接受其行为反应，这样才能与患者建立良好关系。③介绍有关疼痛的知识：帮助患者学习有关疼痛的新知识，有助于减少患者对疼痛的焦虑和其他影响因素。根据患者的情况，选择教育内容。一般包括：疼痛的机制、疼痛的原因，如何面对疼痛，减轻疼痛的各种措施等。④减轻心理压力：精神状态与癌痛呈正相关，紧张、焦虑、抑郁等不良情绪会加重对疼痛的感受，而疼痛的加剧又反过来影响情绪，形成不良循环。因此在为患者实施止痛治疗的同时，应以同情、安慰和鼓励的状态支持患者，主动、听取患者对疼痛的主诉和要求，以制订相应的护理计划和措施，设法减轻患者的心理压力。⑤分散注意力：分散对疼痛的注意力可以减少疼痛的感受强度。如适当参加各种社交及娱乐活动，可介绍患者参加抗癌康复协会等；根据个人喜好选择倾听合适的音乐；有节律按摩；做深呼吸。⑥环境支持：为癌痛患者创造良好舒适的治疗环境，包括病室安静、清洁、光线充足、空气新鲜、室内温湿度适宜等，可构成对患者的良性刺激，以协同药物作用，提高止痛效果。⑦社会心理干预疗法：可采用松弛训练、指导想象等方法，如教给患者运用简单的呼吸训练、逐步放松肌肉、沉思、音乐松弛法等，在娱乐的意想中使精神和身体达到一种松弛状态，缓解焦虑及疼痛。多种因素影响患者的遵医行为，但家庭社会功能是最值得重视的因素之一。家庭社会功能可从多方面影响着患者的态度、行为及治疗效果。马福岗等讨论家庭综合干预治疗对肿瘤晚期患者癌性疼痛的疗效及安全性，结果显示，对肿瘤晚期患者癌性疼痛进行家庭综合干预治疗安全可靠、切实可行、镇痛效果好。

（5）专科特色护理：动脉灌注药物治疗胰腺癌的护理：①做好充分的术前准备，常规监测心电图、肝肾功能、血常规、凝血酶及凝血酶原时间，术前4h禁食。②操作过程中，为防止导管堵塞，要间断注入肝素生理盐水。拔管后，穿刺点压迫包扎止血。观察穿刺部位有无渗血、术侧足背动脉搏动情况，发现异常及时处理。术后患者术侧肢体制动6h，同时静脉输液及应用适量抗生素预防感染。③疼痛的观察：在灌注抗癌药后，同时灌注亚甲蓝40mg，可作用于神经末梢，与抗癌药物同时应用对癌痛患者镇痛可起到协同作用。④胃肠道反应的观察：高浓度化疗药物可刺激胃肠道而引起应激反应，可给予镇吐药物托烷司琼、甲氧氯普胺（灭吐灵）等对症治疗。⑤观察肝肾功能：化疗药物对肝肾功能均有不同程度损害，术后定期检测有助于及时纠正。⑥耐心细致地向患者及家属宣教，讲解化疗的重要性、毒性反应及其应对措施。鼓励患者多喝水，以减轻顺铂等药物的肾脏毒性。

3. 健康教育

（1）养成良好的生活习惯：告知患者避免暴饮、暴食、酗酒和避免高脂肪、高动物蛋白、高胆固醇饮食。避免过量饮用咖啡，少食腌制食品，禁烟酒。

（2）讲解预防及控制糖尿病的重要性。

（3）告知定期健康查体，尤其有家族史者，争取早发现、早诊断、早治疗。

（4）讲解疾病有关知识，告知出现疼痛的原因，介绍帮助缓解疼痛的方法。

（5）讲解黄疸出现的原因及其对皮肤的影响，告知不能用力搔抓皮肤的原因，介绍皮肤自我保护方法。

（6）告知凝血机制障碍的原因，嘱注意自我防护，避免外伤等。

（7）讲解情绪与健康的关系，嘱保持情绪稳定，适当休息与锻炼。

（8）介绍进一步治疗（放、化疗等）的意义、方法、疗效、常见不适与并发症的预防、所需费用等信息。

（9）鼓励患者坚持治疗，定期随访，发现腹痛、黄疸、发热、黑粪等异常征象及时就诊。

（郭德芬）

第十节　肾癌

肾癌通常是指肾细胞癌，也称肾腺癌，占原发肾肿瘤的85%，占成年人恶性肿瘤的3%。肾细胞癌在泌尿系统肿瘤中的发病率在膀胱癌之后，居第2位。尽管肾细胞癌的患病年龄趋于年轻，但该病的发病高峰在50~60岁的人群。男性多于女性，比例约为2∶1，无明显的种族差异。

一、常见病因

肾细胞癌的病因迄今尚不清楚，目前认为与环境接触、职业暴露、染色体畸形、抑癌基因缺失等有密切关系。流行病学调查结果显示，吸烟是唯一的危险因素，即吸烟人群比非吸烟人群患肾细胞癌的危险性高2倍以上。此外，石棉、皮革等制品也与肾细胞癌的发病有很大关系。遗传因素对肾细胞癌的发生有重要作用，如Von Hippe－lindau病，可以累及多个脏器，其中包括肾。

二、临床表现

肾癌典型的临床表现是血尿、包块和腰痛，但这3个症状一般只有到晚期病变时才会同时出现。因此，对40岁以上的患者，出现以上任何一个症状都应引起高度重视，尤其是无痛性全程肉眼血尿往往是肾肿瘤的首发症状，应首先考虑和排除肾肿瘤的可能。肾肿瘤有时还有肾外表现，如发热、肝功能异常、贫血、高血压、红细胞增多症和高钙血症等。

1. 血尿　无痛性全程肉眼血尿常是患者就诊的初发症状，常无任何诱因，也不伴有其他排尿症状。数次血尿后，常自行停止，再次发作后，病情逐渐加重。

2. 肿块　肿瘤长大后，可在肋缘下触及包块，包块较硬，表面不平，如肿瘤和周围组织粘连则因固定不随呼吸上下活动，双手合诊时，肾肿块触诊更为清晰。

3. 疼痛　肾肿瘤早期，常无任何疼痛不适，因肾肿瘤本身引起的疼痛仅占患者40%左右。病变晚期则可由于肿瘤包块压迫肾包膜或牵拉肾蒂而引起腰部酸胀坠痛，出血严重时偶可因血块梗阻输尿管引起绞痛。

4. 并发症表现　左肾肿瘤可伴继发性左侧精索静脉曲张，癌栓侵及下腔静脉时可出现下肢水肿，病灶远处转移患者，可出现转移病灶的症状，如肺转移可出现咳嗽、咯血，骨骼转移可出现病理性骨折等。约有43%的患者出现高血压表现，晚期患者常出现明显消瘦、贫血、低热、纳差、失重等恶病质表现。

三、辅助检查

1. B型超声检查　能检出直径1cm以上的肿瘤，一般为低回声，境界不清晰。

2. CT扫描　为目前肾肿瘤术前的常规检查，征象为肾形扩大，肿瘤向肾外突出，平扫时肿瘤密度比实质密度略低。

3. 静脉肾盂造影　可以了解双侧肾功能以及肾盂、输尿管和膀胱的情况，对治疗有参考价值。

4. 磁共振　应用磁共振进行肾癌临床分期正确率能达到90%。肾门和肾周围间隙脂肪产生高信号强度，肾外层皮质为高信号强度，中部髓质为低信号强度。

5. 肾动脉造影及栓塞　可发现泌尿系造影时肾盂肾盏未变形的肿瘤。

四、治疗原则

1. 手术治疗　肾癌一经确诊，应尽早行肾癌根治性切除术。手术切除范围包括患肾、肾周围的正常组织、同侧肾上腺、近端1/2输尿管、肾门旁淋巴结。手术入路取决于肿瘤分期和肿瘤部位等。近年开展了腹腔镜肾癌根治性切除术，此方法具有创伤小、出血少、患者术后恢复快等优点，已成为肾癌根治性切除术的首选方法。

2. 激素治疗　黄体酮、睾酮对转移性肾癌能起到缓解病情的作用。

3. 免疫治疗　卡介苗、转移因子、免疫RNA、干扰素、白介素等对预防复发或减缓病情发展有一定作用。

五、护理

1. 护理评估

（1）了解患者家族史：家族中有无肾癌发病者，初步判断肾癌的发生时间。

（2）了解发病特点：患者有无血尿、血尿程度，有无排尿形态改变和经常性腰部疼痛。本次发病是体检时无意发现还是出现血尿、腰痛或自己扪及包块而就医。不适是否影响患者的生活质量。

（3）身体状况：包括肿块位置、大小、数量，肿块有无触痛、活动度情况。全身重要脏器功能状况，有无转移灶的表现及恶病质。

2. 护理要点及措施

（1）术前护理

1）全面评估患者：包括健康史及其相关因素、身体状况、生命体征，以及神志、精神状态、行动能力等。

2）心理护理：对患者给予同情、理解、关心、帮助，告诉患者不良的心理状态会降低机体的抵抗力，不利于疾病的康复。解除患者的紧张情绪，更好地配合治疗和护理。部分血尿患者可出现紧张和焦虑情绪，应给予疏导。

3）注意观察患者的血尿程度，可嘱患者多饮水，以起到稀释尿液，防止血块堵塞的目的。当血尿严重，血块梗阻输尿管出现绞痛时，应报告医生给予解痉镇痛处理。

4）饮食护理：指导患者多进食富有营养、易消化、口味清淡的膳食，以加强营养，增进机体抵抗力，纠正贫血，改善一般状态，必要时给予输血、补液。协助患者做好术前相关检查工作，如影像学检查、心电图检查、摄胸部 X 线片、血液检查、尿粪检查等。

5）做好术前准备：给患者口服泻药，术前 1 日中午嘱患者口服 50% 硫酸镁 40ml，0.5h 内饮温开水 1 000 ~ 1 500ml。如果在晚 7：00 前大便尚未排干净，应于睡前进行清洁灌肠。

6）做好术前指导：嘱患者保持情绪稳定，避免过度紧张焦虑，备皮后洗头、洗澡、更衣，准备好术后需要的各种物品，如一次性尿垫、痰杯等，术前晚 9：00 以后禁食、禁水，术晨取下义齿，贵重物品交由家属保管等。

（2）术后护理

1）严密观察患者生命体征的变化，包括体温、血压、脉搏、呼吸。观察并记录生命体征每 4 小时 1 次。

2）引流管的护理：术后患者留置切口引流管及尿管，活动、翻身时要避免引流管打折、受压、扭曲、脱出等。引流期间保持引流通畅，定时挤压引流管，避免因引流不畅而造成感染、积液等并发症。维持引流装置无菌状态，防止污染，引流管皮肤出口处必须按无菌技术换药，每天更换引流袋。

3）引流液的观察：术后引流液的观察是重点，每日记录和观察引流液的颜色、性质和量，如在短时间内引流出大量血性液体（一般 > 200ml/h），应警惕发生继发性大出血的可能，同时密切观察血压和脉搏的变化，发现异常及时报告医生给予处理。

4）基础护理：①患者术后清醒后，可改为半卧位，以利于伤口引流及减轻腹压，减轻疼痛；②患者卧床期间，应协助其保持床单位整洁和卧位舒适，定时翻身，按摩骨突处，防止皮肤发生压疮；③满足患者生活上的合理需求；④晨、晚间护理；⑤雾化吸入，每日 2 次，会阴冲洗，每日 1 次。

5）专科护理：术前从股动脉插管行肾动脉栓塞术者，术后应密切观察穿刺侧足背动脉搏动情况，防止因穿刺部位血栓形成影响下肢血供。同时行栓塞术后，患者可出现腹痛、恶心、腹胀、发热等症状，应密切观察，发现异常及时报告医生处理。

6）增进患者的舒适：术后会出现疼痛、恶心、呕吐、腹胀等不适，及时通知医生，对症处理，减少患者的不适感。

7）术后活动：一般术后 24 ~ 48h 即可离床活动。但行肾部分切除术、肾肿瘤剜除术的患者应绝对卧床 7 ~ 14d，减少活动。主要原因是因为肾组织脆嫩，血供丰富，不易愈合，易出血。

8）心理护理：根据患者的社会背景、个性及不同手术类型，对每个患者提供个体化心理支持，并给予心理疏导和安慰，以增强其战胜疾病的信心。

3. 健康教育

（1）活动与休息指导：向肾部分切除患者说明手术后 3 个月内不能参加体力劳动和剧烈的活动，要保证充足的睡眠。肾切除患者 1 个月后可适当从事轻体力活动和康复锻炼，防止疲劳和体力过多消耗，保证充足的睡眠。

（2）饮食与用药指导：嘱进食高蛋白质、高热量、高维生素饮食，以提高机体抵抗力。免疫治疗患者应定期检测肝功能，每个月 1 次，嘱咐患者尽量避免服用对肾脏有损害的药物。

（3）复查指导：告知患者每 2 ~3 个月复查 1 次腹部 B 超、胸部 X 线片、核素骨扫描、CT，了解肿瘤有无复发及转移，终身随访。如出现血尿、腰痛等不适症状立即就医。

（郭德芬）

第十一节　膀胱癌

膀胱肿瘤是泌尿系统中最常见的肿瘤。在我国膀胱肿瘤的发病率在男性泌尿生殖器肿瘤中居第 1 位。男性发病率为女性的 3 ~4 倍，年龄以 50 ~70 岁为多，以表浅的乳头状肿瘤最为常见。膀胱肿瘤以上皮性肿瘤为主，约占 95% 以上，其中超过 90% 为移行上皮细胞癌，本病恶性度低，复发率高，一旦复发，恶性度增高。

一、常见病因

膀胱肿瘤病因尚不完全清楚，研究发现在染料、橡胶塑料、油漆等工业或生活中长期接触苯胺类化学物质，容易诱发膀胱肿瘤。色氨酸和烟酸代谢异常可引起膀胱肿瘤。吸烟也是膀胱肿瘤的致癌因素。其他，如膀胱白斑、腺性膀胱炎、尿石等也可能是膀胱肿瘤的诱因。

二、临床表现

1. 血尿　为膀胱肿瘤最常见和最早出现的症状，多数为全程无痛肉眼血尿，偶见终末或镜下血尿，血尿间歇出现，量多少不一。出血量与肿瘤大小、数目、恶性程度并不一致。

2. 尿频、尿痛　膀胱刺激症状常因肿瘤瘤体较大或侵入肌层较深所致，肿瘤坏死、溃疡和合并感染时更明显，属晚期症状。

3. 排尿困难和尿潴留　发生于肿瘤较大或堵塞膀胱出口时。

4. 其他　肿瘤浸润输尿管口可引起肾积水。晚期有贫血、水肿、腹部肿块等表现。

三、辅助检查

1. B 型超声检查　可发现直径 0. 5cm 以上的膀胱肿瘤，经尿道超声扫描可了解肿瘤浸润范围及深度。

2. 尿脱落细胞检查　可找到肿瘤细胞，但分化良好者不易检出。

3. 膀胱镜检查　最重要的检查手段，能直接观察肿瘤位置、大小、数目、形态、浸润范围等，并可取活组织检查，进行病理分级和分期，有助于确定诊断和治疗方案。

4. 静脉肾盂造影检查　可了解肾盂，输尿管有无肿瘤，膀胱是否充盈缺损，肾积水或显影差提示肿瘤浸润输尿管口。

5. CT、MRI　可了解肿瘤浸润深度及局部转移病灶。

四、治疗原则

1. 以手术治疗为主　根据肿瘤的病理检查并结合患者全身状况，选择合适的手术方法。体积较小或浅表的非浸润性肿瘤多采用经尿道膀胱肿瘤电切或激光切除术；体积较大、浸润较深但较局限的肿瘤可行膀胱部分切除术；肿瘤较大、多发、反复发作及分化不良、浸润较深的肿瘤应行膀胱全切术。

2. 膀胱内灌注　常用卡介苗、丝裂霉素、多柔比星、吡柔比星、表柔比星膀胱内灌注治疗，可以预防或推迟肿瘤复发。

3. 晚期浸润性癌　采用姑息性放射治疗或化疗可减轻症状，延长其生存时间。

五、护理

1. 护理评估

（1）健康史及相关因素：了解患者一般情况，包括家族中有无膀胱肿瘤或泌尿系统发病者，了解患者有无血尿及血尿程度，有无排尿形态改变，有无对生活质量的影响及发病特点。

（2）身体状况：了解肿块位置、大小、数量，肿块有无触痛、活动度情况。全身重要脏器功能状况，有无转移灶的表现及恶病质。

2. 护理要点及措施

（1）术前护理

1）全面评估患者：包括健康史及其相关因素、身体状况、生命体征，以及神志、精神状态、行动能力等。

2）心理护理：对患者给予充分的理解、关心、帮助，血尿程度严重的患者，避免过度紧张焦虑。解除患者的紧张情绪，积极地配合治疗和护理。告知患者不良的心理状态会降低身体的抵抗力，不利于疾病的康复。根据患者的社会背景、个性及不同手术方式，对患者提供个体化心理支持，以增强其战胜疾病的信心。

3）膀胱镜检查指导：说明膀胱镜检查的意义、操作程序、注意事项及配合要点。鼓励患者配合检查。检查后告知卧床休息，多饮水，遵医嘱给予抗生素，防止感染。

4）饮食护理：告知患者宜进食高热量、高蛋白质、高纤维素、易消化的饮食，多饮水，保持尿路通畅。纠正贫血，改善一般状态，必要时遵医嘱给予输血、补液治疗。

5）手术适应行为训练：指导练习床上排便、咳嗽、咳痰，教会膀胱全切患者有规律地收缩肛提肌及腹肌，以便术后有规律排尿。

6）做好术前护理：遵医嘱给予口服50%硫酸镁泻药，做好肠道清洁准备。需行膀胱全切手术的患者，术前3日开始给予流质饮食，遵医嘱口服肠道消炎药物，如庆大霉素、甲硝唑（灭滴灵）等，每日分4次口服。术前1日进清流饮食，遵医嘱给予静脉补充营养。术前晚19：00加服硫酸镁粉25g。术晨清洁灌肠，留置胃管。

（2）术后护理

1）观察生命体征：观察患者血压、脉搏、呼吸、体温及意识的变化，给予持续心电监护，每 30 分钟测量 1 次，平稳后每小时测量 1 次并记录。保证各输液管路的通畅，并按时巡视，观察有无不良反应。

2）患者麻醉清醒后可给予半卧位或侧卧位，利于引流。定时协助翻身、叩背、按摩下肢，防止肺部并发症、压疮及下肢静脉血栓形成。术后会出现疼痛、恶心、呕吐、腹胀等不适，及时通知医生，对症处理，减少患者的不适感。

3）饮食：行 TURBT 者，术后 6h 即可进食流汁饮食。行膀胱全切者，应严格禁食、禁水，保证胃管通畅，防止腹胀，肠蠕动恢复前给予静脉补充营养和水分，排气后可逐渐由清流、流质、半流质至普食过渡，嘱患者多饮水，每日 3 000ml，起到尿道内冲洗的作用。

4）行 TURBT 术后患者，要妥善固定导尿管，保持通畅，并给予生理盐水持续膀胱冲洗，根据冲洗液的颜色调节膀胱冲洗的速度，定时挤压导尿管，防止血块阻塞尿管。如膀胱痉挛频繁时，可遵医嘱给予解痉镇痛药。

5）行膀胱部分切除术，如术后尿色颜色较深或为血性，可遵医嘱给予生理盐水间断或持续膀胱冲洗，稀释尿液颜色，保持尿管通畅，防止凝结的血块堵塞尿管造成膀胱充盈出血。

6）行膀胱全切的患者，术后引流管道较多，应标识清楚，妥善固定，保持通畅，防止管子脱出、打折、扭曲，并分别记录其引流量。严密观察引流管的引流量及性质，定时腹部触诊，倾听患者主诉，判断患者是否有腹胀、尿漏及腹膜炎症状。

7）观察胃肠功能恢复情况，保持胃肠减压通畅，防止腹胀，并观察胃渍的性质及量，每日给予生理盐水冲洗胃管，确保胃管的通畅。

8）基础护理：每日做好晨、晚间护理。有胃管不能进食者，应给予口腔护理每日 2 次，保持口腔清洁，预防口腔感染。男患者给予消毒尿道口每日 1 ~ 2 次，女患者给予会阴冲洗每日 1 次，确保会阴部清洁，预防泌尿系感染。每日给予雾化吸入发生 2 次，鼓励咳痰，预防肺部并发症发生。

9）心理护理：给予患者心理疏导和安慰，讲解术后注意事项及疾病相关知识，以增强其战胜疾病的信心。

3. 健康教育

（1）活动与休息指导：回肠代膀胱的患者告知注意休息，保证充足睡眠。3 个月之内避免重体力劳动或剧烈的活动，防止发生继发出血，3 个月后可从事正常的工作和生活。

（2）饮食指导：鼓励患者多饮水，饮水量每日 3 000ml 以上。应给予高蛋白质、高热量、高维生素、粗纤维、易消化饮食，保持排便通畅，防止因用力排便增加盆腔压力而致出血，同时劝告患者术后坚持戒烟。

（3）用药指导：膀胱肿瘤手术后易复发，因此要向患者告知按时接受膀胱灌注化疗药物的重要性。膀胱灌注化疗方法是每周 1 次，8 次为 1 个疗程，以后改为每个月 1 次，灌注化疗的药物应在膀胱内停留 2h，每 0.5 小时更换 1 次体位，即平卧、俯卧、左侧卧、右侧卧，保证药物与组织有最充分接触面。化疗期间定期检查白细胞和血小板，并配合免疫治疗等综合治疗，延缓肿瘤复发时间。

（4）尿路改道术后的患者：告知正确使用尿袋和自我护理方法，嘱咐经常更换内衣裤。

鼓励患者倾诉内心的烦恼与痛苦，积极参与社会活动．逐渐恢复正常的生活。

（5）复查指导：告知膀胱肿瘤患者定期做尿常规和尿细胞学检查，如发现肉眼血尿及时就医，定期做膀胱镜、B 超、CT、核素骨扫描等检查，尽早发现复发和转移病灶。

（郭德芬）

第十二节　宫颈癌

宫颈癌是指发生在宫颈的恶性肿瘤，是妇女最常见的恶性肿瘤之一，好发年龄大多在 40 岁以上，50～60 岁发病率较高。

一、常见病因

发病原因一般认为与早婚、性生活紊乱、性生活过早、早年分娩、密产、多产、经济状况、种族和地理环境因素等有关。病毒感染也可能与发病有关，可见宫颈癌的发病不是单一因素。宫颈癌发病机制较为复杂，首先有宫颈上皮鳞状上皮化生，当宫颈上皮化生过度活跃伴某些外来致癌因素刺激，以及分娩引起宫颈撕裂、糜烂等变化时可引起鳞状上皮不典型增生，如果诱发不典型增生的病因继续存在，宫颈上皮可发展至原位癌，最后形成鳞状细胞浸润癌。宫颈癌的扩散与转移有直接扩散、淋巴转移、血行转移。

二、临床表现

阴道出血、阴道流液、疼痛、恶病质、浸润癌。

三、辅助检查

阴道脱落细胞涂片检查、病理活检、荧光检查、核素检查、CT、MRI、宫颈造影术检查及化验检查癌胚抗原、血常规等，了解局部侵犯、全身转移及营养情况。宫颈造影术及癌胚抗原检查可协助诊断。

四、治疗原则

早期宫颈癌以手术治疗为主，中、晚期以放疗为主，但早期病变的放疗效果与手术几乎相同。放疗一般为腔内和体外照射交替进行。

五、护理

1. 护理评估

（1）病因：是否有早婚、早育、多产、性生活紊乱、慢性宫颈炎、病毒感染、有害物质的刺激、吸烟、其他感染等。

（2）主要症状、体征：有无阴道出血、阴道流液、疼痛、恶病质，如消瘦、发热等。

（3）精神心理状况：评估宫颈癌患者的心理反应阶段，否认、愤怒、妥协、忧郁、接受。

（4）其他：评估各项辅助检查结果。

2. 护理要点及措施

（1）并发症的观察及护理

1）阴道、宫颈大出血的护理：45～55 岁的妇女有点滴样出血，或性交、妇科检查而引起的接触性出血，绝经后间断性出血或白带增多，或出血性白带者应及时诊治；菜花型宫颈癌，应注意发生阴道大出血，出血时应立即用纱布条堵塞止血，并注意观察生命体征、尿量等变化，立即建立静脉通道，交叉配血、查血常规等，补充血容量，按大出血进行抢救护理。

2）感染的护理：保持外阴清洁。晚期患者由于癌组织坏死感染，可能出现大量脓性恶臭白带，应每天给予阴道冲洗 1～2 次。

（2）疼痛护理：晚期患者可能出现下腹、腹股沟、大腿及骶尾部疼痛。参见第五章肿瘤症状护理。

（3）化疗护理：全身化疗护理常规，参见肿瘤患者的化学治疗护理。

1）DDP 对肾功能会有影响，化疗期间应鼓励患者多饮水，保证每日尿量 >2 000ml，准确记录 24h 出入量。如发现少尿（24h 尿量 <400ml 或平均每小时尿量少于 30ml）应立即报告医生配合处理。

2）ADM、E－ADM 可引起心肌损害，应密切观察心功能变化，必要时做心电监护。

3）VCR、草酸铂有神经系统毒性，应注意观察患者有无指（趾）端麻木和针刺样感觉等。可遵医嘱适当补充维生素 B_1 等神经营养药。CTX 可致出血性膀胱炎，主要观察尿色、尿量等。VP－16 可引起直立性低血压，应嘱患者缓慢变换体位，并注意观察血压等。

4）动脉插管化疗护理：①准确执行医嘱给予水化及消炎治疗，保持输液通畅。②嘱患者多饮水，观察排尿情况并记录。

（4）其他护理：当癌瘤侵犯膀胱时可能出现泌尿道症状如尿频、排尿困难、血尿等。这些症状出现时，应进行对症处理。因贫血及感染出现消瘦、发热等恶病质现象时，应加强临床护理观察，记录出入量，如入量不足时，应按医嘱补液。高热时用物理降温，同时应防止并发症。

3. 健康教育

（1）向患者宣传讲解预防知识：①避免早婚、早育、多产及性生活紊乱，有害物质的刺激，预防并及时治疗宫颈炎；②预防并及时治疗病毒感染、寄生虫、真菌、细菌感染及性传播疾病；③戒吸烟，避免吸入二手烟等；④注意外阴清洁，保持良好的卫生习惯；⑤每 1～2 年进行宫颈细胞涂片等查体，做到早发现、早诊断、早治疗；⑥鼓励患者多饮水，如有尿意及时排尿。

（2）嘱患者合理安排休息、活动时间，保证日常活动和娱乐活动。

（3）鼓励患者建立正常的生活，联系社区支持系统，性知识咨询；寻找家庭支持系统的帮助，给患者情感、经济、生活上的支持。

（4）告知出院后定期复查时间及内容。

（李文玉）

第十三节　卵巢癌

卵巢癌发病率占生殖系统肿瘤的第 2 位，仅次于子宫颈癌。近年来其发病率呈上升趋势，病死率则为妇科恶性肿瘤之首。因早期症状不典型，盆腔或腹部检查发现肿块时，约 2/3 的患者已属晚期。早期诊断、合理治疗及精心护理可改善患者的预后及生存期。

一、常见病因及发病机制

卵巢癌的病因及发病机制与年龄、内分泌紊乱、遗传因素、高危对象有关，应给予定期检查，争取早期发现和及时治疗。卵巢癌的扩散和转移有直接蔓延、淋巴转移、血行转移、种植。

二、临床表现

早期可有消化系统症状如食欲减退、消化不良、腹胀、恶心等，腹部不适及腹胀，不规则子宫出血，晚期肿瘤常有消瘦、贫血、体重下降，呈恶病质表现。

三、辅助检查

阴道后穹穿刺或腹腔穿刺查找癌细胞。其他影像学检查，如超声检查、CT 及 MRI 检查、腹腔镜检查局部及转移情况；化验如肿瘤标志物检查、营养指标等。

四、治疗原则

卵巢恶性肿瘤的治疗应采取以手术为主的综合治疗，除临床评估肿瘤不能切除或不能大部分切除和有其他手术禁忌证外，应广泛切除，尽可能彻底。主要方式有卵巢恶性肿瘤根治性手术、细胞减灭术和单侧附件切除术。在辅助治疗中，化疗是重要治疗手段，部分卵巢恶性肿瘤也可采用放疗。

五、护理

1. 护理评估

（1）病因：年龄，有无内分泌紊乱、人工流产频繁、石棉接触史、高脂肪饮食、乳腺癌家族史、独身、卵巢功能不全等高危因素。

（2）临床表现：腹部不适感，如腹胀、恶心，阴道、子宫出血；恶病质，如消瘦、贫血、体重下降等。

（3）精神心理状况：恐惧、焦虑，包括精神状态及对疾病的认知程度、对医学知识的了解情况。一旦确诊，患者往往渴望及早治疗，特别是年轻患者会考虑到疾病对生育及生活方式的影响，从而产生极大压力，需要护理人员协助其应对压力。

（4）查体：盆腔肿块。

（5）其他：评估各项辅助检查结果。

2. 护理要点及措施

（1）出血的观察及护理：①注重患者的主诉，如腹胀、腹痛，仔细查体，观察有无出血倾向及出血的颜色、性状、量，警惕大出血的发生；②一旦发生阴道、子宫出血，立即汇报医生并予填塞压迫止血；③一旦发生大出血，应立即按大出血进行抢救护理。

（2）心理护理：①评估患者压力程度、压力来源、个人应对方式及社会支持系统利用；②予家属及患者知识宣教，增强战胜疾病的信心；③尊重、倾听、共情、理解，积极关注患者；④教会患者适当的减压方式，如倾诉；⑤适量运动；⑥转移注意力，听音乐、聊天等；⑦鼓励家属给予家庭支持；⑧鼓励患者的社会支持，如朋友、同事、病友、抗癌协会、领导及社会团体的精神及经济支持；⑨防止意外事件的发生。

（3）营养失调护理：与进食少、肿瘤消耗、发热有关，参见胃癌的护理。

（4）需放腹水患者护理：备好腹腔穿刺用物，协助医生操作。在放腹水过程中，应密切观察患者的血压、脉搏、呼吸变化及腹水性质。首次放腹水以不超过 1 000ml 为宜，以免腹压骤降而发生虚脱，速度宜缓慢。放腹水后腹部可用腹带包扎，并记录腹水量、性状、颜色，观察不良反应等。腹水应及时送检，包括癌细胞检查及腹水常规检查。

（5）化疗护理：化疗是卵巢癌的辅助治疗。手术切除者，化疗可起到继续治疗及预防复发的作用。手术未切除者，若残留癌组织小（直径≤2cm），化疗可起到较好的治疗作用，能够杀灭残留的癌细胞。即使残留癌组织较大，化疗亦有一定作用，可以缩小残留肿瘤，为再次手术创造条件。目前主要化疗方案：PAC 方案（DDP、ADM、CTX）、VPP 方案（VCR、PYM、DDP）、Taxol + DDP。晚期卵巢癌患者常出现恶病质，应加强营养的供给，尽量减少胃肠反应，鼓励进食或静脉输入人血白蛋白、营养液。并发水肿、肾功能障碍、呼吸困难等应对症护理。

（6）放疗护理：参见肿瘤患者的放疗护理。

3. 健康教育

（1）告知预防知识：避免引起内分泌紊乱的因素，如人工流产频繁，乳腺癌家族史，接触石棉史、高脂肪饮食等。

（2）嘱患者加强健康查体，尤其是独身、卵巢功能不全等高危对象。

（3）嘱患者需养成良好生活习惯：①注意外阴清洁，保持良好卫生习惯；②注意休息，劳逸结合。

（4）解除患者思想顾虑，取得家属的配合和支持，让患者安心治疗。

（5）帮助患者参与有关社会团体活动，树立正确的人生观和价值观。

（6）告知出院后定期检查时间。

（郭德芬）

第十四节　前列腺癌

前列腺癌是 50 岁以上男性较常见的恶性肿瘤。前列腺癌可发生于腺体的任何部位，好发于腺体的后叶和侧叶，尤以后叶最多见。

一、常见病因

前列腺癌的病因至今尚未明确，有资料分析认为前列腺癌的发生与前列腺淋病、病毒及衣原体感染、性生活频繁、激素、职业因素（过多接触镉）、早婚、家族史、基因的易感性、高脂肪饮食有关。前列腺癌的扩散和转移方式有直接扩散、淋巴结转移、血行转移。

二、临床表现

早期症状、体征不明显，肿瘤生长慢，可长期处于隐匿状态，无明显症状；肿瘤发展到引起膀胱颈和后尿道梗阻时，可出现尿频、排尿困难、排尿不尽感、尿线变细或滴沥，甚至尿痛、尿潴留、血尿等。到后期有骨或淋巴系统转移时，可有腰骶部、臀部或髋部疼痛、行动不便或颈部、腹部扪及肿块、食欲缺乏、消瘦、乏力、贫血等。

三、辅助检查

传统的肛门指检仍被视为检查前列腺癌的最佳筛查技术，可触及不规则肿块。经直肠或会阴部穿刺活检术可明确诊断。PSA、血清酸性磷酸酶、碱性磷酸酶可升高。B 超、CT、MRI、骨扫描、膀胱镜检查等。

四、治疗原则

1. 外科手术　根治性会阴部前列腺摘除术、耻骨后根治性前列腺摘除术、全前列腺摘除术、睾丸摘除术。

2. 内分泌治疗　是前列腺癌治疗的重要手段之一，是晚期前列腺癌的一线治疗方法。应用于局部进展和转移性前列腺癌，能明显延长患者肿瘤的无进展生存期及总生存期，有效缓解肿瘤所致的症状。

（1）去势治疗：可抑制雄性激素生成，降低体内雄激素水平，去除雄激素对前列腺癌细胞生长的刺激作用。①睾丸切除术：双侧睾丸切除是去雄性激素治疗法中最有效、不良反应最小的方法。②雌激素：抑制前列腺体分泌，使腺体萎缩以达到治疗作用。③促性腺释放激素类似物促进剂（GnRH－A）：大剂量长期应用 GnRH－A 可造成垂体促性腺激素耗竭，使 GnRH 受体调节功能降低，致使血清睾酮降至去势水平（即药物去势），其作用持久。

（2）抗雄激素类药物：分为类固醇类与非类固醇类，前者包括甲地黄体酮和甲黄体酮，后者包括氯硝基丁酰胺（氟他胺、缓退瘤）、比卡鲁胺等。

（3）肾上腺酶合成抑制药：氨鲁米特（AC）可抑制肾上腺皮质生成雄激素、糖皮质激素和醛固酮，类似于肾上腺切除作用，适用于治疗睾丸切除及雌激素治疗无效或复发的患者。

3. 化学治疗　前列腺癌内分泌治疗失败后可采用化学治疗，可选择单药或联合化疗。①单药：雌二醇氮芥（Estrocyt，EM）；②前列腺癌常用联合药物：VP－16、EM、紫杉醇（PTX）、长春碱（VLB）、米托蒽醌（MIT）、泼尼松（强的松，PDN）、多西他赛（Docetaxel，TXT）。

五、护理

1. 护理评估

（1）病史：镉长期接触史、前列腺淋病、病毒、衣原体感染、早婚、性生活频繁、家族史、基因的易感性、高脂肪饮食等。

（2）临床表现：排尿不畅、尿痛、尿潴留、血尿，腰骶部、臀部或髋部痛，行动不便，食欲缺乏、消瘦、乏力等。

（3）查体：贫血，颈部、腹部扪及肿块。

（4）其他：评估各项辅助检查结果。

2. 护理要点及措施

（1）泌尿系出血的护理：详见膀胱癌护理。

（2）肾衰竭护理：评估患者局部肿瘤情况，有无膀胱转移压迫输尿管；评估尿路梗阻程度，及时治疗梗阻，避免或减轻肾积水，必要时膀胱造口；观察肾积水及肾功能指标，及时对症处理，避免肾衰竭的发生。

（3）排尿异常护理：①了解患者排尿情况，查找原因；②当尿路梗阻严重影响排尿时须留置尿管。应注意留置尿管时操作轻柔，避免肿瘤破溃或疼痛。

（4）疼痛护理

1）评估疼痛程度、部位、性质、诱发疼痛的相关因素，如膀胱痉挛、尿管冲洗等。

2）教会患者掌握疼痛评估方法，准确描述疼痛程度。

3）向患者解释引起疼痛的原因，消除其紧张情绪。

4）膀胱痉挛引起疼痛时应遵医嘱给予解痉药或局麻药。

5）遵医嘱按三阶梯给药原则落实疼痛治疗。

6）咳嗽或活动时由躯体两侧按压保护伤口，以降低腹部伤口张力，减轻疼痛。

7）消除引起疼痛的诱发因素。

（5）性生活形态改变：与肿瘤去势治疗或内分泌治疗致性功能障碍有关。

1）评估患者/家属对性生活的要求；患者/家属对有关疾病知识的需求程度；在留置尿管后有无尿液自行溢出。

2）采用轻松、患者及家属均认可并接受的方式讨论性问题，对患者表示理解和尊重，同时取得配偶的理解，使患者得到心理支持，患者及其家属能正确对待性生活问题。

3）指导患者进行提肛及收缩会阴部肌肉锻炼。

4）与患者讨论性生活的其他方式，安排性知识咨询，通过治疗性功能可部分恢复。

3. 健康教育

（1）讲解预防知识：①前列腺癌的病因至今尚未明确。应普及防癌知识，宣传前列腺癌可能的致病因素及早期症状；②男性定期查体，早期发现、早期诊断、早期治疗。

（2）加强性知识教育，搞好计划生育。

（3）告知患者有排尿不适感时，应及时到医院就诊。

（郭德芬）

参考文献

[1] 史学军．李辅仁教授治疗泌尿系肿瘤经验浅谈［J］．中国临床医生，2007.

[2] 汪欣文，李宜放．王晞星教授应用二仙汤治疗肾癌的经验［J］．中国民间疗法，2008.

[3] 周微红，奚颖．周维顺治疗肾癌经验［J］．江西中医药，2012.

[4] 郁仁存．中医肿瘤学［M］．北京：科学出版社，2003.

[5] 徐志忠，梁淑芳．VHL基因的研究进展及其在肾癌基因治疗中的应用［J］．生物技术通报，2010.

[6] 汤钊猷．现代肿瘤学［M］．上海：复旦大学出版社，2011.

[7] 周良辅，王任直，鲍圣德，等．中国中枢神经系统胶质瘤诊断和治疗指南［J］．中华医学杂志，2012.

[8] 屠规益，徐震纲，刘绍严．《头颈部肿瘤综合治疗专家共识》之我见［J］．中华耳鼻咽喉头颈外科杂志，2011.

[9] 毛艳，黄欧，沈坤炜．乳腺疾病的穿刺活检［J］．中国实用外科杂志，2011.

[10] 李德爱，孙伟．肿瘤内科治疗药物的安全应用［M］．北京：人民卫生出版社，2011.

[11] 伯洛克，等．郝希山主译．现代肿瘤外科治疗学［M］．北京：人民卫生出版社，2011.

[12] 张保宁．乳腺肿瘤学［M］．北京：人民卫生出版社，2013.

[13] 詹启敏．恶性肿瘤侵袭与转移［M］．合肥：安徽科学技术出版社，2011.

[14] 郁仁存．中西医结合肿瘤学［M］．北京：中国协和医科大学出版，2008.

[15] 李佩文，崔慧娟．实用中西医结合肿瘤内科学［M］．北京：中国中医药出版社，2010.

[16] 高文斌，王若雨．肿瘤并发症诊断与治疗［M］．北京：人民军医出版社，2009.

[17] 王兆华，宋玲琴，等．新编肿瘤诊治对策［M］．北京：科学技术文献出版社，2014.

[18] 刘红燕．前清蛋白检测在肝癌预后中的临床意义［J］．国际检验医学杂志，2013.

[19] 万德森．结直肠癌流行病学与预防［J］．中国中西医结合外科杂志，2011.

[20] 孙桂苓，卢瑞芝，石守银，等．肿瘤专科医院在肿瘤三级预防实践中的探索［J］．中国误诊学杂志，2010.

[21] 程蕾，许亚萍，毛伟敏．恶性胸膜间皮瘤靶向治疗进展［J］．国际肿瘤学杂志，2014.

［22］中国抗癌协会乳腺癌专业委员会．中国抗癌协会乳腺癌诊治指南与规范［J］．中国癌症杂志，2013.
［23］郝希山，魏于全．肿瘤学［M］．北京：人民卫生出版社，2014.
［24］郝希山．实体肿瘤免疫细胞治疗［M］．北京：人民卫生出版社，2014.
［25］刘琦．妇科肿瘤诊疗新进展［M］．北京：人民军医出版社，2011.
［26］孙燕．临床肿瘤学高级教程［M］．北京：人民军医出版社，2011.
［27］王冠军，赫捷．肿瘤学概论［M］．北京：人民卫生出版社，2013.
［28］徐瑞华，姜文奇，管忠震．临床肿瘤内科学［M］．北京：人民卫生出版社，2014.
［29］张保宁．乳腺肿瘤学［M］．北京：人民卫生出版社，2013.
［30］吴蓓雯．肿瘤专科护理［M］．北京：人民卫生出版社，2012.
［31］万德森．临床肿瘤学［M］．北京：科学出版社，2015.
［32］唐劲天，郭亚军，顾晋，等．临床肿瘤学概论［M］．北京：清华大学出版社，2011.
［33］李少林，周琦．实用临床肿瘤学［M］．北京：科学出版社，2014.